Afya CARDIOPAPERS
Perguntas e Respostas em Cardiologia

Afya CARDIOPAPERS

Perguntas e Respostas em Cardiologia

EDITORES

Eduardo Cavalcanti Lapa Santos

Fabio Mastrocola

Fernando Côrtes Remisio Figuinha

André Gustavo Santos Lima

Contém 313 Questões
e Casos Clínicos

Atheneu

Rio de Janeiro • São Paulo

2025

EDITORA ATHENEU

São Paulo	—	Rua Maria Paula, 123 – 13° andar Conjuntos 133 e 134 Tel.: (11) 2858-8750 E-mail: atheneu@atheneu.com.br
Rio de Janeiro	—	Rua Bambina, 74 – lojas A e B Tel.: (21) 3094-1295 E-mail: atheneu@atheneu.com.br

CAPA: FK Estudio
PRODUÇÃO EDITORIAL: MWS Design

CIP-BRASIL. CATALOGAÇÃO NA PUBLICAÇÃO
SINDICATO NACIONAL DOS EDITORES DE LIVROS, RJ

A977

Afya cardiopapers : perguntas e respostas em cardiologia / editores Eduardo Cavalcanti Lapa Santos ... [et al.]. - 1. ed. - Rio de Janeiro : Atheneu, 2025.
il. ; 24 cm.

Inclui bibliografia
ISBN 978-65-5586-936-1

1. Cardiologia. I. Santos, Eduardo Cavalcanti Lapa.

CDD: 616.12
25-97578.0 CDU: 616.12

Meri Gleice Rodrigues de Souza - Bibliotecária - CRB-7/6439

15/04/2025 24/04/2025

Santos ECL, Mastrocola F, Figuinha FCR, Lima AGS.
Afya Cardiopapers – Perguntas e Respostas em Cardiologia

Editores

Eduardo Cavalcanti Lapa Santos

Editor-Chefe do site Afya CardioPapers. Doutor e Mestre pela Universidade Federal de Pernambuco (UFPE). Residência em Cardiologia pelo Instituto do Coração do Hospital das Clínicas da Faculdade de Medicina da Universidade de São Paulo (InCor-HCFMUSP). Especialista em Cardiologia e Ecocardiografia pela Sociedade Brasileira de Cardiologia (SBC). Residência em Clínica Médica pela Universidade Federal de São Paulo (Unifesp). Especialista em Clínica Médica pela Sociedade Brasileira de Clínica Médica (SBCM).

Fabio Mastrocola

Residência em Cardiologia pelo Instituto do Coração do Hospital das Clínicas da Faculdade de Medicina da Universidade de São Paulo (InCor-HCFMUSP). Especialista em Cardiologia pela Sociedade Brasileira de Cardiologia (SBC). Residência em Clínica Médica pelo HCFMUSP. Especialista em Clínica Médica pela Sociedade Brasileira de Clínica Médica (SBCM). Especialista em Terapia Intensiva pela Associação de Medicina Intensiva Brasileira (AMIB). Chefe do Serviço de Cardiologia do Hospital Universitário Onofre Lopes, da Universidade Federal do Rio Grande do Norte – Empresa Brasileira de Serviços Hospitalares (HUOL-UFRN-EBSERH). Coordenador da Residência Médica em Cardiologia e Preceptor da Residência em Clínica Médica do HUOL-UFRN.

Fernando Côrtes Remisio Figuinha

Editor do site Afya CardioPapers. Cardiologista pelo Instituto do Coração do Hospital das Clínicas da Faculdade de Medicina da Universidade de São Paulo (InCor-HCFMUSP) e pela Sociedade Brasileira de Cardiologia (SBC). Médico Cardiologista do Hospital Dr. Miguel Soeiro em Sorocaba, SP.

André Gustavo Santos Lima

Editor do site Afya CardioPapers. Residência em Cardiologia pelo Instituto do Coração do Hospital das Clínicas da Faculdade de Medicina da Universidade de São Paulo (InCor-HCFMUSP). Especialista em Cardiologia pela Sociedade Brasileira de Cardiologia (SBC). Especialista em Ecocardiografia pelo InCor-FMUSP e SBC. Especialista em Terapia Intensiva pela Associação de Medicina Intensiva Brasileira (AMIB).

Apresentação

Uma das formas mais eficazes de aprender medicina é por meio da resolução de questões e da discussão de casos clínicos. Esse método estimula o raciocínio clínico e aproxima o conteúdo teórico da prática real.

Foi com esse objetivo que, em 2022, o Cardiopapers organizou o primeiro Cardiopapers Experience, evento focado em atualização em Cardiologia. A maior parte da programação foi construída com base em casos clínicos comuns do dia a dia – seja no ambulatório, pronto-socorro ou enfermaria – sempre com abordagem prática e baseada nas diretrizes mais atuais.

Após o retorno positivo de centenas de participantes ao longo dos últimos anos, decidimos sistematizar esse conteúdo. Este livro reúne casos clínicos discutidos em edições anteriores do evento, além de diversas outras questões selecionadas do nosso banco, com foco na aplicação direta do conhecimento na prática médica.

Como disse William Osler:

"O estudo do fenômeno chamado doença sem livros é como viajar em mar desconhecido, enquanto estudar só nos livros sem pacientes é não ir ao mar de todo."

Nosso objetivo com este livro é claro: que você leia, reflita, resolva as questões e leve esse conhecimento para a beira do leito.

No fim das contas, todo esse esforço serve a um único propósito: melhorar a assistência aos nossos pacientes.

Os Editores

Sumário

CAPÍTULO 1

Fatores de Risco e Prevenção

Questão 1

Mulher de 55 anos, assintomática, procura atendimento para *check-up*. Relata pai com infarto agudo do miocárdio aos 52 anos. Nega comorbidades e não faz uso de medicamentos.

Exame físico

- PA: 133×80 mmHg, FC: 68 bpm, IMC: 29 kg/m^2, RCR 2T BNF, sem sopros, MV+ sem ruídos adventícios. Sem edema em membros inferiores.

Exames laboratoriais

- Colesterol total: 209 mg/dL, HDL: 42 mg/dL, LDL: 127 mg/dL, triglicerídeos: 200 mg/dL, lipoproteína(a): 130 mg/dL (valor normal < 30 mg/dL), glicemia: 110 mg/dL, HbA1c: 5,9%.
- Eletrocardiograma: ritmo sinusal, FC 68 bpm, sem alterações.

Em relação ao caso apresentado, assinale a alternativa correta:

A) Estatinas são uma boa opção para redução dos níveis de Lp(a).

B) Lp(a) elevada é considerada fator de risco para estenose aórtica.

C) Assim como ocorre com triglicerídeos, o aumento de Lp(a) costuma responder bem à mudança do estilo de vida.

D) Para pacientes como essa, é importante medir o Lp(a) a cada 6 meses, pois seus níveis podem variar bastante ao longo da vida.

Questão 2

Mulher de 38 anos relata 2 medidas de PA acima de 140×90 mmHg no último mês. Vem para avaliação cardiológica. Nega sintomas, comorbidades ou uso de medicações.

Exame físico

- PA: 145×87 mmHg, FC: 80 bpm, IMC 26 kg/m^2.

Em relação ao caso, o que diz a diretriz europeia de hipertensão publicada em 2024?

A) Não há necessidade de se investigar HAS secundária nesse caso.

B) O ideal é que se recorra a medidas fora do consultório para confirmar o diagnóstico de hipertensão. PA na vigília da MAPA ≥ 130×80 mmHg confirma o diagnóstico.

C) Caso seja confirmada HAS, como se trata de paciente de baixo risco cardiovascular, o recomendado é a introdução de monoterapia.

D) O alvo da pressão sistólica é entre 120 e 129 mmHg.

Questão 3

Homem de 34 anos comparece ao consultório para avaliação de rotina, sem queixas. Realiza caminhadas de uma hora, três vezes por semana, há mais de seis meses, e segue orientações de nutricionista.

Exame físico

- PA: 131×81 mmHg, FC: 68 bpm, peso: 83 kg, IMC 29,6 kg/m^2.
- AP: sem comorbidades. Não utiliza medicamentos.

Exames laboratoriais

- CT 215, LDL 147, HDL 39, TG 145, Cr 1,1 mg/dL, Hb glicada 5,9%.

Sobre a estimativa de risco cardiovascular, é correto dizer que:

A) Os escores de risco não contemplam pacientes com < 40 anos.

B) Os escores atuais não avaliam o risco em longo prazo (30 anos).

C) Escores mais modernos já englobam no seu cálculo IMC e *clearance* de creatinina.

D) As diretrizes europeia, americana e brasileira possuem metas de LDL iguais.

Questão 4

Mulher de 46 anos tem diagnóstico de DM2 e HAS há 7 anos, com controle irregular. Não realiza exercícios e apresenta dieta irrestrita

Em uso de: enalapril 20 mg 12/12h, hidroclorotiazida 25 mg, sinvastatina 40 mg, metformina 850 mg, 3×/dia.

Exame físico

- PA: 134×82 mmHg, FC: 84 bpm, IMC: 30,4 kg/m², circunferência abdominal: 91 cm.
- Restante sem alterações.

Exames laboratoriais

- Glicemia: 144 mg/dL, hemoglobina glicada: 8,3%, creatinina: 1,3 mg/dL, relação albumina/creatinina urinária: 76 mg/g, colesterol total: 190 mg/dL, LDL: 104 mg/dL, HDL: 35 mg/dL, triglicerídeos: 255 mg/dL, ALT: 66 U/L, AST: 29 U/L.

Sobre o estágio da síndrome cardio-renal-metabólica (CKM) dessa paciente, podemos dizer que:

A) Como tem alteração de creatinina e da relação albumina/creatinina urinária, é considerada estágio 3.

B) Presença de DM assim como critérios de síndrome metabólica a colocam como estágio 2.

C) Está indicado o uso de angiotomografia de coronárias e, caso alterada, classificaria a paciente como estágio 4.

D) Os estágios da síndrome são progressivos e não sofrem regressão.

Questão 5

Sobre a questão anterior, qual opção não é recomendada pela diretriz de síndrome cardio-renal-metabólica?

A) Iniciar iSGLT2 e considerar finerenona.

B) Considerar ECO-TT e biomarcadores para avaliar IC subclínica.

C) Intensificar estatina e iniciar AAS $\leq$ 100 mg/d.

D) Investigar MASH e considerar EPA 2g 12/12h.

Questão 6

Homem, 41 anos, comparece ao consultório para consulta de rotina. Refere como única comorbidade uma depressão prévia, em uso de sertralina. Nega sintomas. Relata ser sedentário.

Exame físico

- IMC de 31 kg/m², altura de 1,80 m, circunferência abdominal de 110 cm, PA de 132×84 mmHg, FC de 80 bpm.

Exames laboratoriais

- LDL de 101 mg/dL, HbA1c de 5,4%, glicemia de jejum de 99 mg/dL, triglicerídeos de 148 mg/dL.

Em relação ao caso apresentado, assinale a alternativa correta:

A) Apesar de apresentar obesidade, esse indivíduo encontra-se metabolicamente saudável, não tendo risco aumentado de doença cardiovascular em relação a um paciente de mesma idade com IMC normal.

B) O risco cardiovascular associado à obesidade deve-se basicamente à associação com comorbidades, como, por exemplo, hipertensão, diabetes e dislipidemia.

C) Algumas medicações podem estar associadas com ganho de peso, como, por exemplo, corticosteroides, alguns antipsicóticos e antidepressivos, assim como algumas medicações para tratamento de diabetes.

D) Em indivíduos obesos, a sociedade europeia recomenda metas de exercício aeróbico menores do que na população em geral, devido ao risco de lesões articulares.

Questão 7

Mulher de 45 anos, com IMC de 37 kg/m^2, hipertensa e diabética tipo 2, procura atendimento clínico para manejo da obesidade. Relata dificuldade em perder peso apesar de esforços dietéticos prévios. Durante a consulta, a paciente questiona sobre os tratamentos disponíveis e os possíveis resultados esperados.

Com base no manejo da obesidade dessa paciente, podemos afirmar que:

A) A atividade física desempenha papel fundamental na perda de peso, levando, segundo estudos, a uma redução média de 7% a 10% do peso corporal.

B) Entre as medicações disponíveis atualmente, a que apresenta a maior perda de peso, em média, é a semaglutida 2,4 mg SC, administrada uma vez por semana.

C) A perda de peso com cirurgia bariátrica chega aos níveis de 25% a 30% do peso corpóreo, sendo uma alternativa a ser considerada em pacientes com obesidade grau 3 (IMC $\geq$ 40 kg/m^2) ou grau 2 (IMC 35-39,9 kg/m^2) associada a comorbidades, e que não responderam ao tratamento clínico.

D) A resposta de perda de peso com o uso de agonistas GLP-1, como semaglutida e liraglutida, é bastante similar.

Questão 8

Ainda sobre o caso anterior de uma paciente portadora de obesidade grau 2 (IMC 37 kg/m^2), hipertensão e diabetes, avaliada quanto às opções terapêuticas, podemos dizer que:

A) A obesidade é considerada fator de risco para insuficiência cardíaca, especialmente relacionada à disfunção sistólica com fração de ejeção reduzida.

B) Mudança de estilo de vida com dieta e exercício físico demonstrou clara redução de risco cardiovascular em pacientes obesos, como evidenciado em estudos clínicos como o Look AHEAD.

C) A cirurgia bariátrica demonstrou redução de risco de eventos cardiovasculares em ensaios clínicos randomizados e prospectivos.

D) A perda de peso observada com a técnica de *bypass* gástrico em Y de Roux é maior do que com a técnica de gastrectomia vertical, segundo evidências.

Questão 9

Sobre obesidade e risco cardiovascular, assinale a alternativa correta:

A) Crianças com obesidade comumente conseguem reverter o quadro e tornarem-se adultos com IMC normal.

B) Obesidade visceral e obesidade periférica possuem perfis de risco cardiometabólicos similares.

C) O índice de massa corporal (IMC) é um fator preditor melhor do que a relação circunferência abdominal sobre altura em relação ao risco cardiovascular.

D) A apolipoproteína B pode ser melhor discriminadora de risco cardiovascular nesse subgrupo de pacientes do que o LDL.

Questão 10

Homem de 53 anos comparece para consulta de rotina. Apresenta índice de massa corporal (IMC) de 32,3 kg/m^2 e pressão arterial de 132×79 mmHg. Não faz uso de medicações e nega tabagismo. Exames laboratoriais mostram colesterol total de 247 mg/dL, HDL de 37 mg/dL e apolipoproteína B (Apo B) de 120 mg/dL. O risco cardiovascular calculado pela calculadora da Sociedade Brasileira de Cardiologia (SBC) foi classificado como intermediário.

Sobre o manejo lipídico desse paciente, é correto afirmar que:

A) A meta de colesterol não-HDL para esse paciente é inferior a 100 mg/dL.

B) A meta de Apo B para esse paciente é inferior a 100 mg/dL.

C) Não é possível determinar se o paciente está na meta devido à ausência do LDL calculado.

D) O tratamento farmacológico deve priorizar a correção do HDL baixo.

Questão 11

Sobre os escores de risco cardiovascular, podemos dizer que:

A) Pacientes considerados como de alto risco cardiovascular obrigatoriamente precisam usar estatinas, independentemente de qualquer outro fator.

B) Quanto maior o risco cardiovascular do paciente, menor o NNT (número necessário para tratar) para obtenção do benefício no horizonte de 5 ou 10 anos.

C) A idade termina sendo a principal variável nas equações de risco cardiovascular.

D) Pacientes com um Lifetime Risk maior do que 30% devem receber tratamento com estatinas independentemente dos níveis de LDL.
E) Todo paciente com evento cardiovascular prévio é classificado como muito alto risco, não sendo relevante calcular o risco residual desses pacientes.

Questão 12

Homem de 53 anos, com histórico de infarto recente, chega para a primeira consulta ambulatorial. Ele é tabagista ativo. O exame físico mostra pressão arterial de 149×82 mmHg, e seu registro de atividade no celular indica 2.500 passos por dia. Os exames laboratoriais mostram colesterol total de 210 mg/dL, LDL de 114 mg/dL, hemoglobina glicada de 8% e creatinina de 1,3 mg/dL.

Das intervenções a seguir, qual é a que causa maior ganho de sobrevida:
A) Parar de fumar.
B) Aumentar a quantidade em dois mil passos dia.
C) Iniciar rosuvastatina 20 mg por dia.
D) Manter pressão arterial abaixo de 130 mmHg.
E) Manter hemoglobina glicada abaixo de 7%.

Questão 13

Sobre a disfunção erétil em homens, marque a alternativa **incorreta**:
A) Está associada ao aumento do risco de eventos cardiovasculares, como infarto, AVC e mortalidade.
B) O surgimento da disfunção erétil pode preceder eventos cardiovasculares, como coronariopatia e AVC, em um período de dois a cinco anos.
C) Homens com disfunção erétil devem ser submetidos de forma rotineira à tomografia de coronárias devido à alta prevalência de coronariopatia associada.
D) Algumas medicações utilizadas no manejo de doenças cardiovasculares, como antagonistas de receptor de aldosterona, betabloqueadores e diuréticos tiazídicos, podem causar disfunção erétil.
E) A disfunção erétil compartilha vários fatores de risco em comum com doenças cardiovasculares, como dislipidemia, tabagismo e obesidade.

Questão 14

Sobre o tratamento do tabagismo, podemos afirmar que:
A) A terapia de reposição de nicotina não pode ser usada em pacientes com doença cardiovascular estabelecida.
B) Vareniclina, bupropiona e terapia de reposição de nicotina apresentam eficácias similares na taxa de cessação do tabagismo.

C) Vareniclina é uma medicação segura em pacientes com doença cardiovascular estabelecida, havendo evidência de segurança e eficácia quando iniciada no hospital após síndrome coronariana aguda.

D) O efeito colateral mais comum da vareniclina é a cefaleia.

Questão 15

Homem de 56 anos apresenta infarto agudo do miocárdio com supra de ST. Em consulta de seguimento, exames laboratoriais mostram LDL inicial não tratado de 100 mg/dL.

Considerando as metas terapêuticas para redução de LDL propostas pelas diretrizes atuais, qual opção terapêutica é mais indicada para atingir o alvo recomendado?

A) Sinvastatina 20 mg/dia.

B) Atorvastatina 20 mg/dia.

C) Ezetimibe 10 mg/dia.

D) Rosuvastatina 20 mg/dia.

E) Ácido bempedoico 180 mg/dia.

Questão 16

Mulher de 56 anos comparece à consulta para mostrar exames e relata ser hipertensa com controle adequado da pressão arterial após introdução de enalapril, há 4 anos. Refere menor disposição e ganho de 6 kg nos últimos 4 meses, mesmo praticando atividade física regular e seguindo as orientações dietéticas prescritas pelo nutricionista. Apresenta os seguintes exames: creatinina 0,7 mg/dL, glicose 91 mg/dL, colesterol total: 287 mg/dL, HDL: 41 mg/dL, LDL: 196 mg/dL, triglicerídeos: 250 mg/dL, TSH: 32 µU/mL (VR: 0,3-4,5) e T4 Livre: 0,58 ng/dL (VR: 0,7-1,8).

Para essa paciente, o tratamento adequado nesse momento é:

A) Levotiroxina, estatina e fibrato.

B) Levotiroxina e estatina.

C) Levotiroxina.

D) Levotiroxina e fibrato.

E) Levotiroxina e ezetimibe.

Questão 17

Sobre os efeitos colaterais das estatinas, assinale a alternativa incorreta:

A) O efeito adverso mais frequente é a miopatia, mas estudos como o **Samson Trial** sugerem que boa parte desse efeito é devido ao efeito nocebo.

B) O uso de estatinas pode estar associado a um aumento de níveis de glicemia e hemoglobina glicada, sendo esse efeito independente da dose utilizada.
C) A monitorização bioquímica hepática não é indicada de rotina, salvo na presença de sintomas clínicos sugestivos de hepatotoxicidade.
D) A maioria dos pacientes que apresenta algum grau de mialgia com estatinas consegue manter o uso da medicação por meio de estratégias como mudança do tipo de estatina ou redução da dose.
E) A reposição de coenzima Q10 não é recomendada de forma rotineira para prevenir ou tratar mialgia por estatinas.

Questão 18

Homem de 39 anos comparece à consulta de rotina, nega sintomas e relata que o pai teve infarto aos 51 anos. Exames laboratoriais revelam LDL de 253 mg/dL, HDL de 52 mg/dL, triglicerídeos de 100 mg/dL. No exame físico, é observado o achado a seguir.

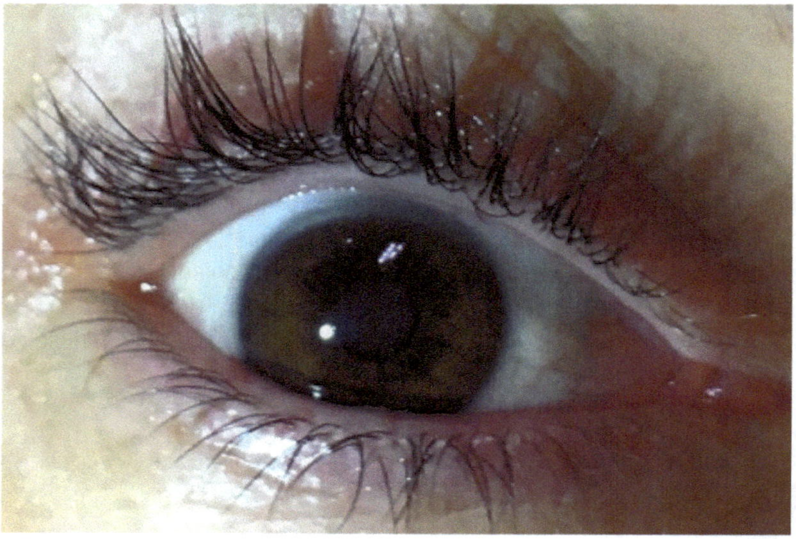

Sobre o caso, podemos afirmar:
A) A avaliação genética é crucial para confirmar o diagnóstico.
B) O diagnóstico clínico de hipercolesterolemia familiar pode ser estabelecido com base nos dados clínicos e laboratoriais apresentados.
C) Caso o teste genético não demonstre presença de mutação, a hipótese de hipercolesterolemia familiar está descartada.
D) O rastreamento de familiares é de pouca relevância no caso.
E) O achado observado no exame físico é inespecífico e não contribui para o diagnóstico.

Questão 19

Um homem de 53 anos, portador de hipertensão arterial de longa data e em diálise há dois anos devido à provável nefropatia hipertensiva, chega para consulta de rotina. Ele apresenta os seguintes exames laboratoriais: LDL de 120 mg/dL, HDL de 38 mg/dL e triglicerídeos de 283 mg/dL. O ECG evidencia sobrecarga de ventrículo esquerdo.

Com base no perfil clínico e no risco cardiovascular desse paciente, qual seria a conduta mais apropriada?

A) O paciente apresenta vários marcadores de alto risco, sendo indicado o início de terapia com estatina.

B) No caso citado, o recomendado pelas diretrizes é a combinação de estatina e ezetimibe.

C) O uso de fibratos, com o objetivo de reduzir os triglicerídeos, traria benefício na redução de eventos macrovasculares.

D) As evidências para o uso de estatinas em prevenção primária em pacientes dialíticos não favorecem o uso rotineiro dessa medicação.

Questão 20

De acordo com a atualização da Diretriz de Prevenção Cardiovascular da Sociedade Brasileira de Cardiologia, qual das alternativas **não** configura uma situação de alto risco cardiovascular?

A) Diabético com bom controle glicêmico e HAS estágio 1.

B) LDL colesterol de 167 mg/dL.

C) Mulheres com escore de risco global de 11%.

D) Homem com TFG de 53 ml/min/1,73m^2.

E) Assintomático com presença de placas não obstrutivas na angiotomografia de coronárias.

Questão 21

Assinale a alternativa correta em relação aos diuréticos:

A) Um dos principais mecanismos dos tiazídicos na diminuição dos níveis pressóricos a longo prazo é a redução da resistência vascular sistêmica.

B) A hidroclorotiazida tem meia vida mais curta e maior potência diurética quando comparada à clortalidona.

C) A dose recomendada da clortalidona para o tratamento da HAS é 25 a 50 mg.

D) Hipocalemia e hipermagnesemia são efeitos colaterais comuns dos tiazídicos.

E) Um efeito colateral comum do uso crônico dos diuréticos de alça é a acidose metabólica.

Questão 22

Assinale a alternativa correta em relação às determinações das Diretrizes Brasileiras de Hipertensão Arterial da SBC 2020 acerca das metas pressóricas:

A) Todos os hipertensos devem ter como meta a pressão arterial $< 130 \times 80$ mmHg.

B) Nos pacientes com doença renal crônica e albuminúria, a meta recomendada é $< 120 \times 70$ mmHg.

C) Nos idosos frágeis, a diretriz sugere uma meta pressórica $< 160 \times 90$ mmHg.

D) Todos os hipertensos devem ter como meta a pressão arterial $< 140 \times 90$ mmHg.

E) Nos pacientes de alto risco cardiovascular, a meta é 120-129 mmHg na PA sistólica e 70-79 mmHg na PA diastólica.

Questão 23

Assinale a alternativa que apresenta um paciente com lesão de órgão alvo, conforme as Diretrizes Brasileiras de Hipertensão Arterial – 2020:

A) Mulher com índice de massa ventricular esquerda de 98 g/m^2.

B) Homem com relação albumina/creatinina de 17 mg/g em amostra isolada de urina.

C) Homem com Cornell índice de 25 mm no eletrocardiograma.

D) Mulher com taxa de filtração glomerular de 63 mL/min/1,73m^2.

E) Idoso com velocidade de onda de pulso (VOP) carotídeo-femoral de 7 ms/s.

Questão 24

Sobre hiperaldosteronismo primário, a alternativa que contém indicação de investigação e o exame inicial para se iniciar o fluxograma diagnóstico é:

A) Incidentaloma adrenal em paciente hipertenso, dosar a aldosterona sérica isoladamente.

B) HAS com hipocalemia espontânea, solicitar tomografia de adrenais.

C) HAS resistente, dosar aldosterona sérica e se aumentada, solicitar ressonância magnética de adrenais.

D) HAS resistente, solicitar inicialmente aldosterona plasmática/ atividade de renina plasmática.

E) HAS com hipocalemia espontânea ou induzida por diuréticos, solicitar ao mesmo tempo aldosterona plasmática, atividade de renina e tomografia de adrenais.

Questão 25

Sobre as etapas para a adequada medida da pressão arterial no consultório, conforme as Diretrizes Brasileiras de Medidas da Pressão Arterial Dentro e Fora do Consultório – 2023, assinale a alternativa correta:

A) Verificar se o paciente não praticou exercícios há, pelo menos, 60 minutos.

B) Na primeira consulta, registrar a PA em ambos os braços, preferencialmente de forma simultânea, e usar a leitura do braço que forneceu valor mais baixo para medidas subsequentes.
C) Se na técnica auscultatória, os batimentos persistirem até o nível zero, determinar a diastólica no abafamento dos sons (fase IV de Korotkoff) e anotar valores da PA sistólica/diastólica/zero.
D) Verificar se o paciente não ingeriu bebidas alcoólicas, café, alimentos ou fumou 90 minutos antes.
E) Realizar duas medidas, com intervalo de 1 minuto, e usar a média das medidas. Se houver diferença > 10 mmHg, realizar medidas adicionais.

Questão 26

Mulher de 25 anos com quadro de cefaleia, palpitações taquicárdicas, sudorese e aumento acentuado dos níveis pressóricos de forma paroxística.

A principal hipótese diagnóstica e o exame indicado para investigação inicial é:
A) Síndrome carcinoide – 5-HIAA.
B) Hiperaldosteronismo primário – aldosterona e atividade de renina plasmática.
C) Feocromocitoma – metanefrinas plasmáticas ou urinárias.
D) Síndrome de Cushing – cortisol salivar ou urinário.
E) Fibrodisplasia das artérias renais – angiotomografia de artérias renais.

Questão 27

Mulher, 44 anos, assintomática, aferiu a PA em consulta de rotina com o clínico geral, na unidade básica de saúde. Não realiza exercícios físicos regulares.

Ao exame: BEG, corada PA 145×97 mmHg FC 96 bpm peso 87 kg, IMC 27,8. Auscultas pulmonar e cardíaca sem alterações, pulsos presentes e simétricos.

Exames: Glicemia 118 mg/dL, Hb glicada 6,7 % (exame repetido veio 6,6%), Colesterol Total 195 mg/dL HDL 50 mg/dL LDL 125 mg/dL TG 100 mg/dL Creatinina 1,0 mg/dL K 3,8 mEq/L Na 139 mEq/L, ácido úrico 5,0 mg/dL.

Eletrocardiograma: sem alterações significativas.

Sobre o caso, assinale a opção correta:
A) A paciente apresenta hipertensão estágio 1 e é de baixo risco cardiovascular, devendo ser orientada a realizar modificações no estilo de vida com reavaliação em 3 meses.
B) O risco cardiovascular é moderado, sendo recomendado a introdução de inibidor da enzima conversora da angiotensina (IECA) ou bloqueador do receptor da angiotensina (BRA) em monoterapia.

C) O risco cardiovascular é moderado, sendo recomendado a introdução do IECA ou BRA em associação a um diurético tiazídico.

D) A paciente apresenta hipertensão estágio 1 e risco cardiovascular alto, devendo iniciar IECA ou BRA com reavaliação em um mês.

E) A paciente apresenta alto risco cardiovascular e é recomendado o início do tratamento com associação de anti-hipertensivos, sendo o IECA + bloqueador dos canais de cálcio (BCC) uma boa opção.

Questão 28

Homem, 51 anos, obeso, com diagnóstico de HAS há 8 anos, em uso regular de olmesartana 40 mg, indapamida SR 1,5 mg e anlodipino 10 mg/dia.

Pressão arterial (PA) consultório = 161×95 mmHg; frequência cardíaca = 73 bpm. Monitorização ambulatorial da PA (MAPA 24 h) = 148×91 mmHg; PA vigília = 153×92 mmHg; PA durante o sono = 147×90 mmHg.

A conduta recomendada é:

A) Iniciar espironolactona 25 mg e solicitar polissonografia com programação do uso do CPAP se apneia moderada a grave.

B) Iniciar espironolactona 25 mg, solicitar polissonografia e outros exames de investigação de HAS secundária apenas se não houver controle pressórico.

C) Introduzir clonidina 0,100 mg noturna e solicitar investigação ampla de causas de hipertensão secundária.

D) Introduzir espironolactona 25 mg e clonidina antes de dormir 0,100 mg.

E) Iniciar espironolactona 25 mg e solicitar polissonografia com programação do uso do CPAP em qualquer grau de apneia obstrutiva mesmo que leve.

Questão 29

Paciente 54 anos, sexo feminino, em acompanhamento regular na unidade de saúde, foi encaminhada ao cardiologista para avaliação devido à hipertensão arterial de "difícil controle". Atualmente encontra-se em uso de losartana 50 mg 12/12h, hidroclorotiazida 25 mg, anlodipino 10 mg e sinvastatina 40mg 1×/dia. Na consulta sua pressão arterial encontra-se em 155×96 mmHg e PA média na vigília da MAPA foi de 133×84 mmHg e 128 × 78 nas 24 horas, comportamento normal durante o sono.

Com relação às diretrizes brasileiras de HAS de 2020, assinale a alternativa correta sobre a classificação da hipertensão e a conduta:

A) Hipertensão resistente controlada, sem necessidade de ajuste de anti-hipertensivos.

B) Hipertensão controlada, o ajuste de anti-hipertensivos, quando necessário, deve levar em consideração os valores da MAPA/MRPA.

C) Hipertensão resistente, introdução de espironolactona 25 mg.
D) Hipertensão de difícil controle, introdução de clonidina 0,100 mg 12/12h.
E) Hipertensão resistente + efeito do avental branco, introduzir espironolactona e avaliar a resposta baseado na média da MAPA/MRPA.

Questão 30

Mulher de 48 anos, diabética, assintomática, retorna à consulta trazendo o escore de cálcio mostrado a seguir.

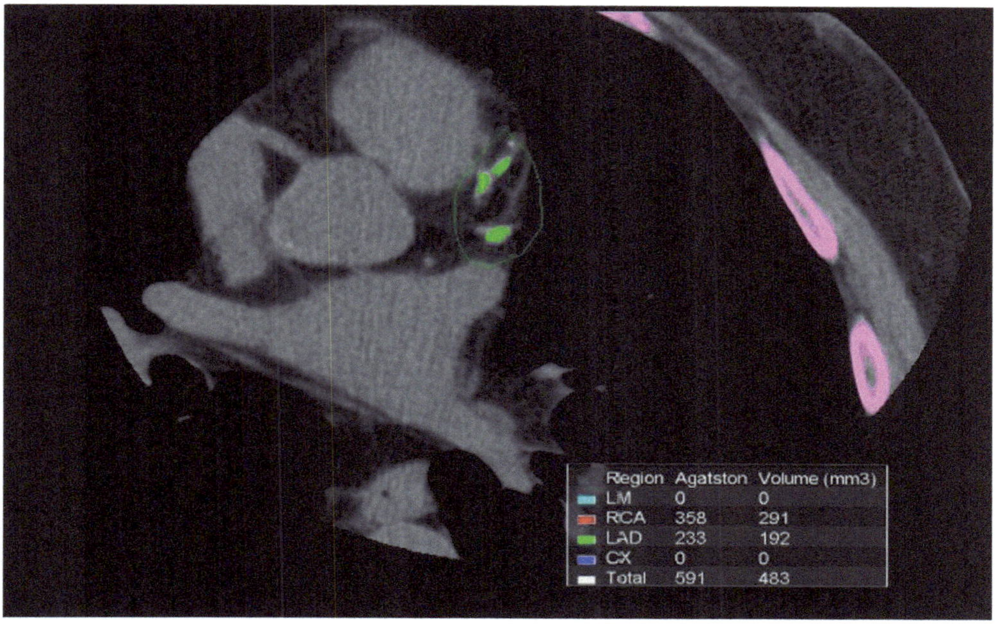

Resultado com escore de cálcio- 591 Agatston, no percentil 90.

Está correto afirmar:

A) O exame tem pouco relevância clínica e não alterará a conduta, pois todo diabético é de alto risco cardiovascular.
B) O escore de cálcio acima de 10 em diabéticos os coloca na categoria de alto risco cardiovascular.
C) O percentil 90 indica que a chance de ter um evento cardiovascular nos próximos 10 anos é de quase 90%.
D) Deverá realizar cinecoronariografia devido à extensa calcificação das coronárias.
E) Deverá repetir o exame após um ano da otimização do tratamento medicamentoso.

QUESTÃO 31

As dislipidemias constituem um dos principais fatores de risco para o infarto agudo do miocárdio. Sobre elas é correto afirmar:

A) De acordo com as diretrizes atuais, meta do LDL para pacientes de muito alto risco é inferior a 70 mg/dL.

B) A Hipercolesterolemia familiar é uma doença autossômica recessiva associada a mutações nos receptores do LDL colesterol.

C) Na gravidez o colesterol total pode atingir valores duas a cinco vezes maiores que os níveis anteriores à gestação.

D) A estatina é contraindicada na gestação, mas a ezetimiba pode ser usada a partir do segundo trimestre.

E) O aumento do HDL com o ácido nicotínico leva a redução de desfechos cardiovasculares como IAM não fatal e morte.

QUESTÃO 32

Mulher de 53 anos procura cardiologista relatando aumento dos níveis pressóricos associado a episódios de cefaleia em peso na região frontal, sem foto ou fonobia. Nega queixas cardiovasculares, comorbidades conhecidas, não fuma e não faz exercícios físicos regularmente e compareceu recentemente em consulta com nutricionista para ajustes na alimentação.

Ao exame físico: PA 146×102 mmHg FC 84 bpm, IMC 28,0 kg/m2, auscultas cardíaca e pulmonar normais, ausência de sopro abdominal, pulsos presentes e simétricos.

Realizou os seguintes exames:

Glicemia 112 mg/dL, Hb glicada 6,8 % (medida de 6 meses atrás de 6,7%), Colesterol Total 215 mg/dL HDL 40 mg/dL LDL 125 mg/dL TG 250 mg/dL Creatinina 0,7 mg/dL K 4,0 mEq/L Na 140 mEq/L, ácido úrico 5,5 mg/dL, TSH 2,4 µU/mL, EAS normal e eletrocardiograma sem alterações.

De acordo com as Diretrizes Brasileiras de Hipertensão Arterial – 2020, o tratamento da HAS recomendado é:

A) Modificações do estilo de vida e iniciar monoterapia com propranolol ou metoprolol para controle pressórico e prevenção das crises de migrânea.

B) Modificações do estilo de vida e iniciar combinação de dois fármacos como beta bloqueador e inibidores da enzima conversora (IECA).

C) Modificações do estilo de vida e iniciar monoterapia com inibidores da enzima conversora (IECA) ou bloqueadores dos receptores de angiotensina.

D) Modificações do estilo de vida e iniciar combinação de dois fármacos como beta bloqueador e diurético tiazídico.

E) Modificações do estilo de vida e iniciar combinação de dois fármacos como inibidores da enzima conversora (IECA) e bloqueadores dos canais de cálcio.

Questão 33

A hipertensão arterial sistêmica é uma condição clínica multifatorial de elevada prevalência na população. É um dos principais fatores de risco cardiovascular, especialmente em relação ao acidente vascular encefálico.

Sobre a HAS, assinale a alternativa correta:

A) A meta de controle pressórico nos pacientes diabéticos sem lesões de órgãos alvo é $< 120 \times 80$ mmHg.

B) A relação aldosterona/atividade de renina plasmática > 30, sugere o diagnóstico de Hiperaldosteronismo primário.

C) A diferença acima de 10 mmHg da pressão entre o braço direito e o braço esquerdo em pacientes jovens sugere coarctação da aorta.

D) A dosagem das metanefrinas plasmáticas é um exame que possui baixa sensibilidade, mas elevada especificidade para o diagnóstico do Feocromocitoma.

E) A Losartana faz parte da classe dos medicamentos antagonistas dos receptores AT2 da Angiotensina I.

Questão 34

Em relação ao mecanismo de ação dos medicamentos utilizados no tratamento das dislipidemias, assinale a **alternativa incorreta:**

A) Estatinas – inibição da HMG Coa redutase no fígado

B) Ezetimiba – inibição da NPC1-L1 no fígado.

C) Fibratos – ativam a PPAR-alfa levando ao aumento da produção e da ação da lipase lipoproteica (LPL).

D) Resinas – ligam-se aos ácidos biliares no intestino e reduzem sua reabsorção.

E) Inibidores da PCSK9 – ao inibir a PCSK9 ocorre uma redução da degradação dos receptores de LDL-c na superfície das células hepáticas.

Questão 35

Conforme a atualização da Diretriz de Prevenção Cardiovascular da Sociedade Brasileira de Cardiologia, qual das alternativas configura uma situação de alto risco cardiovascular?

A) Homem com escore de risco global de 18%

B) Pacientes com taxa de filtração glomerular menor do que 65 mL/min.

C) Pacientes sem outra comorbidades com escore de cálcio coronariano de 60 U Agatston (percentil 72 para a idade).

D) Mulheres com escore de risco global de 11%.

E) Pacientes com LDL colesterol igual ou maior do que 160 mg/dL.

Questão 36

Mulher de 73 anos, hipertensa há 2 anos, vem evoluindo com picos hipertensivos há 3 meses. Admitida em serviço de emergência por quadro de dispneia intensa há 6 horas. Ao exame: taquidispneica, PA= 190×130 mmHg, FC 120bpm, estertores crepitantes difusos até ápice. Presença de sopro abdominal ao exame físico. Cr 1,7; K 3,2.

O diagnóstico e quadro clínico mais prováveis:

A) Emergência hipertensiva (edema agudo de pulmão) – hipertensão arterial renovascular.

B) Urgência hipertensiva (insuficiência cardíaca descompensada) – hipertensão arterial primária com insuficiência renal.

C) Emergência hipertensiva (edema agudo de pulmão) – hipertensão arterial associada a hiperaldosteronismo primário.

D) Urgência hipertensiva (insuficiência cardíaca descompensada) – hipertensão arterial associada a hiperaldosteronismo primário.

E) Emergência hipertensiva (edema agudo de pulmão) – hipertensão arterial associada a feocromocitoma.

Questão 37

De acordo com as diretrizes da SBC, assinale a alternativa correta em relação aos sintomas musculares relacionados ao uso das estatinas:

A) A mialgia envolve grandes grupos musculares e costuma ser assimétrica, com melhora dos sintomas com menos de 4 semanas após a suspensão.

B) A presença de sintomas intoleráveis e/ou CPK acima de 7× o limite superior da normalidade, indica a suspensão da estatina, monitorização da CPK e uma investigação mais ampla das possíveis causas, caso mantenha valores elevados da CPK.

C) A mialgia relacionada a estatina é referida como uma dor aguda com períodos de espasmo muscular e que se apresenta entre 4 e 12 semanas.

D) A rabdomiólise é definida como aumento da CPK acima de 10× a normalidade associada às dores musculares persistentes, mesmo que não haja outras alterações em exames laboratoriais.

E) As dores costumam ser difusas, envolvendo grandes grupos musculares (cintura escapular e pélvica, e músculos gêmeos superior e inferior) e aparecerem após 12 semanas do início do tratamento, melhorando em até 4 semanas após a suspensão.

Questão 38

Alguns medicamentos podem contribuir com o aparecimento ou piora da dislipidemia. Sobre as dislipidemias secundárias aos medicamentos, assinale a alternativa correta:

A) Os betabloqueadores em altas doses como o atenolol costumam levar ao aumento significativo do colesterol total.
B) Os anticoncepcionais orais levam à redução do colesterol total, do HDL-c e dos triglicérides.
C) A hidroclorotiazida, principalmente se doses maiores do que 25 mg, costuma levar ao aumento dos triglicérides e redução do HDL-c.
D) Os inibidores de protease utilizados em pacientes com HIV levam a diminuição significativa do HDL-c, com pouca interferência nos triglicérides.
E) Os anabolizantes levam a aumento dos triglicerídeos e do HDL-c.

Questão 39

Em relação ao feocromocitoma, assinale a alternativa correta:

A) A manifestação de grave resposta pressórica ou choque em pacientes submetidos à indução anestésica, cirurgia ou trabalho de parto deve levantar suspeita sobre esse diagnóstico.
B) O exame mais sensível para o diagnóstico é a dosagem sérica do ácido vanilmandélico.
C) A tríade característica é composta por cefaleia, rubor facial e palpitações associadas a elevação acentuada dos níveis pressóricos.
D) A investigação dos familiares é essencial, pois mais de 50% dos casos são relacionados a quadros de neoplasia endócrina múltipla do tipo 2 (NEM) que costuma apresentar padrão de herança autossômica dominante.
E) Antes do procedimento para remoção do tumor produtor de catecolaminas é necessário introduzir simultaneamente os alfa e betabloqueadores.

Questão 40

Na medida da PA, seja com técnica auscultatória ou oscilométrica, cuidados importantes devem ser tomados para sua adequada aferição. Sobre a técnica recomendada pelas Diretrizes Brasileiras de Medidas da Pressão Arterial Dentro e Fora do Consultório – 2023, é correto:

A) Verificar se o paciente não praticou exercícios físicos há, pelo menos, 30 minutos.
B) Realizar três medidas, com intervalo de 1 minuto, e usar a PA de maior valor. Se houver diferença > 10 mmHg, realizar medidas adicionais.
C) Na avaliação de hipotensão ortostática deve-se aferir a PA no decúbito dorsal e após 5 minutos na posição ortostática.
D) Na primeira consulta, registrar a PA em ambos os braços, preferencialmente de forma simultânea, e usar a leitura do braço que forneceu o menor valor.
E) Palpar a artéria braquial na fossa cubital e colocar a campânula ou o diafragma do estetoscópio sem compressão excessiva. Não permitir que o estetoscópio seja colocado sob o manguito (na técnica auscultatória).

Questão 41

Em relação à resposta da pressão arterial durante o teste ergométrico, assinale a alternativa que demonstra uma resposta pressórica anormal durante o esforço, conforme a Diretriz Brasileira de Ergometria em População Adulta de 2024:

A) Elevação da pressão arterial sistólica para 200 mmHg em homens.

B) Manutenção da pressão arterial diastólica estável durante todo o esforço.

C) Aumento máximo da pressão arterial sistólica em 30 mmHg em relação ao repouso em homens.

D) Elevação da pressão arterial sistólica para 185 mmHg em mulheres.

E) Aumento da pressão arterial diastólica de 10 mmHg em mulheres.

Questão 42

Homem foi ao médico que fez a avaliação do risco cardiovascular pelo escore de risco global com resultado de 13% e optou por solicitar o exame a seguir. Não utiliza medicamentos.

Tomografia computadorizada do torax

- Tomografia computadorizada para avaliação do escore de cálcio coronariano.

Técnica

- Foram realizados cortes tomográficos axiais de 3,0 mm de espessura, em equipamento com múltiplos detectores, com sincronização eletrocardiograma para avaliação do escore de cálcio coronariano.

Indicação clínica

- Avaliação de risco cardiovascular.

Descrição do escore de cálcio coronariano

- O escore de cálcio coronariano do paciente de acordo com o método de Agatston é igual a **322**.

Sobre o caso, é correto afirmar:

A) A solicitação foi inadequada, pois o paciente já é de alto risco cardiovascular.

B) O paciente deve ser enquadrado na categoria de muito alto risco cardiovascular e iniciar estatina de alta potência.

C) Apresenta doença aterosclerótica subclínica devendo ser reclassificado como de alto risco cardiovascular.

D) O paciente continua como de risco cardiovascular intermediário.

E) A introdução de estatina de alta potência é recomendada, devendo repetir o exame em um ano para avaliar a resposta ao tratamento.

QUESTÃO 43

Homem obeso, diabético e dislipidêmico refere quadro de dor intensa, edema, vermelhidão e calor em hálux direito, que apresentou rápida melhora com anti-inflamatórios. Refere já ter apresentado episódio semelhante previamente.

Em uso de: Losartana 50 mg 12/12h, hidroclorotiazida 25 mg, anlodipino 10 mg, sinvastatina 20 mg, ciprofibrato de 100 mg e metformina 850 mg 2×/dia.

Qual dos medicamentos está provavelmente contribuindo com o sintoma apresentado:

A) Losartana.

B) Hidroclorotiazida.

C) Ciprofibrato.

D) Sinvastatina.

E) Anlodipino.

QUESTÃO 44

Paciente de 55 anos, hipertenso, em uso regular de candesartana 32 mg, clortalidona 25 mg, anlodipino 10 mg e espironolactona 25 mg/dia. Pressão arterial (PA) de consultório: 162×103 mmHg.

Exames laboratoriais

- Creatinina: 1,2 mg/dL; potássio: 3,4 mEq/dL; TSH e T4L normais. Exame físico sem outras alterações significativas.
- MAPA média da PA nas 24 horas de 151×94 mmHg, descenso noturno satisfatório.

Sobre a classificação da hipertensão e conduta, é correto afirmar:

A) Hipertensão refratária, provavelmente causada por adenoma produtor de aldosterona. Deverá manter os medicamentos para evitar o descontrole pressórico e solicitar tomografia das adrenais.

B) Hipertensão resistente. Suspender espironolactona por 4 a 6 semanas, corrigir potássio e dosar aldosterona sérica e atividade de renina plasmática. Se relação A/ARP > 30, com aldosterona > 15, o exame é considerado indicativo de hiperaldosteronismo primário, devendo-se prosseguir a investigação.

C) Hipertensão refratária, provavelmente causada por adenoma produtor de aldosterona. Deverá manter os medicamentos para evitar o descontrole pressórico e solicitar relação aldosterona/atividade de renina plasmática.

D) Hipertensão resistente, provavelmente causada por adenoma produtor de aldosterona ou hiperplasia adrenal bilateral. Deverá manter os medicamentos para evitar o descontrole pressórico e solicitar tomografia de alta resolução das adrenais com contraste.

E) Hipertensão mal controlada, deve-se aumentar a dose de espironolactona para 50 mg e solicitar dosagem de aldosterona e atividade de renina sérica.

Questão 45

Homem de 83 anos com antecedente de HAS, encontrava-se com bom controle clínico, mas nos últimos 3 meses vem apresentando descontrole pressórico mesmo mantendo boa aderência à terapia medicamentosa e a dieta. Fez episódio de edema agudo dos pulmões hipertensivo.

Estava em uso de: levanlodipino 5 mg e clortalidona 25 mg. Foi optado pela troca dos 2 medicamentos pela associação perindopril 10 mg + anlodipino 5 mg + indapamida 2,5 mg. Após a mudança do medicamento evoluiu com piora significativa da função renal (aumento de 100 % na creatinina) e hipercalemia com K de 6,5.

Sobre o caso, assinale o provável mecanismo que contribuiu para a piora clínica e da função renal é:

A) Estenose bilateral das artérias renais.
B) Hipoaldosteronismo primário.
C) Estenose unilateral de artéria renal.
D) Hiperaldosteronismo primário.
E) Feocromocitoma.

Questão 46

Homem de 38 anos refere estar sobrecarregado devido ao excesso de trabalho e está apresentando elevação dos níveis pressóricos em momentos de estresse. PA no consultório 145×93 mmHg FC 80 bpm.

Nega comorbidades ou uso de medicamentos.

Realizou a MAPA 24 horas, reproduzida a seguir.

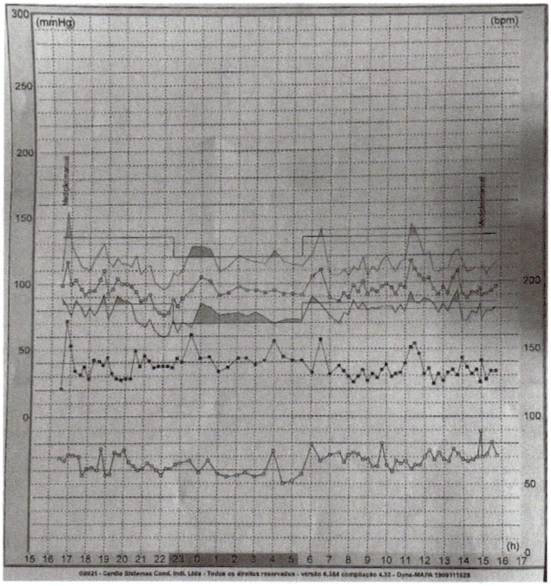

PA diastólica média nas 24 horas de 78 mmHg e na vigília de 80 mmHg (a PAS deverá ser analisada pelo gráfico acima).

O diagnóstico é:

A) Hipertensão verdadeira, estágio I.
B) Hipertensão do avental branco, comportamento normal da PA nas 24 horas.
C) Hipertensão verdadeira, estágio II.
D) Hipertensão reativa.
E) Hipertensão do avental branco e descenso noturno inadequado da pressão arterial durante o sono.

Questão 47

Mulher de 48 anos comparece à consulta de rotina com cardiologista após insistência de sua filha. Faz muitos anos que não faz seguimento méd co. Sem queixas.

Não realiza exercícios físicos regulares.

Ao exame: Bom estado geral, corada, auscultas cardíaca e pulmonar normais, pulsos presentes e simétricos, sem edema.

PA 155×96 mmHg FC 88 bpm, peso 76 kg, IMC 28,2 kg/m^2.

Exames laboratoriais sem alterações significativas.

Realizou o eletrocardiograma a seguir.

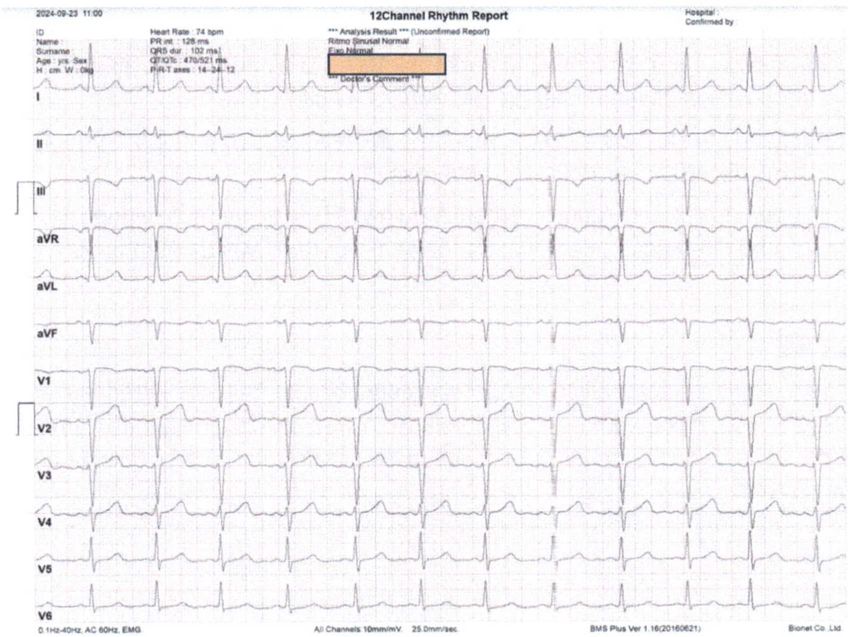

Sobre o caso, assinale a alternativa correta:

A) A paciente é de baixo risco cardiovascular, devendo ser orientada sobre exercícios físicos regulares, dieta e perda ponderal, com reavaliação sobre a necessidade de introdução de anti-hipertensivos em 3 a 6 meses.

B) Está recomendado o início de terapia anti-hipertensiva, em monoterapia, com IECA/BRA ou bloqueador dos canais de cálcio, ou diurético tiazídico.

C) Solicitar MAPA 24 horas ou MRPA para confirmação do diagnóstico de HAS antes da introdução de anti-hipertensivos, pois o quadro é sugestivo de HAS do avental branco.

D) Está recomendada a introdução de anti-hipertensivos em associação, sendo um IECA/BRA + tiazídico ou IECA/BRA + bloqueador dos canais de cálcio, boas opções.

E) A paciente é de risco intermediário, com indicação do uso de anti-hipertensivo em monoterapia, sendo o IECA a classe preferencial devido ao sobrepeso.

Questão 48

Mulher com histórico de hipertensão arterial sistêmica (HAS) de longa data, controlada com uso de losartana 50 mg/dia e anlodipino 5 mg/dia. Será submetida à cirurgia de gastrectomia devido a câncer gástrico.

No exame físico, apresenta pressão arterial (PA) de **128×78 mmHg**.

Sobre o caso clínico, qual alternativa está correta:

A) Há redução de desfechos cardiovasculares (CV) ao se manter o BRA no período perioperatório. Os anti-hipertensivos deveriam ser passados para a noite.

B) Não há redução de desfechos CV ao se manter o BRA no período perioperatório. Os anti-hipertensivos deveriam ser passados para a noite.

C) Há redução de desfechos CV ao se manter o BRA no período perioperatório. Os anti-hipertensivos deveriam ser mantidos pela manhã.

D) Não há diferença de desfechos em manter ou não o BRA no período perioperatório, assim como não há diferença em administrar os anti-hipertensivos de manhã ou à noite.

Questão 49

Homem de 47 anos, assintomático comparece à consulta de rotina. A estratificação do risco cardiovascular pela calculadora da Sociedade Brasileira de Cardiologia (SBC) resultou em um ERG de 13%, com LDL de 93 mg/dL. Optou-se por solicitar escore cálcio que mostrou resultado de 373.

Sobre esse cenário, de acordo com as diretrizes atuais de angiotomografia e ressonância da SBC, é correto afirmar que:

A) O paciente é classificado como de muito alto risco cardiovascular.

B) Recomenda-se o início de estatina de alta potência visando redução do LDL para $\leq$ 70 mg/dL, com a consideração de AAS em dose de 81-100 mg/dia.

C) A indicação mais adequada seria a solicitação de angiotomografia de coronárias para melhor estratificação do risco.

D) O escore de cálcio não possui aplicação na investigação de pacientes com baixo risco cardiovascular.

Questão 50

Mulher de 66 anos vem à consulta de rotina com histórico de infarto agudo do miocárdio sem supradesnível do segmento ST ocorrido há dois meses. Realizou angioplastia transluminal coronariana da artéria descendente anterior, com colocação de stent farmacológico. Relata dores e fraqueza na porção proximal das pernas há seis semanas. Possui antecedentes de hipertensão arterial sistêmica, pré-diabetes, sobrepeso e doença arterial coronariana. Faz uso das seguintes medicações: ácido acetilsalicílico 100 mg ao dia, ticagrelor 90 mg a cada 12 horas, atorvastatina 40 mg ao dia (iniciada há dois meses), enalapril 10 mg a cada 12 horas e bisoprolol 5 mg ao dia.

Exames laboratoriais mostram LDL de 93 mg/dL, HDL de 43 mg/dL, CPK de 90 U/L, TSH de 2,3 μU/mL e vitamina D de 27 ng/mL.

Considerando a principal hipótese diagnóstica, é correto afirmar:

A) Está descartada miopatia por estatina, já que os níveis de CPK estão normais.

B) Paciente apresenta intolerância à estatina, devendo suspender-se a medicação e iniciar outra classe de hipolipemiante.

C) Os únicos hipolipemiantes que mostraram redução de desfechos ao diminuir LDL foram estatinas, ezetimibe e inibidores de PCSK9.

D) Deve-se considerar o uso de outro tipo de estatina.

Questão 51

Puérpera de 33 anos foi encaminhada ao consultório devido à identificação de alterações significativas nos exames laboratoriais e ao aparecimento de lesões dermatológicas mostradas a seguir:

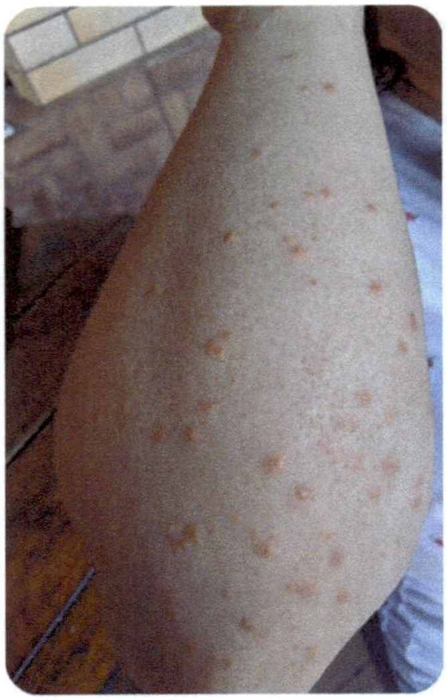

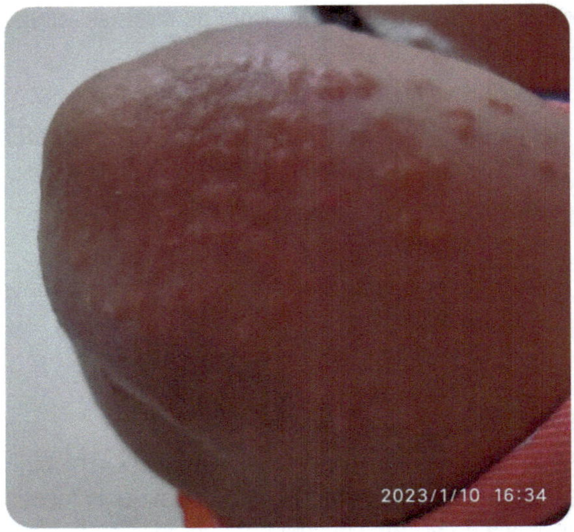

Qual das alterações laboratoriais a seguir está provavelmente relacionada ao caso:

A) LDL colesterol de 288 mg/dL.

B) Triglicerídeos de 5600 mg/dL.

C) HDL de 100 mg/dL.

D) Glicemia de 420 mg/dL.

Questão 52

A monitorização ambulatorial da pressão arterial (MAPA) possibilita maior número de medidas, leituras noturnas, medições em condições da vida real, permite avaliar a variabilidade da pressão e é melhor preditora do risco cardiovascular do que a PA obtida no consultório.

Conforme as Diretrizes Brasileiras de Medidas da Pressão Arterial Dentro e Fora do Consultório – 2023, qual dos pacientes a seguir teria indicação formal (I) para realização da MAPA:

A) Mulher de 52 anos com PA 182×104 mmHg, sem queixas, nega comorbidades ou uso de medicamentos.

B) Mulher de 50 anos com PA 148×94 mmHg, mensurada em duas ocasiões, antecedente de AVC isquêmico e transtorno de ansiedade, em uso de sinvastatina 40 mg e AAS 100 mg.

C) Homem de 63 anos com PA 160×100 mmHg, antecedente de DRC estágio III, em uso irregular de enalapril 20 mg 12/12h e Hidroclorotiazida 25 mg.

D) Homem diabético de 43 anos, com PA 136×86 mmHg, SVE no eletrocardiograma e que não usa anti-hipertensivos.

E) Mulher de 32 anos, gestante, com 28 semanas, com PA normal no início da gestação, evoluindo com proteinúria e PA 162×112 mmHg.

CAPÍTULO 1

Fatores de Risco e Prevenção

Resposta da Questão 1

■ Alternativa B

Comentários

Níveis aumentados de lipoproteína(a) ou Lp(a) estão associados a aumento do risco cardiovascular, no entanto, permanece em discussão se a Lp(a) é um verdadeiro fator de risco ou apenas um marcador de risco.

Especificamente em relação à valvopatia aórtica, a diretriz europeia coloca o aumento de Lp(a) claramente como fator de risco para estenose aórtica. Estima-se que valores acima de 50 mg/dL (125 nmol/L) podem elevar o risco de eventos cardiovasculares em cerca de 20%.

Sua importância foi enfatizada na Diretriz Europeia de 2022, que recomenda que todos os pacientes tenham seus níveis de Lp(a) dosados ao menos uma vez na vida.

Os níveis de Lp(a) são determinados majoritariamente por fatores genéticos, com mais de 90% de sua concentração sendo herdada. Isso explica por que intervenções no estilo de vida, como atividade física, dieta ou jejum, têm pouco ou nenhum impacto sobre os níveis dessa lipoproteína (vide, no final do comentário, tabela sobre o assunto). Estatinas, por outro lado, podem até aumentar ligeiramente os níveis de Lp(a).

Ainda não há terapias amplamente disponíveis que a reduzam de forma eficaz e demonstrem redução consistente do risco cardiovascular.

No horizonte, novos tratamentos como pelacarsen, olpasiran, zerlarsiran, lepodisiran e muvalaplin têm mostrado reduções expressivas nos níveis de Lp(a) (alguns chegando a até 98%). Estudos em andamento, principalmente de fase 3, ajudarão a esclarecer se a redução da Lp(a) traz benefícios cardiovasculares significativos, o que pode transformar o manejo clínico desse fator de risco.

Como interpretar os valores de Lp(a)?

- < 30 mg/dL (< 75 nmol/L): normal.
- 30-50 mg/dL (75-125 nmol/L): zona cinzenta.
- > 50 mg/dL (> 125 nmol/L): risco cardiovascular aumentado.

Influências não genéticas nos níveis de lipoproteína(a)

Condição/intervenção	**Efeito nos níveis de Lp(a)**
Substituição de gordura saturada da dieta por carboidrato ou gordura insaturada	Aumento de ~10%-15%
Dieta *low carb* rica em gordura saturada	Redução de ~15%
Jejum	Nenhum
Atividade física	Nenhum/mínimo
Hipertireoidismo	Redução
Hipotireoidismo	Aumento
Hormônio do crescimento	Aumento de 2 × com terapia
Hormônios sexuais endógenos	Nenhum/mínimo
Gravidez	Aumento de 2 ×
Menopausa	Nenhum/mínimo
Terapia de reposição hormonal pós-menopausa	Redução de ~25%
Síndrome nefrótica	Aumento de 3 a 5 × (*vs.* controle)
Pacientes em diálise peritoneal	Aumento de 2 × (*vs.* controle)
Hemodiálise e doença renal crônica	Aumentos em portadores de isoformas grandes de Apo A
Transplante renal	Normalização dos níveis
Condições agudas graves (sepse, queimaduras severas)	Redução
Várias condições inflamatórias	Aumento
Inibidores de protease ou terapia antirretroviral	Aumento
Estatinas	Pode aumentar ligeiramente (relatos heterogêneos)

Referência

Kronenberg F, et al. Lipoprotein(a) in atherosclerotic cardiovascular disease and aortic stenosis: a European Atherosclerosis Society consensus statement. Eur Heart J. 2022;43:3925-46.

Resposta da Questão 2

■ Alternativa D

Comentários

A diretriz europeia de 2024 destaca importantes atualizações no diagnóstico e manejo da hipertensão arterial. Primeiramente, recomenda-se que o diagnóstico seja idealmente realizado por métodos de monitorização fora do consultório, como a MAPA (monitorização ambulatorial da pressão arterial) ou MRPA (monitorização residencial da pressão arterial), que apresentam maior acurácia. O diagnóstico pode ser confirmado se valores de PA ≥ 135×85 mmHg na vigília pela MAPA ou pelos critérios descritos na tabela a seguir.

Categoria	PA de consultório	MRPA	MAPA
Pressão arterial não elevada	PAS < 120 mmHg e PAD < 70 mmHg	PAS < 120 mmHg e PAD < 70 mmHg	PAS diurna < 120 mmHg e PAD diurna < 70 mmHg
Pressão arterial elevada	PAS 120-139 mmHg ou PAD 70-89 mmHg	PAS 120-134 mmHg ou PAD 70-84 mmHg	PAS diurna 120-134 mmHg ou PAD diurna 70-84 mmHg
Hipertensão	PAS ≥ 140 mmHg ou PAD ≥ 90 mmHg	PAS ≥ 135 mmHg ou PAD ≥ 85 mmHg	PAS diurna ≥ 135 mmHg ou PAD diurna ≥ 85 mmHg

Outro ponto relevante é a necessidade de investigar hipertensão secundária em pacientes com menos de 40 anos, com foco inicial na avaliação de apneia obstrutiva do sono em adultos obesos. Além disso, há uma recomendação controversa de investigar hiperaldosteronismo primário em todos os pacientes hipertensos, independentemente de outros fatores.

Qual deve ser a conduta a depender dos níveis de PA do paciente? O mapa mental a seguir resume bem.

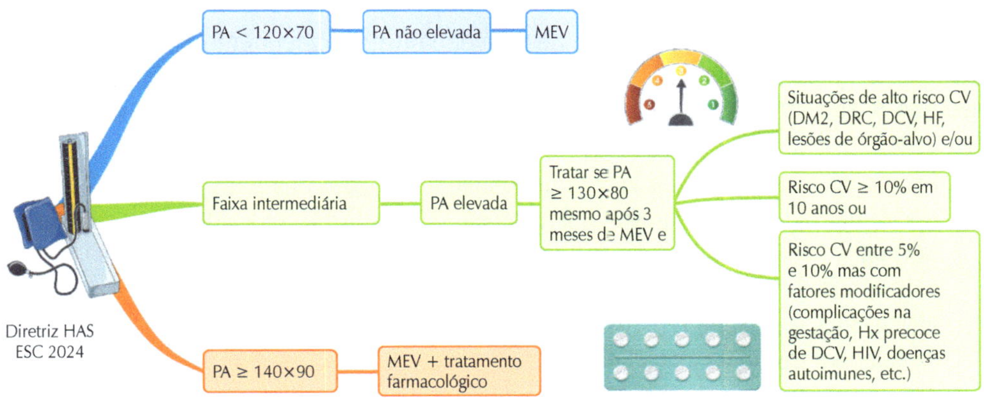

Quanto ao manejo, a diretriz recomenda que, na maioria dos casos, o tratamento seja iniciado com duas medicações combinadas. A monoterapia é reservada para casos específicos resumidos pelo acrônimo FOPE85, que se aplica a pacientes com:

- Fragilidade relevante;
- Orthostatic hypotension (hipotensão ortostática);
- Pressão arterial elevada;
- Expectativa de vida reduzida; ou;
- Idade ≥ 85 anos.

Finalmente, a diretriz sugere que o alvo de pressão arterial para a maioria dos pacientes seja uma PA sistólica entre 120 e 129 mmHg, desde que tolerado e seguro. Esse é um ponto importante que justifica o gabarito da questão ser a letra D, dado que o objetivo terapêutico no caso descrito está diretamente alinhado com as recomendações atuais. Em quais grupos a diretriz recomenda metas menos intensivas de PA? Pacientes frágeis, com hipotensão ortostática, expectativa de vida baixa (< 3 anos), com idade acima de 85 anos. Ou seja, muito parecido com o acrônimo FOPE85 que mencionamos previamente.

Referência

McEvoy JW, et al. 2024 ESC Guidelines for the management of elevated blood pressure and hypertension. Eur Heart J. 2024;45:3912-4018.

Resposta da Questão 3

■ Alternativa C

Comentários

Os escores de risco cardiovascular desempenham um papel central na estimativa e manejo do risco de eventos ateroscleróticos. A questão destaca a evolução desses escores e sua aplicação prática, abordando as principais limitações e avanços das ferramentas disponíveis.

1. Framingham Risk Score: o escore de Framingham é um dos mais clássicos e amplamente utilizados, mas apresenta limitações significativas. Foi validado principalmente em populações de pele clara, em uma região geográfica limitada, e avalia apenas o risco de eventos coronarianos, sem incluir fatores importantes como diabetes.
2. ASCVD Risk Calculator (2013): introduzida pela American Heart Association (AHA), essa calculadora trouxe avanços importantes:
   - Inclusão de afrodescendentes na validação.
   - Avalia o risco de coronariopatia e AVC.

- Inclui diabetes como preditor.
- Aplicável para pacientes entre 40 e 75 anos, mas apresenta a limitação de superestimar o risco na população atual.

3. Prevent (2023): a nova calculadora lançada pela AHA em 2023, chamada Prevent, apresenta avanços significativos:
   - Baseada em dados de mais de 6 milhões de pacientes.
   - Inclui novos marcadores, como taxa de filtração glomerular (TFG) e IMC.
   - Pode ser utilizada em uma faixa etária mais ampla, de 30 a 79 anos.
   - Opcionalmente, permite adicionar hemoglobina glicada e relação albumina/creatinina urinária.
   - Calcula risco de aterosclerose e insuficiência cardíaca.
   - Oferece estimativa de risco em 10 anos e, para indivíduos entre 30 e 59 anos, o risco em 30 anos.

O avanço da calculadora Prevent, que já engloba IMC e taxa de filtração glomerular no cálculo, destaca como os escores modernos têm incorporado marcadores adicionais e ampliado sua aplicabilidade. Essa é uma mudança relevante em comparação aos escores clássicos, que consideravam um número mais limitado de variáveis.

Referência

Khan SS, Coresh J, Pencina MJ, Ndumele CE, Rangaswami J, Chow SL, et al. Novel Prediction Equations for Absolute Risk Assessment of Total Cardiovascular Disease Incorporating Cardiovascular-Kidney-Metabolic Health: A Scientific Statement From the American Heart Association. Circulation. 2023;148:1982-2004.

Resposta da Questão 4

Alternativa B

Comentários

A questão aborda o conceito de síndrome cardio-renal-metabólica (CKM) e a estratificação dos estágios baseados nas diretrizes mais recentes da American Heart Association (2023), vide tabela a seguir. A paciente apresenta um conjunto de características relevantes, incluindo diabetes mellitus (DM), fatores de risco metabólicos e nefropatia de alto risco, o que a classifica como estágio 2 da CKM.

Definições dos estágios da síndrome cardio-renal-metabólica (CKM)	
Estágio da CKM	**Definição**
Estágio 0: ausência de fatores de risco CKM	Indivíduos com IMC normal, circunferência abdominal normal, normoglicemia, normotensão, perfil lipídico normal, e sem evidências de doença renal crônica (DRC) ou doença cardiovascular (DCV) subclínica ou clínica.
Estágio 1: excesso ou disfunção do tecido adiposo	Indivíduos com sobrepeso/obesidade, obesidade abdominal ou tecido adiposo disfuncional, sem a presença de outros fatores de risco metabólicos ou DRC. Critérios incluem: ▪ IMC ≥ 25 kg/m² (≥ 23 kg/m² para ascendência asiática). ▪ Circunferência abdominal ≥ 88 cm (mulheres) ou102 cm (homens). ▪ Glicemia de jejum ≥ 100-124 mg/dL ou HbA1c entre 5,7% e 6,4%.
Estágio 2: fatores de risco metabólicos e DRC	Indivíduos com fatores de risco metabólicos, como: ▪ Hipertensão arterial. ▪ Hipertrigliceridemia (≥135 mg/dL). ▪ Diabetes tipo 2 ou síndrome metabólica. ▪ DRC de risco moderado ou alto (microalbuminúria ou TFG 30-59 mL/min).
Estágio 3: DCV subclínica na CKM	Doença aterosclerótica subclínica diagnosticada por: ▪ Calcificação coronariana. ▪ Biomarcadores cardíacos alterados (NT-proBNP ≥ 125 pg/mL, troponina-us T ≥ 14 ng/L para mulheres ou ≥ 22 ng/L para homens). ▪ Insuficiência cardíaca subclínica por ecocardiograma. Equivalentes de risco: ▪ DRC de risco muito alto (estágios 4 ou 5 pela KDIGO). ▪ Alto risco de eventos cardiovasculares em 10 anos.
Estágio 4: DCV clínica na CKM	Doença cardiovascular clínica (coronariopatia, insuficiência cardíaca, AVC, fibrilação atrial, doença arterial periférica), em indivíduos com excesso/direção de adiposidade ou DRC. Dividido em: ▪ Estágio 4a: sem insuficiência renal. ▪ Estágio 4b: com insuficiência renal.

Critérios de síndrome metabólica usados pela diretriz.

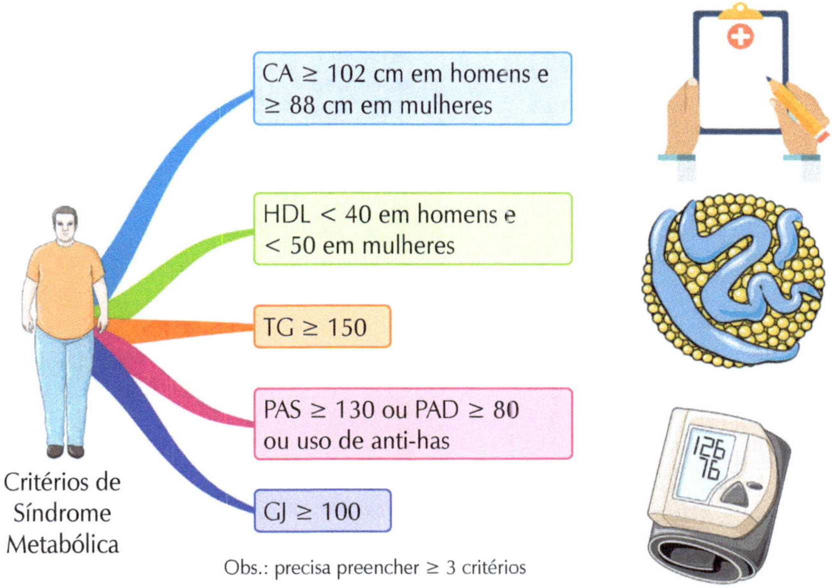

Aplicação ao Caso

Ao calcular o *clearance* de creatinina da paciente utilizando o CKD-EPI, foi obtido um valor de 51 mL/min, compatível com doença renal crônica estágio 3A. A relação albumina/creatinina urinária de 76 mg/g caracteriza microalbuminúria moderada. Essa combinação coloca a paciente no grupo de nefropatas de risco alto, critério para estágio 2 (vide tabela a seguir, adaptada do KDIGO).

Prognóstico da doença renal crônica (DRC) conforme categorias de TFG[†] e albuminúria[†]				Descrição e faixa das categorias de albuminúria		
				A1	**A2**	**A3**
				Normal a levemente aumentada	Moderadamente aumentada	Gravemente aumentada
				< 30 mg/g < 3 mg/mmol	30-299 mg/g 3-29 mg/mmol	≥ 300 mg/g ≥ 30 mg/mmol
Descrição e faixa das categorias de TFG (mL/min por 1,73 m²)	**G1**	Normal ou alta	≥ 90	Triagem	Tratar	Tratar e referenciar
	G2	Levemente reduzida	60-89	Triagem	Tratar	Tratar e referenciar
	G3a	Leve a moderadamente diminuída	45-59	Tratar	Tratar	Tratar e referenciar
	G3b	Moderadamente a gravemente reduzida	30-44	Tratar	Tratar e referenciar	Tratar e referenciar
	G4	Gravemente reduzida	15-29	Tratar e referenciar[†]	Tratar e referenciar[†]	Tratar e referenciar
	G5	Falência renal	< 15	Tratar e referenciar	Tratar e referenciar	Tratar e referenciar

Baixo risco (se não houver outros marcadores de doença renal, sem DRC).

Risco moderadamente aumentado.

Alto risco.

Risco muito alto.

Além disso, a presença de diabetes *mellitus* tipo 2 e outros fatores metabólicos reforçam a classificação no estágio 2.

Conclusão

A CKM é uma condição progressiva e interconectada, em que a presença de múltiplos fatores metabólicos e nefropatia de alto risco agrava o prognóstico. O caso ilustra a importância da avaliação integrada e uso de ferramentas modernas, como o CKD-EPI, para uma estratificação precisa.

Referência

Ndumele CE, Rangaswami J, Chow SL, Neeland IJ, Tuttle KR, Khan SS, et al. Cardiovascular-Kidney-Metabolic Health: A Presidential Advisory From the American Heart Association. Circulation. 2023;148:1606-35.

Resposta da Questão 5

■ Alternativa C

Comentários

A questão aborda pontos relevantes sobre a investigação e manejo da síndrome cardio-renal-metabólica (CKM). O foco está em identificar práticas baseadas em diretrizes atualizadas e evidências científicas. Vamos aos principais pontos:

1. Investigação de MASH (metabolic dysfunction-associated steatohepatitis): a diretriz recomenda investigar MASH em pacientes com disfunção metabólica, especialmente quando há alterações de transaminases, como no caso descrito. Isso faz parte do rastreamento da síndrome metabólica e suas complicações.
2. Uso de estatinas e EPA: para pacientes com níveis de triglicerídeos entre 135-499 mg/dL associados a diabetes e outros fatores de risco adicionais, deve-se considerar o uso de ácido eicosapentaenoico (EPA) na dose de 2 g duas vezes ao dia, conforme sugerido pelo estudo REDUCE-IT e reforçado na diretriz.
3. Uso de AAS: de acordo com a diretriz da AHA, a indicação de aspirina está condicionada à presença de escore de cálcio coronário (CAC) > 100 e baixo risco de sangramento. No caso descrito, o paciente não apresenta critérios para a indicação de AAS como prevenção primária.
4. Finerenona: a diretriz destaca que deve ser considerada em pacientes com doença renal do diabetes e relação albumina/creatinina > 30 mg/g, mesmo sob tratamento com inibidores da ECA ou bloqueadores do receptor de angiotensina II (BRA). É uma recomendação válida no contexto de doença renal crônica causada por diabetes.
5. Inibidores de SGLT2: devem ser iniciados em pacientes com doença renal crônica com ou sem diabetes e taxa de filtração glomerular estimada (TFGe) $\geq$ 20 mL/min/1,73m^2. Por exemplo, no estudo EMPA-KIDNEY que mostrou benefício com empagliflozina, o critério de inclusão era *clearence* de creatinina de 20 a < 45 ou 45-90 mL/min/1.73 m^2 se albumina/creatinina em amostra de urina > 200 mg/g. Caso a TFGe caia abaixo de 20 após o início, a medicação pode ser mantida, exceto em situações de terapia renal substitutiva.
6. ECO-TT e biomarcadores: o uso do ecocardiograma transtorácico e a avaliação de biomarcadores, como NT-proBNP, ajudam na identificação de insuficiência cardíaca subclínica, marcando estágio 3 da CKM.

No contexto clínico apresentado, não há justificativa para o início de AAS (opção incorreta na alternativa C). O manejo com iSGLT2, EPA, e a consideração de finerenona são apropriados e baseados em diretrizes atuais.

Referência

Ndumele CE, Rangaswami J, Chow SL, Neeland IJ, Tuttle KR, Khan SS, et al. Cardiovascular-Kidney-Metabolic Health: A Presidential Advisory From the American Heart Association. Circulation. 2023;148:1606-35.

Resposta da Questão 6

■ Alternativa C

Comentário

A obesidade é considerada um fator de risco independente para doenças cardiovasculares. Mesmo indivíduos obesos com perfil metabólico normal, muitas vezes classificados como "metabolicamente saudáveis", possuem maior risco de desenvolver eventos cardiovasculares, como insuficiência cardíaca com fração de ejeção preservada e fibrilação atrial. Estudos recentes mostram que a obesidade promove inflamação crônica, aumento do débito cardíaco e remodelação ventricular, fatores que contribuem para o risco cardiovascular, independentemente da presença de comorbidades metabólicas.

Além disso, algumas medicações estão associadas ao ganho de peso, sendo relevante sua identificação e manejo clínico. Entre os exemplos, incluem-se:

- Corticosteroides, especialmente em uso prolongado.
- Antipsicóticos, como olanzapina e quetiapina.
- Antidepressivos, incluindo sertralina e mirtazapina.
- Medicações para diabetes, como insulina e glitazonas.

No que se refere às recomendações de exercício físico, a Sociedade Europeia de Cardiologia sugere para pacientes obesos os mesmos parâmetros da população geral: 150 a 300 minutos de exercícios aeróbicos moderados por semana ou 75 a 150 minutos de exercícios intensos, dependendo da tolerância e segurança. Essa abordagem reforça o papel do exercício na redução do risco cardiovascular e melhora funcional.

Por fim, é importante enfatizar que o conceito de obesidade metabólica saudável é contestado, sendo a obesidade um marcador direto de risco, mesmo na ausência de alterações laboratoriais significativas.

Referência

Koskinas KC, et al. Obesity and cardiovascular disease: an ESC clinical consensus statement. Eur Heart J. 2024 Oct 7;45(38):4063-4098.

Resposta da Questão 7

■ Alternativa C

Comentários

A questão aborda conceitos fundamentais sobre o manejo da obesidade e destaca os efeitos de diferentes estratégias terapêuticas:

1. Exercício físico: a prática de exercícios físicos regulares tem papel crucial na manutenção do peso perdido, mas sua contribuição isolada para a perda inicial de peso é limitada, com estudos apontando perdas de 1% a 3% do peso corporal. Portanto,

a alternativa A está incorreta, pois exagera o efeito da atividade física na perda de peso inicial.

Medicações para perda de peso: entre as medicações farmacológicas, a tirzepatida, um agonista dual de GLP-1 e GIP, apresenta os melhores resultados em estudos clínicos, com perdas médias de 17,8% do peso corporal (diferença em relação ao placebo). A semaglutida 2,4 mg SC também é eficaz, com perdas médias de 12,4%, mas inferior à tirzepatida.

Novos avanços incluem a combinação de semaglutida 2,4 mg com cagrilintida 2,4 mg, chamada de CagriSema, cujos resultados foram anunciados no estudo Redefine 1. A cagrilintida, um análogo da amilina de ação prolongada, atua sinergicamente com a semaglutida para aumentar a saciedade e reduzir a ingestão calórica. Os resultados após 68 semanas mostraram:

- CagriSema: redução média de peso de 22,7%.
- Semaglutida isolada: 16,1%.
- Cagrilintida isolada: 11,8%.
- Placebo: 2,3%.

Destaca-se que 40% dos pacientes tratados com CagriSema atingiram uma perda de peso de 25% ou mais, resultados comparáveis apenas a intervenções cirúrgicas como *bypass* gástrico.

Outro avanço relevante é a Retratutide, um agonista trifuncional de GLP-1, GIP e receptor de glucagon. Em estudos preliminares, a Retratutide mostrou uma perda média de peso de 24,2% após 48 semanas de tratamento, com segurança e tolerabilidade promissoras, sugerindo uma nova fronteira no manejo farmacológico de obesidade.

2. Cirurgia bariátrica: essa continua sendo a intervenção mais eficaz para perda de peso, com resultados que chegam a 25% a 30% do peso corporal, especialmente em pacientes com obesidade grau 3 ou obesidade grau 2 com comorbidades que não responderam a tratamentos clínicos. A alternativa C está correta.
3. Agonistas GLP-1: nem todos os agonistas GLP-1 são iguais em eficácia para perda de peso. A semaglutida 2,4 mg SC causa uma perda de peso superior à liraglutida 3 mg SC, destacando diferenças entre os agentes da mesma classe. A alternativa D está incorreta.

Intervenção	Pressão arterial	LDL-colesterol	HDL-colesterol	Triglicerídeos	Redução de Peso (%)
Mudanças no estilo de vida					
▪ Alterações na dieta	↓	↓	↑	↓	3%-10%
▪ Atividade física	↓	↓	↑	↓	1%-3%*
Tratamento farmacológico					
▪ Orlistat	↓	↓	–	–	4,1%
▪ Naltrexona/Bupropiona	↑	↓	↑	↓	4,8%
▪ Liraglutida (3 mg SC)	↓	↓	↑	↓	5,4%
▪ Semaglutida (2,4 mg SC)	↓	↓	↑	↓	12,5%
▪ Tirzepatida (5-15 mg SC)	↓	↓	↑	↓	17,8%
Intervenções intragástricas e cirúrgicas					
▪ Procedimentos intragástricos**	n/a	n/a	n/a	n/a	7%-12,8%
▪ Cirurgia bariátrica***	↓	↓	↑	↓	25%-30%

Tabela adaptada de Koskinas KC, et al. Obesity and cardiovascular disease: an ESC clinical consensus statement. Eur Heart J. 2024 Oct 7;45(38):4063-4098.

Notas

*Eficaz na manutenção da perda de peso.

**Procedimentos intragástricos incluem balões intragástricos ou gastroplastia endoscópica.

***Cirurgias bariátricas incluem *bypass* gástrico em Y de Roux ou gastrectomia vertical laparoscópica.

Referências

Koskinas KC, et al. Obesity and cardiovascular disease: an ESC clinical consensus statement. Eur Heart J. 2024 Oct 7;45(38):4063-4098.

Novo Nordisk. Redefine 1 trial results: Semaglutide and cagrilintide combination therapy shows superior weight loss in adults with overweight or obesity. Data on file. Novo Nordisk; 2024. Disponível em: Novo Nordisk Clinical Trials.

Jastreboff AM et al. riple-Hormone-Receptor Agonist Retatrutide for Obesity - A Phase 2 Trial. N Engl J Med. 2023 Aug 10;389(6):514-526.

Resposta da Questão 8

■ Alternativa D

Comentário

A obesidade é amplamente reconhecida como fator de risco independente para doenças cardiovasculares e metabólicas. No contexto da insuficiência cardíaca, está associada mais frequentemente à insuficiência cardíaca com fração de ejeção preservada (ICFEP), ao invés de insuficiência cardíaca com fração de ejeção reduzida (ICFER). Estudos destacam que, para cada aumento de 1 ponto no índice de massa corporal (IMC), há um acréscimo no risco de insuficiência cardíaca de 5% em homens e 7% em mulheres, reforçando a relevância desse fator de risco.

Mudanças no estilo de vida, como dieta e exercícios físicos, são amplamente recomendadas, mas os dados sobre sua eficácia na redução de eventos cardiovasculares são limitados. O estudo Look AHEAD (action for health in diabetes), um ensaio clínico randomizado, avaliou o impacto de intervenções intensivas de estilo de vida em pacientes obesos com diabetes tipo 2. O estudo foi interrompido precocemente após um seguimento mediano de 9,6 anos devido à análise de futilidade. Apesar de maior perda de peso no grupo de intervenção intensiva em relação ao controle (8,6% *vs.* 0,7% no primeiro ano; 6,0% *vs.* 3,5% no final do estudo), e maior redução de hemoglobina glicada e melhora inicial de vários fatores de risco cardiovascular, os desfechos primários não mostraram diferença significativa entre os grupos (403 eventos no grupo de intervenção *versus* 418 no controle; HR 0,95; IC 95% 0,83-1,09; P = 0,51). Já a cirurgia bariátrica é a intervenção com maior eficácia na redução de peso e, potencialmente, de eventos cardiovasculares. O estudo SOS (swedish obese subjects), publicado em 2007, foi um estudo observacional prospectivo que comparou pacientes submetidos à cirurgia bariátrica com um grupo controle tratado clinicamente. Os resultados mostraram que a cirurgia bariátrica esteve associada a uma redução de 29% na mortalidade por todas as causas e uma diminuição significativa nos eventos cardiovasculares, apesar da evidência ser limitada por sua natureza não randomizada.

Em termos de técnica, a perda de peso observada com o *bypass* gástrico em Y de Roux é maior do que com a gastrectomia vertical, com reduções médias de 30% e 25% do peso corporal inicial, respectivamente, conforme descrito nas diretrizes da European Society of Cardiology (ESC). Essa diferença reflete a maior eficácia metabólica do *bypass* em comparação à gastrectomia vertical.

Portanto, o manejo da obesidade deve ser individualizado, considerando os benefícios potenciais de cada abordagem e os dados disponíveis de estudos robustos como o Look AHEAD e o SOS, que oferecem insights importantes, mas apresentam limitações metodológicas que devem ser levadas em conta.

Referência

Koskinas KC, et al. Obesity and cardiovascular disease: an ESC clinical consensus statement. Eur Heart J. 2024 Oct 7;45(38):4063-4098.

Resposta da Questão 9

■ Alternativa D

Comentários

A obesidade é um fator de risco significativo para doenças cardiovasculares, e seu impacto vai além do simples excesso de peso, envolvendo alterações metabólicas e padrões específicos de deposição de gordura que modulam o risco cardiovascular. Estudos indicam que crianças com obesidade apresentam uma alta probabilidade de manter o quadro na idade adulta, com mais de 90% das crianças acima do peso antes dos 3 anos evoluindo para obesidade ou sobrepeso na vida adulta. Isso reforça a importância de intervenções precoces para prevenir as complicações associadas.

Com relação à distribuição da gordura corporal, a obesidade visceral está mais fortemente associada ao risco cardiovascular do que a obesidade periférica. O acúmulo de gordura visceral promove inflamação sistêmica, resistência à insulina e alterações metabólicas, contribuindo para desfechos cardiovasculares adversos. Ferramentas como a relação circunferência abdominal/altura possuem maior capacidade preditiva de risco cardiovascular do que o índice de massa corporal (IMC) isolado. Valores acima de 0,5 para essa relação são indicativos de risco aumentado. Por exemplo, para um indivíduo de 1,80 m, a circunferência abdominal ideal deveria ser inferior a 90 cm.

A análise da apolipoproteína B (Apo B) é recomendada pela diretriz da Sociedade Europeia de Cardiologia (ESC) como um marcador prioritário para avaliação do risco cardiovascular em subgrupos específicos, incluindo pessoas com obesidade, especialmente como alternativa ao LDL-C. Essa recomendação é baseada em evidências de classe I, nível de evidência C, e considera que a Apo B reflete com mais precisão a carga aterogênica de partículas lipídicas, frequentemente presentes em indivíduos obesos. Isso é particularmente relevante dado que o LDL-C quantitativo pode não capturar totalmente as alterações qualitativas das lipoproteínas nesses pacientes.

Essas evidências reforçam que a avaliação do risco cardiovascular em pessoas com obesidade deve ir além das medidas tradicionais, incorporando ferramentas e biomarcadores modernos, como a Apo B, bem como estratégias preventivas que abordem a perda de peso e a modificação do estilo de vida.

Referência

Koskinas KC, et al. Obesity and cardiovascular disease: an ESC clinical consensus statement. Eur Heart J. 2024 Oct 7;45(38):4063-4098.

Resposta da Questão 10

■ Alternativa B

Comentários

A avaliação de metas lipídicas para pacientes de risco cardiovascular intermediário envolve não apenas o LDL, mas também o colesterol não-HDL e a Apo B. No caso apresentado, o risco cardiovascular intermediário sugere as seguintes metas: LDL < 100 mg/dL, colesterol não-HDL < 130 mg/dL e Apo B < 100 mg/dL. Esses valores são recomendados pela diretriz europeia de 2021.

Correspondência entre colesterol LDL, não-HDL e apolipoproteína B para metas comumente utilizadas de colesterol LDL.

Risco	LDL-C (mg/dL)	Não-HDL-C (mg/dL)	Apolipoproteína B (mg/dL)
Intermediário	100	130	100
Alto	70	100	80
Muito alto	55	85	65

No cálculo do colesterol não-HDL, subtrai-se o HDL do colesterol total:

Colesterol não-HDL = Colesterol total - HDL = 247 - 37 = 210 mg/dL.

Portanto, o colesterol não-HDL do paciente está fora da meta (< 130 mg/dL). A Apo B também está acima do limite de 100 mg/dL recomendado para pacientes de risco intermediário.

Deve-se destacar que pacientes obesos podem apresentar características metabólicas que tornam a Apo B um melhor discriminador de risco cardiovascular do que o LDL, especialmente devido à maior prevalência de partículas aterogênicas, como LDL pequenas e densas, que podem não ser refletidas adequadamente pelo LDL convencional.

Além disso, o HDL baixo é um marcador de risco cardiovascular, mas não é alvo terapêutico primário, já que intervenções para aumentar o HDL não mostraram benefícios consistentes na redução de eventos cardiovasculares.

Conduta

Para esse paciente, a recomendação inicial é de intervenções no estilo de vida, como mudanças na dieta e prática regular de exercícios físicos. Caso as metas de Apo B e colesterol não-HDL não sejam atingidas, deve-se iniciar tratamento com estatinas, conforme as diretrizes.

Referência

Visseren FLJ, et al. 2021 ESC Guidelines on cardiovascular disease prevention in clinical practice. Eur Heart J. 2021 Sep 7;42(34):3227-337.

Resposta da Questão 11

■ Alternativa B

Comentários

Os escores de risco cardiovascular são amplamente utilizados na prática clínica para avaliar o risco de eventos cardiovasculares e orientar decisões terapêuticas, mas possuem limitações que devem ser consideradas. A decisão sobre o uso de estatinas, mesmo em pacientes de alto risco, deve ser compartilhada com o paciente, considerando fatores como expectativa de vida, comorbidades e aceitação do tratamento. Em pacientes idosos ou com expectativa de vida reduzida, os benefícios de estatinas em prevenção primária podem ser menores, o que torna a decisão individualizada.

Uma premissa fundamental é que, quanto maior o risco cardiovascular do paciente, maior o benefício absoluto das intervenções, resultando em um menor NNT para prevenir eventos. Esse conceito é amplamente aceito e reforça a priorização do tratamento em pacientes de maior risco.

A idade é a principal variável nos escores de risco cardiovascular. Segundo a diretriz europeia, homens abaixo de 40 anos e mulheres abaixo de 50 anos estão quase invariavelmente em baixo risco de eventos em 10 anos, embora fatores de risco modificáveis possam aumentar seu risco a longo prazo. Por outro lado, homens acima de 65 anos e mulheres acima de 75 anos geralmente estão em alto risco. Entre 40 e 65 anos nos homens e 55 e 75 anos nas mulheres, o risco cardiovascular varia em torno dos limiares comumente utilizados para intervenções. Isso destaca o impacto desproporcional da idade na avaliação de risco, mas também ressalta a necessidade de uma avaliação detalhada em pacientes jovens com múltiplos fatores de risco.

O conceito de Lifetime Risk, que avalia o risco ao longo da vida, ainda carece de consenso quanto aos pontos de corte para intervenções terapêuticas, sendo utilizado de forma mais personalizada.

Em relação aos pacientes com eventos cardiovasculares prévios, eles são classificados como de muito alto risco. Contudo, o cálculo do risco residual, que avalia a probabilidade de recorrência de eventos cardiovasculares, é crucial e pode ser realizado por ferramentas como o SMART Score, permitindo ajustes terapêuticos adicionais.

Referência

Visseren FLJ, et al. 2021 ESC Guidelines on cardiovascular disease prevention in clinical practice. Eur Heart J. 2021 Sep 7;42(34):3227-337.

Resposta da Questão 12

■ Alternativa A

Comentários

As medidas de prevenção secundária são fundamentais no manejo de pacientes com doença coronariana, especialmente após um evento como o infarto agudo do miocárdio. Essas intervenções têm o potencial de aumentar significativamente a expectativa de vida, quando implementadas de forma adequada. Uma maneira de quantificar esses benefícios de forma objetiva é utilizando ferramentas como a calculadora disponível no site u-prevent.com, que avalia o impacto de diferentes intervenções terapêuticas no risco residual de pacientes em prevenção secundária.

No caso hipotético apresentado, as seguintes intervenções e seus respectivos ganhos em expectativa de vida foram destacados:

- Cessação do tabagismo: 4,1 anos de vida ganhos.
- Aumento de 2.000 passos por dia: 1,9 ano de vida ganho.
- Tratamento da hipertensão com meta de pressão arterial < 130 mmHg: 2,7 anos de vida ganhos.
- Controle da hemoglobina glicada abaixo de 7%: 0,6 ano de vida ganho.
- Uso de rosuvastatina 20 mg/dia: 2,2 anos de vida ganhos.

Entre todas as intervenções, a cessação do tabagismo é claramente a que oferece maior impacto na expectativa de vida, destacando a importância de priorizar estratégias que abordem o tabagismo nos pacientes coronariopatas. É importante ressaltar que muitos cardiologistas não possuem treinamento formal em manejo do tabagismo, uma lacuna que precisa ser preenchida para melhorar o prognóstico dos pacientes.

Além disso, a combinação das cinco intervenções discutidas poderia aumentar a sobrevida média do paciente em aproximadamente 12,8 anos, evidenciando o impacto significativo do manejo clínico otimizado em pacientes com doença coronariana.

Obs.: cálculos realizados com a calculadora SMART-REACH disponível no site u-prevent.com, em dezembro de 2024.

Referência

Visseren FLJ, et al. 2021 ESC Guidelines on cardiovascular disease prevention in clinical practice. Eur Heart J. 2021 Sep 7;42(34):3227-337.

Resposta da Questão 13

■ Alternativa C

Comentários

A disfunção erétil (DE) é uma condição multifatorial definida como a incapacidade consistente de alcançar e manter uma ereção satisfatória para a atividade sexual. Afeta aproximadamente 40% dos homens acima de 40 anos e mais de 50% dos homens acima de 60 anos. Está associada a um aumento significativo do risco cardiovascular e de mortalidade por todas as causas. Homens com DE apresentam um aumento de 26% no risco de mortalidade geral e um aumento de 43% no risco de mortalidade cardiovascular.

Além disso, a DE compartilha fatores de risco comuns com doenças cardiovasculares (DCV), como dislipidemia, hipertensão arterial, resistência à insulina, diabetes *mellitus*, tabagismo, obesidade, síndrome metabólica, sedentarismo e depressão. Esses fatores contribuem para uma base fisiopatológica comum, que inclui disfunção endotelial e aterosclerose. Em termos temporais, a DE frequentemente precede eventos cardiovasculares maiores, como coronariopatia, AVC e doença arterial periférica, em um intervalo médio de 3 anos, variando entre 2 e 5 anos.

Medicamentos usados na prevenção e tratamento de DCV, como antagonistas do receptor de aldosterona, betabloqueadores e diuréticos tiazídicos, podem contribuir para a disfunção erétil, sendo necessário avaliar cuidadosamente a escolha terapêutica.

Apesar da alta prevalência de coronariopatia em homens com DE, as diretrizes europeias não recomendam a realização rotineira de angiotomografia de coronárias para esses pacientes. É sugerido o uso do escore de cálcio coronário (CAC) apenas em casos selecionados, como em homens com DE e risco cardiovascular baixo a intermediário, embora essa prática seja baseada em opinião de especialistas, com evidências limitadas.

Referência

Visseren FLJ, et al. 2021 ESC Guidelines on cardiovascular disease prevention in clinical practice. Eur Heart J. 2021 Sep 7;42(34):3227-337.

Resposta da Questão 14

■ Alternativa C

Comentários

Sobre o tratamento do tabagismo, é importante destacar que a cessação do hábito de fumar é uma das intervenções mais significativas para a redução de risco cardiovascular. Diversas estratégias farmacológicas estão disponíveis, e a escolha do tratamento deve ser baseada no perfil do paciente e na tolerabilidade às medicações.

A terapia de reposição de nicotina (TRN) é segura para pacientes com doença cardiovascular estabelecida, não havendo evidências de que seu uso agrave essas condições. Portanto, pode ser empregada com segurança em pacientes que tenham histórico de infarto do miocárdio ou outras condições cardiovasculares.

A vareniclina é a medicação de maior eficácia para cessação do tabagismo, apresentando taxas de sucesso superiores quando comparada à bupropiona ou à TRN. Estudos demonstraram que a vareniclina é segura e eficaz mesmo em pacientes com doença cardiovascular, incluindo aqueles que recentemente sofreram síndrome coronariana aguda. Além disso, o uso combinado da vareniclina com a TRN não é contraindicado e pode ser considerado em casos selecionados para potencializar a eficácia.

O efeito colateral mais comum da vareniclina é a náusea, que geralmente é leve e melhora com o tempo. Outros eventos adversos, como cefaleia, são menos frequentes. Recomenda-se que os pacientes sejam orientados sobre esses possíveis efeitos antes de iniciar o tratamento.

Referência

Visseren FLJ, et al. 2021 ESC Guidelines on cardiovascular disease prevention in clinical practice. Eur Heart J. 2021 Sep 7;42(34):3227-337.

Resposta da Questão 15

- **Alternativa D**

Comentários

No manejo de pacientes com infarto agudo do miocárdio, como no caso descrito, o controle intensivo do LDL-C é crucial para prevenção secundária. As diretrizes europeias recomendam metas de LDL abaixo de 55 mg/dL, com redução de pelo menos 50% do nível inicial em pacientes classificados como de muito alto risco. As diretrizes brasileiras colocam como meta LDL abaixo de 50 mg/dL.

A tabela a seguir resume a eficácia média de diferentes intervenções na redução do LDL-C:

Tratamento	Redução média de LDL-C
Estatina de intensidade moderada	≈ 30%
Estatina de alta intensidade	≈ 50%
Estatina de alta intensidade + ezetimibe	≈ 65%
Inibidor de PCSK9	≈ 60%
Inibidor de PCSK9 + estatina de alta intensidade	≈ 75%
Inibidor de PCSK9 + estatina de alta intensidade + ezetimibe	≈ 85%

A rosuvastatina 20 mg, como estatina de alta intensidade, é capaz de reduzir o LDL em aproximadamente 50%, suficiente para atingir os níveis desejados de LDL no caso desse paciente, sendo a melhor opção inicial. Por outro lado, sinvastatina 20 mg e ezetimibe isolado não atingiriam a redução necessária.

O ácido bempedoico foi avaliado no estudo CLEAR (Nissen SE *et al.*, 2023), que mostrou uma redução média de LDL de 21% com o uso da medicação. No entanto, ele é geralmente reservado para pacientes intolerantes a estatinas e não seria a primeira escolha nesse caso, em que o paciente pode utilizar estatinas.

Referências

Visseren FLJ, et al. 2021 ESC Guidelines on cardiovascular disease prevention in clinical practice. Eur Heart J. 2021 Sep 7;42(34):3227-337.

Nissen SE, et al. Bempedoic Acid and Cardiovascular Outcomes in Statin-Intolerant Patients. N Engl J Med. 2023;388:1353-64.

Resposta da Questão 16

■ Alternativa C

Comentários

Essa questão aborda a avaliação e o manejo de dislipidemias secundárias, enfatizando a necessidade de investigar e tratar condições subjacentes antes de introduzir terapias específicas para redução lipídica.

A paciente apresenta dislipidemia com LDL elevado e hipertrigliceridemia, mas também possui evidência laboratorial de hipotireoidismo descompensado, com TSH muito elevado e T4 Livre reduzido. As diretrizes de manejo de dislipidemias recomendam excluir ou tratar causas secundárias antes de iniciar tratamento específico, dado que o controle da condição subjacente pode corrigir a dislipidemia sem necessidade de medicação adicional.

No caso do hipotireoidismo, a reposição com levotiroxina frequentemente normaliza os níveis lipídicos. Assim, o primeiro passo no manejo dessa paciente deve ser tratar o hipotireoidismo. Após a normalização do perfil tireoidiano, é indicada a reavaliação do perfil lipídico para decidir se intervenções adicionais serão necessárias.

É fundamental lembrar que o manejo inadequado de dislipidemias em pacientes com hipotireoidismo não tratado pode aumentar o risco de efeitos adversos, como miopatia induzida por estatinas. Adicionalmente, a otimização do estilo de vida deve ser reforçada em pacientes com níveis lipídicos acima do ideal, independentemente da presença de condições subjacentes.

Referência

Visseren FLJ, et al. 2021 ESC Guidelines on cardiovascular disease prevention in clinical practice. Eur Heart J. 2021 Sep 7;42(34):3227-337.

Resposta da Questão 17

Alternativa B

Comentários

As estatinas estão entre os medicamentos mais estudados na prática clínica, sendo amplamente utilizadas para prevenção primária e secundária de eventos cardiovasculares. No entanto, preocupações com os efeitos colaterais, especialmente miopatia, levam muitos pacientes a descontinuarem o uso. O Samson Trial, publicado no New England Journal of Medicine em 2020, trouxe evidências inovadoras sobre o impacto do efeito nocebo em pacientes que relatam efeitos adversos com estatinas.

Nesse estudo, pacientes que haviam descontinuado estatinas devido a efeitos colaterais foram randomizados para receber, em períodos alternados de um mês, atorvastatina 20 mg, placebo ou nenhum tratamento. Os resultados demonstraram que 90% da carga de sintomas atribuída às estatinas também foi relatada durante o uso de placebo, indicando uma influência significativa do efeito nocebo.

Dica: Sabe o que é efeito nocebo?

O efeito nocebo ocorre quando um paciente experimenta efeitos adversos que não são causados diretamente pela medicação em si, mas pela expectativa de que eles possam ocorrer. É como o "oposto" do efeito placebo.

Por exemplo, no Samson Trial, muitos pacientes que relataram efeitos colaterais com estatinas também apresentaram sintomas ao tomar um placebo (pílula sem substância ativa). Isso mostra que a crença ou preocupação com a medicação pode influenciar como o corpo reage, mesmo que não haja um agente farmacológico causando o problema.

A associação entre estatinas e elevação da glicemia e hemoglobina glicada também é frequentemente discutida. Esse aumento está relacionado à dose utilizada, sendo mais pronunciado com doses mais altas. Apesar disso, os benefícios cardiovasculares superam os riscos glicêmicos na maioria dos pacientes, sendo a terapia recomendada amplamente.

Outro aspecto importante é o manejo da miopatia induzida por estatinas. Em muitos casos, é possível ajustar a dose ou substituir por uma estatina com menor potencial miotóxico, como pitavastatina ou rosuvastatina.

A monitorização de enzimas hepáticas não é recomendada de rotina após o início da terapia, a menos que haja suspeita clínica de hepatotoxicidade. Já a reposição de coenzima Q10 não é recomendada para prevenção ou manejo da miopatia por estatinas, conforme diretrizes internacionais.

Referências

Howard JP, Wood FA, Finegold JA, Nowbar AN, Thompson DM, Arnold AD, et al. Side effect patterns in a crossover trial of statin, placebo, and no treatment. J Am Coll Cardiol. 2021;78(12):1210-22. Additional data from the SAMSON trial demonstrating that study drug discontinuation was not more frequent for statin than placebo and there were similar levels of symptom relief after stopping both statin and placebo.

Visseren FLJ, et al. 2021 ESC Guidelines on cardiovascular disease prevention in clinical practice. Eur Heart J. 2021 Sep 7;42(34):3227-337.

Faludi AA, Izar MCO, Saraiva JFK, Chacra APM, Bianco HT, Afiune A Neto, et al. Atualização da Diretriz Brasileira de Dislipidemias e Prevenção da Aterosclerose – 2017. Arq Bras Cardiol. 2017;109(2 Supl 1):1-76.

Resposta da Questão 18

■ Alternativa B

Comentários

O caso apresentado é sugestivo de hipercolesterolemia familiar (HF), uma condição genética autossômica codominante caracterizada por níveis elevados de LDL, aumento significativo do risco cardiovascular e manifestações clínicas específicas, como o arco corneano, observado no paciente. A história familiar de infarto precoce reforça ainda mais o diagnóstico.

Diagnóstico Clínico e Genético

O diagnóstico clínico de HF pode ser estabelecido por critérios como o Dutch Lipid Clinic Network Score (DLCN), vide tabela a seguir, que atribui pontos com base em achados clínicos, história familiar, níveis de colesterol e testes genéticos.

Critérios do Dutch Lipid Network	
A- História familiar	**Pontos**
1. Parente em primeiro grau com doença coronariana ou vascular precoce (homem < 55 e mulher < 60 a)	1
2. Parente em primeiro grau com LDL-c acima do percentil 95	1
3. Parente em primeiro grau com xantoma tendíneo ou arco corneano	2
4. Menor de 18 anos com LDL-c acima do percentil 95	2
B- Antecedentes pessoais	
1. Doença coronariana precoce	2
2. Doença arterial periférica ou cerebrovascular precoce	1
C- Exame físico	
1. Xantoma tendíneo	6
2. Arco corneano em menores de 45 anos	4
D- LDL-c em mg/dL	
1. > 330 mg/dL	8
2. 250-329	5
3. 190-249	3
4. 155-189	1
Análise de DNA	
1. Identificação de mutação funcional no gene do LDLR, APOB ou PCSK 9	8

Orientações: utilizar apenas o critério de maior valor em cada grupo (A, B, C ou D). Por exemplo, se o paciente tiver xantoma e arco corneano, devemos somar apenas 6 pontos.
Doença cardiovascular precoce: homens < 55 e mulheres < 60 anos.
Resultado maior que 8 pontos: diagnóstico de HF confirmado; 6-8: provável; 3-5: possível, < 3 improvável.

No caso em questão, o LDL de 253 mg/dL, associado ao arco corneano e ao histórico familiar, já permite o diagnóstico clínico, independentemente do teste genético.

Embora o teste genético possa confirmar a mutação específica, ele não é obrigatório para o diagnóstico. Isso se deve ao fato de que nem todas as mutações são detectadas pelos testes disponíveis, e um resultado negativo não exclui a hipótese diagnóstica.

Importância do Rastreamento Familiar

A HF é uma doença codominante, o que significa que tanto indivíduos heterozigotos (uma cópia alterada do gene) quanto homozigotos (duas cópias alteradas) apresentam manifestações, embora em graus distintos. Nos heterozigotos, os níveis de LDL são moderadamente elevados, enquanto nos homozigotos, os níveis de LDL são extremamente altos, frequentemente > 500 mg/dL, com risco cardiovascular severo desde a infância. O rastreamento de familiares é fundamental para identificar precocemente outros indivíduos afetados e iniciar intervenções preventivas.

O que significa Codominância?

Em uma doença codominante como a HF, ambos os alelos (normal e alterado) contribuem para o fenótipo. No caso da HF:

- Heterozigoto (uma cópia alterada): LDL moderadamente elevado.
- Homozigoto (duas cópias alteradas): LDL extremamente elevado, caracterizando formas graves.

Um exemplo clássico de codominância fora da HF é o sistema sanguíneo ABO, onde indivíduos com genes A e B expressam ambos os antígenos.

Relevância do Arco Corneano

O arco corneano em pacientes jovens (< 45 anos) é um achado significativo, pois contribui para o diagnóstico de HF no escore DLCN. Ele é considerado uma manifestação clínica específica, diferentemente de pacientes mais velhos, onde pode ser um achado inespecífico relacionado ao envelhecimento.

Referência

Izar MCO, Giraldez VZR, Bertolami A, Santos Filho RDD, Lottenberg AM, Assad MHV, et al. Update of the Brazilian Guideline for Familial Hypercholesterolemia - 2021. Arq Bras Cardiol. 2021;117:782-844.

Resposta da Questão 19

Alternativa D

Comentários

O manejo de dislipidemias em pacientes dialíticos continua sendo desafiador e amplamente discutido. O estudo AURORA é uma das principais referências para entender a ausência de benefício no uso de estatinas em prevenção primária nessa população. Esse estudo randomizado avaliou o impacto da rosuvastatina (10 mg) em pacientes dialíticos e demonstrou redução significativa do LDL (em torno de 43%), mas sem efeitos favoráveis na redução de mortalidade cardiovascular, infarto ou AVC. Esses resultados fundamentam a recomendação das diretrizes atuais, que desaconselham o início de estatinas em pacientes em diálise, salvo em situações específicas.

As diretrizes europeias de prevenção cardiovascular de 2021 reforçam essas evidências, oferecendo orientações claras para o manejo lipídico em diferentes estágios da doença renal crônica (DRC). Em pacientes com DRC estágio 3 a 5, não dialítica, há benefício no uso de estatinas ou na combinação estatina mais ezetimibe para redução de eventos cardiovasculares. No entanto, ao se iniciar a diálise, a continuidade dessa terapia deve ser cuidadosamente avaliada, considerando o histórico aterosclerótico do paciente. Para aqueles que já estão em terapia dialítica e não apresentam doença cardiovascular estabelecida, não é recomendada a introdução de estatinas.

Resumo da Diretriz Europeia de Prevenção 2021 para Dislipidemias em Pacientes com DRC.

Situação clínica	Classe de recomendação	Nível de evidência
Pacientes com DRC estágio 3 a 5, não dialítica: iniciar estatinas ou combinação com ezetimibe	I	A
Pacientes já em uso de estatinas ou estatina + ezetimibe ao iniciar diálise: considerar continuidade, especialmente com doença cardiovascular estabelecida	IIa	C
Pacientes dependentes de diálise, sem doença cardiovascular: não indicado iniciar estatinas	III	A

Referência

Visseren FLJ, et al. 2021 ESC Guidelines on cardiovascular disease prevention in clinical practice. Eur Heart J. 2021 Sep 7;42(34):3227-337.

Resposta da Questão 20

■ Alternativa B

Comentários

A única alternativa que não configura uma situação de alto risco é a B, pois baseado isoladamente no LDL-c, o valor para ser considerado alto risco seria $\geq$ 190 mg/dL.

A demais são situações de alto risco conforme evidenciado na tabela a seguir.

Indivíduos com alto risco cardiovascular de acordo com o departamento de aterosclerose da Sociedade Brasileira de Cardiologia
Homens com escore de risco global > 20%.
Mulheres com escore de risco global > 10%.
Aterosclerose subclínica documentada por: ▪ Ultrassonografia de carótidas com presença de placa. ▪ ITB < 0,9. ▪ Escore de CAC > 100 U Agatston. ▪ Placas ateroscleróticas na angiotomografia coronária.
Aneurisma de aorta abdominal.
DCR definido por Taxa de Filtração Glomerular < 60 mL/min, em fase não-dialítica.
Pacientes com LDL-c ≥ 190 mg/dL.
Diabetes tipos 1 ou 2, com LDL-c entre 70 e 189 mg/dL e presença de ER* ou DASC**.

Fonte: Atualização da Diretriz de Prevenção Cardiovascular da Sociedade Brasileira de Cardiologia – 2019. DRC = doença crônica renal; DASC = doença aterosclerótica subclínica; ER = estratificadores de risco.

E quais os estratificadores de risco e marcadores de doença aterosclerótica subclínica em pacientes diabéticos? De acordo com a calculadora *on-line* da SBC, consultada em 2024, seriam:

Estratificadores de risco (ER) (dados tirados da calculadora *on-line* da SBC – há discreta divergência em relação à idade quando comparamos com as diretrizes).

- Homem > 49 anos de idade.
- Mulher > 56 anos de idade.
- Diabetes há mais de 10 anos.
- História familiar de DAC prematura.
- Tabagismo.
- Hipertensão arterial.
- Síndrome metabólica.
- TFG < 60 ml/min/1,73m².
- Albuminúria > 30 mg/g.
- LDL-c ≥ 190 mg/dL.

Doença aterosclerótica subclínica (DASC)

- Escore de Cálcio > 10.
- Placa na Carótida.
- Angiotomo com placa não obstrutiva.
- ITB < 0,9.

Referência

Précoma DB, Oliveira GMM, Simão AF, Dutra OP, Coelho OR, Izar MCO, et al. Updated Cardiovascular Prevention Guideline of the Brazilian Society of Cardiology - 2019. Arq Bras Cardiol. 2019;113:787-891.

Resposta da Questão 21

■ Alternativa A

Comentários

Os diuréticos são uma classe de medicações amplamente utilizada no manejo da hipertensão arterial sistêmica (HAS), com diferentes mecanismos de ação e perfis farmacológicos. Os tiazídicos e similares, como a hidroclorotiazida e a clortalidona, têm um papel essencial na redução da pressão arterial. Inicialmente, promovem redução do volume plasmático e do débito cardíaco, mas, com o uso prolongado, a resistência vascular periférica diminui, sendo esse o principal mecanismo responsável pela manutenção do efeito anti-hipertensivo a longo prazo. A clortalidona, por sua vez, possui maior potência diurética e meia-vida mais longa do que a hidroclorotiazida, o que a torna preferencial em pacientes com hipertensão resistente ou refratária, devido à sua eficácia superior na retenção de sódio e volume. A dose recomendada, de acordo com a Diretriz Brasileira de HAS de 2020, é de 12,5 a 25 mg por dia. Doses acima de 25 mg não mostraram benefícios adicionais significativos e estão associadas a um maior risco de distúrbios hidroeletrolíticos, como hipocalemia e hipomagnesemia.

Por outro lado, os diuréticos de alça, como a furosemida, estão mais associados ao desenvolvimento de alcalose metabólica hipoclorêmica em razão da perda de cloreto, sódio, potássio e hidrogênio, enquanto a acidose metabólica é tipicamente relacionada ao uso de diuréticos poupadores de potássio, como a espironolactona e a acetazolamida, que inibem a anidrase carbônica. Portanto, a escolha do diurético deve ser orientada pelo perfil do paciente, tipo de hipertensão e presença de comorbidades, buscando-se maximizar os benefícios terapêuticos e minimizar os efeitos adversos.

Referência

Barroso WKS, Rodrigues CIS, Bortolotto LA, Mota-Gomes MA, Brandão AA, Feitosa ADM, et al. Diretrizes Brasileiras de Hipertensão Arterial – 2020. Arq Bras Cardiol. 2021;116:516-658.

Resposta da Questão 22

■ Alternativa E

Comentários

Nos pacientes de alto risco cardiovascular, as Diretrizes Brasileiras de Hipertensão Arterial – 2020, recomendam a meta de 120-129 mmHg na PA sistólica e 70-79 mmHg na PA diastólica. Segue um resumão do que dizem as diretrizes de 2020.

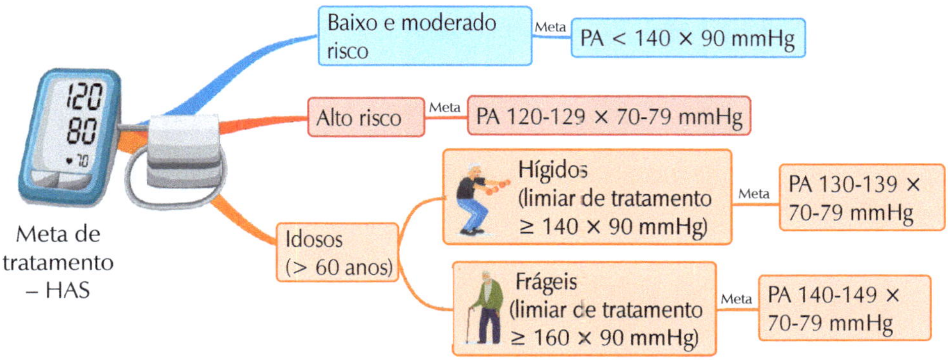

Referência

Barroso WKS, Rodrigues CIS, Bortolotto LA, Mota-Gomes MA, Brandão AA, Feitosa ADDM, et al. Diretrizes Brasileiras de Hipertensão Arterial – 2020. Arq Bras Cardiol. 2021;116:516-658.

Resposta da Questão 23

■ Alternativa A

Comentários

Mulher com índice de massa ventricular esquerda ≥ 96 g/m2 apresenta HVE, que é considerada uma lesão em órgão-alvo relacionada a HAS.

As demais alternativas não preenchem critérios para lesões em órgãos-alvo, conforme tabela a seguir.

Lesões em órgãos-alvo
Hipertrofia ventricular esquerda
ECG (índice Sokolow-Lyon (SV1 + RV5 ou RV6) ≥ 35 mm; RaV_ > 11 mm
Cornell voltagem > 2440 mm.ms ou Cornell índice > 28 mm em homens e > 20 mm em mulheres (GR: I, NE: B)
ECO: IMVE ≥ 116 g/m² nos homens ou ≥ 96 g/m² nas mulheres (GR: IIa, NE: B)
ITB < 0,9 GR (GR: IIa, NE; B)
Doença renal crónica estágio 3 (RFG-e entre 30 e 60 mL/min/1,73 m²)
Albuminúria entre 30 e 300 mg/24h ou relação albumina/creatinina urinária 30 a 300 mg/g (GR: I, NE: B)
VOP carótido-femoral > 10 m/s (GR: IIa, NE. A)

ECG: eletrocardiograma; ECO: ecocardiograma; IMVE: índice de massa ventricular esquerda; ITB: índice tornozelo-braquial; RFG-e, ritmo de filtração glomerular estimado; VOP: velocidade de onda de pulso.

Referência

Barroso WKS, Rodrigues CIS, Bortolotto LA, Mota-Gomes MA, Brandão AA, Feitosa ADDM, et al. Diretrizes Brasileiras de Hipertensão Arterial – 2020. Arq Bras Cardiol. 2021;116:516-658.

Resposta da Questão 24

■ Alternativa D

Comentários

Primeira coisa: temos que saber em quem devemos investigar hiperaldosteronismo primário. Segue um resumo.

P **Quando pensar em hiperaldosteronismo primário?**

R
- Pacientes hipertensos estágios 2 e 3 ou com HAS resistente a medicações
- HAS + hipocalemia espontânea ou induzida por diuréticos
- HAS com incidentaloma adrenal

Uma vez decidido que preciso fazer a investigação, o próximo passo é saber que sequência de exames seguir. O exame inicial para investigar hiperaldosteronismo é a relação aldosterona/atividade de renina plasmática, conforme o fluxograma a seguir.

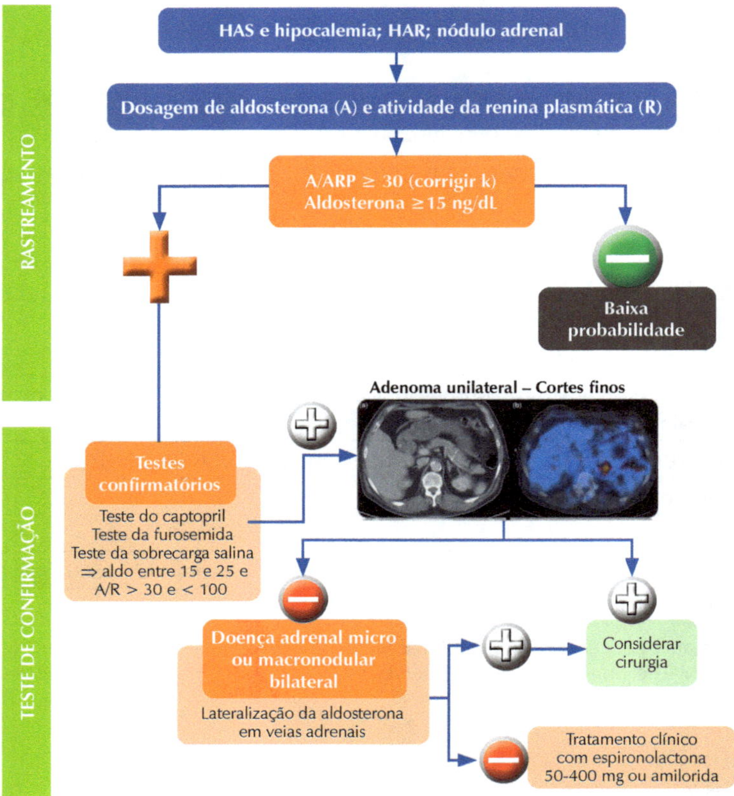

Nota: Aldosterona > 20 e HipoK ou Relação A/R > 100 confirma o diagnóstico.

Fluxograma do Cardiopapers adaptado Diretrizes Brasileiras de Hipertensão Arterial – 2020.

Referência

Barroso WKS, Rodrigues CIS, Bortolotto LA, Mota-Gomes MA, Brandão AA, Feitosa ADDM, et al. Diretrizes Brasileiras de Hipertensão Arterial – 2020. Arq Bras Cardiol. 2021;116:516-658.

Resposta da Questão 25

Alternativa C

Comentários

A medida adequada da pressão arterial no consultório segue critérios bem estabelecidos pelas diretrizes brasileiras de 2023. Inicialmente, é importante assegurar que o paciente esteja em condições apropriadas, como não ter praticado exercícios físicos nos últimos 90 minutos, e verificar se não ingeriu bebidas alcoólicas, café, alimentos ou fumou nos 30 minutos que antecedem a consulta. Além disso, é crucial que o paciente esteja em repouso, sentado com as costas apoiadas, pés no chão, e braço na altura do coração durante o procedimento.

Na primeira consulta, a pressão arterial deve ser medida em ambos os braços, preferencialmente de forma simultânea. Após isso, deve-se usar o braço que forneceu o valor mais elevado para as medidas subsequentes e registrar qual braço foi escolhido. A técnica de medição é também padronizada. Quando realizada de forma auscultatória, no caso de persistência dos batimentos até o nível zero, a pressão arterial diastólica deve ser anotada com base no abafamento dos sons (fase IV de Korotkoff), além dos valores de pressão sistólica e zero. Essa situação costuma ocorrer na Insuficiência importante da valva aórtica.

Por fim, a recomendação para múltiplas medições segue um protocolo específico: devem ser realizadas três medidas, com intervalo de 1 minuto entre elas, e a média das duas últimas deve ser utilizada para avaliação. Caso haja uma diferença superior a 10 mmHg entre as medidas, devem ser feitas medições adicionais para assegurar a precisão dos dados. Essas orientações garantem maior acurácia no diagnóstico e no manejo da hipertensão arterial.

Referência

Feitosa ADM, Barroso WKS, Mion Junior D, Nobre F, Mota-Gomes MA, Jardim PCB, et al. Diretrizes Brasileiras de Medidas da Pressão Arterial Dentro e Fora do Consultório - 2023. Arq Bras Cardiol. 2024;121(4):e20240113.

Resposta da Questão 26

Alternativa C

Comentários

Tríade clássica do feocromocitoma: palpitações, sudorese e cefaleia relacionadas a episódios de aumento acentuado da PA.

A investigação inicial do feocromocitoma é por meio da solicitação de metanefrinas plasmáticas ou urinárias.

P **Quais pacientes devem ser investigados para feocromocitoma?**

R

1. Pacientes com sintomas sugestivos (p. ex.: tríade de cefaleia + sudorese + palpitações)
2. HAS resistente ao tratamento usual ou que se apresenta com paroxismos (picos hipertensivos alternados com momentos de PA normal)
3. Pacientes com nódulo adrenal identificado por algum exame de imagem (p. ex.: paciente fez uma TC de abdome para avaliar o fígado e terminou sendo detectado um incidentaloma adrenal)
4. Pacientes com síndromes que aumentam o risco de feocromocitoma (p. ex.: NEM 2a, Von Hippel-Lindau)
5. Pacientes com choque ou graves respostas pressóricas com: indução anestésica, cirurgia, trabalho de parto

- Como investigar?

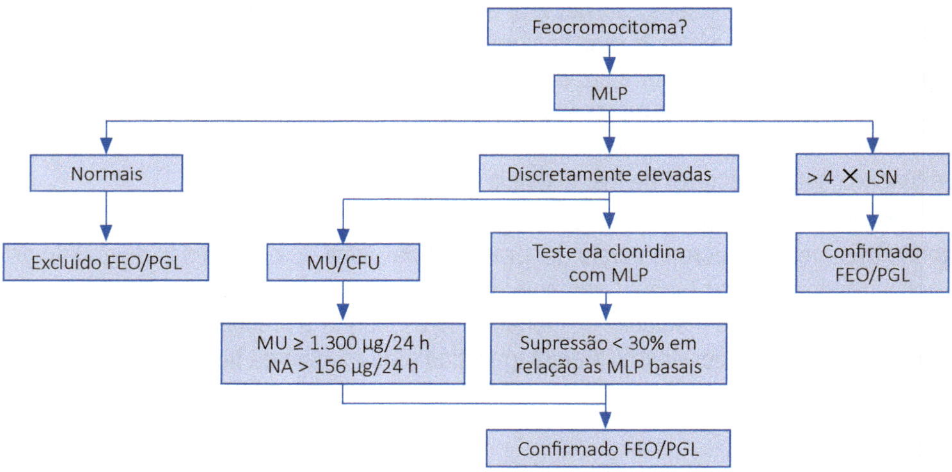

Fluxograma para investigação laboratorial de um possível feocromocitoma (FEO). MLP: metanefrinas livres plasmáticas; PGL: paraganglioma; MU: metanefrinas urinárias de 24 horas; CFU: catecolaminas fracionadas em urina de 24 horas; NA: noradrenalina; LSN: limite superior da normalidade. Adaptado de: Vilar, Endocrinologia Clínica, 2016.

Referência

Barroso WKS, Rodrigues CIS, Bortolotto LA, Mota-Gomes MA, Brandão AA, Feitosa ADDM, et al. Diretrizes Brasileiras de Hipertensão Arterial – 2020. Arq Bras Cardiol. 2021;116:516-658.

Resposta da Questão 27

■ Alternativa E

Comentários

Paciente com HAS estágio 1, com sobrepeso, glicemia de jejum alterada e com 2 exames mostrando Hb glicada ≥ 6,5%. Revisando os critérios de diabetes de acordo com diretriz da Sociedade Brasileira de Diabetes publicada em 2024.

Critérios	Normal	DM
Glicemia de jejum (mg/dL)	< 100	≥ 126
Glicemia ao acaso (mg/dL) + sintomas	–	≥ 200
Glicemia de 1 hora no TTGO (mg/dL)	< 155	≥ 209
Glicemia de 2 horas no TTGO (mg/dL)	< 140	≥ 200
HbA1c (%)	< 5,7	≥ 6,5

Portanto, estamos diante de uma paciente diabética e hipertensa, que é considerada de alto risco CV. Nesse cenário é recomendado iniciar com associação de anti-hipertensivos, sendo o IECA + BCC uma boa opção.

	Pressão arterial			
Estágio	PAS 130-139 ou PAD 85-89	HAS estágio 1	HAS estágio 2	HAS estágio 3
Sem FR	Sem risco adicional	Baixo	Moderado	Alto
1 ou 2 FR	Baixo	Moderado	Alto	Alto
≥ 3 FR	Moderado	Alto	Alto	Alto
Presença de LOA, DCV, DRC ou DM	Alto	Alto	Alto	Alto

FR: fator de risco; DM: diabetes mellitus; SM: síndrome metabólica; LOA: lesão de órgão-alvo.
Fonte: Diretrizes Brasileiras de Hipertensão Arterial – 2020.

Fluxograma de tratamento medicamentoso

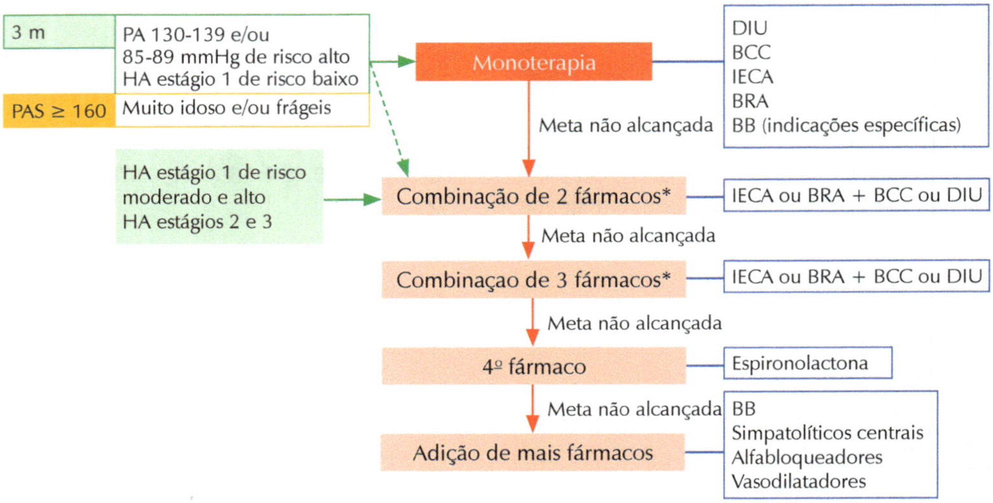

**Otimizar doses, preferencialmente em comprimido único.*
Betabloqueadores devem ser indicados em condições específicas, tais como: IC, pós-IAM, angina, controle da FC, mulheres jovenes com potencial para engravidar, em geral em combinação com outros fármacos.

Referência

Barroso WKS, Rodrigues CIS, Bortolotto LA, Mota-Gomes MA, Brandão AA, Feitosa ADDM, et al. Diretrizes Brasileiras de Hipertensão Arterial – 2020. Arq Bras Cardiol. 2021;116:516-658.

Resposta da Questão 28

Alternativa A

Comentários

Paciente obeso, com HAS resistente e ausência de descenso noturno na MAPA. Qual o provável diagnóstico? SAOS.

Lembrar que antes de valorizar a ausência de descenso noturno devemos pesquisar como foi a noite de sono no dia do exame. Se o paciente ficou muito incomodado com o aparelho e dormiu mal, a ausência de descenso não deve ser valorizada, mas se o sono foi razoável, sim. Uma das principais causas de ausência do descenso e algumas vezes de aumento da PA durante o sono é a SAOS. No caso em questão deve-se iniciar espironolactona 25 mg, solicitar a polissonografia e indicar o CPAP se apneia moderada a grave.

Resposta da Questão 29

■ Alternativa B

Comentários

Estamos diante de uma mulher utilizando três anti-hipertensivos em doses otimizadas e que apresenta PA elevada no consultório. Antes de concluirmos que se trata de HAS resistente, precisamos checar aderência às terapias farmacológicas e não farmacológicas (especialmente o consumo de sódio) e afastar efeito do avental branco, solicitando MAPA ou MRPA.

Nesse caso, a MAPA mostra pressão controlada na vigília (< 135×85 mmHg) e nas 24h (< 130×80 mmHg), ou seja, não podemos chamar de HAS resistente, pois a PA está controlada com os três medicamentos. Na MAPA há diferença acima de 20 mmHg na PAS e maior que 10 mmHg na PAD e quando ocorre a presença dessa diferença na PAS e/ou PAD chamamos de efeito do avental branco. Vejam que a paciente já tem o diagnóstico de hipertensão, mas a PA é muito mais elevada no consultório do que na MAPA. Portanto, o ajuste dos anti-hipertensivos, quando necessário, deve ser feito baseado na MAPA ou MRPA, pois a PA do consultório encontra-se "falsamente elevada".

Não confundir:

- Hipertensão do avental branco clássica = paciente tem PA elevada no consultório e normal na MAPA/MRPA e ainda não tem o diagnóstico de HAS.
- Efeito do avental branco = é hipertenso tanto no consultório quanto na MAPA/MRPA, mas os valores são bem mais elevados no consultório.

Hipertensão resistente

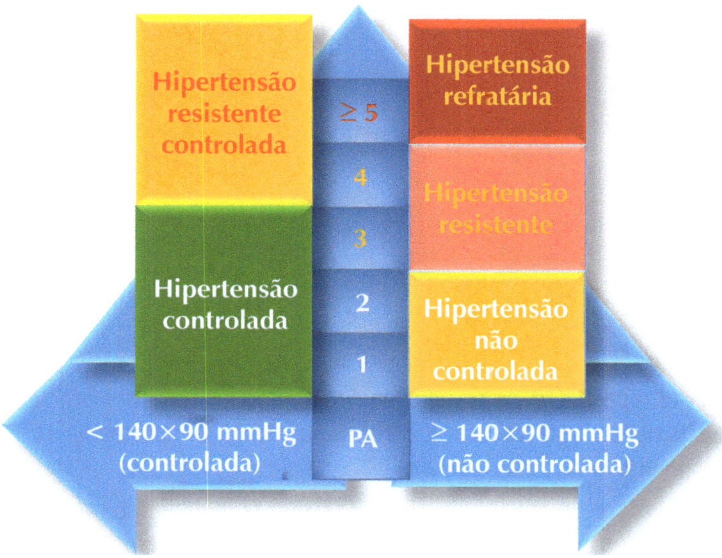

Resposta da Questão 30

■ Alternativa B

Comentários

A avaliação do risco cardiovascular em pacientes diabéticos é crucial, considerando especialmente a heterogeneidade dessa população. A ideia de que "todo diabético é de alto risco cardiovascular" é simplista e inadequada. Por exemplo, um paciente com décadas de doença, complicações micro e macrovasculares e em uso de altas doses de insulina possui um risco cardiovascular muito elevado, enquanto um diabético recém-diagnosticado, sem comorbidades adicionais e com bom controle glicêmico, pode ser classificado como de risco intermediário. Dessa forma, ferramentas como o escore de cálcio podem ser úteis na reclassificação do risco cardiovascular.

O escore de cálcio é particularmente útil para pacientes diabéticos considerados de risco intermediário, especialmente aqueles sem outros fatores de risco significativos.

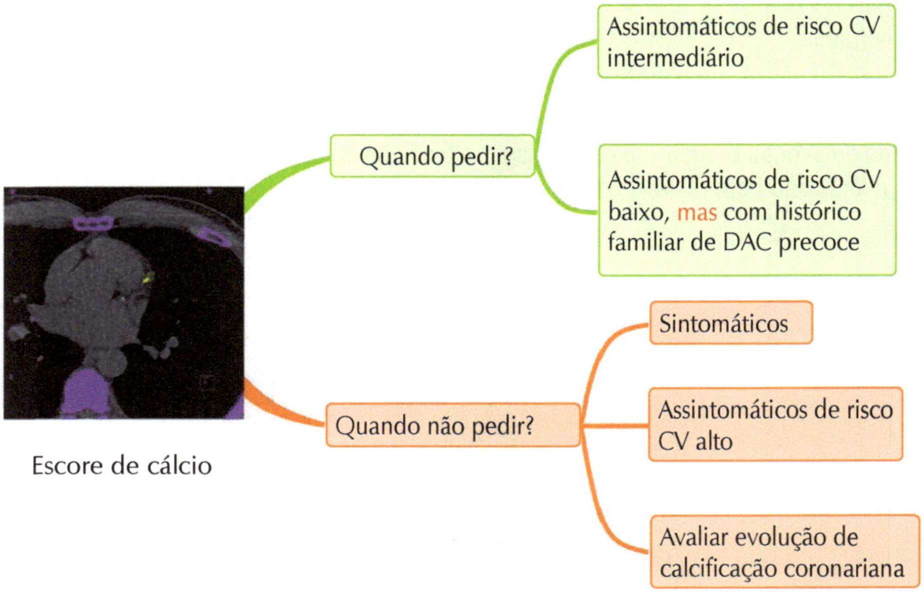

Resumo de quando pedir e quando não pedir escore cálcio?

Quando o escore ultrapassa 10, como no caso apresentado, o paciente é reclassificado para a categoria de alto risco cardiovascular. Esse achado reforça a importância da intensificação do tratamento preventivo.

O percentil 90 do escore de cálcio indica que 90% da população da mesma idade e sexo possui valores inferiores ao da paciente, evidenciando um risco cardiovascular substancial.

Não há indicação de cinecoronariografia em pacientes assintomáticos, mesmo na presença de calcificações coronarianas extensas, como no exemplo. Além disso, o escore de cálcio não deve ser repetido rotineiramente para avaliar a resposta ao tratamento, pois sua utilidade é limitada a uma avaliação inicial de risco.

A presença de qualquer um dos estratificadores de risco a seguir coloca o paciente diabético como de alto risco cardiovascular.

Estratificadores de risco (ER) (dados tirados da calculadora *on-line* da SBC – há discreta divergência em relação à idade quando comparamos com as diretrizes):

- Homem > 49 anos de idade.
- Mulher > 56 anos de idade.
- Diabetes há mais de 10 anos.
- História Familiar de DAC prematura.
- Tabagismo.
- Hipertensão Arterial.
- Síndrome Metabólica.
- TFG < 60 ml/min/1,73m^2.
- Albuminúria > 30 mg/g.
- LDL-c ≥ 190 mg/dL.

Doença aterosclerótica subclínica (DASC):

- Escore de Cálcio > 10.
- Placa na Carótida.
- Angiotomo com placa não obstrutiva.
- ITB < 0,9.

Referências

Magalhães TA, Carneiro ACC, Moreira VM, Trad HS, Lopes MMU, Cerci RJ, et al. Diretriz de Tomografia Computadorizada e Ressonância Magnética Cardiovascular da Sociedade Brasileira de Cardiologia e do Colégio Brasileiro de Radiologia – 2024. Arq Bras Cardiol. 2024;121:e20240608.

Faludi AA, Izar MCO, Saraiva JFK, Chacra APM, Bianco HT, Afiune A Neto, et al. Atualização da Diretriz Brasileira de Dislipidemias e Prevenção da Aterosclerose – 2017. Arq Bras Cardiol. 2017;109(2 Supl 1):1-76.

Resposta da Questão 31

Alternativa C

Comentários

As dislipidemias são fatores de risco relevantes para o desenvolvimento de eventos cardiovasculares, como o infarto agudo do miocárdio. A abordagem terapêutica e as metas de controle lipídico variam de acordo com o perfil de risco do paciente. Pacientes classificados como de muito alto risco cardiovascular devem ter o LDL controlado com meta inferior a

50 mg/dL, conforme diretrizes mais recentes. Isso reforça a necessidade de intervenções intensivas nesse grupo.

A hipercolesterolemia familiar, por sua vez, é uma doença autossômica codominante, frequentemente associada a mutações nos receptores de LDL, no gene da Apo B ou em casos de ganho de função do gene PCSK9. Essa condição destaca-se pela elevação expressiva de LDL desde a infância e pelo aumento significativo do risco de eventos cardiovasculares prematuros.

Durante a gestação, há um aumento significativo das lipoproteínas plasmáticas, atribuído às elevações hormonais de estrogênio e progesterona. Esse processo leva a valores de colesterol total que podem ser de duas a cinco vezes maiores do que os níveis prévios à gestação. No entanto, terapias hipolipemiantes como estatinas e ezetimiba são contraindicadas durante a gestação, sendo a colestiramina uma das poucas opções seguras para o manejo das dislipidemias nesse período. Veja o que o Posicionamento da Sociedade Brasileira de Cardiologia para Gravidez e Planejamento Familiar na Mulher Portadora de Cardiopatia fala sobre o assunto:

Droga	Uso na gestação	Uso na lactação
Estatinas	Contraindicado	Contraindicado
Fibratos	Contraindicado	Contraindicado
Ezetimibe	Contraindicado	Contraindicado
Alirocumab	Contraindicado	Contraindicado
Colestiramina	Permitido	Permitido

Em 2021, o FDA revisou as orientações sobre o uso de estatinas na gestação, removendo a contraindicação absoluta para essa classe de medicamentos em todas as gestantes. Segundo o comunicado, as estatinas podem ser consideradas em pacientes de muito alto risco, como aquelas com hipercolesterolemia familiar homozigótica ou com história de eventos cardiovasculares prévios, incluindo infarto do miocárdio ou acidente vascular cerebral. O FDA ressaltou que, nesses casos específicos, os benefícios potenciais do uso das estatinas podem superar os riscos. Entretanto, o uso contínuo de estatinas na maior parte das gestantes ainda não é recomendado, e deve-se avaliar a necessidade terapêutica de forma individualizada.

O ácido nicotínico (niacina), apesar de aumentar os níveis de HDL, não demonstrou redução de desfechos cardiovasculares significativos em estudos randomizados, como o AIM HIGH. Esse dado reforça que o aumento do HDL, por si só, não é suficiente para promover proteção cardiovascular, e a escolha terapêutica deve ser orientada por evidências robustas. Assim, o manejo das dislipidemias requer uma abordagem individualizada, baseada no perfil de risco e nas diretrizes clínicas vigentes.

Referências

Avila WS, Alexandre ERG, Castro ML, Lucena AJG, Marques-Santos C, Freire CMV, et al. Posicionamento da Sociedade Brasileira de Cardiologia para Gravidez e Planejamento Familiar na Mulher Portadora de Cardiopatia – 2020. Arq Bras Cardiol. 2020;114:849-92.

Faludi AA, Izar MCO, Saraiva JFK, Chacra APM, Bianco HT, Afiune A Neto, et al. Atualização da Diretriz Brasileira de Dislipidemias e Prevenção da Aterosclerose – 2017. Arq Bras Cardiol. 2017;109(2 Supl 1):1-76.

Resposta da Questão 32

- **Alternativa E**

Comentários

Mulher de 53 anos, diabética, com sobrepeso, com episódios que sugerem cefaleia tensional e com diagnóstico de HAS estágio II. Portanto, é considerada paciente de risco alto e está recomenda a introdução de anti-hipertensivos em associação e entre as opções, as mais adequadas são as associações de IECA ou BRA + BCC ou diurético.

	Pressão arterial			
Estágio	PAS 130-139 ou PAD 85-89	HAS estágio 1	HAS estágio 2	HAS estágio 3
Sem FR	Sem risco adicional	Baixo	Moderado	Alto
1 ou 2 FR	Baixo	Moderado	Alto	Alto
≥ 3 FR	Moderado	Alto	Alto	Alto
Presença de LOA, DCV, DRC ou DM	Alto	Alto	Alto	Alto

FR: fator de risco; DM: diabetes mellitus; SM: síndrome metabólica; LOA: lesão de órgão-alvo.
Fonte: Diretrizes Brasileiras de Hipertensão Arterial – 2020.

Fluxograma de tratamento medicamentoso

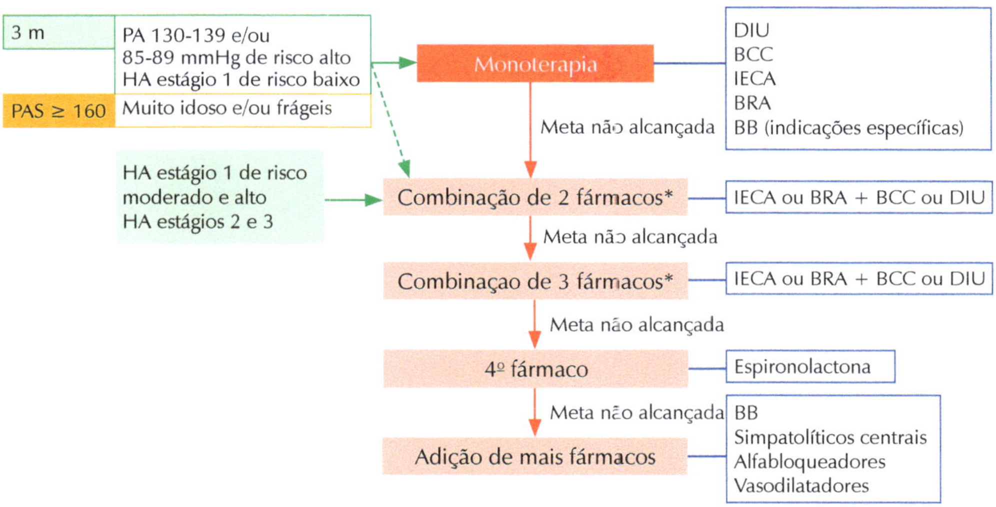

**Otimizar doses, preferencialmente em comprimido único.*
Betabloqueadores devem ser indicados em condições específicas, tais como: IC, pós-IAM, angina, controle da FC, mulheres jovenes com potencial para engravidar, em geral em combinação com outros fármacos.

- Lembrando que há combinações recomendadas e outras que devem ser evitadas:

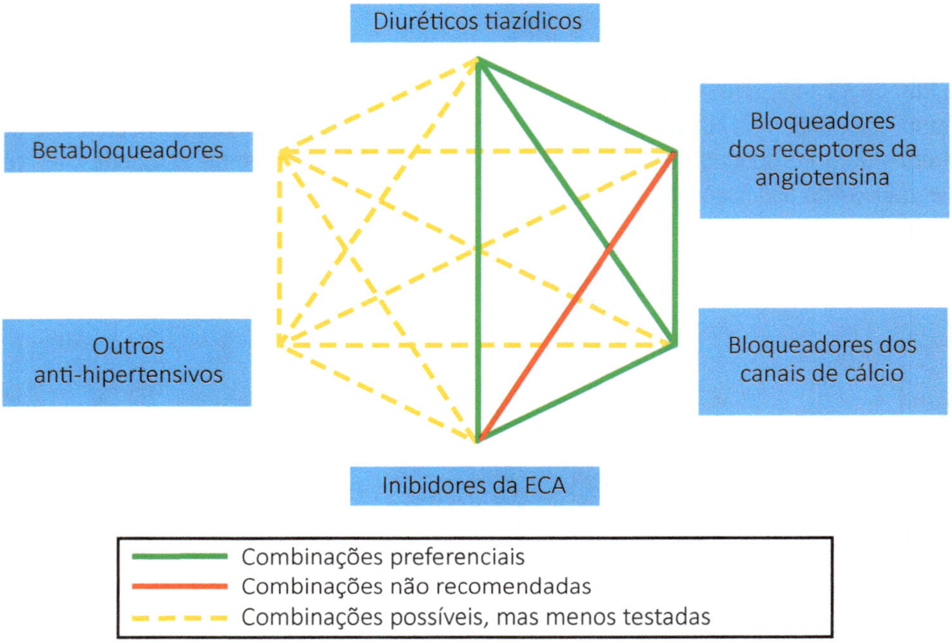

Referência

Barroso WKS, Rodrigues CIS, Bortolotto LA, Mota-Gomes MA, Brandão AA, Feitosa ADDM, et al. Diretrizes Brasileiras de Hipertensão Arterial – 2020. Arq Bras Cardiol. 2021;116:516-658.

Resposta da Questão 33

Alternativa B

Comentários

Conforme as Diretrizes Brasileiras de Hipertensão Arterial 2020, o tratamento da hipertensão em indivíduos diabéticos deve visar níveis de pressão arterial < 130×80 mmHg, evitando reduções acentuadas para valores inferiores a 120×70 mmHg. Contudo, o estudo BPROAD, realizado exclusivamente na China, traz novas evidências que respaldam alvos pressóricos mais agressivos em pacientes diabéticos. O estudo incluiu mais de 12 mil pacientes diabéticos com risco cardiovascular elevado, randomizados para tratamento intensivo com alvo de PA sistólica < 120 mmHg ou tratamento padrão com alvo < 140 mmHg. Durante o seguimento mediano de 4,2 anos, o grupo de tratamento intensivo apresentou uma redução significativa nos eventos cardiovasculares maiores (1,65 *vs.* 2,09 eventos por 100 pessoas/ano; *hazard ratio* 0,79; IC 95% 0,69-0,90).

Apesar dos benefícios observados, limitações importantes devem ser consideradas. Por exemplo, o estudo incluiu exclusivamente pacientes chineses, o que pode limitar a generalização dos achados para outras populações. Além disso, eventos adversos como hipotensão sintomática e hipercalemia foram mais frequentes no grupo de tratamento intensivo, destacando a necessidade de monitoramento rigoroso em abordagens terapêuticas mais agressivas.

O hiperaldosteronismo primário é uma das causas secundárias de hipertensão arterial. A relação aldosterona/atividade de renina plasmática maior que 30, acompanhada de níveis de aldosterona superiores a 15 ng/dL, sugere o diagnóstico. Essa condição requer testes confirmatórios em casos selecionados, como o teste de infusão salina ou captopril, para validação diagnóstica.

Diferenças de pressão entre os membros superiores, embora possam levantar suspeita de coarctação da aorta, geralmente estão associadas a outras condições, como a arterite de Takayasu, estenose aterosclerótica da subclávia ou dissecção aguda de aorta ascendente. A coarctação da aorta é caracterizada por diferença de pressão entre os membros superiores e inferiores, sendo essa uma característica clássica para o diagnóstico.

Em relação ao diagnóstico de feocromocitoma, as metanefrinas plasmáticas são o exame mais sensível e específico, com valores de sensibilidade e especificidade de 97% e 93%, respectivamente. Isso as torna ferramentas fundamentais na triagem de pacientes com suspeita dessa condição.

Por fim, a losartana, amplamente utilizada no tratamento da HAS, é um antagonista seletivo dos receptores AT1 da angiotensina II, e não dos receptores AT2. Esse mecanismo contribui para seus efeitos antiproliferativos, vasodilatadores e redutores da pressão arterial, sendo uma escolha preferencial em diversas condições clínicas associadas à hipertensão.

Referência

Barroso WKS, Rodrigues CIS, Bortolotto LA, Mota-Gomes MA, Brandão AA, Feitosa ADDM, et al. Diretrizes Brasileiras de Hipertensão Arterial – 2020. Arq Bras Cardiol. 2021;116:516-658.

Bi Y, Li M, Liu Y, Li T, Lu J, Duan P, et al. Intensive Blood-Pressure Control in Patients with Type 2 Diabetes. N Engl J Med. 2024;391:1899-911.

Resposta da Questão 34

Alternativa B

Comentários

Bom relembrar o mecanismo de ação das principais medicações usadas para o tratamento de dislipidemias:

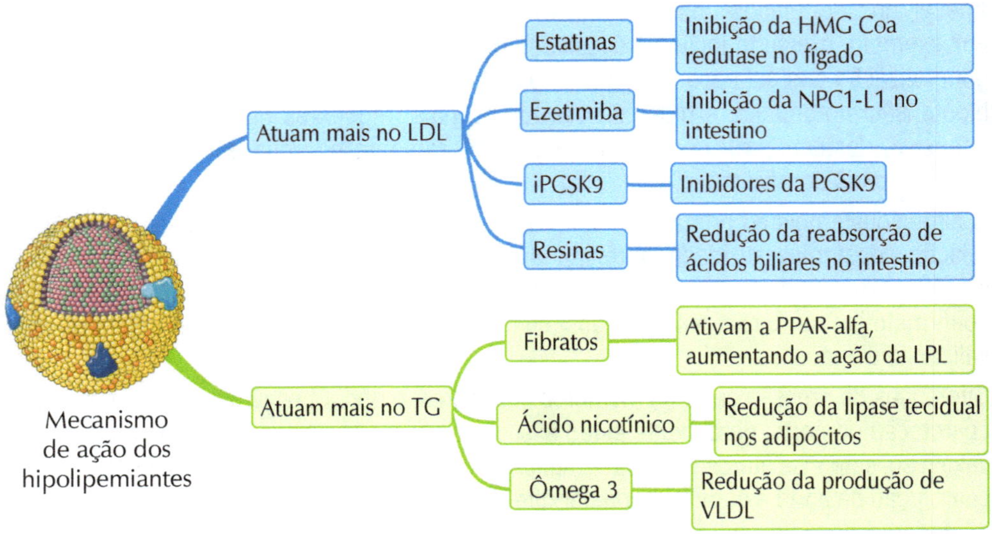

Referência

Faludi AA, Izar MCO, Saraiva JFK, Chacra APM, Bianco HT, Afiune A Neto, et al. Atualização da Diretriz Brasileira de Dislipidemias e Prevenção da Aterosclerose – 2017. Arq Bras Cardiol. 2017;109(2 Supl 1):1-76.

Resposta da Questão 35

- **Alternativa D**

Comentários

Lembrando os critérios de alto risco pelas diretrizes da SBC:

Os 5 As do alto risco

Aumento do LDL ≥ 190
Aneurisma de aorta abdominal
Aterosclerose subclínica
Alteração do ClCr < 60
Alto escore de risco (> 20% em homens e > 10% em mulheres)

E quais os marcadores de aterosclerose subclínica?

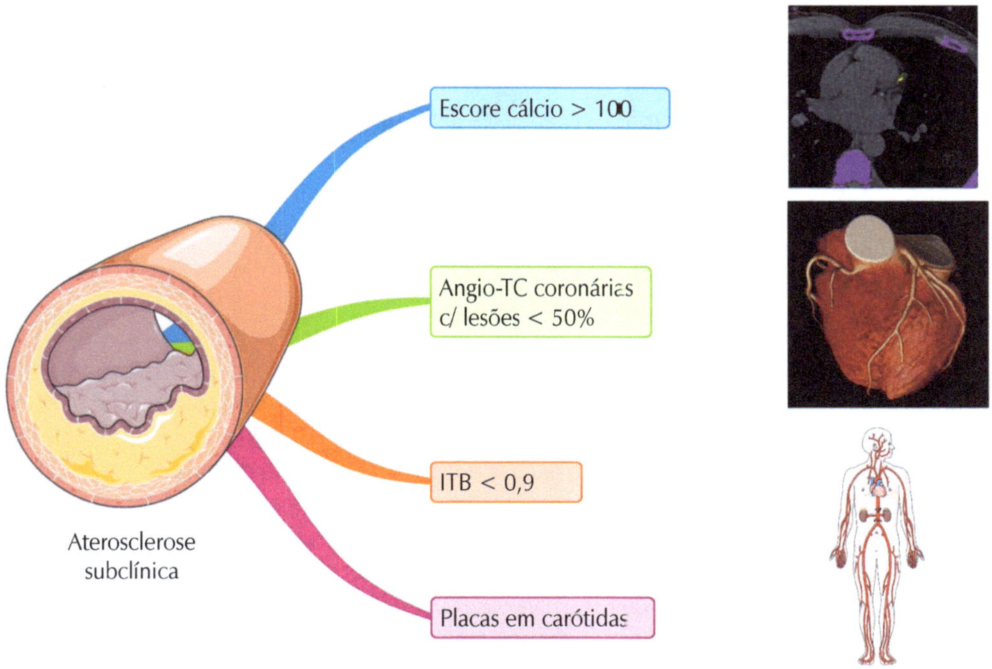

Referência

Précoma DB, Oliveira GMM, Simão AF, Dutra OP, Coelho OR, Izar MCO, et al. Updated Cardiovascular Prevention Guideline of the Brazilian Society of Cardiology - 2019. Arq Bras Cardiol. 2019;113:787-891.

Resposta da Questão 36

■ Alternativa A

Comentários

O quadro descrito refere-se a uma paciente idosa, hipertensa de longa data, que apresentou dispneia súbita associada a estertores crepitantes difusos e níveis pressóricos muito elevados (PA 190×130 mmHg). Esses sinais configuram um quadro de edema agudo de pulmão hipertensivo, caracterizando uma emergência hipertensiva. A presença de hipocalemia (K 3,2 mEq/L) e alteração da função renal (creatinina 1,7 mg/dL) sugere a possibilidade de hiperaldosteronismo secundário, causado pela ativação do sistema renina-angiotensina-aldosterona (SRAA). Esse mecanismo é compatível com hipertensão renovascular, que se manifesta frequentemente em idosos, com início de hipertensão após os 50 anos e quadros hipertensivos refratários ou graves. A presença de sopro abdominal ao exame físico reforça essa suspeita, indicando a possibilidade de estenose das artérias renais.

Assim, o diagnóstico mais provável é emergência hipertensiva (edema agudo de pulmão) devido à hipertensão renovascular.

Referência

Barroso WKS, Rodrigues CIS, Bortolotto LA, Mota-Gomes MA, Brandão AA, Feitosa ADDM, et al. Diretrizes Brasileiras de Hipertensão Arterial – 2020. Arq Bras Cardiol. 2021;116:516-658.

Resposta da Questão 37

■ Alternativa B

Comentários

Os sintomas musculares relacionados ao uso de estatinas são condições relevantes no manejo clínico, sendo importante conhecer suas características e condutas apropriadas. A mialgia, por exemplo, geralmente é simétrica e envolve grandes grupos musculares, como a cintura escapular, pélvica e os músculos gastrocnêmios, surgindo, na maioria das vezes, nas primeiras semanas após o início do tratamento. A suspensão temporária da estatina por 4 a 6 semanas deve ser considerada diante de sintomas musculares intoleráveis ou elevação da CPK acima de sete vezes o limite superior da normalidade, com reavaliação subsequente dos níveis de CPK e melhora clínica. Caso os níveis de CPK permaneçam elevados, é necessária investigação detalhada para excluir causas secundárias, como alterações renais, disfunções tireoidianas ou doenças autoimunes.

A rabdomiólise é a complicação mais grave associada às estatinas, sendo caracterizada por elevação da CPK acima de 10 vezes o limite superior da normalidade, acompanhada de disfunção renal e sintomas musculares. Em casos extremos, os níveis de CPK podem ultrapassar 50 vezes o limite superior. Esses eventos exigem suspensão imediata da medicação e manejo clínico intensivo.

Sintomas musculares relacionados a estatinas?	*Provável*	*Improvável*
Distribuição	Simétrica	Assimétrica, unilateral
Local	Grandes grupos musculares (p. ex.: cintura pélvica e escapular)	Localizada em um pequeno grupo muscular
Características da dor	Dor muscular, câimbra, fraqueza	Formigamento, dor articular ou em tendão
Início dos sintomas após introdução da estatina	< 4 semanas	> 12 semanas
Melhora dos sintomas após suspensão da estatina	< 4 semanas	> 12 semanas
Reinício dos sintomas após reintrodução da estatina	< 4 semanas	> 12 semanas

- O que fazer frente a um paciente com miopatia em vigência de estatina?

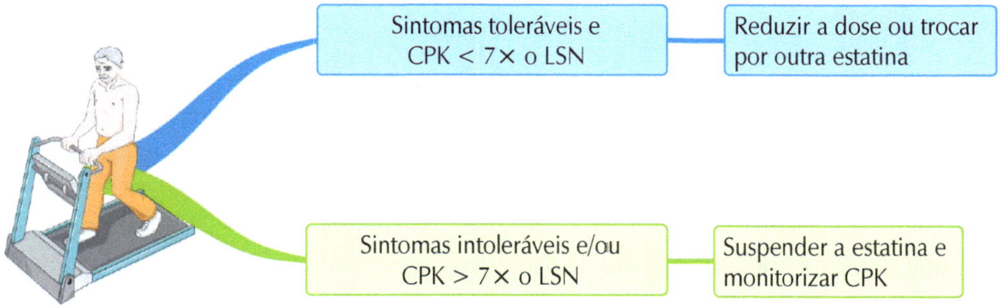

Estatinas × miopatia

Referência

Faludi AA, Izar MCO, Saraiva JFK, Chacra APM, Bianco HT, Afiune A Neto, et al. Atualização da Diretriz Brasileira de Dislipidemias e Prevenção da Aterosclerose – 2017. Arq Bras Cardiol. 2017;109(2 Supl 1):1-76.

RESPOSTA DA QUESTÃO 38

Alternativa C

Diuréticos tiazídicos em altas doses levam a aumento dos triglicérides e redução do HDL-c. Hoje a dose máxima recomendada da HCTZ é de 25 mg. Doses de 50 mg ou mais tinham pouco efeito adicional anti-hipertensivo e maior risco de efeitos adversos.

Causas secundárias de hipertrigliceridemia

Tiazídicos

Reposição hormonal

Inibidor de protease

Glicose (diabetes)

Libação etílica

Inibidor beta (bbloq)

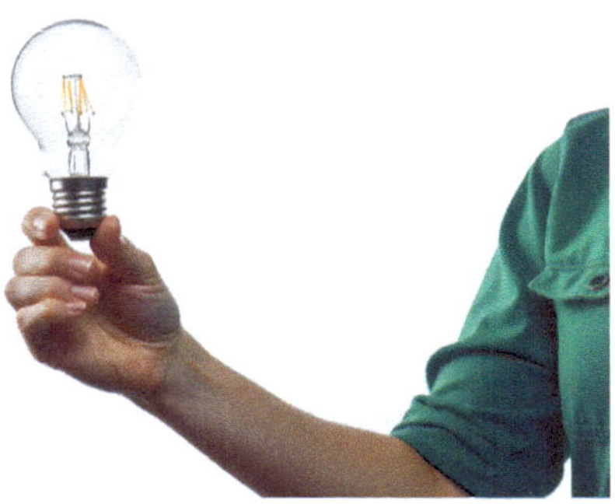

Referência

Faludi AA, Izar MCO, Saraiva JFK, Chacra APM, Bianco HT, Afiune A Neto, et al. Atualização da Diretriz Brasileira de Dislipidemias e Prevenção da Aterosclerose – 2017. Arq Bras Cardiol. 2017;109(2 Supl 1):1-76.

Resposta da Questão 39

- Alternativa A

O feocromocitoma é um tumor raro das células cromafins da medula adrenal (ou paragangliomas extra-adrenais) que produz e libera excessivamente catecolaminas (principalmente noradrenalina e adrenalina). Essas catecolaminas são potentes agentes vasoativos que podem causar elevações súbitas e severas da pressão arterial, bem como efeitos cardiovasculares significativos.

Durante situações de estresse fisiológico ou procedimentos invasivos como anestesia, cirurgia e trabalho de parto, há uma estimulação adicional do sistema nervoso simpático. Em pacientes com feocromocitoma, isso pode levar a uma liberação maciça de catecolaminas, resultando em:

- Crises hipertensivas graves: elevações abruptas e perigosas da pressão arterial.
- Arritmias cardíacas: taquiarritmias ventriculares ou supraventriculares.
- Choque cardiogênico ou choque devido à vasoconstrição intensa.
- Complicações cardiovasculares agudas: como infarto do miocárdio ou edema agudo de pulmão.

Essas manifestações podem ser potencialmente fatais se não forem reconhecidas e tratadas prontamente. Portanto, é crucial considerar o diagnóstico de feocromocitoma em pacientes que apresentam respostas pressóricas exageradas ou instabilidade hemodinâmica inexplicada nessas situações.

Fatores que podem precipitar crises catecolaminérgicas em feocromocitoma:

- Indução anestésica: alguns agentes anestésicos podem estimular a liberação de catecolaminas ou sensibilizar o miocárdio às catecolaminas circulantes.
- Manipulação cirúrgica: especialmente durante cirurgias abdominais ou retroperitoneais, a manipulação do tumor pode desencadear a liberação de catecolaminas.
- Trabalho de parto: o esforço físico e o estresse do parto podem precipitar crises.
- Medicações ou substâncias: certos medicamentos, como metoclopramida, glucagon ou tiramina, podem desencadear liberação de catecolaminas.

- Dica de ouro do Feocromocitoma. Regra dos 10!

Dica dos 10

- 10% Extra-adrenais
- 10% Bilaterais
- 10% Malignos
- 10% Infância
- 10% Familiares

P **Quais pacientes devem ser investigados para feocromocitoma?**

R

1. Pacientes com sintomas sugestivos (p. ex.: tríade de cefaleia + sudorese + palpitações)
2. HAS resistente ao tratamento usual ou que se apresenta com paroxismos (picos hipertensivos alternados com momentos de PA normal)
3. Pacientes com nódulo adrenal identificado por algum exame de imagem (p. ex.: paciente fez uma TC de abdome para avaliar o fígado e terminou sendo detectado um incidentaloma adrenal)
4. Pacientes com síndromes que aumentam o risco de feocromocitoma (p. ex.: NEM 2a, Von Hippel-Lindau)
5. Pacientes com choque ou graves respostas pressóricas com: indução anestésica, cirurgia, trabalho de parto

- Como investigar?

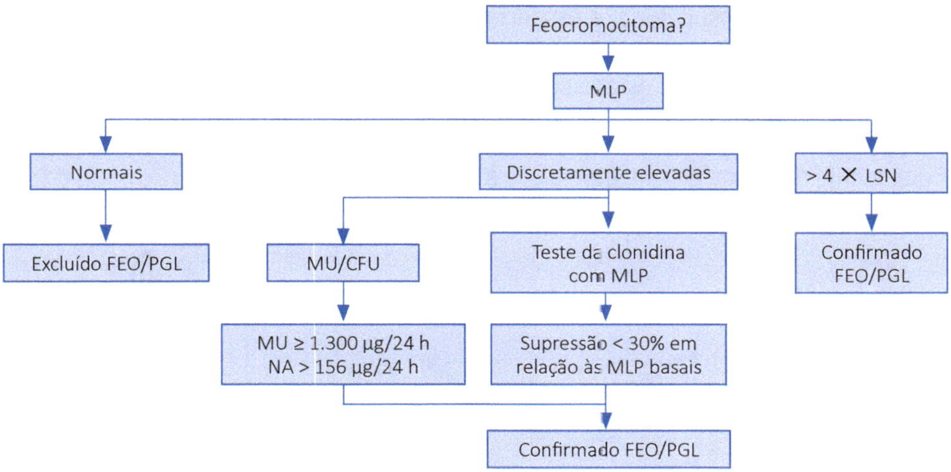

Fluxograma para investigação laboratorial de um possível feocromocitoma (FEO). MLP: metanefrinas livres plasmáticas; PGL: paraganglioma; MU: metanefrinas urinárias de 24 horas; CFU: catecolaminas fracionadas em urina de 24 horas; NA: noradrenalina; LSN: limite superior da normalidade. Adaptado de: Vilar, Endocrinologia Clínica, 2016.

- Diminuir o risco de crise catecolaminérgica durante a cirurgia para tratamento do feocromocitoma. Não deixe de orientar o preparo cirúrgico. Alfabloqueadores (prazosin ou doxazosina) + hidratação por 2 semanas.

Referência

Barroso WKS, Rodrigues CIS, Bortolotto LA, Mota-Gomes MA, Brandão AA, Feitosa ADDM, et al. Diretrizes Brasileiras de Hipertensão Arterial – 2020. Arq Bras Cardiol. 2021;116:516-658.

Resposta da Questão 40

■ **Alternativa E**

Comentários

A aferição adequada da pressão arterial requer o cumprimento de recomendações específicas para garantir precisão e confiabilidade nos resultados, essenciais para o diagnóstico e manejo da hipertensão arterial. É recomendado que o paciente não tenha praticado exercícios físicos há pelo menos 90 minutos antes da medição, pois isso pode impactar os valores obtidos. Além disso, a avaliação deve incluir três medidas consecutivas, com intervalo de um minuto entre elas, sendo utilizada a média das duas últimas medidas para maior precisão.

Na avaliação de hipotensão ortostática, a pressão arterial deve ser aferida em decúbito dorsal e, em seguida, com um minuto e três minutos após o paciente assumir a posição ereta. Essa prática é importante para identificar alterações pressóricas relacionadas à mudança postural. Na primeira consulta, a pressão arterial deve ser medida em ambos os braços, preferencialmente de forma simultânea, e as medições subsequentes devem ser realizadas no braço que apresentou o maior valor, garantindo maior acurácia no acompanhamento.

No caso da técnica auscultatória, é essencial que o diafragma ou campânula do estetoscópio seja posicionado corretamente, sem compressão excessiva, sobre a artéria braquial na fossa cubital. Além disso, o estetoscópio não deve ser colocado sob o manguito, evitando interferências na detecção dos sons de Korotkoff.

- Fique atento à técnica correta para aferir a PA:

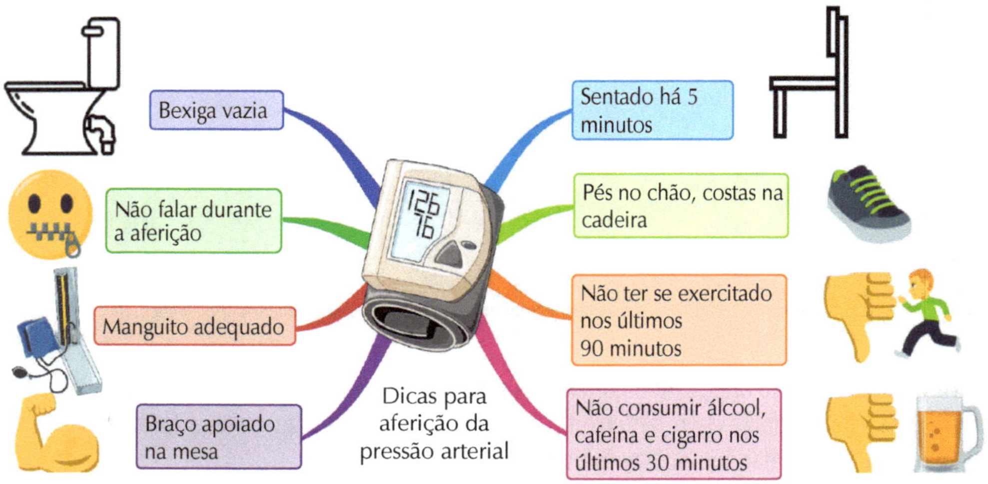

Referência

Feitosa ADM, Barroso WKS, Mion Junior D, Nobre F, Mota-Gomes MA, Jardim PCB, et al. Diretrizes Brasileiras de Medidas da Pressão Arterial Dentro e Fora do Consultório - 2023. Arq Bras Cardiol. 2024;121(4):e20240113.

Resposta da Questão 41

Alternativa C

Respostas esperadas da pressão arterial (PA) ao esforço:

- Durante o esforço físico, a pressão arterial sistólica (PAS) deve aumentar de maneira progressiva, proporcional à intensidade do exercício.
- O incremento esperado é resultado do aumento do débito cardíaco necessário para suprir as demandas metabólicas.
- Valores normais variam conforme idade e sexo, com aumento gradativo em idosos e valores mais baixos em mulheres jovens.
- A pressão arterial diastólica (PAD) tende a permanecer estável ou variar de forma discreta, com alterações de até ± 10 mmHg em relação aos níveis de repouso.
- Alterações fora desse intervalo podem sugerir disfunção hemodinâmica ou alterações patológicas.

Resposta hipertensiva ao esforço:

- Resposta pressórica considerada hipertensiva/exagerada é caracterizada por:
  - PAS máxima ≥ 210 mmHg em homens.
  - PAS máxima ≥ 190 mmHg em mulheres.
- Essa definição é válida independentemente do protocolo de exercício ou ergômetro utilizado.
- Indica maior risco de desenvolvimento futuro de hipertensão arterial sistêmica (HAS) em indivíduos normotensos no repouso.
- Está associada a maior probabilidade de eventos cardiovasculares adversos, como infarto agudo do miocárdio e acidente vascular cerebral.

Resposta pressórica deprimida:

- Refere-se à incapacidade da PAS de responder de forma adequada ao esforço, sendo frequentemente associada a disfunção cardíaca ou isquemia significativa. Os critérios incluem:
  - Reserva pressórica sistólica inadequada:
  - Diferença entre PAS máxima no esforço e PAS de repouso < 35 mmHg, na ausência de queda acentuada da PAD.
  - Aumento insuficiente da PAS:
  - PAS máxima < 140 mmHg durante o esforço.
  - Comportamento em platô:
  - Manutenção da PAS por dois ou mais estágios consecutivos do protocolo, ou por mais de 3 minutos, com reserva pressórica < 35 mmHg.
- Frequentemente associada à presença de doença arterial coronariana (DAC) grave e risco aumentado de eventos adversos.
- É um marcador de pior prognóstico cardiovascular, com elevação significativa da mortalidade por todas as causas.

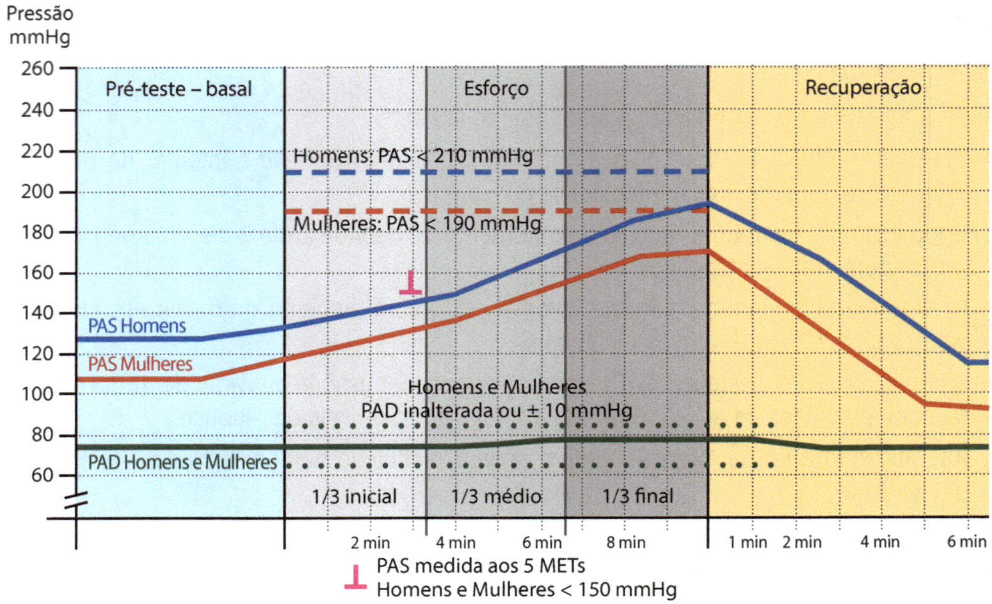

Figura. Comportamento da pressão arterial sistólica e diastólica em adultos de ambos os sexos durante o TE. PAS: pressão arterial sistólica; PAD: pressão arterial diastólica; min: minuto. Fonte: Adaptada da Diretriz Brasileira de Ergometria em População Adulta de 2024.

Referência

Carvalho T, Freitas OGA, Chalela WA, Hossri CAC, Milani M, Buglia S, et al. Diretriz Brasileira de Ergometria em População Adulta - 2024. Arq Bras Cardiol. 2024;121:e20240110.

Resposta da Questão 42

Alternativa C

Comentários

Homem de risco intermediário (entre 5% e 20% no ERG) com escore de cálcio acima de 100 Agatston deverá ser classificado como de alto risco cardiovascular pela presença de aterosclerose subclínica, com indicação de início de estatina de alta potência.

Lembrando das principais indicações do escore cálcio:

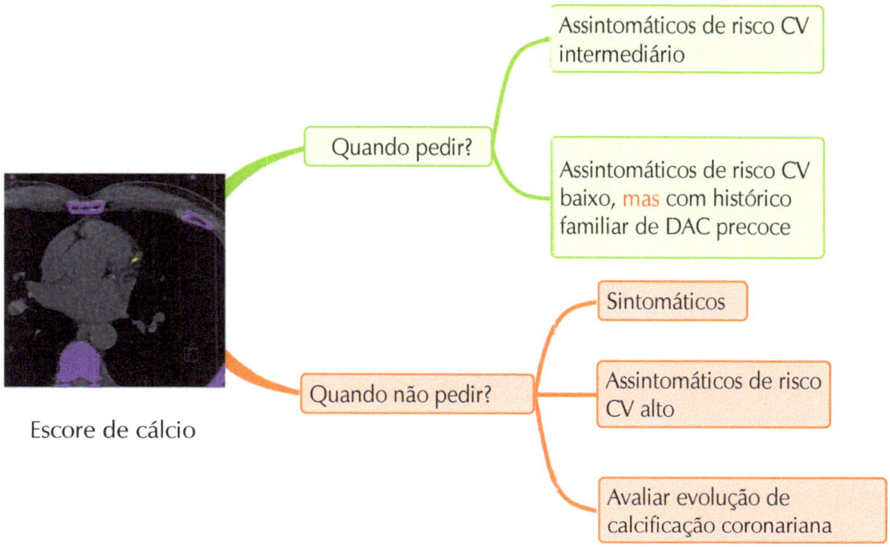

Lembrar o que diz a Diretriz de Tomografia Computadorizada e Ressonância Magnética Cardiovascular da Sociedade Brasileira de Cardiologia e do Colégio Brasileiro de Radiologia:

ESCORE DE CÁLCIO CORONARIANO: FLUXOGRAMA

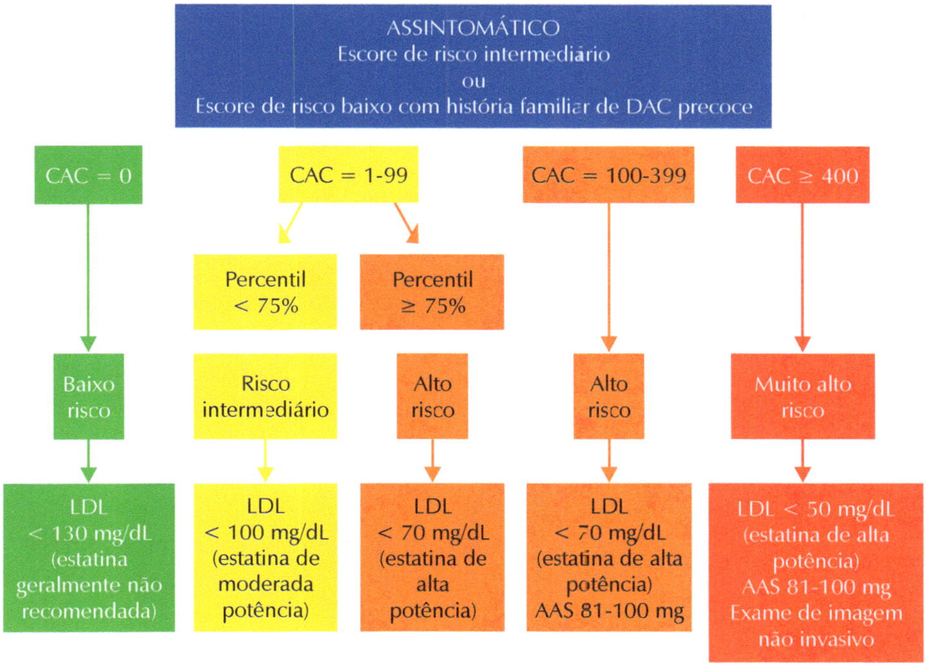

Fonte: Diretriz de Tomografia Computadorizada e Ressonância Magnética Cardiovascular da Sociedade Brasileira de Cardiologia e do Colégio Brasileiro de Radiologia – 2024. Magalhães et al.

Referência

Magalhães TA, Carneiro ACC, Moreira VM, Trad HS, Lopes MMU, Cerci RJ, et al. Diretriz de Tomografia Computadorizada e Ressonância Magnética Cardiovascular da Sociedade Brasileira de Cardiologia e do Colégio Brasileiro de Radiologia – 2024. Arq Bras Cardiol. 2024;121:e20240608.

Resposta da Questão 43

■ Alternativa B

Comentários

Questão clássica – é descrito um paciente com vários fatores de risco com dor e sinais inflamatórios em hálux (podagra) indicando um quadro de gota.

Quais anti-hipertensivos que devem ser evitados em pacientes com gota? Os diuréticos tiazídicos, especialmente a hidroclorotiazida (a indapamida parece não ter tanto problema, com melhor perfil metabólico).

Mensagem: paciente com gota = evitar o uso de tiazídicos.

Referência

Barroso WKS, Rodrigues CIS, Bortolotto LA, Mota-Gomes MA, Brandão AA, Feitosa ADDM, et al. Diretrizes Brasileiras de Hipertensão Arterial – 2020. Arq Bras Cardiol. 2021;116:516-658.

Resposta da Questão 44

■ Alternativa B

Comentários

Homem com HAS resistente (está em uso de quatro medicamentos em doses otimizadas, para ser refratária tem que estar com PA $\geq 140 \times 90$ mmHg, em uso de cinco ou mais medicamentos, incluindo a espironolactona e um diurético de longa ação) e hipocalemia = pensar em hiperaldosteronismo primário. O exame de triagem para investigar hiperaldosteronismo é a relação aldosterona/atividade de renina plasmática. Entretanto, alguns fatores podem interferir no resultado do exame, um dos mais relevantes é o uso da espironolactona, que deve ser suspenso por 4 a 6 semanas antes da dosagem. Outro aspecto importante é corrigir a hipocalemia antes do exame. Se ARP/aldosterona > 30 com aldosterona > 15, o exame é considerado indicativo de hiperaldosteronismo (dependo dos valores são necessários testes confirmatórios antes dos exames de imagem)

Pela diretriz brasileira de HAS de 2020, a principal causa de hiperaldosteronismo primário é a hiperplasia adrenal cortical bilateral (50% a 60% dos casos), em segundo lugar vem o adenoma de adrenal (40%).

Hipertensão resistente

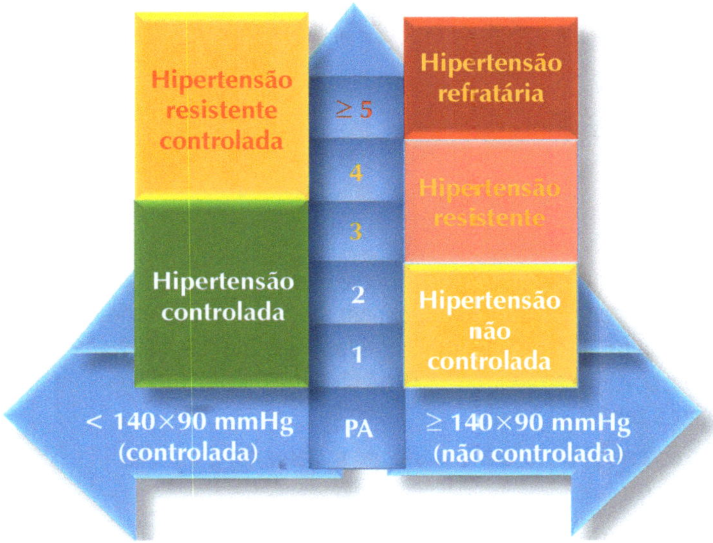

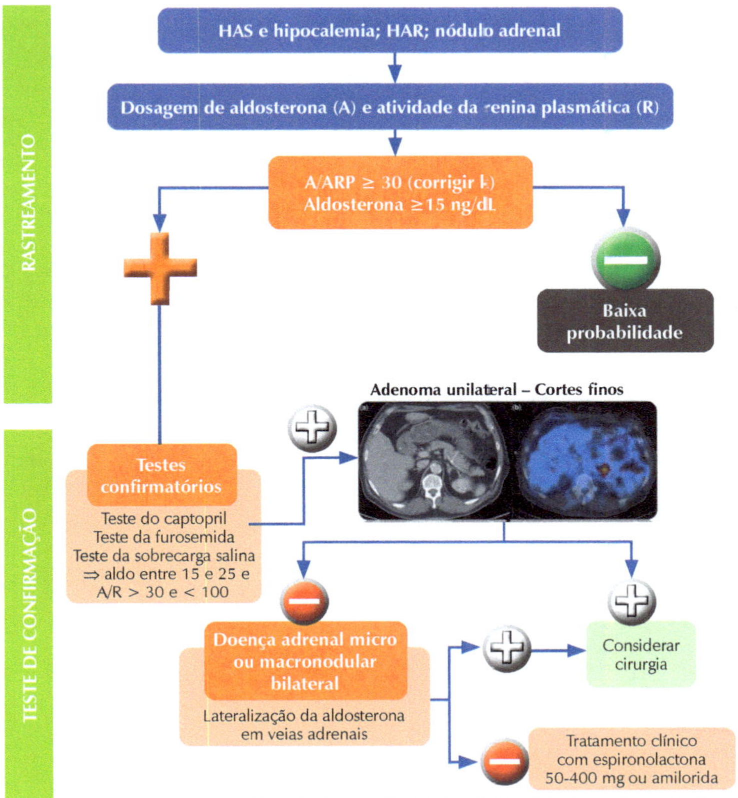

Nota: Aldosterona > 20 e HipoK ou Relação A/R > 100 confirma o diagnóstico.

Fluxograma do Cardiopapers adaptado Diretrizes Brasileiras de Hipertensão Arterial – 2020.

Referência

Barroso WKS, Rodrigues CIS, Bortolotto LA, Mota-Gomes MA, Brandão AA, Feitosa ADDM, et al. Diretrizes Brasileiras de Hipertensão Arterial – 2020. Arq Bras Cardiol. 2021;116:516-658.

Resposta da Questão 45

■ Alternativa A

Comentários

Idoso que estava com bom controle pressórico e evolui, sem motivo aparente, com descontrole da PA e EAP hipertensivo – devemos pensar em Hipertensão renovascular. Como houve piora significativa da função renal com hipercalemia, é bem sugestivo de estenose bilateral de artérias renais, pois era a hiperativação do sistema renina angiotensina aldosterona que ajudava a manter a perfusão renal.

Lembrar que na estenose unilateral o principal tratamento é o IECA.

- Investigação de hipertensão renovascular (HRV).

Indicadores clínicos de HRV	
Probabilidade	*Características*
Baixa (0,2%)	• HA limítrofe ou leve/moderada não complicada
Média (5-15%)	• HA grave ou resistente • HA recente < 30 anos ou > 50 anos • Presença de sopro abdominal • Assimetria de pulsos radiais ou carotídeos • HA moderada associada a tabagismo ou a aterosclerose em outro local (coronária ou carótida) • Déficit da função renal indefinido • Resposta pressórica exagerada ao IECA/BRA
Alta (25%)	• HA grave ou resistente com insuficiência renal progressiva • HA acelerada ou maligna • EAP súbito • Aumento de creatinina induzido por IECA • Assimetria de tamanho ou função renal

- O tratamento intervencionista da hipertensão renovascular atualmente é exceção. A forma de tratar muda de acordo com a etiologia:

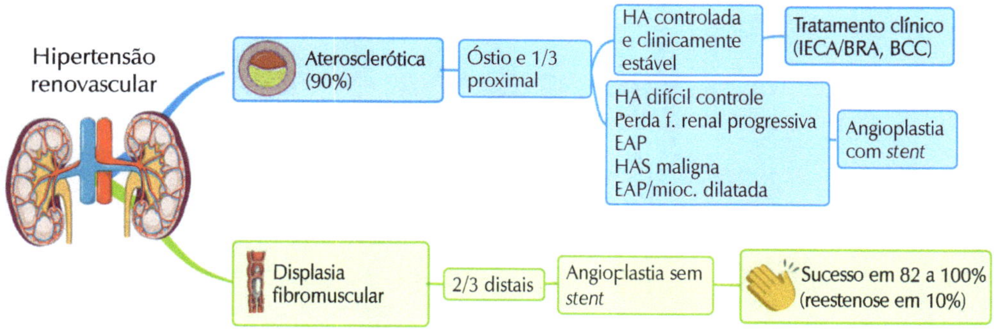

Referência

Barroso WKS, Rodrigues CIS, Bortolotto LA, Mota-Gomes MA, Brandão AA, Feitosa ADDM, et al. Diretrizes Brasileiras de Hipertensão Arterial – 2020. Arq Bras Cardiol. 2021;116:516-658.

Resposta da Questão 46

Alternativa E

Comentários

Podemos observar no gráfico que a PAS inicial na aferição manual se encontra mais elevada, mas durante praticamente todo o tempo a PA está bem abaixo das linha do limite superior da normalidade, a partir da qual seria considerada HAS. Entretanto, no sono vemos que a pressão sistólica apresentou pequeno descenso e a diastólica teve uma pequena elevação, isso pode ser relacionado à SAOS ou uma noite muito mal dormida devido ao incômodo ocasionado pelo aparelho.

O descenso noturno esperado é entre 10% e 20% (queda da PAS e PAD durante o sono).

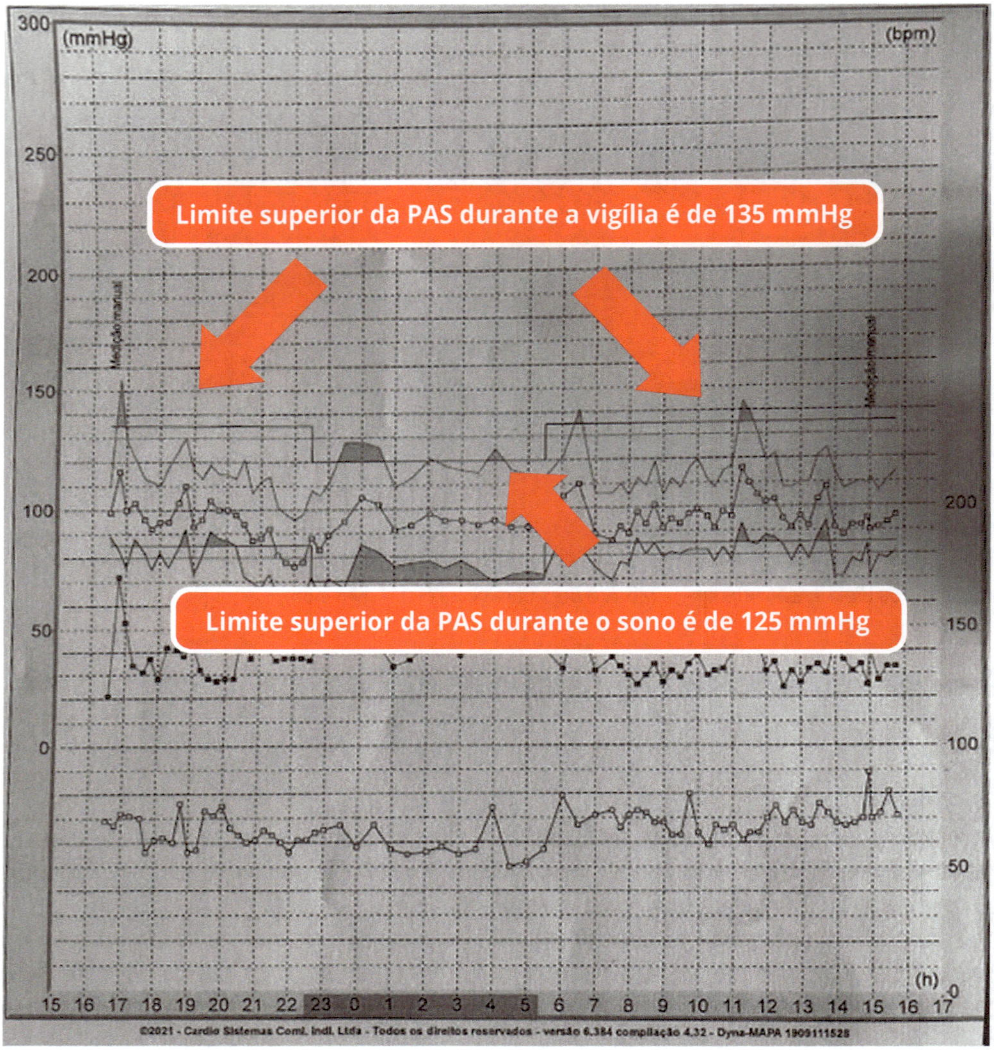

Referência

Feitosa ADM, Barroso WKS, Mion Junior D, Nobre F, Mota-Gomes MA, Jardim PCB, et al. Diretrizes Brasileiras de Medidas da Pressão Arterial Dentro e Fora do Consultório - 2023. Arq Bras Cardiol. 2024;121(4):e20240113.

Resposta da Questão 47

- Alternativa D

Comentários

Paciente com PA de consultório elevada 155×96 mmHg, o que seria compatível com HAS estágio 1. Ao olharmos o ECG é possível ver que a soma da onda R em aVL com S de V3 é > 20 mm. Portanto, preenche o critério de Cornell para HVE (mulheres > 20 mm e homens > 28 mm), que é considerada lesão de órgão alvo (LOA) relacionada à HAS. A onda R de aVL também supera os 11 mm de amplitude, o que é outro sinal de sobrecarga de ventrículo esquerdo ao eletrocardiograma.

Dica: se tem LOA, independentemente de outros fatores, já é de alto risco CV.

Se é de alto risco = iniciar terapia anti-hipertensiva em associação (dupla terapia) e IECA ou BRA + BCC ou IECA ou BRA + tiazídico são boas opções.

	Pressão arterial			
Estágio	PAS 130-139 ou PAD 85-89	HAS estágio 1	HAS estágio 2	HAS estágio 3
Sem FR	Sem risco adicional	Baixo	Moderado	Alto
1 ou 2 FR	Baixo	Moderado	Alto	Alto
≥ 3 FR	Moderado	Alto	Alto	Alto
Presença de LOA, DCV, DRC ou DM	Alto	Alto	Alto	Alto

FR: fator de risco; DM: diabetes mellitus; SM: síndrome metabólica; LOA: lesão de órgão-alvo.
Fonte: Diretrizes Brasileiras de Hipertensão Arterial – 2020.

- Começo o tratamento já com medicação? Com uma ou duas? Ou tento apenas mudança do estilo de vida? Olha só quais são as recomendações:

Fluxograma de tratamento medicamentoso

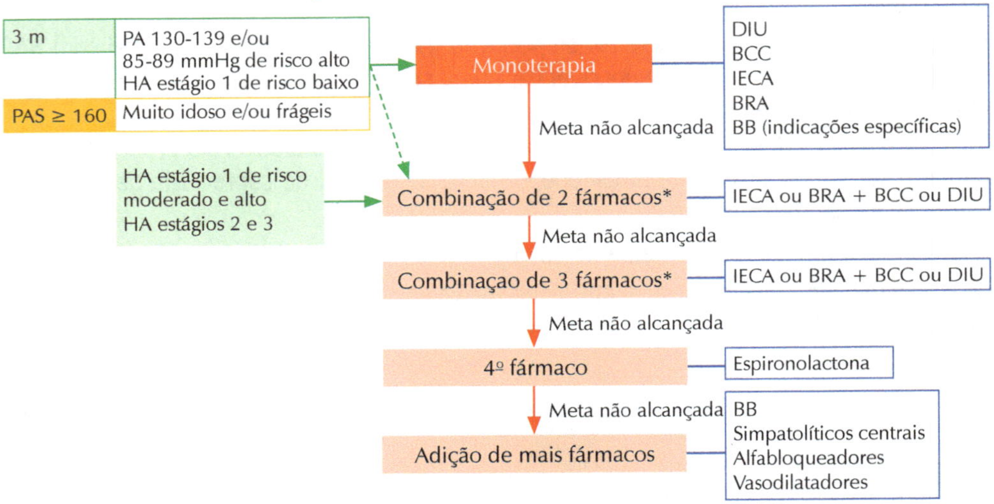

**Otimizar doses, preferencialmente em comprimido único.*
Betabloqueadores devem ser indicados em condições específicas, tais como: IC, pós-IAM, angina, controle da FC, mulheres jovenes com potencial para engravidar, em geral em combinação com outros fármacos.

Referência

Barroso WKS, Rodrigues CIS, Bortolotto LA, Mota-Gomes MA, Brandão AA, Feitosa ADDM, et al. Diretrizes Brasileiras de Hipertensão Arterial – 2020. Arq Bras Cardiol. 2021;116:516-658.

Resposta da Questão 48

■ Alternativa D

Comentários

A questão aborda dois pontos fundamentais: o manejo dos anti-hipertensivos antes do período pré-operatório e o momento mais adequado para a administração dos anti-hipertensivos em pacientes com uso de dose única diária.

1. Manejo dos anti-hipertensivos pré-operatório:

   A preocupação principal é a ocorrência de hipotensão intraoperatória *versus* o risco de crises hipertensivas no pós-operatório. As diretrizes de Avaliação Cardiovascular Perioperatória da Sociedade Brasileira de Cardiologia – 2024 da SBC sugerem que antagonistas do sistema renina-angiotensina-aldosterona (ECA/BRA) podem ser mantidos, mas sua suspensão pode ser considerada em casos selecionados (Grau de recomendação C). Por outro lado, as diretrizes europeias de 2022, recomendam suspender os inibidores do sistema renina-angiotensina no dia da cirurgia eletiva para prevenir hipotensão.

O Stop or Not Trial (2024) trouxe mais evidências sobre o tema, envolvendo 2.222 pacientes que usavam IECA ou BRA antes de cirurgias de grande porte. Eles foram randomizados para manter ou suspender o uso da medicação 48 horas antes da cirurgia. O estudo não mostrou diferença significativa nos desfechos em 28 dias (morte, eventos CV, edema pulmonar, AVC ou arritmias), sugerindo que a conduta deve ser individualizada.

- Pacientes com hipertensão controlada e baixo risco de instabilidade podem manter a medicação.
- Pacientes com risco aumentado de hipotensão intraoperatória ou que fazem cirurgias de grande porte devem considerar a suspensão.

2. Administração de anti-hipertensivos pela manhã ou à noite:

   O HYGIA Trial (2020) trouxe, inicialmente, resultados surpreendentes, mostrando redução de 45% nos eventos cardiovasculares com o uso noturno de anti-hipertensivos. Contudo, o benefício foi considerado excessivo, levantando questionamentos.

   O BedMed Trial (2024) apresentou resultados mais robustos, incluindo 3.357 pacientes com hipertensão em uso de medicação de dose única diária. Os pacientes foram randomizados para administração matutina ou noturna, com *endpoint* primário composto por morte, hospitalização por SCA, IC ou AVC. O estudo não mostrou diferença significativa entre os grupos, corroborando as diretrizes europeias de hipertensão (2024), que recomendam a administração no horário mais conveniente para o paciente, visando melhorar a aderência ao tratamento.

Conclusão

- O uso de IECA/BRA no pré-operatório deve ser individualizado, levando em conta o risco de hipotensão intraoperatória *versus* crises hipertensivas pós-operatórias.
- A administração de anti-hipertensivos deve ser feita no período mais conveniente para o paciente, garantindo maior aderência.

Essa abordagem se alinha às evidências mais recentes e às diretrizes disponíveis, orientando uma conduta prática e segura no manejo perioperatório de pacientes hipertensos.

Referências

Gualandro DM, Fornari LS, Caramelli B, Abizaid A, Gomes BR, Tavares CAM, et al. Diretriz de Avaliação Cardiovascular Perioperatória da Sociedade Brasileira de Cardiologia – 2024. Arq Bras Cardiol. 2024;121(9):e20240590.

Sigrun Halvorsen, Julinda Mehilli, Salvatore Cassese, et al. 2022 ESC Guidelines on cardiovascular assessment and management of patients undergoing non-cardiac surgery. European Heart Journal (2022) 43, 3826–3924. https://doi.org/10.1093/eurheartj/ehac270.

Matthieu Legrand, Jérémy Falcone, Bernard Cholley, et al. Continuation vs Discontinuation of Renin-Angiotensin System Inhibitors Before Major Noncardiac Surgery: The Stop-or-Not Randomized Clinical Trial. JAMA. 2024;332(12):970-978. doi:10.1001/jama.2024.17123.

Ramón C. Hermida, Juan J. Crespo, Manuel Domínguez-Sardiña, et al. Bedtime hypertension treatment improves cardiovascular risk reduction: the Hygia Chronotherapy Trial. Eur Heart J. 2020;41:4565–4576. doi:10.1093/eurheartj/ehz754.

Resposta da Questão 49

■ Alternativa B

Comentários

Esse caso envolve um paciente de 47 anos, assintomático, em prevenção primária, classificado inicialmente como risco intermediário pelos critérios da SBC. Foi realizado um escore cálcio que evidenciou um valor elevado de 373, sendo esse um achado relevante.

O que diz a diretriz SBC 2024 de tomografia computadorizada e ressonância magnética?

1. Indicações para solicitação do escore cálcio:
   - Pacientes assintomáticos com risco cardiovascular intermediário (como é o caso do paciente).
   - Pacientes assintomáticos de baixo risco com histórico familiar de DAC precoce.
2. Interpretação do escore cálcio:
   - O fluxograma apresentado na diretriz orienta que um escore cálcio entre 100 e 399 indica alto risco cardiovascular, o que implica mudanças na abordagem terapêutica.

ESCORE DE CÁLCIO CORONARIANO: FLUXOGRAMA

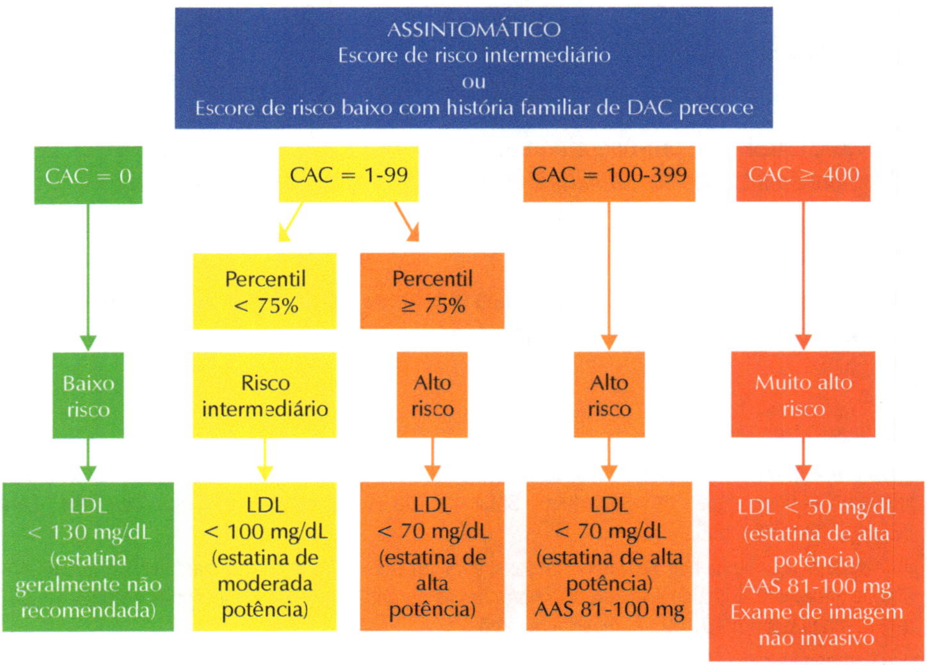

Fonte: Diretriz de Tomografia Computadorizada e Ressonância Magnética Cardiovascular da Sociedade Brasileira de Cardiologia e do Colégio Brasileiro de Radiologia – 2024. Magalhães et al.

Conduta Recomendada

- Meta de LDL: Deve ser atingido um LDL-c < 70 mg/dL, o que exige o uso de estatinas de alta potência (p. ex.: rosuvastatina 20-40 mg ou atorvastatina 40-80 mg).
- Uso de AAS: Considerar ácido acetilsalicílico (81-100 mg/dia) como estratégia adicional de prevenção, desde que não haja contraindicações.

Referência

Magalhães TA, Carneiro ACC, Moreira VM, Trad HS, Lopes MMU, Cerci RJ, et al. Diretriz de Tomografia Computadorizada e Ressonância Magnética Cardiovascular da Sociedade Brasileira de Cardiologia e do Colégio Brasileiro de Radiologia – 2024. Arq Bras Cardiol. 2024;121:e20240608.

Resposta da Questão 50

■ **Alternativa D**

Comentários

A questão aborda uma mulher de 66 anos que desenvolveu dores e fraqueza na porção proximal de membros inferiores, cerca de duas semanas após iniciar o uso de atorvastatina. Apesar dos níveis normais de CPK, esses sintomas podem ser compatíveis com miopatia associada ao uso de estatinas. É fundamental compreender que o diagnóstico de miopatia por estatinas é essencialmente clínico, pois a maioria dos pacientes com sintomas musculares relacionados à estatina apresenta CPK normal, o que não exclui a condição.

O manejo da miopatia relacionada à estatina deve considerar a gravidade dos sintomas e o contexto clínico. De acordo com o SAMSON Trial, muitos dos sintomas atribuídos à estatina podem estar relacionados ao efeito nocebo. Frente a sintomas limitantes ou CPK acima de 7 vezes o limite superior da normalidade, é recomendada a interrupção da estatina, com monitoramento até melhora dos sintomas. Em casos leves, é possível reduzir a dose da estatina ou considerar a troca por outra estatina de diferente perfil farmacológico.

No caso apresentado, trata-se de paciente em prevenção secundária, na qual o uso de estatinas de alta potência é prioritário. Nesse cenário, uma estratégia seria iniciar uma estatina em dose baixa com titulação progressiva, visando alcançar a meta de LDL. Caso a intolerância persista, outras opções incluem o uso de hipolipemiantes que demonstraram redução de desfechos cardiovasculares. Entre eles, destacam-se:

- Ezetimibe (Trial IMPROVE-IT).
- Inibidores de PCSK9, como evolocumab (Trial FOURIER) e alirocumab (Trial Odyssey Outcomes).
- Ácido bempedoico (Trial CLEAR Outcomes, 2023), que demonstrou redução de 13% no *endpoint* primário composto de morte cardiovascular, infarto do miocárdio, AVC e revascularização em pacientes com contraindicação ao uso de estatinas.

O ácido bempedoico é especialmente relevante em pacientes com intolerância à estatina, oferecendo uma alternativa segura e eficaz para a redução de eventos cardiovasculares nesse subgrupo. Assim, no contexto apresentado, é essencial individualizar a abordagem, considerando a gravidade dos sintomas, o histórico cardiovascular e as opções disponíveis para manejo adequado do perfil lipídico.

Referências

Faludi AA, Izar MCO, Saraiva JFK, Chacra APM, Bianco HT, Afiune A Neto, et al. Atualização da Diretriz Brasileira de Dislipidemias e Prevenção da Aterosclerose – 2017. Arq Bras Cardiol. 2017;109(2 Supl 1):1-76.

Nissen SE, et al. Bempedoic Acid and Cardiovascular Outcomes in Statin-Intolerant Patients. N Engl J Med. 2023;388:1353-64.

Resposta da Questão 51

- **Alternativa B**

Comentários

A questão aborda uma paciente com lesões dermatológicas compatíveis com xantomas eruptivos, geralmente associados a hipertrigliceridemia grave. Esses achados podem sugerir condições como a síndrome de quilomicronemia familiar (SQF), uma desordem genética rara e severa. Em 2023, a SBC publicou um posicionamento sobre a síndrome, destacando pontos relevantes:

A SQF é causada pela deficiência da enzima lipase lipoproteica, que tem herança autossômica recessiva, sendo rara devido à necessidade de mutações herdadas de ambos os pais. Essa condição não responde bem à terapia convencional. Os pacientes apresentam níveis de triglicerídeos frequentemente acima de 1000 mg/dL, que pode atingir valores extremos, acompanhados de plasma lipêmico, característico da doença.

O diagnóstico diferencial deve considerar a ausência de causas secundárias de hipertrigliceridemia, como consumo excessivo de álcool, uso de corticosteroides, retinoides em doses elevadas, inibidores de protease, entre outros fatores. O reconhecimento precoce da SQF é fundamental para prevenir complicações, como pancreatite aguda, uma complicação grave associada a níveis muito altos de triglicerídeos.

Referência

Izar MCO, Santos Filho RDD, Assad MHV, Chagas ACP, Toledo Júnior AO, Nogueira ACC, et al. Posicionamento Brasileiro sobre Síndrome da Quilomicronemia Familiar - 2023. Arq Bras Cardiol. 2023;120:e20230203.

Resposta da Questão 52

- **Alternativa D**

Comentários

A) Incorreta. Mulher com HAS estágio III, sem indicação da MAPA no momento, já sendo recomendado o início do tratamento.

B) Incorreta. Mulher já com evento cardiovascular prévio, com diagnóstico de HAS e sem tratamento, não apresenta indicação da MAPA.

C) Incorreta. Homem com HAS descontrolada provavelmente por má aderência ao tratamento, sem indicação da MAPA.

D) Correta. Paciente diabético com pré-hipertensão no consultório e evidência de lesões de órgãos-alvo, pois apresenta SVE no ECG, indicando a presença de HAS mascarada. Suspeita de hipertensão mascarada é indicação formal para a MAPA.

E) Incorreta. A HAB e a hipertensão mascarada (HM) são consideradas apresentações relativamente comuns na gravidez e ocorrem em até 1/3 das gestantes, de modo que a MAPA e o monitoramento residencial da pressão arterial (MRPA) constituam exames complementares úteis na decisão clínica, fundamentais para evitar o tratamento desnecessário e potencialmente lesivo ao feto. Entretanto, nesse caso, o diagnóstico de pré-eclâmpsia com hipertensão grave (> 160×110 mmHg) + lesão de órgão alvo (proteinúria) já se encontra estabelecido e não há dúvida sobre a necessidade do início do tratamento, sem indicação da realização da MAPA no momento.

Indicações da MAPA e da MRPA (GR: I - NE: C)		
Indicações	**MAPA**	**MRPA**
Suspeita de HAB – efeito avental branco	X	X
HA estágio 1 (140-159 e/ou 90-99 mmHg) no consultório	X	X
PA > 140/90 mmHg no consultório sem LOA e baixo RCV	X	X
Hipertensão sistólica isolada ou diastólica isolada no consultório	X	X
Suspeita de HM – efeito de mascaramento	X	X
PA faixa de pré-hipertensão (130-139 e/ou 85-89 mmHg)	X	X
PA < 140/90 mmHg no consultório com LOA e alto RCV	X	X
Suspeita de efeito do avental branco	X	X
PA elevada no consultório ou suspeita de pré-eclâmpsia em gestantes	X	X
Identificar HTNC, HAR e redução excessiva da PA	X	X
Ajustar a medicação anti-hipertensiva	X	X
Assegurar controle adequado da PA	X	X
Avaliar o controle da PA nas 24 horas, durante o sono e atividades diárias	X	
Identificar hipotensão postural, pós-prandial e na sesta	X	
Avaliar as variações da PA na disautonomia	X	
Avaliação de sintomas, principalmente de hipotensão	X	
Monitorar a eficácia do tratamento a longo prazo e melhorar a adesão		X

GR: grau de recomendação; NE; nível de evidência; PA: pressão arterial; MAPA: monitorização ambulatorial da pressão arterial; MRPA: monitorização residencial da pressão arterial; AMPA: automedida da pressão arterial; HA: hipertensão arterial; HAB: HA do avental branco; LOA: lesões de órgãos-alvo; HAR: HA resistente.

Fonte: Feitosa et al. Diretrizes Brasileiras de Medida da Pressão Arterial Dentro e Fora do Consultório.

- Quandо pedir MAPA ou MRPA?

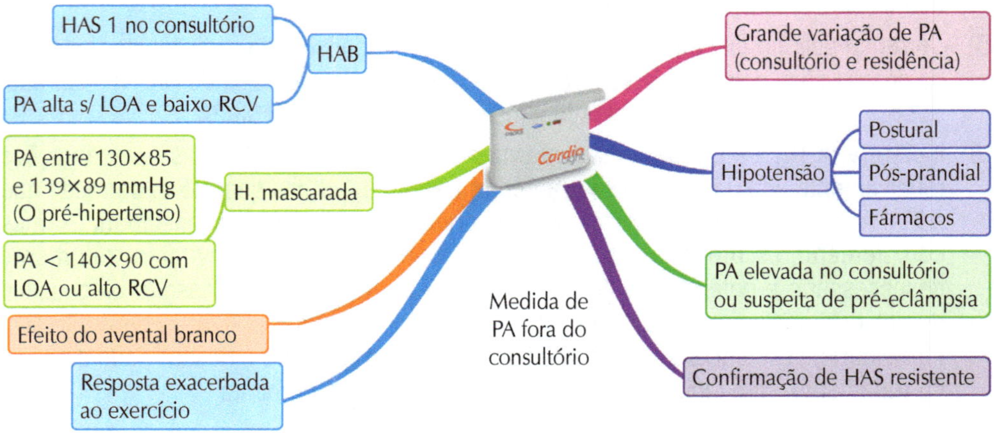

CAPÍTULO 2

Coronariopatia

Questão 1

Homem de 62 anos procura o consultório para consulta de rotina. Encontra-se assintomático. Ele apresenta antecedentes pessoais de doença coronariana, com histórico de infarto agudo do miocárdio (IAM) seguido de angioplastia na artéria coronária direita (CD) há dois anos. Também possui diagnóstico de hipertensão arterial sistêmica (HAS) e sobrepeso, com índice de massa corporal (IMC) de 29 kg/m^2.

Exame físico

Apresenta pressão arterial de 128×70 mmHg, frequência cardíaca de 64 bpm, ritmo cardíaco regular em dois tempos, bulhas normofonéticas, sem sopros, murmúrios vesiculares presentes e sem ruídos adventícios, boa perfusão periférica e ausência de edemas em membros inferiores.

O paciente faz uso regular de enalapril 10 mg duas vezes ao dia, rosuvastatina 40 mg uma vez ao dia, ácido acetilsalicílico (AAS) 100 mg uma vez ao dia e bisoprolol 5 mg uma vez ao dia.

Nos exames complementares, o ecocardiograma transtorácico revelou fração de ejeção de 58%, sem alterações segmentares. O perfil laboratorial apresentou colesterol total de 112 mg/dL, LDL de 40 mg/dL, HDL de 36 mg/dL, triglicerídeos de 180 mg/dL, glicemia de jejum de 96 mg/dL, hemoglobina glicada de 5,5% e creatinina de 0,9 mg/dL.

Em relação ao caso, podemos afirmar que:

A) A reabilitação cardiopulmonar melhora a qualidade de vida, mas não reduz desfechos duros como morte e infarto agudo do miocárdio (IAM).

B) A suspensão do betabloqueador não traz aumento de eventos cardiovasculares.

C) O uso de semaglutida 2,4 mg subcutânea, uma vez por semana, mostrou redução de eventos cardiovasculares maiores (MACE).

D) A sibutramina é uma opção farmacológica para a redução de peso nesse paciente.

Questão 2

Mulher de 61 anos apresenta antecedentes de infarto agudo do miocárdio (IAM) prévio, dislipidemia (DLP), diabetes *mellitus* tipo 2 (DM2) e hipertensão arterial sistêmica (HAS). Em uso regular de AAS 100 mg/dia, rosuvastatina 10 mg/dia, ramipril 5 mg uma vez ao dia e metformina XR 500 mg uma vez ao dia. O exame físico revela: IMC de 24 kg/m^2, pressão arterial de 132×81 mmHg e frequência cardíaca de 67 bpm. Nos exames laboratoriais, apresenta HbA1c de 6,7% e LDL de 65 mg/dL. Marta procurou uma segunda opinião após passar por um médico que indicou uma soroterapia contendo os seguintes componentes: 3 g de Na_2EDTA, 2 g de cloreto de magnésio, 100 mg de procaína HCL, 2500 U de heparina não fracionada, 7 g de ácido ascórbico com 2 mEq de KCl, 100 mg de tiamina, 250 mg de ácido pantotênico, 100 mg de piridoxina, 840 mg de bicarbonato de sódio, diluídos em 500 mL de água destilada.

Qual seria sua opinião sobre o caso?

A) Esse soro nunca foi estudado e não deve ser usado. Deve-se aumentar a dose da rosuvastatina.

B) O estudo mais recente sobre o tema não mostrou benefício com o uso dessa soroterapia. Deve-se aumentar a dose da rosuvastatina e associar-se iSGLT2 e/ou análogo GLP1.

C) O estudo mais recente sobre o tema não mostrou benefício com o uso dessa soroterapia. Deve-se aumentar a dose da rosuvastatina. Não há indicação de outra medicação para o DM2.

D) Considerar associar análogo de GLP-1 e não opinar sobre a conduta do outro médico.

Questão 3

Paciente com histórico de hipertensão arterial sistêmica foi admitido no pronto-socorro apresentando dor torácica típica. Exames laboratoriais revelaram troponina ultrassensível 10 vezes acima do limite superior da normalidade. O eletrocardiograma evidenciou infradesnível de ST de V1 a V4. Realizou cateterismo cardíaco precoce, que demonstrou lesão de 90% na artéria descendente anterior (DA) no terço médio. Procedeu-se à angioplastia com sucesso.

No segundo dia de internação, o ecocardiograma mostrou fração de ejeção de 53% sem alterações segmentares. Exame físico revelou pressão arterial de 126×80 mmHg, frequência cardíaca de 78 bpm, ausculta cardíaca com ritmo cardíaco regular em dois tempos sem sopros, murmúrio vesicular presente sem estertores, ausência de edema em membros inferiores e boa perfusão periférica.

Sobre o uso de betabloqueadores nesse paciente, a alternativa correta é:

A) O betabloqueador deve ser mantido de maneira contínua após a angioplastia.

B) As evidências mais recentes sugerem que não há benefício no uso rotineiro do betabloqueador nesse cenário.

C) O betabloqueador deve ser prescrito por um período de 6 meses a 2 anos, no máximo.

D) Apenas succinato de metoprolol, carvedilol ou bisoprolol são opções recomendadas nesse caso.

Questão 4

Homem de 68 anos é encaminhado da UPA para o Hospital Universitário com dor precordial há 8 horas, evoluindo com dispneia e hipotensão.

Antecedentes

Hipertensão arterial sistêmica (HAS), dislipidemia (DLP) e tabagismo.

Medicamentos em uso: Enalapril 10 mg 2 vezes ao dia, anlodipino 10 mg/dia, sinvastatina 20 mg/dia.

Exame físico na admissão

Pressão arterial de 81 × 45 mmHg, ritmo cardíaco regular, bulhas normofonéticas com presença de B3, estertores crepitantes na metade inferior dos campos pulmonares e extremidades apresentando má perfusão.

ECG

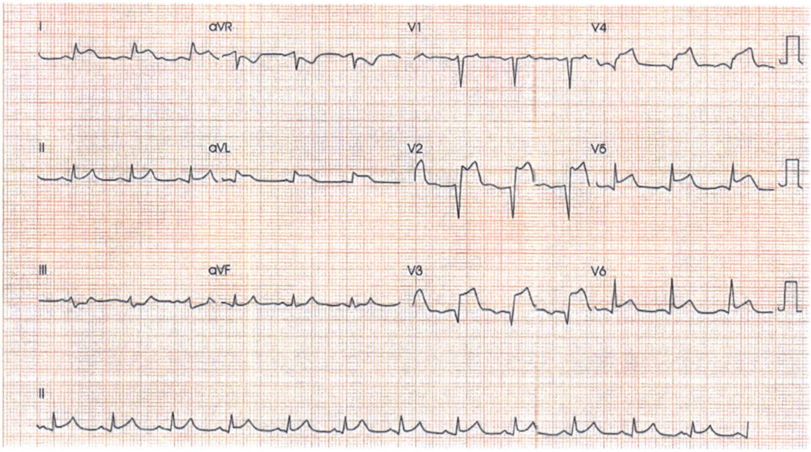

Exames laboratoriais

pH 7,15, lactato 4,5 mmol/L e bicarbonato 14 mEq/L, caracterizando acidose metabólica grave. Foi iniciado suporte hemodinâmico com dobutamina e noradrenalina, e o paciente foi encaminhado para o cateterismo. O procedimento mostrou artéria descendente anterior (DA) ocluída em óstio e uma lesão de 80% em artéria circunflexa no terço médio. Angioplastia foi realizada com sucesso na DA.

Em relação ao caso, o que dizem as evidências sobre suporte circulatório mecânico em situações como essa?

A) O uso de balão intra-aórtico reduz mortalidade.

B) O uso de ECMO veno-arterial reduz mortalidade.

C) O uso de Impella reduz mortalidade.

D) Nenhum dispositivo de assistência mostrou reduzir mortalidade no choque cardiogênico.

Questão 5

Mulher de 65 anos procura emergência cardiológica, com disponibilidade de hemodinâmica 24 horas, apresentando dor precordial em aperto, com sudorese profusa, de início há 30 minutos. Relata ser hipertensa e ex-tabagista, em uso de enalapril 20 mg 12/12h, anlodipino 5 mg, 1×/dia e sinvastatina 20 mg.

Exame

PA 144×90 mmHg, FC 92 bpm, peso 60 kg; pálida, sudoreica, ausculta cardíaca sem alterações, murmúrio vesicular presente e simétrico sem ruídos adventícios. Realizou o seguinte eletrocardiograma:

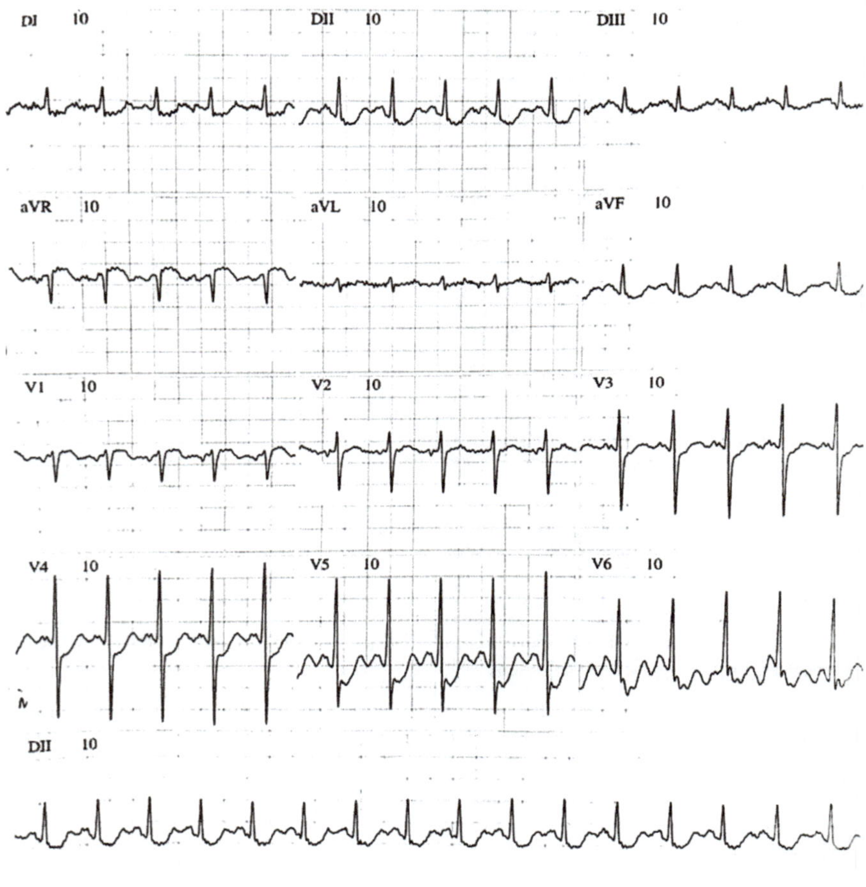

Foram administrados os seguintes medicamentos: AAS 200 mg, nitrato sublingual 5 mg com melhora da dor e desaparecimento do infradesnível do segmento ST e enoxaparina 60 mg SC.

Troponina ultrassensível coletada com uma hora do início da dor mostrou valor 3,5 vezes acima do limite superior da normalidade.

Qual das alternativas é a opção preferencial de tratamento nesse momento?

A) Administrar prasugrel 60 mg agora, deixar 10 mg 1×/dia e encaminhar para cinecoronariografia em até 48 horas.

B) Encaminhar para cinecoronariografia em até 24 horas, administrar o segundo antiplaquetário, preferencialmente ticagrelor ou prasugrel na sala de hemodinâmica.

C) Administrar ticagrelor 180 mg agora, deixar 90 mg 12/12h e encaminhar para a cinecoronariografia em menos de 24 horas.

D) Encaminhar para cinecoronariografia em 24 a 48 horas, administrar o segundo antiplaquetário, preferencialmente ticagrelor ou prasugrel, na sala de hemodinâmica.

E) Administrar 300 mg de clopidogrel, deixar 75 mg, 1×/dia e encaminhar para cinecoronariografia em até 24 horas.

Questão 6

Homem de 57 anos apresenta histórico de infarto agudo do miocárdio (IAM) ocorrido há 2 anos, tratado com angioplastia e colocação de *stent* no terço médio da descendente anterior (DA). Atualmente, mantém uma lesão residual de 80% em terço distal da circunflexa, sem indicação para nova intervenção. Relata angina estável, classificada como CCS 1, e nega episódios de dispneia.

Antecedentes

O paciente possui diabetes *mellitus* tipo 2 há 10 anos, com retinopatia leve, e hipertensão arterial sistêmica. Está em uso regular de AAS 100 mg, bisoprolol 5 mg, perindopril 10 mg, rosuvastatina 20 mg, metformina 1 g e dapagliflozina 10 mg.

Exame físico

Apresenta pressão arterial de 124×76 mmHg, frequência cardíaca de 56 bpm e índice de massa corporal (IMC) de 31 kg/m^2. O ecocardiograma revela fração de ejeção (FE) de 48%, enquanto os exames laboratoriais mostram glicemia de 114 mg/dL e hemoglobina glicada de 6,9%. No teste ergométrico (TE), realizado pelo protocolo de Bruce, observou-se infradesnivelamento de 1 mm no 8º minuto, com frequência cardíaca de 155 bpm, porém sem dor torácica associada.

Sobre esse caso, é correto afirmar:

A) Como TE alterado, paciente não deverá realizar exercícios físicos.

B) Os exercícios aeróbicos de leve/moderada intensidade podem ser realizados, mas a musculação deve ser evitada.

C) A musculação tem pouco papel no controle glicêmico e na perda de massa gorda.

D) O risco de eventos cardiovasculares é menor durante a prática de exercícios resistidos do que com exercícios aeróbicos.

Questão 7

Mulher de 36 anos chegou à UPA com dor precordial em queimação de forte intensidade, de início há uma hora, com irradiação para membros superiores.

Relata antecedente de valvopatia reumática e troca valvar há 2 anos. Perdeu o seguimento médico e nos últimos 3 meses está usando os medicamentos de maneira irregular. Não sabe referir detalhes sobre sua doença e os medicamentos em uso.

Foi encaminhada ao cateterismo devido à presença de SCA com supradesnível do segmento ST.

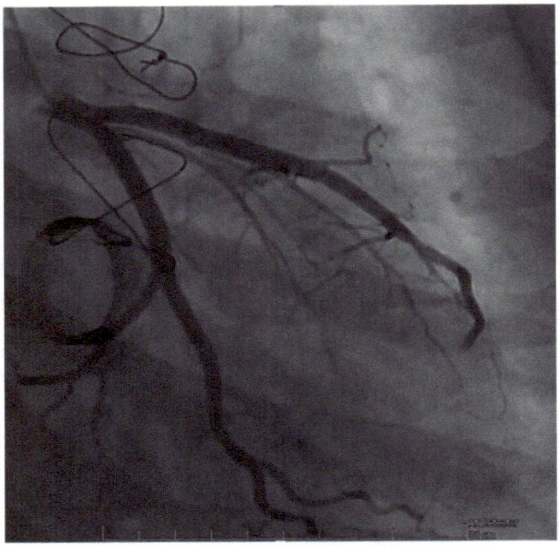

Sobre o caso, assinale a alternativa correta:

A) Deverá usar dupla antiagregação plaquetária por pelo menos um ano.

B) O mecanismo fisiopatológico do infarto agudo do miocárdio pode ser classificado como do tipo 2.

C) Estatinas de alta potência como a rosuvastatina 20 a 40 mg ou atorvastatina de 40 a 80 mg são essenciais no tratamento.

D) Apresenta doença aterosclerótica evidente com obstrução no terço médio-distal da artéria descendente anterior.

Questão 8

Paciente tabagista e diabético apresenta quadro de dor precordial em aperto, associado à sudorese, com início há 30 minutos. Foi administrado AAS 300 mg na unidade de pronto atendimento.

Exame físico

Apresenta pressão arterial de 138×90 mmHg, frequência cardíaca de 88 bpm e pulsos simétricos. Em seguida, foi realizado um eletrocardiograma.

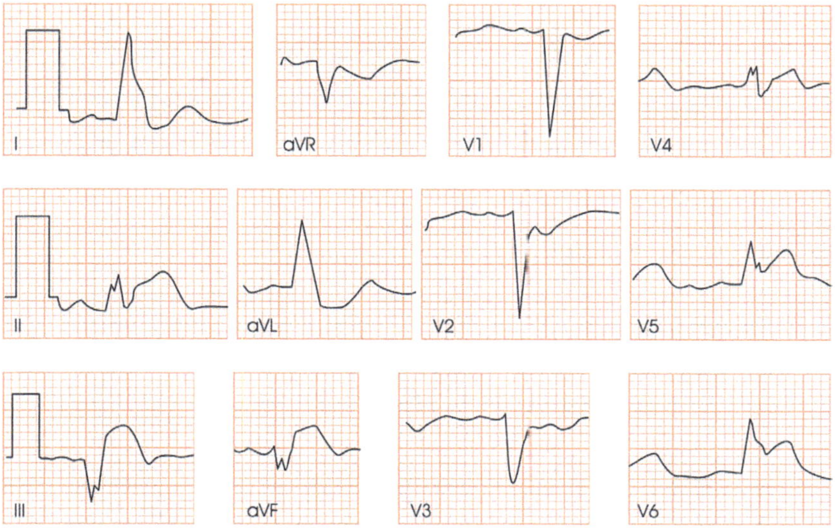

Sobre o caso, a alternativa correta é:

A) O paciente apresenta indícios de oclusão coronariana aguda e deverá ser encaminhado ao cateterismo de emergência (< 2 horas).

B) O eletrocardiograma não apresenta alterações significativas, e a administração do nitrato levará, provavelmente, à melhora da dor.

C) É uma SCA com supra de ST, com indicação formal de trombólise caso o tempo para angioplastia primária seja > 180 minutos.

D) É uma SCA sem supra de alto risco, deverá fazer o cateterismo em 24 horas e administrar o segundo antiplaquetário na sala de hemodinâmica.

Questão 9

Homem de 52 anos, hipertenso e dislipidêmico, chega ao pronto-socorro apresentando dor torácica típica com irradiação para o membro superior esquerdo e sudorese associada.

No exame físico

Apresenta pressão arterial e frequência cardíaca normais. O eletrocardiograma mostra infradesnível do segmento ST de 1 mm em V5 e V6, associado à inversão da onda T. A dor persiste mesmo após administração de três comprimidos sublinguais de nitrato.

Sobre a conduta mais adequada para esse paciente, assinale a alternativa correta:

A) Aguardar a dosagem de troponina para definir a conduta do paciente.

B) Programar o cateterismo cardíaco para as próximas 24 horas.

C) Encaminhar o paciente para cateterismo de emergência em menos de duas horas.

D) É imprescindível a realização de um ecocardiograma para definir a conduta do paciente.

Questão 10

Paciente diabético de 55 anos com bom controle clínico realizou teste ergométrico para avaliação pré-participação em corrida de rua de 10 km. Refere dor torácica atípica, sem relação clara com o esforço. Atingiu 99% da FC máxima prevista para a idade, o eletrocardiograma não apresentou alterações significativas durante o esforço e o paciente completou 10 minutos no protocolo de Bruce.

ECG durante o primeiro minuto da recuperação:

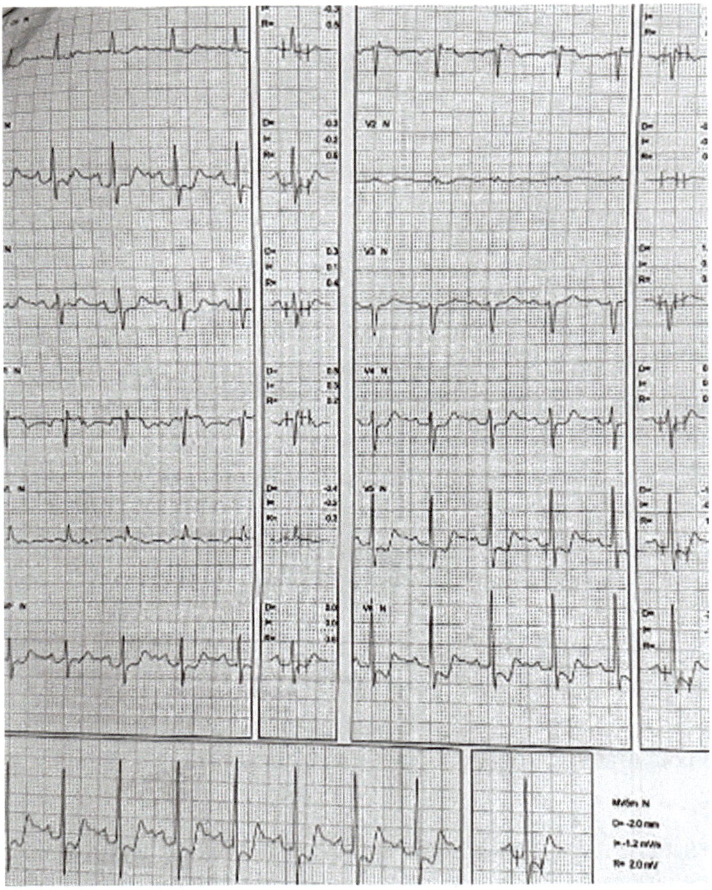

Sobre esse caso, a alternativa correta é:

A) As alterações no segmento ST preenchem critérios para isquemia, mas quando acontecem apenas na recuperação têm pouco valor para o diagnóstico de doença arterial coronariana (DAC) obstrutiva.

B) Na recuperação, os critérios de positividade são diferentes do esforço e, para ser considerado positivo, o infradesnivelamento deve ter mais de 2,0 mm.

C) O infradesnivelamento do segmento ST observado exclusivamente na recuperação apresenta as mesmas acurácias diagnóstica e prognóstica ao constatado durante o esforço.
D) O padrão do infradesnivelamento do segmento ST mostrado é mais associado à insuficiência coronária de causa não obstrutiva.

Questão 11

Sobre o caso anterior, a pressão arterial no início do teste ergométrico era de 125×80 mmHg e a do pico do esforço 205×90 mmHg. A resposta da PA ao esforço, pode ser considerada:

A) Normal.
B) Resposta anormal apenas na PA diastólica.
C) Hipertensiva/anormal.
D) Hiper-reativa.

Questão 12

Paciente com histórico de hipertensão arterial sistêmica (HAS) e dislipidemia (DLP), em uso de losartana 50 mg/dia e sinvastatina 20 mg/dia, apresenta desconforto precordial em aperto, desencadeado ao subir uma ladeira íngreme próxima à sua residência, com melhora após 5 minutos de repouso. O quadro iniciou-se há 4 meses.

Exame físico

A pressão arterial era de 135×84 mmHg e a frequência cardíaca de 92 bpm. Ritmo cardíaco regular em dois tempos, bulhas normofonéticas e sem sopros. Ausculta pulmonar com murmúrio vesicular presente, sem estertores ou outras alterações relevantes. Não havia edema em membros inferiores, com boa perfusão periférica.

Exames complementares

O colesterol total foi de 182 mg/dL, LDL de 103 mg/dL, HDL de 39 mg/dL, triglicerídeos de 200 mg/dL e creatinina de 0,8 mg/dL. O eletrocardiograma não apresentou alterações relevantes e o ecocardiograma mostrou hipertrofia ventricular esquerda discreta, com fração de ejeção de 62%.

Em relação a esse caso, as diretrizes mais recentes recomendam:

A) A utilização do escore de Diamond-Forrester para cálculo da probabilidade pré-teste de doença arterial coronariana (DAC).
B) A angiotomografia, a cintilografia miocárdica e o teste ergométrico possuem igual grau de recomendação na avaliação funcional e anatômica, conforme diretrizes europeias.
C) Em caso de confirmação de DAC, o uso de betabloqueador e ivabradina é recomendado para controle da angina e redução do risco de eventos cardiovasculares.
D) Mesmo com a exclusão de obstrução coronariana superior a 50%, não se pode eliminar a possibilidade de dor de origem isquêmica.

Questão 13

Homem de 63 anos chega ao pronto-socorro referindo dor torácica típica de início há 2 horas.

Antecedentes

Hipertensão arterial sistêmica há 5 anos e diabetes *mellitus* há 3 anos. Medicamentos em uso: enalapril 10 mg duas vezes ao dia, metformina 850 mg por dia e sinvastatina 20 mg por dia.

Exame físico

Índice de massa corporal de 27,6 kg/m², pressão arterial de 142×70 mmHg, ritmo cardíaco regular em bulhas normofonéticas, sem sopros, turgência jugular positiva a 45 graus e estertores crepitantes discretos bibasais.

ECG

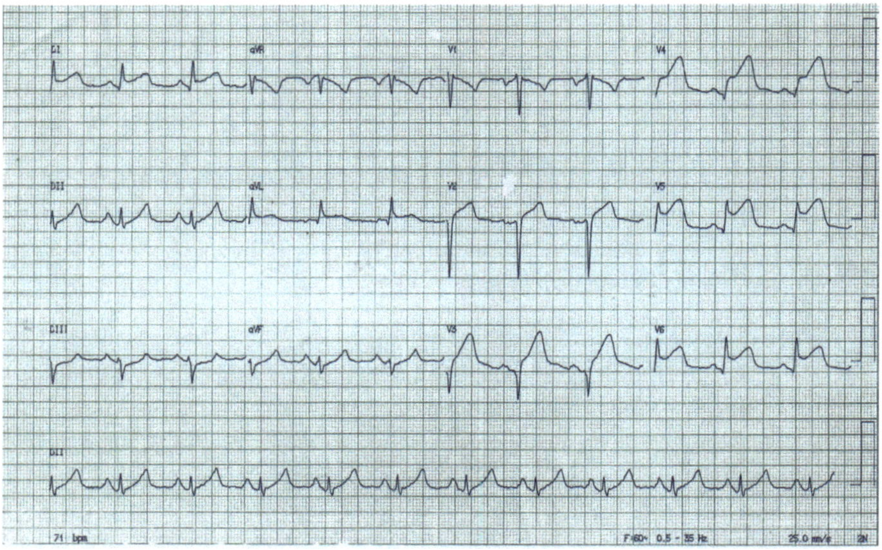

Encaminhado para o cateterismo cardíaco que mostrou:

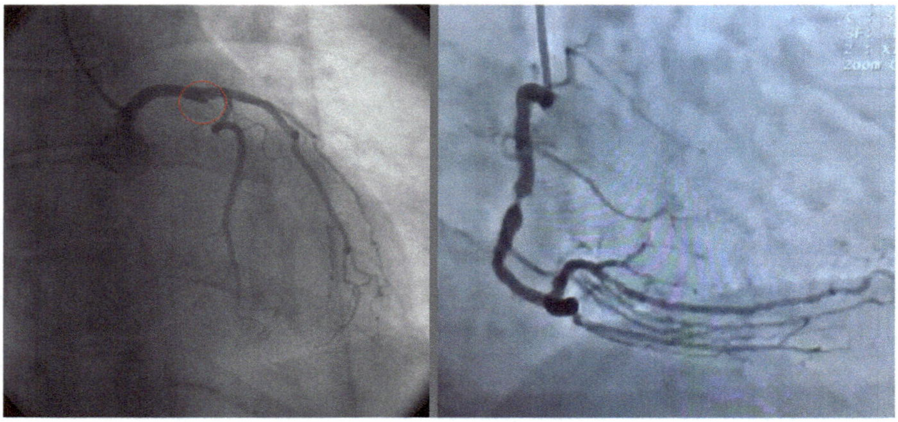

De acordo com a diretriz de síndrome coronariana aguda do ESC, qual seria a melhor abordagem para a lesão de coronária direita?

A) Manter em tratamento conservador.
B) Obrigatoriamente abrir já nesse cate.
C) Obrigatoriamente abordar antes da alta hospitalar.
D) Abordar nesse cate ou em até 45 dias do evento inicial.

Questão 14

Homem de 70 anos apresenta dispneia aos moderados esforços há 3 meses. A ecocardiografia mostrou fração de ejeção de 27% com alterações segmentares, incluindo acinesia apical e hipocinesia dos demais segmentos. O cateterismo revelou lesões triarteriais comprometendo os segmentos proximais dos grandes vasos, com um escore Syntax de 21. A ressonância magnética mostrou viabilidade de todos os segmentos. Durante a conversa sobre as opções terapêuticas entre tratamento clínico, cirurgia ou angioplastia, o paciente recusou intervenção cirúrgica.

Nesse contexto, podemos afirmar que:

A) A intervenção percutânea nesse caso traz benefícios em reduzir mortalidade caso haja presença de viabilidade miocárdica.
B) A intervenção percutânea nesse caso traz benefícios em reduzir mortalidade independentemente de presença de viabilidade miocárdica.
C) Não temos evidências conclusivas se a intervenção percutânea reduz desfechos nesses casos.
D) Intervenção percutânea não demonstrou redução de desfechos cardiovasculares nesses casos.

Questão 15

Homem de 59 anos, diabético e hipertenso, acordou com dor precordial em aperto associada à sudorese, com início há uma hora.

Realizou o ECG, mostrado a seguir:

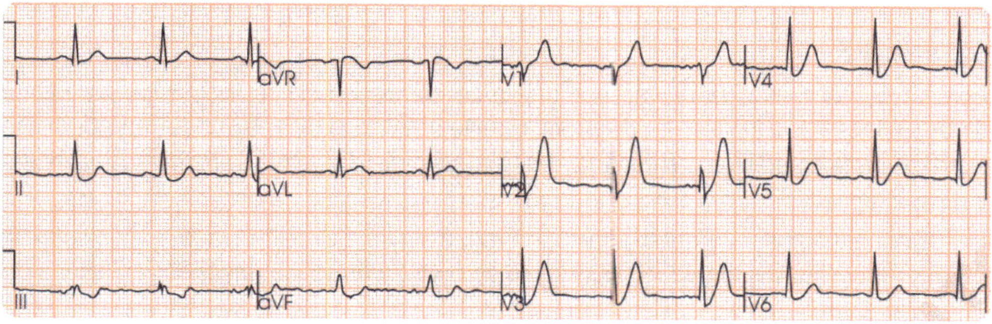

Sobre o caso, qual a alternativa correta é?

A) A lesão culpada pelo IAM está na artéria coronária direita, evidenciado pelo infradesnível inferior.

B) O caso é uma SCA sem supra de ST de alto risco, devendo realizar o cateterismo em até 24 horas.

C) A presença de onda T hiperaguda mostra uma fase inicial do IAM com supra, que deverá tornar-se mais evidente nos próximos minutos.

D) O padrão eletrocardiográfico é um equivalente de supra, associado à oclusão na artéria DA.

Questão 16

Mulher de 38 anos com obesidade grau I vem encaminhada por endocrinologista para avaliação sobre realização de exercícios físicos. Sedentária há mais de 10 anos. Deseja iniciar treinamento em uma academia de crossfit. Assintomática do ponto de vista cardiovascular. Nega história familiar de doença cardiovascular precoce.

Exame físico

Normal. PA 125×80 mmHg.

Exames complementares

Iniciou semaglutida SC para perda de peso há 2 semanas. HbA1c: 5,2%. LDL: 92 mg/dL. HDL: 45 mg/dL. Triglicerídeos: 147 mg/dL. ECG: sem alterações.

O que você faria quanto à liberação para os exercícios físicos? Investigaria coronariopatia de alguma forma?

A) Pediria angio-TC de coronárias antes de dar laudo para realização de exercícios físicos.

B) Solicitaria teste ergométrico antes de dar o atestado para realização de exercícios físicos.

C) Libero apenas após avaliação de ortopedista, uma vez que a paciente está acima do peso e pode se lesionar.

D) Não solicitaria mais nenhum exame complementar e daria o laudo para atividade física, já que se trata de atividade de moderada intensidade e a paciente é assintomática.

Questão 17

Homem de 48 anos com diagnóstico prévio de coronariopatia realizou angiotomografia de coronárias há 4 meses devido à dor completamente atípica. O exame revelou lesão de 70% em terço médio da coronária direita e lesão de 20% em Cx proximal. Atualmente está assintomático.

Em uso de metoprolol 25 mg/d, enalapril 5 mg, 2×/dia, AAS 100 mg/dia, e atorvastatina 80 mg. Apresenta LDL de 48 mg/dL, HbA1c de 5,4%, e pressão arterial no consultório de 121×73 mmHg.

Teste ergométrico

Infradesnivelamento de 1 mm com padrão horizontal do segmento ST em D2, D3 e aVF, no 5º estágio do protocolo de Ellestad, com frequência cardíaca de 150 bpm. Ausência de sintomas.

Ecocardiograma sem alterações. FE 67%.

Qual sua conduta?

A) Suspender atividade física, uma vez que essa pode expor o paciente a risco de infarto.

B) Liberar para todas as atividades físicas, considerando que a reabilitação traz benefícios, inclusive redução de mortalidade, nesses casos.

C) Orientar atividade física até frequência cardíaca de 135-140 bpm e estimular o uso de smartwatch.

D) Otimizar terapia farmacológica e suspender atividade física por ora.

Questão 18

Mulher de 64 anos chega ao pronto-socorro com quadro de dor torácica típica iniciada há 3 horas.

Antecedentes pessoais

Dislipidemia e pré-diabetes.

Exame físico

Sem alterações relevantes.

Exames complementares

- Cateterismo cardíaco: tronco da coronária esquerda (TCE), descendente anterior (DA) e circunflexa (Cx) com irregularidades. Coronária direita sem lesões.
- Ventriculografia: hipocinesia inferior grau 2+/4.
- Ecocardiograma: hipocinesia inferior, fração de ejeção (FE) de 53%, sem outras alterações.
- Troponina aumentada 20 × o limite superior da normalidade.

Sobre o caso, qual é a conduta mais apropriada?

A) Como o cateterismo veio sem lesões obstrutivas, está descartada a hipótese de infarto agudo do miocárdio (IAM).

B) O uso de imagem intravascular pode ajudar a definir a etiologia da doença.

C) Como já temos ventriculografia e ecocardiograma, a utilidade da ressonância magnética é marginal.

D) Não está indicado o uso de dupla antiagregação nesse caso.

Questão 19

Homem de 61 anos, admitido no pronto-socorro com queixa de dor torácica típica, recorrente há 20 horas, sendo o maior episódio com duração de 20 minutos.

Histórico médico pregresso inclui hipertensão arterial sistêmica (HAS), diabetes *mellitus* (DM), dislipidemia (DLP) e doença renal crônica (DRC) em estágio IV (creatinina basal de 2,45 mg/dL e taxa de filtração glomerular estimada pela fórmula CKD-EPI de 29 mL/min/1,73 m^2).

Exame físico

Pressão arterial de 152×80 mmHg, frequência cardíaca de 80 bpm, sem sopros cardíacos, eletrocardiograma em bases de alterações hipertensivas.

Exames laboratoriais iniciais

Troponina 80 ng/L (valor normal < 5 ng/L), Creatinina 2,6 mg/dL (taxa de filtração glomerular estimada: CKD-EPI 27 mL/min/1,73 m^2).

ECG

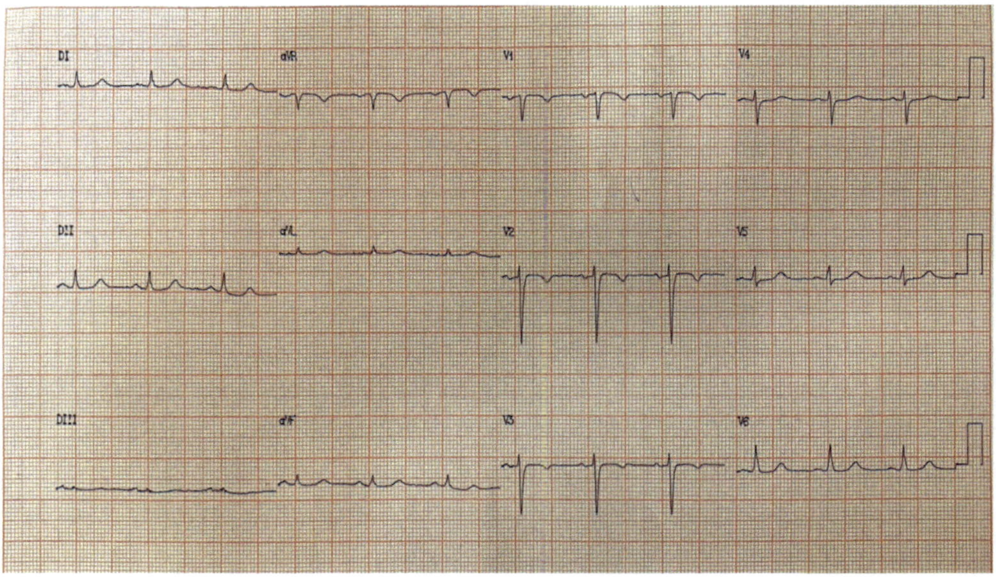

Sobre o caso, assinale a alternativa correta:

A) Como paciente com DRC avançada, deve-se postergar a realização de cateterismo até estabilização da função renal.

B) O aumento da troponina pode ser justificado pela disfunção renal.

C) Caso haja lesão tratável por via percutânea, o uso de IVUS pode ser útil para reduzir risco de piora da função renal.

D) O uso de enoxaparina está contraindicado nesse caso.

Questão 20

Homem de 59 anos vem ao consultório para consulta de rotina. Tem DAC crônica multiarterial em tratamento clínico. Atualmente, angina CCS 2. Nega outros sintomas.

Antecedentes

HAS, DLP e obesidade. Em uso de: AAS 100 mg/dia, rosuvastatina 20 mg/dia, succinato de metoprolol 50 mg 1×/dia, ramipril 10 mg/dia.

Exame físico

PA 128×80 mmHg, FC 72 bpm, IMC 32 kg/m². Sem alterações.

ECG

Alterações inespecíficas da repolarização ventricular.

Eco-TT: FE 61%.

Ergométrico

Capacidade funcional de 8 METs. Fez dor torácica não limitante associada a infra de ST de 1 mm horizontal no pico do esforço em 2 derivações. Duração do infra de ST de 2 minutos.

Sobre o caso:

A) Paciente não deve ter relações sexuais ou fazer reabilitação enquanto estiver com esse grau de sintomas.

B) Colchicina já consta nas diretrizes mais recentes, como opção para ser usada na maioria dos casos de coronariopatia, tanto crônica quanto aguda.

C) Ivabradina é uma boa opção de antianginoso nesse caso de acordo com as diretrizes atuais.

D) Caso seja optado por tratamento farmacológico da obesidade, os agonistas GLP-1 são uma boa opção.

Questão 21

Conforme as Diretrizes da Sociedade Brasileira de Cardiologia sobre Angina Instável e Infarto Agudo do Miocárdio sem Supradesnível do Segmento ST – 2021, assinale a alternativa correta.

A) Se a previsão de realização do cateterismo for > 24 horas, o inibidor da P2Y12, clopidogrel, ticagrelor ou prasugrel devem ser administrados na sala de emergência.

B) Em pacientes com mais de 75 anos não deve ser feita a dose de ataque do clopidogrel devido ao maior risco de sangramento.

C) Uso de fondaparinux 2,5mg SC 1 vez ao dia por 8 dias ou até a alta hospitalar é uma alternativa à enoxaparina, especialmente no paciente de elevado risco hemorrágico.

D) Pacientes com histórico de AVC prévio não devem usar inibidores da P2Y12, devido ao risco aumentado de sangramento intracraniano.

E) A enoxaparina não pode ser utilizada (classe III) em pacientes com peso maior do que 100 kg.

Questão 22

Em relação ao uso dos biomarcadores de necrose miocárdica, em pacientes com dor torácica e suspeita de SCA, assinale a alternativa correta:

A) Na ausência da troponina, deve ser solicitada a CK-MB massa e a mioglobina.

B) Na indisponibilidade de troponina ultrassensível, a troponina convencional deve ser dosada na admissão e após 9 horas, caso a primeira dosagem seja normal.

C) A troponina é o marcador de eleição, mas como a dosagem da CK-MB massa auxilia no diagnóstico de reinfarto, elas devem ser solicitadas em conjunto.

D) Quando a troponina ultrassensível estiver disponível, a dosagem sérica deve ser realizada na admissão e idealmente reavaliada em 1h ou até 2h.

E) Troponina alterada (acima do percentil 99), confirma o diagnóstico de infarto agudo do miocárdio.

Questão 23

Em relação ao uso de exames não invasivos na investigação de paciente com dor torácica na emergência, assinale a alternativa **incorreta**:

A) Pacientes de baixo risco e com biomarcadores normais podem ser encaminhados para teste ergométrico após 6 horas de observação.

B) Cintilografia de perfusão miocárdica em repouso na dor torácica aguda para estratificação de risco em pacientes com suspeita clínica de SCA e ECG não diagnóstico.

C) O ecocardiograma transtorácico deve ser realizado no diagnóstico diferencial com outras doenças, quando houver suspeita clínica de doenças de aorta, doenças do pericárdio, embolia pulmonar e valvopatias.

D) Angiotomografia computadorizada das artérias coronárias em pacientes com dor torácica aguda de probabilidade baixa a intermediária de DAC, com ECG não diagnóstico e marcadores de necrose miocárdica negativos tem indicação I-A.

E) Cintilografia miocárdica de estresse (físico ou farmacológico) pode ser utilizada como método de estratificação funcional em pacientes sem dor torácica recorrente, sem evidências eletrocardiográficas de isquemia e/ou elevação de troponina.

Questão 24

Conforme as Diretrizes da Sociedade Brasileira de Cardiologia sobre Angina Instável e Infarto Agudo do Miocárdio sem Supradesnível do Segmento ST – 2021, é correto afirmar que:

A) Pacientes com SCASSST e instabilidade hemodinâmica devem ser submetidos à trombólise, caso a previsão de realização do cateterismo seja maior do que 120 minutos.

B) Escore Heart < 6 classifica o paciente como de baixo risco, sendo recomendada estratificação não invasiva da DAC.

C) Em pacientes de alto risco, mas estáveis clinicamente, a recomendação é fazer o cateterismo em 48 horas.
D) Pacientes com dor torácica recorrente são classificados como de alto risco e devem ser submetidos à cineangiocoronariografia em até 2 horas.
E) Todos os pacientes devem ser estratificados e classificados em risco alto, intermediário ou baixo de sangramento.

Questão 25

Sobre infarto do ventrículo direito, assinale a alternativa correta:

A) É associado com maior frequência a infarto de parede lateral.
B) O uso do nitrato é contraindicado por seu efeito predominante na redução da pós-carga, podendo precipitar choque cardiogênico.
C) O seu diagnóstico requer a realização de V3 e V4 à direita, que devem apresentar supradesnível acima de 1 mm.
D) Hipotensão, pulmões limpos e estase jugular na vigência de SCA com supradesnivelamento do segmento ST indicam acometimento do ventrículo direito.
E) O ventrículo direito apresenta menor tolerância à isquemia e menor probabilidade de recuperação contrátil do que o ventrículo esquerdo.

Questão 26

Homem de 58 anos, portador de hipertensão e dislipidemia, apresenta quadro de angina CCS 3 refratária ao tratamento clínico otimizado. Ecocardiograma mostra fração de ejeção de 57%. Recente cateterismo evidenciou lesões triarteriais acometendo a artéria descendente anterior (DA), a artéria circunflexa (CX) e a coronária direita (CD), todas com bons leitos distais, e o escore SYNTAX foi calculado em 33. Nesse contexto, é correto afirmar que:

A) A estratégia de revascularização por intervenção coronária percutânea é superior à revascularização cirúrgica em termos de eventos cardiovasculares maiores.
B) Considerando esse valor de escore SYNTAX, o tratamento medicamentoso é superior a revascularização cirúrgica em pacientes com FE < 35%.
C) A estratégia de revascularização por cirurgia é superior à intervenção coronária percutânea em termos de eventos cardiovasculares maiores.
D) O escore SYNTAX não deve ser considerado na escolha da melhor opção de tratamento nos pacientes com síndrome coronária crônica.
E) A estratégia de revascularização por intervenção coronária percutânea é equivalente à cirurgia em termos de eventos cardiovasculares maiores.

Questão 27

Qual dos resultados é considerado como de **alto risco** em um teste não invasivo para diagnóstico de doença coronariana?

A) Cintilografia de perfusão miocárdica evidenciando hipocaptação transitória de 11 %.

B) Ecocardiograma de repouso mostrando fração de ejeção de 48%, que não seja prontamente explicada por causas não coronarianas.

C) Teste ergométrico com infradesnivelamento do segmento ST, de morfologia descendente de 1,5 mm no pico do esforço, em V4 a V6, com capacidade funcional de 7,5 METs.

D) Angiotomografia de coronárias com lesão de 60% em terço proximal de artéria descendente anterior.

E) Eco estresse com dobutamina mostrando anormalidade em um segmento da parede anterior, que surge com dose de dobutamina de 20 mg/kg/min.

Questão 28

Considere as seguintes afirmativas:

1. O miocárdio hibernado consiste em uma anormalidade de contração miocárdica que persiste por algum tempo após um episódio isquêmico agudo, mesmo a despeito da restauração do fluxo coronariano.
2. A capacidade de aumentar o fluxo coronariano para situações de maior demanda como o exercício pode chegar a 4 a 5 vezes o valor de repouso e é chamada de reserva de fluxo coronariano.
3. Na circulação coronária há aumento do influxo arterial e diminuição do efluxo venoso durante a diástole.

Em relação às alternativas:

A) Todas estão corretas.

B) Estão corretas a 2 e 3.

C) Está correta apenas a 3.

D) Estão corretas a 1 e 2.

E) Todas estão incorretas.

Questão 29

Em relação à angina vasoespástica, assinale a alternativa **correta**:

A) É caracterizada por dor torácica precipitada pelo esforço físico e aliviada pelo repouso.

B) O período de maior ocorrência da dor torácica é no período da tarde, especialmente após o almoço.

C) O uso de betabloqueadores é o tratamento de primeira linha para prevenção dos episódios.
D) A angiografia coronariana durante um episódio geralmente revela estenose fixa significativa das artérias coronárias.
E) Os nitratos costumam levar a melhora da dor e os bloqueadores dos canais de cálcio são eficazes na prevenção dos novos episódios.

Questão 30

Homem de 59 anos chega ao pronto-socorro apresentando dor precordial em opressão, com irradiação para membros superiores e sudorese, de início há 20 minutos. Refere ser dislipidêmico, diabético e ter apresentado acidente vascular cerebral isquêmico há 2 meses, permanecendo com discreta paresia em mão direita.

Exame físico

PA 132×89 mmHg, FC 96 bpm, restante sem alterações, peso 80 kg. Realizou ECG que demonstrou: ritmo sinusal, supradesnível do segmento ST de 2 mm de V2 a V6. Foram administrados 300 mg de AAS, dinitrato de isossorbida 5 mg sublingual e enoxaparina 30 mg IV, sem melhora da dor ou redução do supradesnível. O centro de hemodinâmica mais próximo encontra-se a 3 horas.

Em relação ao caso, a conduta adequada é administrar:

A) Ticagrelor 180 mg, tenecteplase e, caso apresente critérios de reperfusão, realizar cinecoronariografia entre 2 e 24 horas.
B) Clopidogrel 300 mg, tenecteplase e encaminhar diretamente para hospital com serviço de hemodinâmica para angioplastia primária.
C) Ticagrelor 180 mg, tenecteplase e, caso não apresente critérios de reperfusão, encaminhar imediatamente para angioplastia de resgate.
D) Clopidogrel 300 mg, tenecteplase e, caso apresente critérios de reperfusão, realizar cinecoronariografia em até 24 horas.
E) Clopidogrel 300 a 600 mg e encaminhar para angioplastia primária.

Questão 31

Mulher, 48 anos chega ao PS com quadro de dor precordial em aperto com irradiação para MMSS, associada à sudorese, com início há uma hora.

Antecedentes

HAS e DM2.

Exame físico

Sem alterações relevantes.

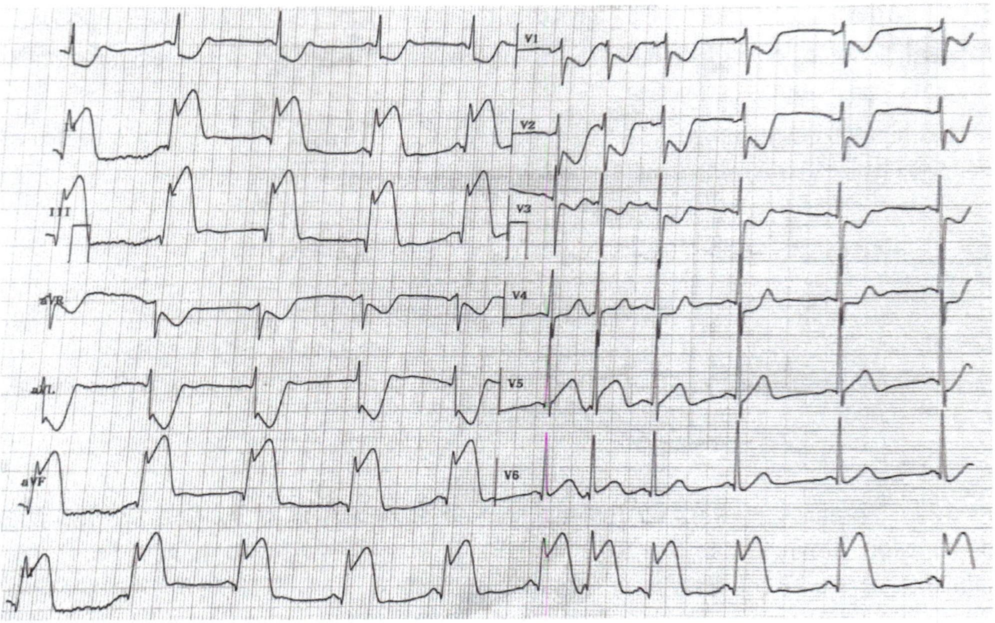

Cateterismo

TCE, DA e Cx com irregularidades e CD com lesão de 40%.

Ventriculografia com hipocinesia inferior 2+/4.

Ecocardiograma- hipocinesia inferior, FE 51%, sem outras alterações.

Sobre o caso, a alternativa correta é:

A) O uso de imagem intravascular pode ajudar a definir a etiologia da doença.

B) Como já temos ventriculografia e ecocardiograma, a ressonância magnética tem pouca utilidade no auxílio diagnóstico.

C) Como o cate veio sem lesões obstrutivas, está descartada a hipótese de IAM.

D) O uso do betabloqueador está contraindicado, pois o diagnóstico do caso é vasoespasmo.

E) A miopericardite é a principal hipótese diagnóstica.

Questão 32

Paciente do sexo masculino, de 67 anos de idade, com dor precordial em queimação com irradiação para ambos os membros superiores e que durou aproximadamente 20 minutos. Chegou ao PS após uma hora, já sem dor. Tem antecedente de hipertensão arterial em uso de perindopril 10 mg, anlodipino 5 mg e metoprolol 50 mg, 1×/dia, dislipidemia em uso de sinvastatina 40 mg, DM2 em uso de metformina 2G/dia e dapagliflozina 10 mg.

Exame físico

Pressão arterial 133×87 mmHg, frequência cardíaca 56 bpm, sem outras alterações.

Eletrocardiograma

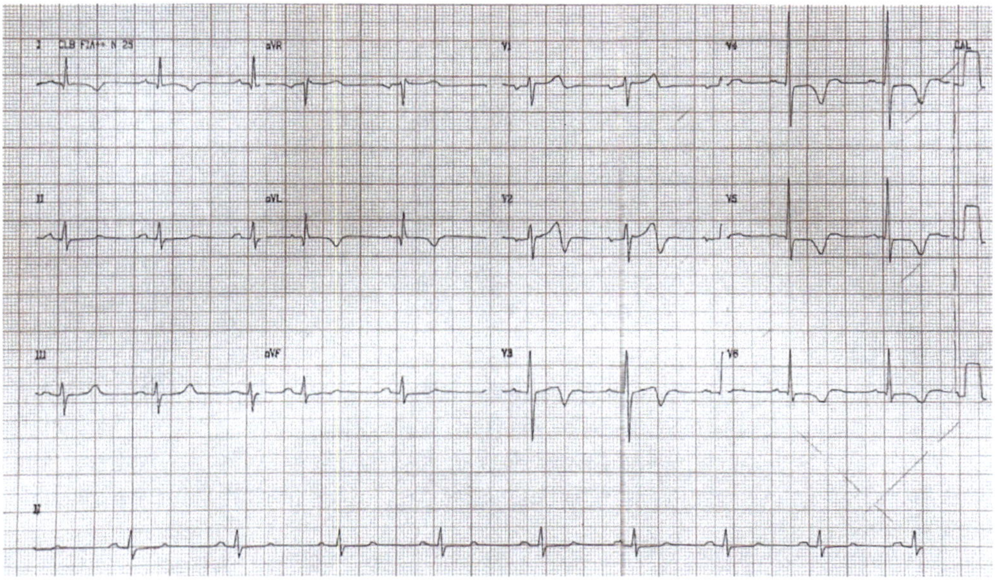

Troponina ultrassensível coletada na chegada e após uma hora, abaixo do percentil 99.

Com relação ao caso, assinale a alternativa correta:

A) Como a troponina é normal e o eletrocardiograma não apresenta alterações significativas, poderá prosseguir a investigação de forma ambulatorial.

B) O escore CRUSADE do paciente é > 6 e indica alta probabilidade de infarto ou óbito em 6 semanas.

C) O eletrocardiograma apresenta um padrão habitualmente relacionado a lesões obstrutivas graves na artéria descendente anterior.

D) A estratificação de risco com os escores tem baixa acurácia diagnóstica e prognóstica, não devendo ser realizada em pacientes idosos.

E) Como a troponina e o eletrocardiograma não apresentam alterações, deve investigar outras causas mais prováveis de dor torácica como o tromboembolismo pulmonar.

QUESTÃO 33

Paciente de 77 anos com diagnóstico de síndrome coronariana aguda com supradesnivelamento do segmento ST, em centro sem serviço de hemodinâmica, será submetido à fibrinólise com alteplase. Peso 80 kg, *clearence* de creatinina 59 mL/min/1,73 m^2.

Com relação à terapia antiplaquetária e anticoagulante, além do AAS 300 mg, deve ser administrado:

A) Clopidogrel 75 mg VO agora, seguidos de 75 mg VO ao dia; Enoxaparina 30 mg EV agora, seguidos de 60 mg SC a cada 12h.

B) Prasugrel 60 mg VO agora, seguidos de 10 mg VO ao dia; Enoxaparina 60 mg SC a cada 12h.

C) Clopidogrel 300 mg VO agora, seguidos de 75 mg VO ao dia; Enoxaparina 80mg SC a cada 12h.

D) Ticagrelor 180 mg VO agora, seguidos de 90 mg VO a cada 12h; Enoxaparina 60 mg SC a cada 12h.

E) Clopidogrel 75 mg VO agora, seguidos de 75 mg VO ao dia; Enoxaparina 60 mg SC a cada 12h.

Questão 34

Mulher de 72 anos procurou o pronto-socorro com dor precordial em aperto, de forte intensidade após ter sido informada sobre o falecimento do seu marido. Eletrocardiograma mostrou supradesnivelamento do segmento ST nas derivações anteriores. Ela foi submetida a uma cinecoronariografia que revelou artérias coronárias sem lesões obstrutivas e a ventriculografia mostrada a seguir.

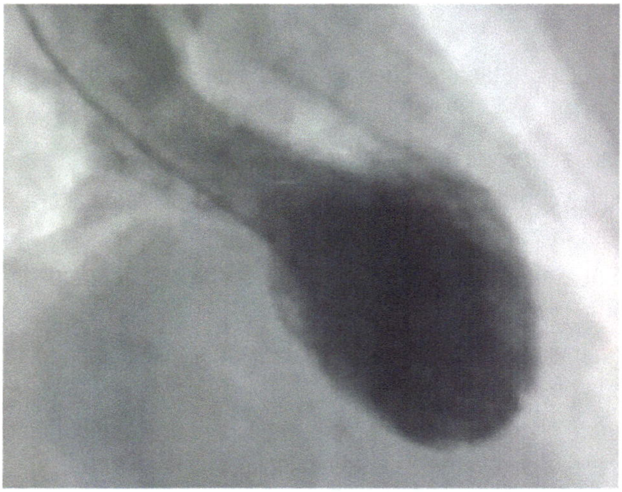

O diagnóstico é:

A) Infarto com coronárias sem lesões obstrutivas (MINOCA).

B) Takotsubo.

C) Miopericardite.

D) Dissecção aguda de aorta.

E) Tromboembolismo pulmonar.

Questão 35

Mulher de 63 anos com antecedentes de HAS, DM2 e FA paroxística em anticoagulação. Apresentou IAM sem supra, tendo realizado angioplastia com *stent* em terço médio de coronária direita. Não apresenta lesões residuais importantes nas coronárias. Apresentou boa evolução e hoje vai receber alta.

A prescrição recomendada para casa é:

A) AAS 100 mg + clopidogrel 75 mg + anticoagulante de ação direta (DOAC).

B) Clopidogrel 75 mg + varfarina.

C) AAS 100 mg + anticoagulante de ação direta (DOAC).

D) Clopidogrel 75 mg + anticoagulante de ação direta (DOAC).

E) AAS 100 mg + clopidogrel 75 mg + varfarina.

Questão 36

Homem de 65 anos foi atendido em uma UPA com quadro de dor precordial de forte intensidade há 2 dias. Inicialmente foi liberado para casa e voltou devido a persistência da dor. Só foi feito o diagnóstico de infarto com supra evoluído após a troca de plantão. Foi transferido ao hospital de referência para realização de cateterismo, porém, ao chegar, evoluiu com edema agudo dos pulmões, hipotensão e o aparecimento de um novo sopro sistólico em borda esternal esquerda.

A seguir, encontra-se o eletrocardiograma do paciente.

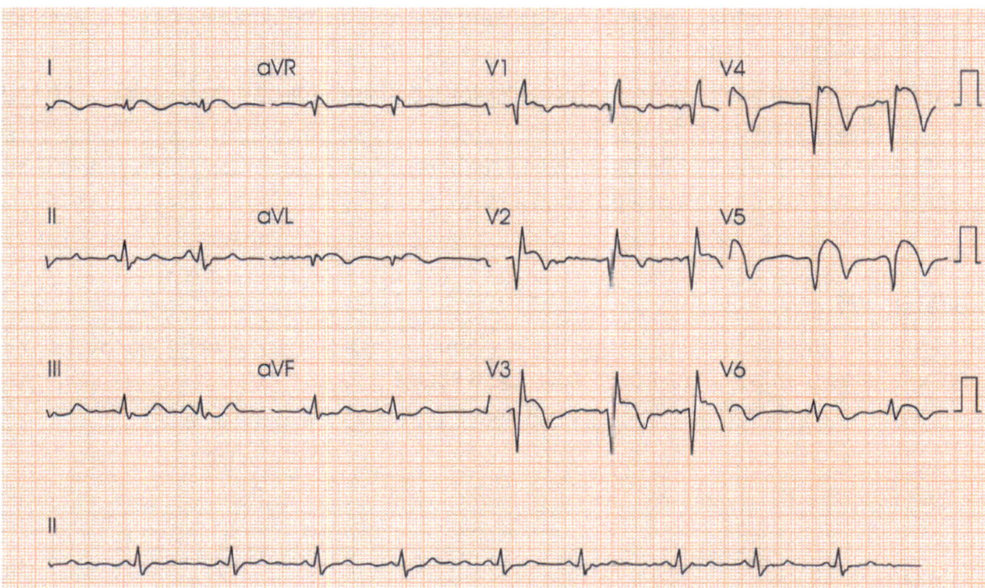

O provável diagnóstico é:

A) Insuficiência mitral aguda por ruptura do músculo papilar póstero-medial.
B) Ruptura de parede livre do ventrículo esquerdo.
C) Comunicação interventricular.
D) Reinfarto agudo do miocárdio.
E) Insuficiência mitral aguda por ruptura do músculo papilar anterolateral.

Questão 37

Homem, 71 anos, dislipidêmico e hipertenso, em uso de metoprolol 50 mg/dia, perindopril 10 mg, AAS 100 mg, rosuvastatina 20 mg/dia, propatilnitrato 10 mg, 3×/dia e ranolazina 500 mg 2×/dia. Realizou cinecoronariografia devido a quadro de angina estável CCS II, a despeito do tratamento medicamento otimizado, apresentando bom controle da FC e da pressão arterial, pois refere que os sintomas limitam sua qualidade de vida. No exame foi identificada lesão obstrutiva de 60% no terço médio da artéria descendente anterior (DA) e 80 % em terço proximal de circunflexa (Cx). Optado pela determinação da reserva fracionada de fluxo (FFR) para definição da melhor estratégia terapêutica. O resultado da lesão em DA apresentou FFR de 0,73 e da Cx de 0,71.

Sobre o caso, assinale a alternativa correta:

A) Há indicação de angioplastia em descendente anterior e circunflexa com objetivo de redução de sintomas.
B) Há indicação de angioplastia em descendente anterior e circunflexa com benefício comprovado na redução de sintomas, infarto e morte cardiovascular.
C) O FFR das lesões indica que elas não causam repercussão hemodinâmica e que a causa da angina é microvascular.
D) O paciente é considerado de alto risco cardiovascular pela diretriz de dislipidemia e seu LDL colesterol alvo é < 50 mg/dL.
E) Há indicação de realização de angioplastia apenas na lesão da circunflexa, pois a da descendente anterior apresenta lesão < 70%.

Questão 38

Mulher de 80 anos diabética com quadro de dispneia progressiva aos esforços. Realizou a cintilografia de perfusão miocárdica mostrada a seguir.

Obs.: a terceira linha representa o repouso e as 2 primeiras, imagens do estresse.

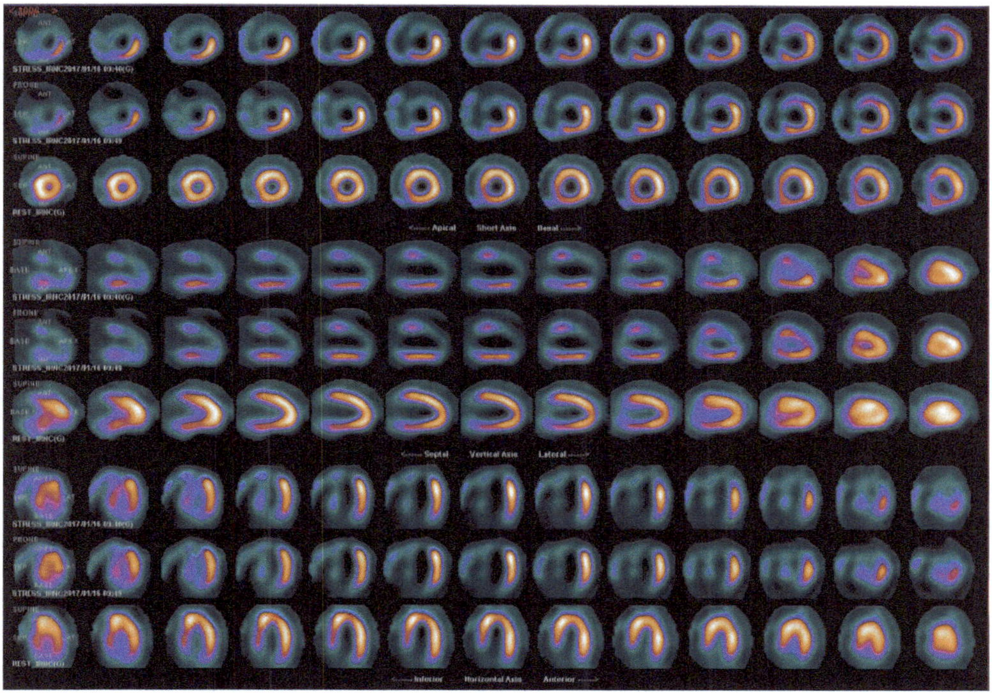

Assinale a alternativa correta:

A) Há grande área de infarto prévio associada à isquemia na parede anterior e septal.

B) Existe isquemia marcante no território da circunflexa e da descendente anterior.

C) Há extensa área de isquemia no território da descendente anterior.

D) A hipocaptação transitória é de moderada extensão e ocorre no território da coronária direita e da descendente anterior.

E) A alteração no exame não justifica a dispneia da paciente devendo ser investigada outra causa.

Questão 39

Mulher, 62 anos, diabética, com antecedente de infarto do miocárdio há 3 anos, com angioplastias de descendente anterior e coronária direita. Evolui com angina estável CCS II há 4 meses. Foi optado por repetir o cateterismo que mostrou *stents* pérvios em DA e lesões distais em circunflexa não passíveis de abordagem percutânea.

Encontra-se em uso de ácido acetilsalicílico 100 mg/dia; rosuvastatina 20 mg; atenolol 100 mg/dia; enalapril 10 mg, de 12/12 horas; e metformina 850 mg, 3×/dia, mononitrato de isossorbida 40 mg 3×/dia.

Exame físico

Pressão arterial: 133×75 mmHg, frequência cardíaca: 72 bpm.

Exames laboratoriais mostraram

LDL-C 66 mg/dL, Creatinina 0,8 mg/dL, HbA1C 6,6%.

Ecocardiograma com fração de ejeção preservada.

Em relação ao caso, assinale a alternativa correta sobre o tratamento de dessa paciente:

A) Associar ivabradina para auxiliar no controle da angina.
B) Introduzir inibidor de SGLT2 e/ou agonista do receptor de GLP-1 e associar ezetimiba.
C) Os exercícios físicos devem ser evitados até melhor controle da angina.
D) Introduzir agonista do receptor de GLP-1, ezetimiba e ivabradina.
E) Aumentar a rosuvastatina para 40 mg e associar ezetimiba.

Questão 40

Homem de 68 anos procura o pronto-socorro de hospital com disponibilidade de hemodinâmica 24 horas, apresentando dor precordial em opressão de forte intensidade associado a sudorese, com início há 30 minutos. Relata ser tabagista, hipertenso e dislipidêmico em uso de sinvastatina 20 mg, enalapril 20 mg 12/12h e anlodipino 5 mg, 1×/dia.

Ao exame

PA 138×86 mmHg, FC 112 bpm, peso 80 kg; pálido, sudoreico, ausculta cardíaca sem alterações, murmúrio vesicular presente e simétrico sem ruídos adventícios. Realizou o eletrocardiograma a seguir:

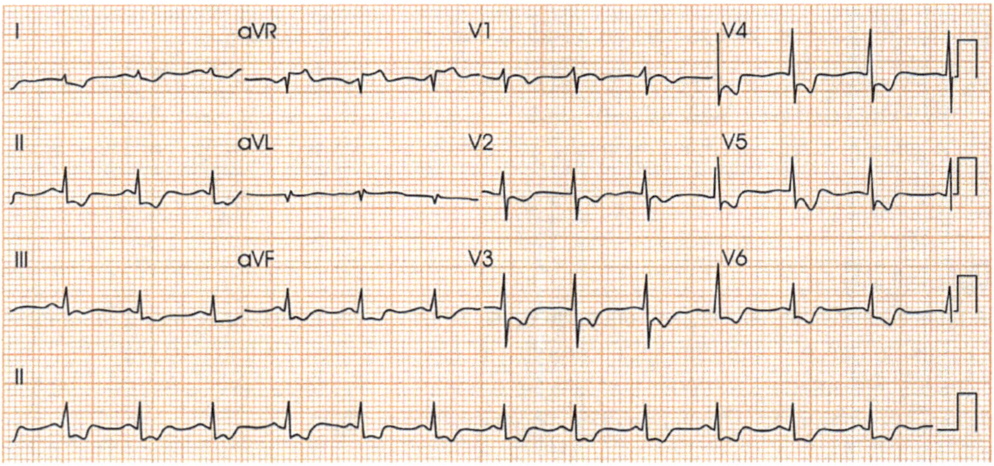

Foram administrados os seguintes medicamentos: AAS 300 mg, nitrato sublingual 5 mg com melhora da dor e redução significativa do infradesnível do segmento ST e enoxaparina 80 mg SC.

Troponina coletada com 2 horas do início da dor mostrou valor seis vezes acima do limite superior da normalidade.

Qual das alternativas é a melhor opção de tratamento nesse momento?

A) Administrar Ticagrelor 180 mg agora, deixar 90 mg 12/12h e encaminhar para a cinecoronariografia em até 48 horas.

B) Encaminhar para cinecoronariografia em até 24 horas, administrar o segundo antiplaquetário, de preferência prasugrel ou ticagrelor, na sala de hemodinâmica, caso seja optado por tratamento percutâneo.

C) Encaminhar para cinecoronariografia em até 48 horas, administrar o segundo antiplaquetário, preferencialmente o Ticagrelor na sala de hemodinâmica.

D) Administrar Clopidogrel 300 mg agora, deixar 75 mg, 1×/dia e encaminhar para cinecoronariografia em até 24 horas.

E) Administrar 600 mg de clopidogrel, deixar 75 mg, 1×/dia e encaminhar para cinecoronariografia em até 48 horas.

Questão 41

Homem de 73 anos, com queixa de dor precordial em aperto aos esforços extra-habituais com duração inferior a 10 minutos e melhora ao repouso, com início há 3 meses. É hipertenso, obeso e ex-tabagista, faz uso de enalapril 10 mg, 2×/dia, atenolol 25 mg, 1×/dia e sinvastatina 40 mg/dia.

Exame físico

Apresentou PA 154×90 mmHg, FC 80 bpm, ritmo cardíaco regular, bulhas normofonéticas, sem sopros, murmúrio vesicular presente, sem ruídos adventícios. Foi realizada cintilografia miocárdica, que demonstrou hipocaptação transitória de moderada intensidade e extensão em porção apical da parede anterior e ápice, acometendo 8% da extensão do VE. Foi solicitado cinecoronariografia, que evidenciou lesão 70% com calcificação importante em terço distal artéria descendente anterior e de 50% em terço proximal de circunflexa.

Em relação ao caso, é correto afirmar:

A) A otimização do tratamento medicamentoso sem a realização da angioplastia é uma opção adequada nesse momento, não acarretando aumento de mortalidade ou infarto do miocárdio.

B) A angioplastia coronária com stent farmacológico promoverá redução no risco de infarto agudo do miocárdio, apesar de não alterar a mortalidade.

C) A angioplastia coronária com stent farmacológico acarretará redução em infarto e mortalidade cardiovascular.

D) A hipocaptação transitória de moderada extensão no território na parede anterior apresenta indicação formal de realização de angioplastia coronária.

E) A cirurgia de revascularização miocárdica é opção mais adequada devido a calcificação importante em descendente anterior.

Questão 42

As doenças cardiovasculares são a principal causa de morte no Brasil. Entre elas, destacam-se o infarto e o acidente vascular como a primeira e segunda causa, respectivamente. A alternativa correta de acordo com a quarta definição universal de infarto que estabelece critérios diagnósticos e divide o infarto agudo do miocárdio em subtipos conforme o mecanismo fisiopatológico é:

A) O infarto tipo 2 é decorrente de desbalanço entre a oferta e o consumo de oxigênio como ocorre, por exemplo, no vasoespasmo coronariano e na embolia coronariana.

B) O infarto tipo 4a é relacionado à intervenção coronária percutânea, com aumento da troponina acima de 10×, o percentil 99 associado a novas alterações isquêmicas ou aparecimento de nova área inativa no ECG ou nova alteração segmentar em exames de imagem.

C) O infarto tipo 5 é definido como o aumento de troponina acima de 5 vezes o limite superior da normalidade no pós-operatório de cirurgia cardíaca associado a nova área inativa no ECG ou nova alteração segmentar em exames de imagem.

D) O infarto tipo 4c é relacionado a trombose tardia do stent, com aumento da troponina acima do percentil 99 associado a sintomas ou novas alterações isquêmicas no ECG.

E) O infarto tipo 3 é relacionada a instabilidade de placa, alteração de troponina acima de 5× e que evolui para morte súbita.

Questão 43

Mulher de 59 anos, dislipidêmica e diabética com quadro de angina aos esforços habituais de início há quatro meses. Está em uso de rosuvastatina 20 mg, perindopril 5 mg, metoprolol 50 mg e AAS 100 mg, 1×/dia.

Ao exame

PA 126×78 mmHg, FC 56 bpm, restante sem alterações. Realizou cintilografia de perfusão miocárdica com estresse físico, que foi interrompido aos 3 minutos e 30 segundos do protocolo de Bruce por angina limitante e tonturas. A imagem da cintilografia encontra-se a seguir.

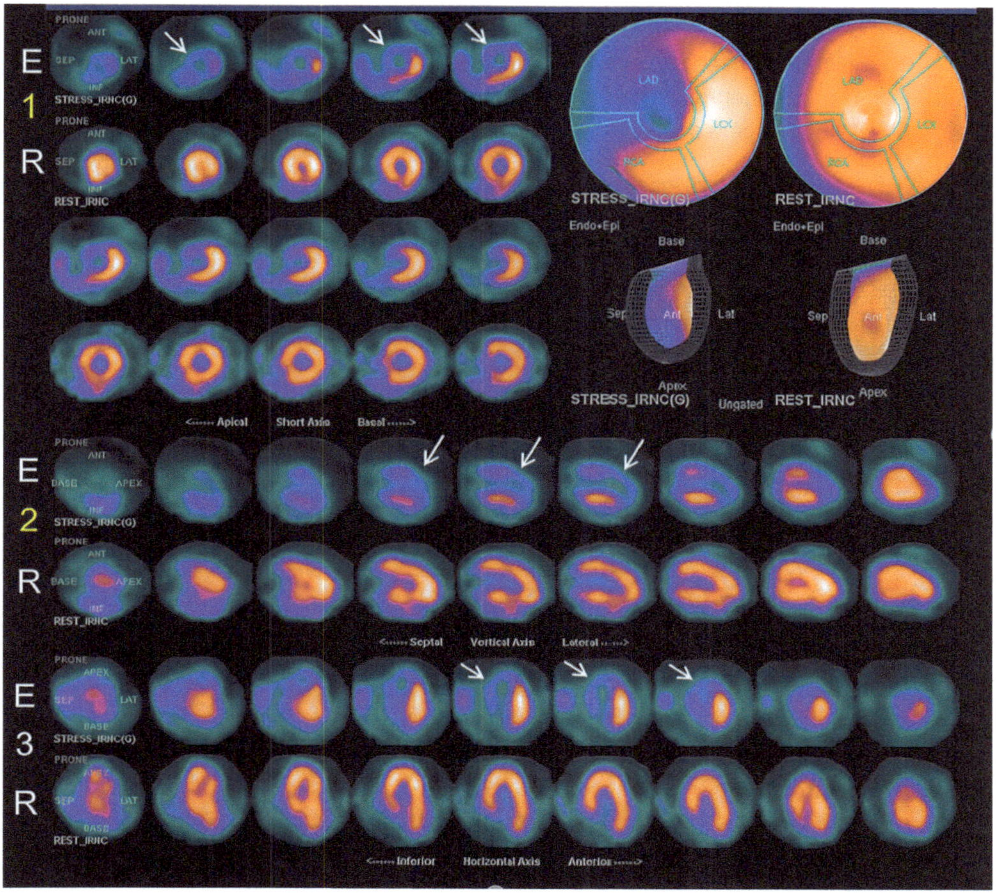

Em relação ao caso clínico, a alternativa correta é:

A) A imagem demonstra hipocaptação persistente associada a componente transitório na parede anterior e ápice do ventrículo esquerdo.

B) O exame demonstra grande área de isquemia no território da artéria circunflexa, sendo indicada a cinecoronariografia.

C) O exame demonstra grande área de isquemia no território da artéria descendente anterior, sendo indicada a cinecoronariografia.

D) A imagem demonstra hipocaptação persistente associada a componente transitório na parede ântero-lateral do ventrículo esquerdo.

E) O exame demonstra grande área de isquemia no território da artéria descendente anterior e de circunflexa, sendo indicada a cinecoronariografia.

Questão 44

Homem de 68 anos com diabetes e dislipidemia, apresentando quadro de angina estável CCS II a despeito do tratamento clínico otimizado. Foi solicitada a cinecoronariografia mostrada a seguir. Sobre o exame é correto afirmar:

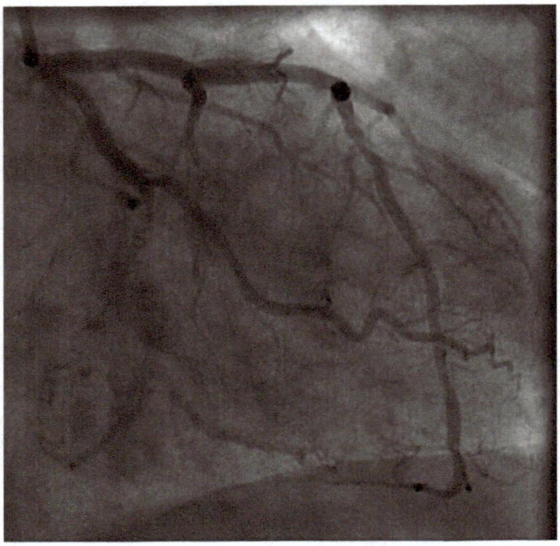

A) Trata-se de uma projeção oblíqua anterior direita que demonstra oclusão em terço médio de artéria circunflexa.

B) Trata-se de uma projeção oblíqua anterior esquerda que demonstra lesão grave em terço médio da descendente anterior.

C) Trata-se de uma projeção oblíqua anterior esquerda que demonstra oclusão em terço médio de artéria circunflexa.

D) Trata-se de uma projeção oblíqua anterior direita que demonstra lesão suboclusiva em terço médio da descendente anterior.

E) Trata-se de uma projeção oblíqua anterior direita que demonstra oclusão em terço médio de artéria diagonalis.

Questão 45

Homem de 63 anos chega ao pronto-socorro apresentando dor precordial em aperto e náuseas há 20 minutos. Refere ser hipertenso, diabético e ter sofrido AVC isquêmico há 1 mês, permanecendo com discreta paresia em membro inferior direito.

Exame físico

PA 132×94 mmHg, FC 84 bpm, restante sem alterações. Realizou ECG que demonstrou: ritmo sinusal, supradesnível do segmento ST de 2 mm de V1 a V6, DI e aVL. Foram administrados 200 mg de AAS, dinitrato de isossorbida 5 mg sublingual sem melhora da dor ou redução do supradesnível, Clopidogrel 300 mg e morfina. O centro de hemodinâmica mais próximo encontra-se a 2h30min.

Nesse caso, a melhor conduta é:

A) Administrar fibrinolítico e encaminhar diretamente para hospital com serviço de hemodinâmica.
B) Administrar fibrinolítico e, caso apresente critérios de reperfusão, realizar cinecoronariografia em 2 a 24 horas.
C) Administrar metade da dose do fibrinolítico e encaminhar para realização de angioplastia primária.
D) Encaminhar para realização de angioplastia primária, mesmo que demore mais que 120 minutos.
E) Administra metade da dose do fibrinolítico e encaminhar para angioplastia de resgate se não apresentar critérios de reperfusão.

Questão 46

Homem de 55 anos, tabagista e dislipidêmico, chegou ao PS com queixa de dor precordial em opressão de forte intensidade associada a sudorese profusa, com início 40 minutos antes.

Exame físico

Apresenta fácies de dor, pressão arterial de140 × 90 mmHg, FC 96 bpm, murmúrio vesicular presente sem ruídos adventícios, duas bulhas rítmicas normofonéticas, sem sopro, pulsos presentes e simétricos. Realizou o eletrocardiograma mostrado a seguir. As derivações V3R e V4R também foram realizadas e não apresentaram alterações.

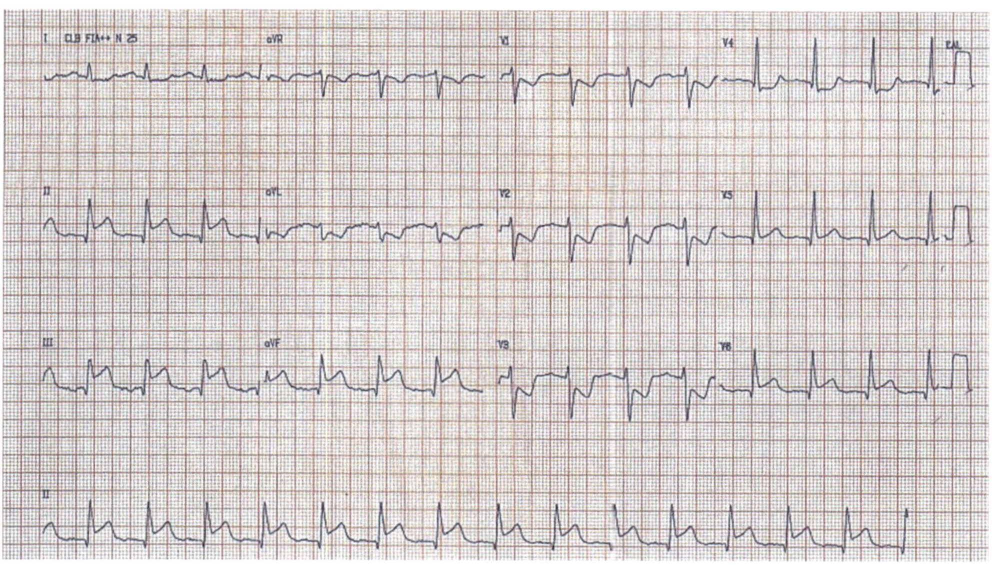

Após análise do ECG, foram administrados AAS 300 mg, nitrato sublingual e morfina intravenosa, sem melhora do quadro. Nesse momento, considerando que o serviço de hemodinâmica mais próximo se encontra a mais de 2 horas e que o PS é bem equipado, dispondo dos medicamentos necessários e mais adequados ao caso, o melhor tratamento é prescrever:

A) Prasugrel 60 mg, enoxaparina intravenosa e, após, subcutânea, e trombolítico fibrino específico intravenoso.

B) Ticagrelor 180 mg, enoxaparina subcutânea e trombolítico fibrino específico intravenoso.

C) Clopidogrel 600 mg, enoxaparina subcutânea e trombolítico fibrino específico intravenoso.

D) Ticagrelor 180 mg, enoxaparina intravenosa e, após, subcutânea, e trombolítico fibrino específico intravenoso.

E) Clopidogrel 300 mg, enoxaparina intravenosa e, após, subcutânea, e trombolítico fibrino específico intravenoso.

Questão 47

Sobre o tratamento de pacientes com angina estável, a alternativa correta é:

A) O uso dos nitratos em associação aos betabloqueadores leva a maior capacidade de exercício e redução de infarto não fatal.

B) A ivabradina age no canal If do nó sinusal, reduzindo a FC e mostrou-se eficaz em reduzir desfechos cardiovasculares no estudo SIGNIFY.

C) O exercício físico não é recomendado devido ao risco aumentado de arritmias potencialmente fatais.

D) A ranolazina possui efeitos antianginosos e anti-isquêmicos que não dependem de reduções na frequência cardíaca ou na pressão sanguínea.

E) A trimetazidina é um agente anti-isquêmico que atua através da transferência do metabolismo do ácido graxo para o da glicose, melhorando a eficácia energética da célula, além de reduzir pressão arterial e a FC.

Questão 48

Paciente do sexo masculino de 54 anos apresentando quadro de dispneia aos esforços habituais há dois meses. Antecedentes de Hipertensão Arterial sistêmica, Dislipidemia e História Familiar de coronariopatia precoce.

Realizou ecocardiograma e eletrocardiograma de repouso sem alterações significativas. Solicitado teste ergométrico que foi interrompido no 3° minuto do protocolo de Bruce por dispneia desproporcional ao esforço.

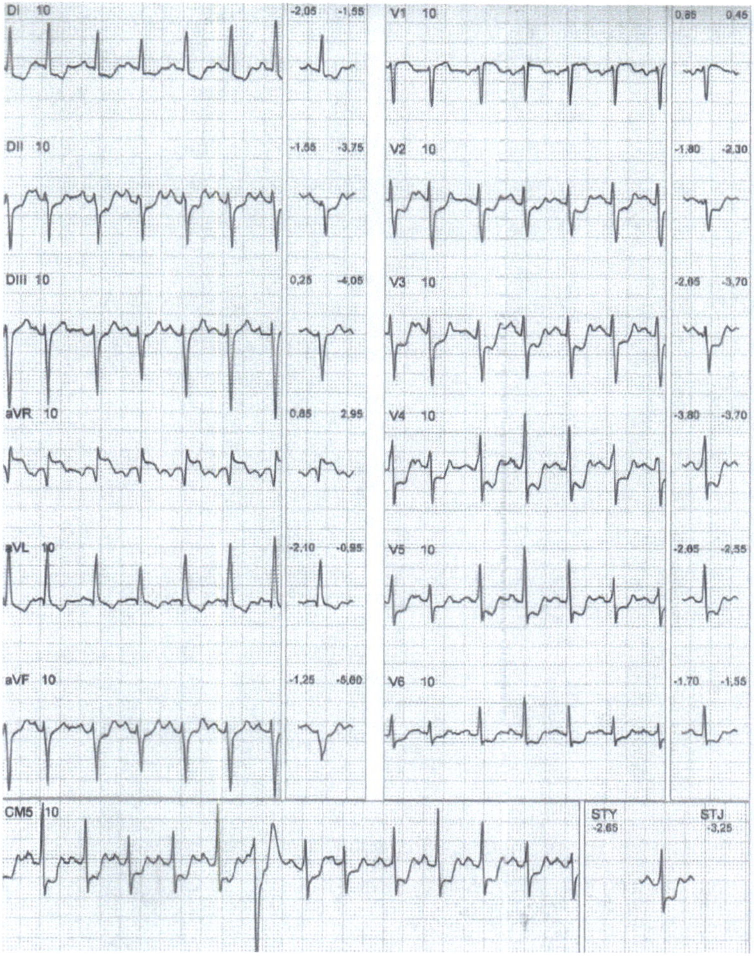

Em relação ao caso, assinale a alternativa correta.

A) O teste é positivo para isquemia miocárdica e o escore de Duke é de risco intermediário

B) As alterações eletrocardiográficas são sugestivas de lesão em Tronco da coronária esquerda ou padrão multiarterial.

C) Apresenta infradesnível do segmento ST ascendente lento, porém sem critérios para isquemia miocárdica.

D) Deve ser solicitada angiotomografia de coronárias para confirmação do diagnóstico.

E) O teste é positivo para isquemia miocárdica, com alterações em parede anterolateral, sugerindo lesão em artéria circunflexa.

Questão 49

Homem de 64 anos, diabético e hipertenso, com quadro de dor precordial em aperto e sudorese profusa, de início há 30 minutos. Realizou o eletrocardiograma mostrado a seguir.

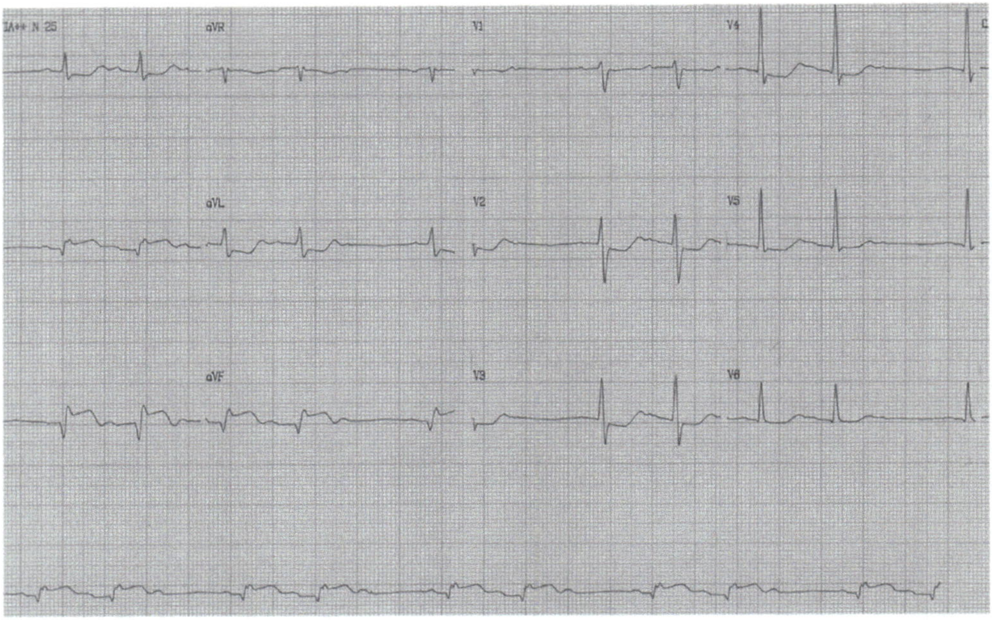

Qual a arritmia mostrada e a provável artéria acometida?

A) BAV de segundo grau tipo I e coronária direita.

B) BAV de segundo grau tipo I e circunflexa.

C) BAV de segundo grau tipo II e coronária direita.

D) BAV de segundo grau tipo II e circunflexa.

E) BAV de segundo grau tipo I e descendente anterior.

Questão 50

Observe as afirmações a seguir.

I- O miocárdio hibernante resulta de isquemia crônica e persistente que, para se adaptar, diminui o consumo de oxigênio, levando à redução importante da função contrátil. Pode ser diagnosticado pelo *mismatch* perfusão × metabolismo no PET-CT.

II- O miocárdio atordoado se caracteriza por uma alteração na contração miocárdica, que persiste por algum tempo após um episódio isquêmico agudo, mesmo após o reestabelecimento do fluxo coronariano.

III- O fluxo coronariano ocorre predominantemente no início da sístole.

São verdadeiras?

A) I e II.
B) Todas as alternativas.
C) II.
D) I.
E) nenhuma das alternativas.

Questão 51

Em pacientes com SCA sem SST e doença renal crônica, é correto afirmar que:

A) A enoxaparina não deve ser utilizada em pacientes com *clearence* de creatinina < 30 mL/min/1,73 m^2.
B) A estratégia invasiva deve ser evitada em pacientes com *clearence* < 45 mL/min/1,73 m^2, sendo o tratamento clínico a opção preferencial, exceto nas situações de muito alto risco.
C) A dose de enoxaparina é 1mg/SC, 1×/dia em pacientes com *clearence* entre 30 e 60 mL/min/1,73 m^2.
D) Não há necessidade de ajuste de dose dos P2Y12 mesmo se *clearence* < 30 mL/min/1,73 m^2.
E) A estatina de escolha é a rosuvastatina devido a sua menor eliminação renal.

Questão 52

Em relação à reabilitação cardíaca após síndrome coronariana aguda, **é incorreto** afirmar que:

A) O exercício físico reduz a aterogênese, promove ação anti-inflamatória, melhora a função endotelial, diminui o tônus simpático, aumenta o HDL, reduz a pressão arterial e a resistência à insulina, dentre outros efeitos benéficos.
B) O processo de reabilitação cardiovascular do paciente acometido por SCA inicia-se ainda durante a internação, na fisioterapia hospitalar, com o processo de deambulação precoce e a realização de movimentos passivos e ativos dos principais grupos musculares.
C) Na ocasião da alta, é importante que todo paciente receba orientação adequada sobre a prática de atividade física que, inicialmente, no domicílio, deverá ser de leve intensidade, como continuidade aos exercícios que já vinham sendo realizados na fase intra-hospitalar (fase 1).
D) Estudos demonstram que pacientes encaminhados a programas de exercício após um evento coronariano agudo cursaram com melhor qualidade de vida, menor recorrência de sintomas e de novos eventos cardiovasculares.
E) Após a alta, todos os pacientes devem iniciar o programa de exercícios em ambiente com supervisão médica e com recursos de suporte avançado de vida e evoluir para programa externo semissupervisionado, caso não apresentem intercorrências após 12 semanas de exercícios.

Questão 53

Sobre o infarto agudo do miocárdio sem lesões obstrutivas (MINOCA), é correto afirmar que:

A) O prognóstico da MINOCA é extremamente variável e depende do mecanismo subjacente e de fatores de risco associados, como idade e sexo feminino.

B) É uma condição rara, ocorrendo em menos de 1% dos casos de síndromes coronarianas agudas.

C) A instabilização da placa aterosclerótica é uma possível causa, apesar de pouco frequente nesse contexto.

D) É mais frequente em homens do que em mulheres.

E) A terapia antiplaquetária dupla está sempre indicada nesses casos.

Questão 54

De acordo com as diretrizes mais recentes, assinale a alternativa correta sobre o uso de oxigênio suplementar em pacientes com IAM sem SST.

A) Deve ser administrado rotineiramente a todos os pacientes na admissão.

B) A administração de oxigenioterapia suplementar está indicada apenas quando o paciente apresentar hipóxia com SaO2 < 90% e/ou sinais clínicos de desconforto respiratório.

C) O fluxo inicial de oxigênio em pacientes hipoxêmicos deve ser de 5 L/min.

D) A administração de oxigênio em pacientes com infarto agudo e SaO2 < 94% reduz a área de isquemia e contribui com a melhora da dor e diminuição de desfechos cardiovasculares.

E) Há indicação de suplementação de oxigênio em pacientes com IAM sem supra, quando a SaO2 for < 97%.

Questão 55

Sobre os biomarcadores nas síndromes coronarianas agudas, é correto afirmar:

A) A troponina I é coexpressa nas fibras musculares esqueléticas de contração lenta e não é considerada como um marcador específico cardíaco.

B) A maior limitação das troponinas convencionais é sua baixa sensibilidade quando o paciente tem um tempo de início do quadro inferior a 6h.

C) As troponinas são os biomarcadores de primeira escolha para avaliação diagnóstica de pacientes com suspeita de IAM, mas é importante a solicitação de CK-MB para auxiliar no diagnóstico de um possível reinfarto.

D) Quando a troponina não estiver disponível, a CK-MB deve ser mensurada, preferencialmente a estimativa da sua atividade e sua relação com a CPK total.

E) Se troponina de alta sensibilidade não disponível, a mioglobina pode auxiliar no diagnóstico mais precoce do IAM.

Questão 56

Homem de 65 anos está realizando tratamento para câncer colorretal metastático. Durante a infusão de um dos quimioterápicos, apresentou dor precordial típica, com sudorese profusa, tendo realizado o eletrocardiograma a seguir.

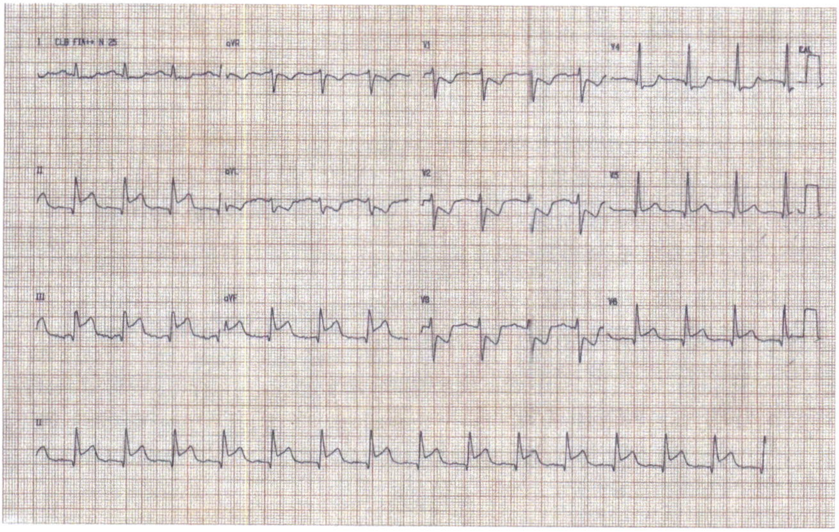

Houve reversão do supradesnível do segmento ST após a administração de nitrato sublingual, com melhora da dor.

O quimioterápico que tem maior probabilidade de estar relacionado ao quadro é:

A) 5-Fluorouracil.

B) Trastuzumabe.

C) Epirrubicina.

D) Inibidores da tirosina quinase.

E) Doxorrubicina.

Questão 57

Homem de 58 anos, diabético e hipertenso, em uso de atenolol 50 mg/dia, AAS 100 mg, rosuvastatina 20 mg/dia e ranolazina 1000 mg 12/12h com quadro de angina estável CCS II. O cardiologista optou por solicitar cinecoronariografia, pois paciente queixava-se que os sintomas limitavam sua qualidade de vida. No exame foi identificada lesão obstrutiva de 60% no terço médio da artéria descendente anterior (DA) e 80 % em terço médio de circunflexa (Cx). As lesões eram de baixa complexidade anatômica. Optado pela determinação da reserva fracionada de fluxo (FFR) para definição da melhor estratégia terapêutica. O resultado da lesão em Cx apresentou FFR de 0,81 e da DA de 0,74.

Sobre o caso, assinale a alternativa correta:

A) A realização de intervenção coronária percutânea com implante de stents farmacológicos em DA e Cx está recomendada e promoverá redução de sintomas e infarto.

B) A lesão da DA não é hemodinamicamente significativa, devendo-se realizar angioplastia com stent farmacológico apenas em Cx com objetivo de redução de sintomas.

C) A realização de intervenção coronária percutânea com implante de stents farmacológicos em DA e Cx está recomendada e promoverá redução de sintomas, infarto e morte cardiovascular.

D) A realização de intervenção coronária percutânea com implante de stents farmacológicos em DA e Cx está recomendada e promoverá apenas redução dos sintomas.

E) A lesão da Cx não é hemodinamicamente significativa, devendo-se realizar angioplastia com stent farmacológico apenas em DA com objetivo de redução de sintomas.

Questão 58

Mulher de 53 anos com quadro de dor precordial típica aos moderados esforços de início há 3 meses, com melhora após 5 minutos no repouso. Não há variação de intensidade conforme o período do dia e nem episódios ao repouso. Tem de antecedentes dislipidemia. Não faz seguimento médico regular.

Fez a cintilografia de perfusão miocárdica, mostrada a seguir.

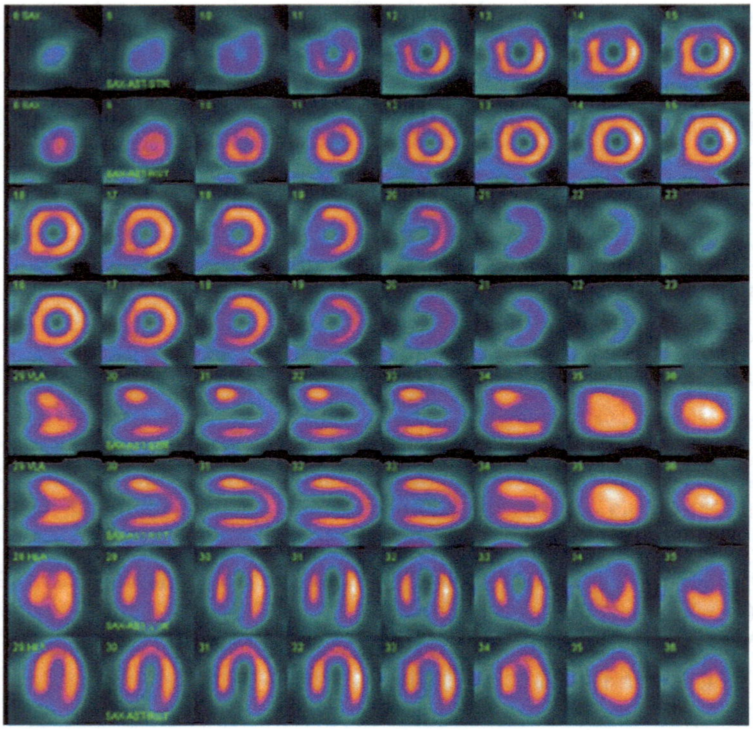

O seu médico ao ver o exame, solicitou cinecoronariografia que não mostrou lesões obstrutivas em coronárias, apenas ponte miocárdica em coronária direita.

O provável mecanismo da dor torácica da paciente é:

A) Ponte miocárdica.
B) disfunção microvascular (INOCA).
C) Dor de origem psicogênica.
D) Vasoespasmo de artérias epicárdicas (angina variante de prinzmetal).
E) Ponte miocárdica.

Questão 59

Homem de 77 anos comparece à unidade de emergência com dor retroesternal em queimação com irradiação para membro superior esquerdo, associada a sudorese e náuseas, de início há 30 minutos. ECG com ritmo sinusal, infradesnivelamento horizontal de 1mm, de V5 e V6, com melhora da dor e das alterações eletrocardiográficas após administração de AAS 200 mg e de dinitrato de isossorbida sublingual. Encontra-se em hospital sem serviço de hemodinâmica e a previsão de realizar o cateterismo é superior a 24 horas. Peso 60 kg, *clearence* de creatinina 47 mL/min/1,73 m^2.

O tratamento medicamentoso recomendado é:

A) Clopidogrel 75 mg, enoxaparina 1 mg/kg SC 12/12h.
B) Prasugrel 60 mg, enoxaparina 0,75 mg/kg SC 12/12h.
C) Clopidogrel 75 mg, enoxaparina 0,75 mg/kg/SC 12/12h.
D) Ticagrelor 180 mg, enoxaparina 1 mg/kg/SC 12/12h.
E) Clopidogrel 300 mg, enoxaparina 0,75 mg/kg SC 12/12h.

Questão 60

Homem de 72 anos foi atendido em uma UPA com quadro de dor precordial de forte intensidade há 2 dias, eletrocardiograma apresentava supradesnível do segmento ST ínfero-lateral, mas não foi realizada a terapia de reperfusão. Foi transferido ao hospital de referência para realização de cateterismo, porém o paciente apresentou edema agudo de pulmão, hipotensão e o aparecimento de um sopro sistólico regurgitativo em foco mitral. Foi submetido à intubação orotraqueal, passagem de balão intra-aórtico na sala de hemodinâmica e foi realizada angioplastia de coronária direita que estava fechada em terço proximal.

O provável diagnóstico é:

A) Ruptura de parede livre do ventrículo esquerdo.
B) Insuficiência mitral aguda por ruptura do músculo papilar póstero-medial.
C) Comunicação intraventricular próximo ao ápice ventricular.
D) Reinfarto evoluindo com choque cardiogênico.
E) Insuficiência mitral aguda por ruptura do músculo papilar anterolateral.

Questão 61

Mulher de 58 anos, diabética, dislipidêmica (hipercolesterolemia familiar provável) com infarto do miocárdio há um ano e meio, tendo sido submetida à angioplastia de descendente anterior com *stent* farmacológico, assintomática, em uso de ácido acetilsalicílico 100 mg/dia; rosuvastatina 40 mg + ezetimiba 10 mg; enalapril 10 mg 12/12h, carvedilol 12,5 mg 12/12h; metformina 2 gramas/dia.

Exame físico

Pressão arterial: 116×74 mmHg, frequência cardíaca: 84 bpm. Realizou ecocardiograma com FE preservada.

Exames laboratoriais

LDL-C 127 mg/dL, Creatinina 0,8 mg/dL, HbA1C = 6,5%.

Sobre o caso, assinale a alternativa correta a conduta recomendada:

A) Aumentar a dose de carvedilol para 25 mg 12/12h com o objetivo de atingir a dose alvo preconizada em pacientes com insuficiência cardíaca.
B) Aumentar enalapril para 20 mg 12/12h.
C) Introduzir evolucumabe ou alirocumabe a cada 2 semanas por via subcutânea e associar um ISGLT2 e/ou análogo de GLP1.
D) Aumentar enalapril para 20 mg 12/12h, carvedilol para 25 mg 12/12h e introduzir espironolactona 25 mg.
E) Introduzir apenas o evolucumabe ou alirocumabe a cada 2 semanas por via subcutânea.

Questão 62

Mulher de 70 anos chega ao pronto-socorro apresentando dor precordial em opressão com irradiação para ambos os membros superiores de início há 20 minutos. Refere ser hipertensa e ter apresentado há 5 anos, um acidente vascular cerebral hemorrágico de pequena extensão e sem sequelas.

Exame físico

PA 123×77 mmHg, FC 72 bpm, restante sem alterações. Realizou ECG que demonstrou: ritmo sinusal, supradesnível do segmento ST de 2 mm de DII, DIII, aVF, com acometimento de ventrículo direito (V3R e V4R com supradesnível de 1,0 mm). Foram administrados 200 mg de AAS. O centro de hemodinâmica mais próximo encontra-se a 3 horas.

O tratamento recomendado é:

A) Administrar metade da dose do fibrinolítico e encaminhar para realização de cateterismo em até 24 horas, caso apresente critérios de reperfusão.

B) Administrar metade da dose do fibrinolítico e encaminhar para realização de angioplastia primária.

C) Administrar fibrinolítico e, caso apresente critérios de reperfusão, realizar cateterismo em até 24 horas.

D) Encaminhar para angioplastia primária mesmo que demore mais do que 120 minutos devido à contraindicação ao trombolítico.

E) Administrar metade da dose do fibrinolítico e encaminhar para angioplastia logo após o término da infusão.

CAPÍTULO 2

Coronariopatia

Resposta da Questão 1

- Alternativa C

Comentários

As evidências disponíveis destacam a importância de intervenções terapêuticas em pacientes com doença coronariana estável. Lembrando que as diretrizes mais recentes trocaram a nomenclatura para síndrome coronária crônica. A reabilitação cardiovascular, além de melhorar a qualidade de vida, reduz o risco cardiovascular e a mortalidade cardiovascular, sendo recomendada a prática de, pelo menos 150 a 300 minutos por semana de atividade física moderada ou 75 a 150 minutos por semana de atividade física vigorosa.

O estudo ABYSS avaliou 3.698 pacientes com histórico de infarto há mais de seis meses em uso de betabloqueadores, que foram randomizados para manutenção ou suspensão do medicamento. Os resultados mostraram uma maior taxa de eventos cardiovasculares no grupo que interrompeu o uso do betabloqueador (21,8% *versus* 19,3%), especialmente devido ao aumento de hospitalizações por causas cardiovasculares. Não houve diferença significativa entre os grupos em relação à morte, infarto ou AVC. Esses dados reforçam a necessidade de cautela na interrupção dessa classe medicamentosa em pacientes coronariopatas.

O uso de semaglutida foi investigado no estudo SELECT, que incluiu 17.604 pacientes com IMC maior ou igual a 27 e doença cardiovascular estabelecida, sendo o diabetes um critério de exclusão. Os participantes foram randomizados para semaglutida 2,4 mg subcutânea semanalmente ou placebo. O endpoint primário foi o tempo até o primeiro evento cardiovascular, definido como morte cardiovascular, infarto não-fatal ou AVC não-fatal. Houve uma redução de 20% no risco de MACE no grupo tratado com semaglutida, posicionando a medicação como uma alternativa válida para manejo de pacientes com obesidade e doença cardiovascular, mesmo sem diabetes.

No caso da sibutramina, o estudo SCOUT, que avaliou 10.744 pacientes com IMC maior ou igual a 27 e doença cardiovascular ou diabetes tipo 2, demonstrou aumento de desfechos cardiovasculares, como morte cardiovascular, infarto e AVC, no grupo que utilizou a medicação em comparação com o placebo. Esses achados contraindicam o uso da sibutramina em pacientes com doença cardiovascular estabelecida, dado o aumento do risco observado.

Referências

Vrints C, Andreotti F, Koskinas KC, Rossello X, et al. 2024 ESC Guidelines for the management of chronic coronary syndromes. European Society of Cardiology (ESC). European Heart Journal (2024) 45, 3415–3537. https://doi.org/10.1093/eurheartj/ehae177.

Lincioff AM, Brown-Frandsen K, Colhoun HM, Deanfield J, Emerson SS, Esbjerg S, Hardt-Lindberg S, et al., for the SELECT Trial Investigators. Semaglutide and cardiovascular outcomes in obesity without diabetes. N Engl J Med. 2023;389:2221-2232. DOI: 10.1056/NEJMoa2307563.

Silvain J, Cayla G, Ferrari E, Range G, Puymirat E, Delarche N, Guedeney P, et al., for the ABYSS Investigators of the ACTION Study Group. Beta-blocker interruption or continuation after myocardial infarction. N Engl J Med. 2024;391:1277-1286. DOI: 10.1056/NEJMoa2404204.

James WPT, Caterson ID, Coutinho W, Finer N, Van Gaal LF, Maggioni AP, Torp-Pedersen C, Sharma AM, Shepherd GM, Rode RA, Renz CL, for the SCOUT Investigators. Effect of sibutramine on cardiovascular outcomes in overweight and obese subjects. N Engl J Med. 2010;363:905-917. DOI: 10.1056/NEJMoa1003114.

Resposta da Questão 2

■ Alternativa B

Comentários

O caso apresentado discute uma paciente de 61 anos com antecedentes de infarto prévio, dislipidemia, diabetes *mellitus* tipo 2 e hipertensão arterial, que procura uma segunda opinião após indicação de soroterapia com componentes quelantes, exatamente conforme descrito no estudo TACT.

Em 2013, o estudo TACT 1 foi publicado, avaliando 1.708 pacientes com histórico de infarto que foram randomizados para terapia padrão mais placebo versus terapia padrão mais solução quelante com EDTA e outros componentes. O endpoint primário, composto por morte, infarto, AVC, revascularização e internação por angina estável, demonstrou uma redução de 18% dos desfechos cardiovasculares com a solução quelante. No entanto, os próprios autores concluíram que os resultados forneciam evidências apenas para orientar pesquisas futuras, mas não sustentavam o uso rotineiro da terapia em pacientes pós-infarto. Diretrizes internacionais, à época, chegaram a classificar a terapia como indicação fraca (2B).

Em 2024, os resultados do TACT 2 foram apresentados no Congresso do American College of Cardiology. O estudo randomizou 959 pacientes com antecedente de infarto e diabetes, subgrupo mais beneficiado no TACT 1, para receber infusão de EDTA ou placebo. Realizaram-se 40 infusões ao longo de 40 semanas, e o endpoint primário foi semelhante ao do TACT 1. Nesse novo estudo, não houve benefícios cardiovasculares com a terapia quelante. Esse resultado traz um aprendizado importante: estudos com resultados inesperados, como o TACT 1, devem ser replicados para confirmar sua validade. Assim, o TACT 2 demonstrou que não há benefícios com a terapia quelante nos pacientes avaliados, reforçando a inadequação dessa prática no caso clínico discutido.

Em relação à terapia com estatinas, o LDL de 65 mg/dL está fora do alvo conforme as diretrizes atuais da Sociedade Brasileira de Cardiologia (SBC), que recomendam LDL < 50 mg/dL em pacientes de prevenção secundária. A terapia com rosuvastatina deve ser intensificada. Caso ainda assim não se atinja a meta, pode-se associar ezetimibe e/ou inibidores de PCSK9.

Por fim, sendo a paciente diabética e em prevenção secundária, as diretrizes recomendam o uso de medicações com benefício cardiovascular, independentemente dos níveis de hemoglobina glicada. Entre essas medicações estão os agonistas do receptor de GLP-1 e os inibidores de SGLT2, que, inclusive, podem ser associados no mesmo paciente. Essas classes demonstraram, em estudos robustos, redução do risco cardiovascular e devem ser consideradas no manejo da paciente.

Portanto, o uso da terapia quelante apresentada não tem benefícios clínicos consistentes, conforme demonstrado no TACT 2, e a recomendação deve ser o ajuste da terapia hipolipemiante e a introdução de medicações antidiabéticas com benefício cardiovascular.

Referências

Lamas GA et al. Effect of disodium EDTA chelation regimen on cardiovascular events in patients with previous myocardial infarction: the TACT randomized trial. JAMA. 2013;309(12):1241-1250. doi:10.1001/jama.2013.2107.

Lamas GA, Anstrom KJ, Navas-Acien A, Boineau R, Nemeth H, Huang Z, Wen J, Rosenberg Y, Stylianou M, Jones TLZ, Joubert BR, Yu Q, Santella RM, Mon AC, Ujueta F, Escolar E, Nathan DM, Fonseca VA, Aude YW, Ehrman JK, Elliott T, Prashad R, Lewis EF, Lopes RD, Farkouh ME, Elliott AM, Newman JD, Mark DB; TACT2 Investigators. Edetate Disodium-Based Chelation for Patients With a Previous Myocardial Infarction and Diabetes: TACT2 Randomized Clinical Trial. JAMA. 2024 Sep 10;332(10):794-803. doi: 10.1001/jama.2024.11463. PMID: 39141382; PMCID: PMC11325247.

Marx N et al. ESC Scientific Document Group. 2023 ESC Guidelines for the management of cardiovascular disease in patients with diabetes. Eur Heart J. 2023 Oct 14;44(39):4043-4140. doi: 10.1093/eurheartj/ehad192.

Resposta da Questão 3

■ Alternativa B

Comentários

O uso de betabloqueadores após um quadro de infarto agudo do miocárdio é uma das práticas mais consolidadas da cardiologia nas últimas décadas. Boa parte dessa evidência surgiu em estudos da década de 1980, onde diferentes tipos de betabloqueadores mostraram reduzir desfechos cardiovasculares em pacientes pós-síndrome coronariana aguda. Contudo, o cenário da cardiologia mudou significativamente nos últimos 40 anos com o avanço de terapias como angioplastia primária de rotina, uso de estatinas em altas doses, inibidores da ECA, antitrombóticos mais potentes e outras intervenções modernas.

Nesse contexto, surge a pergunta: o betabloqueador ainda faz diferença no cenário atual, especialmente em pacientes com fração de ejeção preservada? Para responder a essa questão, foi conduzido o estudo REDUCE-AMI, publicado no início de 2024 no *New England Journal of Medicine*. Esse estudo randomizou 5.020 pacientes com infarto do tipo 1 e fração de ejeção preservada (≥50%). Os participantes foram divididos em dois grupos, sendo que um grupo recebeu betabloqueadores (preferencialmente metoprolol ou bisoprolol), enquanto o outro ficou sem o uso dessa classe de medicamentos. A randomização ocorreu entre 1 e 7 dias após o evento.

Após um seguimento médio de 3 anos e meio, o desfecho primário, que incluía morte por qualquer causa ou novo infarto, não mostrou diferença significativa entre os grupos. Esse resultado traz um questionamento importante sobre a necessidade do uso rotineiro de betabloqueadores em pacientes com infarto agudo do miocárdio e fração de ejeção preservada.

Entretanto, o uso de betabloqueadores segue indicado em pacientes com fração de ejeção reduzida (≤ 40%) ou com outras indicações, como certos tipos de arritmias. Esse tema permanece em evolução, e novos estudos estão sendo conduzidos para trazer uma resposta definitiva (vide tabela a seguir).

Acrônimo	**Número de pacientes**	**Condição do paciente**	***Endpoint* primário**	**Conclusão prevista**
REDUCE-AMI	5000	IAM agudo com fração de ejeção (FE) ≥ 50% e realização de angiografia	Morte por qualquer causa ou novo infarto	Concluído
DANBLOCK	2760	≤ 2 semanas após IAM e FE > 40%	Morte por qualquer causa, infarto recorrente, revascularização com PCI ou CABG, AVC isquêmico, insuficiência cardíaca, arritmias malignas ou parada cardíaca ressuscitada	2024
BETAMI	2900	IAM tipo 1 tratado com PCI ou trombólise	Morte por qualquer causa, infarto recorrente, insuficiência cardíaca, revascularização coronária, AVC, arritmia ventricular maligna ou parada cardíaca ressuscitada	2024
REBOOT	8468	IAM sem insuficiência cardíaca e com FE > 40%	MACE (eventos adversos cardiovasculares maiores)	2024
SMART DECISION	2540	Uso de betabloqueadores por ≥ 1 ano após IAM	MACE (eventos adversos cardiovasculares maiores)	2025
ABYSS	3700	IAM tratado com betabloqueador, sem insuficiência cardíaca ou FE < 40%	Morte por qualquer causa, infarto, AVC ou hospitalização por causas cardiovasculares	2024 (vide resultados em comentário prévio)
ABBREVIATE	8500	Doença cardíaca isquêmica estável, sem disfunção ventricular esquerda ou insuficiência cardíaca	Morte por qualquer causa, infarto não fatal, hospitalização por parada cardíaca ressuscitada, angina instável com revascularização urgente ou insuficiência cardíaca	2026

Fonte: Adaptada de Steg PG. Routine Beta-Blockers in Secondary Prevention – On Injured Reserve. N Engl J Med. 2024;390(15):1434-1436.

Referência

Yndigegn T, Lindahl B, Mars K, Alfredsson J, Benatar J, Brandin L, et al. Beta-Blockers after Myocardial Infarction and Preserved Ejection Fraction. N Engl J Med. 2024;390:1372-1381.

RESPOSTA DA QUESTÃO 4

■ Alternativa C

Comentários

Em relação ao choque cardiogênico pós-infarto agudo do miocárdio, um marco importante foi o Shock Trial, publicado em 1999, que demonstrou redução significativa de mortalidade com o uso de revascularização de rotina no contexto do choque. A análise mostrou que em um ano seria necessário tratar 7,6 pacientes para salvar uma vida. Desde então, a revascularização miocárdica – seja por via percutânea ou cirúrgica – consolidou-se como a única intervenção com benefício comprovado em mortalidade nesse cenário.

Ao longo das últimas décadas, dispositivos de suporte circulatório mecânico também foram testados. Em 2012, o estudo IABP SHOCK II investigou o uso do balão intra-aórtico no choque cardiogênico e não demonstrou benefícios em relação ao uso rotineiro.

Já em 2023, o ECLS-SHOCK Trial avaliou o uso de ECMO veno-arterial nesse mesmo contexto. O estudo não demonstrou benefício com o uso rotineiro de ECMO e, além disso, evidenciou um aumento expressivo de complicações graves. O risco de sangramento moderado ou importante foi de 9,6% no grupo controle *versus* 23,4% no grupo ECMO.

Em 2024, foi publicado o estudo Danger Shock no *New England Journal of Medicine*, que testou o uso do dispositivo Impella CP – uma bomba de fluxo microaxial – no contexto de choque cardiogênico pós-infarto com supra de ST. O estudo randomizou 360 pacientes em dois grupos: tratamento padrão isolado *versus* tratamento padrão mais Impella CP. O desfecho primário foi morte por qualquer causa em 180 dias, e os resultados mostraram uma redução da mortalidade no grupo Impella, com NNT (Número Necessário para Tratar) de 8 para salvar uma vida.

Por outro lado, houve aumento significativo nas complicações associadas ao uso do dispositivo. O desfecho de segurança (sangramento moderado a grave, isquemia de membros e necessidade de terapia dialítica) ocorreu em 6,2% no grupo controle *versus* 24% no grupo Impella. O benefício de mortalidade do estudo foi claro, mas vale destacar que os pacientes do Danger Shock foram criteriosamente selecionados. Por exemplo, houve uma incidência menor de parada cardiorrespiratória comparada a outros estudos, e foram excluídos pacientes em coma pós-PCR e aqueles com falência de ventrículo direito.

Conclusão: O Danger Shock foi o primeiro grande estudo a demonstrar redução de mortalidade com o uso de assistência circulatória mecânica em choque cardiogênico pós-infarto agudo do miocárdio. Esse resultado marca um avanço importante, embora acompanhado de um aumento nas taxas de complicações.

Referências

Møller JE, Engstrøm T, Jensen LO, et al. Microaxial Flow Pump or Standard Care in Infarct-Related Cardiogenic Shock: The DanGer Shock Trial. N Engl J Med. 2024;390:1382-1393. DOI: 10.1056/NEJMoa2312572.

Thiele H, Zeymer U, Neumann FJ, et al. Intraaortic Balloon Support for Myocardial Infarction with Cardiogenic Shock: IABP-SHOCK II Trial. N Engl J Med. 2012;367:1287-1296. DOI: 10.1056/NEJMoa1208410.

Hochman JS, Sleeper LA, Webb JG, et al. Early Revascularization in Acute Myocardial Infarction Complicated by Cardiogenic Shock: SHOCK Trial. N Engl J Med. 1999;341:625-634. DOI: 10.1056/NEJM199908263410901.

Thiele H, Zeymer U, Akin I, et al. Extracorporeal Life Support in Infarct-Related Cardiogenic Shock: ECLS-SHOCK Trial. N Engl J Med. 2023;389:1286-1297. DOI: 10.1056/NEJMoa2307227.

Resposta da Questão 5

■ Alternativa B

Comentários

Mulher de 65 anos com síndrome coronariana aguda (IAM sem supra), com angina típica prolongada ao repouso, alterações características no eletrocardiograma com infradesnível do segmento ST em várias derivações associado a discreto supra em aVR, além de aumento da troponina > 3 vezes. Trata-se de uma SCA sem supra de alto risco (Heart Score de 9: História 2 pontos, ECG 2 pontos, A de idade 2 pontos, R de fatores de risco 1 ponto e T de troponina 2 pontos) e que deve realizar o cateterismo em até 24 horas, com administração preferencialmente de antiplaquetários mais potentes e de início de ação mais rápido como o Ticagrelor ou Prasugrel na sala de hemodinâmica (Alternativa B correta, as demais incorretas).

Lembrar que se a paciente não apresentasse melhora da dor (angina refratária) ou tivesse instabilidade hemodinâmica ou elétrica deveria realizar o CATE em até 2 horas (muito alto risco).

Vamos lembrar do cálculo do *heart score*, maior ou igual a 7 = alto risco.

Escore HEART		
Fator	**Características**	**Pontos**
História	Altamente suspeita de SCA (apenas componentes de dor típica) Moderadamente suspeita de SCA (com componentes de dor típica e outros de atípica) Baixa suspeita de SCA (apenas componentes de dor atípica)	2 1 0
ECG	Depressão segmento ST Alteração de repolarização inespecífica Normal	2 1 0
Idade	≥ 65 anos 45-64 anos < 45 anos	2 1 0
Fatores de risco	≥ 3 fatores de risco ou história de aterosclerose 1 ou 2 fatores de risco Nenhum fator de risco	2 1 0
Troponina (inicial)	≥ 3 × o limite da normalidade 1-3 × o limite da normalidade Dentro do limite da normalidade	2 1 0

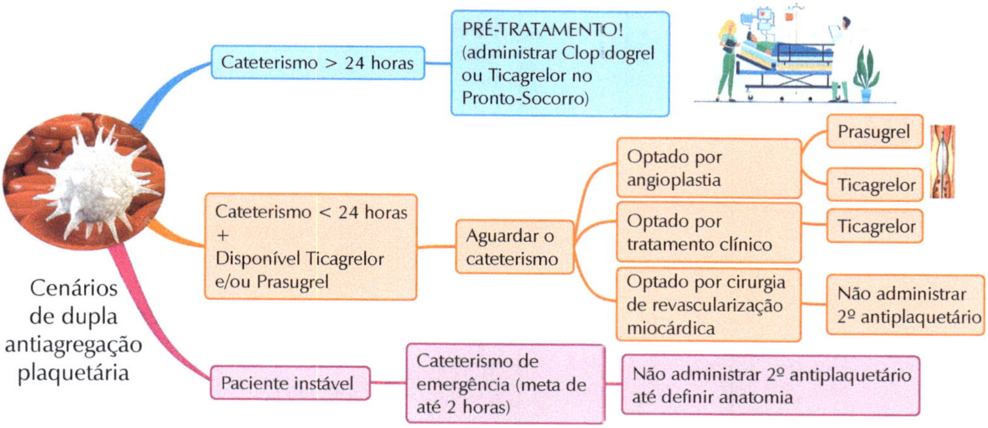

Referência

Nicolau JC, Feitosa-Filho G, Petriz JL, Furtado RHM, Précoma DB, Lemke W, et al. Diretrizes da Sociedade Brasileira de Cardiologia sobre Angina Instável e Infarto Agudo do Miocárdio sem Supradesnível do Segmento ST – 2021. Arq Bras Cardiol. 2021; 117(1):181-264.

Resposta da Questão 6

■ Alternativa D

Comentários

A reabilitação cardiovascular é uma estratégia essencial no manejo de pacientes com síndrome coronária crônica, como no caso desse paciente. A diretriz europeia de 2024 sobre doença arterial coronária crônica destaca que programas de reabilitação, com abordagem multidisciplinar, estão associados à redução de mortalidade cardiovascular. Esse benefício abrange tanto os exercícios aeróbicos quanto os resistidos, como a musculação.

Além disso, um *scientific statement* da American Heart Association (AHA) publicado em 2023 reforça que a combinação de exercícios aeróbicos (como corrida e natação) com resistidos (como musculação) gera benefícios sinérgicos, maiores do que quando praticados isoladamente. Para exemplificar, estudos demonstram que exercícios aeróbicos ou resistidos isolados reduzem a mortalidade em 18% a 29%, mas, quando combinados, a redução chega a 46%.

Magnitude do benefício	Exercício resistido	Exercício aeróbico	Exercício combinado	Conclusão
Pressão arterial	+	+	+	Exercício resistido, aeróbico e combinado têm efeitos semelhantes, pequenos a moderados, sobre a pressão arterial sistólica e diastólica.
Perfil lipídico	+	+	+	Exercício resistido, aeróbico e combinado têm efeitos semelhantes, pequenos a moderados, sobre o perfil lipídico.
Controle glicêmico	+	++	+++	Todas as modalidades têm benefícios. O exercício combinado pode ter as maiores associações, seguido pelo exercício aeróbico e, por último, o resistido.
Peso corporal: perda de peso	0	+	+	O exercício aeróbico e combinado tem efeitos pequenos a moderados na perda de peso. O exercício combinado pode ser o mais benéfico para a manutenção do peso.
Manutenção do peso	0	+	++	
Composição corporal: massa magra	++	+	+++	O exercício resistido é mais benéfico para ganhos de massa magra do que o aeróbico. O exercício aeróbico é mais benéfico para perda de gordura em comparação com o resistido. O exercício combinado proporciona os maiores benefícios para redução de gordura e ganho de massa magra.
Massa gorda	0	++	+++	

Fonte: Adaptada de Paluch et al. Resistance Exercise Training: 2023 Update.

Isso quer dizer que o exercício físico não apresenta risco algum no paciente coronariopata? Obviamente, apresenta. Podemos quantificar o risco de eventos de acordo com essa tabela adaptada da Diretriz de SCA sem supra da SBC.

Classificação de risco para pacientes cardiopatas × reabilitação		
Risco	**Parâmetros**	**Conduta em relação à reabilitação**
Baixo	FEVE > 50% Ausência de arritmias complexas, sintomas de insuficiência cardíaca congestiva, angina com o esforço ou no período de recuperação, lesão valvar grave ou moderada Capacidade funcional ≥ 7 METS	Exercícios físicos não precisam ser supervisionados
Moderado	FEVE: 40% a 49% Sinais/sintomas, incluindo angina em níveis moderados de exercício (5 a 6,9 METS) ou no período de recuperação Lesão valvar moderada	Supervisão do médico, idealmente, nas primeiras 12 semanas. Se livre de intercorrências, depois evolui para programa externo semissupervisionado
Alto	FEVE < 40% Sobreviventes de parada cardíaca ou morte súbita Arritmias ventriculares complexas em repouso ou no exercício Doença valvar grave Cardiopatia congênita não corrigida Capacidade funcional < 5 METS Infradesnivelamento do segmento ST isquêmico durante exercício > 2 mm	Supervisão médica Disponibilidade a suporte avançado de vida

Fonte: Adaptada das Diretrizes da Sociedade Brasileira de Cardiologia sobre Angina Instável e Infarto Agudo do Miocárdio sem Supradesnível do Segmento ST – 2021.

Também devemos lembrar das contraindicações absolutas à prática de exercício resistido:

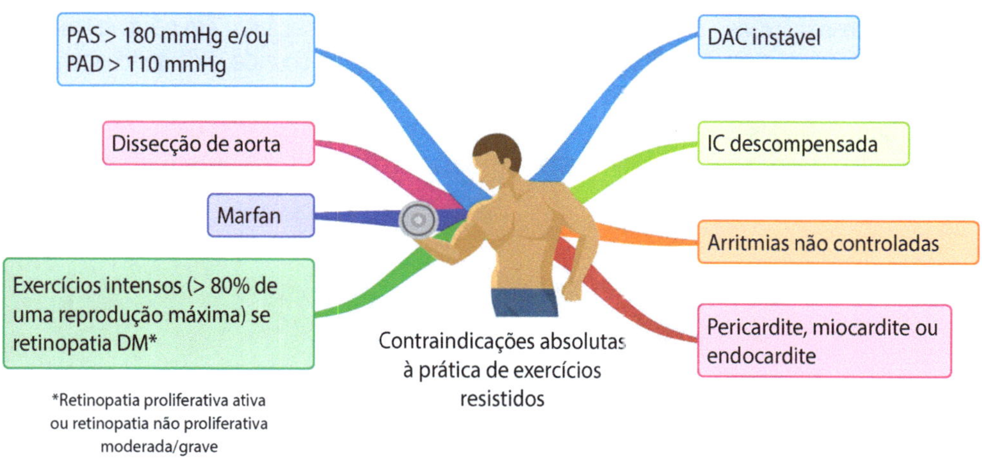

No entanto, a realização de exercícios físicos deve ser cuidadosamente planejada em pacientes com alterações no teste ergométrico, como o infradesnível de segmento ST durante o esforço, observado nesse caso. De acordo com a diretriz de síndrome coronariana aguda (cuidados pós-alta), "nos pacientes que apresentam alteração eletrocardiográfica ou sintomas sugestivos de isquemia ao esforço, o limite deve estar, em geral, em 10 batimentos por minuto abaixo da frequência cardíaca no início dos sintomas ou da alteração de ST".

Portanto, nesse paciente, o surgimento de isquemia durante o teste ergométrico não contraindica a prática de exercícios físicos. Pelo contrário, deve-se ajustar a intensidade do exercício com acompanhamento médico, respeitando o limite de frequência cardíaca recomendado e priorizando a combinação de exercícios aeróbicos e resistidos. Além disso, é importante ressaltar que os exercícios resistidos apresentam menor risco de eventos cardiovasculares em comparação aos aeróbicos, reforçando sua segurança e papel no controle glicêmico e na melhora funcional em pacientes como esse.

Referências

Nicolau JC, Feitosa-Filho G, Petriz JL, Furtado RHM, Précoma DB, Lemke W, et al. Diretrizes da Sociedade Brasileira de Cardiologia sobre Angina Instável e Infarto Agudo do Miocárdio sem Supradesnível do Segmento ST – 2021. Arq Bras Cardiol. 2021; 117(1):181-264.

Vrints C, Andreotti F, Koskinas KC, Rossello X et al. ESC Scientific Document Group. 2024 ESC Guidelines for the management of chronic coronary syndromes. Eur Heart J. 2024 Sep 29;45(36):3415-3537. doi: 10.1093/eurheartj/ehae177.

Paluch AE, Boyer WR, Franklin BA, Laddu D, Lobelo F, Lee DC, et al. Resistance Exercise Training in Individuals With and Without Cardiovascular Disease: 2023 Update: A Scientific Statement From the American Heart Association. Circulation. 2024;149:e217–e231. DOI: 10.1161/CIR.0000000000001189.

Resposta da Questão 7

■ Alternativa B

Comentários

A questão apresenta o caso de uma paciente jovem com prótese mecânica em posição mitral e em uso irregular de anticoagulação, o que é preocupante dada a necessidade de anticoagulação contínua nesses casos. A paciente chega ao pronto-socorro com eletrocardiograma sugestivo de infarto com supradesnível do segmento ST e é submetida ao cateterismo, que confirma uma oclusão abrupta da artéria descendente anterior sem outras evidências de aterosclerose coronariana.

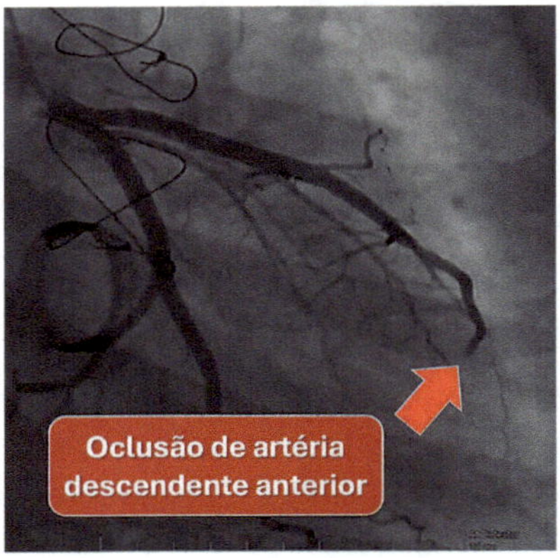

Esse conjunto de fatores – prótese mecânica, anticoagulação inadequada e oclusão abrupta sem evidência de doença aterosclerótica nas coronárias – sugere fortemente um evento embólico de trombo formado na prótese, que migrou e obstruiu a coronária.

Nesse cenário, o diagnóstico mais provável é infarto do miocárdio tipo 2, que ocorre por desbalanço entre oferta e demanda de oxigênio, mas sem a ruptura de placa aterosclerótica. Vale lembrar a classificação dos tipos de infarto de acordo com a 4ª definição universal do infarto, na qual situações como embolia coronariana, dissecção e vasoespasmo são categorizadas como infarto tipo 2.

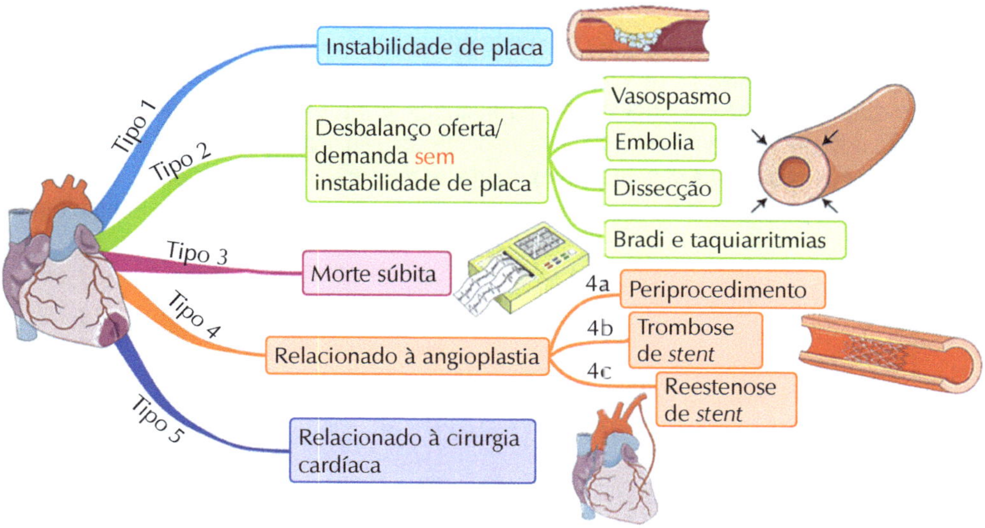

Essa diferenciação entre infarto tipo 1 (associado à ruptura ou erosão de placa aterosclerótica) e tipo 2 é fundamental para a abordagem clínica. Nesse caso específico:

1. Antiagregação plaquetária não está indicada, pois não há evidência de ruptura ou instabilidade de placa.
2. A conduta mais relevante é garantir anticoagulação adequada, uma vez que a prótese mecânica mitral tem alto risco de trombose sem anticoagulação efetiva.
3. Como o mecanismo do infarto não é aterosclerótico, não há indicação de uso de estatinas de alta potência, que são recomendadas para prevenção secundária em casos de doença aterosclerótica.

Portanto, a atenção deve ser focada na reavaliação da anticoagulação, no manejo adequado do tromboembolismo relacionado à prótese e na prevenção de novos eventos embólicos.

Referência

Thygesen K, Alpert JS, Jaffe AS, Chaitman BR, Bax JJ, Morrow DA, White HD, et al. Fourth Universal Definition of Myocardial Infarction (2018). European Heart Journal. 2019; 40(3):237–269. doi:10.1093/eurheartj/ehy462.

Resposta da Questão 8

■ Alternativa A

Comentários

A dor torácica típica em pacientes com bloqueio de ramo esquerdo (BRE) apresenta um desafio diagnóstico relevante, uma vez que o BRE pode, por si só, causar alterações eletrocardiográficas significativas, como supradesnível do segmento ST em derivações específicas (ex.: V1 a V3), sem que haja necessariamente uma oclusão coronariana aguda. A diferenciação entre um BRE crônico e uma oclusão coronariana aguda é crucial, uma vez que o manejo clínico adequado impacta diretamente no prognóstico.

Uma das principais ferramentas para essa diferenciação são os critérios de Sgarbossa, que permitem avaliar a presença de infarto agudo do miocárdio em pacientes com BRE. Esses critérios são baseados em anormalidades específicas no eletrocardiograma, com uma pontuação que ajuda a identificar a probabilidade de oclusão coronariana aguda. A pontuação de 3 pontos ou mais é sugestiva de infarto agudo do miocárdio com supra de ST (IAMCSST). Os critérios de Sgarbossa foram posteriormente modificados por Smith e atualmente temos também os critérios de Barcelona.

Critérios de Sgarbossa

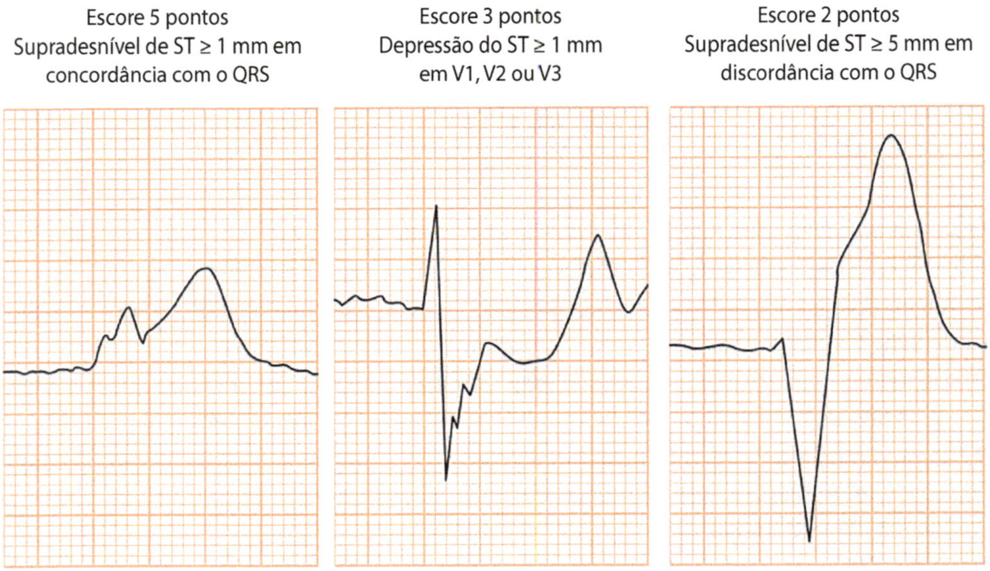

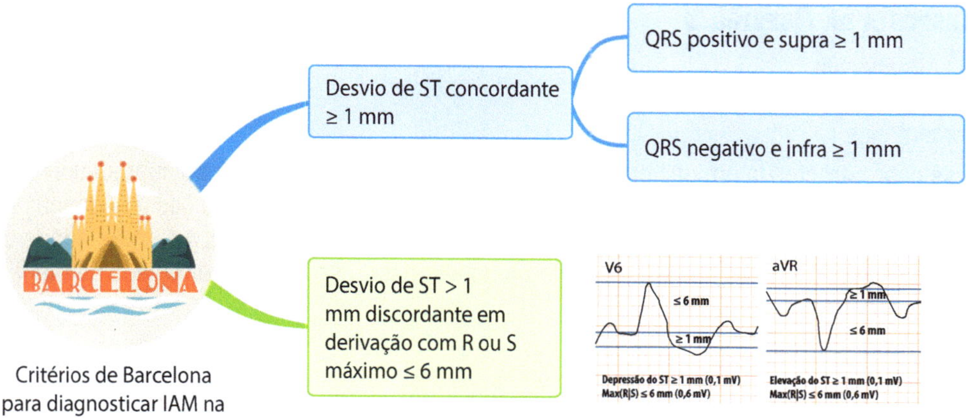

Critérios de Barcelona para diagnosticar IAM na presença de BRE

Assim, no caso discutido vemos que o ECG mostra claramente sinais de oclusão coronariana aguda (ex.: supra concordante em V5 e V6, infra discordante em V2 e V3)

Conduta recomendada:

Em casos sugestivos de oclusão coronariana aguda, como os discutidos acima:

1. Encaminhamento para cateterismo de emergência deve ser priorizado para reperfusão coronariana (angioplastia primária), de forma similar aos pacientes com infarto agudo com supra de ST.
2. Se não houver disponibilidade de angioplastia primária em até 120 minutos, deve-se considerar a trombólise com fibrinolíticos, desde que o paciente não apresente contraindicações absolutas ao tratamento.

O diagnóstico e a decisão terapêutica precoces são fundamentais para evitar complicações associadas ao atraso na reperfusão coronariana. Portanto, a utilização dos critérios de Sgarbossa/Barcelona auxiliam significativamente no reconhecimento de casos graves de oclusão coronariana aguda, mesmo na presença de um bloqueio de ramo esquerdo, garantindo a abordagem mais adequada e oportuna ao paciente.

Referência

Byrne RA, Rossello X, Coughlan JJ, Barbato E, Berry C, Chieffo A, et al. 2023 ESC Guidelines for the management of acute coronary syndromes. Eur Heart J. 2023 Oct 12;44(38):3720-3826. doi: 10.1093/eurheartj/ehad191.

Resposta da Questão 9

■ Alternativa C

Comentários

Esse caso caracteriza um paciente com síndrome coronariana aguda sem supradesnível do segmento ST (SCA sem supra), associado a dor torácica típica e alterações isquêmicas no eletrocardiograma (infradesnível do segmento ST e inversão de onda T). A refratariedade da dor ao uso de nitratos é um marcador de muito alto risco, conforme as diretrizes de manejo de síndromes coronarianas agudas.

Quando indicar a estratificação invasiva?		
Critérios de muito alto risco	▪ Instabilidade hemodinâmica ou choque cardiogênico ▪ Dor torácica recorrente e/ou refratária ao tratamento clínico ▪ Arritmia ventricular maligna ou PCR ▪ Insuficiência cardíaca aguda ▪ Alterações dinâmicas de ST-T recorrentes, particularmente com elevação intermitente de supra	Cate em até 2 horas
Critérios de alto risco	▪ Curva de troponina típica de IAM ▪ Alterações dinâmicas do ST ou da onda T (sintomáticas ou silenciosa) ▪ Escore Grace > 140	Cate em até 24 horas
Critérios de risco intermediário	▪ Diabetes *mellitus* ▪ Insuficiência renal (ClCr < 60 mL/min) ▪ FEVE < 40% ou insuficiência cardíaca congestiva ▪ ICP ou cirurgia de revascularização miocárdica prévias ▪ Escore Grace entre 109 e 140 ▪ Angina pós IAM	Cate em até 72 horas
Critérios de baixo risco	▪ Ausência das características mencionadas acima	Teste não invasivo

De acordo com as Diretrizes Europeias de 2023 (ESC) e a Sociedade Brasileira de Cardiologia (2021), pacientes com dor torácica refratária devem ser encaminhados para cateterismo cardíaco de emergência (em menos de duas horas), de maneira semelhante aos pacientes com infarto com supradesnível do segmento ST.

Além da dor torácica refratária, outros critérios de muito alto risco incluem instabilidade hemodinâmica ou elétrica, dor torácica recorrente com alterações eletrocardiográficas dinâmicas e parada cardíaca ressuscitada.

Estudos mostram que, na prática, apenas uma pequena proporção (cerca de 6%) de pacientes classificados como de muito alto risco são encaminhados para cateterismo de emergência, o que pode resultar em atrasos e consequências deletérias, já que muitos apresentam oclusões coronarianas agudas que não foram captadas pelo eletrocardiograma.

Referência

McLaren J, Alencar JN, Aslanger EK, Meyers HP, Smith SW. From ST-Segment Elevation MI to Occlusion MI: The New Paradigm Shift in Acute Myocardial Infarction. JACC Adv. 2024;3(11):101314.

Resposta da Questão 10

Alternativa C

Comentários

O caso apresentado envolve um paciente diabético com dor torácica atípica e alterações eletrocardiográficas durante o teste ergométrico, destacando o infradesnivelamento do segmento ST observado na fase de recuperação. De acordo com a diretriz de ergometria em população adulta de 2024, é fundamental entender que o infradesnivelamento do ST (ISTE) exclusivo na recuperação apresenta as mesmas acurácias diagnóstica e prognóstica do que aquele constatado durante o esforço. No entanto, é importante destacar que o ISTE observado exclusivamente na recuperação tardia (após o terceiro minuto) pode aumentar a probabilidade de um resultado falso-positivo para doença arterial coronariana (DAC), conforme indicado em estudos recentes.

O eletrocardiograma apresentado mostra infradesnivelamento de segmento ST horizontal em algumas derivações e descendente em outras, associado a supra de aVR. Esse padrão é altamente sugestivo de alterações isquêmicas, especialmente em um paciente com fatores de risco relevantes, como diabetes. Portanto, o achado deve ser valorizado e interpretado com cuidado.

Além disso, é importante reforçar que os critérios de positividade do teste de ergometria na recuperação são idênticos aos observados durante o esforço. Nesse contexto:

- O padrão de infra horizontal ou descendente está mais associado a doença arterial coronariana obstrutiva (DAC).
- Já o padrão de infra convexo tende a ser mais relacionado à insuficiência coronária de causa não obstrutiva.

A figura a seguir realça os padrões de desvio do segmento ST durante o teste de esforço.

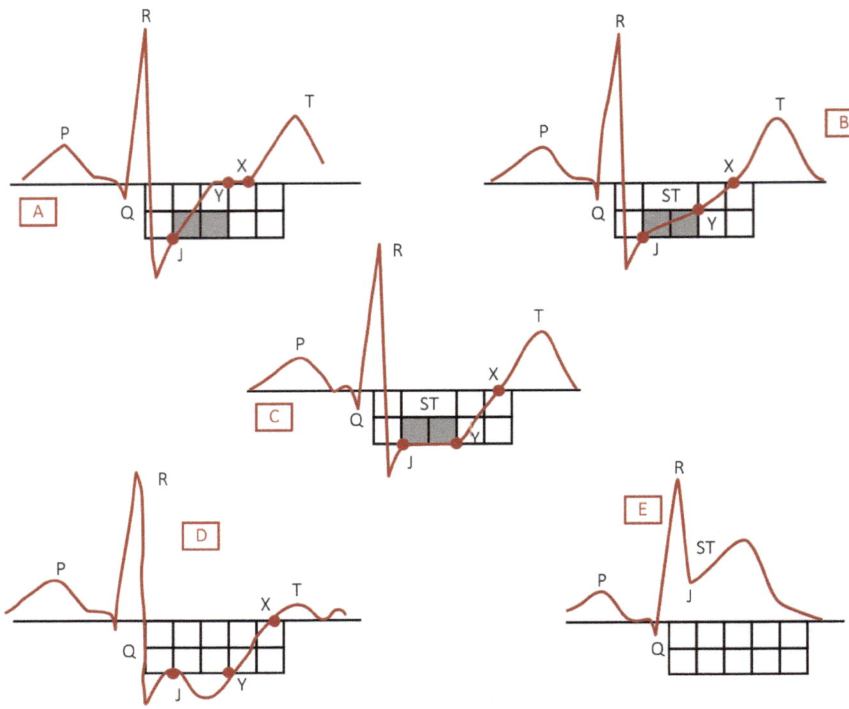

Deflexões eletrocardiográficas e variáveis de interesse em ergometria: A. Infradesnível do ponto J, com aspecto ascendente rápido do segmento ST que retorna à linha de base antes de 80 ms ou 0,08 s. B. Infradesnível ascendente lento de segmento ST, medido 80 ms após o ponto J, no ponto Y. C. Infradesnível do ponto J com segmento ST horizontal por ≥ 80 ms. D. Infradesnível medido no ponto J, com segmento ST descendente. E. Supradesnível do ponto J ou da junção J/ST. Modificado de: Mastrocola LE e Mastrocola F.

Portanto, em casos com alterações sugestivas e fatores de risco importantes, como o apresentado, é essencial valorizar o resultado da recuperação e prosseguir com a avaliação diagnóstica e manejo apropriado.

Referência

Carvalho T, Freitas OGA, Chalela WA, Hossri CAC, Milani M, Buglia S, et al. Diretriz Brasileira de Ergometria em População Adulta - 2024. Arq Bras Cardiol. 2024;121:e20240110.

Resposta da Questão 11

■ Alternativa A

Comentários

A variação pressórica observada no teste ergométrico segue os parâmetros fisiológicos descritos nas diretrizes de avaliação da resposta da pressão arterial ao esforço. Em homens, é considerado normal atingir valores de pressão arterial sistólica (PAS) inferiores a

210 mmHg, enquanto em mulheres, o limite é 190 mmHg no pico do esforço. A pressão arterial diastólica (PAD) geralmente permanece inalterada ou apresenta variação de até 10 mmHg para cima ou para baixo.

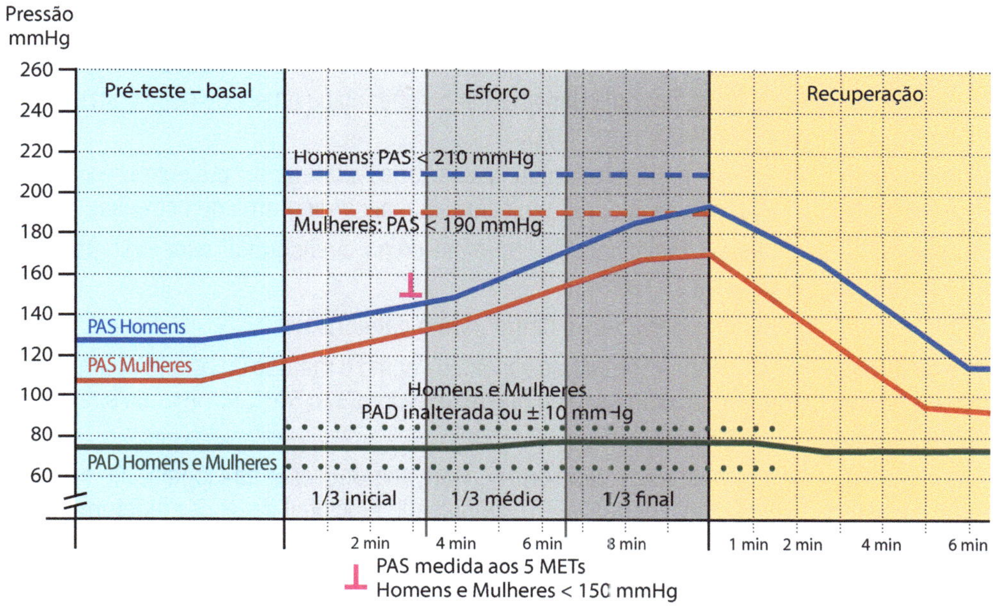

Fonte: Adaptada de Carvalho T, Freitas OGA, Chalela WA, Hossri CAC, Milani M, Buglia S, et al. Diretriz Brasileira de Ergometria em População Adulta - 2024. Arq Bras Cardiol. 2024;121:e20240110.

No caso apresentado, o paciente iniciou com 125×80 mmHg e, ao pico do esforço, atingiu 205×90 mmHg. A pressão sistólica, ao ficar abaixo de 210 mmHg, é considerada dentro do limite fisiológico. Da mesma forma, a variação diastólica observada de 10 mmHg também está dentro dos parâmetros normais.

Portanto, a resposta da pressão arterial ao esforço é considerada normal.

Referência

Carvalho T, Freitas OGA, Chalela WA, Hossri CAC, Milani M, Buglia S et al. Diretriz Brasileira de Ergometria em População Adulta - 2024. Arq Bras Cardiol. 2024;121:e20240110.

Resposta da Questão 12

Alternativa D

Comentários

Esse caso aborda aspectos fundamentais sobre a abordagem e estratificação da coronariopatia crônica com base na diretriz europeia de coronariopatia crônica de 2024 e na diretriz americana de 2023. Um ponto crucial discutido é a substituição do escore Diamond-Forrester. A diretriz europeia atual traz uma abordagem mais precisa para cálculo da probabilidade pré-teste, utilizando gráficos modernos e mais adequados para a população atual, que tendem a não superestimar o risco.

Após calcular a probabilidade pré-teste, o algoritmo de investigação é dividido de forma clara:

1. Muito baixa (≤ 5%): sem necessidade de investigação.
2. Baixa (5%-15%): angiotomografia das artérias coronárias ou ajuste do risco com exames como escore cálcio ou teste ergométrico.
3. Moderada (15%-50%): angiotomografia das artérias coronárias ou testes funcionais (ressonância de estresse, cintilografia miocárdica, ecocardiograma de estresse).
4. Alta (50%-85%): testes funcionais de isquemia como cintilografia, ecocardiograma de estresse ou ressonância de estresse.
5. Muito alta (≥ 85%): considerar envio direto para o cateterismo.

A angiotomografia das artérias coronárias é indicada como o método de escolha para excluir coronariopatia em pacientes com risco de pré-teste entre 5% e 50%, reforçando sua importância no algoritmo diagnóstico.

Outro destaque é a complementaridade entre testes anatômicos e funcionais. Um exemplo seria o uso de prova funcional para avaliar o significado funcional de lesões indeterminadas identificadas pela angiotomografia.

Sobre o manejo clínico, foi discutida a contraindicação da Ivabradina em pacientes com fração de ejeção acima de 40% com base no estudo SIGNIFY de 2014, que demonstrou ausência de benefício e até tendência ao malefício em pacientes sintomáticos. Por outro lado, nos pacientes com fração de ejeção ≤ 40%, a Ivabradina segue recomendada, conforme demonstrado pelos resultados do estudo SHIFT.

Por fim, a diretriz aborda amplamente o conceito de ANOCA (angina with non-obstructive coronary arteries) e INOCA (ischemia with non-obstructive coronary arteries), ressaltando que a ausência de lesões coronarianas obstrutivas não exclui a possibilidade de doença microvascular/disfunção endotelial como causa de angina/isquemia. Essa condição é mais prevalente em mulheres, com até 70% apresentando angina sem obstruções significativas nas coronárias. Portanto, mesmo diante de exames sem lesões obstrutivas, a etiologia isquêmica deve ser considerada, reforçando a importância de investigar alterações microcirculatórias nesses casos.

Referências

Vrints C, Andreotti F, Koskinas KC, Rossello X et al. ESC Scientific Document Group. 2024 ESC Guidelines for the management of chronic coronary syndromes. Eur Heart J. 2024 Sep 29;45(36):3415-3537. doi: 10.1093/eurheartj/ehae177.

Virani SS, Newby LK, Arnold SV, Bittner V, Brewer LC, Dixon DL, et al. 2023 AHA/ACC/ACCP/ASPC/NLA/PCNA Guideline for the Management of Patients With Chronic Coronary Disease: A Report of the American Heart Association/American College of Cardiology Joint Committee on Clinical Practice Guidelines. Circulation. 2023;148:e9–e119. DOI: 10.1161/CIR.0000000000001168.

Resposta da Questão 13

■ Alternativa D

Comentários

A conduta de pacientes com síndrome coronariana aguda que apresentam lesões obstrutivas múltiplas durante a angioplastia de lesão culpada é amplamente embasada na literatura recente e resumida na diretriz europeia de 2023 (vide tabela a seguir).

Manejo de pacientes com síndrome coronariana aguda submetidos à angioplastia de lesão culpada e que possuem ao menos uma outra lesão significativa.

Cenário clínico	Recomendação	Classe de evidência
Choque cardiogênico	Angioplastia primária imediata apenas da artéria responsável pelo infarto (IRA)	Classe I
	Revascularização completa em estágio subsequente	Classe IIa
Infarto agudo do miocárdio com supradesnível de ST	Revascularização completa, seja durante o procedimento inicial ou em até 45 dias após o evento	Classe I
Síndrome coronariana aguda sem supradesnível de ST	Revascularização completa	Classe IIa
	Avaliação funcional invasiva das lesões não responsáveis pelo infarto (non-IRA) durante o procedimento	Classe IIb

De onde vieram essas recomendações?

Em 2017, o estudo CULPRIT-SHOCK, publicado no *New England Journal of Medicine*, avaliou pacientes com choque cardiogênico durante a fase aguda do infarto. Os pacientes foram randomizados para dois grupos: um grupo que recebia angioplastia apenas da lesão culpada e outro que realizava revascularização completa no mesmo procedimento. O estudo demonstrou uma redução de 17% no endpoint primário com a estratégia conservadora, ou seja, ao tratar apenas a lesão culpada no momento inicial. Com base nesses resultados, a recomendação passou a ser clara: em pacientes com choque cardiogênico, deve-se intervir apenas na lesão culpada, estabilizar o paciente na UTI e, posteriormente, considerar o tratamento das demais lesões.

Em 2019, o estudo COMPLETE, também publicado no *New England Journal of Medicine*, incluiu pacientes com infarto agudo do miocárdio e lesões multivasculares. O estudo comparou a estratégia de revascularização apenas da lesão culpada com a de revascularização completa estagiada. Nessa última, as outras lesões eram tratadas de forma planejada, de um dia até 45 dias após o procedimento inicial. O estudo demonstrou redução de 26% no desfecho primário com a estratégia de revascularização completa, reforçando que tratar todas as lesões melhora os desfechos clínicos.

Por fim, em 2023, o estudo MULTISTARS AMI focou no timing da revascularização completa em pacientes com infarto agudo do miocárdio sem choque cardiogênico. O estudo comparou a intervenção imediata em todas as lesões com a revascularização estagiada. Os resultados mostraram não inferioridade em relação ao tratamento imediato quando comparado ao tratamento estagiado. Importante ressaltar que esse estudo excluiu pacientes com choque cardiogênico.

Com base nesses dados, a diretriz europeia de 2023 recomenda que, em pacientes com infarto agudo do miocárdio e mais de uma lesão obstrutiva (≥ 70%), mas sem choque cardiogênico, a estratégia preferencial é realizar a revascularização completa. Essa abordagem pode ser feita de duas formas:

1. Durante o procedimento inicial.
2. De forma estagiada, realizando a intervenção na lesão culpada no primeiro momento (como no caso a artéria descendente anterior) e tratando as demais lesões obstrutivas, como a lesão em terço médio da coronária direita, em até 45 dias após o evento inicial.

Dessa forma, a conduta nesse caso segue o que foi demonstrado pelos estudos mais recentes e respaldado pelas diretrizes: realizar a revascularização completa, com possibilidade de intervenção imediata ou estadiada em até 45 dias.

Referências

Stähli BE, Varbella F, Linke A, Schwarz B, Felix SB, Seiffert M, Kesterke R, et al. Timing of complete revascularization with multivessel PCI for myocardial infarction. N Engl J Med. 2023;389:1368-1379. DOI: 10.1056/NEJMoa2307823.

Thiele H, Akin I, Sandri M, Fuernau G, de Waha S, Meyer-Saraei R, Nordbeck P, et al. PCI strategies in patients with acute myocardial infarction and cardiogenic shock. N Engl J Med. 2017;377:2419-2432. DOI: 10.1056/NEJMoa1710261.

Mehta SR, Wood DA, Storey RF, Mehran R, Bainey KR, Nguyen H, Meeks B, et al. Complete revascularization with multivessel PCI for myocardial infarction. N Engl J Med. 2019;381:1411-1421. DOI: 10.1056/NEJMoa1907775.

Byrne RA, Rossello X, Coughlan JJ, Barbato E, Berry C, Chieffo A, Claeys MJ, et al. ESC Scientific Document Group. 2023 ESC Guidelines for the management of acute coronary syndromes. Eur Heart J. 2023 Oct 12;44(38):3720-3826. doi: 10.1093/eurheartj/ehad191.

Resposta da Questão 14

■ Alternativa D

Comentários

A questão aborda o papel da intervenção coronária percutânea em pacientes com coronariopatia crônica e disfunção relevante de ventrículo esquerdo. O estudo mais relevante sobre esse tema é o REVIVED-BCIS2, publicado no New England Journal of Medicine em 2022. Esse estudo randomizou pacientes com coronariopatia crônica, disfunção relevante do ventrículo esquerdo (fração de ejeção ≤ 35%) e presença de viabilidade miocárdica avaliada por métodos não invasivos. Os pacientes foram divididos em dois grupos: um recebeu tratamento clínico otimizado isolado e o outro, tratamento clínico otimizado associado à angioplastia das lesões significativas.

Para a surpresa de muitos, o estudo não mostrou diferença significativa entre os dois grupos em relação ao desfecho primário, mesmo em análises subsequentes estratificando os pacientes pela porcentagem de miocárdio viável.

Com base nesses resultados, a diretriz americana de 2023 para coronariopatia crônica enfatiza que, em pacientes com lesões multiarteriais ou lesão de tronco e disfunção relevante de ventrículo esquerdo (fração de ejeção ≤ 35%), a cirurgia de revascularização miocárdica continua sendo a recomendação principal, com benefícios estabelecidos de redução de mortalidade a longo prazo, como demonstrado pelo segmento de 10 anos do estudo STICH.

Portanto, no cenário apresentado, a intervenção percutânea não mostrou, até o momento, benefício em reduzir desfechos nos pacientes com disfunção ventricular esquerda relevante e viabilidade miocárdica.

Referências

Vrints C, Andreotti F, Koskinas KC, Rossello X et al. ESC Scientific Document Group. 2024 ESC Guidelines for the management of chronic coronary syndromes. Eur Heart J. 2024 Sep 29;45(36):3415-3537. doi: 10.1093/eurheartj/ehae177.

Perera D, Clayton T, O'Kane PD, Greenwood JP, Weerackody R, Ryan M, et al. Percutaneous revascularization for ischemic left ventricular dysfunction. N Engl J Med. 2022;387:1351-1360. DOI: 10.1056/NEJMoa2206606.

Resposta da Questão 15

■ Alternativa D

Comentários

O caso clínico descreve um padrão eletrocardiográfico clássico, inicialmente relatado por De Winter em 2008 no *New England Journal of Medicine*. Esse padrão consiste em infradesnivelamento do segmento ST ascendente, associado a ondas T apiculadas em derivações precordiais. De Winter correlacionou esse achado com oclusão aguda da artéria descendente anterior, mesmo que os pacientes não apresentassem elevação do segmento ST em exames subsequentes.

A relevância clínica desse padrão é a identificação de oclusão coronariana aguda na ausência de supra de ST. Essa distinção tem implicações no manejo emergencial, uma vez que mais de 50% das oclusões coronarianas agudas podem não apresentar supra de ST no eletrocardiograma. Isso tem levado à proposta de uma nova nomenclatura que classifica os eventos em "OCA" (oclusão coronariana aguda) e "NOCA" (ausência de oclusão coronariana aguda).

Além do padrão de De Winter, há outros padrões eletrocardiográficos que sugerem oclusão coronariana aguda mesmo na ausência de supra de ST. Tais achados reforçam a importância do reconhecimento precoce e a necessidade de intervenções rápidas nesses casos.

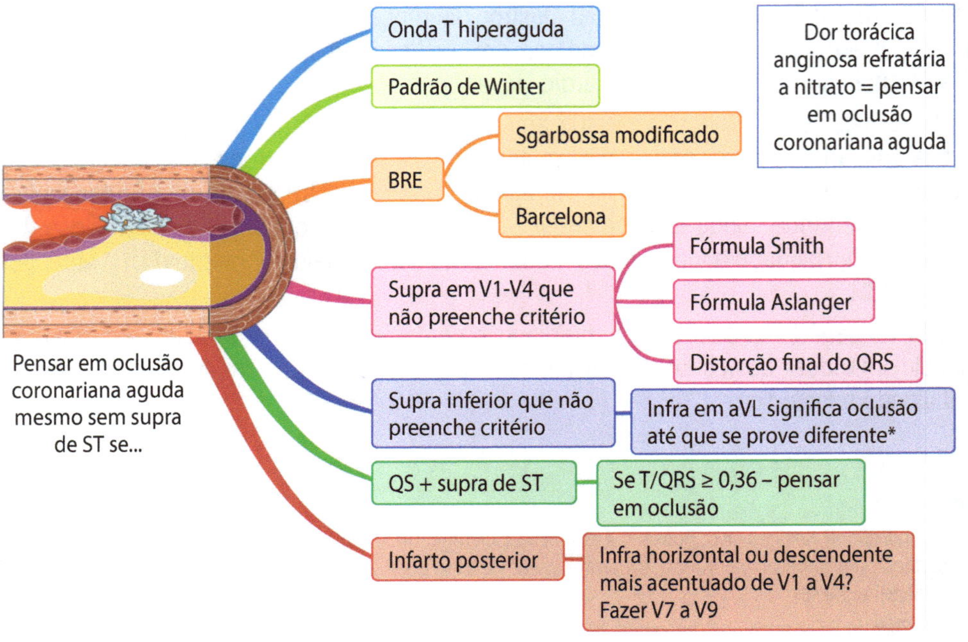

Referências

De Winter RJ, Verouden NJW, Wellens HJJ, Wilde AAM. A New ECG Sign of Proximal LAD Occlusion. New England Journal of Medicine. 2008;359:2071-2073. DOI: 10.1056/NEJMc0804737.

McLaren J, Alencar JN, Aslanger EK, Meyers HP, Smith SW. From ST-Segment Elevation MI to Occlusion MI: The New Paradigm Shift in Acute Myocardial Infarction. JACC Advances. 2024 Nov;3(11):101314.

Resposta da Questão 16

■ Alternativa B

Comentários

A avaliação de pacientes que desejam iniciar exercícios físicos é uma oportunidade importante para prevenir eventos adversos, equilibrando benefícios cardiovasculares com riscos, especialmente em indivíduos sedentários ou com fatores de risco cardiovascular. No caso de uma paciente de 36 anos, sedentária, com obesidade grau I e intenção de realizar atividades de alta intensidade, como o crossfit, é necessário observar as diretrizes nacionais e internacionais.

Primeiro devemos lembrar como dividir a intensidade do exercício físico aeróbico.

Intensidade	VO_2max (%)	FC máx (%)
Baixa intensidade, exercício leve	< 40	< 55
Exercício de intensidade moderada	40-69	55-74
Alta intensidade	70-85	75-90
Exercício de intensidade muito alta	> 85	> 90

Fonte: Adaptada de Pelliccia et al. European Heart Journal. 2021;42(1):17–96. DOI:10.1093/eurheartj/ehaa605.

Abaixo dos 35 anos, a cardiomiopatia hipertrófica é a principal causa de morte súbita relacionada ao exercício físico. No entanto, acima dessa idade, como no caso da paciente, a doença arterial coronariana assume destaque. A diretriz europeia de 2020 recomenda que indivíduos sedentários ou com risco cardiovascular elevado, planejando iniciar exercícios de alta intensidade, sejam submetidos a avaliação detalhada, incluindo exame físico, eletrocardiograma (ECG) e teste ergométrico.

É o caso da paciente em questão. Sedentária, 36 anos e deseja iniciar crossfit, atividade que tranquilamente alcança frequência cardíaca na faixa alta ou mesmo muito alta.

O teste ergométrico, nesse cenário, não apenas avalia a presença de isquemia miocárdica ou resposta hipertensiva ao esforço, mas também fornece informações úteis para a prescrição de exercícios, como VO_2 máximo (de forma indireta) e capacidade funcional.

A Atualização da Diretriz em Cardiologia do Esporte e do Exercício da Sociedade Brasileira de Cardiologia e da Sociedade Brasileira de Medicina do Exercício e Esporte – 2019 corrobora essa prática. Veja um resumão do que diz a diretriz:

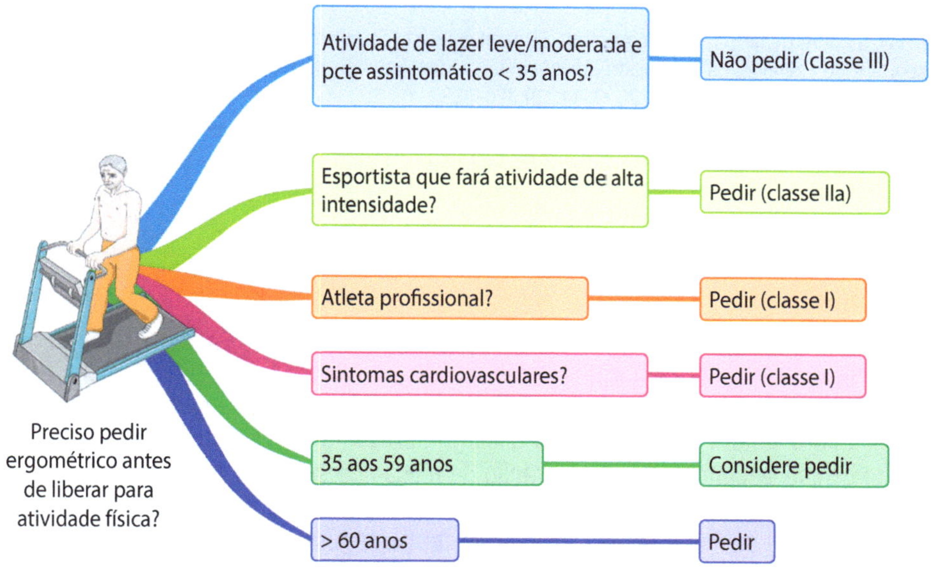

Fonte: Adaptada de Ghorayeb et al. Arq Bras Cardiol. 2019.

As recomendações da Diretriz Brasileira de Ergometria em População Adulta – 2024. Carvallho *et al.* são parecidas com a Diretriz de Cardiologia do Esporte:

Em indivíduos de 35 a 59 anos, devemos considerar a realização do teste ergométrico no início de programa de exercícios de alta intensidade e competições esportivas, indicação IIa-B. Já se for para atividades de lazer e esporte recreacional, a recomendação é IIb-B.

Cabe ressaltar que em < 35 anos, sem fator de risco cardiovascular, não é recomendado o TE para início de programa de atividade física de intensidade leve ou moderada (III C).

Além disso, embora existam preocupações sobre possíveis lesões musculoesqueléticas em indivíduos obesos, a diretriz europeia afirma que, quando bem orientado, o treinamento de força não aumenta esse risco de forma significativa.

Assim, para a paciente descrita, a conduta ideal seria a realização de um teste ergométrico e ECG antes de liberar a prática de exercícios físicos em academia. Esses exames permitirão avaliar possíveis riscos cardiovasculares e ajustar a intensidade dos exercícios de maneira segura. Não há indicação para atrasar a prática de exercícios devido a preocupações musculoesqueléticas, considerando o consenso de que atividades de resistência bem orientadas são seguras em indivíduos obesos.

Referências

Pelliccia A, Sharma S, Bäck M, Börjesson M, Caselli S, Collet JP, Corrado D, Drezner JA, Halle M, Hansen D, Heidbuchel H, Kirchhof P, Landmesser U, Salehian O, Taylor RS, Tiberi M, Tubaro M, van Buuren F, Vitiello D, Williams K, Lancellotti P. 2020 ESC Guidelines on sports cardiology and exercise in patients with cardiovascular disease: The Task Force on sports cardiology and exercise in patients with cardiovascular disease of the European Society of Cardiology (ESC). European Heart Journal. 2021;42(1):17–96. DOI:10.1093/eurheartj/ehaa605.

Ghorayeb N, Stein R, Daher DJ, Silveira AD, Ritt LEF, Santos DFP et al. Atualização da Diretriz em Cardiologia do Esporte e do Exercício da Sociedade Brasileira de Cardiologia e da Sociedade Brasileira de Medicina do Esporte - 2019. Arq Bras Cardiol. 2019; 112(3):326-368.

Carvalho T, Freitas OGA, Chalela WA, Hossri CAC, Milani M, Buglia S, et al. Diretriz Brasileira de Ergometria em População Adulta - 2024. Arq Bras Cardiol. 2024;121:e20240110.

Resposta da Questão 17

■ Alternativa C

Comentários

Essa questão explora o papel e a segurança do exercício físico e da reabilitação em pacientes com doença coronariana crônica. O caso descrito apresenta um paciente de 48 anos, em tratamento clínico, assintomático, com fração de ejeção preservada, mas que exibe sinais de isquemia durante o teste ergométrico (infradesnivelamento do segmento ST no pico do esforço). A principal dúvida é como proceder de forma segura, maximizando os benefícios do exercício e minimizando os riscos.

Benefícios da atividade física em coronariopatas

O exercício físico é uma das intervenções mais benéficas para pacientes com doença coronariana. Ele reduz a mortalidade, melhora a função endotelial, aumenta os níveis de HDL e promove bem-estar geral.

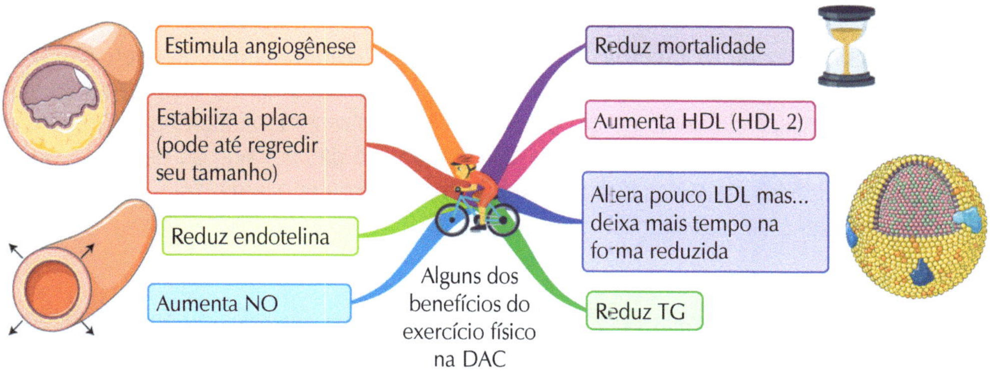

Entretanto, há riscos associados, especialmente em atividades aeróbicas de alta intensidade, como o risco de arritmias e isquemia durante o esforço.

Classificação de risco para pacientes cardiopatas × reabilitação		
Risco	**Parâmetros**	**Conduta em relação à reabilitação**
Baixo	FEVE > 50% Ausência de arritmias complexas, sintomas de insuficiência cardíaca congestiva, angina com o esforço ou no período de recuperação, lesão valvar grave ou moderada Capacidade funcional ≥ 7 METS	Exercícios físicos não precisam ser supervisionados
Moderado	FEVE: 40% a 49% Sinais/sintomas, incluindo angina em níveis moderados de exercício (5 a 6,9 METS) ou no período de recuperação Lesão valvar moderada	Supervisão do médico, idealmente, nas primeiras 12 semanas. Se livre de intercorrências, depois evolui para programa externo semissupervisionado
Alto	FEVE < 40% Sobreviventes de parada cardíaca ou morte súbita Arritmias ventriculares complexas em repouso ou no exercício Doença valvar grave Cardiopatia congênita não corrigida Capacidade funcional < 5 METS Infradesnivelamento do segmento ST isquêmico durante exercício > 2 mm	Supervisão médica Disponibilidade a suporte avançado de vida

Classificação do risco e conduta adequada

O paciente não pode ser considerado de baixo risco devido ao infradesnivelamento do segmento ST durante o teste ergométrico. A recomendação, portanto, é iniciar a reabilitação em ambiente supervisionado por equipe médica. Essa abordagem garante maior segurança enquanto o paciente se adapta às atividades e possibilita monitoramento imediato em caso de intercorrências.

Controle da frequência cardíaca durante o exercício

Com base na diretriz de ergometria, a frequência cardíaca limite durante o exercício deve ser ajustada considerando o momento em que ocorreu a isquemia no teste ergométrico. No caso, o infradesnivelamento surgiu a 150 bpm, sendo recomendado que a frequência cardíaca máxima durante o exercício seja 10 bpm abaixo desse valor, ou seja, 140 bpm. Além disso, atividades resistidas têm menor risco cardiovascular e podem ser incluídas com segurança no plano de reabilitação.

Reavaliação da frequência cardíaca

É crucial destacar que a meta de frequência cardíaca deve ser revista caso o esquema medicamentoso seja modificado, como alteração na dose do betabloqueador ou introdução de outra medicação que impacte na frequência cardíaca.

Referência

Carvalho T, Freitas OGA, Chalela WA, Hossri CAC, Milani M, Buglia S, et al. Diretriz Brasileira de Ergometria em População Adulta - 2024. Arq Bras Cardiol. 2024;121:e20240110.

Resposta da Questão 18

■ **Alternativa B**

Comentários

A discussão aborda o manejo de uma condição desafiadora: o diagnóstico e a conduta diante de uma paciente que apresenta critérios claros de síndrome coronariana aguda (dor torácica típica, alterações eletrocardiográficas sugestivas, elevação de troponinas), mas que, ao ser submetida ao cateterismo, não demonstra lesões obstrutivas significativas nas artérias coronárias.

Diagnóstico: infarto sem obstrução coronária (MINOCA)

De acordo com a 4ª definição universal de infarto, o diagnóstico não depende exclusivamente da presença de lesões obstrutivas, mas sim da combinação de elevação ou queda dinâmica de troponinas com um contexto clínico compatível, incluindo sintomas típicos, alterações eletrocardiográficas e/ou achados de imagem. Diante disso, casos sem obstrução significativa podem ser diagnosticados como MINOCA (infarto com artérias coronárias não obstrutivas).

Manejo em três etapas

1. Investigação na sala de hemodinâmica

Mesmo após a realização do cateterismo, é fundamental revisar o quadro clínico e os achados hemodinâmicos para excluir diagnósticos diferenciais importantes, como:

- Tromboembolismo pulmonar.
- Dissecção coronária espontânea.
- Lesões discretas ou em ramos coronários secundários.

Além disso, deve-se considerar o uso de imagens intravasculares, como IVUS (ultrassom intravascular) ou OCT (tomografia de coerência óptica), que podem identificar instabilidade de placas não obstrutivas. Essa avaliação é crucial, pois a instabilidade de placa pode justificar o uso pleno de terapia medicamentosa (dupla antiagregação plaquetária, estatinas de alta intensidade, entre outros).

2. Investigação na UTI ou enfermaria

Nessa etapa, a atenção se volta a diagnósticos diferenciais que podem mimetizar infarto, como miocardite ou síndrome de Takotsubo. Exames complementares incluem:

- Ecocardiograma: pode revelar alterações estruturais que auxiliam no diagnóstico diferencial.
- Ressonância magnética cardíaca: essencial para avaliar padrões de realce tardio. Um realce subendocárdico ou transmural relacionado ao território de irrigação coronária confirma infarto, enquanto realces mesocárdicos ou subepicárdicos sugerem miocardite ou outras etiologias.

3. Acompanhamento a longo prazo

Após a alta, é essencial monitorar o paciente para ajustar o manejo terapêutico e avaliar a evolução clínica. Isso pode incluir:

- Repetição de exames de imagem para reavaliar a função ventricular
- Ajuste da terapia medicamentosa, dependendo da etiologia identificada

Outro fluxograma a ser considerado em casos assim é o seguinte:

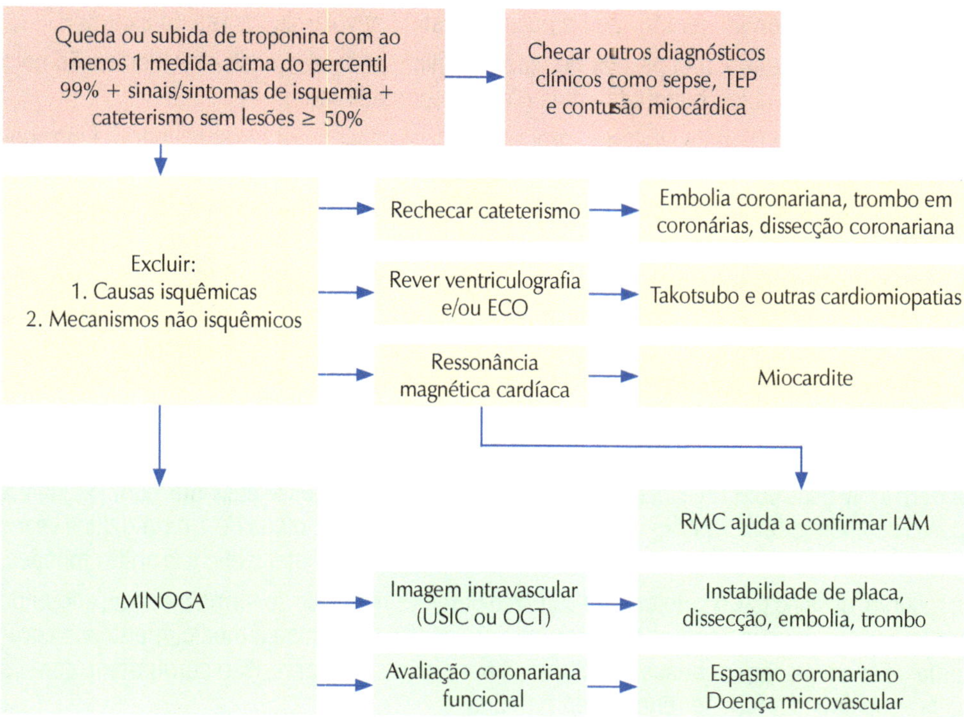

Referência

Byrne RA, Rossello X, Coughlan JJ, Barbato E, Berry C, Chieffo A, Claeys MJ, Dan G-A, Dweck MR, Galbraith M, et al. 2023 ESC Guidelines for the management of acute coronary syndromes. European Society of Cardiology (ESC). European Heart Journal (2023); 00:1–107.

Resposta da Questão 19

Alternativa C

Comentários

Estamos diante de um paciente com doença renal crônica avançada (estágio 4, com TFG estimada de 27 mL/min/1,73 m^2), múltiplas comorbidades e quadro clínico compatível com síndrome coronariana aguda sem supra de ST (SCASSST). A dor torácica típica associada ao aumento relevante de troponina (80 ng/L) e alterações eletrocardiográficas sugere fortemente o diagnóstico de infarto agudo do miocárdio (IAM).

A conduta em pacientes com DRC e SCASSST frequentemente levanta preocupações sobre o impacto do contraste utilizado no cateterismo sobre a função renal. No entanto, a diretriz europeia de 2023 é clara ao recomendar que pacientes com DRC sejam avaliados e tratados com a mesma abordagem diagnóstica e terapêutica dos pacientes com função renal normal, quando em contexto de SCA, sendo o cateterismo indicado precocemente (recomendação classe 1).

Prevenção da nefropatia por contraste:

1. Avaliação da volemia: garantir que o paciente esteja euvolêmico antes do exame.
2. Hidratação adequada: a depender do estado clínico, pode-se considerar hidratação com solução salina ou bicarbonatada antes e após o procedimento.
3. Uso de contraste de baixo volume: procedimentos guiados por ultrassonografia intracoronária (IVUS) permitem redução expressiva da necessidade de contraste. Há relatos na literatura de intervenções coronarianas bem-sucedidas sem contraste, uma vez que a anatomia coronariana tenha sido previamente definida.

Embora aumentos de troponina possam ser vistos em pacientes com DRC, o valor elevado observado nesse caso (80 ng/L) dificilmente é justificado apenas pela disfunção renal crônica, especialmente no contexto clínico apresentado. Assim, é imprescindível investigar a presença de lesões coronarianas obstrutivas, que poderiam beneficiar-se de tratamento percutâneo ou cirúrgico.

Ajustes farmacológicos: A enoxaparina, amplamente utilizada nesses pacientes, requer ajuste de dose em indivíduos com TFG abaixo de 30 mL/min/1,73 m^2. Para esse paciente, com TFG de 27, a dose recomendada é 1 mg/kg uma vez ao dia (em vez da dose plena de 1 mg/kg duas vezes ao dia). Esse ajuste reduz o risco de sangramentos sem comprometer a eficácia antitrombótica.

Em resumo, nesse caso, o cateterismo cardíaco deve ser realizado de forma precoce, adotando estratégias de redução do risco de nefropatia por contraste e ajustes medicamentosos apropriados. Essa abordagem busca equilibrar os benefícios da intervenção coronariana com os riscos associados à função renal comprometida.

Referência

Byrne RA, Rossello X, Coughlan JJ, Barbato E, Berry C, Chieffo A, et al. 2023 ESC Guidelines for the management of acute coronary syndromes. Eur Heart J. 2023 Oct 12;44(38):3720-3826. doi: 10.1093/eurheartj/ehad191.

Resposta da Questão 20

■ Alternativa D

Comentários

Estamos lidando com um paciente de 59 anos com síndrome coronariana crônica, angina CCS2 e alterações no teste ergométrico. Esse caso nos permite explorar diferentes aspectos do manejo clínico, abordando desde a segurança da reabilitação e atividade sexual, até opções terapêuticas como colchicina, ivabradina e agonistas do receptor GLP-1.

Atividade física e sexual

A prática de atividades físicas e sexuais em pacientes com coronariopatia deve ser sempre avaliada à luz da capacidade funcional e do controle dos sintomas. A diretriz da American Heart Association estabelece que pacientes com capacidade funcional adequada, como esse paciente com 8 METs no teste ergométrico, podem realizar essas atividades sem restrições, mesmo na presença de angina CCS2.

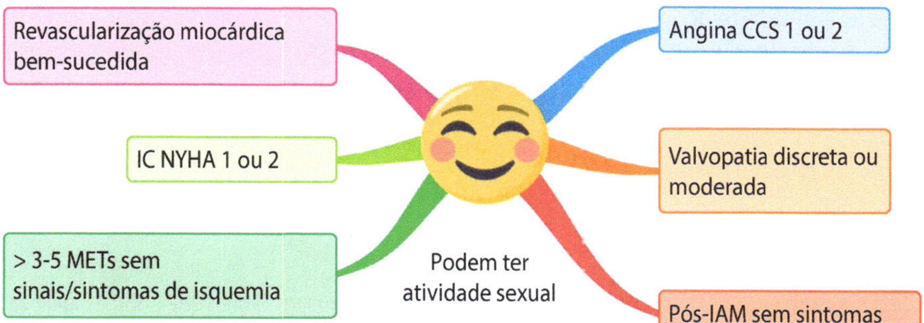

É importante reforçar que, durante a prática de exercícios aeróbicos, a frequência cardíaca deve permanecer até 10 bpm abaixo do limite no qual o infradesnivelamento de ST foi detectado. Por exemplo: se a frequência cardíaca no infradesnivelamento de ST foi de 150 bpm, o limite para exercícios seria de 140 bpm.

Colchicina na coronariopatia

A abordagem da inflamação como um mecanismo central na fisiopatologia da coronariopatia ganhou força nos últimos anos. O estudo CANTOS demonstrou que o uso de canaquinumabe reduziu eventos cardiovasculares em pacientes com inflamação residual. Posteriormente, estudos como o COLCOT (síndrome coronariana aguda) e o LODOCO-2 (síndrome coronariana crônica) mostraram benefícios com o uso de colchicina em doses baixas (0,5 mg/dia), evidenciando redução de eventos como infarto, AVC e revascularização. Esses dados levaram as diretrizes de 2023-2024 a recomendarem o uso da colchicina em pacientes com síndrome coronária crônica (recomendação 2A na diretriz europeia de 2024 e 2B na diretriz americana de 2023). No entanto, o estudo CLEAR Synergy, publicado em 2024, não replicou os benefícios nos pacientes com síndromes agudas, gerando debates sobre seu papel em diferentes cenários clínicos. Apesar disso, no caso desse paciente com síndrome coronariana crônica, o uso de colchicina permanece uma opção válida, especialmente considerando o suporte das diretrizes mais recentes.

Ivabradina

A ivabradina é um antianginoso bem estabelecido para pacientes com insuficiência cardíaca e fração de ejeção reduzida (≤ 40%). Entretanto, o estudo SIGNIFY mostrou que, em pacientes com fração de ejeção preservada e angina estável, seu uso não reduziu eventos cardiovasculares e, em subgrupos sintomáticos (CCS2 ou maior), foi associado a piora dos desfechos. Por essa razão, as diretrizes mais recentes, tanto americanas quanto europeias, não recomendam o uso de ivabradina em pacientes com fração de ejeção preservada, como é o caso do paciente em questão.

Agonistas análogos do receptor GLP-1 (semaglutida)

Os agonistas do receptor GLP-1, como semaglutida, têm demonstrado benefícios em pacientes obesos, mesmo na ausência de diabetes. Estudos como o SELECT mostraram que, em pacientes com síndrome coronariana crônica e IMC ≥ 27 kg/m^2, o uso de semaglutida reduziu significativamente desfechos como mortalidade cardiovascular, infarto e AVC. Assim, as diretrizes europeias de 2024 recomendam o uso de semaglutida nesses casos (recomendação 2A). Para esse paciente, que possui obesidade e síndrome coronariana crônica, essa seria uma excelente opção terapêutica, com benefícios tanto metabólicos quanto cardiovasculares.

Referências

Vrints C, Andreotti F, Koskinas KC, Rossello X et al. ESC Scientific Document Group. 2024 ESC Guidelines for the management of chronic coronary syndromes. Eur Heart J. 2024 Sep 29;45(36):3415-3537. doi: 10.1093/eurheartj/ehae177.

Virani SS, Newby LK, Arnold SV, Bittner V, Brewer LC, Demeter SH, et al. 2023 AHA/ACC/ACCP/ASPC/NLA/PCNA Guideline for the Management of Patients With Chronic Coronary Disease: A Report of the American Heart Association/American College of Cardiology Joint Committee on Clinical Practice Guidelines. Circulation. 2023 Aug 29;148(9):e9-e119. doi: 10.1161/CIR.0000000000001168. Epub 2023 Jul 20.

Jolly SS, d'Entremont MA, Lee SF, Mian R, Tyrwhitt J, Kedev S, Montalescot G, et al.; for the CLEAR Investigators. Colchicine in Acute Myocardial Infarction. N Engl J Med 2025;392:633-642 DOI: 10.1056/NEJMoa2405922.

Resposta da Questão 21

■ Alternativa C

Comentários

A questão aborda aspectos importantes do manejo da angina instável e do infarto sem supra de ST conforme as diretrizes da SBC de 2021. O uso de anticoagulantes, como o fondaparinux na dose de 2,5 mg SC por 8 dias ou até a alta hospitalar, é uma opção válida, especialmente em pacientes com risco elevado de sangramento, sendo uma alternativa à enoxaparina nesse contexto. Em relação à enoxaparina, essa pode ser utilizada em pacientes com peso superior a 100 kg, sendo contraindicada apenas em pacientes com peso maior que 150 kg.

Já o uso do prasugrel deve ser feito apenas após definição da anatomia coronária em pacientes submetidos ao cateterismo, reforçando a importância de decisões baseadas na estratificação de risco e na segurança do paciente. No caso de clopidogrel, a não administração da dose de ataque em pacientes acima de 75 anos está restrita ao contexto da trombólise. Além disso, pacientes com histórico de AVC prévio podem utilizar clopidogrel, enquanto o prasugrel é contraindicado devido ao maior risco de sangramento intracraniano.

Relembrando conceitos:

Anticoagulantes – Sumário de recomendações e evidências		
Uso de HNF em pacientes com disfunção renal grave (*clearance* < 15mL/min)	I	A
Uso de enoxaparina até a revascularização, por 8 dias ou até a alta hospitalar	I	A
Uso de fondaparinux por 8 dias ou até a alta hospitalar como alternativa à enoxaparina, especialmente no paciente de elevado risco hemorrágico	I	B
Nos pacientes em uso de fondaparinux, administrar HNF 85 UI/kg IV no momento da ICP ou 60 UI/kg naqueles que estiverem recebendo inibidores da GP IIb/IIIa	I	B
Uso de HNF em pacientes com peso > 150 kg.	IIa	B
Uso de enoxaparina preferencialmente à HNF em pacientes com clearance ≥ 15mL/min/1,73 m2), a não ser que cirurgia de revascularização miocárdica esteja planejada para as próximas 24h	IIa	B
Uso preferencial de HNF na emergência em pacientes com estudo hemodinâmico de imediato	IIa	C
Troca de heparinas (HNF e enoxaparina).	III	
Uso de enoxaparina em pacientes com *clearance* de creatinina < 15 mL/min e peso > 150 kg	III	
Uso de fondaparinux em pacientes com *clearance* de creatinina < 20 mL/min.	III	
Uso de fondaparinux isoladamente na ICP.	III	

Fonte: Adaptada de Diretrizes da Sociedade Brasileira de Cardiologia sobre Angina Instável e Infarto Agudo do Miocárdio sem Supradesnível do Segmento ST – 2021.

Resumo dos antiagregantes plaquetários.

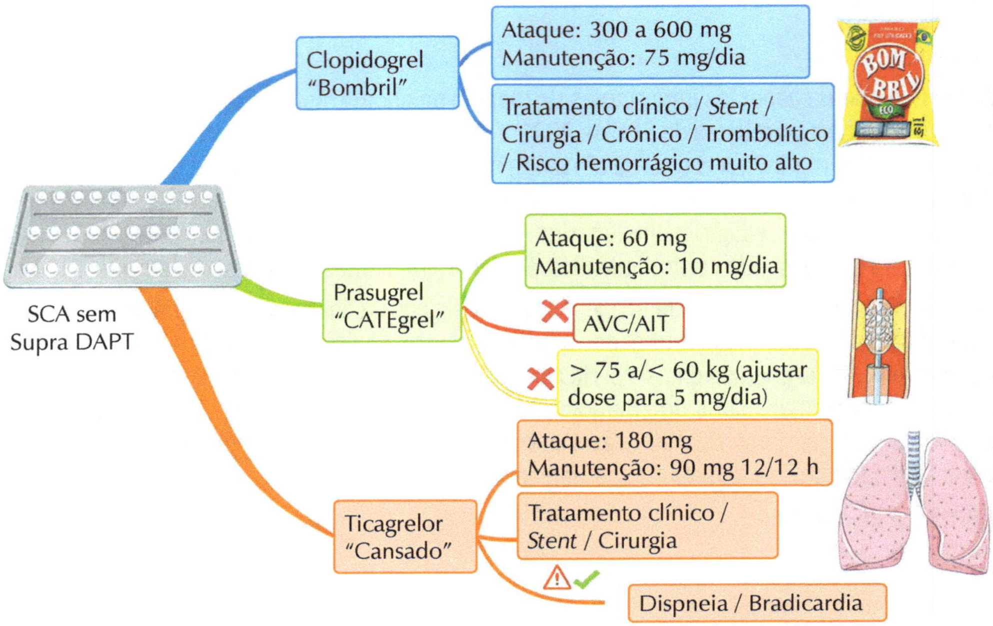

Como escolher então o momento ideal para fazer o segundo antiagregante? E como decidir o melhor antiagregante para seu paciente? Olha aí nosso resumo:

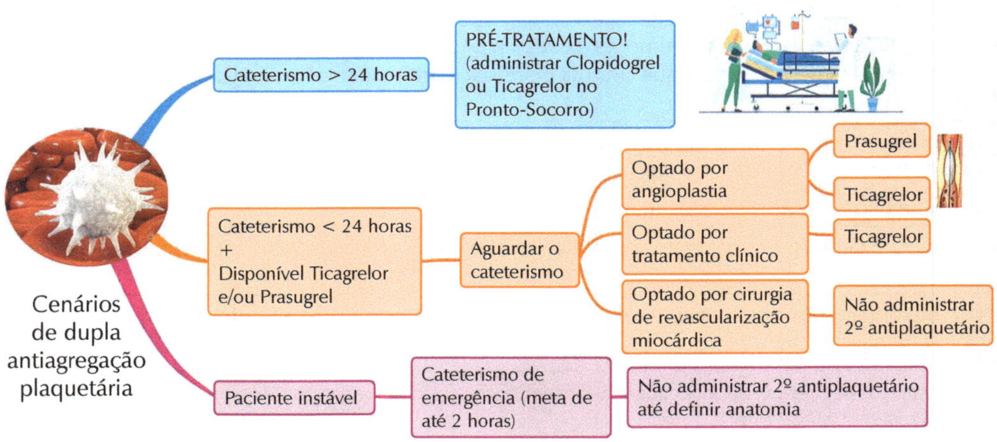

Se for administrar clopidogrel, não errar a dose!

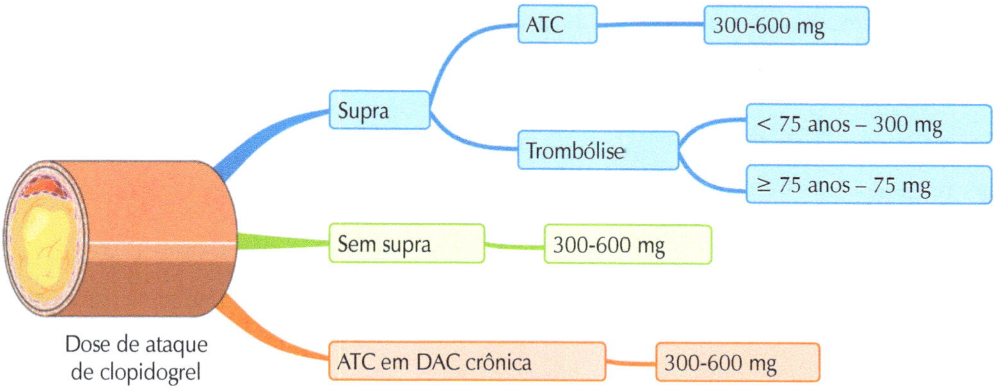

Referência

Nicolau JC, Feitosa-Filho G, Petriz JL, Furtado RHM, Précoma DB, Lemke W, et al. Diretrizes da Sociedade Brasileira de Cardiologia sobre Angina Instável e Infarto Agudo do Miocárdio sem Supradesnível do Segmento ST – 2021. Arq Bras Cardiol. 2021; 117(1):181-264.

Resposta da Questão 22

■ **Alternativa D**

Comentários

O uso de biomarcadores de necrose miocárdica em pacientes com dor torácica e suspeita de síndrome coronariana aguda (SCA) deve seguir as recomendações mais recentes das diretrizes. A troponina é o marcador de eleição e, quando disponível na forma ultrassensível, deve ser dosada na admissão e idealmente reavaliada em 1 a 2 horas, o que permite diagnóstico mais rápido e preciso. Na ausência da troponina ultrassensível, a troponina convencional deve ser coletada na admissão e repetida em 3 a 6 horas, caso a primeira dosagem seja normal ou ligeiramente alterada.

Não há indicação de solicitar outros biomarcadores, como CK-MB e mioglobina, quando a troponina estiver disponível, já que esses apresentam menor sensibilidade e especificidade. Além disso, é importante destacar que uma troponina elevada não confirma automaticamente o diagnóstico de infarto agudo do miocárdio (IAM), pois existem outras condições, como miocardite, tromboembolismo pulmonar, sepse e insuficiência renal, que podem causar elevação da troponina.

O diagnóstico de IAM requer o preenchimento dos critérios da IV Definição Universal, incluindo evidências de isquemia miocárdica associadas a elevação do biomarcador. Essas orientações reforçam a importância de um protocolo estruturado e baseado em evidências no manejo da SCA.

Referência

Nicolau JC, Feitosa-Filho G, Petriz JL, Furtado RHM, Précoma DB, Lemke W, et al. Diretrizes da Sociedade Brasileira de Cardiologia sobre Angina Instável e Infarto Agudo do Miocárdio sem Supradesnível do Segmento ST – 2021. Arq Bras Cardiol. 2021; 117(1):181-264.

Resposta da Questão 23

Alternativa A

Comentários

Pacientes de baixo risco e com biomarcadores normais podem ser encaminhados para teste ergométrico após 9 a 12 horas de observação.

As demais alternativas estão corretas e foram retiradas das Diretrizes da Sociedade Brasileira de Cardiologia sobre Angina Instável e Infarto Agudo do Miocárdio sem Supradesnível do Segmento ST – 2021.

Teste ergométrico – Sumário de recomendações e evidências		
Pacientes de risco baixo (clínica e ECG) e com biomarcadores normais devem ser encaminhados para teste ergométrico após 9 a 12h em observação. Dentro das rotas da unidade de dor torácica (UDT), estes exames podem ser feitos como critério de alta.	I	B
Na impossibilidade de realização do TE ou ECG não interpretável (bloqueio de ramo esquerdo, marca-passo artificial, fibrilação atrial, sobrecarga ventricular esquerda etc.), o paciente pode ser submetido a exames provocativos de isquemia associados à imagem não invasiva	I	B

Angiografia por tomografia computadorizada das artérias coronárias – Sumário de recomendações e evidências		
Em pacientes com dor torácica aguda de probabilidade baixa a intermediária de DAC, com ECG não diagnóstico e marcadores de necrose miocárdica negativos.	I	A
Investigação da dor torácica aguda pela técnica do descarte triplo (*triple rule-out*).	IIb	B

Cardiologia nuclear – Sumário de recomendações e evidências		
CPM em repouso na dor torácica aguda para estratificação de risco em pacientes com suspeita clínica de SCA e ECG não diagnóstico	I	A
Cintilografia miocárdica de estresse (físico ou farmacológico) pode ser utilizada como método de estratificação funcional em pacientes sem dor torácica recorrente, sem evidências eletrocardiográficas de isquemia e/ou elevação de troponina	I	B
Pacientes em vigência de dor torácica e eletrocardiograma sem alterações isquêmicas podem ser avaliados pela cintilografia miocárdica de perfusão em repouso para determinar a origem isquêmica ou não da dor	IIa	A

Referência

Nicolau JC, Feitosa-Filho G, Petriz JL, Furtado RHM, Précoma DB, Lemke W, et al. Diretrizes da Sociedade Brasileira de Cardiologia sobre Angina Instável e Infarto Agudo do Miocárdio sem Supradesnível do Segmento ST – 2021. Arq Bras Cardiol. 2021; 117(1):181-264.

Resposta da Questão 24

■ Alternativa E

Comentários

A questão aborda aspectos importantes das diretrizes da SBC sobre angina instável e infarto sem supradesnível do segmento ST (SCASSST) de 2021, destacando a necessidade de estratificação tanto do risco isquêmico quanto do risco de sangramento. A estratificação do risco de sangramento é uma etapa essencial no manejo de pacientes com SCA, pois auxilia na escolha de estratégias terapêuticas mais seguras e eficazes, como o uso de antitrombóticos.

Não há indicação de trombólise em pacientes com SCASSST, mesmo em casos de instabilidade hemodinâmica.

Existem protocolos para o manejo do paciente com dor torácica que se apresenta na emergência, sem evidência de supradesnivelamento de segmento ST no ECG, em que se leva em conta fatores clínicos, alterações laboratoriais e eletrocardiográficas da admissão para a tomada de decisão diagnóstica e terapêutica em curto espaço de tempo com alta acurácia. O escore HEART é uma ferramenta criada em 2008, que considera cinco pontos-chave, onde a soma leva a três grupos de risco. O uso desse escore já mostrou ser muito custo-efetivo quando comparado ao sistema comum de triagem do paciente com dor torácica na emergência, como visto em publicação holandesa de 2017, evidenciando a potencial economia de 40 milhões de euros para o país.

Escore HEART		
Fator	**Características**	**Pontos**
História*	Altamente suspeita de SCA (apenas componentes de dor típica) Moderadamente suspeita de SCA (com componentes de dor típica e outros de atípica) Baixa suspeita de SCA (apenas componentes de dor atípica)	2 1 0
ECG	Depressão segmento ST Alteração de repolarização inespecífica** Normal	2 1 0
Idade	≥ 65 anos 45-64 anos < 45 anos	2 1 0
Fatores de risco***	≥ 3 fatores de risco ou história de aterosclerose 1 ou 2 fatores de risco Nenhum fator de risco	2 1 0

Continua...

Continuação...

Fator	Características	Pontos
Troponina (inicial)	≥ 3× o limite da normalidade 1-3× o limite da normalidade Dentro do limite da normalidade	2 1 0

** Padrão de dor no peito, início e duração, relação com exercício, estresse ou frio, localização da dor, sintomas concomitantes e reação a nitratos sublinguais.*

*** Sobrecarga ventricular, bloqueio de ramo, efeitos da digoxina, ritmo de marca-passo.*

**** Hipercolesterolemia, hipertensão, diabetes* mellitus*, tabagismo ativo ou abstêmio há menos de 1 mês, história familiar de doença aterosclerótica e obesidade (índice de massa corporal > 30 kg/m²).*

Baixo risco (0-3 pontos): pode ser dada alta precoce da emergência. Risco de eventos cardiovasculares inferior a 1-2% em seguimento de curto/médio prazos (varia nas diferentes coortes estudadas).

Risco intermediário (4-6 pontos): manter em observação, considerar a realização de exames não invasivos × invasivos de forma individualizada, tratamento medicamentoso para SCA.

Alto risco (7-10 pontos): estratificação invasiva precoce (cateterismo cardíaco).

Protocolo de investigação de dor torácica aguda no qual o ECG não revela supradesnivelamento de segmento ST ou outros achados sugestivos de infarto com artéria fechada.

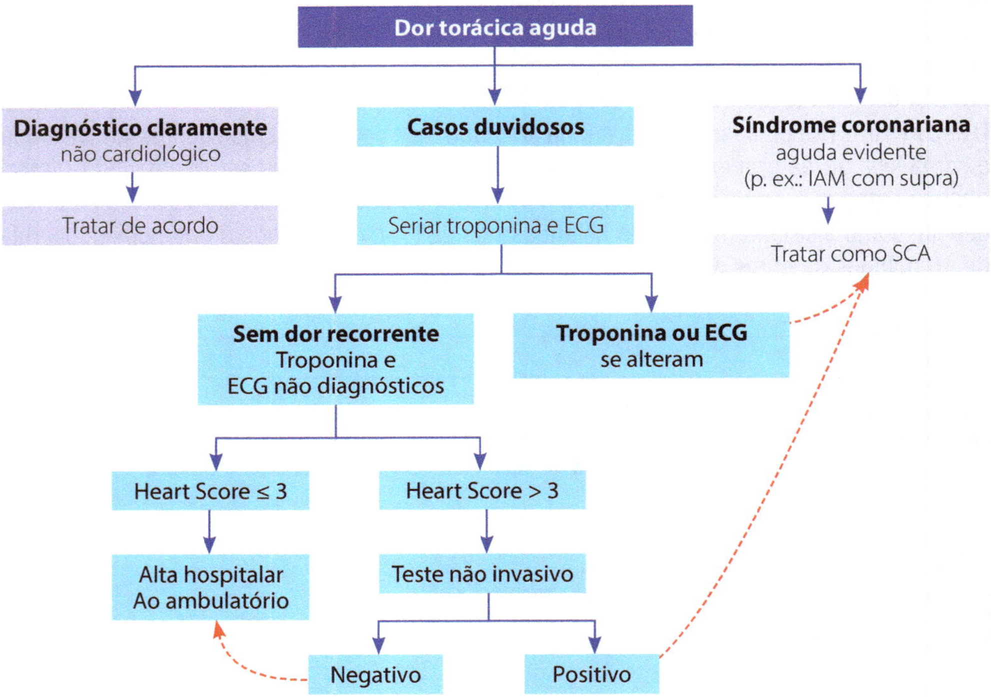

Como aplicá-lo na prática?

Em pacientes de muito alto risco, como aqueles com dor torácica refratária ou recorrente, a indicação é de cineangiocoronariografia em menos de 2 horas, reforçando a importância de reconhecer rapidamente essa condição. Essas diretrizes destacam a necessidade de um manejo individualizado, fundamentado na estratificação de risco e no perfil clínico de cada paciente.

Seleção da estratégia de tratamento da SCASSST de acordo com a estratificação de risco inicial		
Avaliação invasiva na SCASSST		
Muito alto risco	**Alto risco**	**Risco intermediário**
Instabilidade hemodinâmica ou choque cardiogênico	Troponina positiva	DM ou insuficiência renal
Angina recorrente ou persistente refratária ao tratamento clínico	Alteração dinâmica ST/T	ICC ou FEVE < 40%
Arritmia ventricular maligna ou PCR	GRACE >140	Angina pós-IAM
Complicações mecânicas		ICP ou CRVM prévios
IC aguda		GRACE 109-140 ou sintomas recorrentes ou teste funcional positivo
Alterações dinâmicas ST/T recorrentes		
↓	↓	↓
Invasiva imediata	Invasiva precoce	Invasiva
	(menor que 24h)	(menor que 72h)
IC	IA	IA

Fonte: Adaptada de Neumann FJ, et al. Arq Bras Cardiol. 2021; 117(1):181-264.

CRVM: cirurgia de revascularização do miocárdio; DM: diabetes mellitus*; GRACE: Global Registry of Acute Coronary Events; ICP: intervenção coronária percutânea; PCR: parada cardiorrespiratória; IAM: infarto agudo do miocárdio; FEVE: fração de ejeção de ventrículo esquerdo.*

Referência

Nicolau JC, Feitosa-Filho G, Petriz JL, Furtado RHM, Précoma DB, Lemke W, et al. Diretrizes da Sociedade Brasileira de Cardiologia sobre Angina Instável e Infarto Agudo do Miocárdio sem Supradesnível do Segmento ST – 2021. Arq Bras Cardiol. 2021; 117(1):181-264.

Resposta da Questão 25

■ Alternativa D

Comentários

O infarto do ventrículo direito (VD) está classicamente associado ao infarto de parede inferior do ventrículo esquerdo, devido à oclusão proximal da artéria coronária direita, que irriga tanto a parede inferior quanto o VD. A tríade clássica que sugere acometimento do VD inclui hipotensão, estase jugular e pulmões limpos, especialmente na vigência de síndrome coronariana aguda com supradesnivelamento do segmento ST. Esses achados refletem a disfunção ventricular direita, com redução do débito cardíaco e aumento da pressão venosa sistêmica, sem sinais de congestão pulmonar.

O diagnóstico do infarto do VD é feito com auxílio de derivações precordiais direitas, como V3R e V4R, sendo significativo um supradesnivelamento do segmento ST ≥ 0,5 mm em adultos. O uso de nitratos é contraindicado, pois eles reduzem a pré-carga, o que pode precipitar hipotensão grave e choque cardiogênico, dado que o VD infartado depende de um retorno venoso adequado para manter o débito cardíaco.

O ventrículo direito é mais tolerante à isquemia do que o ventrículo esquerdo devido a uma combinação de fatores:

1. Menor demanda de oxigênio por ter uma massa muscular menor e operar a pressões mais baixas.
2. Perfusão coronariana mais eficiente, com fluxo contínuo durante todo o ciclo cardíaco e uma rede colateral mais desenvolvida.
3. Maior flexibilidade metabólica e adaptações que aumentam a resistência celular à hipóxia.
4. Melhor capacidade de recuperação após eventos isquêmicos, com reversibilidade do dano tecidual.
5. Capacidade de manter a função hemodinâmica devido à maior complacência e dependência de pré-carga.
6. Menor susceptibilidade a doenças vasculares que afetam a microcirculação.

Esses fatores contribuem para que o VD suporte melhor períodos de isquemia e recupere sua função mais rapidamente após a reperfusão, em comparação com o VE.

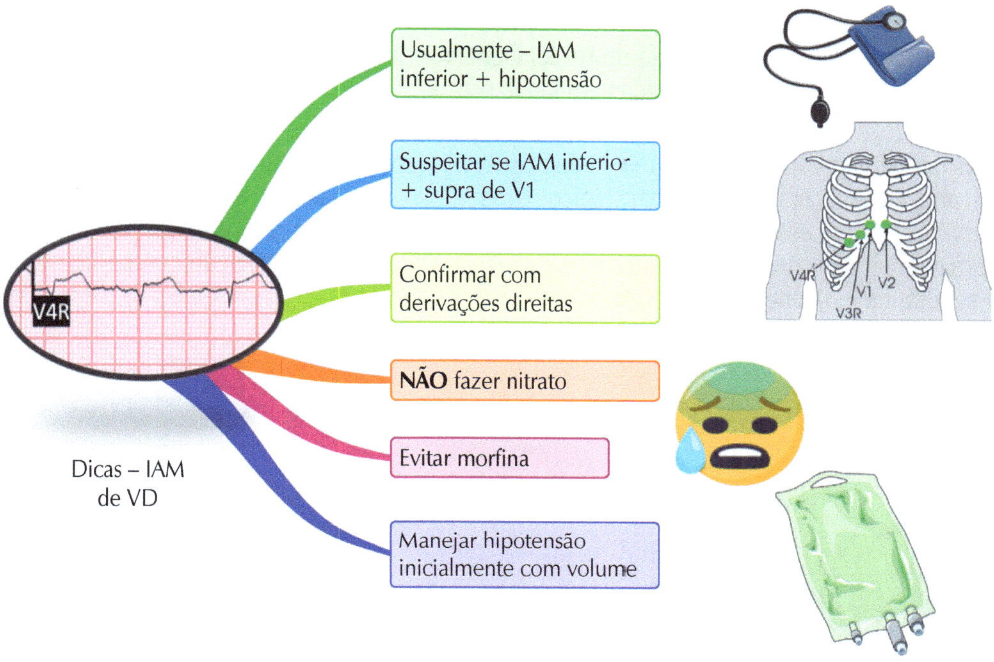

Referência

Santos ECL, Mastrocola F, Figuinha FCR, Lima AGS. Mapas mentais para a prova de título de especialista em cardiologia. 5ª ed. Rio de Janeiro: Atheneu, 2025. 24 cm. ISBN: 978-65-5586-922-4.

Goldstein JA. Pathophysiology and management of right heart ischemia. J Am Coll Cardiol. 2002 Sep 4;40(5):841-53. doi: 10.1016/s0735-1097(02)02048-x. PMID: 12225706.

Resposta da Questão 26

■ **Alternativa C**

Comentários

A revascularização miocárdica, seja por via percutânea ou cirúrgica, é uma excelente opção para controle dos sintomas anginosos em pacientes que não responderam ao tratamento clínico. Além disso, em situações específicas, como no caso de pacientes com lesões complexas e triarteriais, ela pode melhorar desfechos clínicos, incluindo redução de mortalidade e novos eventos coronarianos.

A decisão entre cirurgia de revascularização miocárdica (CRM) e angioplastia com *stent* farmacológico deve ser orientada pelo SYNTAX *score*, criado para estratificar a complexidade das lesões coronárias e guiar a melhor abordagem terapêutica. Em pacientes multiarteriais, sem lesão de tronco, as diretrizes atuais recomendam:

- SYNTAX *score* ≤ 22: CRM e ICP possuem resultados similares.
- SYNTAX *score* ≥ 23: A cirurgia de revascularização miocárdica é a estratégia preferida, com melhores desfechos clínicos em longo prazo.

No entanto, é fundamental individualizar as decisões baseando-se não apenas nos escores, mas também na expertise e nos resultados do serviço local. Se o centro possui alta qualidade em angioplastia com *stents* farmacológicos e resultados cirúrgicos inferiores ao esperado na literatura, outras estratégias podem ser consideradas. As diretrizes funcionam como guias para orientar decisões, mas devem ser adaptadas à realidade de cada instituição, priorizando a segurança e o benefício do paciente.

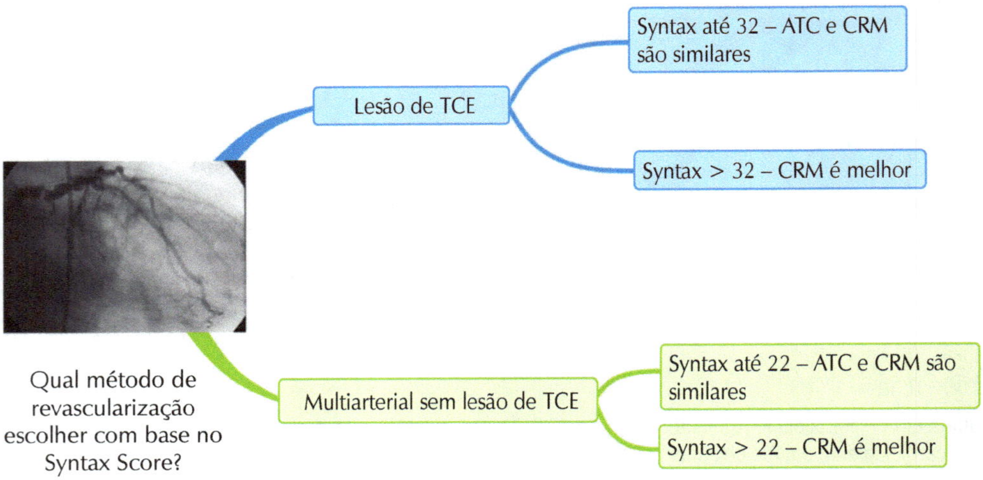

Referência

Santos ECL, Mastrocola F, Figuinha FCR, Lima AGS. Mapas mentais para a prova de título de especialista em cardiologia. 5ª ed. Rio de Janeiro: Atheneu, 2025. 24 cm. ISBN: 978-65-5586-922-4

Resposta da Questão 27

■ Alternativa A

Comentários

Cintilografia com isquemia ≥ 10% é considerada de alto risco.

As demais não são alterações consideradas como de alto risco, conforme o mapa mental a seguir.

Se o exame mostrar isquemia, temos que definir qual o risco de eventos cardiovasculares futuros do paciente:

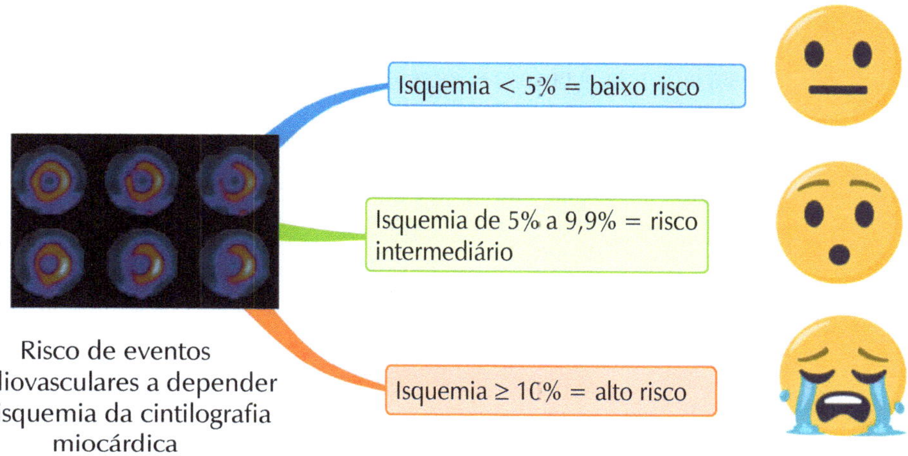

Outros achados de alto risco na cintilografia miocárdica

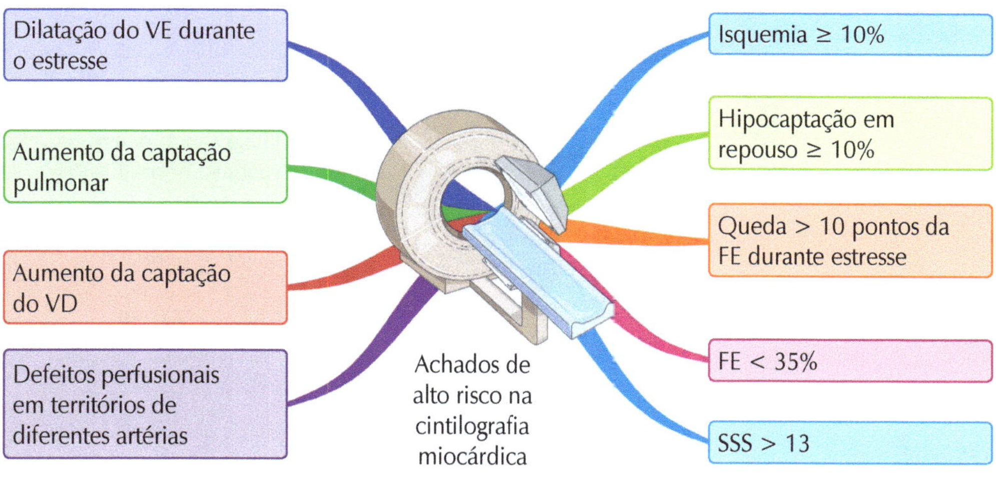

Referência

Santos ECL, Mastrocola F, Figuinha FCR, Lima AGS. Mapas mentais para a prova de título de especialista em cardiologia. 5ª ed. Rio de Janeiro: Atheneu, 2025. 24 cm. ISBN: 978-65-5586-922-4.

Resposta da Questão 28

■ **Alternativa B**

Comentários

A alternativa 1 está incorreta. A descrição se refere ao miocárdio atordoado e não ao hibernado. As alternativas 2 e 3 estão corretas

Lembrar que miocárdio hibernado e atordoado são entidades distintas:

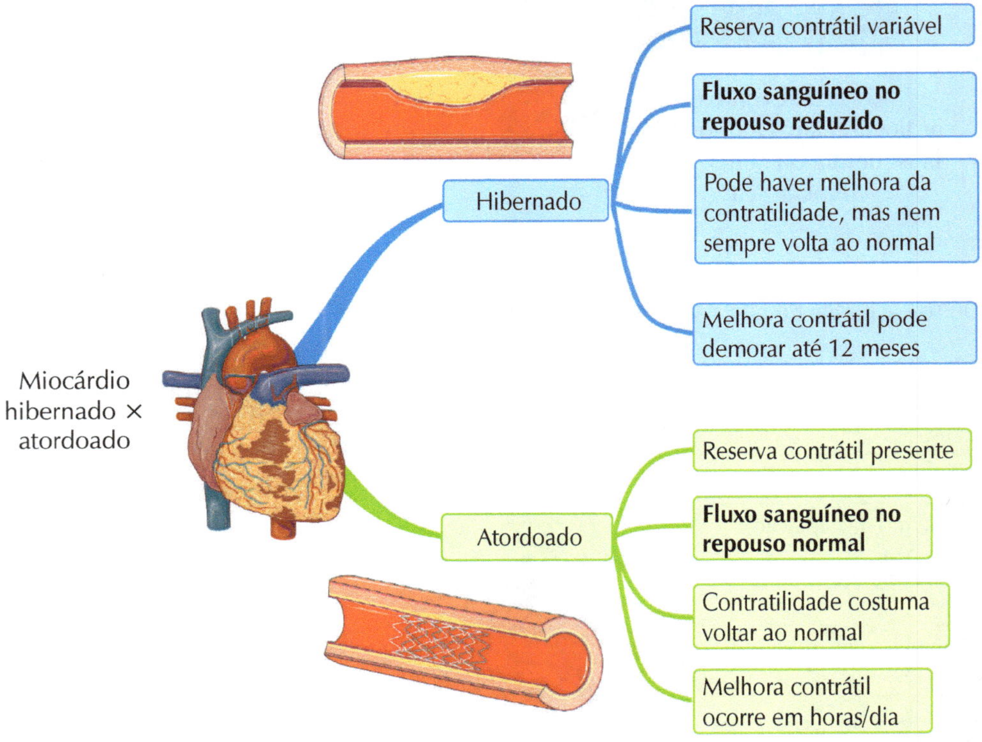

Referências

Duncker, Dirk J.; Canty Jr., John M. "Coronary Blood Flow and Myocardial Ischemia." In: Zipes, Douglas P.; Libby, Peter; Bonow, Robert O.; Mann, Douglas L.; Tomaselli, Gordon F.; Bhatt, Deepak L.; Solomon, Scott D. (Eds.), Braunwald's Heart Disease: A Textbook of Cardiovascular Medicine, 12th ed., Philadelphia: Elsevier, 2021, Chapter 36.

Santos ECL, Mastrocola F, Figuinha FCR, Lima AGS. Mapas mentais para a prova de título de especialista em cardiologia. 5ª ed. Rio de Janeiro: Atheneu, 2025. 24 cm. ISBN: 978-65-5586-922-4.

Resposta da Questão 29

■ Alternativa E

Comentários

A angina vasoespástica, ou angina de Prinzmetal, é caracterizada por episódios de dor torácica que ocorrem em repouso, geralmente durante a noite ou nas primeiras horas da manhã (entre meia-noite e 6h). Diferentemente da angina estável clássica, que está associada à doença arterial coronariana obstrutiva fixa e é desencadeada pelo esforço físico, a angina vasoespástica tem como mecanismo subjacente o espasmo transitório das artérias coronárias, levando à redução temporária do fluxo sanguíneo.

O período mais comum para a ocorrência dos episódios está relacionado ao aumento do tônus vagal e às variações hormonais que influenciam o tônus vascular, e não ocorrem predominantemente no período da tarde ou após refeições, como na descrição incorreta da alternativa B. Durante um episódio, a angiografia coronariana pode revelar contração focal ou difusa das artérias coronárias epicárdicas, mas não estenoses fixas significativas, sendo a reversibilidade do espasmo uma característica diagnóstica importante.

O manejo da angina vasoespástica inclui o uso de nitratos, que promovem vasodilatação das artérias coronárias e aliviam o espasmo, sendo eficazes no alívio imediato da dor. Os bloqueadores dos canais de cálcio são o tratamento de escolha para prevenção de novos episódios, pois atuam reduzindo o tônus vascular e prevenindo o vasoespasmo coronariano. Assim, esses medicamentos são a base do tratamento para melhorar os sintomas e reduzir a frequência das crises.

Por outro lado, os betabloqueadores não são indicados para o tratamento da angina vasoespástica, pois podem agravar os sintomas ao permitir ação não oposta dos receptores alfa-adrenérgicos, levando a aumento do vasoespasmo. A abordagem terapêutica também deve incluir o controle rigoroso dos fatores de risco, especialmente cessação do tabagismo e manejo da dislipidemia, para melhorar a função endotelial.

Dessa forma, o manejo adequado da angina vasoespástica combina o reconhecimento precoce do quadro clínico, o uso de terapias específicas como nitratos e bloqueadores dos canais de cálcio, e intervenções no estilo de vida e nos fatores de risco para prevenir novos episódios e melhorar os desfechos clínicos.

Referências

Beltrame JF et al. Management of vasospastic angina. Heart.2022 Dec 13;109(1):70-77. DOI: 10.1136/heartjnl-2022-321268.

Beltrame JF et al. International standardization of diagnostic criteria for vasospastic angina. Eur Heart J. 2017 Sep 1;38(33):2565-2568.

Resposta da Questão 30

■ Alternativa E

Comentários

Quais as contraindicações absolutas ao trombolítico? Se presentes, o paciente deve ser encaminhado para angioplastia primária mesmo que demore mais de 120 minutos.

No caso como paciente teve AVCi há < 3 meses, que é uma contraindicação absoluta, deverá ser encaminhado para a angioplastia primária. A única opção que não tem trombolítico é a letra E que é a alternativa correta. Lembrar que histórico de AVC é uma contraindicação ao prasugrel.

Contraindicações à terapia fibrinolítica
Absolutas
Hemorragia intracraniana prévia ou AVC de origem desconhecida em qualquer momento
AVC isquêmico nos últimos 6 meses
Lesão no sistema nervoso central, neoplasias ou malformação arteriovenosa
Trauma, cirurgia ou lesão craniana major recente (dentro do último mês)
Sangramento gastrointestinal no último mês
Distúrbio hemorrágico conhecido (excluindo menstrual)
Dissecção aórtica
Punções não compressíveis nas últimas 24h (ex.: biópsia hepática, punção lombar)
Relativas
Ataque isquêmico transitório nos últimos 6 meses
Terapia com anticoagulantes orais
Gravidez ou até 1 semana após o parto
Hipertensão refratária (PA sistólica >180 mmHg e/ou PA diastólica >110 mmHg)
Doença hepática avançada
Endocardite infecciosa
Úlcera péptica ativa
Ressuscitação prolongada ou traumática

Se for administrar clopidogrel, não errar a dose!

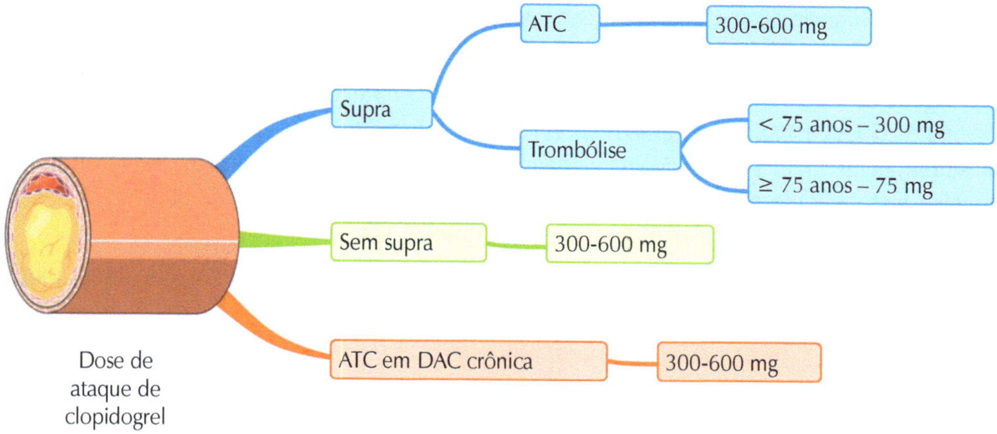

Referências

Byrne RA, Rossello X, Coughlan JJ, Barbato E, Berry C, Chieffo A, et al. 2023 ESC Guidelines for the management of acute coronary syndromes. Eur Heart J. 2023 Oct 12;44(38):3720-3826. doi: 10.1093/eurheartj/ehad191.

Santos ECL, Mastrocola F, Figuinha FCR, Lima AGS. Mapas mentais para a prova de título de especialista em cardiologia. 5ª ed. Rio de Janeiro: Atheneu, 2025. 24 cm. ISBN: 978-65-5586-922-4.

Resposta da Questão 31

Alternativa A

Comentários

O caso apresentado sugere um quadro de MINOCA (infarto do miocárdio com artérias coronárias sem lesões obstrutivas), caracterizado por dor torácica típica, supradesnivelamento de ST em parede inferior, hipocinesia segmentar inferior no ecocardiograma e cateterismo sem lesões obstrutivas significativas (≥ 50%). MINOCA é um diagnóstico que ocorre em cerca de 10% dos infartos (grande diferença entre os estudos, variando de 1 a 14% dos casos, conforme a referência) e requer investigação adicional para determinar a causa subjacente, como instabilidade de placas, vasoespasmo coronariano, tromboembolismo ou distúrbios da microcirculação.

A ressonância magnética cardíaca desempenha um papel fundamental no diagnóstico diferencial em casos de MINOCA. Ela permite diferenciar causas isquêmicas, como infarto, que apresentam realce tardio subendocárdico ou transmural, de causas não isquêmicas, como miocardite, que exibe padrão de realce tardio mesocárcico/subepicárdico. Esse exame é especialmente útil quando métodos intravasculares, como IVUS ou OCT, não estão disponíveis ou não esclarecem o diagnóstico. No presente caso, a realização da RM pode confirmar o diagnóstico de MINOCA e excluir outras condições como miocardite ou cardiomiopatias.

Embora a miopericardite seja um dos diagnósticos diferenciais, ela é menos provável nesse caso. A miopericardite ocorre com maior frequência em homens jovens e não costuma estar associada a hipocinesia segmentar no ecocardiograma ou ao padrão clínico de dor torácica típico de isquemia com alterações em ECG.

Em relação ao uso de betabloqueadores, eles não estão contraindicados no manejo do MINOCA. Apesar de o vasoespasmo ser uma possível causa, e os betabloqueadores poderem agravar os sintomas em alguns casos de vasoespasmo, um dos principais mecanismos em MINOCA envolve instabilidade de placas ateroscleróticas. Nesses casos, os betabloqueadores são seguros e podem ser utilizados a depender do contexto clínico.

Portanto, o manejo do MINOCA deve ser guiado pela investigação da etiologia, integrando exames complementares como IVUS, OCT e ressonância magnética, para direcionar o tratamento adequado e melhorar os desfechos clínicos.

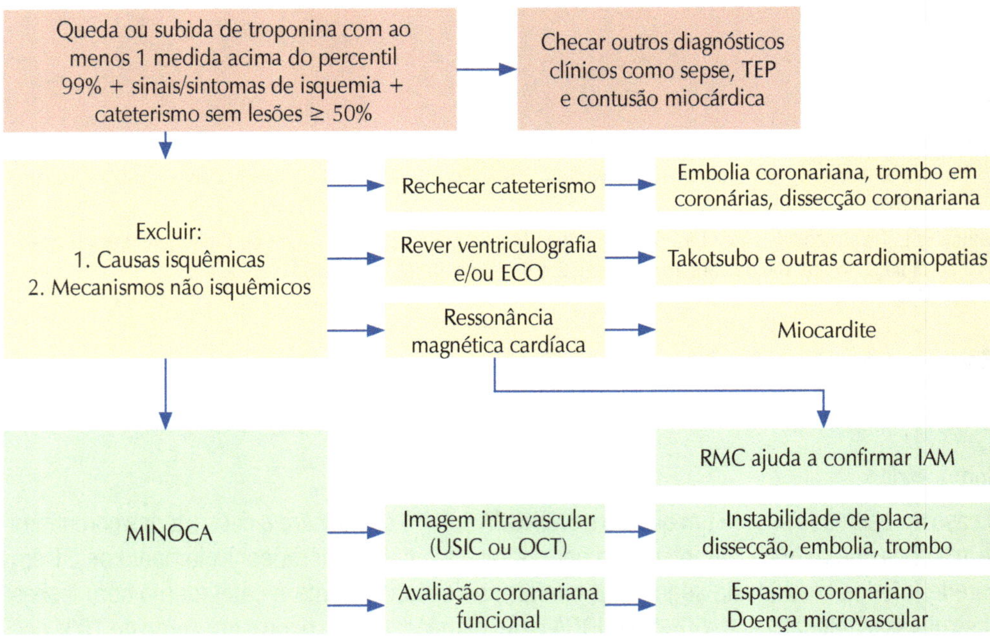

Referências

Nicolau JC, Feitosa-Filho G, Petriz JL, Furtado RHM, Précoma DB, Lemke W, et al. Diretrizes da Sociedade Brasileira de Cardiologia sobre Angina Instável e Infarto Agudo do Miocárdio sem Supradesnível do Segmento ST – 2021. Arq Bras Cardiol. 2021; 117(1):181-264;

Santos ECL, Mastrocola F, Figuinha FCR, Lima AGS. Mapas mentais para a prova de título de especialista em cardiologia. 5ª ed. Rio de Janeiro: Atheneu, 2025. 24 cm. ISBN: 978-65-5586-922-4.

Byrne RA, Rossello X, Coughlan JJ, Barbato E, Berry C, Chieffo A, et al. 2023 ESC Guidelines for the management of acute coronary syndromes. Eur Heart J. 2023 Oct 12;44(38):3720-3826. doi: 10.1093/eurheartj/ehad191.

Resposta da Questão 32

■ Alternativa C

Comentários

Homem de 67 anos, com fatores de risco importantes, como hipertensão arterial, diabetes *mellitus* tipo 2 e dislipidemia, apresenta um quadro típico de dor torácica em repouso, que cessou espontaneamente após 20 minutos, e eletrocardiograma com padrão "plus-minus" em V2 e V3. Esse padrão, característico da síndrome de Wellens, é fortemente associado a lesões graves, geralmente ≥ 90%, na porção proximal da artéria descendente anterior (DA). A síndrome de Wellens apresenta um alto risco de evolução para infarto extenso de parede anterior se não tratada adequadamente.

A síndrome de Wellens foi descrita originalmente em 1982, em um estudo com 145 pacientes admitidos com suspeita de infarto do miocárdio. Desses, 26 pacientes (18%) apresentaram o padrão típico no ECG, que consiste em ondas T bifásicas (tipo 1) ou negatividade profunda e simétrica (tipo 2) nas derivações precordiais anteriores (V2 e V3). O segmento ST era isoelétrico ou discretamente côncavo, e o ponto J permanecia normal ou levemente elevado (até 1 mm). Esse padrão estava presente no ECG inicial em metade dos pacientes, enquanto a outra metade o desenvolveu nas primeiras 24 horas de internação, reforçando a importância da seriação de eletrocardiogramas em pacientes com dor torácica.

Os desfechos clínicos no estudo original foram alarmantes. Entre os pacientes submetidos a cateterismo, 92% apresentavam lesões críticas (≥ 90%) na DA. Aqueles que não foram revascularizados tiveram uma evolução muito desfavorável: 75% dos pacientes que não realizaram cirurgia ou intervenção coronária percutânea evoluíram para infarto anterior extenso nas semanas subsequentes. Isso demonstra a gravidade do quadro e a necessidade de intervenção precoce.

O reconhecimento da síndrome de Wellens é importante para o manejo adequado de pacientes com dor torácica. Apesar da troponina muitas vezes estar normal na fase inicial, o padrão eletrocardiográfico identifica pacientes com risco aumentado de eventos cardiovasculares agudos que necessitam de internação imediata e encaminhamento para cateterismo precoce.

Um aspecto importante da síndrome de Wellens é que ela pode ser confundida com outras condições se o médico não estiver atento ao padrão típico no ECG. Não é incomum que pacientes com esse padrão inicial sejam tratados de forma conservadora ou com base apenas na ausência de elevação da troponina, o que pode levar a atrasos na intervenção e a consequências catastróficas. Por isso, entender os critérios diagnósticos é essencial.

Há dois tipos de padrões eletrocardiográficos da Síndrome de Wellens:

- Tipo 1 (ondas T bifásicas).
- Tipo 2 (ondas T negativas profundas e simétricas).

O padrão tipo 1, com a porção inicial da onda T positiva seguida por uma porção negativa (o chamado "plus-minus"), é menos frequente (aproximadamente 25% dos casos). Esses padrões indicam isquemia miocárdica severa e transitória na região irrigada pela DA proximal.

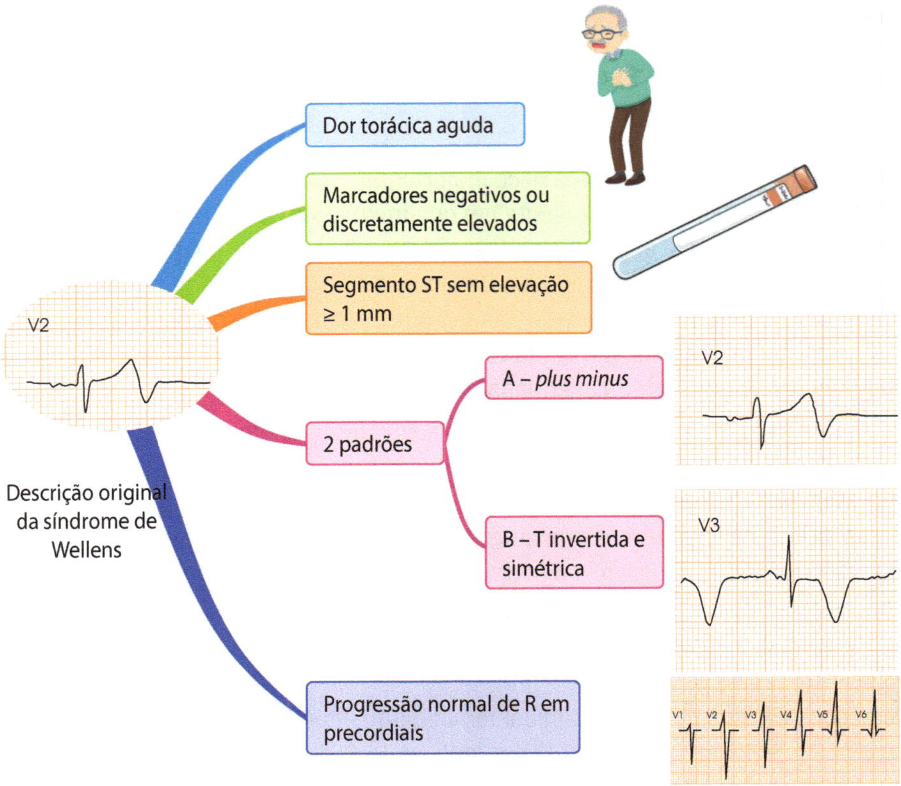

Outros pontos abordados pela questão:

- O escore CRUSADE avalia o risco de sangramento.
- Os escores de risco devem ser usados na população idosa e tem implicações prognósticas e terapêuticas.

Referências

Nicolau JC, Feitosa-Filho G, Petriz JL, Furtado RHM, Précoma DB, Lemke W, et al. Diretrizes da Sociedade Brasileira de Cardiologia sobre Angina Instável e Infarto Agudo do Miocárdio sem Supradesnível do Segmento ST – 2021. Arq Bras Cardiol. 2021; 117(1):181-264

de Zwaan CBF, Wellens HJ: Characteristic electrocardiographic pattern indicating a critical stenosis high in left anterior descending coronary artery in patients admitted because of impending myocardial infarction. Am Heart J 1982; 103:730–736.

Resposta da Questão 33

■ Alternativa E

Comentários

Questão frequente de como realizar a trombólise. Lembrar dos ajustes para pacientes com ≥ 75 anos e com disfunção renal.

Estamos diante de um paciente com 77 anos, com *clearence* > 30 mL/min/1,73 m² e que será submetido à trombólise. O único inibidor da P2Y12 que pode ser feito de forma concomitante ao trombolítico é o clopidogrel.

Como o paciente tem > 75 anos, não há indicação da dose de ataque do clopidogrel (só 75 mg) e nem da enoxaparina intravenosa de 30 mg. A dose de enoxaparina subcutânea é de 0,75 mg 12/12h e como o paciente tem 80 kg, será 60 mg 12/12h.

NÃO podemos usar ticagrelor ou prasugrel junto com o trombolítico. Tem que ser clopidogrel mesmo.

Detalhando melhor a prescrição da trombólise:

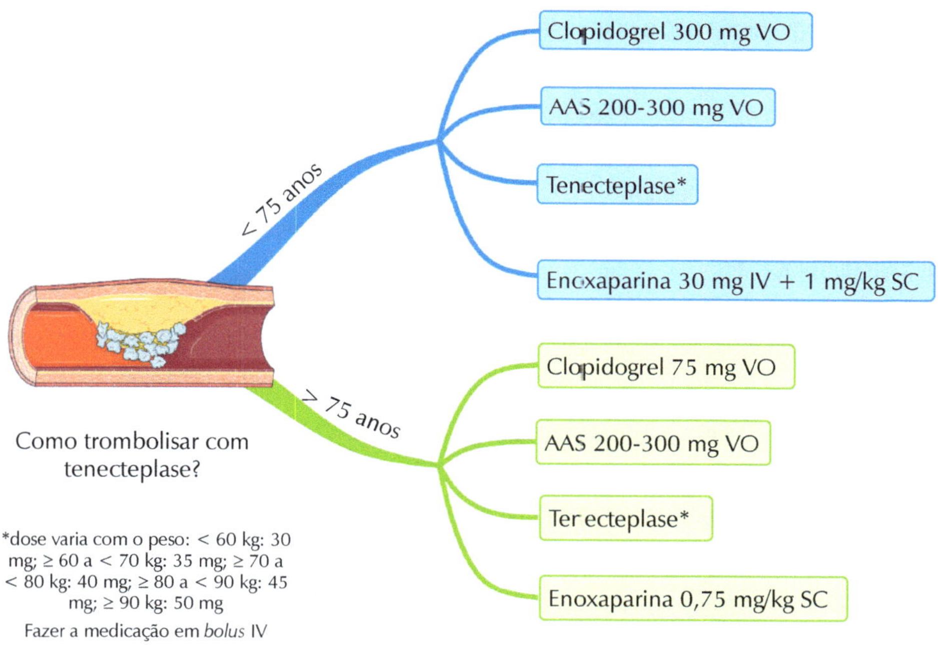

Referência

Byrne RA, Rossello X, Coughlan JJ, Barbato E, Berry C, Chieffo A, et al. 2023 ESC Guidelines for the management of acute coronary syndromes. Eur Heart J. 2023 Oct 12;44(38):3720-3826. doi: 10.1093/eurheartj/ehad191.

Resposta da Questão 34

- Alternativa B

Comentários

Mulher idosa que, após evento estressante (falecimento do marido), evoluiu com quadro sugestivo de SCA, mas sem lesões coronárias obstrutivas = Lembrar de Takotsubo

A dica para o diagnóstico está na imagem: acinesia apical de todas as paredes + hipercontratilidade basal. Essas características são consistentes com cardiomiopatia de Takotsubo (também denominada cardiomiopatia induzida por estresse ou síndrome de balonismo apical). Ela é uma doença reversível que simula o infarto agudo do miocárdio e ocorre principalmente em mulheres na pós-menopausa e, geralmente, é precipitada por um estresse físico ou emocional profundo.

Essa síndrome costuma ser transitória com recuperação contrátil rápida, em questão de dias ou semanas (a grande maioria vai recuperar com menos de 4 semanas). No entanto, complicações precoces podem ocorrer, incluindo arritmias malignas, tromboembolismo, ruptura do VE e choque cardiogênico, de tal modo que a mortalidade aguda intra-hospitalar normalmente não é elevada (exceto no Takotsubo secundário a outra doença, que tem maior mortalidade).

Sua fisiopatologia ainda não é completamente compreendida, mas envolve múltiplos mecanismos interligados, sendo esses os principais citados:

Ativação simpática excessiva e catecolaminas

- A exposição a estresse súbito desencadeia uma liberação maciça de catecolaminas (adrenalina e noradrenalina).
- Os níveis plasmáticos de catecolaminas são até três vezes maiores do que no infarto agudo do miocárdio.
- A ativação dos receptores β-adrenérgicos no miocárdio leva inicialmente a um aumento da contratilidade, seguido por um efeito inotrópico negativo devido à ativação da via β2AR-Gi.

Disfunção microvascular e perfusão alterada

- A síndrome pode estar associada à disfunção microvascular e espasmo coronariano.
- Estudos mostraram perfusão reduzida nas regiões afetadas, apesar da ausência de obstrução coronária significativa.

Alterações eletrofisiológicas e risco arrítmico

- Pacientes com Takotsubo apresentam prolongamento do intervalo QT, favorecendo arritmias ventriculares como ***torsades de pointes***.
- A combinação de edema miocárdico, inflamação e estresse oxidativo pode contribuir para a instabilidade elétrica.

Influência do sistema nervoso central

- Estudos por ressonância magnética funcional sugerem anormalidades estruturais e funcionais em regiões do cérebro relacionadas à resposta ao estresse, como a amígdala e o córtex insular.

Predominância em mulheres pós-menopausa

- A maior incidência em mulheres pós-menopausa pode estar relacionada à redução dos níveis de estrogênio, que normalmente exerce um efeito protetor sobre a sinalização β-adrenérgica.

Referência

Medina de Chazal H, Del Buono MG, Keyser-Marcus L, Ma L, Moeller FG, Berrocal D, Abbate A. Stress Cardiomyopathy Diagnosis and Treatment: JACC State-of-the-Art Review. J Am Coll Cardiol. 2018 Oct 16;72(16):1955-1971.

Resposta da Questão 35

Alternativa D

Comentários

O escore CHA2DS2-VASC dessa paciente é de 4 (1 para HAS + 1 ponto DM2 + 1 para doença vascular + 1 ponto para sexo feminino) e está indicada a anticoagulação. O problema é que a paciente apresentou uma SCA. Qual o melhor esquema antitrombótico? Vários estudos com os anticoagulantes diretos (DOAC), com destaque para o estudo AUGUSTUS, mostraram que o melhor esquema é o uso do DOAC associado ao clopidogrel (reduziu sangramento sem aumentar desfechos isquêmicos) e que já pode ser utilizado desde a alta hospitalar, considerando manter a tripla com AAS– clopidogrel+ DOAC por até um mês em pacientes com maior risco da trombose de *stent* como múltiplos *stents*, *stent* em tronco, episódio prévio de trombose de *stent*, entre outros e baixo risco de sangramento, o que não ocorre nesse caso.

Resumindo

Paciente sem alto risco trombótico já sai do hospital com dupla: DOAC + clopidogrel.

Portanto, como a paciente não é de alto risco trombótico/isquêmico em relação à doença coronariana (implantou apenas um *stent* em CD) já sairá do hospital com clopidogrel e DOAC. Após um ano do evento agudo, permanecerá apenas o anticoagulante de ação direta.

Outra coisa importante, não associar prasugrel ou ticagrelor (são mais potentes e com maior risco de sangramento) aos anticoagulantes.

Resumão do que é indicado na diretriz de síndrome coronariana aguda sem supra de ST da SBC:

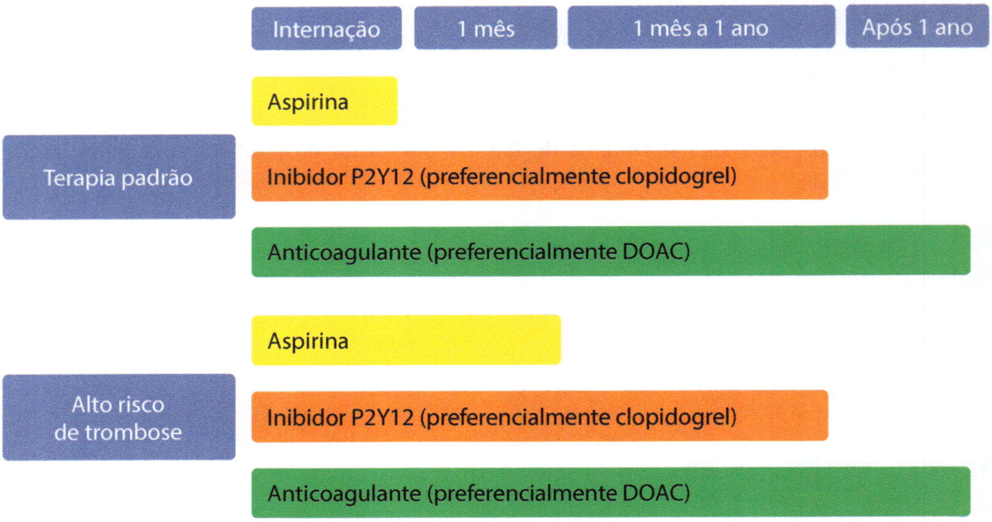

Referência

Nicolau JC, Feitosa-Filho G, Petriz JL, Furtado RHM, Précoma DB, Lemke W, et al. Diretrizes da Sociedade Brasileira de Cardiologia sobre Angina Instável e Infarto Agudo do Miocárdio sem Supradesnível do Segmento ST – 2021. Arq Bras Cardiol. 2021; 117(1):181-264.

Resposta da Questão 36

■ Alternativa C

Comentários

O caso apresentado descreve um homem de 65 anos com infarto do miocárdio anterior evoluído, não submetido à terapia de reperfusão, que desenvolve piora clínica significativa no segundo dia de evolução, com quadro de edema agudo de pulmão, hipotensão e surgimento de um sopro sistólico em borda esternal esquerda. Essa apresentação é altamente sugestiva de uma complicação mecânica do infarto, sendo a ruptura do septo interventricular (CIV) o diagnóstico mais provável nesse contexto.

As complicações mecânicas do infarto são mais comuns em pacientes sem reperfusão precoce, como nesse caso, e incluem ruptura de parede livre do ventrículo esquerdo, insuficiência mitral aguda por ruptura de músculo papilar e a formação de CIV. Nos infartos anteriores, a ruptura do septo interventricular é a complicação mecânica mais frequentemente observada, especialmente nos primeiros dias após o evento isquêmico.

A clínica de CIV pós-infarto inclui a tríade de congestão pulmonar, hipotensão e um sopro sistólico novo em borda esternal esquerda, decorrente do shunt esquerda-direita. A confirmação do diagnóstico é realizada com ecocardiograma, que demonstra o defeito septal e avalia a gravidade do shunt e a repercussão hemodinâmica.

Ecocardiograma transtorácico, janela apical de quatro câmaras mostrando fluxo VE -> VD no nível do septo apical.

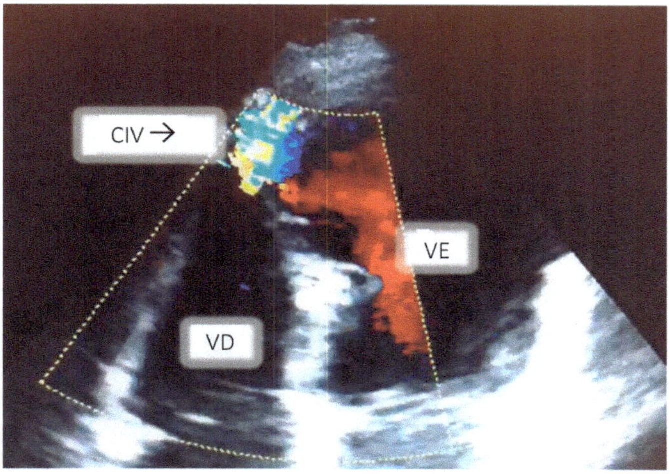

Ecocardiograma transtorácico, janela apical de quatro câmaras modificada mostrando fluxo VE -> VD no nível do septo basal.

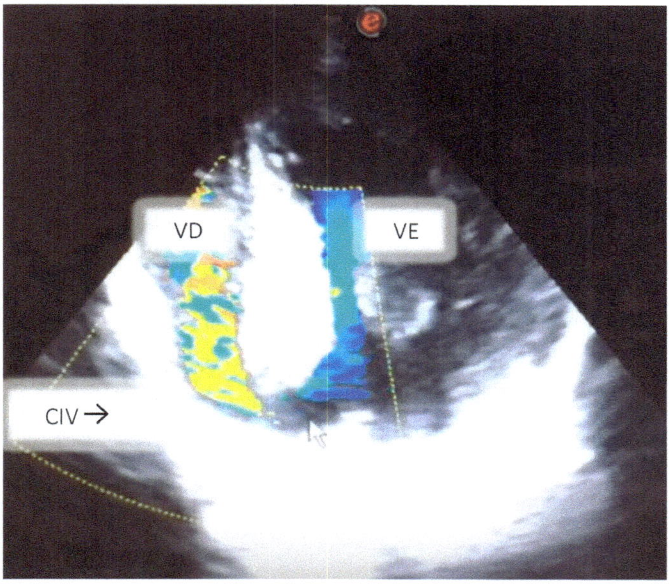

Por outro lado, o acometimento do músculo papilar, que leva à insuficiência mitral aguda, é mais frequentemente associado a infartos inferiores, devido à isquemia do músculo papilar póstero-medial, que é irrigado exclusivamente pela artéria coronária direita ou por ramo da circunflexa. O músculo papilar anterolateral, com dupla irrigação (descendente anterior e circunflexa), raramente sofre disfunção isquêmica isolada. Além disso, a ruptura de parede livre do ventrículo esquerdo, embora seja outra complicação possível, geralmente causa tamponamento cardíaco e parada cardiorrespiratória em AESP, não compatível com a apresentação clínica descrita.

Por fim, o diagnóstico de reinfarto agudo é menos provável devido à ausência de relato de dor torácica recorrente ou alterações eletrocardiográficas novas. Dessa forma, o quadro clínico apresentado é mais bem explicado pela ruptura do septo interventricular, sendo imperativa a confirmação diagnóstica e o manejo imediato, que pode incluir suporte hemodinâmico e intervenção cirúrgica.

Quais são as complicações mecânicas do IAM?

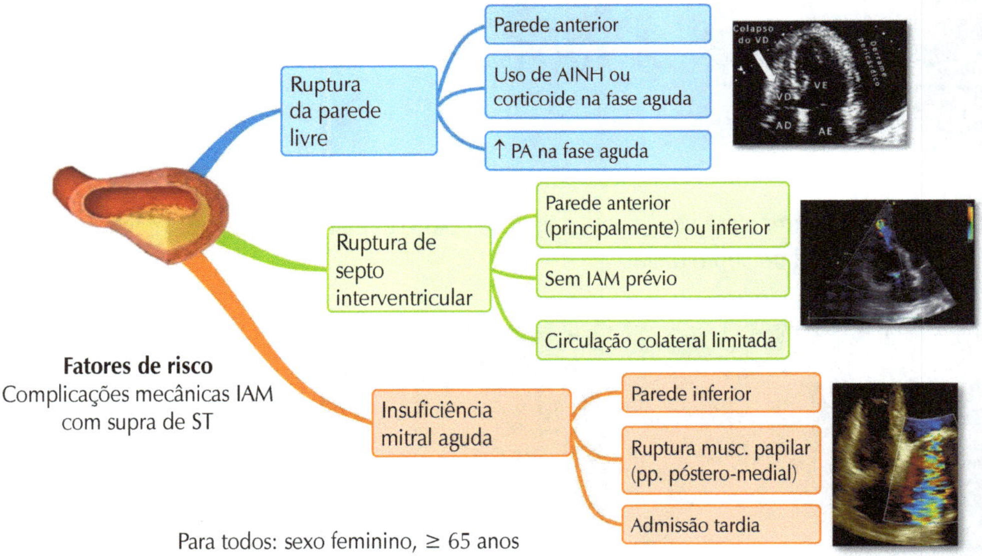

Referências

Santos ECL, Mastrocola F, Figuinha FCR, Lima AGS. Cardiologia: Cardiopapers. 2ª ed. Rio de Janeiro: Atheneu, 2019. 928 p.; 28 cm. ISBN: 978-85-388-1037-7.

Santos ECL, Mastrocola F, Figuinha FCR, Lima AGS. Mapas mentais para a prova de título de especialista em cardiologia. 5ª ed. Rio de Janeiro: Atheneu, 2025. 24 cm. ISBN: 978-65-5586-922-4.

Resposta da Questão 37

■ Alternativa A

Comentários

Homem de 71 anos com síndrome coronária crônica e angina estável CCS II, com sintomas limitantes apesar de tratamento clínico otimizado, foi submetido a cinecoronariografia. O exame revelou lesões moderadas na artéria descendente anterior (DA, 60%) e circunflexa (Cx, 80%). Para avaliar a significância funcional dessas lesões, optou-se pela determinação da reserva fracionada de fluxo (FFR). Os valores obtidos, 0,73 na DA e 0,71 na Cx, indicam que ambas as lesões são hemodinamicamente significativas (FFR ≤ 0,8), justificando intervenção coronária percutânea (angioplastia) com o objetivo de reduzir os sintomas.

A reserva fracionada de fluxo (FFR) é uma ferramenta invasiva utilizada durante o cateterismo para determinar a repercussão funcional de lesões coronárias, principalmente em casos de estenoses intermediárias (50-90%). De acordo com a figura anexa, lesões com FFR ≤ 0,8 são consideradas significativas, enquanto valores > 0,8 indicam ausência de repercussão funcional, descartando a necessidade de intervenção para essa finalidade. Nesse caso, os resultados obtidos justificam a angioplastia das lesões na DA e na Cx, com o objetivo de aliviar os sintomas anginosos.

É importante ressaltar que, em pacientes com doença arterial coronariana crônica, a angioplastia tem como principal benefício a melhora da qualidade de vida e controle dos sintomas. Não há evidências robustas de que ela reduza a incidência de infarto ou mortalidade, como demonstrado nos estudos COURAGE e ISCHEMIA. No entanto, para casos com FFR ≤ 0,8, como esse, e em que há sintomas refratários ao tratamento clínico, a intervenção está indicada para alívio sintomático.

Além disso, o paciente é classificado como de muito alto risco cardiovascular pelas diretrizes de dislipidemia, considerando a presença de doença aterosclerótica estabelecida. Assim, o alvo para LDL-colesterol é < 50 mg/dL, sendo fundamental o ajuste intensivo do tratamento hipolipemiante.

Portanto, o manejo adequado nesse caso inclui angioplastia para as lesões de DA e Cx, com o objetivo de melhora sintomática, e otimização do tratamento clínico, com foco no controle rigoroso dos fatores de risco cardiovasculares.

A FFR/iFR pode ser usada nos casos de lesões entre 50 e 90%, quando não há comprovação prévia de isquemia no território vascularizado pela artéria em questão. A sua interpretação ocorre da seguinte forma:

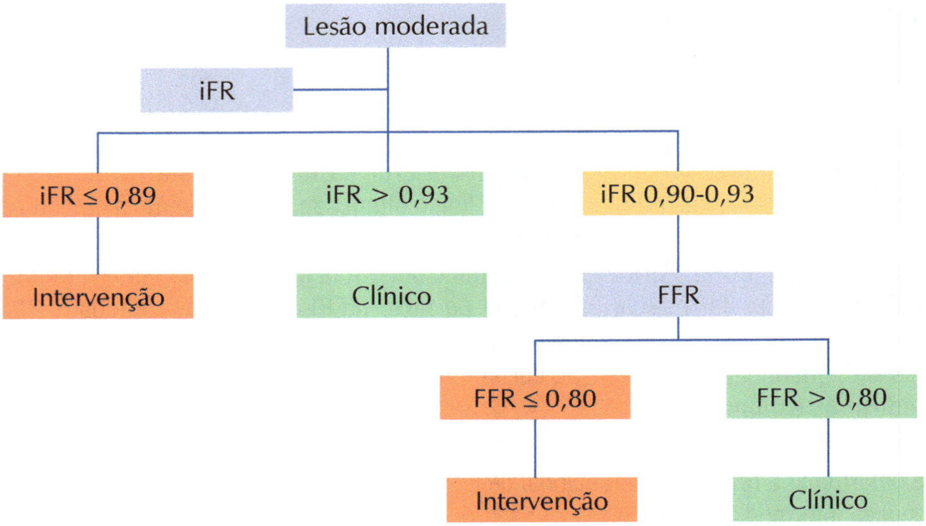

Referência

Santos ECL, Mastrocola F, Figuinha FCR, Lima AGS. Cardiologia: Cardiopapers. 2ª ed. Rio de Janeiro: Atheneu, 2019. 928 p.; 28 cm. ISBN: 978-85-388-1037-7.

Resposta da Questão 38

■ **Alternativa C**

Comentários

A cintilografia miocárdica revelou hipocaptação transitória significativa em paredes anterior, apical e septal, correspondendo ao território irrigado pela artéria descendente anterior. Esse achado indica isquemia em um território extenso de músculo cardíaco, classificando o exame como de alto risco para eventos cardiovasculares futuros. Diante desse resultado, é provável que o quadro da paciente represente um equivalente anginoso, uma forma atípica de síndrome coronariana crônica. Essa manifestação é mais comum em mulheres, idosos e diabéticos, grupos que frequentemente apresentam sintomas atípicos de isquemia miocárdica.

De acordo com os *guidelines* atuais, um teste não invasivo de alto risco, como o apresentado, é indicação para avaliação com estratificação invasiva e, possivelmente, revascularização subsequente.

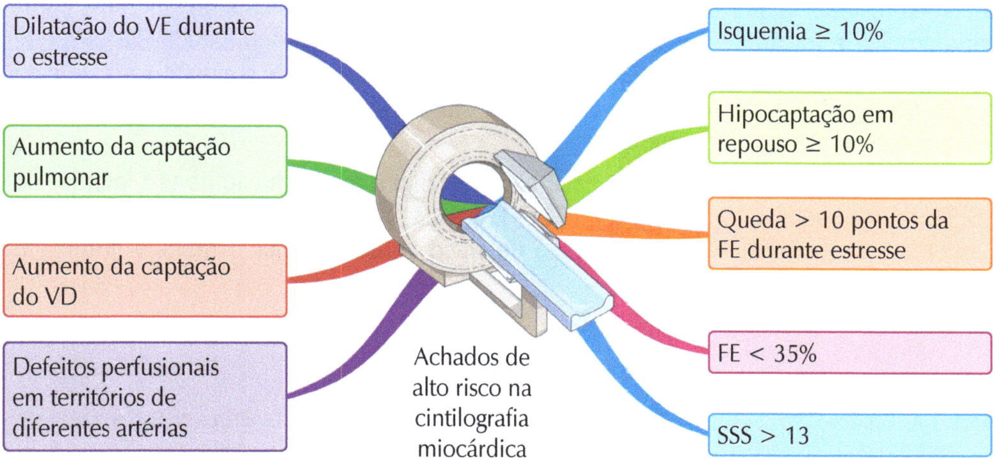

Referência

Vrints C, Andreotti F, Koskinas KC, Rossello X et al. ESC Scientific Document Group. 2024 ESC Guidelines for the management of chronic coronary syndromes. Eur Heart J. 2024 Sep 29;45(36):3415-3537. doi: 10.1093/eurheartj/ehae177.

Resposta da Questão 39

■ Alternativa B

Comentários

Mulher de 62 anos, diabética, com antecedente de infarto do miocárdio e revascularização percutânea há 3 anos, evolui com angina estável CCS II, com tratamento clínico otimizado. O cateterismo mostrou *stents* pérvios e lesões distais em circunflexa não passíveis de abordagem percutânea. O manejo dessa paciente deve focar em otimização do controle metabólico, lipídico e na prevenção secundária, além de melhorar sintomas anginosos e reduzir risco cardiovascular futuro.

De acordo com as diretrizes mais recentes, pacientes diabéticos com doença cardiovascular estabelecida devem ser tratados com antidiabéticos que comprovadamente reduzem desfechos cardiovasculares, como os inibidores de SGLT2 (dapagliflozina ou empagliflozina) e/ou agonistas do receptor de GLP-1 (semaglutida ou liraglutida). Esses medicamentos são recomendados independentemente dos níveis de hemoglobina glicada, dado seu impacto na redução de eventos cardiovasculares e renais. Nesse caso, há indicação de introdução de um desses agentes para benefício adicional.

Além disso, o LDL-C da paciente está acima da meta recomendada (< 50 mg/dL para pacientes de muito alto risco cardiovascular). Assim, a associação de ezetimiba à rosuvastatina está indicada para atingir níveis lipídicos adequados e potencialmente reduzir o risco de eventos futuros.

O uso de ivabradina, por outro lado, não está indicado em pacientes com síndrome coronária crônica e fração de ejeção preservada, como demonstrado no estudo SIGNIFY, que não encontrou benefícios na redução de desfechos cardiovasculares e mostrou aumento de efeitos colaterais. Exercícios físicos, por sua vez, são encorajados em pacientes com angina estável, desde que monitorados.

Portanto, a estratégia correta para essa paciente inclui a introdução de um inibidor de SGLT2 e/ou agonista do receptor de GLP-1 e a associação de ezetimiba, reforçando a abordagem multifatorial para redução de risco cardiovascular e manejo otimizado da doença.

Referências

Nicolau JC, Feitosa-Filho G, Petriz JL, Furtado RHM, Précoma DB, Lemke W, et al. Diretrizes da Sociedade Brasileira de Cardiologia sobre Angina Instável e Infarto Agudo do Miocárdio sem Supradesnível do Segmento ST – 2021. Arq Bras Cardiol. 2021; 117(1):181-264.

Marx N, Federici M, Schütt K, Müller-Wieland D, Ajjan RA, Antunes MJ, et al. 2023 ESC Guidelines for the management of cardiovascular disease in patients with diabetes. Eur Heart J. 2023 Oct 14;44(39):4043-4140.

Resposta da Questão 40

- **Alternativa B**

Comentários

Homem de 68 anos com síndrome coronariana aguda (IAM sem supra), com angina típica prolongada ao repouso, alterações marcantes no eletrocardiograma com infradesnível do segmento ST em várias derivações associado a supradesnível em aVR sugerindo doença multiarterial e/ou acometimento do TCE, além de aumento importante na troponina. Trata-se de uma SCA sem supra de alto risco (*heart score* de 10) e que deve realizar o cateterismo em até 24 horas, com administração preferencialmente de antiplaquetários mais potentes e de início de ação mais rápido como o Ticagrelor ou Prasugrel na sala de hemodinâmica, especialmente nesse caso que apresenta uma maior probabilidade de ser cirúrgico. Lembrar que se o paciente não apresentasse melhora da dor (angina refratária) ou tivesse instabilidade hemodinâmica ou elétrica deveria realizar o CATE em até 2 horas (muito alto risco).

Escore HEART		
Fator	**Características**	**Pontos**
História	Altamente suspeita de SCA (apenas componentes de dor típica) Moderadamente suspeita de SCA (com componentes de dor típica e outros de atípica) Baixa suspeita de SCA (apenas componentes de dor atípica)	2 1 0
ECG	Depressão segmento ST Alteração de repolarização inespecífica Normal	2 1 0
Idade	≥ 65 anos 45-64 anos < 45 anos	2 1 0
Fatores de risco	≥ 3 fatores de risco ou história de aterosclerose 1 ou 2 fatores de risco Nenhum fator de risco	2 1 0
Troponina (inicial)	≥ 3 × o limite da normalidade 1-3 × o limite da normalidade Dentro do limite da normalidade	2 1 0

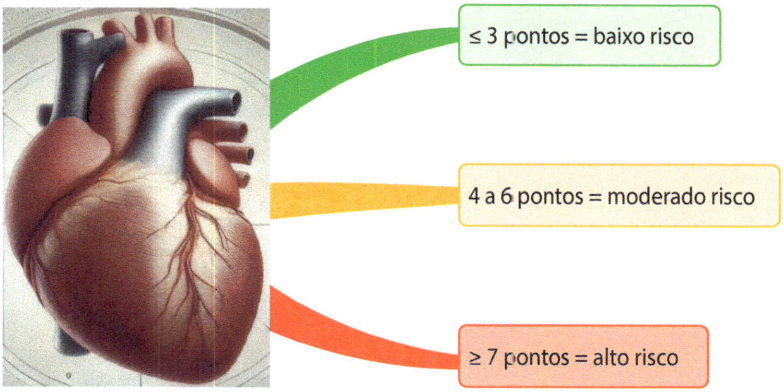

Escore HEART

Também pode-se estratificar o risco de pacientes com SCA sem supra de ST através da classificação de Braunwald (vide tabela a seguir).

	Alto	***Intermediário***	***Baixo***
Histórico	• Agravamento dos sintomas nas últimas 48 h • Idade > 75 anos	• Idade 70-75 anos • IAM prévio, doença cerebrovascular ou periférica, ou RVM; diabetes *mellitus*, uso prévio de aspirina	
Dor	• Dor prolongada (> 20 min.), em repouso	• Angina de repouso (> 20 min.), que cedeu no momento, com probabilidade moderada a alta de DAC • Angina de repouso (≤ 20 min.), com alívio espontâneo ou com nitrato	• Novos episódios de angina CCS III ou IV nas últimas 2 semanas sem dor prolongada em repouso, mas com moderada a alta probabilidade de DAC
Exame físico	• Edema pulmonar, piora ou surgimento de sopro de regurgitação mitral, B3, novos estertores, hipotensão, bradicardia ou taquicardia		
ECG	• Infra de ST ≥ 0,5 mm (associado ou não a angina); alteração dinâmica do ST, bloqueio completo de ramo, novo ou presumidamente novo • TVS	• Inversão de onda T > 2 mm • Ondas Q patológicas	• Normal ou inalterado durante o episódio de dor
Marcadores	• Acentuadamente elevados	• Discretas elevações	• Normais

Como esse paciente possui infra de ST e alteração acentuada de troponina, fica classificado como de alto risco de eventos, sendo indicado cate nas primeiras 24h de internação hospitalar.

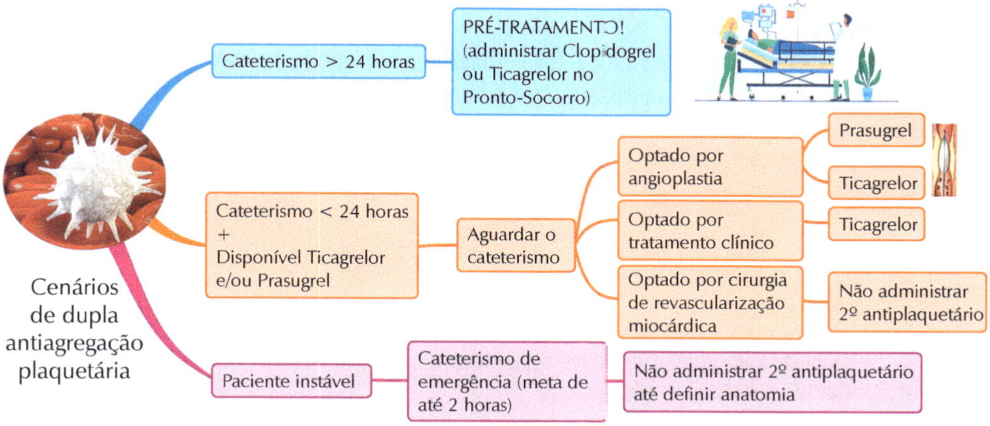

Referência

Nicolau JC, Feitosa-Filho G, Petriz JL, Furtado RHM, Précoma DB, Lemke W, et al. Diretrizes da Sociedade Brasileira de Cardiologia sobre Angina Instável e Infarto Agudo do Miocárdio sem Supradesnível do Segmento ST – 2021. Arq Bras Cardiol. 2021; 117(1):181-264.

Resposta da Questão 41

■ Alternativa A

Comentários

Homem de 73 anos com síndrome coronária crônica e angina CCS I apresenta lesão de 70% em artéria descendente anterior distal com importante calcificação e lesão de 50% em artéria circunflexa proximal, identificadas após cintilografia miocárdica com hipocaptação transitória de moderada extensão em parede anterior. A pressão arterial descontrolada e a dose inadequada de betabloqueador sugerem que o tratamento medicamentoso não está otimizado. Nesse contexto, a abordagem inicial com ajuste do tratamento clínico é a estratégia mais adequada.

O estudo COURAGE demonstrou que o tratamento medicamentoso otimizado é uma alternativa segura em pacientes com doença coronariana crônica estável, sem aumento no risco de mortalidade ou infarto do miocárdio em relação à revascularização. O ajuste terapêutico nesse caso deve incluir otimização do betabloqueador para controle adequado da frequência cardíaca, troca da sinvastatina por estatina de alta potência (rosuvastatina ou atorvastatina) para atingir metas de LDL < 50 mg/dL, introdução de ácido acetilsalicílico (AAS) como prevenção secundária e intensificação do controle pressórico.

Apesar de a angioplastia com *stent* farmacológico ser eficaz no alívio dos sintomas anginosos, ela não demonstrou benefícios na redução de infarto ou mortalidade em estudos randomizados de alta qualidade. Adicionalmente, a localização distal da lesão na descendente anterior e sua calcificação importante tornam a angioplastia tecnicamente mais complexa, aumentando o risco de complicações.

Portanto, nesse caso, a estratégia inicial deve priorizar a otimização do tratamento clínico. Caso os sintomas persistam após a otimização medicamentosa, pode-se reavaliar a indicação de angioplastia, considerando os riscos e benefícios individuais. A cirurgia de revascularização miocárdica, por sua vez, não está indicada nesse momento, dada a ausência de lesões de tronco ou doença multivascular de alto risco.

Referência

Vrints C, Andreotti F, Koskinas KC, Rossello X et al. ESC Scientific Document Group. 2024 ESC Guidelines for the management of chronic coronary syndromes. Eur Heart J. 2024 Sep 29;45(36):3415-3537. doi: 10.1093/eurheartj/ehae177

Resposta da Questão 42

Alternativa A

Comentários

As doenças cardiovasculares são a principal causa de mortalidade no Brasil, com o infarto agudo do miocárdio (IAM) figurando como uma das principais condições associadas a óbitos. A Quarta Definição Universal de Infarto do Miocárdio estabelece critérios diagnósticos claros e classifica o IAM em diferentes subtipos com base no mecanismo fisiopatológico envolvido. Esses subtipos ajudam na identificação da etiologia e no manejo adequado de cada caso.

O infarto tipo 2 ocorre por desbalanço entre a oferta e o consumo de oxigênio no miocárdio, sendo frequentemente associado a condições como vasoespasmo coronariano, embolia coronariana, anemia grave ou hipertensão severa. É uma classificação importante, pois seu tratamento deve focar na correção do fator desencadeante, e não necessariamente em revascularização.

O infarto tipo 4a está relacionado à intervenção coronária percutânea (angioplastia), sendo definido por elevação da troponina acima de 5 vezes o percentil 99, associada a evidências de isquemia, como alterações no ECG ou achados em exames de imagem. Já o infarto tipo 4c é decorrente de reestenose, e não de trombose tardia de *stent*, como erroneamente apontado.

O infarto tipo 5 ocorre no contexto de cirurgia cardíaca, com critérios de elevação da troponina acima de 10 vezes o percentil 99, associado a achados clínicos ou imaginológicos indicativos de isquemia. Por fim, o infarto tipo 3 refere-se a casos suspeitos de síndrome coronariana aguda que evoluem para óbito antes da obtenção de biomarcadores de necrose miocárdica ou alterações confirmatórias em exames complementares.

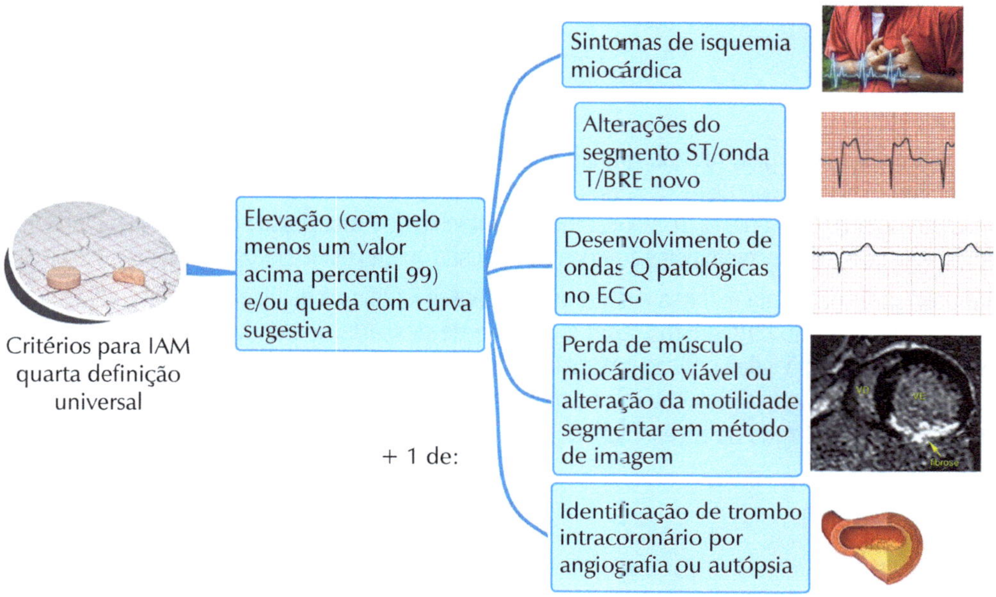

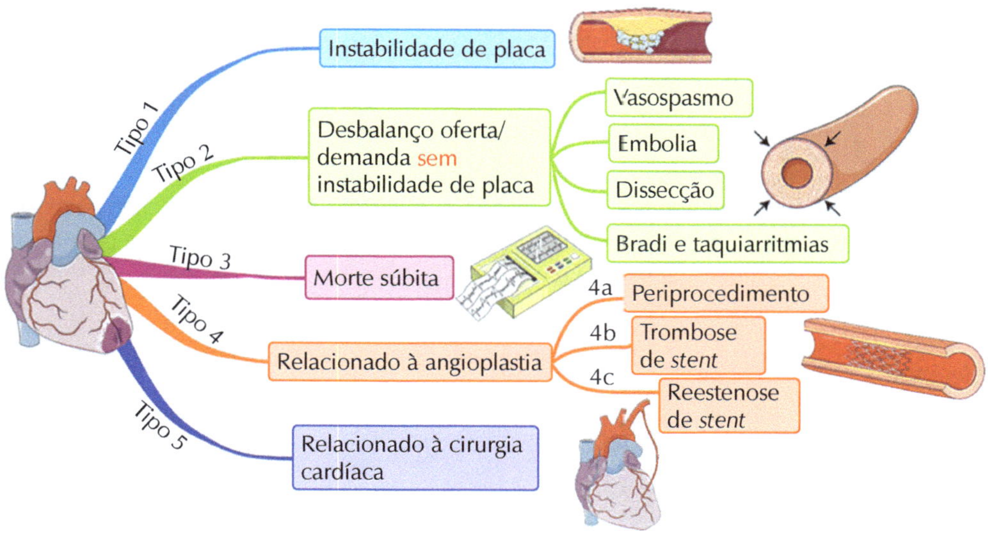

Referência

Nicolau JC, Feitosa-Filho G, Petriz JL, Furtado RHM, Précoma DB, Lemke W, et al. Diretrizes da Sociedade Brasileira de Cardiologia sobre Angina Instável e Infarto Agudo do Miocárdio sem Supradesnível do Segmento ST – 2021. Arq Bras Cardiol. 2021; 117(1):181-264.

Resposta da Questão 43

■ Alternativa C

Comentários

A cintilografia miocárdica revelou grande área de hipocaptação em paredes anterior, apical e septal, território correspondente à artéria descendente anterior, associado a sintomas de angina limitante durante o esforço com baixa carga no protocolo de Bruce. Esses achados caracterizam um exame de alto risco, tanto pelos critérios de perfusão quanto pelos sintomas clínicos induzidos.

A presença de isquemia extensa e sintomas limitantes justifica a avaliação da anatomia coronariana por meio de cateterismo, com o objetivo de descartar lesão de tronco da coronária esquerda ou outras lesões críticas em territórios relevantes. Em pacientes com exames de alto risco como esse, a avaliação anatômica é mandatória para guiar a estratégia terapêutica, considerando a possibilidade de revascularização para prevenir eventos cardiovasculares maiores.

Referência

Vrints C, Andreotti F, Koskinas KC, Rossello X et al. ESC Scientific Document Group. 2024 ESC Guidelines for the management of chronic coronary syndromes. Eur Heart J. 2024 Sep 29;45(36):3415-3537. doi: 10.1093/eurheartj/ehae177.

Resposta da Questão 44

■ Alternativa A

Comentários

Trata-se de uma cinecoronariografia em oblíqua anterior direita caudal (coração visto de perfil com coluna a esquerda da imagem) que demonstra oclusão em terço médio de Cx após saída de um grande ramo marginal.

Referência

Santos ECL, Mastrocola F, Figuinha FCR, Lima AGS. Cardiologia: Cardiopapers. 2ª ed. Rio de Janeiro: Atheneu, 2019. 928 p.; 28 cm. ISBN: 978-85-388-1037-7.

Resposta da Questão 45

■ Alternativa D

Comentários

A decisão sobre trombólise ou transferência para angioplastia primária em casos de infarto agudo do miocárdio com supradesnivelamento de ST (IAM com supra-ST) depende fundamentalmente do tempo estimado entre o diagnóstico e a realização do procedimento de revascularização. A recomendação é que, se o tempo entre o diagnóstico e a passagem da corda guia no laboratório de hemodinâmica for superior a 120 minutos, deve-se optar pela trombólise no serviço de origem, exceto se houver contraindicações absolutas ao trombolítico.

Contraindicações absolutas à terapia fibrinolítica incluem, entre outras, histórico recente de acidente vascular cerebral isquêmico (menos de 6 meses), hemorragia intracraniana prévia ou de origem desconhecida, neoplasias ou malformações vasculares no sistema nervoso central, trauma cranioencefálico ou cirurgia recente, dissecção de aorta e sangramentos ativos ou doenças hemorrágicas graves. No caso descrito, o paciente possui histórico de acidente vascular cerebral isquêmico recente, há um mês, o que representa contraindicação absoluta ao uso de trombolíticos devido ao elevado risco de sangramento intracraniano.

Nessas situações, a única alternativa viável para o manejo do paciente é a transferência imediata para um centro com disponibilidade de hemodinâmica para realização de angioplastia primária. A segurança e eficácia do procedimento invasivo superam os riscos associados ao transporte, especialmente quando há contraindicações à terapia fibrinolítica. Assim, garantir o encaminhamento rápido do paciente para um serviço adequado é essencial para minimizar o risco de eventos adversos e maximizar os benefícios da reperfusão coronária.

Contraindicações à terapia fibrinolítica
Absolutas
Hemorragia intracraniana prévia ou AVC de origem desconhecida em qualquer momento
AVC isquêmico nos últimos 6 meses
Lesão no sistema nervoso central, neoplasias ou malformação arteriovenosa
Trauma, cirurgia ou lesão craniana major recente (dentro do último mês)
Sangramento gastrointestinal no último mês
Distúrbio hemorrágico conhecido (excluindo menstrual)
Dissecção aórtica
Punções não compressíveis nas últimas 24h (ex.: biópsia hepática, punção lombar)
Relativas
Ataque isquêmico transitório nos últimos 6 meses
Terapia com anticoagulantes orais
Gravidez ou até 1 semana após o parto
Hipertensão refratária (PA sistólica >180 mmHg e/ou PA diastólica >110 mmHg)
Doença hepática avançada
Endocardite infecciosa
Úlcera péptica ativa
Ressuscitação prolongada ou traumática

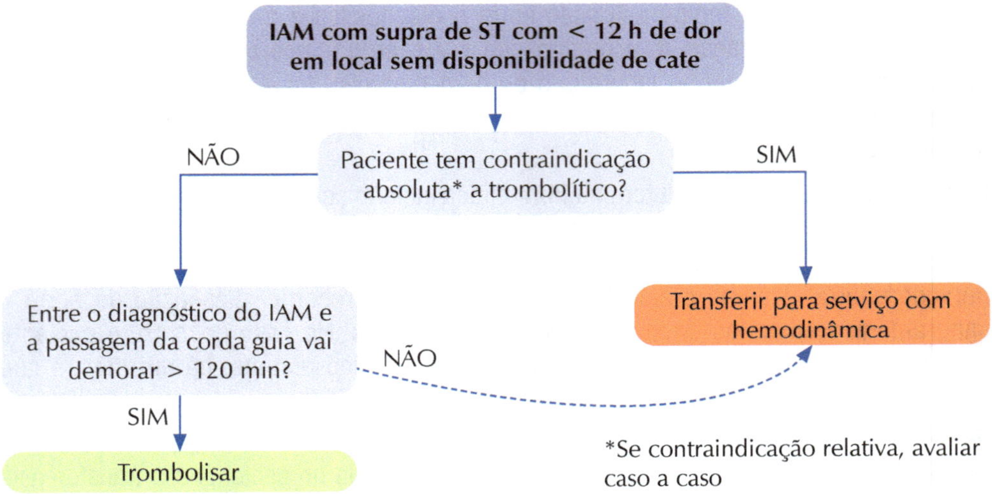

Referência

Byrne RA, Rossello X, Coughlan JJ, Barbato E, Berry C, Chieffo A, et al. 2023 ESC Guidelines for the management of acute coronary syndromes. Eur Heart J. 2023 Oct 12;44(38):3720-3826. doi: 10.1093/eurheartj/ehad191.

Resposta da Questão 46

■ **Alternativa E**

Comentários

Paciente de 55 anos com SCA com supradesnível do segmento ST e início da dor há 40 minutos, sem possibilidade de realizar angioplastia primária com menos de 120 minutos (centro de hemodinâmica mais próximo a mais de 2 horas), sem relato de contraindicação aos fibrinolíticos. Portanto, está recomendada a administração de fibrinolítico fibrino específico, por exemplo, o alteplase ou o tenecteplase que são superiores a estreptoquinase. O antiplaquetário que deverá ser associado ao AAS nesse contexto é o clopidogrel, com dose de 300 mg, nos pacientes com < 75 anos. Além disso, é recomendada uma dose inicial de enoxaparina IV de 30 mg. Não devemos usar Tigagrelor e Prasugrel antes da administração do fibrinolítico devido a não terem sido estudados nesse contexto e apresentarem maior risco de sangramento em relação ao clopidogrel.

Como trombolisar um paciente? Só lembrar de CATE

Clopidogrel

Aspirina

Trombolítico

Enoxaparina

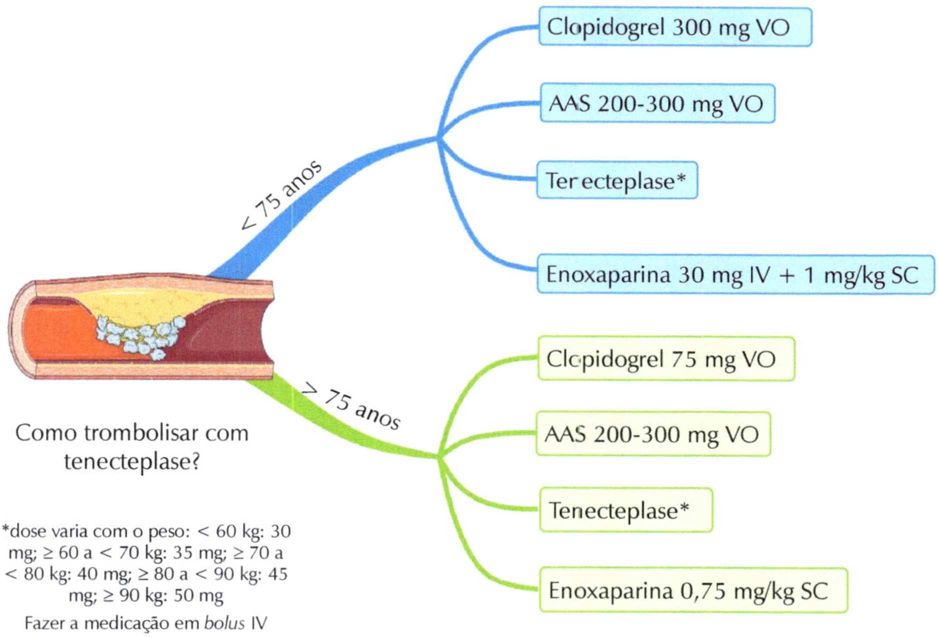

Referência

Byrne RA, Rossello X, Coughlan JJ, Barbato E, Berry C, Chieffo A, et al. 2023 ESC Guidelines for the management of acute coronary syndromes. Eur Heart J. 2023 Oct 12;44(38):3720-3826. doi: 10.1093/eurheartj/ehad191.

Resposta da Questão 47

■ Alternativa D

Comentários

O manejo da angina estável tem como objetivo principal o controle de sintomas, a melhora da qualidade de vida e, em alguns casos, a prevenção de desfechos cardiovasculares.

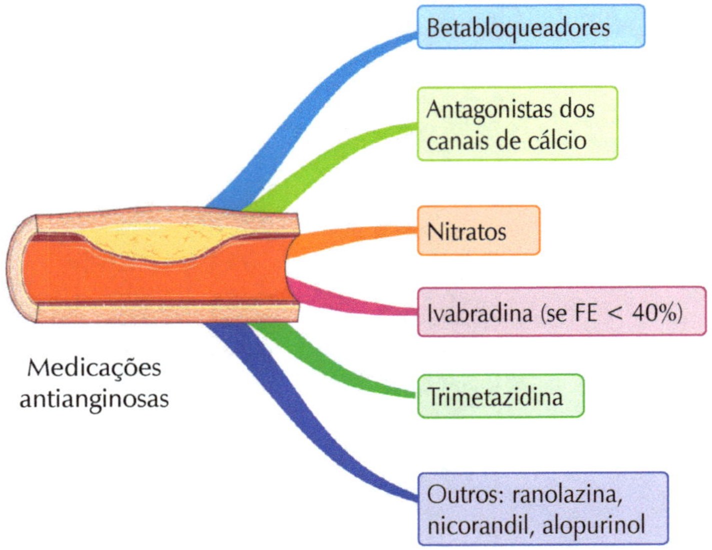

Entre as opções terapêuticas, a ranolazina se destaca por seu efeito antianginoso e anti-isquêmico, baseado na inibição da corrente tardia de sódio (INA). Esse mecanismo é independente de alterações significativas na frequência cardíaca ou na pressão arterial, sendo uma alternativa importante para pacientes que não toleram reduções hemodinâmicas mais pronunciadas.

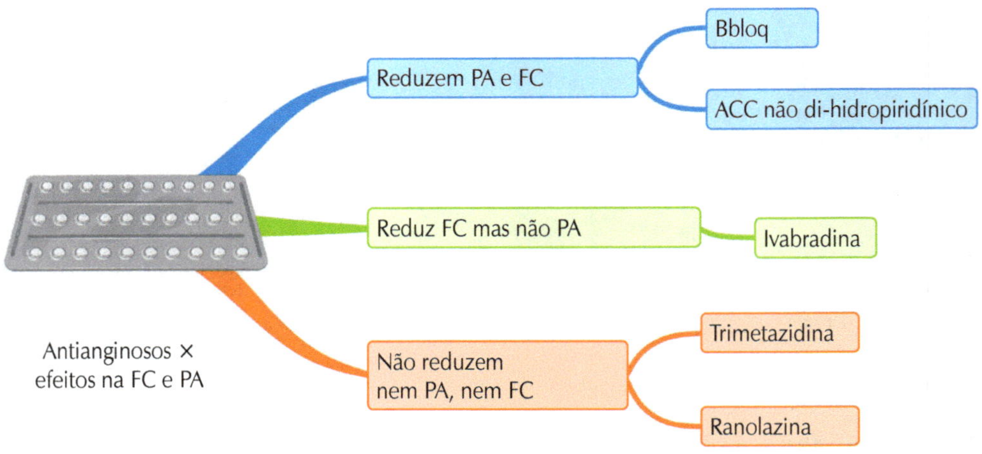

Além disso, o uso de nitratos continua sendo uma estratégia eficaz para controle sintomático, embora não tenha impacto na redução de infarto ou mortalidade.

A ivabradina, um bloqueador seletivo da corrente If do nó sinusal, demonstrou redução da frequência cardíaca em pacientes com angina estável. No entanto, o estudo SIGNIFY mostrou que, em pacientes com angina estável e fração de ejeção FE > 40%, a ivabradina não reduziu desfechos cardiovasculares maiores e esteve associada a um aumento na incidência de fibrilação atrial, restringindo seu uso. Diretrizes recentes recomendam evitar a ivabradina em pacientes com FE > 40%, reservando-a para casos específicos, como insuficiência cardíaca com fração de ejeção reduzida (FE ≤ 40%) e sintomas refratários ao tratamento convencional.

Além das terapias farmacológicas, o exercício físico supervisionado desempenha um papel fundamental no manejo da angina estável. Quando realizado de forma estruturada, ele melhora a capacidade funcional, aumenta o limiar para angina e contribui para a qualidade de vida global do paciente.

A trimetazidina, por sua vez, age exclusivamente de forma metabólica, alterando o metabolismo do ácido graxo para o da glicose, sem impacto direto na pressão arterial ou frequência cardíaca.

Portanto, o manejo da angina estável deve ser baseado em uma abordagem multidisciplinar, combinando ajustes terapêuticos baseados em evidências, como o uso de ranolazina, nitratos e estratégias não farmacológicas, com a individualização do tratamento de acordo com o perfil clínico e as preferências do paciente.

Referência

Vrints C, Andreotti F, Koskinas KC, Rossello X et al. ESC Scientific Document Group. 2024 ESC Guidelines for the management of chronic coronary syndromes. Eur Heart J. 2024 Sep 29;45(36):3415-3537. doi: 10.1093/eurheartj/ehae177.

Resposta da Questão 48

■ **Alternativa B**

Comentários

Homem realizou teste ergométrico que foi interrompido precocemente no 3° minuto do protocolo de Bruce (baixa carga de esforço, < 5 METs), por dispneia intensa e desproporcional ao esforço associada a alterações marcantes no segmento ST com infradesnivelamento em mais de 5 derivações, com morfologia horizontal, tendendo a descendente em algumas derivações, com até 3mm associado a supradesnível de aVR. Portanto, trata-se de paciente de alto risco com alterações eletrocardiográficas e clínicas sugestivas de DAC multiarterial e/ou lesão de TCE, devendo ser encaminhado para cinecoronariografia. Vamos lembrar do cálculo do escore de Duke (Tempo em minutos - 5× desnível do ST- 4× angina), no caso tempo: 3 minutos, ST: 3 mm e sem angina, escore de Duke -12, considerado de alto risco.

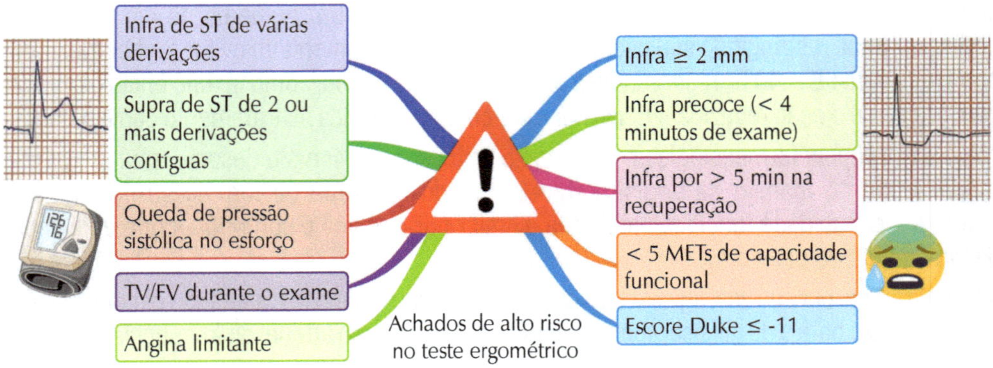
Infra de ST de várias derivações
Supra de ST de 2 ou mais derivações contíguas
Queda de pressão sistólica no esforço
TV/FV durante o exame
Angina limitante
Achados de alto risco no teste ergométrico
Infra ≥ 2 mm
Infra precoce (< 4 minutos de exame)
Infra por > 5 min na recuperação
< 5 METs de capacidade funcional
Escore Duke ≤ -11

Referência

Carvalho T, Freitas OGA, Chalela WA, Hossri CAC, Milani M, Buglia S, et al. Diretriz Brasileira de Ergometria em População Adulta - 2024. Arq Bras Cardiol. 2024;121:e20240110.

Resposta da Questão 49

■ **Alternativa A**

Comentários

Paciente com SCA com supradesnível do segmento ST em parede inferior, evoluindo com bradiarritmia, que é relativamente comum no infarto inferior e pode ocorrer tanto pelo acometimento de ramos que irrigam o nó sinusal e/ou nó AV ou ser desencadeada por um reflexo vagal exacerbado chamado de Bezold-Jarish.

Reparar o aumento progressivo do intervalo PR até a onda P bloqueada (fenômeno de Wenckebach), isso caracteriza o BAV de segundo grau Mobitz I. O PR após a P bloqueada é menor do que antes do bloqueio. SCA com supra inferior é causada na grande maioria das vezes pela obstrução da coronária direita. Para confirmar, se tiver supra inferior olhamos para DI, se apresentar infradesnível corrobora a CD como artéria culpada. Caso não apresente infra em DI, vamos checar qual supra é maior, se em DIII= artéria culpada é CD (DIII fica mais à direita), se em DII, a artéria culpada é a Cx.

Referência

Santos ECL, Mastrocola F, Figuinha FCR, Lima AGS. Cardiologia: Cardiopapers. 2ª ed. Rio de Janeiro: Atheneu, 2019. 928 p.; 28 cm. ISBN: 978-85-388-1037-7.

Resposta da Questão 50

■ Alternativa A

Comentários

Afirmativa I – Correta. Vide figura a seguir. O PET-CT é um dos métodos para avaliação de viabilidade miocárdica (nada mais é que a pesquisa de miocárdio hibernante/hibernado). O mismatch perfusão metabolismo evidencia a ausência de perfusão em determinada região, mas ao mesmo tempo mantendo a captação de glicose marcada (FDG[18]), indicando que apesar de disfuncionante (alteração contrátil) o cardiomiócito ainda está vivo e apresenta potencial de recuperação contrátil.

Afirmativa II – Correta.

Afirmativa III – Incorreta. O fluxo coronariano ocorre predominantemente na diástole.

Lembrar que miocárdio hibernado e atordoado são entidades distintas:

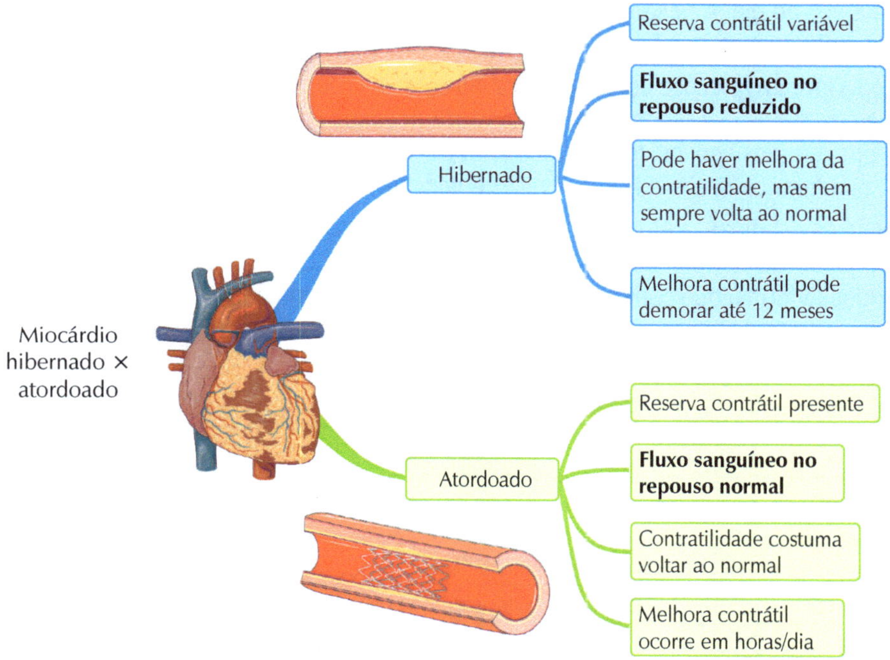

Referências

Duncker, Dirk J.; Canty Jr., John M. "Coronary Blood Flow and Myocardial Ischemia." In: Zipes, Douglas P.; Libby, Peter; Bonow, Robert O.; Mann, Douglas L.; Tomaselli, Gordon F.; Bhatt, Deepak L.; Solomon, Scott D. (Eds.), Braunwald's Heart Disease: A Textbook of Cardiovascular Medicine, 12th ed., Philadelphia: Elsevier, 2021, Chapter 36.

Santos ECL, Mastrocola F, Figuinha FCR, Lima AGS. Mapas mentais para a prova de título de especialista em cardiologia. 5ª ed. Rio de Janeiro: Atheneu, 2025. 24 cm. ISBN: 978-65-5586-922-4.

Resposta da Questão 51

■ Alternativa D

Comentários

Em pacientes com SCA sem supradesnivelamento do segmento ST (SCA sem SST) e doença renal crônica (DRC), o manejo deve ser cuidadosamente individualizado para equilibrar os benefícios terapêuticos e os potenciais riscos, especialmente relacionados à função renal.

Não há necessidade de ajuste de dose dos inibidores do receptor P2Y12 (clopidogrel, ticagrelor e prasugrel) em pacientes com DRC, mesmo com clearance de creatinina < 30 mL/min/1,73 m². Contudo, a evidência para o uso desses agentes em pacientes em hemodiálise (HD) é limitada, especialmente para ticagrelor e prasugrel, sendo recomendável evitar seu uso nesse contexto específico.

A enoxaparina, um anticoagulante de uso frequente na SCA, é contraindicada apenas em casos de clearance de creatinina < 15 mL/min/1,73 m². Em pacientes com clearance entre 15 e 30 mL/min/1,73 m², a dose deve ser ajustada para 1 mg/kg via subcutânea, administrada uma vez ao dia. A dose padrão de 1 mg/kg a cada 12 horas pode ser mantida para clearance ≥ 30 mL/min/1,73 m².

A estratégia invasiva precoce continua sendo indicada em pacientes com SCA sem SST e DRC, mesmo em casos de clearance < 45 mL/min/1,73 m², desde que haja benefício clínico claro. Apenas em cenários específicos de risco elevado, como muito alto risco de complicações, deve-se ponderar os riscos adicionais da intervenção.

Em relação às estatinas, a atorvastatina é a opção com menor eliminação renal e, por isso, pode ser preferida em alguns pacientes com DRC avançada. Apesar disso, não há uma recomendação formal que contraindique o uso de rosuvastatina nesses pacientes, e ambas podem ser utilizadas de acordo com o perfil do paciente e tolerância individual.

Seguem as recomendações da diretriz europeia de 2023 sobre o manejo de síndromes coronarianas agudas em pacientes renais crônicos:

Recomendação	Classe	Nível
Uso de meios de contraste de baixa osmolaridade ou isosmolar (no menor volume possível) para estratégias invasivas	I	A
Avaliar a função renal usando TFG em todos os pacientes com SCA	I	C
Aplicar as mesmas estratégias diagnósticas e terapêuticas em pacientes com DRC (ajuste de dose pode ser necessário) que em pacientes com função renal normal	I	C
Considerar hidratação durante e após a angiografia em pacientes com risco de nefropatia induzida por contraste, especialmente em casos de lesão renal aguda ou DRC com TFG < 30 mL/min/1,73 m²	IIa	B

A mesma diretriz também recomenda as seguintes correções de doses de antitrombóticos a depender do clearance de creatinina:

Medicamento	Função renal normal e estágios 1-3 DRC (eGFR ≥ 30 mL/min/1,73 m²)	Estágio 4 DRC (eGFR 15-29 mL/min/1,73 m²)	Estágio 5 DRC (eGFR < 15 mL/min/1,73 m²)
AAS (aspirina)	Dose de ataque: 150-300 mg via oral, seguida por 75-100 mg/dia	Sem ajuste de dose	Sem ajuste de dose
Clopidogrel	Dose de ataque: 300-600 mg via oral, seguida por 75 mg/dia	Sem ajuste de dose	Sem informações disponíveis
Ticagrelor	Dose de ataque: 180 mg via oral, seguida por 90 mg 2×/dia	Sem ajuste de dose	Não recomendado
Prasugrel	Dose de ataque: 60 mg via oral, seguida por 10 mg/dia	Sem ajuste de dose	Não recomendado
Enoxaparina	1 mg/kg s.c. 2×/dia; 0,75 mg/kg s.c. 2×/dia para pacientes > 75 anos	1 mg/kg s.c. 1×/dia	Não recomendado
Heparina não fracionada	Antes do cateterismo: bolus de 60-70 UI/kg i.v. (máximo 5.000 UI), seguido de infusão de 12-15 UI/kg/h. Durante ICP: ajustar conforme o tempo de coagulação.	Sem ajuste de dose	Sem ajuste de dose
Fondaparinux	2,5 mg s.c. 1×/dia	Não recomendado se eGFR < 20 mL/min/1,73 m² ou em diálise	Não recomendado
Bivalirudina	Bolus 0,75 mg/kg i.v., seguido por infusão de 1,75 mg/kg/h. Se eGFR ≥ 30 e < 60 mL/min/1,73 m²: reduzir para 1,4 mg/kg/h.	Não recomendado	Não recomendado
Eptifibatida	Bolus de 180 µg/kg i.v., seguido de infusão de 2,0 µg/kg/min por até 18 h. Se eGFR < 50 mL/min/1,73 m²: reduzir dose de infusão para 1,0 µg/kg/min.	Não recomendado	Não recomendado
Tirofibana	Bolus 25 µg/kg i.v., seguido de 0,15 µg/kg/min.	Reduzir taxa de infusão para 50% se eGFR < 30 mL/min/1,73 m²	Não recomendado

Referência

Byrne RA, Rossello X, Coughlan JJ, Barbato E, Berry C, Chieffo A, et al. 2023 ESC Guidelines for the management of acute coronary syndromes. Eur Heart J. 2023 Oct 12;44(38):3720-3826. doi: 10.1093/eurheartj/ehad191.

Resposta da Questão 52

Alternativa E

Comentários

A reabilitação cardiovascular pós-síndrome coronariana aguda (SCA) é fundamental para promover a recuperação, prevenir novos eventos cardiovasculares e melhorar a qualidade de vida dos pacientes. Esse processo tem início ainda na fase hospitalar, quando são realizados exercícios físicos leves, incluindo a deambulação precoce e movimentos ativos e passivos dos principais grupos musculares. Essa abordagem visa minimizar complicações decorrentes do repouso prolongado e preparar o paciente para as próximas etapas da reabilitação.

Após a alta hospitalar, é essencial que o paciente seja orientado a continuar com exercícios domiciliares leves, como extensão do programa iniciado durante a internação. Estudos demonstram que a participação em programas estruturados de reabilitação cardiovascular resulta em melhor qualidade de vida, menor recorrência de sintomas e redução de novos eventos cardiovasculares. Além dos benefícios cardiovasculares diretos, esses programas incluem intervenções educativas, suporte nutricional e psicológico, promovendo uma abordagem multidisciplinar ao cuidado.

Uma etapa crucial no planejamento da reabilitação é a estratificação de risco. Pacientes de baixo risco podem iniciar programas de exercícios em ambientes não supervisionados por médicos, mas acompanhados por profissionais como fisioterapeutas ou educadores físicos. Já pacientes com risco moderado ou alto devem preferencialmente realizar os exercícios em ambientes com supervisão médica e suporte avançado de vida, principalmente nas fases iniciais. Após 12 semanas de reabilitação bem-sucedida e sem intercorrências, esses pacientes podem progredir para programas externos semissupervisionados.

Classificação de risco para pacientes cardiopatas × reabilitação		
Risco	**Parâmetros**	**Conduta em relação à reabilitação**
Baixo	FEVE > 50% Ausência de arritmias complexas, sintomas de insuficiência cardíaca congestiva, angina com o esforço ou no período de recuperação, lesão valvar grave ou moderada Capacidade funcional ≥ 7 METS	Exercícios físicos não precisam ser supervisionados
Moderado	FEVE: 40% a 49% Sinais/sintomas, incluindo angina em níveis moderados de exercício (5 a 6,9 METS) ou no período de recuperação Lesão valvar moderada	Supervisão do médico, idealmente, nas primeiras 12 semanas. Se livre de intercorrências, depois evolui para programa externo semissupervisionado
Alto	FEVE < 40% Sobreviventes de parada cardíaca ou morte súbita Arritmias ventriculares complexas em repouso ou no exercício Doença valvar grave Cardiopatia congênita não corrigida Capacidade funcional < 5 METS Infradesnivelamento do segmento ST isquêmico durante exercício > 2 mm	Supervisão médica Disponibilidade a suporte avançado de vida

Referência

Nicolau JC, Feitosa-Filho G, Petriz JL, Furtado RHM, Précoma DB, Lemke W, et al. Diretrizes da Sociedade Brasileira de Cardiologia sobre Angina Instável e Infarto Agudo do Miocárdio sem Supradesnível do Segmento ST – 2021. Arq Bras Cardiol. 2021; 117(1):181-264.

Resposta da Questão 53

Alternativa A

Comentários

O prognóstico do MINOCA (Infarto do Miocárdio com Artérias Coronárias Não Obstrutivas) é altamente variável, dependendo do mecanismo fisiopatológico subjacente e de fatores como idade e sexo feminino. Estudos indicam que a mortalidade hospitalar do MINOCA é inferior a do IAM com coronariopatia obstrutiva, mas a mortalidade em um ano pode ser semelhante a do infarto com obstrução univascular. No estudo ACUITY, o subgrupo com MINOCA apresentou mortalidade de 1 ano maior (4,7% vs. 3,6%), em grande parte associada a causas não cardíacas.

O MINOCA é identificado em cerca de 5-6% dos casos de síndrome coronariana aguda (SCA), podendo ultrapassar 10% em populações específicas, como mulheres jovens. Mecanismos fisiopatológicos diversos estão envolvidos, incluindo:

- Instabilização de placas ateroscleróticas: aproximadamente 50% dos casos apresentam placas instáveis não obstrutivas quando avaliados por métodos como a tomografia de coerência óptica (OCT).
- Desequilíbrio entre oferta e consumo de oxigênio: exemplos incluem vasoespasmo coronariano, embolia coronariana e disfunção microvascular.
- Disfunções coronárias epicárdicas: podem incluir ruptura, ulceração, fissuração, erosão de placa ou dissecção coronária.

A prevalência é maior em mulheres, o que pode estar associado a diferenças nos mecanismos subjacentes, como maior prevalência de espasmo coronariano e doença microvascular.

O manejo terapêutico do MINOCA deve ser individualizado com base no mecanismo identificado. Por exemplo, a dupla antiagregação plaquetária (DAPT) é indicada nos casos de instabilidade de placa (IAM tipo 1). Por outro lado, em casos relacionados ao vasoespasmo sem evidência de instabilidade de placa, não há indicação para DAPT. O reconhecimento preciso da etiologia é essencial para a escolha do tratamento adequado e para melhorar o prognóstico dos pacientes.

Referências

Nicolau JC, Feitosa-Filho G, Petriz JL, Furtado RHM, Précoma DB, Lemke W, et al. Diretrizes da Sociedade Brasileira de Cardiologia sobre Angina Instável e Infarto Agudo do Miocárdio sem Supradesnível do Segmento ST – 2021. Arq Bras Cardiol. 2021; 117(1):181-264.

Reynolds et al Imaging for Mechanisms of MINOCA. Circulation. 2021;143:624–640. DOI: 10.1161/CIRCULATIONAHA.120.05200.

Resposta da Questão 54

■ Alternativa B

Comentários

As diretrizes mais recentes, incluindo a da ESC (European Society of Cardiology), enfatizam que a oxigenoterapia suplementar é recomendada apenas para pacientes com síndrome coronariana aguda (SCA) que apresentem hipoxemia, definida como saturação de oxigênio (SpO_2) inferior a 90%. Por outro lado, o uso rotineiro de oxigênio suplementar em pacientes sem hipoxemia (SpO_2 > 90%) não está associado a benefícios clínicos e, portanto, não é recomendado.

Evidências que fundamentam as recomendações

1. AVOID trial (2015):

Incluiu 441 pacientes com infarto agudo do miocárdio com supradesnivelamento do segmento ST (IAMCSST) e $SpO_2 \geq 94\%$.

Comparou oxigenoterapia (8 L/min por máscara facial até a angiografia) com ar ambiente.

Resultados:

- O grupo oxigênio apresentou maiores níveis de CK-MB e troponina, indicando maior lesão miocárdica.
- Houve uma tendência a mais eventos adversos, incluindo reinfarto e arritmias graves no grupo oxigênio.

2. DETO2X-AMI Trial (2017):
   - Incluiu 6.629 pacientes com suspeita de infarto do miocárdio e $SpO_2 \geq 90\%$.
   - Comparou oxigenoterapia (6 L/min por 6 a 12 horas) com ar ambiente.
   - Resultados:
     - Não houve diferença na mortalidade por todas as causas em 1 ano entre os grupos (5,0% no grupo oxigênio vs. 5,1% no grupo ar ambiente; HR 0,97; p=0,80).
     - Re-hospitalização por infarto também não diferiu entre os grupos (3,8% no grupo oxigênio vs. 3,3% no grupo ar ambiente; p=0,33).
   - Conclusão: o uso rotineiro de oxigênio em pacientes sem hipoxemia não reduz mortalidade ou reinfarto.
3. ALL-NZ ACS Trial (2020):
   - Incluiu 40.872 pacientes com SCA em um estudo pragmático de protocolos de alto e baixo fluxo de oxigênio.
   - Comparou oxigênio em alto fluxo (6-8 L/min) independentemente da SpO_2 com oxigênio apenas em $SpO_2 < 90\%$.
   - Resultados:
     - Não houve diferença significativa na mortalidade em 30 dias entre os grupos de alto e baixo fluxo (3,0% vs. 3,1%; OR 0,97; IC 95% 0,86-1,08).

- Para STEMI, houve uma tendência de menor mortalidade no grupo de alto fluxo, mas sem impacto significativo em outras apresentações de SCA.

- Conclusão: o uso de oxigênio suplementar em pacientes normoxêmicos não reduz mortalidade em 30 dias.

Implicações práticas

- Quando usar oxigênio suplementar:
  - $SpO_2 < 90\%$: recomendação de classe I (evidência robusta).
  - Situações de choque ou instabilidade clínica, independentemente da SpO_2.
- Quando evitar:
  - $SpO_2 > 90\%$, pois não há benefícios clínicos demonstrados e o uso excessivo de oxigênio pode gerar efeitos adversos, como estresse oxidativo e vasoconstrição coronariana.

Em resumo, as diretrizes e estudos recentes reforçam uma abordagem criteriosa ao uso de oxigênio suplementar em pacientes com SCA, limitando sua administração a indivíduos hipoxêmicos ou instáveis.

Lembrando de como encaramos o acrônimo MONA nos dias de hoje:

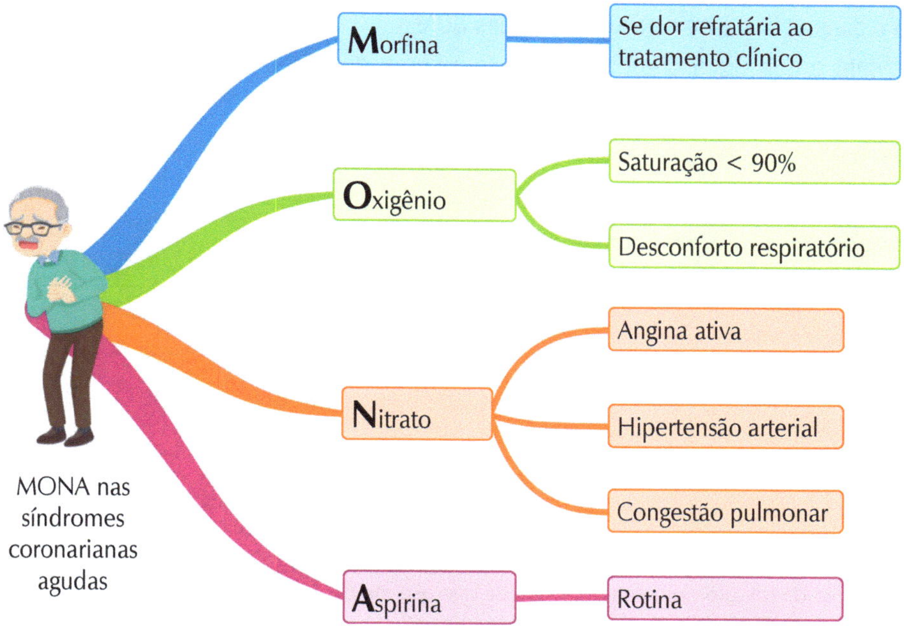

Referência

Byrne RA, Rossello X, Coughlan JJ, Barbato E, Berry C, Chieffo A, et al. 2023 ESC Guidelines for the management of acute coronary syndromes. Eur Heart J. 2023 Oct 12;44(38):3720-3826. doi: 10.1093/eurheartj/ehad191.

Resposta da Questão 55

■ Alternativa B

Comentários

Os biomarcadores são fundamentais na avaliação de pacientes com suspeita de síndrome coronariana aguda (SCA), sendo as troponinas I e T específicas dos cardiomiócitos e amplamente consideradas os marcadores de primeira escolha para o diagnóstico de infarto agudo do miocárdio (IAM). Em situações em que o início dos sintomas ocorreu há menos de 6 horas, as troponinas convencionais apresentam sensibilidade limitada, o que torna as troponinas de alta sensibilidade (US) mais úteis, permitindo diagnóstico ou exclusão mais precoce de IAM com protocolos rápidos (0h-1h ou 0h-2h).

No entanto, quando a troponina não está disponível, pode-se recorrer à CK-MB como alternativa. É importante ressaltar que, idealmente, a CK-MB deve ser medida por imunoensaio (CK-MB massa), que oferece maior sensibilidade e especificidade em comparação à avaliação da atividade enzimática. O uso de mioglobina, por outro lado, não é recomendado devido à baixa especificidade para o tecido cardíaco e limitada utilidade clínica em SCA.

A CK-MB também pode ser utilizada em casos específicos, como na suspeita de reinfarto, mas apenas quando a troponina de alta sensibilidade não estiver disponível. A avaliação cuidadosa dos biomarcadores, aliada ao contexto clínico e ao eletrocardiograma, é essencial para o diagnóstico e manejo adequado das SCAs.

Aqui está o que diz a diretriz de SCA sem supra de ST da SBC sobre marcadores de necrose miocárdica.

Recomendação	Classe	Nível de evidência
As troponinas são os biomarcadores de escolha no diagnóstico de pacientes com suspeita de IAM.	I	A
Na disponibilidade de troponina ultrassensível, nenhum outro marcador deve ser solicitado rotineiramente para diagnóstico de IAM.	I	B
Biomarcadores de necrose miocárdica devem ser mensurados em todos os pacientes com suspeita de SCASSST. Quando disponível, a troponina ultrassensível deve ser realizada na admissão e, idealmente, repetida em 1h ou 2h. Caso indisponível, deve-se recorrer à dosagem convencional, com dosagem inicial e nova dosagem em 3-6h.	I	B
Dosagens de CK-MB massa podem ser utilizadas se troponina não estiver disponível.	IIb	B
A utilização de mioglobina para detecção de necrose miocárdica em pacientes com suspeita de SCASSST não é recomendada.	III	B

Referência

Nicolau JC, Feitosa-Filho G, Petriz JL, Furtado RHM, Précoma DB, Lemke W, et al. Diretrizes da Sociedade Brasileira de Cardiologia sobre Angina Instável e Infarto Agudo do Miocárdio sem Supradesnível do Segmento ST – 2021. Arq Bras Cardiol. 2021; 117(1):181-264.

Resposta da Questão 56

■ Alternativa A

Comentários

Homem de 65 anos em tratamento para câncer colorretal metastático apresentou dor precordial típica com supradesnível transitório do segmento ST durante a infusão de quimioterápicos, revertido após administração de nitrato sublingual. O quadro é compatível com vasoespasmo coronariano, sendo o 5-fluorouracil o agente mais comumente associado a essa complicação.

Os antimetabólitos, especialmente o 5-fluorouracil e a capecitabina, têm sido frequentemente implicados em toxicidade cardiovascular, com incidência de angina ou quadros agudos variando entre 3,9% e 12,5%. O mecanismo mais provável envolve vasoespasmo agudo, possivelmente mediado pela ativação da proteína quinase C e pela endotelina-1.

Portanto, o 5-fluorouracil é o quimioterápico mais provavelmente relacionado a esse evento, destacando a importância do manejo conjunto entre oncologia e cardiologia nesses cenários.

Quais quimioterápicos podem causar isquemia miocárdica?

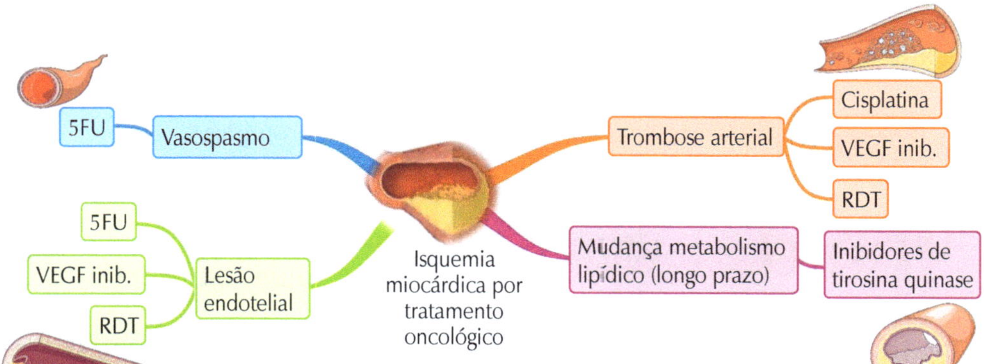

Fluorpirimidinas *= 5-fluorouracil ou 5FU, capecitabine, gemcitabine,* ***RDT****= radioterapia,* ***VEGF*** *= fator de crescimento endotelial vascular – bevacizumab,* ***Inibidores de tirosina quinase*** *= sorafenib, sunitinib.*

Referência

Hajjar LA, Costa IBSS, Lopes MACQ, Hoff PMG, Diz MDPE, Fonseca SMR, et al. Diretriz Brasileira de Cardio-oncologia – 2020. Arq Bras Cardiol. 2020; 115(5):1006-1043.

Resposta da Questão 57

■ Alternativa E

Comentários

Homem de 58 anos, com diagnóstico de síndrome coronariana crônica e angina estável classe funcional CCS II, foi submetido à cinecoronariografia que revelou duas lesões coronarianas: 60% em DA e 80% em Cx, ambas de baixa complexidade anatômica. Na síndrome coronariana crônica, como demonstrado pelos estudos COURAGE e ISCHEMIA, a intervenção coronária percutânea (ICP) não reduz infarto ou mortalidade, mas é eficaz no alívio dos sintomas anginosos. A reserva de fluxo fracionado (FFR), método invasivo realizado durante o cateterismo, avalia a repercussão funcional da lesão. Lesões com FFR > 0,8 não são hemodinamicamente significativas, como no caso da Cx (FFR de 0,81), não necessitando de intervenção. Por outro lado, a DA apresentou FFR de 0,74, indicando relevância hemodinâmica e justificando a angioplastia com *stent* farmacológico para controle de sintomas. Portanto, a abordagem deve ser limitada à DA, evitando intervenções desnecessárias na Cx, já que essas não proporcionariam benefícios adicionais ao paciente.

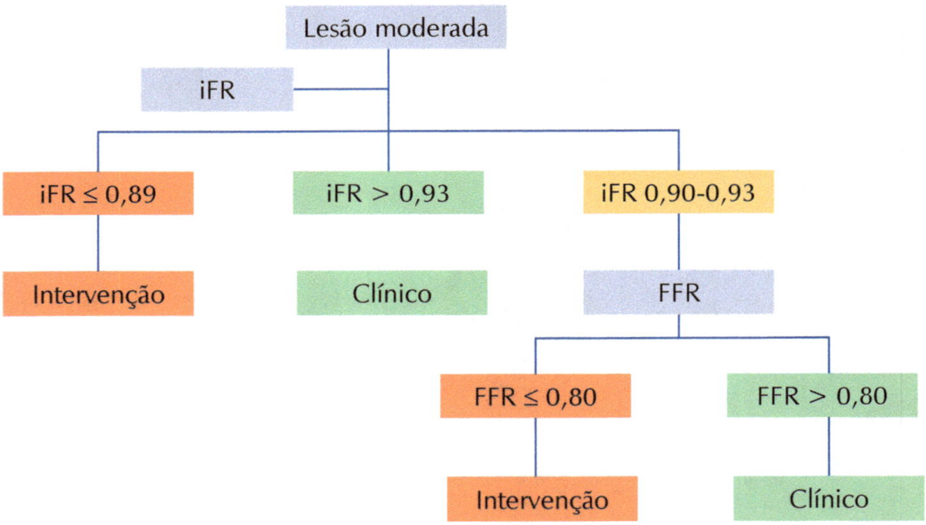

Referência

Santos ECL, Mastrocola F, Figuinha FCR, Lima AGS. Mapas mentais para a prova de título de especialista em cardiologia. 5ª ed. Rio de Janeiro: Atheneu, 2025. 24 cm. ISBN: 978-65-5586-922-4.

Resposta da Questão 58

■ Alternativa B

Comentários

A paciente apresenta quadro de angina típica aos esforços, confirmada pela cintilografia de perfusão miocárdica, com evidência de isquemia no território da artéria descendente anterior (DA). A cinecoronariografia revelou coronárias sem lesões obstrutivas, com achado incidental de ponte miocárdica na coronária direita, que não explica os sintomas, considerando que a isquemia está localizada no território da DA. Esse cenário é compatível com isquemia sem lesões obstrutivas nas coronárias (INOCA), frequentemente associada à disfunção microvascular, o principal mecanismo subjacente nesse caso.

A INOCA ocorre em uma proporção significativa de pacientes submetidos à angiografia coronariana devido a angina. É mais prevalente em mulheres, que representam 50% a 70% dos casos referenciados para angiografia coronariana invasiva, enquanto homens correspondem a 30% a 50%.

A condição está associada a pior qualidade de vida, maior risco de incapacidade, eventos adversos (incluindo mortalidade e morbidade), aumento nos custos com saúde, hospitalizações recorrentes e necessidade de novos exames angiográficos. A presença de isquemia miocárdica em testes funcionais, sem obstruções nas artérias epicárdicas, deve sempre levantar a suspeita de INOCA.

O diagnóstico definitivo de INOCA depende de avaliações funcionais invasivas, como a mensuração do índice de resistência microvascular (IMR $\geq$ 25) e a reserva de fluxo coronariano (CFR < 2,5). O problema é que no Brasil o acesso ao equipamento específico para realizar essas mensurações ainda é restrito. Testes não invasivos, como ecocardiograma de estresse, PET, CMR e CCTA com perfusão, auxiliam na exclusão de obstruções coronarianas e avaliação da microcirculação, embora a confirmação da disfunção microvascular exija métodos invasivos. Híbridos como PET-CT e CCTA com perfusão têm a vantagem de combinar avaliação anatômica e funcional em um único exame.

Não havendo disponibilidade para os métodos diagnósticos citados acima, muitas vezes o diagnóstico termina sendo presuntivo, como no caso descrito. Havendo quadro clínico sugestivo de angina associado a clara isquemia em método não invasivo e ausência de lesões obstrutivas (> 50%) no cateterismo, formula-se a hipótese de INOCA.

Nesse caso, a ausência de obstruções epicárdicas e a localização da isquemia no território da DA reforçam a disfunção microvascular como o principal mecanismo da dor torácica, excluindo causas como angina vasoespástica, que tipicamente ocorre em repouso e apresenta características clínicas distintas. A abordagem deve incluir tratamento otimizado para redução dos sintomas e prevenção de eventos futuros.

Referência

Vrints C, Andreotti F, Koskinas KC, Rossello X et al. ESC Scientific Document Group. 2024 ESC Guidelines for the management of chronic coronary syndromes. Eur Heart J. 2024 Sep 29;45(36):3415-3537. doi: 10.1093/eurheartj/ehae177.

Resposta da Questão 59

■ Alternativa E

Comentários

Não confundir. O único cenário no qual não fazemos a dose de ataque do clopidogrel é durante a trombólise. Como a previsão é de realizar o cateterismo em > 24 horas, devemos fazer o inibidor da P2Y12 na sala de emergência e o clopidogrel 300 mg é uma boa opção, especialmente em pacientes com maior risco de sangramento.

O prasugrel não deve ser feito na sala de emergência. É feito no cateterismo após conhecermos a anatomia.

Em maiores que 75 anos, a dose de enoxaparina é 0,75 mg/kg/SC 12/12h.

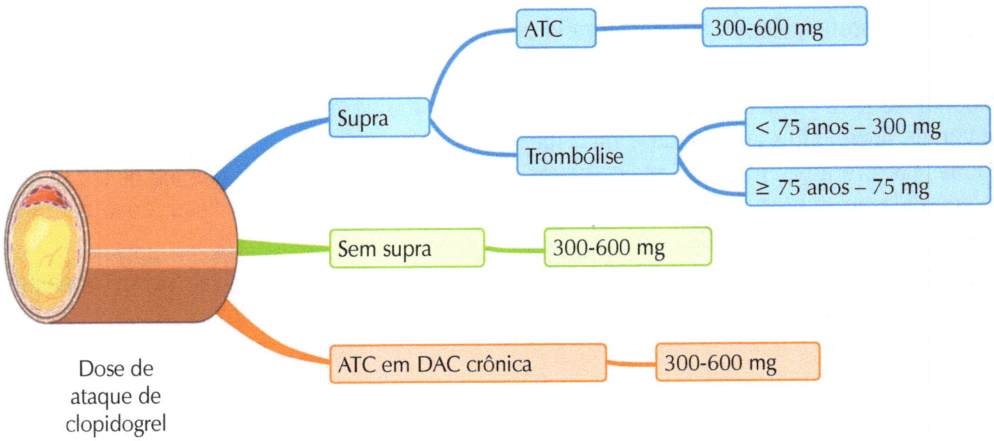

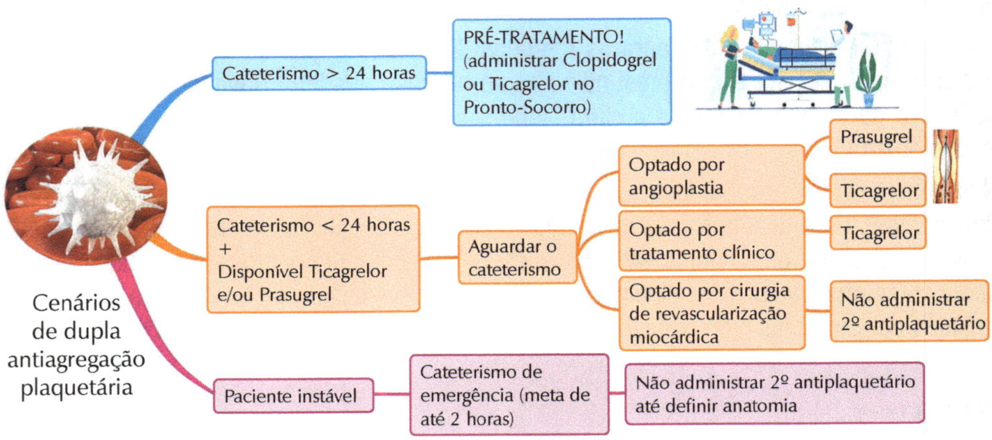

Referência

Nicolau JC, Feitosa-Filho G, Petriz JL, Furtado RHM, Précoma DB, Lemke W, et al. Diretrizes da Sociedade Brasileira de Cardiologia sobre Angina Instável e Infarto Agudo do Miocárdio sem Supradesnível do Segmento ST – 2021. Arq Bras Cardiol. 2021; 117(1):181-264.

Resposta da Questão 60

Alternativa B

Comentários

Idoso com infarto ínfero-lateral não reperfundido evoluindo no segundo dia com piora súbita, EAP e aparecimento de novo sopro. Devemos lembrar das complicações mecânicas do infarto, principalmente de 2 delas: CIV e insuficiência mitral aguda por ruptura do músculo papilar.

A IMi aguda acontece em infartos inferiores/ínfero-laterais. Já a CIV pode ocorrer em infartos anteriores ou inferiores (o septo é irrigado pela DA, através das septais e pela DP que normalmente é ramo da coronária direita). Normalmente, a CIV associada a infartos anteriores acomete a porção mais apical do septo interventricular, enquanto a CIV associada infartos inferiores situa-se mais na porção basal do septo.

No caso temos um IAM evoluído em parede inferior e com sopro regurgitativo em foco mitral que corrobora a hipótese de IMi aguda por ruptura do músculo papilar.

O músculo papilar póstero-medial é irrigado pela artéria coronária direita (em um sistema de dominância direita), ou pela artéria circunflexa (em um sistema de dominância esquerda). Como ele depende de apenas um suprimento vascular (diferente do músculo papilar antero-lateral, que pode receber irrigação de mais de um vaso- DA e da Cx), ele é mais vulnerável à isquemia em eventos oclusivos, como no infarto do miocárdio.

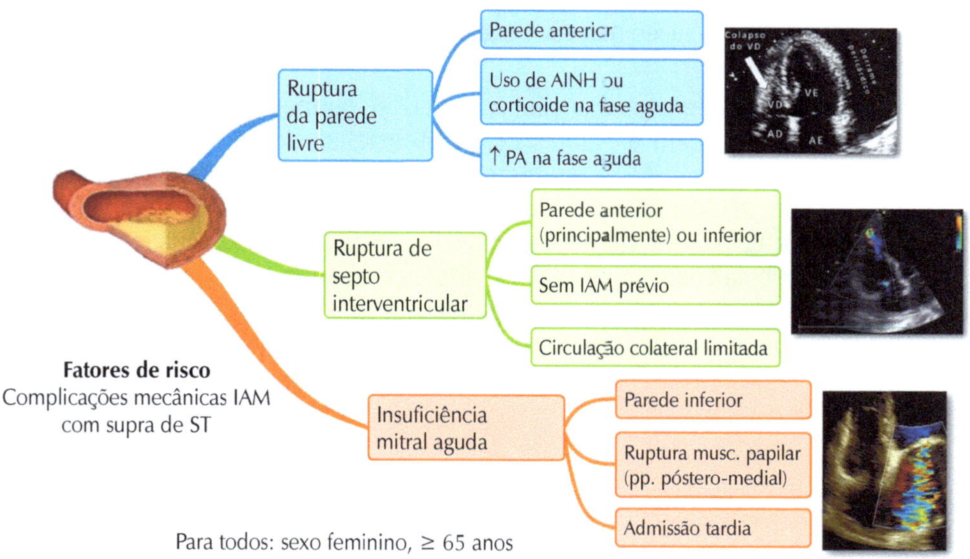

Referências

Santos ECL, Mastrocola F, Figuinha FCR, Lima AGS. Cardiologia: Cardiopapers. 2ª ed. Rio de Janeiro: Atheneu, 2019. 928 p.; 28 cm. ISBN: 978-85-388-1037-7.

Santos ECL, Mastrocola F, Figuinha FCR, Lima AGS. Mapas mentais para a prova de título de especialista em cardiologia. 5ª ed. Rio de Janeiro: Atheneu, 2025. 24 cm. ISBN: 978-65-5586-922-4.

Resposta da Questão 61

■ Alternativa C

Comentários

Esse caso destaca um ponto essencial no manejo atual do diabetes tipo 2: a mudança de paradigma no tratamento nos últimos anos. Tradicionalmente, o foco era primariamente no controle glicêmico; contudo, diretrizes mais recentes, como as da *European Society of Cardiology* (2023) e o *Standards of Diabetes Care* (2025), enfatizam o uso de medicações que comprovadamente reduzem eventos cardiovasculares, especialmente em pacientes com DCV estabelecida ou em prevenção secundária.

Embora a hemoglobina glicada da paciente esteja controlada (6,5%) com o uso de apenas metformina, o contexto de prevenção secundária exige uma abordagem mais ampla e baseada em risco cardiovascular. Independentemente dos níveis de HbA1c, diretrizes recomendam o uso de medicações como os inibidores de SGLT2 (p.ex.: dapagliflozina, empagliflozina) e agonistas do GLP-1 (p.ex.: semaglutida, liraglutida) devido ao impacto positivo comprovado na redução de eventos cardiovasculares e renais.

Além disso, as diretrizes atuais reforçam a possibilidade de associação dessas duas classes, dada a sinergia de seus mecanismos de ação e os benefícios cinéticos adicionais, como redução do risco cardiovascular e melhora da função renal. Portanto, nesse caso, é fortemente indicada a introdução de um inibidor de SGLT2 e/ou um agonista do GLP-1, sendo que a associação das duas classes pode ser considerada para otimizar os desfechos do paciente.

O perfil lipídico também merece atenção, pois o LDL-C permanece acima do alvo recomendado (< 50 mg/dL para pacientes com DCV estabelecida e hipercolesterolemia familiar). Como a paciente já está em terapia máxima com rosuvastatina e ezetimiba, a introdução de um inibidor da PCSK9, como evolocumabe ou alirocumabe, é indicada, podendo reduzir o LDL-C em até 60% adicionalmente às estatinas. Adicionalmente, o uso prolongado de betabloqueadores após infarto do miocárdio é discutível em pacientes com fração de ejeção preservada e assintomáticos, como nesse caso. Portanto, não há necessidade de aumentar a dose de carvedilol. Do mesmo modo, a paciente está hemodinamicamente estável, sem sinais de insuficiência cardíaca congestiva ou indicação de introdução de espironolactona.

Referências

American Diabetes Association. Cardiovascular Disease and Risk Management: Standards of Care in Diabetes – 2025. Diabetes Care. 2025;48(Suppl. 1):S207-S238. doi:10.2337/dc25-S010.

Nicolau JC, Feitosa-Filho G, Petriz JL, Furtado RHM, Précoma DB, Lemke W, et al. Diretrizes da Sociedade Brasileira de Cardiologia sobre Angina Instável e Infarto Agudo do Miocárdio sem Supradesnível do Segmento ST – 2021. Arq Bras Cardiol. 2021; 117(1):181-264.

Marx N et al. ESC Scientific Document Group. 2023 ESC Guidelines for the management of cardiovascular disease in patients with diabetes. Eur Heart J. 2023 Oct 14;44(39):4043-4140. doi: 10.1093/eurheartj/ehad192.

Resposta da Questão 62

Alternativa D

Comentários

AVCH mesmo que pequeno e sem sequela é contraindicação absoluta ao fibrinolítico e, portanto, o paciente deve ser encaminhado para angioplastia primária mesmo que demore mais do que 120 minutos.

Contraindicações à terapia fibrinolítica
Absolutas
Hemorragia intracraniana prévia ou AVC de origem desconhecida em qualquer momento
AVC isquêmico nos últimos 6 meses
Lesão no sistema nervoso central, neoplasias ou malformação arteriovenosa
Trauma, cirurgia ou craniana recente (dentro do último mês)
Sangramento gastrointestinal no último mês
Distúrbio hemorrágico conhecido (excluindo menstrual)
Dissecção aórtica
Punçoes não compressíveis nas últimas 24h (ex.: biopsia hepática, punção lombar)
Relativas
Ataque isquêmico transitório nos últimos 6 meses
Terapia com anticoagulantes orais
Gravidez ou até 1 semana após o parto
Hipertensão refratária (PA sistólica > 180 mmHg e/ou PA diastólica > 110 mmHg)
Doença hepática avançada
Úlcera péptica ativa
Ressuscitação prolongada ou traumática

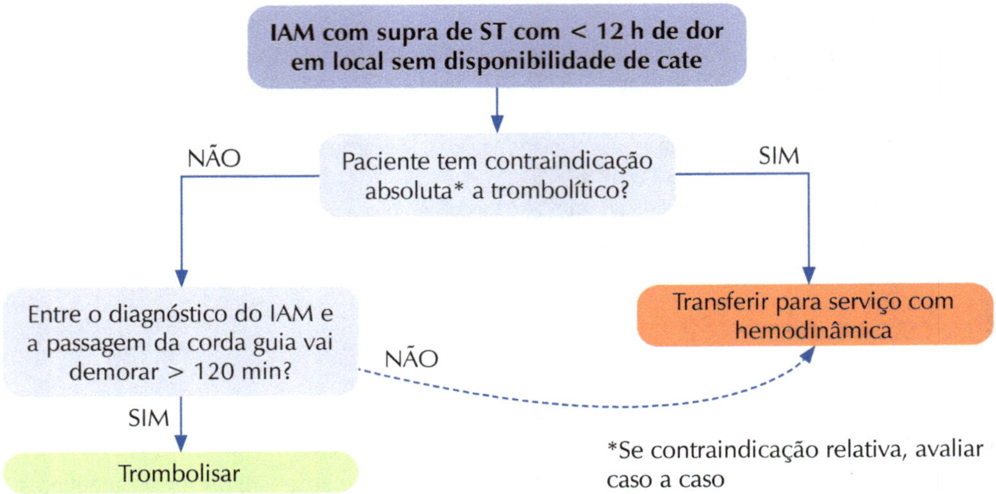

Referência

Byrne RA, Rossello X, Coughlan JJ, Barbato E, Berry C, Chieffo A, et al. 2023 ESC Guidelines for the management of acute coronary syndromes. Eur Heart J. 2023 Oct 12;44(38):3720-3826. doi: 10.1093/eurheartj/ehad191.

CAPÍTULO 3

IC/miocardiopatias

Questão 1

Mulher de 82 anos diz ter há 6 meses falta de ar e episódios frequentes de palpitações taquicárdicas. Relata antecedente de hipertensão arteria mal controlada, em uso de hidroclorotiazida 25 mg, atenolol 25 mg e enalapril 10 mg 1×/dia.

Exame físico

Apresentava PA 160×90 mmHg, FC 104 bpm, bulhas arrítmicas, sem sopros, com sinais de congestão.

Exames complementares

- ECG mostrou ritmo de fibrilação atrial com frequência cardíaca de 104 bpm.
- Ecocardiograma revelou fração de ejeção (FE) de 60%, aumento do átrio esquerdo (AE 46 mm, 58 mL/m^2), PSAP 45 mmHg.

Laboratório

NT-proBNP 1.400 pg/mL, creatinina 1,0 mg/dL, glicemia 97 mg/dL e HbA1c 5,6%.

Sobre o tratamento de uma paciente com ICFEp, qual alternativa está **incorreta**?

A) A classe com melhor evidência para tratamento é a dos inibidores de SGLT-2.

B) O estudo FINEARTS mostrou que a finerenona não reduz desfechos cardiovasculares.

C) Semaglutida mostrou melhora de qualidade de vida nesse perfil de paciente.

D) Não temos medicação ainda que diminua mortalidade.

Questão 2

Homem de 64 anos com histórico de hipertensão arterial sistêmica (HAS) e dislipidemia (DLP), em uso de anlodipino 5 mg 1×/dia e sinvastatina 20 mg 1×/dia, relata dispneia aos esforços há 3 meses, com piora progressiva para os mínimos esforços nas últimas semanas. Refere edema de membros inferiores e necessidade de três travesseiros para dormir.

Exame físico

O paciente apresenta pressão arterial de 152×96 mmHg e frequência cardíaca de 88 bpm. Na ausculta cardíaca, ritmo cardíaco regular em 2 tempos, sem sopros. Na ausculta pulmonar, estertores crepitantes em bases pulmonares. Observa-se estase jugular positiva (EJ+) e edema de membros inferiores 1+/4+, com boa perfusão periférica.

Exames complementares

- Creatinina: 1,2 mg/dL.
- ECG: ritmo sinusal, frequência cardíaca de 88 bpm, com sinais de sobrecarga de ventrículo esquerdo.
- Ecocardiograma:
  - Fração de ejeção: 36%.
  - Hipocinesia difusa.
  - Aumento de ventrículo esquerdo e átrio esquerdo.
  - Insuficiência mitral importante secundária.

Sobre esse caso, as diretrizes americanas atuais dizem que:

A) É recomendado o uso de sacubitril/valsartana como preferencial a IECA/BRA. Dose inicial nesse caso: 100 mg 12/12h.

B) O ideal é que a terapia quádrupla atinja doses alvo nos próximos 3 meses.

C) Espironolactona, eplerenona e finerenona são opções de antagonistas mineralocorticoides que podem ser usados.

D) Deve-se considerar o uso de MitraClip nesse caso.

Questão 3

Homem de 18 anos relata episódio de perda de consciência durante partida de futebol. Relata que estava correndo atrás da bola quando, de forma súbita, "apagou". Recobrou a consciência após alguns segundos. Refere dois episódios semelhantes nos últimos 5 anos e queixa-se de dispneia aos esforços nos últimos meses.

Exame físico

PA 112×74 mmHg, FC 80 bpm, sopro sistólico ejetivo em bordo esternal esquerdo.

ECG

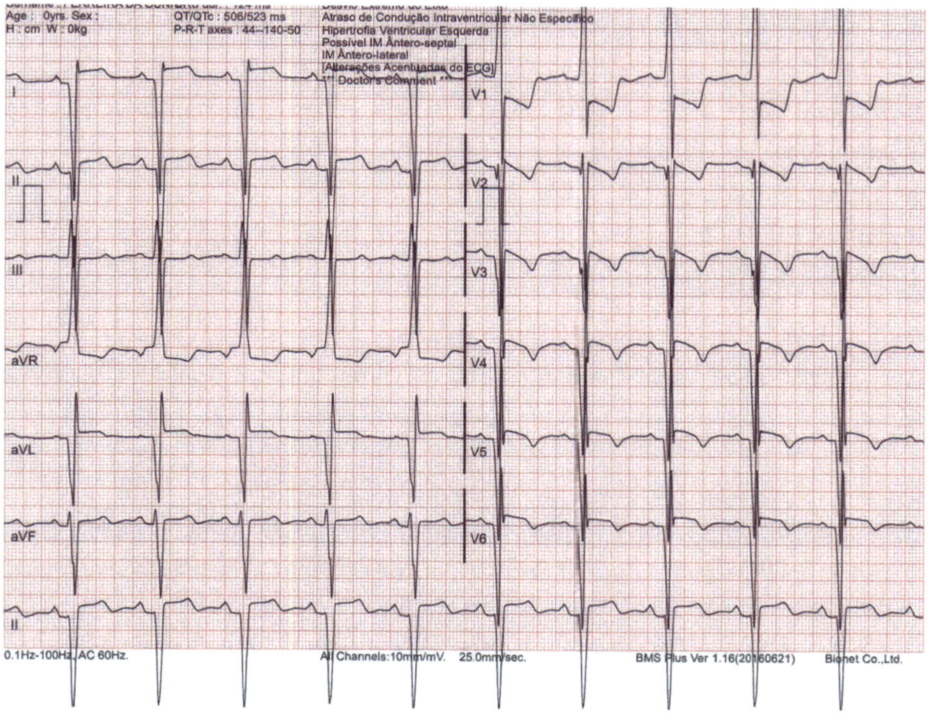

Ecocardiograma

Septo 31 mm, parede posterior 12 mm, DDVE 46 mm, FE 51%.

Movimento sistólico anterior da mitral associado a gradiente em via de saída de ventrículo esquerdo de 63 mmHg.

Sobre o caso, é correto afirmar:

A) O teste genético tem pouca utilidade, pois o diagnóstico já está estabelecido.
B) Mavacanteno é terapia de primeira escolha para redução de sintomas.
C) O CDI ainda não é recomendado, sua indicação deve ser reavaliada após otimização do tratamento medicamentoso.
D) A ressonância magnética ajuda na definição do prognóstico do paciente.

Questão 4

Mulher de 66 anos vem à consulta relatando dispneia aos moderados esforços há 3 meses.

Antecedentes

Hipertensão arterial sistêmica há 10 anos e obesidade.

Exame físico

Índice de massa corporal de 35,2 kg/m², pressão arterial de 128×80 mmHg, presença de quarta bulha, turgência jugular positiva a 45 graus e estertores crepitantes discretos bibasais.

Exames laboratoriais

- Glicemia de jejum: 103 mg/dL.
- Hemoglobina glicada (HbA1c): 5,7%.
- Creatinina: 1,0 mg/dL.
- NT-proBNP: 831 pg/mL.

Ecocardiograma

Fração de ejeção de 64%, hipertrofia ventricular esquerda concêntrica e disfunção diastólica tipo 2.

De acordo com as evidências mais recentes, podemos afirmar que:

A) O uso de gliflozinas nessa paciente tem impacto de redução de mortalidade.

B) O uso de análogo de GLP1 pode trazer melhora de sintomas e de qualidade de vida para a paciente.

C) Os níveis de NT-proBNP provavelmente estão superestimados pela obesidade.

D) A paciente possui indicação clara de cirurgia bariátrica nesse momento.

Questão 5

Homem de 58 anos apresenta queixa de dispneia progressiva há quatro meses, que atualmente ocorre mesmo com esforços habituais.

Antecedentes

Portador de hipertensão arterial sistêmica, porém sem uso regular de medicação.

Exame físico

Pressão arterial de 148×90 mmHg, frequência cardíaca de 90 bpm, ritmo cardíaco regular em 2 tempos e bulhas normofonéticas, sem sopros. Evidência de estertores crepitantes discretos em bases pulmonares. Extremidades inferiores com edema discreto (grau +/4), mas com boa perfusão periférica.

Exames laboratoriais

- Glicemia de jejum: 95 mg/dL.
- Potássio: 4,0 mg/dL.
- Creatinina: 1,0 mg/dL.
- NT-proBNP: 1831 pg/mL.

Exames complementares

- Ecocardiograma: fração de ejeção de 33%, diâmetro diastólico do ventrículo esquerdo de 60 mm, com padrão de hipocinesia difusa.
- Angiotomografia: ausência de lesões coronarianas significativas.

Sobre o caso, o que dizem as diretrizes de insuficiência cardíaca?

A) Todas as diretrizes colocam sacubitril-valsartana como mesmo grau de recomendação que IECA no tratamento inicial de ICFER.

B) Não podemos contemplar o uso de gliflozinas na terapia inicial do paciente com ICFER de acordo com as diretrizes internacionais.

C) Nebivolol possui grau de recomendação similar a carvedilol, succinato de metoprolol e bisoprolol nesses casos.

D) Não se recomenda uso de CDI em prevenção primária antes do paciente ter a terapêutica clínica otimizada.

Questão 6

Um homem de 23 anos, negro, que trabalha no mercado financeiro e é triatleta amador, foi encaminhado por seu médico do esporte devido a relato de alteração no ECG.

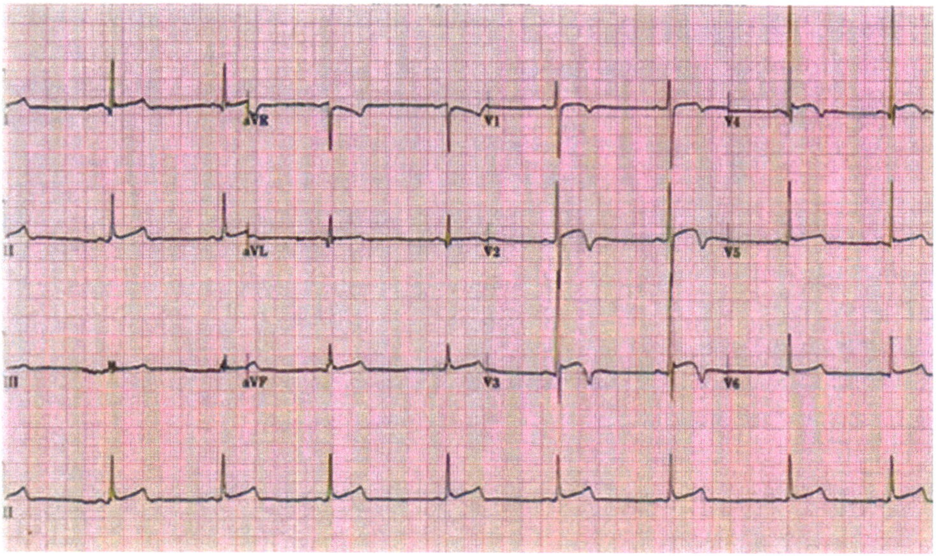

Ele relata boa saúde, com exame físico normal. O ecocardiograma transtorácico não revelou alterações relevantes, e o teste ergométrico demonstrou excelente desempenho (19 METs) sem arritmias durante o esforço. Os exames laboratoriais não apresentaram achados significativos.

Qual seria a conduta mais adequada para esse caso?

A) Não solicitar outros exames complementares e emitir laudo permitindo participação em exercícios físicos de alta intensidade.
B) Pedir ressonância magnética do coração.
C) Afastar do treinamento.
D) Pedir angiotomografia das coronárias.

Questão 7

Mulher de 35 anos previamente sedentária, iniciou prática de ciclismo há dois anos. Treina no momento para uma competição em Campos do Jordão.

Relata

"Vim fazer check-up, meu pai faleceu por problemas do coração de forma precoce."

História clínica

- Nega comorbidades, uso de medicamentos ou suplementos.
- Sem alterações glicêmicas, colesterol ou tireoidianas.
- Ecocardiograma de 6 meses atrás:
  - Septo: 9 mm.
  - Parede lateral: 8 mm.
  - Sem sinais de hipertrofia ventricular esquerda (HVE).
  - Fração de ejeção (FEVE): 64%.

ECG da consulta atual

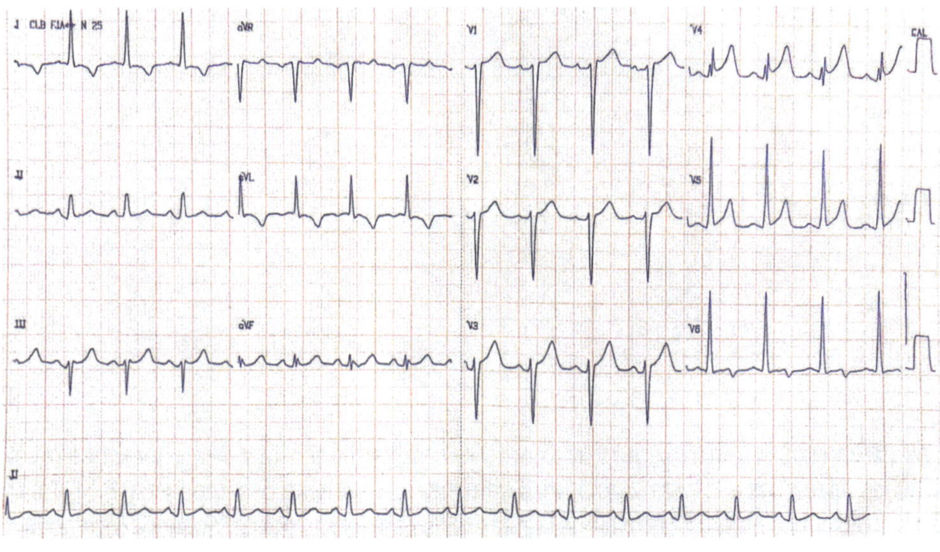

Qual sua conduta?

A) Paciente assintomática. Libero para competição, uma vez que os achados do eletrocardiograma são esperados em atletas e o ecocardiograma é normal.

B) Considerando história familiar de morte súbita, solicito angiotomografia de coronárias visando excluir doença arterial coronariana (DAC).

C) Solicito teste ergométrico, ressonância magnética cardíaca e teste genético para miocardiopatias. Suspendo treinamento até os resultados.

D) Afasto definitivamente do esporte.

Questão 8

Homem de 50 anos vem ao consultório referindo dispneia aos moderados esforços há 3 meses. Nega outros sintomas.

História pregressa

Nega comorbidades. Pai e mãe hipertensos.

Exame físico

B3+ e discretos estertores bibasais.

Exames complementares

- ECG: ritmo sinusal, sinais de sobrecarga ventricular esquerda (SVE), baixa voltagem em plano frontal.
- Ecocardiograma transtorácico: fração de ejeção (FE) 39%, hipocinesia difusa, espessura do septo 10 mm, parede posterior 10 mm, diâmetro diastólico do ventrículo esquerdo (DDVE) 64 mm, insuficiência mitral (IM) discreta.
- Exames iniciais:
  - Sorologias para Chagas, HIV e hepatites negativas.
  - TSH normal.
  - Angiotomografia de coronárias sem lesões.

Sobre o caso, qual é a conduta mais apropriada?

A) O uso de teste genético não tem relevância clínica nesse cenário.

B) Nesse estágio da investigação, a ressonância magnética cardíaca é o principal exame complementar para investigar a etiologia.

C) Considerando a FE de 39%, não está indicado CDI para prevenção primária em nenhum cenário.

D) O benefício do uso do ISGLT2 é controverso, pois paciente apresenta FE > 35% e não é diabético.

Questão 9

Homem de 40 anos vem à consulta relatando dispneia aos grandes esforços há dois meses. Refere início do quadro após episódio gripal. Nega outros sintomas.

Antecedentes pessoais

Nega comorbidades conhecidas.

Exame físico

- PA: 128×76 mmHg.
- Turgência jugular discreta a 45 graus.
- Sopro sistólico em foco mitral 2+/6+.

Exames complementares

- **ECG:** sobrecarga ventricular esquerda (SVE).
- **Ecocardiograma transtorácico:**
  - Fração de ejeção (FE): 43%.
  - Septo: 9 mm.
  - Parede posterior: 9 mm.
  - Diâmetro diastólico do ventrículo esquerdo (DDVE): 57 mm.
  - Insuficiência mitral (IM) funcional discreta.
- **Ressonância cardíaca:** presença de realce meso-subepicárdico em parede ínfero-lateral.

Hipótese diagnóstica (HD)

Miocardite prévia?

Sobre o manejo desse caso, as diretrizes internacionais indicam que:

A) As medicações que reduzem desfechos na insuficiência cardíaca com fração de ejeção reduzida (ICFER) possuem o mesmo grau de recomendação nesse cenário.

B) Os inibidores da SGLT2 reduzem internações hospitalares, mas não mortalidade nesse grupo de pacientes.

C) A reposição de ferro em pacientes com deficiência desse elemento mostrou reduzir mortalidade nesse cenário.

D) Está indicada biópsia endomiocárdica.

Questão 10

Homem de 49 anos tem antecedente de insuficiência cardíaca com fração de ejeção reduzida de etiologia isquêmica, classe funcional NYHA II-III, refratária ao tratamento clínico otimizado. Antecedentes incluem hipertensão arterial, diabetes mellitus tipo 2, ex-tabagismo com carga tabágica de 20 anos-maço (cessação há 4 anos) e infarto agudo do miocárdio sem supradesnivelamento do segmento ST há 4 anos.

Exame físico

Pressão arterial de 120×80 mmHg, frequência cardíaca de 60 bpm e frequência respiratória de 20 ipm. Apresenta turgência jugular a 45 graus, dispneia, murmúrio vesicular com estertores difusos e edema de membros inferiores (2+/4). Abdome globoso, macicez móvel presente, indolor.

Exames complementares

- **Laboratoriais:** hemoglobina 10 g/dL, ferritina 100 ng/mL, TSAT 15%, HbA1c 7,4%, NT--proBNP 4.750 pg/mL.
- **Radiografia de tórax:**

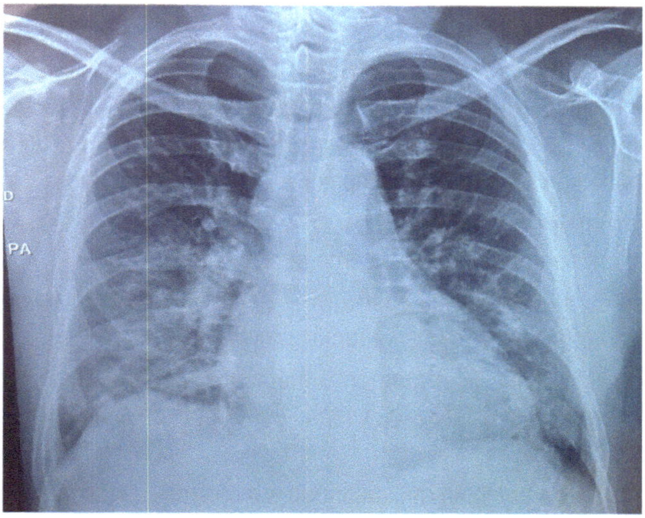

- **Cateterismo cardíaco** com doença arterial coronariana trivascular grave e difusa. Vasos finos e com anatomia ruim para revascularização.
- **Cintilografia miocárdica:** hipocaptação persistente nas paredes anterior e apical (sugestiva de fibrose).
- **Ecocardiograma:** fração de ejeção do ventrículo esquerdo (FEVE) de 32%, dilatação de câmaras cardíacas esquerdas (AE 45 mm, DDVE 67 mm). Disfunção sistólica grave com acinesia de todo o ápice e hipocinesia importante das demais paredes. Pressão sistólica na artéria pulmonar de 45 mmHg.

Medicação em uso

- Losartana 50 mg 2×/dia.
- Carvedilol 25 mg 2×/dia.
- Espironolactona 25 mg/dia.
- Furosemida 120 mg/dia.

- AAS 100 mg/dia.
- Metformina XR 1.000 mg 2×/dia.
- Rosuvastatina 20 mg/dia.

Nesse momento, a melhor conduta a ser feita é:

A) Trocar losartana por sacubitril/valsartana.

B) Trocar metformina por empagliflozina ou dapagliflozina.

C) Repor ferro, aumentar furosemida e acrescentar digoxina.

D) Trocar losartana por sacubitril/valsartana e associar empagliflozina ou dapagliflozina.

Questão 11

Sobre cardiomiopatia hipertrófica, assinale a alternativa correta:

A) O estudo eletrofisiológico deve ser realizado em casos em que há dúvida sobre a indicação do CDI na prevenção primária, para melhor estratificação do risco de morte súbita.

B) A detecção de um gradiente de pico no trato de saída do ventrículo esquerdo ≥ 30 mmHg define a cardiomiopatia hipertrófica como obstrutiva.

C) Em pacientes com a forma não obstrutiva e sem melhora com os betabloqueadores, uma boa opção para redução dos sintomas é o mavacanteno.

D) Em pacientes refratários ao tratamento medicamentoso, com a forma obstrutiva e gradiente > 50 mmHg, a alcoolização septal é a terapia de eleição em pacientes jovens e com septo > 30 mm.

E) Na ausência de outra etiologia que justifique a hipertrofia, um septo ≥ 13 permite estabelecer o diagnóstico mesmo na ausência de história familiar.

Questão 12

Em relação à cardiomiopatia periparto, assinale a alternativa correta:

A) gestação gemelar, idade materna abaixo dos 25 anos e raça negra são fatores de risco para o desenvolvimento da doença.

B) A definição envolve o diagnóstico de uma miocardiopatia com FE < 40%, no último mês de gestação ou até 5 meses de puerpério, sem outra etiologia identificada para a IC.

C) O tratamento da insuficiência cardíaca durante a gestação envolve o uso de IECA e betabloqueadores, preferencialmente o carvedilol ou succinato de metoprolol.

D) Durante o aleitamento materno o IECA deve ser evitado, mas BRA como a losartana são seguros e podem ser utilizados.

E) As síndromes hipertensivas da gestação como a pré-eclâmpsia /eclâmpsia constituem um dos principais fatores de risco para o desenvolvimento dessa cardiomiopatia.

Questão 13

Em relação à taquicardiomiopatia, assinale a alternativa correta:

A) Contrações ventriculares prematuras persistentes e frequentes podem levar à taquicardiomiopatia.

B) A fibrilação atrial não deve ser considerada como uma causa provável de taquicardiomiopatia, mesmo na ausência de outra etiologia definida, pois raramente contribui com disfunção ventricular.

C) Taquicardias atriais não sustentadas são causas frequentes de taquicardiomiopatia.

D) A reversão da arritmia, apesar de promover melhora clínica, raramente leva à melhora significativa da disfunção ventricular.

E) Só evoluem com taquicardiomiopatia pacientes que já apresentam cardiopatia estrutural prévia.

Questão 14

Considerando o tema miocardites, assinale a alternativa **incorreta**:

A) Devido à gravidade do quadro clínico, apesar da baixa incidência, o diagnóstico de miocardite de células gigantes não pode ser postergado, e seu tratamento envolve imunossupressão intensiva combinada.

B) A miocardite eosinofílica pode ser secundária à reação de hipersensibilidade a drogas, doenças autoimunes, síndrome hipereosinofílica, infecções e câncer, ou idiopática, devendo a imunossupressão ser considerada nesse contexto, habitualmente utilizando corticosteroide.

C) Os atletas podem retornar aos treinos e competições, e os não atletas, às suas atividades físicas habituais, após 2 meses da miocardite, apenas se todos os critérios a seguir forem preenchidos: função sistólica de VE na faixa de normalidade, troponina negativa e ausência de arritmias no Holter de 24 horas e no teste ergométrico.

D) A abordagem terapêutica dos pacientes com miocardite com função ventricular preservada tem como objetivo a prevenção do desenvolvimento de disfunção ventricular ou de arritmias malignas.

E) Nos pacientes com suspeita diagnóstica de miocardite de risco intermediário, é recomendado utilizar betabloqueadores e inibidores da enzima conversora de angiotensina (IECA) ou bloqueadores dos receptores de angiotensina (BRA) pelo período mínimo de 12 meses.

Questão 15

Assinale a alternativa correta em relação às doenças sistêmicas com acometimento cardiovascular:

A) O acometimento cardiovascular é frequente no lúpus eritematoso sistêmico, sendo a miocardite sua apresentação mais prevalente.

B) A endocardite de Libman-Sacks, uma endocardite trombótica, não bacteriana, é manifestação comum na artrite reumatoide e pode levar a sequelas valvares.

C) A doença de Fabry pode causar hipertrofia importante e simular miocardiopatia hipertrófica, suas manifestações costumam ser mais graves nas mulheres.
D) Os inibidores da ECA são o tratamento de escolha para a crise renal esclerodérmica com hipertensão associada.
E) O bloqueio atrioventricular congênito em neonatos de mães com Lúpus está associado aos anticorpos anticardiolipina.

Questão 16

Em relação à amiloidose cardíaca, assinale a alternativa correta:

A) A alteração eletrocardiográfica característica e mais frequente é a baixa voltagem difusa.
B) O padrão na ressonância cardíaca que sugere amiloidose é o mesocárdico difuso.
C) O tratamento da insuficiência cardíaca relacionada à cardiomiopatia amiloidótica é semelhante à das outras etiologias.
D) A biópsia endomiocárdica é importante para estabelecer o diagnóstico e é indicada de rotina.
E) A cintilografia com pirofosfato deve ser realizada apenas após resultados normais na imunofixação sérica, urinária e na relação kappa/lambda.

Questão 17

No estudo da insuficiência cardíaca, é essencial compreender os conceitos básicos de fisiologia cardíaca, que explicam os mecanismos de adaptação e descompensação do coração em resposta às demandas hemodinâmicas. Sobre esse tema fisiologia cardíaca, assinale a alternativa correta:

A) Durante a contração isovolumétrica, as valvas semilunares estão abertas e as valvas atrioventriculares estão fechadas.
B) Quanto maior o raio do ventrículo esquerdo, maior é o estresse parietal.
C) A diástole ventricular inicia-se com a abertura das valvas atrioventriculares e o enchimento lento dos ventrículos.
D) A segunda bulha cardíaca (B2) é causada pelo fechamento das valvas atrioventriculares.
E) Quanto maior a espessura da parede, maior é o estresse parietal.

Questão 18

Qual dos critérios a seguir, faz parte da definição de IC avançada, conforme Atualização de Tópicos Emergentes da Diretriz Brasileira de Insuficiência Cardíaca – 2021:

A) Capacidade para o exercício gravemente reduzida, com inabilidade para o exercício ou baixa capacidade no teste de caminhada de 6 minutos (TC6min < 300 m) ou VO2 pico (< 12-14 mL.kg-1.min-1), estimado de origem cardíaca.

B) Disfunção ventricular grave definida por: fração de ejeção do ventrículo esquerdo ≤ 35% ou IC direita isolada ou alterações valvares graves não operáveis.
C) Sintomas de IC persistentes e graves, após otimização terapêutica apenas em classe funcional IV da NYHA.
D) Episódios de congestão pulmonar ou sistêmica que requerem altas doses de diurético endovenoso (ou combinação de diuréticos) com pelo menos uma internação nos últimos 12 meses.
E) Hipotensão persistente, mesmo que assintomática, em pacientes com disfunção do ventrículo esquerdo e FE < 35%.

Questão 19

Sobre o transplante cardíaco, é correto afirmar:

A) A doença vascular do enxerto é a principal causa de óbito nos primeiros 30 dias após o transplante cardíaco.
B) Pacientes com cardiopatia restritiva secundária à amiloidose apresentam contraindicação ao transplante cardíaco.
C) Em pacientes em CF III ou IV persistente, a despeito do tratamento otimizado, um VO2 pico menor do que 16 mL/kg/min no teste cardiopulmonar corrobora a indicação do transplante cardíaco.
D) A presença de qualquer tumor cardíaco é uma contraindicação absoluta ao transplante cardíaco.
E) Arritmias ventriculares sintomáticas e refratárias ao manejo com fármacos, dispositivos elétricos e procedimentos de ablação constituem uma indicação classe I para o transplante cardíaco.

Questão 20

Em relação ao uso de dispositivos cardíacos eletrônicos implantáveis nos pacientes com insuficiência cardíaca, já em tratamento medicamentoso otimizado há mais de 3 meses, assinale a alternativa correta:

A) O CDI está indicado em portador de cardiopatia isquêmica com FE ≤ 35%, em CF II a IV.
B) O ressincronizador deverá ser implantado em pacientes com FE ≤ 35%, BRE com > 150 ms, em CF I a III.
C) O CDI está indicado em portador de cardiopatia isquêmica com FE ≤ 30%, em CF I a III.
D) O CDI é recomendado como prevenção primária no paciente com cardiomiopatia dilatada (não isquêmica), em CF II e III, com FE < 40%.
E) O ressincronizador não deve ser indicado em pacientes com fibrilação atrial, pois não mostrou benefício nesse contexto.

Questão 21

Qual alternativa **não** contempla uma característica de alto risco clínico para o programa de reabilitação cardiopulmonar?

A) Angina estável classe funcional II da Canadian Cardiovascular Society (CCS).

B) Insuficiência cardíaca em classe funcional III da New York Heart Association.

C) Internação por descompensação de insuficiência cardíaca há 2 meses.

D) Capacidade funcional de 4,5 MET documentada no teste ergométrico.

E) Taquicardia ventricular não sustentada no teste de esforço.

Questão 22

Homem de 39 anos com três episódios de síncope desliga-liga. Nega comorbidades ou HF de cardiopatia ou morte súbita.

ECG: ritmo sinusal, ADRV.

ECO: FE 37% com alterações segmentares, mais marcantes no septo basal, que se encontra afilado.

Angio TC de coronárias sem lesões.

Realizou o *Holter* e o exame é mostrado a seguir:

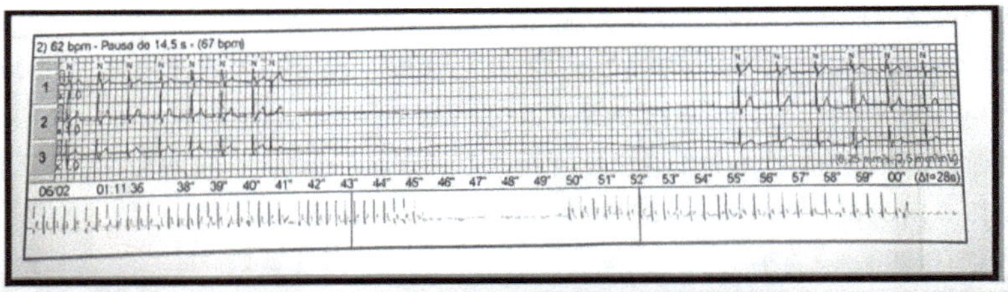

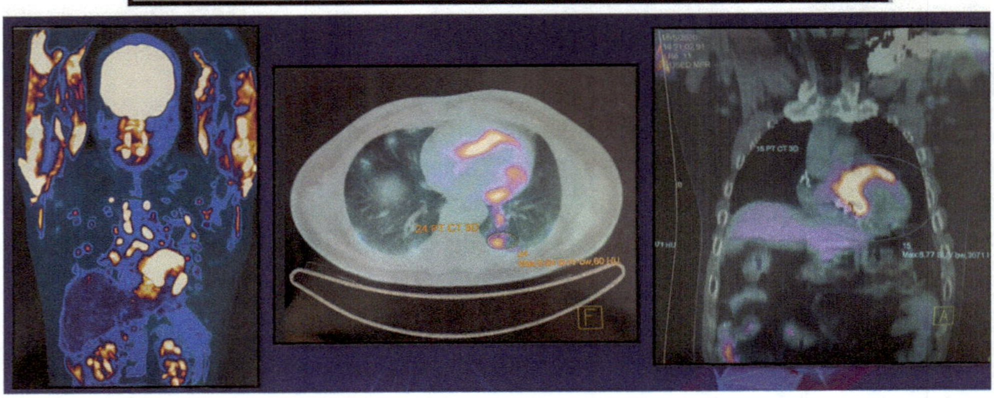

Sobre o caso, é correto afirmar:

A) Sarcoidose cardíaca é o provável diagnóstico, sendo recomendada introdução de corticoesteroide em baixa dose.

B) A biópsia endomiocárdica tem alta sensibilidade e sua alteração característica é a presença do granuloma caseoso.

C) É um caso de Chagas agudo com sinais de atividade de doença.

D) Não há indicação de tratamento específico, sendo recomendado usar todas as terapias com benefícios comprovados na ICFEr.

E) Miocardite de células gigantes é o provável diagnóstico, sendo recomendada pulsoterapia com ciclofosfamida.

Questão 23

Homem de 73 anos, com histórico de hipertensão, sem necessidade de medicamentos há 3 meses, evoluindo com quadro de insuficiência cardíaca, atualmente em CFII. Refere parestesias em mãos bilateralmente. PA 100×62 FC 76 bpm.

Realizou o seguinte ecocardiograma.

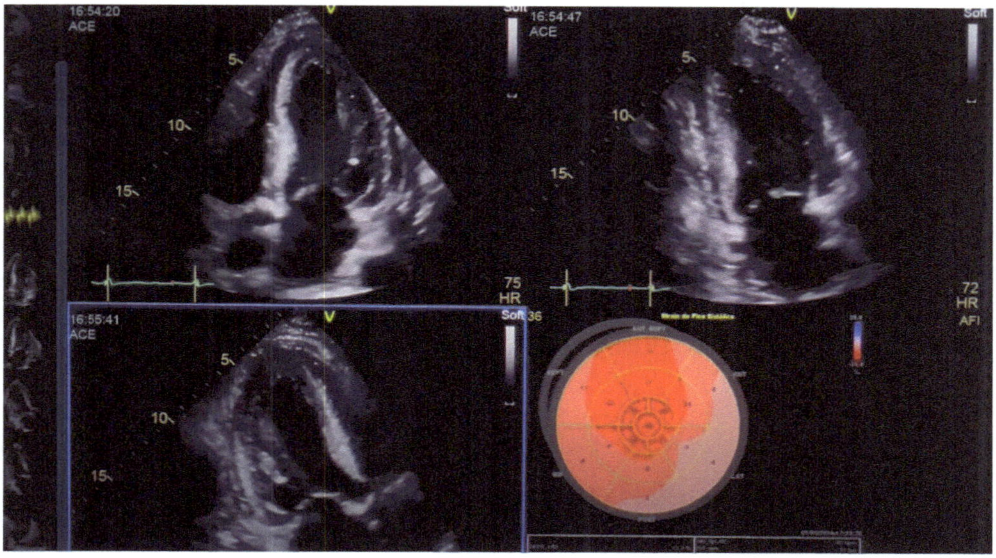

Em relação ao caso, assinale a alternativa correta:

A) O padrão de strain global longitudinal preservado nos segmentos basais tem alta especificidade e sensibilidade para o diagnóstico de amiloidose cardíaca.

B) Como quadro clínico é muito sugestivo de amiloidose associada à transtirretina, deve ser iniciado o tratamento com o tafamidis.

C) O padrão de strain preservado nas regiões apicais do VE ("apical sparing") é específico das cardiomiopatias amiloidóticas associadas à transtirretina; dessa forma, não se faz necessária a pesquisa de gamopatia monoclonal.
D) A cintilografia com marcador ósseo é essencial para o diagnóstico da cardiomiopatia associada a amiloidose AL.
E) O ecocardiograma apresenta vários sinais de alerta para o diagnóstico de amiloidose cardíaca, mas não é possível saber qual tipo de amiloidose baseado apenas no contexto clínico e ecocardiograma.

Questão 24

Mulher de 50 anos com cardiomiopatia da doença de Chagas (CCDC) com FE de 36%, apresentando aneurisma em dedo de luva em região apical, atualmente em CF III, em otimização do tratamento medicamentoso. Nega outras comorbidades.

Radiografia de tórax com cardiomegalia importante.

Holter com extrassístoles ventriculares frequentes, polimórficas, com períodos de TVNS.

Eletrocardiograma com ritmo sinusal, BRD e BDAS esquerdo, FC 52 bpm.

Sobre o caso, a alternativa correta é:

A) A paciente é de risco intermediário de mortalidade pelo escore de Rassi.
B) A dose alvo dos betabloqueadores deve ser reduzida pela metade, pois pacientes com CCDC são mais susceptíveis à ocorrência de manifestações adversas.
C) O tratamento etiológico da doença de Chagas com benznidazol, em pacientes com disfunção ventricular, não mostrou benefício.
D) A doença encontra-se no estágio B2.
E) O transplante cardíaco não apresenta bons resultados em paciente com cardiomiopatia chagásica devido a maior probabilidade de reativação da doença de Chagas com a imunossupressão.

Questão 25

Homem de 42 anos com quadro de palpitações recorrentes e dispneia aos moderados esforços, com início há 3 meses.

Exames

Holter com extrassístoles ventriculares frequentes, com 4013 em 24 horas, com 61 episódios pareados e curto período de TVNS com 4 batimentos.

Como apresentou alterações ao ecocardiograma com dilatação e disfunção de VD, foi optado pela realização da ressonância cardíaca para melhor avaliação.

A seguir, encontra-se destacada uma alteração eletrocardiográfica e a ressonância cardíaca.

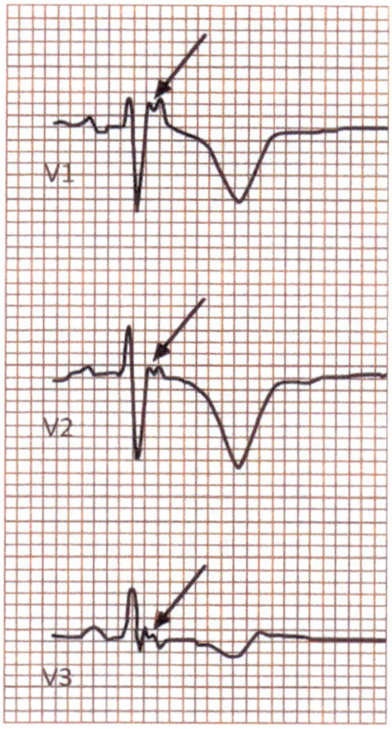

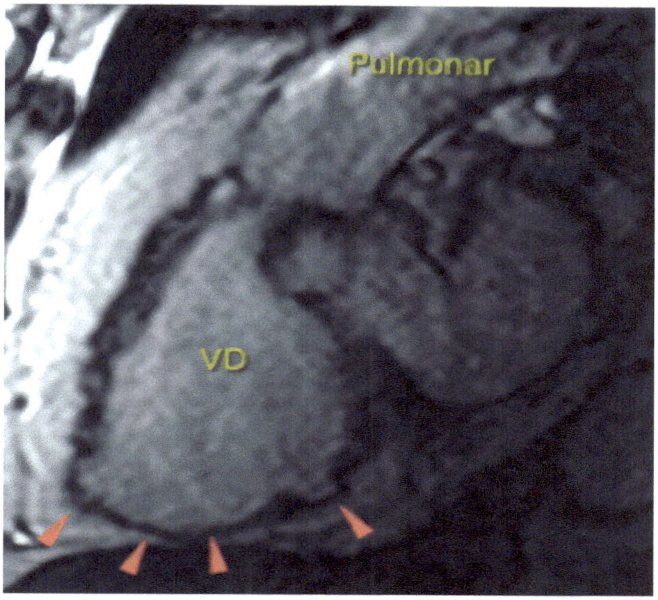

Considerando o diagnóstico mais provável, assinale a alternativa correta:

A) O teste genético tem pouca importância nessa doença, pois os casos são esporádicos e a presença de histórico familiar e de variantes patogênicas identificadas, é rara.

B) A alteração mostrada no ECG é a onda épsilon, um pós-potencial tardio, que é um achado específico, mas pouco sensível para o diagnóstico dessa cardiomiopatia.

C) As extrassístoles são frequentes e apresentam com maior frequência morfologia de bloqueio de ramo direito.

D) É uma cardiomiopatia que acomete exclusivamente o ventrículo direito.

E) As extrassístoles frequentes, maior do que 1.000 em 24 horas, são consideradas como critério maior para a cardiomiopatia.

Questão 26

Mulher, 67 anos, obesa, hipertensa e pré-diabética, com diagnóstico recente de câncer de mama, HER2 negativo, em avaliação cardiológica para início de tratamento com antraciclina. Encontra-se assintomática e faz uso de ramipril 5 mg/d, anlodipino 5 mg/d, metformina 1.000 mg/dia. Apresenta exames físico e laboratoriais normais.

Ecocardiograma com fração de ejeção do ventrículo esquerdo de 52%.

Assinale a alternativa que apresenta orientações corretas em relação ao manejo dessa paciente:

A) A paciente apresenta múltiplos fatores de risco para cardiotoxicidade, devendo-se contraindicar o uso da antraciclina.

B) Deverá repetir ecocardiograma com 45 dias após o início do tratamento.

C) A introdução do betabloqueador antes da quimioterapia tem eficácia comprovada na redução da cardiotoxicidade, devendo ser utilizado em todas as pacientes que não apresentam contraindicação.

D) Deverá realizar a dosagem de troponina e NT-proBNP até 72 horas após a realização da quimioterapia.

E) A fração de ejeção pode apresentar queda durante o tratamento e se ficar < 45%, a antraciclina deve ser interrompida de forma definitiva.

Questão 27

Homem de 58 anos com diagnóstico de insuficiência cardíaca com FE reduzida, de etiologia isquêmica, com antecedente de infartos prévios com angioplastias de descendente anterior e circunflexa, sem lesões residuais passíveis de tratamento, atualmente em classe funcional II da NYHA. Já com terapia medicamentosa otimizada.

Realizou exames laboratoriais, com os resultados a seguir:

Hemoglobina de 13,2 g/dL, ferritina de 252 ng/mL e saturação de transferrina de 16%.

Sobre o caso, assinale a alternativa **correta:**

A) A deficiência de ferro é pouco frequente em pacientes com ICFER, mas quando presente é um preditor independente de internação e mortalidade.

B) O paciente deverá receber carboximaltose férrica intravenosa, para aumentar capacidade para o exercício, qualidade de vida e reduzir a hospitalização.

C) A reposição oral de ferro é recomendada, devido a maior facilidade posológica e menor incidência de efeitos colaterais.

D) A definição de deficiência de ferro na insuficiência cardíaca é caracterizada como: ferritina < 100 ng/mL ou ferritina de 100 a 199 ng/mL com saturação de transferrina < 20%.

E) A reposição de ferro não está indicada, pois só deve ser realizada em pacientes com anemia.

Questão 28

Mulher de 43 anos, afrodescendente com insuficiência cardíaca de fração de ejeção reduzida (FE 32%), etiologia não isquêmica, atualmente em CF II da NYHA, aderente ao tratamento medicamentoso e às orientações dietéticas. Exames laboratoriais sem alterações significativas, exceto por NT-proBNP de 1.535 pg/mL. Está em uso de bisoprolol 10 mg/dia, sacubitril-valsartana 100 mg 12/12h, espironolactona 25 mg, empagliflozina 10 mg, furosemida 40 mg 1×/dia.

Exame físico

Sem sinais de congestão sistêmica ou pulmonar, PA 105×64 mmHg, sem outras alterações significativas.

Realizou o seguinte eletrocardiograma.

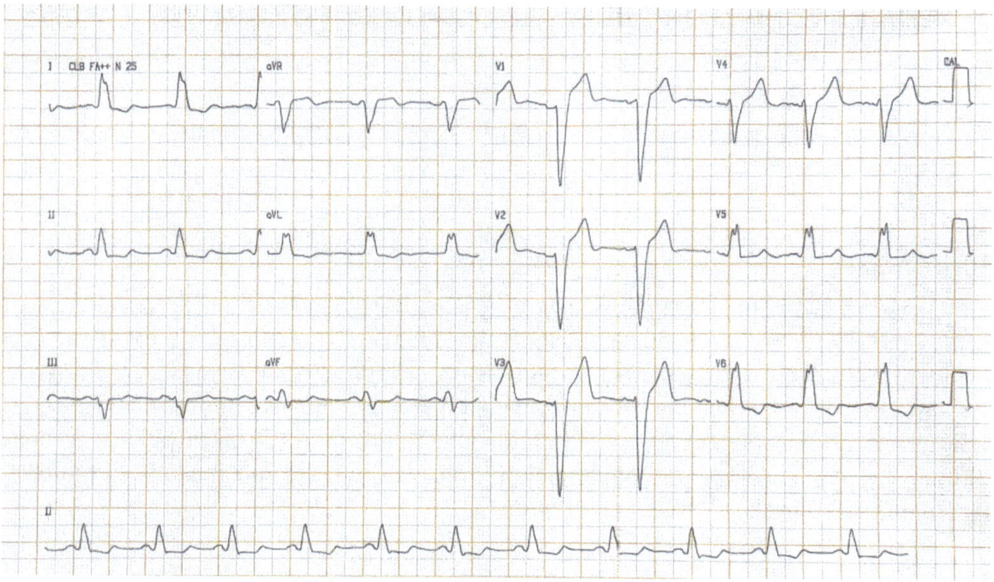

Em relação ao tratamento, é correto dizer que o próximo passo é:

A) Associar ivabradina.

B) Indicar implante de ressincronizador cardíaco + cardiodesfibrilador implantável.

C) Otimizar a dose do sacubitril-valsartana.

D) Associar hidralazina + nitrato.

E) Associar digoxina.

Questão 29

Homem de 52 anos, deu entrada no pronto-socorro com queixa de dispneia progressiva há duas semanas, atualmente ao repouso, associada a ortopneia e edema de membros inferiores. Em uso de: furosemida 40 mg 1 cp/dia, carvedilol 25 mg 12/12h dia, enalapril 10 mg 1 cp 12/12 horas, dapagliflozina 10 mg e eplerenona 50 mg. Ao exame, PA 98×67 mmHg, FC 84 bpm, estase jugular a 45° (3+/4), murmúrio vesicular com estertores crepitantes em terços inferiores, bulhas rítmicas com presença de B3, abdome globoso com fígado doloroso e palpável a 6 cm do rebordo costal direito, edema de membros inferiores 2+/4+, tempo de enchimento capilar menor do que 2 segundos.

Com relação ao perfil clínico hemodinâmico desse paciente e a conduta medicamentosa inicial, é correto afirmar:

A) Perfil B, manter o betabloqueador, administrar furosemida IV em bolus e aumentar a dose do enalapril.

B) Perfil C, suspender o betabloqueador e administrar inotrópicos IV.

C) Perfil B, suspender o betabloqueador e administrar furosemida intravenosa (IV) em bolus.
D) Perfil C, manter o betabloqueador, aumentar a dose do enalapril e administrar inotrópicos IV e furosemida IV em bolus.
E) Perfil B, reduzir o betabloqueador pela metade betabloqueador e administrar furosemida IV em bolus.

Questão 30

Homem de 56 anos apresenta insuficiência cardíaca com fração de ejeção do ventrículo esquerdo (FEVE) = 34%, etiologia não isquêmica, chegando ao consultório em CF III. Foi instituído tratamento farmacológico e não farmacológico e, após 6 meses, volta para consulta queixando-se apenas de ginecomastia dolorosa, mas em classe funcional I da New York Heart Association. Em uso de furosemida 40 mg ao dia, sacubitril/valsartana 200 mg, 2×/dia; succinato de metoprolol 200 mg, 1×/dia; espironolactona 25 mg/dia; dapagliflozina 10 mg/dia.

Exame físico

Pressão arterial 94×63 mmHg e frequência cardíaca 56 bpm.

Ecocardiograma atual com FEVE = 50%.

Assinale a alternativa **incorreta**, segundo a Atualização de Tópicos Emergentes da Diretriz de Insuficiência Cardíaca:

A) A terapia modificadora de doença deve ser mantida.
B) A espironolactona deve ser substituída pela eplerenona devido à menor incidência de efeitos colaterais.
C) Vacinação pneumocócica com reforço após 5 anos e vacina para influenza anualmente são recomendadas.
D) Não há necessidade de redução da dose da sacubitril-valsartana, mesmo considerando a pressão arterial limítrofe.
E) Como o paciente está em classe funcional I, não há necessidade de fazer qualquer ajuste na terapêutica.

Questão 31

Paciente de 53 anos em investigação de quadro insuficiência cardíaca, realizou o exame de ressonância magnética cardíaca (técnica do realce tardio) mostrada a seguir:

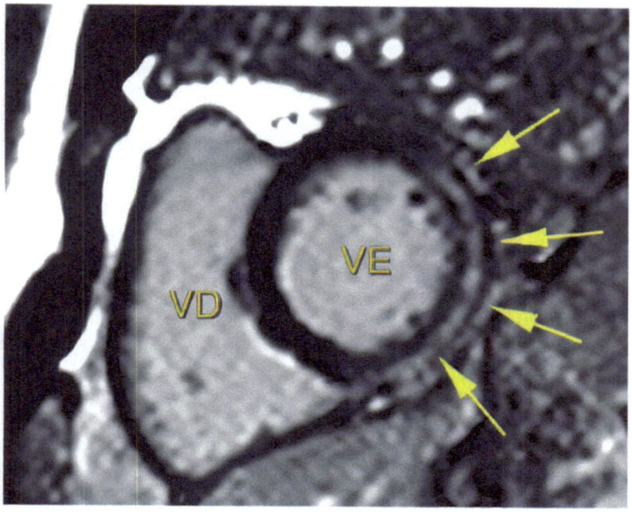

A hipótese diagnóstica mais provável em relação à etiologia é:

A) Cardiopatia isquêmica.

B) Miocardite viral.

C) Amiloidose.

D) Sarcoidose.

E) Cardiomiopatia hipertrófica.

Questão 32

O Transplante cardíaco é opção terapêutica considerada em pacientes com IC avançada e refratária ao tratamento otimizado e com estimativa de prognóstico adverso. É contraindicação ao transplante conforme a 3ª Diretriz Brasileira de Transplante Cardíaco:

A) Incompatibilidade ABO entre doador e receptor.

B) Idade do receptor maior que 65 anos.

C) Amiloidose cardíaca associada a mutações no gene da transtirretina.

D) Doença renal crônica com taxa de filtração glomerular estimada < 60 mL/min/1,73 m^2.

E) Hipertensão pulmonar com resistência vascular > 3 unidades Wood.

Questão 33

Mulher de 60 anos relata quadro de dispneia aos moderados esforços e de parestesias em membros inferiores há 6 meses. Refere que pai faleceu aos 57 anos de cardiopatia. Realizou o ecocardiograma (FE preservada com septo de 21 mm e parede posterior de 17 mm) e o eletrocardiograma a seguir:

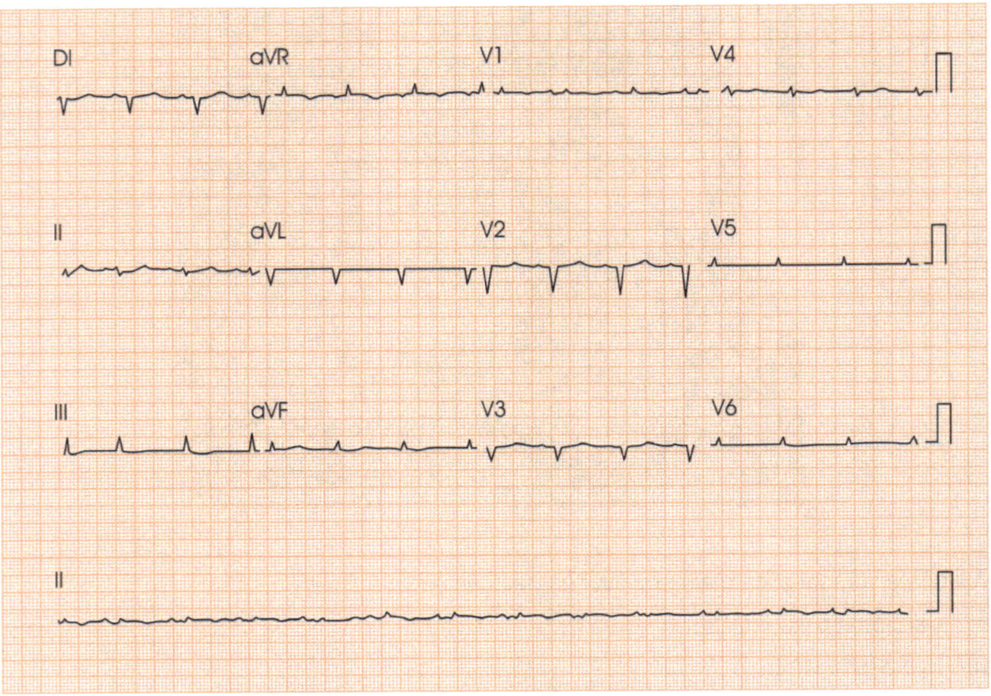

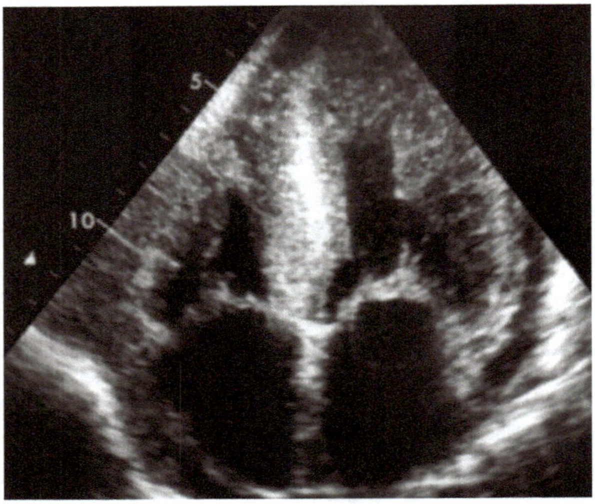

Sobre o caso clínico, a hipótese diagnóstica mais provável e a conduta:

A) Amiloidose cardíaca hereditária, solicitar cintilografia com pirofosfato, pesquisa da mutação da TTR e iniciar tratamento com estabilizadores da transtirretina.

B) Cardiomiopatia hipertrófica septal assimétrica, pesquisa de mutações associadas às proteínas dos sarcômeros, solicitar ressonância cardíaca para avaliar percentual de fibrose e iniciar betabloqueador.

C) Cardiomiopatia hipertrófica septal assimétrica associada a doença de Fabry, dosar alfa galactosidase a e iniciar reposição enzimática.

D) Amiloidose cardíaca tipo selvagem, solicitar ressonância cardíaca e cintilografia com pirofosfato e iniciar tratamento com medicamentos que reduzam a produção da transtirretina no fígado.

E) Cardiomiopatia Hipertrófica septal assimétrica, pesquisa de mutações associadas às proteínas dos sarcômeros, solicitar ressonância cardíaca para avaliar percentual de fibrose e iniciar mavacanteno.

Questão 34

Homem de 36 anos com dispneia aos pequenos esforços, edema de membros inferiores e um episódio de síncope sem sintomas premonitórios, evoluindo com TCE leve. Durante a investigação realizou a ressonância mostrada a seguir.

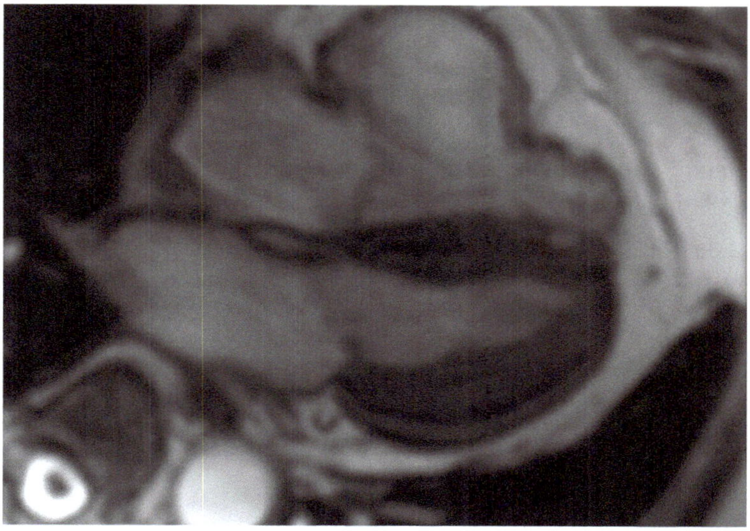

O diagnóstico mais provável é:

A) Cardiomiopatia não compactada.

B) Cardiomiopatia hipertrófica.

C) Cardiomiopatia chagásica.

D) Cardiomiopatia arritmogênica do ventrículo direito.

E) Cardiomiopatia amiloidótica.

Questão 35

Mulher de 47 anos com quadro de insuficiência cardíaca há 8 meses com fração de ejeção do ventrículo esquerdo de 31%, terapia medicamentosa otimizada e angiotomografia de coronárias sem lesões obstrutivas. Apresenta maior evidência de benefício com o implante do ressincronizador se estiver em ritmo sinusal e com:

A) CF III, bloqueio de ramo esquerdo, QRS 120 ms e comprovação de dissincronia por método de imagem.
B) CF IV, internada e em uso de dobutamina, bloqueio de ramo esquerdo com QRS de 140 ms de duração e comprovação de dissincronia por método de imagem.
C) CF II, bloqueio de ramo esquerdo com QRS de 150 ms de duração.
D) CF I e bloqueio de ramo esquerdo com QRS de 160 ms de duração.
E) CF III, bloqueio de ramo direito com QRS de 170 ms.

Questão 36

O peptídeo natriurético tipo B (BNP) é um hormônio secretado pelos ventrículos em resposta ao aumento das pressões de enchimento, e tornou-se uma ferramenta de mensuração diagnóstica e prognóstica na insuficiência cardíaca (IC). Sobre o BNP é correto dizer:

A) O BNP tende a ser maior em obesos devido à diminuição na degradação do peptídeo natriurético.
B) Os níveis de BNP são influenciados por idade, gênero e função renal.
C) Os estudos randomizados recentes recomendam como classe IA a dosagem seriada do BNP para guiar o tratamento da insuficiência cardíaca.
D) O BNP possui um baixo valor preditivo negativo, mas bom valor preditivo positivo.
E) O BNP tende a apresentar valores mais baixos em pacientes com fibrilação atrial.

Questão 37

Homem de 19 anos relata quadro de dor precordial típica aos esforços e dispneia há 4 meses. Informa que seu pai faleceu durante jogo de futebol aos 39 anos.

Exame físico

Apresenta sopro sistólico em borda esternal esquerda. Realizou o ecocardiograma que demonstrou septo 32 mm e gradiente intraventricular de 118 mmHg.

Sobre o caso é correto afirmar:

A) A cineangiocoronariografia deverá ser realizada.
B) A manobra de valsalva levará à diminuição da intensidade do sopro.
C) Nitrato via oral deverá ser iniciado.

D) A ablação septal alcoólica está indicada.
E) O cardiodesfibrilador implantável está indicado.

Questão 38

A insuficiência cardíaca (IC) é uma síndrome clínica caracterizada por sinais ou sintomas decorrentes da incapacidade do coração em bombear sangue para suprir adequadamente às demandas metabólicas dos tecidos periféricos ou de fazê-lo sob altas pressões de enchimento.

Em relação à IC, a alternativa correta é:

A) A reposição de ferro via oral em pacientes com ferritina < 100 ng/mL, reduziu internações nos pacientes com ICFER, mesmo na ausência de anemia.
B) Os antagonistas mineralocorticoides estão indicados apenas nos pacientes com FE < 40% em CF III ou IV da NYHA.
C) Os betabloqueadores com melhor evidência no tratamento da IC com FE reduzida são o carvedilol, bisoprolol e o tartarato de metoprolol.
D) Dispneia paroxística noturna, estase jugular e edema bilateral de membros inferiores são critérios maiores de Framingham para o diagnóstico de IC.
E) O medicamento sacubitril/valsartana não deverá ser usado em pacientes que tiveram angioedema com o uso do IECA.

Questão 39

O suporte circulatório mecânico é uma alternativa para pacientes com insuficiência cardíaca avançada. A avaliação de candidatos ao uso de dispositivos de assistência ventricular utiliza a classificação chamada de INTERMACS.

Em relação a essa classificação, está correto:

A) INTERMACS 5 – NYHA classe IV, com necessidade de internação nos últimos 6 meses – meses para a intervenção.
B) INTERMACS 3 – estabilidade clínica em vigência de terapia inotrópica, mas com histórico de falência do desmame – semanas a meses para intervenção.
C) INTERMACS 2 – hipotensão persistente, apesar do uso de inotrópicos e Balão Intra-aórtico (BIA) associada à disfunção orgânica – horas para intervenção.
D) INTERMACS 1 – hipotensão persistente, apesar do uso de inotrópicos e BIA associada a disfunções orgânicas – horas a dias intervenção.
E) INTERMACS 4 – sinais de congestão sistêmica e hipotensão assintomática, sintomas ao repouso, passagens frequentes na unidade de emergência – meses para intervenção.

Questão 40

Mulher de 58 anos, hipertensa com diagnóstico recente de câncer de mama, HER 2 positivo, iniciou tratamento com trastuzumabe, evoluindo com queda da FE de 58% para 47%, de forma assintomática.

De acordo com a Diretriz Brasileira de Cardio-Oncologia – 2020, o tratamento será:

A) Manter a quimioterapia, realizar acompanhamento pelo cardio-oncologista, com avaliação seriada por ecocardiografia e biomarcadores. Suspender quimioterapia se FE cair abaixo de 45%.

B) Suspender quimioterapia, iniciar tratamento para IC e manter acompanhamento pelo cardio-oncologista, com avaliação seriada por ecocardiografia e biomarcadores. Caso ocorra normalização da FE, considerar retorno do trastuzumabe.

C) Manter a quimioterapia, iniciar tratamento para IC e realizar acompanhamento pelo cardio-oncologista, com avaliação seriada por ecocardiografia e biomarcadores.

D) Suspender quimioterapia, iniciar tratamento para IC e manter acompanhamento pelo cardio-oncologista, com avaliação seriada por ecocardiografia e biomarcadores. Não utilizar mais terapia anti-HER-2 mesmo que ocorra normalização da FE.

E) Manter a quimioterapia, iniciar tratamento para IC e realizar acompanhamento pelo cardio-oncologista, repetir ecocardiografia e biomarcadores em 2 a 4 semanas. Se FE continuar abaixo de 50%, suspender quimioterapia.

Questão 41

Mulher de 78 anos obesa, hipertensa e sedentária, referindo menor tolerância aos esforços nos últimos 6 meses. Realizou ecocardiograma a seguir, no qual está demonstrada a relação entre a onda E e a A obtida através do doppler mitral.

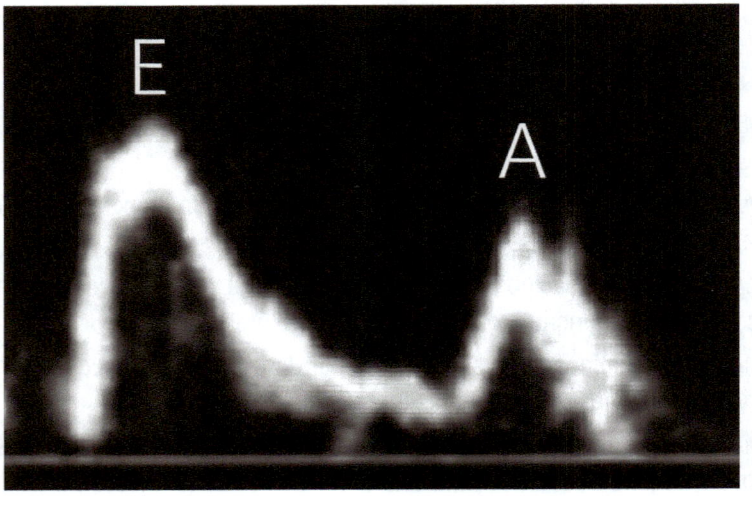

Após a realização de manobra de Valsalva, a relação E/A se inverteu.

O padrão da função diastólica encontrado é:

A) Tipo 3 ou pseudonormal.

B) Tipo 3 ou restritivo.

C) Tipo 2 ou pseudonormal.

D) Padrão normal.

E) Tipo 1 ou relaxamento diastólico anormal.

Questão 42

Mulher negra de 37 anos na 37ª semana de gravidez gemelar, sem comorbidades conhecidas, evoluindo com dispneia aos mínimos esforços, ortopneia, dispneia paroxística noturna e edema de membros inferiores há menos de uma semana, no restante da gestação não apresentou intercorrências.

Exame

PA 94×68 mmHg, FC 104 bpm, ausculta pulmonar com estertores crepitantes em terços inferiores, ritmo cardíaco regular com B3, estase jugular + a 45° graus, extremidades quentes, bem perfundidas com edema de membros inferiores 2–/4+. Realizou ecocardiograma que demonstrou hipocinesia difusa com FE 27%.

Sobre o caso podemos afirmar:

A) A ivabradina é uma boa opção caso a paciente permaneça com FC acima de 70 bpm após otimização do betabloqueador.

B) A furosemida pode ser utilizada durante o aleitamento materno, mas durante a gestação a hidroclorotiazida é o diurético de escolha.

C) A hidralazina é o vasodilatador de escolha durante a gestação e pode ser usada durante o aleitamento materno.

D) Os inibidores da enzima de conversão da angiotensina (IECA) são contraindicados durante a gestação e o aleitamento materno.

E) A espironolactona é contraindicada durante a gestação devido ao risco de masculinização de fetos femininos.

Questão 43

Mulher de 21 anos procedente da zona rural de Patu, interior do Rio Grande do Norte com quadro de dispneia progressiva nos últimos 4 meses, atualmente aos mínimos esforços, associado a ascite moderada e edema de membros inferiores. Nega comorbidades. Eletrocardiograma apresentando fibrilação atrial. Durante a investigação do quadro de insuficiência cardíaca foi optado pela realização da ressonância cardíaca mostrada a seguir.

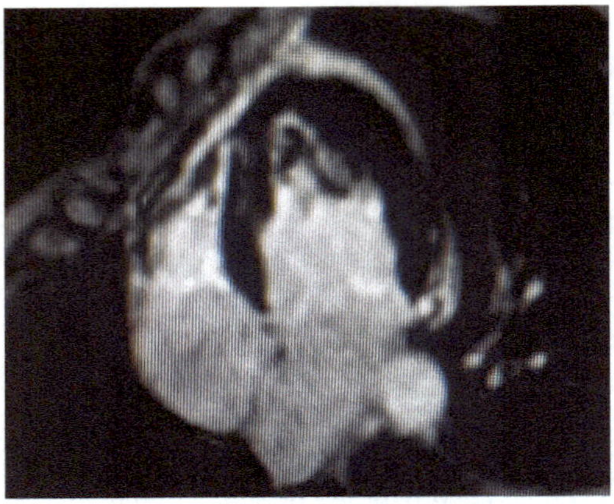

Contratilidade do ventrículo esquerdo preservada.

O provável diagnóstico é:

A) Miocárdio não compactado.
B) Infarto do miocárdio prévio com trombo apical.
C) Amiloidose cardíaca.
D) Endomiocardiofibrose.
E) Cardiopatia Chagásica com aneurisma e trombo apical.

Questão 44

Homem de 79 anos, hipertenso em uso de perindopril 5 mg e anlodipino 5 mg 1×/dia, em investigação de quadro de insuficiência cardíaca com FE preservada, realizou o seguinte exame, que sugere qual etiologia para o quadro:

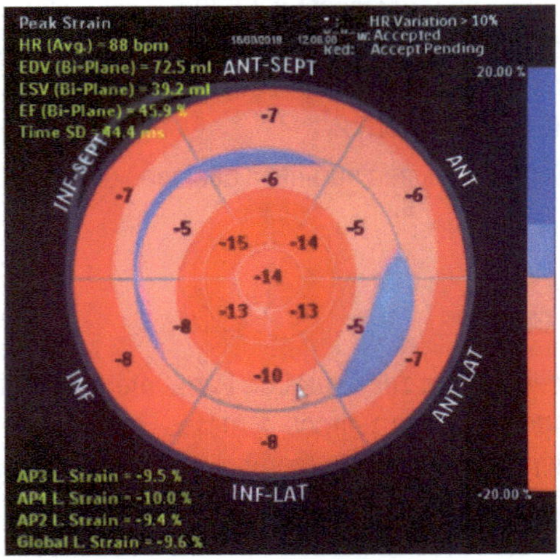

A) Cardiopatia hipertensiva.
B) Amiloidose cardíaca.
C) Cardiopatia isquêmica.
D) Doença de Fabry.
E) Hemocromatose cardíaca.

Questão 45

A doença de Chagas completou cem anos de sua descoberta em 2009, um marco científico realizado pelo brasileiro Carlos Justiniano Ribeiro Chagas em 1909. Esse feito é conhecido como a tripla descoberta de Carlos Chagas: ele identificou o vetor da doença (o barbeiro, do gênero *Triatoma*), o agente etiológico (o protozoário *Trypanosoma cruzi*) e descreveu a patologia associada.

Sobre a doença de Chagas, é correto afirmar:

A) O escore de Rassi é um bom preditor de mortalidade nos pacientes com cardiopatia chagásica e quando acima de 7 indica mortalidade maior que 50% em 5 anos.
B) A evolução, após a infecção aguda, para forma cardiopatia crônica sintomática, apresenta período de latência de três a cinco anos.
C) O tratamento do Trypanosoma cruzi está indicado na fase aguda, fase crônica em crianças, na reativação nos pacientes imunossuprimidos e na forma indeterminada em menores de 50 anos.
D) Os testes de ELISA e de Machado-Guerreiro são os exames sorológicos recomendados para confirmação do diagnóstico.
E) Os betabloqueadores devem ser evitados na cardiopatia chagásica devido ao alto risco de bradiarritmias.

Questão 46

Homem de 58 anos evoluiu nos últimos 9 meses com quadro de dispneia progressiva, chegando aos mínimos esforços, associado a edema de membros inferiores. Na investigação foi evidenciada insuficiência cardíaca com FE reduzida de etiologia não isquêmica. Durante o seguimento teve o tratamento medicamentoso otimizado em várias ocasiões, estando há mais de 3 meses em uso de bisoprolol 10 mg, sacubitril/valsartana 200 mg 12/12h, espironolactona 25 mg, furosemida 40 mg 2×/dia, mas mantendo-se em CF II com NT-proBNP elevado (1.500 pg/mL).

Exame físico

Apresentou peso 72 kg, PA 106×66 mmHg, FC 60 bpm, sem sinais de congestão sistêmica ou pulmonar. Foram realizados novos exames com função renal, tireoidiana e perfil de ferro normais, Hb glicada (A1C) de 6,1%, ECG com ritmo sinusal, sobrecarga de câmaras esquerdas e alterações difusas da repolarização, ecocardiograma com VE dilatado com hipocinesia difusa, FE 32%, insuficiência mitral moderada e hipertensão pulmonar importante com PSAP de 73 mmHg. O ajuste na terapia medicamentosa mais adequado nesse momento é:

A) Dapagliflozina e sildenafil.
B) Sildenafil.
C) Dapagliflozina.
D) Ambrisentana.
E) Ambrisentana e sildenafil.

Questão 47

Homem de 27 anos com diagnóstico de anemia falciforme, com necessidade de transfusões de repetição desde a infância, em uso irregular de hidroxiureia. Evolui com quadro de insuficiência cardíaca com ecocardiograma sugerindo cardiopatia restritiva. Em relação aos exames desse paciente, esperamos encontrar:

A) Realce subendocárdico difuso na ressonância cardíaca.
B) Níveis baixos da enzima alfa-galactosidase.
C) Alteração na ressonância cardíaca T2* estrela.
D) Pico monoclonal na imunofixação sérica e/ou urinária.
E) PET-CT com hipercaptação cardíaca, predominando no septo interventricular.

Questão 48

Mulher de 46 anos com quadro de insuficiência cardíaca de FE reduzida, com tratamento otimizado e em uso de bisoprolol 10 mg, foi submetida a teste cardiopulmonar de exercício.

Qual dos achados é indicativo de mau prognóstico?

A) Extrassístoles ventriculares pareadas próximas ao pico do esforço.
B) VO2 (consumo de oxigênio) de pico de 17 mL/kg/min.
C) Resposta hiper-reativa da pressão arterial.
D) VE/VCO2 slope (equivalente ventilatório de CO2) de 44.
E) VO2 (consumo de oxigênio) de pico igual a 58% do previsto para idade e sexo.

Questão 49

Estudante universitário de 22 anos, praticante de basquete e ciclismo, teve diagnóstico de miocardite há 2 semanas após quadro viral, com RT-PCR para SARS-CoV2 negativo. Evolui bem, assintomático, com função ventricular preservada e com discreta área de realce tardio na ressonância cardíaca.

Sobre o caso:

A) Poderá retornar aos treinos para os jogos universitários após um mês do evento agudo, caso apresente normalização da troponina e teste ergométrico normal.
B) A realização de sorologias virais é importante para identificação do agente etiológico e pode alterar o tratamento, devendo ser realizada de rotina.
C) O tratamento com o ibuprofeno deve ser mantido por 2 a 4 semanas e a colchicina por 3 meses.
D) A miocardite é uma importante causa de morte súbita em atletas, podendo ocorrer tanto na sua fase aguda como na fase crônica.
E) A vacina para SARS-CoV2 que se baseia na tecnologia de RNA mensageiro está contraindicada devido ao alto risco de piora da miocardite pela vacina.

Questão 50

A insuficiência cardíaca (IC) é uma síndrome clínica complexa, na qual o coração é incapaz de bombear sangue de forma a atender às necessidades metabólicas tissulares, ou pode fazê-lo somente com elevadas pressões de enchimento. Tal síndrome pode ser causada por alterações estruturais ou funcionais cardíacas e caracteriza-se por sinais e sintomas típicos, que resultam da redução no débito cardíaco e/ou das elevadas pressões de enchimento no repouso ou no esforço.

Sobre o diagnóstico insuficiência cardíaca, é correto afirmar:

A) Dispneia paroxística noturna, turgência jugular a 45° e edema bilateral de tornozelo são critérios maiores de Framingham para o diagnóstico de insuficiência cardíaca.
B) Tosse noturna, dispneia aos mínimos esforços e estertores pulmonares crepitantes são critérios menores de Framingham para o diagnóstico de insuficiência cardíaca.
C) A insuficiência cardíaca estágio C, é a IC refratária ao tratamento clínico e que requer intervenção especializada.
D) Galope de terceira bulha, refluxo hepato jugular e cardiomegalia à radiografia de tórax são critérios maiores de Framingham para o diagnóstico de insuficiência cardíaca.
E) A insuficiência cardíaca estágio B, é a IC que apresenta doença cardíaca estrutural com sintomas prévios, mas com boa resposta ao tratamento.

Questão 51

A sarcoidose é uma doença multissistêmica, granulomatosa, de etiologia desconhecida. Evidências sugerem que seja causada por uma resposta imunológica a um gatilho antigênico não identificado, em pessoas geneticamente suscetíveis. Em relação à sarcoidose cardíaca, qual a alternativa correta?

A) A biópsia endomiocárdica realizada preferencialmente no septo interventricular apresenta boa sensibilidade.
B) A característica histológica da sarcoidose é a presença de granulomas caseosos em grande quantidade.
C) É uma causa importante a ser investigada em pacientes com bloqueio atrioventricular total, com menos de 60 anos de idade e sem etiologia definida.
D) O tratamento requer uso de corticoide em altas doses e por tempo prolongado, iniciando com 1 mg/kg/dia.
E) O PET-CT é uma ferramenta importante para o diagnóstico da sarcoidose cardíaca, mas não deve ser utilizado para avaliação da resposta ao tratamento.

Questão 52

Uma dúvida diagnóstica pode surgir quando evidenciado hipertrofia do ventrículo esquerdo em um atleta de alto rendimento. Será hipertrofia fisiológica do ventrículo esquerdo (como consequência do treinamento atlético) ou decorrente de condições patológicas como a cardiomiopatia hipertrófica (CMH)?

Dos parâmetros descritos, o que mais favorece o diagnóstico de coração de atleta é:
A) Alteração da função diastólica.
B) Espessura de parede do ventrículo esquerdo de 18 mm.
C) Aumento do tamanho da cavidade ventricular esquerda excedendo 45 mm.
D) Presença de um VO2 máximo de 52 mL/kg/min.
E) O grau de espessamento em uma ou mais regiões da parede do ventrículo esquerdo ser maior do que em outras áreas.

Questão 53

Mulher de 68 anos, branca, diabética, com insuficiência cardíaca com fração de ejeção reduzida (FE 33%) de etiologia hipertensiva, atualmente em CF II da NYHA, aderente ao tratamento medicamentoso e às orientações dietéticas, realizando reabilitação cardiovascular. Exames laboratoriais sem alterações significativas, exceto por NT-proBNP de 1.200. Está em uso há mais de 6 meses de bisoprolol 10 mg, enalapril 20 mg 12/12h, espironolactona 25 mg, dapagliflozina 10 mg, furosemida 40 mg 1×/dia e rosuvastatina 20 mg.

Exame físico

Sem sinais de congestão sistêmica ou pulmonar, PA 134×82, FC 64 bpm, sem outras alterações significativas.

Realizou o seguinte eletrocardiograma.

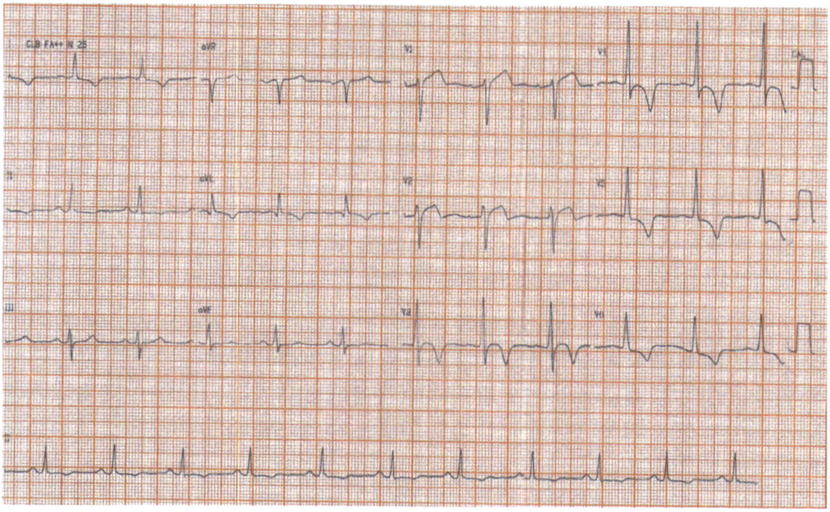

Em relação ao tratamento da insuficiência cardíaca, é correto:

A) Indicar implante de ressincronizador cardíaco.
B) Associar ivabradina.
C) Associar hidralazina + nitrato.
D) Trocar enalapril por sacubitril/valsartana.
E) Associar digoxina.

Questão 54

Em relação à biópsia endomiocárdica (BEM) em paciente com suspeita de miocardite, é **incorreto** afirmar:

A) A análise histopatológica do tecido do miocárdio é ferramenta importante para diagnóstico e prognóstico nos pacientes com miocardite. A BEM utilizando critérios histopatológicos padronizados (critérios de Dallas) e imuno-histoquímicos é o atual padrão-ouro para o diagnóstico de miocardite.
B) A análise genômica viral no miocárdio doente, quando acoplada com as análises imuno-histoquímicas, melhorou a precisão e a utilidade diagnóstica e prognóstica da BEM.
C) Os pacientes que apresentam miocardite aguda classificados como de risco intermediário a alto, deverão ser submetidos de forma rotineira à biopsia endomiocárdica, devido às importantes implicações diagnósticas, prognósticas e terapêuticas.
D) Uma das principais indicações de BEM ocorre em pacientes com IC de início recente (menos de 2 semanas), acompanhada de apresentação clínica grave (instabilidade hemodinâmica, uso de suporte circulatório mecânico ou inotrópico e refratariedade ao tratamento clínico).
E) As amostras devem ser obtidas no ventrículo direito, especialmente na porção distal do septo interventricular e a área trabeculada apical, evitando-se a parede livre do VD.

Questão 55

Sobre a cardiomiopatia da doença de Chagas, assinale a alternativa correta:

A) O prognóstico de pacientes com insuficiência cardíaca com FE reduzida é melhor do que na maioria das cardiomiopatias, especialmente naqueles com escore de Rassi elevado (maior do que 11 pontos).

B) A doença de Chagas aguda no Brasil é praticamente limitada a casos de transmissão pela via oral, em particular na região amazônica, por meio de alimentos contaminados (como o açaí) com triatomíneos infectados ou por suas fezes.

C) O transplante deve ser evitado devido ao alto risco de reativação da doença de Chagas com a imunossupressão prolongada, levando a desfechos desfavoráveis.

D) O mecanismo fisiopatológico da doença é bem conhecido e deve-se exclusivamente à lesão direta dos cardiomiócitos com intensa reação inflamatória, ocasionada pelo Trypanosoma cruzi.

E) O benznidazol é o fármaco de escolha para o tratamento da doença de Chagas aguda, a duração do tratamento é de 4 semanas, com baixa incidência de efeitos colaterais.

Questão 56

Qual dos seguintes pacientes, com cardiomiopatia hipertrófica, possui fator risco para morte súbita que nos levaria a considerar o implante de CDI na prevenção primária, conforme a Diretriz Brasileira de Cardiomiopatia Hipertrófica – 2024?

A) 38 anos, assintomático com pequeno aneurisma apical do VE e FE de 47%.

B) Dor torácica atípica e ecocardiograma com espessura septal de 26 mm.

C) Palpitações eventuais de curta duração e Holter com um episódio de TVNS com 3 batimentos e FC de 116 bpm.

D) Assintomático com fibrose na ressonância cardíaca de 9%.

E) Síncope relacionada ao esforço em paciente com gradiente intraventricular máximo de 75 mmHg.

Questão 57

Sobre o uso de inibidores da SGLT2 em pacientes com insuficiência cardíaca, é correto afirmar:

A) Estão indicados apenas em pacientes com diabetes mellitus tipo 2.

B) São úteis para reduzir a piora progressiva da função renal em pacientes com ICFEr

C) Demonstraram reduzir mortalidade cardiovascular em pacientes com fração de ejeção preservada.

D) São contraindicados em pacientes com taxa de filtração glomerular abaixo de 30 mL/min/1,73 m^2.

E) Não apresentam benefícios em pacientes com insuficiência cardíaca com fração de ejeção preservada.

Questão 58

Em relação à terapia com sacubitril/valsartana em pacientes com insuficiência cardíaca com FE reduzida, assinale a alternativa correta:

A) É necessário um período de washout de pelo menos 36 horas ao trocar de um IECA para sacubitril/valsartana.
B) O BNP é um bom parâmetro para avaliar a resposta ao tratamento e o prognóstico de pacientes com insuficiência cardíaca em uso do medicamento.
C) A titulação rápida para doses altas é recomendada para alcançar os benefícios terapêuticos de forma mais precoce, sendo a hipotensão sintomática menos frequente do que com o IECA.
D) Não requer monitoramento de potássio sérico ou função renal após a sua introdução.
E) É seguro em pacientes com pressão arterial sistólica abaixo de 90 mmHg desde que iniciado em doses mais baixas (25 mg 12/12h).

Questão 59

Em relação ao tratamento de pacientes com insuficiência cardíaca com FE reduzida, assinale a alternativa correta:

A) Estudos de boa qualidade indicam que é necessária uma restrição excessiva de sódio < 5 g dia.
B) Recomenda-se que pacientes que tiveram internação por IC descompensada sejam seguidos em clínicas de IC ou em programas de manejo da doença, com retorno 30 dias após a alta hospitalar.
C) A vacinação pneumocócica reduz internações por insuficiência cardíaca e deve ser feita anualmente.
D) Os inibidores da fosfodiesterase do tipo 5 são geralmente seguros e eficazes para o tratamento da disfunção erétil em pacientes com IC compensada.
E) Reabilitação cardiovascular (exercício aeróbico regular), para ICFEr apenas em classes funcionais I e II.

Questão 60

Homem de 35 anos em investigação de quadro de dor torácica atípica, realizou eletrocardiograma e ressonância reproduzidos a seguir.

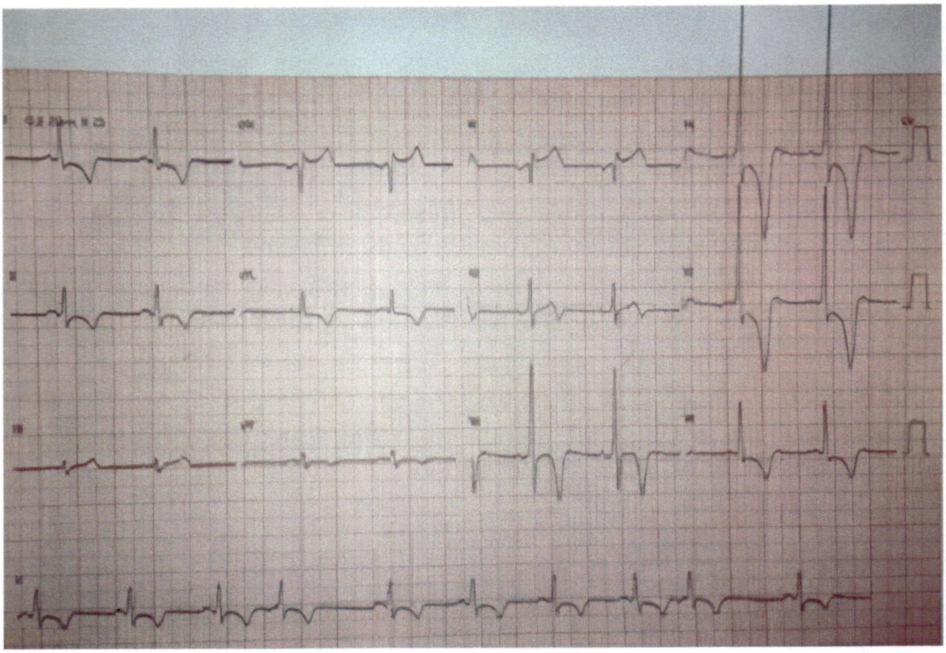

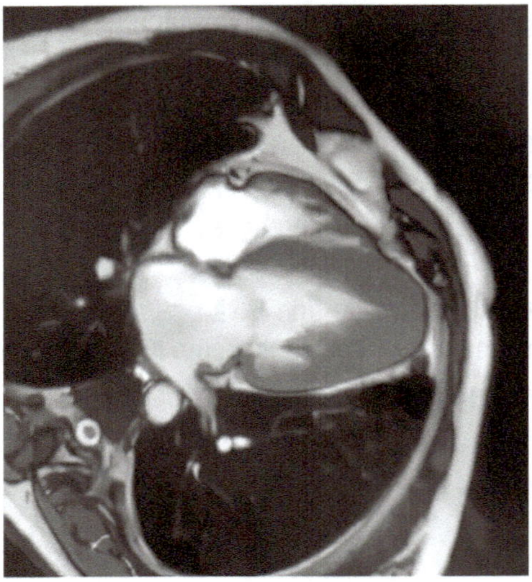

O provável diagnóstico é

A) Síndrome de Takotsubo.

B) Cardiomiopatia hipertrófica forma apical.

C) Miocárdio não compactado.

D) Doença arterial coronária obstrutiva.

E) Cardiomiopatia hipertrófica septal assimétrica.

Questão 61

Paciente de 72 anos em investigação de quadro de insuficiência cardíaca. Eletrocardiograma, ecocardiograma e ressonância cardíaca sugestivas de amiloidose cardíaca. Foi identificada uma alteração ao seguinte exame físico e na sequência está a imagem planar da cintilografia com pirofosfato.

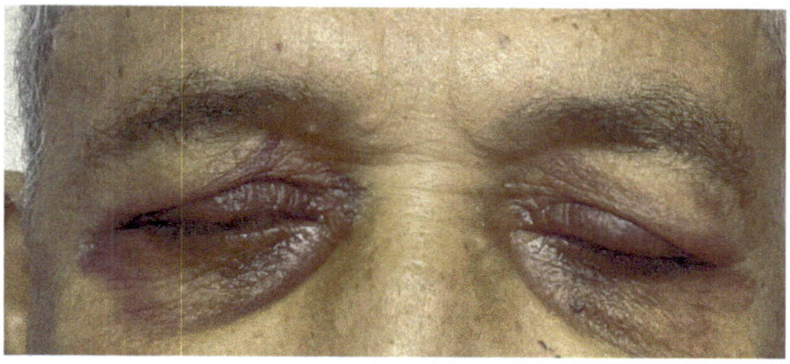

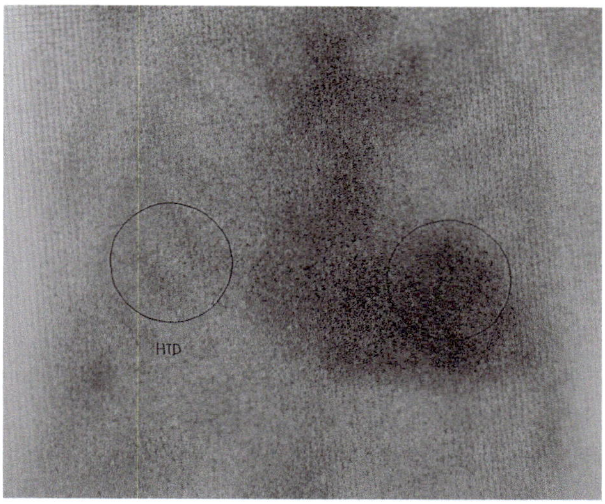

Sobre o caso, assinale a alternativa correta:

A) O diagnóstico de amiloidose AL está confirmado, deve-se encaminhar o paciente com urgência ao hematologista.

B) O diagnóstico de amiloidose associada à transtirretina está confirmado, sendo o próximo passo a solicitação do teste genético.

C) O fluxograma para o diagnóstico de amiloidose cardíaca proposto pela SBC não foi seguido corretamente.

D) O diagnóstico de amiloidose associado à transtirretina está confirmado, deve-se iniciar o tafamidis 80 mg via oral 1×/dia.

E) A biópsia endomiocárdica deve ser realizada para confirmação do diagnóstico de amiloidose cardíaca e do seu subtipo.

Questão 62

Homem de 25 anos, proveniente de cidade do interior do estado do Ceará, relatando dispneia aos pequenos esforços, ascite volumosa e leve edema de membros inferiores há 6 meses. Na investigação realizou os exames mostrados.

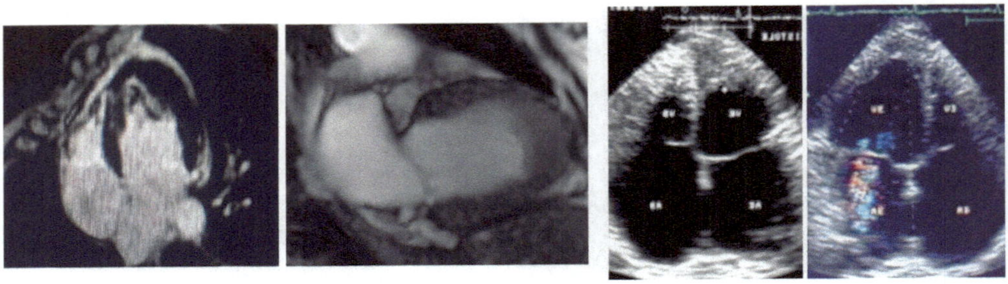

O diagnóstico é:

A) Endomiocardiofibrose.

B) Pericardite constritiva.

C) Sarcoidose cardíaca.

D) Cardiomiopatia da doença de Chagas com trombo apical.

E) Hemocromatose cardíaca.

Questão 63

Mulher de 24 anos com cardiomiopatia hipertrófica septal assimétrica forma obstrutiva, evoluindo em CF III mesmo após otimização da dose de succinato de metoprolol com FC de 52 bpm. Já utilizou previamente o verapamil, sem boa resposta.

Ecocardiograma com gradiente máximo na VSVE de 103 mmHg, movimento sistólico anterior da valva mitral (SAM), FE de 51% e septo de 31 mm.

A conduta recomendada com enfoque na melhora dos sintomas é:

A) Introdução do mavacanteno um inibidor específico da miosina cardíaca.

B) Terapia de redução septal, sendo a alcoolização septal a opção preferencial.

C) Encaminhar para avaliação de equipe especializada em transplante cardíaco.

D) Reabilitação cardíaca com exercícios de moderada intensidade.

E) Terapia de redução septal, sendo a miectomia a opção preferencial.

Questão 64

Homem de 68 anos refere dispneia aos moderados esforços há 3 meses. Nega dor precordial, palpitações ou síncope. Antecedente de hipertensão, obesidade e FA. Ao exame: BEG, corado, PA 153×97 mmHg FC 96 bpm, SpO_2 97%, ritmo cardíaco regular, com B4 e sem sopro, ausência de estase jugular, MV + sem ruídos adventícios, extremidades bem perfundidas, com pulsos presentes e simétricos, sem edema, IMC 32,5 kg/m^2.

Em uso de: olmesartana 40 mg + 5 mg de anlodipino 1×/dia, hidroclorotiazida 25 mg e rosuvastatina 20 mg e edoxabana 60 mg 1×/dia.

Eletrocardiograma em ritmo sinusal, com sinais de sobrecarga atrial esquerda.

Cintilografia de perfusão miocárdica com estresse farmacológico (dipiridamol) sem alterações.

Holter: episódio de fibrilação atrial com duração de 33 minutos.

Ecocardiograma, volume do AE de 45 mL/m^2, septo de 12 mm e parede posterior de 12 mm, com HVE concêntrica leve, relação E/e' de 13, disfunção diastólica grau I, FE 69% e PSAP de 42 mmHg.

Em relação ao escore H_2FPEF, como será a pontuação do paciente e sua probabilidade para o diagnóstico de ICFEP:

A) 6 pontos – probabilidade intermediária.

B) 4 pontos – probabilidade intermediária.

C) 7 pontos – alta probabilidade.

D) 9 pontos – alta probabilidade.

E) 5 pontos – probabilidade intermediária.

Questão 65

Homem de 49 anos, afrodescendente, portador de miocardiopatia de dilatada com FE 31%, com cateterismo sem lesões obstrutivas. Atualmente encontra-se em CF II da NYHA, aderente ao tratamento medicamentoso e às orientações dietéticas. Refere ter apresentado edema bipalpebral após utilizar o enalapril, que melhorou após sua suspensão. Realizou exames laboratoriais com NT-proBNP de 887 pg/mL, sem outras alterações significativas. Está em uso de terapia otimizada há 6 meses, com bisoprolol 10 mg 1×/dia, valsartana 320 mg 1×/dia, eplerenona 50 mg, dapagliflozina 10 mg, furosemida 40 mg 1×/dia.

Exame físico

Sem sinais de congestão sistêmica ou pulmonar, PA 112×68 mmHg, FC 68 bpm, sem outras alterações significativas.

Realizou o seguinte eletrocardiograma.

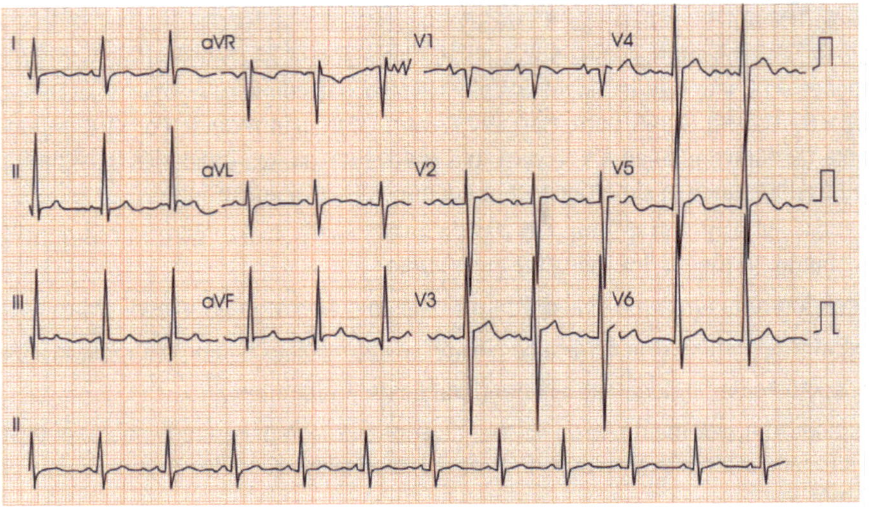

Em relação ao tratamento da insuficiência cardíaca, conforme as recomendações da Atualização de Tópicos Emergentes da Diretriz Brasileira de Insuficiência Cardíaca – 2021, deve-se:

A) Trocar valsartana por sacubitril/valsartana.

B) Indicar implante de ressincronizador cardíaco + cardiodesfibrilador implantável.

C) Associar hidralazina + nitrato.

D) Indicar transplante cardíaco.

E) Associar ivabradina.

Questão 66

Mulher negra de 33 anos, sem comorbidades conhecidas, está na sua segunda gestação, uma gravidez gemelar com 36 semanas. A gestação estava transcorrendo sem intercorrências, mas há alguns dias começou a apresentar dispneia progressiva, chegando aos pequenos esforços, associada a edema de membros inferiores. PA 100×74 mmHg FC 98 bpm. Realizou ecocardiograma com FE 39%, hipocinesia difusa, sem outras alterações.

Sobre o caso, assinale a alternativa correta:

A) Por estar no final da gestação, o enalapril pode ser introduzido com segurança e é o vasodilatador de escolha.

B) O betabloqueador com melhor evidência de na gestação é o bisoprolol.

C) A espironolactona é bem tolerada e com pouco efeitos colaterais para o feto, devendo ser introduzida, pois a FE é menor do que 40% e está em CF III.

D) Os medicamentos para IC com FE reduzida podem ser utilizados durante o aleitamento materno, sem restrições.

E) Pré-eclâmpsia, idade materna avançada, gemelaridade são fatores de riscos reconhecidos para essa miocardiopatia.

Questão 67

Homem de 56 anos com antecedente de infarto agudo do miocárdio com supradesnível do segmento ST em parede anterior, com realização de angioplastia primária de descendente anterior, com 7 horas após o início da dor, sem outras lesões residuais. Ecocardiograma à alta mostrou FE de 37%. Nos primeiros retornos ambulatoriais queixava-se de dispneia com moderada limitação para as atividades habituais, mas após a otimização da terapêutica medicamentosa, encontra-se assintomático e a FE melhorou para 51%. PA 94×60 mmHg FC 62 bpm. Em uso de ramipril 10 mg, succinato de metoprolol 200 mg /dia, espironolactona 25 mg e empagliflozina 10 mg, AAS 100 mg e rosuvastatina 20 mg.

Sobre o caso, é correto afirmar:

A) Na classificação da AHA o paciente está em CF I e estágio C.
B) Como houve melhora da fração de ejeção é possível considerar a redução gradual dos medicamentos, iniciando-se pela espironolactona.
C) Na classificação da AHA o paciente está em CF I e estágio B.
D) Como houve melhora da fração de ejeção é possível considerar a redução gradual dos medicamentos, iniciando-se pela empagliflozina.
E) Há necessidade de redução da dose do ramipril e metoprolol devido à pressão arterial limítrofe.

Questão 68

Paciente com diagnóstico prévio de cardiopatia hipertensiva com FE reduzida, foi internado por IC descompensada por má aderência à dieta, com queixa de dispneia aos mínimos esforços, ortopneia e dispneia paroxística noturna há 3 dias. Ao exame: regular estado geral, corado, turgência jugular a 45, ritmo cardíaco regular com B3, estertores crepitantes em terços inferiores bilateralmente, edema 2+/4+ em membros inferiores, tempo de enchimento capilar de 2 segundos. PA 112×68 mmHg FC 64 bpm.

Em uso de carvedilol 25 mg 12/12h, sacubitril-valsartana 200 mg 12/12h, eplerenona 25 mg e dapagliflozina 10 mg.

Sobre o caso, assinale a alternativa:

A) O carvedilol deve ser reduzido para 12,5 mg 12/12h.
B) A terapia diurética intravenosa tem como um dos alvos clínicos a ausência de ortopneia e esforço respiratório em 24 horas.
C) A introdução de dobutamina em baixas doses (2 a 5 mcg/kg/min) é recomendada.
D) Há indicação de furosemida intravenosa com a meta de diurese de 1,0 mL/kg/h.
E) O perfil clínico hemodinâmico da descompensação é o perfil C.

Questão 69

Mulher de 71 anos começou a apresentar dor precordial e sudorese após acidente de trânsito e foi encaminhada ao pronto-socorro. Eletrocardiograma com supradesnível em parede anterior. Foi encaminhada ao cateterismo cardíaco, que mostrou lesão de 30% em descendente anterior e 40% em marginal esquerda. Em seguida, realizou essa ventriculografia.

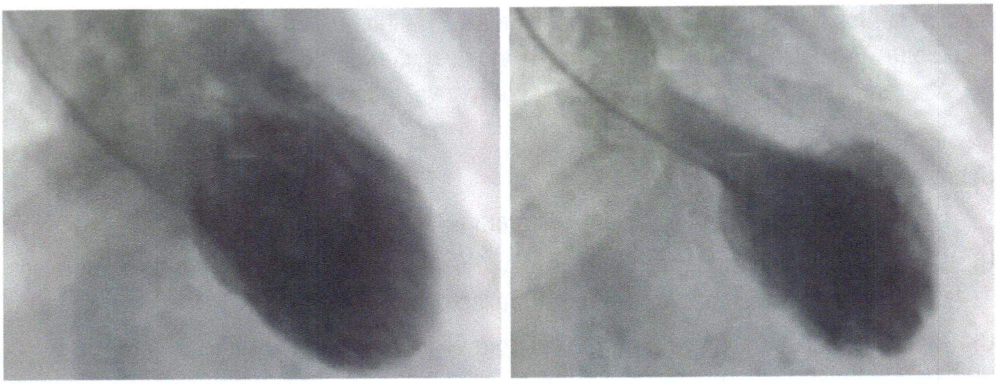

Assinale a alternativa correta sobre o caso:

A) Não há indicação de dupla antiagregação plaquetária.

B) A ressonância cardíaca mostrará realce de padrão isquêmico envolvendo a parede anterior.

C) A troponina não costuma elevar-se nessa condição.

D) O caso é claramente um infarto agudo do miocárdio sem lesões obstrutivas (MINOCA) provavelmente ocasionado por vasoespasmo em descendente anterior.

E) A recuperação da função ventricular ocorre na maioria dos pacientes, mas ocorre de forma lenta e costuma demorar meses.

CAPÍTULO 3

IC/miocardiopatias

Resposta da Questão 1

■ Alternativa B

Comentários

O primeiro ponto nesse caso é definir se a paciente de fato tem insuficiência cardíaca com fração de ejeção preservada (ICFEp). Uma ferramenta útil para essa definição é o escore H_2FPEF, que leva em conta critérios clínicos, laboratoriais e de imagem. A paciente cumpre vários critérios: obesidade (IMC 31,2), hipertensão arterial, presença de fibrilação atrial, hipertensão pulmonar (PSAP 45 mmHg) e idade acima de 60 anos, totalizando 8 pontos no escore. A pontuação sugere um diagnóstico altamente provável de ICFEp.

	Variável clínica	Valores	Pontuação
H_2	Heavy (peso)	Índice de massa corpórea (IMC) > 30 kg/m²	2
	Hipertensão	2 ou mais medicações anti-hipertensivas	1
F	Fibrilação atrial	FA paroxística ou persistente	3
P	Hipertensão Pulmonar	Pressão sistólica de artéria pulmonar estimada no ECO > 35 mmHg	1
E	Elder (idade)	Idade > 60 anos	1
F	Filling pressure (pressão de enchimento)	Doppler ao ecocardiograma E/e' > 9	1
	H_2FPEF escore		Soma (0-9)

Total de pontos	0	1	2	3	4	5	6	7	8	9
Probabilidade de ICFEP	0,2	0,3	0,4	0,5	0,6	0,7	0,8	0,9	0,95	

Baixa probabilidade: 0-1; Intermediário: 2-5; Alta probabilidade: 6-9.

Evidências sobre o manejo da ICFEp

Até 2020, não havia evidências robustas de opções farmacológicas que reduzissem eventos cardiovasculares em pacientes com ICFEp. Um estudo relevante desse período é o TOPCAT *trial*, publicado no *New England Journal of Medicine* (NEJM) em 2014, que avaliou o uso de espironolactona em pacientes com ICFEp (FE ≥ 45%). Foram incluídos 3.445 pacientes randomizados para espironolactona (15-45 mg/dia) ou placebo, com um desfecho primário composto por morte cardiovascular, parada cardíaca abortada ou hospitalização por insuficiência cardíaca. Após um seguimento médio de 3,3 anos, o desfecho primário ocorreu em 18,6% dos pacientes no grupo espironolactona e 20,4% no grupo placebo (HR: 0,89; IC 95%: 0,77-1,04; P=0,14). Não houve redução estatisticamente significativa no desfecho primário, indicando que a espironolactona não reduziu significativamente os eventos cardiovasculares nessa população. Em uma análise de subgrupo (geradora de hipótese), considerando apenas a coorte de pacientes dos EUA/Américas, observou-se uma redução significativa no risco de hospitalização por insuficiência cardíaca com o uso de espironolactona. Já nos pacientes da Rússia/Geórgia não houve benefício aparente. Houve questionamentos se parte desses pacientes realmente tinha ICFEP, pois a taxa de eventos (hospitalizações por IC) foi surpreendentemente baixa. Essas discrepâncias levantaram a hipótese de que, possivelmente, diferenças no perfil dos pacientes, na forma de diagnóstico e no acesso aos cuidados de saúde possam ter influenciado o resultado global do estudo.

Contudo, nos últimos anos, importantes estudos surgiram.

1. EMPEROR-Preserved (2021):
   - Publicado no NEJM, o estudo avaliou empagliflozina 10 mg/dia.
   - Houve uma redução de 21% em desfechos cardiovasculares, principalmente devido à redução de hospitalizações por IC. Não foi observada redução na mortalidade cardiovascular.
2. DELIVER (2022):
   - Também publicado no NEJM, avaliou dapagliflozina na mesma população.
   - Observou-se redução de 18% nos desfechos cardiovasculares, novamente focado na redução de hospitalizações, sem impacto na mortalidade global.

Recomendações nas Diretrizes:

- A diretriz europeia de 2023 recomenda o uso de inibidores de SGLT2 como classe I para ICFEp.
- A diretriz americana de 2023 classifica como recomendação 2a.

3. STEP-HFpEF (2023):
   - Avaliou semaglutida 2,4 mg/semana em pacientes com ICFEp e obesidade (IMC ≥ 30).
   - O estudo mostrou melhora no escore KCCQ (qualidade de vida) e redução de peso.
4. FINEARTS-HF (2024):
   - Apresentado no Congresso Europeu de Cardiologia, o estudo avaliou finerenona, antagonista do receptor mineralocorticoide não esteroidal.

- Em 6.016 pacientes com ICFEp (FE ≥ 40%), houve uma redução de 16% no desfecho primário (morte cardiovascular e hospitalização por IC), mas sem impacto na mortalidade.
-

5. Pooled Analysis de Semaglutida (2024):
   - Incluiu dados de 3.743 pacientes dos estudos STEP-HFpEF, SELECT e FLOW.
   - Houve uma redução de 31% nos desfechos cardiovasculares, incluindo morte cardiovascular e piora de IC.

Conclusão

O manejo da ICFEp evoluiu significativamente nos últimos anos. Os inibidores de SGLT2 (empagliflozina e dapagliflozina) permanecem como a classe com melhor evidência para redução de desfechos em ICFEp. Já finerenona e semaglutida surgem como opções promissoras, essa última no subgrupo de pacientes com obesidade.

Este resumo evidencia a transformação recente e o avanço terapêutico para pacientes com ICFEp.

Referências

Solomon SD et al. Finerenone in Heart Failure with Mildly Reduced or Preserved Ejection Fraction. New England Journal of Medicine. 2024;391:1475–1485. DOI: 10.1056/NEJMoa2407107.

Solomon SD et al. Dapagliflozin in Heart Failure with Mildly Reduced or Preserved Ejection Fraction. New England Journal of Medicine. 2022;387:1089–1098. DOI: 10.1056/NEJMoa2206286.

Anker SD et al. Empagliflozin in Heart Failure with a Preserved Ejection Fraction. New England Journal of Medicine. 2021;385:1451–1461. DOI: 10.1056/NEJMoa2107038.

Kosiborod MN et al. Semaglutide in Patients with Heart Failure with Preserved Ejection Fraction and Obesity. New England Journal of Medicine. 2023;389:1069-1084. DOI: 10.1056/NEJMoa2306963.

Kosiborod MN et al. Semaglutide versus placebo in patients with heart failure and mildly reduced or preserved ejection fraction: a pooled analysis of the SELECT, FLOW, STEP-HFpEF, and STEP-HFpEF DM randomised trials. The Lancet. 2024;404(10456):949-961.

Resposta da Questão 2

Alternativa B

Comentários

A diretriz de consenso de especialistas 2024 do American College of Cardiology sobre insuficiência cardíaca com fração de ejeção reduzida (ICFEr) reforça a indicação de iniciar terapia quádrupla em pacientes com ICFEr sintomática. A combinação recomendada inclui: sacubitril/valsartana, um betabloqueador, um antagonista mineralocorticoide e um inibidor da SGLT-2.

O objetivo é otimizar o tratamento nos primeiros 3 meses, conforme reforçado pelo trecho da diretriz:

"Para a pessoa com ICFEr de início recente, as terapias devem ser iniciadas com o objetivo de atingir as doses-alvo ou as doses máximas toleradas das quatro classes principais de medicação o mais rápido possível, e idealmente em no máximo 3 meses."

Evidência científica

O estudo *Strong Heart Failure*, publicado no *The Lancet*, avaliou 1.078 pacientes internados por IC descompensada que não estavam em terapia otimizada. Os pacientes foram randomizados em dois grupos: tratamento usual *versus* tratamento intensivo, buscando alcançar doses plenas das medicações em até seis semanas. O estudo demonstrou redução de 34% no desfecho primário (readmissão por IC ou morte por todas as causas em 180 dias), reforçando a importância de otimização rápida.

Indicações de sacubitril/valsartana

Para pacientes com ICFEr:

- Se o paciente já usa enalapril ≥ 10 mg/dia ou valsartana ≥ 160 mg/dia, e não apresenta contraindicações, pode-se iniciar sacubitril/valsartana 100 mg 12/12h.
- Nos demais casos (idosos frágeis, insuficiência renal, ou sem uso prévio de inibidores do sistema renina-angiotensina como no caso em questão), recomenda-se iniciar com 50 mg 12/12h.

Antagonistas mineralocorticoides

Os estudos RALES e EPHESUS sustentam o uso de espironolactona e eplerenona, respectivamente, como opções de antagonistas mineralocorticoides na ICFEr. Apesar de o estudo FINEARTS com finerenona mostrar eficácia na IC com fração preservada e levemente reduzida, ainda aguardamos estudos robustos para IC com fração reduzida.

Mitraclip e insuficiência mitral secundária

Em pacientes com IM secundária e ICFEr, a diretriz recomenda considerar o uso de Mitraclip naqueles que permanecem sintomáticos (classe funcional III-IV), apesar do tratamento clínico otimizado, incluindo ressincronização cardíaca, se indicada. No caso apresentado, o tratamento clínico ainda não foi otimizado, o que deve ser priorizado.

No estudo PROVE-HF (*Circulation, 2022*), 44% dos pacientes com IM funcional grau III/IV apresentaram melhora significativa da insuficiência mitral após otimização do tratamento com sacubitril/valsartana, reforçando a importância da terapia medicamentosa antes de intervenções invasivas.

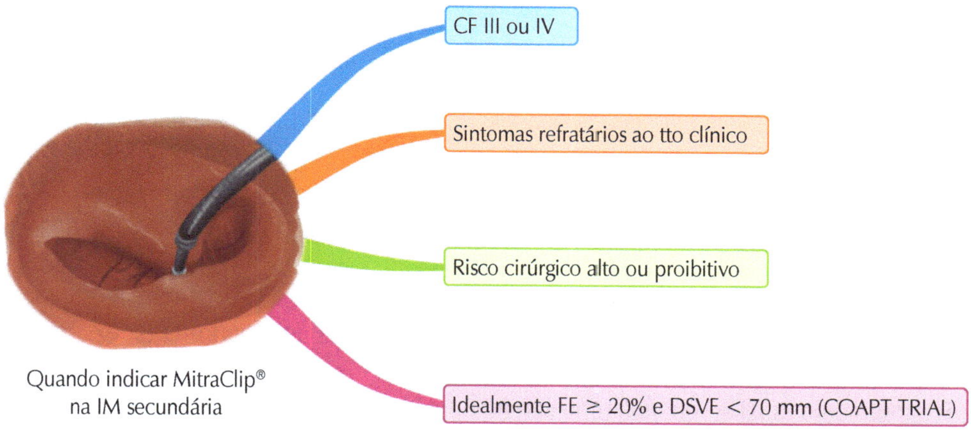

Quando indicar MitraClip®
na IM secundária

Referências

Maddox TM, Januzzi JL Jr, Allen LA, Breathett K, Brouse S, Butler J, Davis LL, Fonarow GC, Ibrahim NE, Lindenfeld J, Masoudi FA, Motiwala SR, Oliveros E, Walsh MN, Wasserman A, Yancy CW, Youmans QR. 2024 ACC expert consensus decision pathway for treatment of heart failure with reduced ejection fraction: a report of the American College of Cardiology Solution Set Oversight Committee. J Am Coll Cardiol 2024 83(15):1444-1488.

Tarasoutchi F, Montera MW, Ramos AIO, Sampaio RO, Rosa VEE, Accorsi TAD, et al. Atualização das Diretrizes Brasileiras de Valvopatias – 2020. Arq Bras Cardiol. 2020;115(4):720-775.

Mebazaa A, Davison B, Chioncel O, Cohen-Solal A, Diaz R, Filippatos G, et al. Safety, tolerability and efficacy of up-titration of guideline-directed medical therapies for acute heart failure (STRONG-HF): a multinational, open-label, randomised, trial. The Lancet. 2022;400:1938-52.

Januzzi JL, Omar AMS, Liu Y, Murphy S, Butler J, Felker GM, Piña IL, Ward J, Solomon S, Contreras J. Association Between Sacubitril/Valsartan Initiation and Mitral Regurgitation Severity in Heart Failure With Reduced Ejection Fraction: The PROVE-HF Study. Circulation. 2022 Nov 22;146(21):1638-1640.

Resposta da Questão 3

Alternativa D

Comentários

A questão apresenta um caso de um paciente jovem, com episódios recorrentes de síncope durante esforço físico e dispneia aos esforços. O exame físico revelou sopro sistólico ejetivo no bordo esternal esquerdo, sugerindo obstrução ao fluxo de saída do ventrículo esquerdo, característico da cardiomiopatia hipertrófica (CMH).

Diagnóstico Fenotípico da CMH.

O diagnóstico baseia-se nos seguintes critérios:

- Hipertrofia do VE ≥ 15 mm documentada por imagem (geralmente ecocardiograma), com ventrículo esquerdo não dilatado.
- Ou ≥ 13 mm se familiar em primeiro grau com diagnóstico de CMH.
- Exclusão de causas secundárias, como hipertensão arterial ou estenose aórtica.

O exame de escolha inicial é o ecocardiograma, mas a ressonância magnética cardíaca pode ser fundamental em alguns cenários:

- Suspeita inconclusiva de CMH.
- Diagnóstico diferencial com outras doenças que simulam a CMH, chamadas de fenocópias (p. ex.: amiloidose, doença de Fabry).
- Estratificação de risco de morte súbita (fibrose > 15% é indicativo de alto risco).
- Avaliação detalhada da massa do VE e presença de aneurismas apicais.

Utilidade do teste genético

- Indicação diagnóstica: em casos de dúvida sobre a causa da hipertrofia (p. ex.: coexistência de hipertensão).
- Rastreamento familiar: quando uma variante patogênica ou provavelmente patogênica é identificada, o teste deve ser estendido aos parentes próximos.
- Prognóstico: algumas mutações genéticas podem estar associadas a pior desfecho.

Manejo de insuficiência cardíaca e sintomas

- Tratamento inicial:
  - Betabloqueadores (primeira escolha).
  - Alternativa: verapamil ou diltiazem.
  - Disopiramida pode ser utilizada, mas é indisponível no Brasil.
- Sintomas refratários:
  - Função sistólica preservada (FE ≥ 55%):
  - Mavacanteno é a primeira opção terapêutica.
  - Alternativa: terapia de redução septal (p. ex.: miectomia ou ablação septal com álcool) aqui só se CF III ou IV.
  - Função sistólica reduzida (FE < 55%):
    - Mavacanteno é contraindicado, pois pode reduzir ainda mais a fração de ejeção.
    - Redução septal torna-se a única opção.

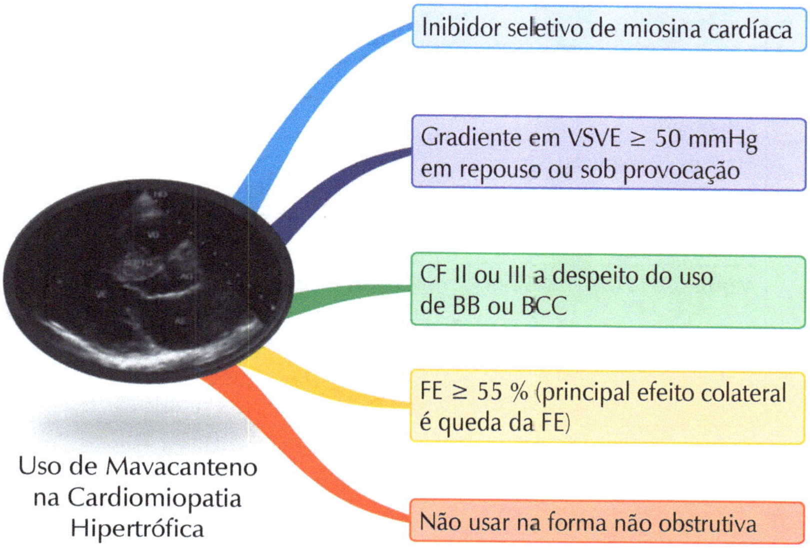

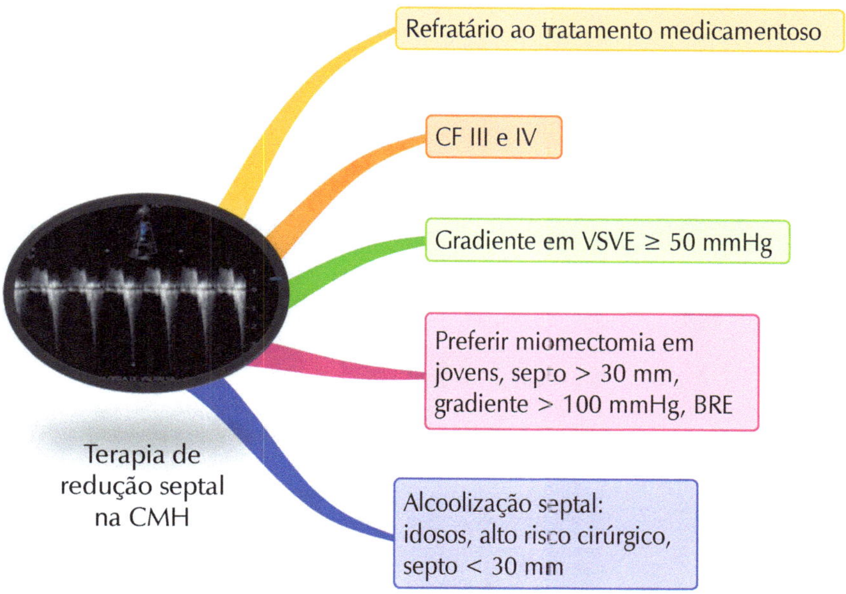

Estratificação de risco de morte súbita

A avaliação do risco de morte súbita em pacientes com CMH deve considerar critérios clínicos, ecocardiográficos e de ressonância magnética, conforme as diretrizes da SBC. Pacientes com alto risco devem ser considerados para implante de CDI.

Fatores de risco para morte súbita na miocardiopatia hipertrófica:

Critério	Descrição	Detalhes
História pessoal	Antecedente de taquicardia ventricular sustentada sincopal/FV	Prevenção secundária: alto risco de novos eventos recorrentes.
História pessoal	Síncopes inexplicadas	Pelo menos um episódio de perda transitória da consciência, descartando-se ser: pela obstrução do TSVE ou vasovagal. Maior importância se ocorrido nos últimos 6 meses.
História familiar	Morte súbita (MS) na família	MS provavelmente ou certa atribuível à CMH em ≥1 parente de 1º ou 2º grau com ≤50 anos de idade. Se de 3º grau: quando múltiplos.
ECO/RNM	HVE ≥ 28 mm	Espessura de parede ≥ 28 mm em qualquer segmento de parede ventricular, por ECO/RNM.
ECO/RNM	Disfunção sistólica	FE ≤ 50% por ECO ou RNM
ECO/RNM	Aneurisma apical de VE	Presente: maior risco
RMC	Realce tardio ≥ 15%	Realce tardio difuso e extenso quantificado ou estimado por inspeção visual compreendendo ≥ 15% da massa total do VE.
Holter	TVNS	Valorizar se episódios de TVNS são frequentes (≥ 3), mais longos (≥ 10 batimentos) e mais rápidos (≥ 200 batimentos por minuto).

Fluxograma resumindo quando indicar ou não CDI em pacientes com CMH.

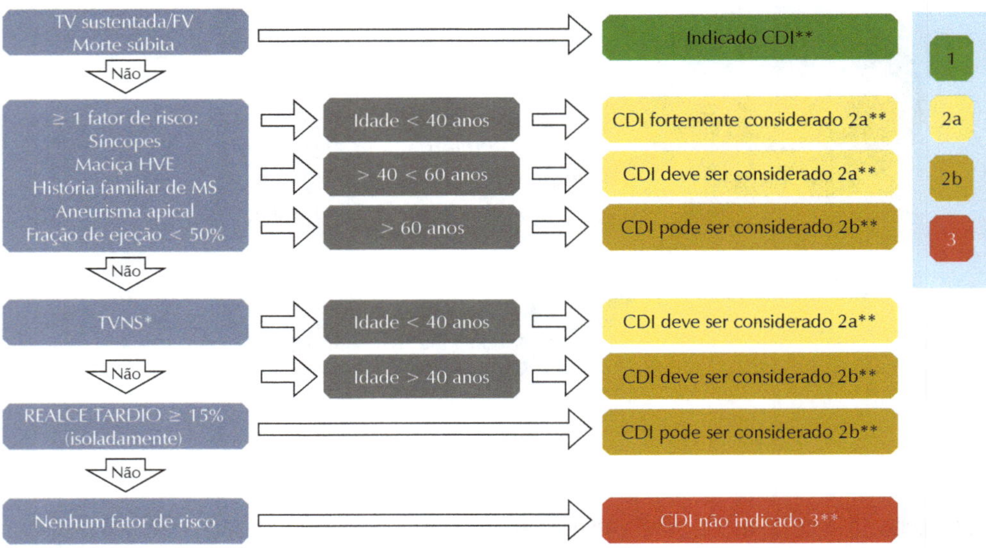

**Múltiplos episódios (≥ 3), FC ≥200 bpm e ≥ 10 batimentos. ** Tomada de conduta guiada por Heart Team.*
Fonte: Adaptada de Fernandes F, Simões MV, Correia EB, Marcondes-Braga FG, Coelho-Filho OR, Mesquita CT, et al. Diretriz sobre Diagnóstico e Tratamento da Cardiomiopatia Hipertrófica – 2024. Arq Bras Cardiol. 2024;121(7):e20240415.

Referência

Fernandes F, Simões MV, Correia EB, Marcondes-Braga FG, Coelho-Filho OR, Mesquita CT, et al. Diretriz sobre Diagnóstico e Tratamento da Cardiomiopatia Hipertrófica – 2024. Arq Bras Cardiol. 2024;121(7):e20240415.

Resposta da Questão 4

■ Alternativa B

Comentários

A questão aborda o manejo de insuficiência cardíaca com fração de ejeção preservada (ICFEP) em uma paciente com obesidade, dispneia aos esforços e disfunção diastólica tipo 2. A ICFEP é um cenário desafiador, no qual até o momento nenhuma medicação mostrou redução de mortalidade em estudos robustos.

No caso das gliflozinas, estudos importantes como o EMPEROR-Preserved e o DELIVER trial demonstraram benefícios em redução de hospitalização e melhora dos sintomas em pacientes com ICFEP, mas não houve impacto na mortalidade. Assim, o uso de gliflozinas é recomendado principalmente para melhora de desfechos clínicos relacionados à qualidade de vida e redução de internações.

Quanto ao uso de análogos do receptor de GLP-1, o STEP-HFpEF (2023) avaliou o uso de semaglutida 2,4 mg em pacientes com ICFEP, obesidade (IMC acima de 30) e sem diabetes. O estudo mostrou melhora significativa na qualidade de vida medida pelo KCCQ (Kansas City Cardiomyopathy Questionnaire), com aumento de 16,6 pontos no grupo tratado em comparação a 8,7 pontos no grupo placebo. O escore inicial dos pacientes era de 56,7, sendo que valores menores indicam sintomas mais graves. Portanto, os análogos de GLP-1 podem ser considerados como terapia adjuvante para melhora de sintomas e qualidade de vida em pacientes com ICFEP e obesidade.

Em relação ao NT-proBNP, os níveis tendem a ser subestimados em pacientes obesos. O mecanismo exato para essa alteração ainda não está completamente elucidado, mas é importante levar em conta essa limitação no contexto da avaliação clínica.

Por fim, a cirurgia bariátrica não é indicada nesse momento. Apesar de o IMC estar em torno de 35, pacientes com ICFEP sintomática necessitam, primeiramente, de melhor compensação clínica da insuficiência cardíaca antes de qualquer cirurgia eletiva. Além disso, a indicação de cirurgia bariátrica em pacientes não diabéticos segue os critérios de IMC maior ou igual a 40 ou entre 35 e 39,9 quando há comorbidades associadas refratárias ao tratamento clínico, o que não se aplica a esse caso.

Referências

Kosiborod MN, Abildstrøm SZ, Borlaug BA, Butler J, Rasmussen S, Davies M, Hovingh GK, et al. Semaglutide in patients with heart failure with preserved ejection fraction and obesity. N Engl J Med. 2023;389:1069-1084. doi:10.1056/NEJMoa2306963.

Kittleson MM, Panjrath GS, Amancherla K, Davis LL, Deswal A, Dixon DL, Januzzi JL Jr, et al. 2023 ACC expert consensus decision pathway on management of heart failure with preserved ejection fraction. J Am Coll Cardiol. 2023 May 9;81(18):1835-1878. doi: 10.1016/j.jacc.2023.03.393. Epub 2023 Apr 19.

Resposta da Questão 5

■ Alternativa D

Comentários

A questão aborda o manejo de um paciente com insuficiência cardíaca com fração de ejeção reduzida (ICFER) e início recente de sintomas, caracterizando um quadro de insuficiência cardíaca de novo. Pontos importantes sobre o tema:

As diretrizes internacionais divergem quanto à medicação inicial. A diretriz americana já recomenda o início direto com sacubitril-valsartana como inibidor do sistema renina-angiotensina-aldosterona, enquanto a diretriz brasileira da SBC de 2021 ainda coloca o IECA como a escolha preferencial inicial. Essa discordância reflete diferenças nas interpretações dos estudos e aplicação prática.

O uso de gliflozinas (inibidores de SGLT2) como parte da terapia inicial também é respaldado pelas diretrizes internacionais, como a americana, que considera seu uso já no início do tratamento. A diretriz brasileira, por outro lado, sugere reservar o uso de gliflozinas para pacientes que continuam sintomáticos mesmo após a otimização da terapia tripla inicial, composta por IECA ou BRA, betabloqueadores e antagonistas de mineralocorticoides.

Em relação aos betabloqueadores, as diretrizes de 2018 colocam carvedilol, succinato de metoprolol e bisoprolol como os únicos com classe de recomendação 1A para o tratamento da ICFER. O nebivolol, por sua vez, possui classe de recomendação 2B, com evidência nível B, e é indicado principalmente para pacientes acima de 70 anos. Sua evidência em comparação aos outros betabloqueadores é menor.

Por fim, a indicação de cardiodesfibrilador implantável (CDI) em prevenção primária de morte súbita na ICFER deve ocorrer somente após a otimização do tratamento clínico. Isso porque uma parcela significativa dos pacientes pode apresentar remodelamento reverso e melhora da fração de ejeção após a terapia, o que torna o CDI desnecessário caso a fração de ejeção supere 35%.

Esse contexto reflete a importância de um manejo individualizado e baseado em diretrizes, considerando as evidências mais recentes e as particularidades de cada paciente.

Referências

Maddox TM, Januzzi JL Jr, Allen LA, Breathett K, Brouse S, Butler J, Davis LL, Fonarow GC, Ibrahim NE, Lindenfeld J, Masoudi FA, Motiwala SR, Oliveros E, Walsh MN, Wasserman A, Yancy CW, Youmans QR. 2024 ACC expert consensus decision pathway for treatment of heart failure with reduced ejection fraction: a report of the American College of Cardiology Solution Set Oversight Committee. J Am Coll Cardiol 2024 83(15):1444-1488.

Marcondes-Braga FG, Moura LAZ, Issa VS, Vieira JL, Rohde LE, Simões MV,et al. Atualização de Tópicos Emergentes da Diretriz de Insuficiência Cardíaca – 2021. Arq Bras Cardiol. 2021; 116(6):1174-1212.

Comitê Coordenador da Diretriz de Insuficiência Cardíaca. Diretriz Brasileira de Insuficiência Cardíaca Crônica e Aguda. Arq Bras Cardiol. 2018; 111(3):436-539.

Resposta da Questão 6

■ **Alternativa A**

Comentários

O conceito principal dessa questão está na distinção entre alterações eletrocardiográficas fisiológicas, comuns em atletas, e achados potencialmente patológicos que indicariam a necessidade de investigação adicional. Em atletas afrodescendentes, como o paciente descrito, a inversão de ondas T nas derivações de V1 a V4 pode ser considerada uma variante normal. Esse achado deve ser interpretado em conjunto com outros parâmetros clínicos e exames complementares.

Relembrando:

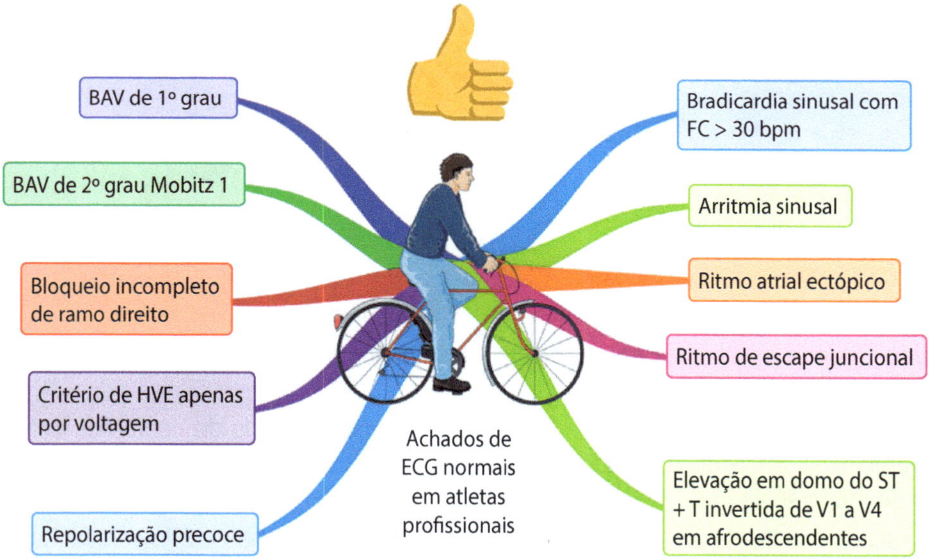

BAV de 1º grau
BAV de 2º grau Mobitz 1
Bloqueio incompleto de ramo direito
Critério de HVE apenas por voltagem
Repolarização precoce
Achados de ECG normais em atletas profissionais
Bradicardia sinusal com FC > 30 bpm
Arritmia sinusal
Ritmo atrial ectópico
Ritmo de escape juncional
Elevação em domo do ST + T invertida de V1 a V4 em afrodescendentes

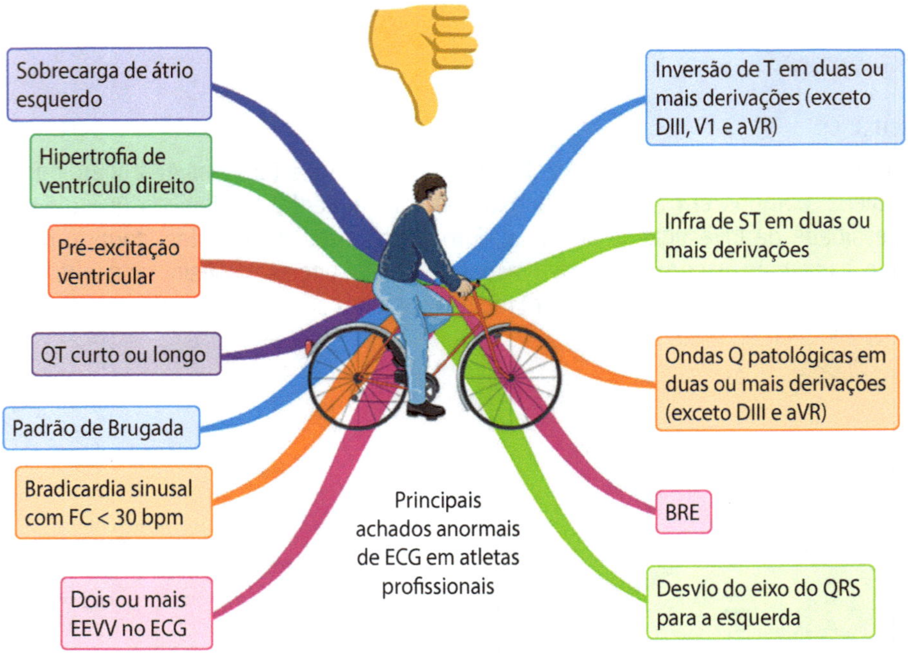

No caso apresentado:

- O ecocardiograma não evidenciou alterações estruturais cardíacas relevantes.
- O teste ergométrico demonstrou excelente desempenho físico (19 METs) e ausência de arritmias.
- O paciente não apresenta sintomas ou histórico clínico sugestivo de condições como cardiomiopatia hipertrófica ou outras patologias estruturais que poderiam aumentar o risco de morte súbita.

De fato, alterações fisiológicas, como elevação em cúpula do segmento ST acompanhada de inversão de onda T nas precordiais, são frequentemente observadas em atletas afrodescendentes e não são indicativas de doença cardíaca quando corroboradas por exames complementares normais.

Pontos de destaque

- A avaliação eletrocardiográfica de atletas deve levar em consideração fatores como etnia e histórico esportivo.
- O contexto clínico é essencial para diferenciar alterações fisiológicas de possíveis patologias.
- Em cenários onde o ecocardiograma e o teste de esforço não revelam anormalidades, e o paciente apresenta bom desempenho funcional, o achado eletrocardiográfico pode ser considerado benigno.

Por fim, esse caso ilustra a importância de avaliar os exames complementares dentro do contexto clínico do paciente, destacando como o mesmo achado eletrocardiográfico pode ter implicações diferentes dependendo do perfil do paciente (p. ex.: idade, etnia, e nível de atividade física).

Referência

Ghorayeb N, Stein R, Daher DJ, Silveira AD, Ritt LEF, Santos DFP et al. Atualização da Diretriz em Cardiologia do Esporte e do Exercício da Sociedade Brasileira de Cardiologia e da Sociedade Brasileira de Medicina do Esporte - 2019. Arq Bras Cardiol. 2019; 112(3):326-368.

Resposta da Questão 7

Alternativa C

Comentários

Essa questão aborda novamente a interpretação do eletrocardiograma em pacientes submetidos à avaliação pré-participação esportiva. O conceito-chave aqui é a diferenciação entre padrões eletrocardiográficos fisiológicos (normais) e patológicos, essenciais para determinar a conduta clínica apropriada.

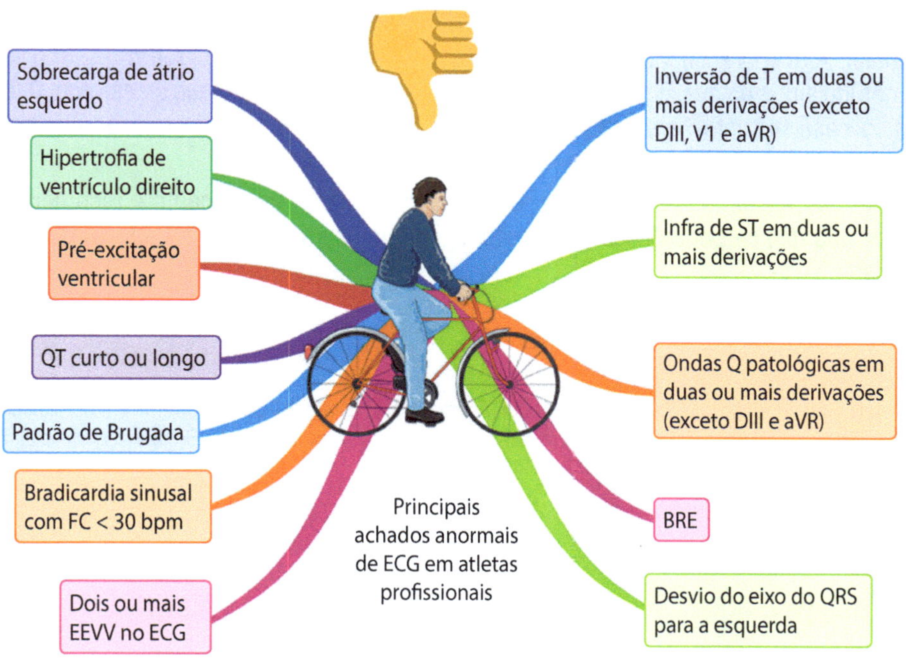

No caso apresentado, diferentemente do anterior, o eletrocardiograma mostra alterações claras e patológicas, independentemente da etnia ou contexto do paciente. Entre os achados mais preocupantes, destacam-se:

- Inversão de onda T atingindo derivações laterais (V6, D1, AVL), o que não é fisiológico.
- Aumento relevante de voltagem em diversas derivações, que pode ser benigno em indivíduos magros ou atléticos, mas no contexto de alterações marcantes na repolarização ventricular, sugere sobrecarga de ventrículo esquerdo.

Pontos a considerar

- Embora o ecocardiograma prévio da paciente tenha sido considerado normal, isso não exclui a possibilidade de uma miocardiopatia, especialmente considerando a possibilidade de erros técnicos (exame operador-dependente) ou limitações técnicas na detecção de formas específicas de cardiopatias estruturais. A miocardiopatia hipertrófica apical (forma de Yamaguchi) é um exemplo clássico de doença que pode passar despercebida no ecocardiograma convencional.
- Alterações como as descritas no ECG desta paciente não podem ser desconsideradas. Um padrão tão alterado em um indivíduo jovem precisa ser investigado com maior precisão para excluir miocardiopatias estruturais, particularmente a miocardiopatia hipertrófica, que é uma causa importante de morte súbita em atletas.

Conduta sugerida

A ressonância magnética cardíaca é o exame de escolha para avaliar miocardiopatias, dada sua maior acurácia e capacidade de detalhar alterações estruturais. Além disso, o teste ergométrico ajuda na avaliação funcional e na resposta do ritmo cardíaco ao esforço. O teste genético, caso se confirme a miocardiopatia, auxilia no diagnóstico e rastreio familiar, sendo particularmente relevante em doenças com potencial hereditário.

Enquanto esses exames não são realizados, a suspensão do treinamento é recomendada, uma vez que não se pode descartar o risco de eventos cardiovasculares adversos durante a atividade física.

Referência

Ghorayeb N, Stein R, Daher DJ, Silveira AD, Ritt LEF, Santos DFP et al. Atualização da Diretriz em Cardiologia do Esporte e do Exercício da Sociedade Brasileira de Cardiologia e da Sociedade Brasileira de Medicina do Esporte - 2019. Arq Bras Cardiol. 2019; 112(3):326-368.

Resposta da Questão 8

■ Alternativa B

Comentários

Temos um paciente de 50 anos com cardiomiopatia dilatada (CMD), caracterizada por fração de ejeção reduzida, hipocinesia difusa e dilatação do ventrículo esquerdo, sem evidências de doença coronariana ou outras etiologias óbvias. Nesses casos, a avaliação inicial deve seguir uma abordagem estruturada conforme as diretrizes atuais, como a Diretriz Europeia de 2023 de Cardiomiopatias, para identificar a causa da CMD e direcionar o manejo clínico.

Exames diagnósticos

1. Ressonância magnética cardíaca (RMC):
   - Indicação classe 1, essencial na avaliação inicial de pacientes com CMD.
   - A RMC com contraste é capaz de:
     - Caracterizar o tecido miocárdico e ajudar no diagnóstico diferencial.
     - Identificar padrões de realce tardio (p. ex.: mesocárdico em miocardite, subendocárdico em infarto, transmural em cardiomiopatias infiltrativas).
   - O exame pode direcionar a investigação etiológica, sendo indispensável no caso em questão.
2. Teste genético:
   - Recomendado para pacientes com CMD, principalmente quando há histórico familiar ou evidências sugestivas de doenças genéticas.
   - Indicação classe 1 pela diretriz para identificar variantes patogênicas associadas à CMD (p. ex.: filamina C, desmoplaquina, lamina A/C etc.), que podem influenciar no manejo, incluindo risco de morte súbita.
   - Em pacientes com variantes de alto risco, o implante de CDI para prevenção primária pode ser considerado, mesmo com FE > 35% (recomendação 2A).

Terapia medicamentosa

- Inibidores de SGLT2 (gliflozinas):
  - Indicação classe 1 para pacientes com insuficiência cardíaca, independentemente da presença de diabetes.
  - Estudos como EMPEROR-Reduced e DAPA-HF demonstraram redução de eventos cardiovasculares e mortalidade em pacientes com FE ≤ 40%.
  - Em pacientes com FE preservada ou levemente reduzida, os estudos EMPEROR-Preserved e DELIVER evidenciam redução de hospitalizações.

CDI e prevenção primária

- Pacientes com FE ≤ 35% têm indicação para CDI como prevenção primária.
- Em CMD associada a variantes genéticas de alto risco (p. ex.: lamina A/C, filamina C etc.), a indicação de CDI pode ser estendida a pacientes com FE > 35%, mesmo sem história de arritmia prévia, conforme evidência 2A.

Referência

Arbelo E, Protonotarios A, Gimeno JR, Arbustini E, Barriales-Villa R, Basso C, et al. ESC Scientific Document Group. 2023 ESC Guidelines for the management of cardiomyopathies. Eur Heart J. 2023 Oct 1;44(37):3503-3626. doi: 10.1093/eurheartj/ehad194. PMID: 37622657.

Resposta da Questão 9

■ Alternativa B

Comentários

Esse caso apresenta um paciente com insuficiência cardíaca (IC) e fração de ejeção levemente reduzida (FE 43%), segundo a classificação atual das diretrizes. A IC pode ser categorizada com base na fração de ejeção em quatro grupos: IC com fração de ejeção reduzida (≤ 40%), IC com fração de ejeção levemente reduzida (41%-49%) e IC com fração de ejeção preservada (≥ 50%) e IC com FE melhorada (FE inicial ≤ 40%, com melhora de pelo menos 10% e com valor final > 40%). Essa diferenciação é essencial para guiar o manejo clínico e as opções terapêuticas, já que a base de evidências para cada categoria varia significativamente.

Tratamento na IC com fração de ejeção levemente reduzida

Para pacientes com IC com fração de ejeção levemente reduzida, as diretrizes internacionais, como as da ESC de 2023, fornecem orientações claras:

1. Diuréticos de alça:
   - Recomendação classe 1 para o manejo da retenção hídrica, com o objetivo de aliviar sintomas relacionados à congestão. Esses medicamentos não têm impacto direto na mortalidade, mas melhoram a qualidade de vida e ajudam a evitar exacerbações agudas.
2. Inibidores de SGLT2 (dapagliflozina ou empagliflozina):
   - Também recomendados como classe 1, com base em evidências dos estudos DELIVER e EMPEROR-Preserved, que demonstraram redução significativa nas hospitalizações por IC descompensada. Contudo, é importante destacar que esses estudos não mostraram redução da mortalidade nesse subgrupo de pacientes.
3. ARNI, IECA, BRAs, betabloqueadores e antagonistas do receptor mineralocorticoide (ARM):
   - Embora amplamente indicados na IC com fração de ejeção reduzida, essas classes de medicamentos possuem recomendação classe 2B (diretriz europeia) na fração de ejeção levemente reduzida, refletindo evidências mais limitadas sobre benefícios em desfechos como mortalidade e hospitalizações. Contudo, há uma divergência entre diretrizes. A atualização da diretriz brasileira de IC de 2021 considera como 2a o uso desses medicamentos.
4. Reposição de ferro intravenoso:
   - A suplementação de ferro intravenoso é recomendada em pacientes com deficiência de ferro (ferritina < 100 ng/mL ou entre 100-299 ng/mL com saturação de transferrina < 20%). Essa intervenção é indicada para aliviar sintomas, melhorar a qualidade de vida e reduzir hospitalizações por IC descompensada (recomendação classe 1). Apesar disso, não foi demonstrada redução de mortalidade com essa abordagem.

5. Finerenona:
   - Embora o estudo Fine Arts tenha mostrado resultados promissores, especialmente em pacientes com IC com fração de ejeção levemente reduzida e albuminúria, seu uso ainda não foi incorporado nas diretrizes mais recentes até o momento.

Miocardite prévia

A ressonância magnética cardíaca revelou realce meso-subepicárdico em parede ínfero-lateral, um achado característico de miocardite prévia. Esse padrão de realce é um marcador importante para o diagnóstico não invasivo de miocardite, sendo o exame de escolha para avaliação estrutural e funcional nesses casos. A abordagem inicial deve incluir otimização do tratamento para IC e monitoramento clínico rigoroso.

Indicação de biópsia endomiocárdica

A biópsia endomiocárdica é uma ferramenta diagnóstica valiosa em casos de miocardite, mas sua indicação é limitada a cenários específicos, como:

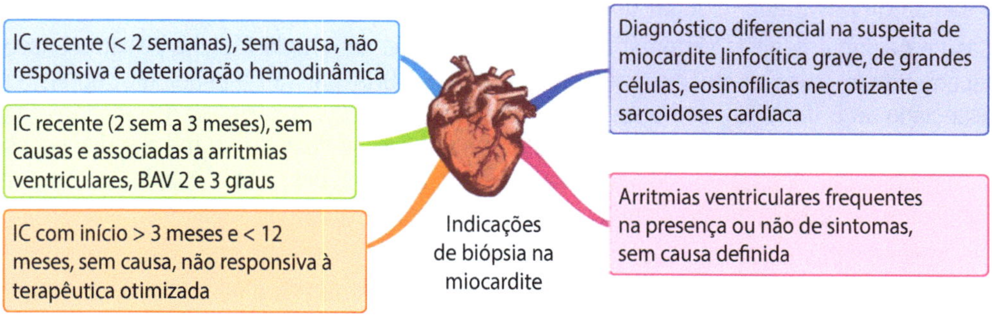

Portanto, o manejo desse paciente deve priorizar a introdução de inibidores de SGLT2 e, dependendo do perfil clínico, considerar as outras classes de medicamentos recomendadas. Além disso, a reposição de ferro deve ser avaliada se houver deficiência documentada. A biópsia endomiocárdica não está indicada nesse momento, dadas as condições clínicas do paciente.

Referências

McDonagh TA, Metra M, Adamo M, Gardner RS, et al. 2023 Focused Update of the 2021 ESC Guidelines for the Diagnosis and Treatment of Acute and Chronic Heart Failure: Developed by the Task Force for the Diagnosis and Treatment of Acute and Chronic Heart Failure of the European Society of Cardiology (ESC) with the special contribution of the Heart Failure Association (HFA) of the ESC. Eur Heart J. 2023 Oct 1;44(37):3627-3639. doi: 10.1093/eurheartj/ehad195.

Montera MW, Marcondes-Braga FG, Simões MV, Moura LAZ, Fernandes F, Mangine S, et al. Diretriz de Miocardites da Sociedade Brasileira de Cardiologia – 2022. Arq Bras Cardiol. 2022; 119(1):143-211.

Resposta da Questão 10

■ Alternativa D

Comentários

A questão aborda o manejo de um paciente com insuficiência cardíaca, fração de ejeção reduzida e etiologia isquêmica, que permanece sintomático apesar do uso de terapia tripla, composta por bloqueador do receptor de angiotensina (BRA), betabloqueador e antagonista do receptor mineralocorticoide (espironolactona).

De acordo com as diretrizes da Sociedade Brasileira de Cardiologia (SBC), o tratamento inicial para pacientes com insuficiência cardíaca com fração de ejeção reduzida deve ser iniciado com a terapia tripla, composta por um inibidor da enzima conversora de angiotensina (ECA) ou um BRA, mais um betabloqueador e um antagonista do receptor mineralocorticoide. Esses medicamentos devem ser ajustados até atingir a dose-alvo, conforme tolerado pelo paciente. Cabe ressaltar que diretrizes internacionais de insuficiência cardíaca mais recentes (como a americana) recomendam iniciar com a terapia quádrupla, com ISGLT2 e sacubitril-valsartana no lugar do IECA.

Caso o paciente persista sintomático após a otimização da terapia tripla, o próximo passo recomendado pelas diretrizes é substituir o ECA ou BRA por um inibidor da neprilisina associado ao BRA (ARNI), como sacubitril/valsartana. Além disso, deve ser adicionada uma gliflozina, como empagliflozina ou dapagliflozina, ambas na dose de 10 mg por dia. Essas medicações demonstraram redução significativa nos desfechos, como hospitalização por insuficiência cardíaca e mortalidade cardiovascular, nesse grupo de pacientes.

Se, mesmo após essas mudanças, o paciente continuar apresentando sintomas, outras estratégias podem ser consideradas. Para casos como o apresentado, a próxima etapa seria seguir as recomendações do fluxograma, avaliando possibilidades como dispositivos ou terapias adicionais, dependendo do quadro clínico.

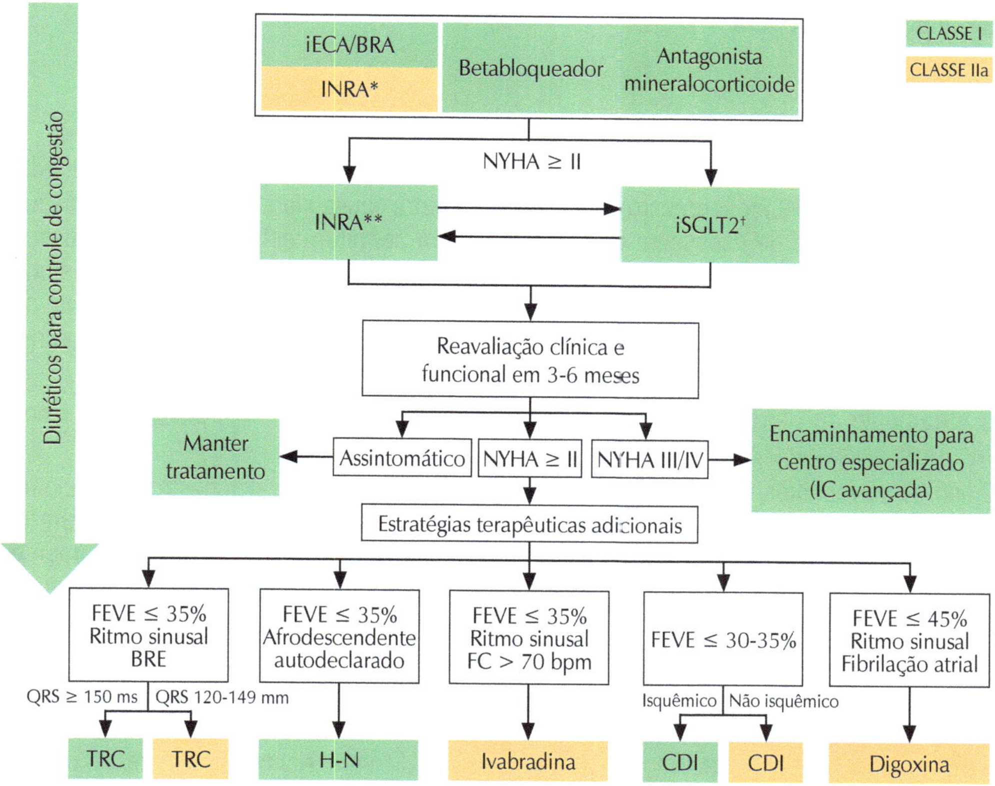

Arq. Bras. Cardiol. 2021; 116(6): 1174-1212.

No que diz respeito à etiologia isquêmica, é importante lembrar que, em pacientes com insuficiência cardíaca, fração de ejeção menor ou igual a 35% e doença arterial coronariana significativa, o estudo STICH demonstrou que a revascularização cirúrgica melhora os desfechos. Contudo, no caso apresentado, a anatomia coronariana não é favorável para revascularização, tornando essa abordagem inviável.

Sobre a reposição de ferro em pacientes com insuficiência cardíaca, as diretrizes indicam que pacientes com sintomas persistentes e evidência de deficiência de ferro (ferritina < 100 ng/mL ou entre 100-299 ng/mL com saturação de transferrina < 20%) devem receber ferro intravenoso. Essa abordagem melhora a qualidade de vida, reduz sintomas e pode diminuir hospitalizações, embora não haja evidência de redução de mortalidade.

Referência

Marcondes-Braga FG, Moura LAZ, Issa VS, Vieira JL, Rohde LE, Simões MV, et al. Atualização de Tópicos Emergentes da Diretriz de Insuficiência Cardíaca – 2021. Arq Bras Cardiol. 2021; 116(6):1174-1212.

Resposta da Questão 11

■ Alternativa B

Comentários

A cardiomiopatia hipertrófica (CMH) é uma condição caracterizada por hipertrofia do miocárdio que não é explicada por sobrecarga de pressão ou outra causa identificável. No diagnóstico diferencial, valores de espessura do septo ≥ 15 mm permitem estabelecer o diagnóstico na ausência de outras causas, e valores ≥ 13 mm são aceitos em indivíduos com história familiar comprovada de CMH. A forma obstrutiva da doença é definida por um gradiente de pico no trato de saída do ventrículo esquerdo ≥ 30 mmHg, o que diferencia a CMH de outras condições, como a estenose aórtica, em que o gradiente médio é utilizado.

O tratamento da CMH obstrutiva sintomática inclui betabloqueadores, bloqueadores dos canais de cálcio ou disopiramida.

O uso do mavacanteno, um inibidor alostérico da miosina cardíaca, demonstrou eficácia na redução dos sintomas em pacientes com CMH obstrutiva, com gradiente elevado (≥ 50 mmHg) e fração de ejeção preservada (≥ 55%), que permanecem sintomáticos apesar do tratamento convencional. Essa abordagem terapêutica expande as opções disponíveis, mas é restrita a casos específicos que atendem aos critérios estabelecidos nos estudos clínicos.

Em casos refratários ao tratamento clínico, em pacientes com gradiente ≥ 50 mmHg ao repouso ou induzido por manobras ou esforço físico e classe funcional III ou IV, a terapia de redução septal está indicada, incluindo intervenções como miectomia septal (cirurgia de Morrow), especialmente em jovens e com septo ≥ 30 mm. A alcoolização septal é uma alternativa em pacientes selecionados (idosos, de maior risco cirúrgico e com septos < 30 mm), mas deve ser cuidadosamente avaliada devido a potenciais complicações.

A seguir, os gráficos da Diretriz sobre Diagnóstico e Tratamento da Cardiomiopatia Hipertrófica – 2024 da SBC.

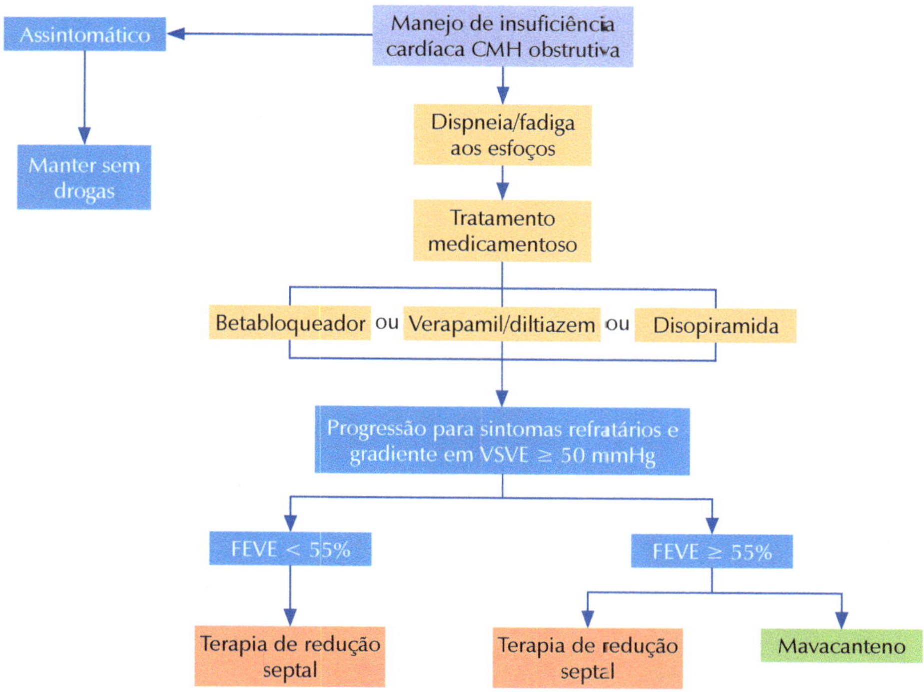

Fonte: Diretriz sobre Diagnóstico e Tratamento da Cardiomiopatia Hipertrófica – 2024. Fernandes et al. Arq Bras Cardiol. 2024;121(7):e202400415.

Recomendação	Classe de recomendação	Nível de evidência
Recomenda-se o uso de betabloqueadores, em pacientes sintomáticos, para redução de sintomas nas formas obstrutivas ou não.	I	B
Recomenda-se o uso de bloqueadores dos canais de cálcio não dihidropiridínicos em pacientes intolerantes aos betabloqueadores ou quando esses forem ineficazes, nas formas obstrutivas ou não.	I	B
Considerar o uso de mavacanteno em pacientes adultos com CMH obstrutiva, gradiente intraventricular ≥ 50 mmHg em repouso ou sob provocação, com fração de ejeção ≥ 55%, que persistam sintomáticos apesar do uso de betabloqueadores ou bloqueadores dos canais de cálcio em doses máximas toleradas, em classe funcional II-III da NYHA, para redução de sintomas e do gradiente intraventricular.	IIa	B
Considerar o uso de bloqueadores dos canais de cálcio não dihidropiridínicos em associação aos betabloqueadores para controle de frequência cardíaca e melhora de sintomas.	IIa	C
Considerar o uso de bloqueadores do receptor AT1 da angiotensina II para melhora da capacidade física e controle da hipertensão arterial sistêmica.	IIb	B
Evitar o uso de vasodilatadores, especialmente em pacientes com a forma obstrutiva.	IIa	C

Fonte: Adaptada de Fernandes et al. Diretriz sobre Diagnóstico e Tratamento da Cardiomiopatia Hipertrófica – 2024.

Pontos relevantes sobre a terapia de redução septal:

Recomendações	Classe de recomendação	Nível de evidência
A terapia de redução septal é recomendada em pacientes com CMH obstrutiva com gradiente em repouso ou provocado ≥ 50 mmHg na via de saída do ventrículo esquerdo (VE) e em classe funcional III-IV da NYHA, apesar de medicação otimizada.	I	B
A terapia de redução septal é recomendada em pacientes com síncope de esforço causada por gradiente de repouso ou provocado na via de saída do VE ≥ 50 mmHg, apesar de terapia médica otimizada.	I	B

Fonte: Adaptada de Fernandes et al. Diretriz sobre Diagnóstico e Tratamento da Cardiomiopatia Hipertrófica – 2024.

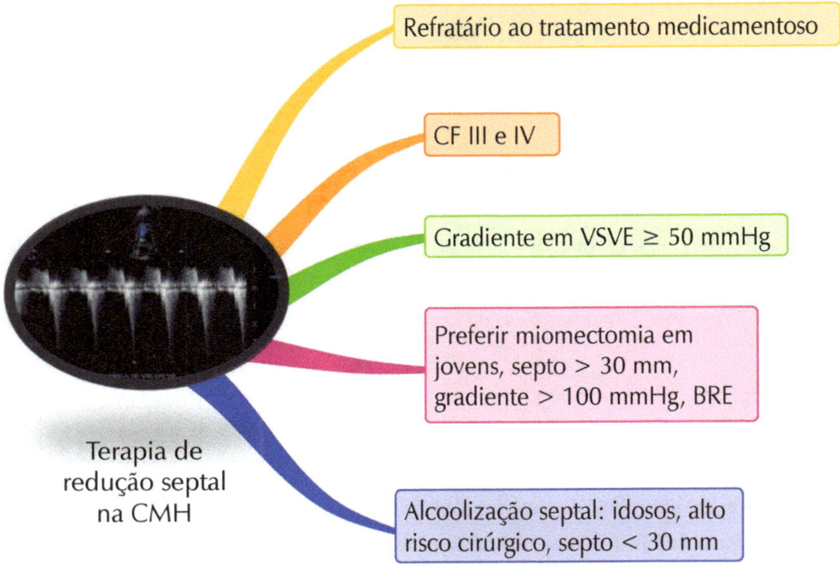

Referência

Fernandes F, Simões MV, Correia EB, Marcondes-Braga FG, Coelho-Filho OR, Mesquita CT, et al. Diretriz sobre Diagnóstico e Tratamento da Cardiomiopatia Hipertrófica – 2024. Arq Bras Cardiol. 2024;121(7):e20240415.

Resposta da Questão 12

■ Alternativa E

Comentários

A cardiomiopatia periparto é uma condição rara e potencialmente grave que ocorre no final da gestação ou nos primeiros meses do puerpério, sendo definida como uma disfunção sistólica do ventrículo esquerdo com fração de ejeção (FE) < 45%, sem outra etiologia identificável para a insuficiência cardíaca.

Diversos fatores de risco estão associados à cardiomiopatia periparto, como gestação gemelar, raça negra e síndromes hipertensivas da gestação, especialmente pré-eclâmpsia e eclâmpsia, que desempenham papel significativo na fisiopatologia da condição. Idade materna avançada também é um fator de risco importante, enquanto idade abaixo de 25 anos não está associada ao aumento do risco.

No manejo durante a gestação, terapias como inibidores da enzima conversora de angiotensina (IECA), bloqueadores dos receptores da angiotensina (BRA) e inibidores da neprilisina (INRA) são contraindicadas, enquanto betabloqueadores como carvedilol e succinato de metoprolol são seguros e podem ser utilizados. Durante o aleitamento materno, estudos e posicionamentos, como o da Sociedade Brasileira de Cardiologia, indicam que IECA, como enalapril e captopril, e BRA, como losartana, podem ser utilizados com segurança.

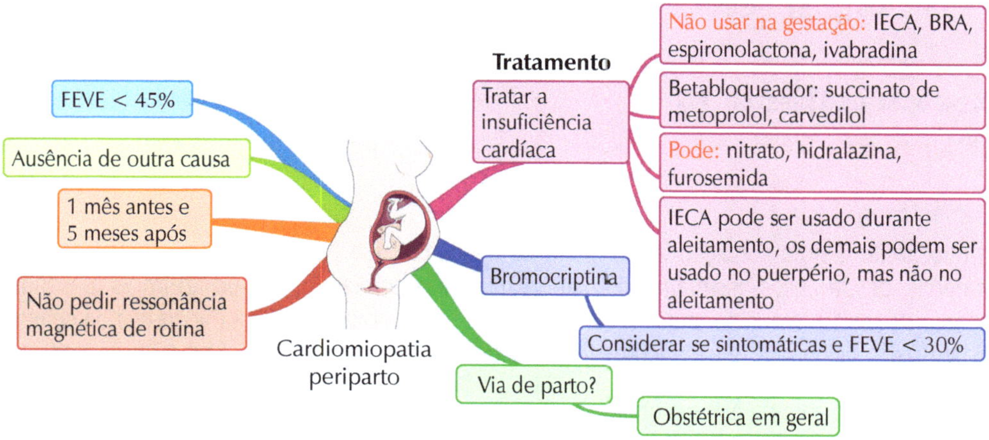

Referência

Santos ECL, Mastrocola F, Figuinha FCR, Lima AGS. Mapas mentais para a prova de título de especialista em cardiologia. 5ª ed. Rio de Janeiro: Atheneu, 2025. 24 cm. ISBN: 978-65-5586-922-4.

Resposta da Questão 13

■ Alternativa A

Comentários

A taquicardiomiopatia é uma forma de disfunção ventricular reversível causada por taquiarritmias sustentadas ou por batimentos ectópicos frequentes, como contrações ventriculares prematuras (CVPs). Essas alterações podem levar à remodelação cardíaca, disfunção sistólica do ventrículo esquerdo e dissincronia, especialmente quando as arritmias são muito frequentes (tipicamente acima de 20% dos batimentos) e apresentam QRS alargado.

A fibrilação atrial (FA) é uma das causas mais comuns de taquicardiomiopatia, particularmente quando ocorre com resposta ventricular elevada e na ausência de outras causas de disfunção ventricular. Isso reflete a importância do controle da frequência cardíaca e da reversão da arritmia, que frequentemente resultam em melhora significativa ou completa da função ventricular. Esse é um ponto crucial, pois a taquicardiomiopatia é considerada amplamente reversível com o tratamento adequado.

Além disso, é importante destacar que a taquicardiomiopatia pode ocorrer mesmo em pacientes sem cardiopatia estrutural prévia, sendo a disfunção ventricular diretamente relacionada à frequência cardíaca sustentada elevada. Taquicardias atriais não sustentadas, no entanto, não são causas frequentes dessa condição, e seu impacto é limitado.

Referência

Santos ECL, Mastrocola F, Figuinha FCR, Lima AGS. Cardiologia: Cardiopapers. 2ª ed. Rio de Janeiro: Atheneu, 2019. 928 p.; 28 cm. ISBN: 978-85-388-1037-7.

Resposta da Questão 14

■ Alternativa C

Comentários

A miocardite é uma condição inflamatória do miocárdio que pode ter apresentações clínicas variadas, desde casos assintomáticos até insuficiência cardíaca grave ou arritmias malignas. Apesar de muitas vezes ser autolimitada, existem formas graves, como a miocardite de células gigantes e a eosinofílica, que requerem diagnósticos rápidos e abordagens terapêuticas específicas.

Diagnóstico e papel da biópsia endomiocárdica

Embora a biópsia endomiocárdica não seja rotina na avaliação de todos os casos de miocardite, ela é fundamental em situações específicas. De acordo com as diretrizes brasileiras e americanas, suas indicações incluem:

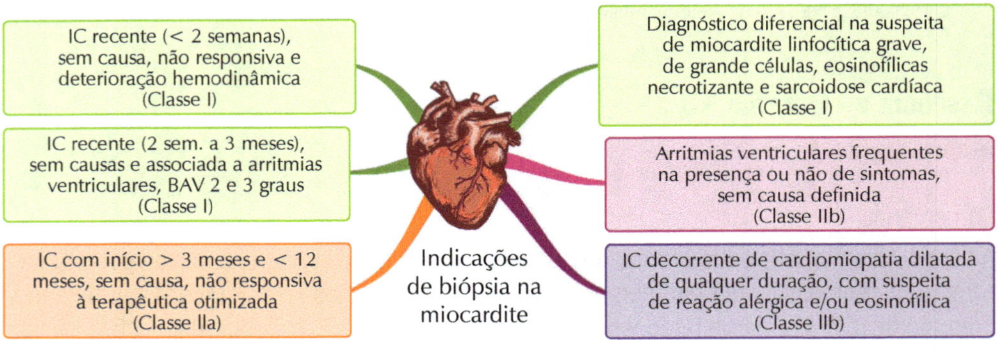

As diretrizes brasileiras possuem critérios mais restritos para biópsia em comparação com as americanas de 2024, que apresentam maior flexibilidade e incluem fluxogramas detalhados para guiar o momento e os critérios para biópsia.

Miocardite estágio B (sem sintomas atuais ou prévios):

- No contexto de terapia com inibidores de checkpoint imunológico (ICI)

Miocardite estágio C (sintomática) com:

- Disfunção ventricular esquerda ou
- Insuficiência cardíaca sintomática ou
- Arritmia:
  - Bloqueio AV avançado
  - Extrassístoles ventriculares multifocais frequentes, TV ou FV
- Ou eosinofilia periférica
- Ou diagnóstico incerto e impossibilidade de realizar ressonância cardíaca (CMR)

Miocardite estágio D (miocardite avançada: instabilidade hemodinâmica com necessidade de inotrópicos ou suporte circulatório, ou instabilidade elétrica necessitando intervenção)

Miocardite estágio B (não relacionada à terapia com inibidores de checkpoint imunológico)

Miocardite estágio C avaliada como baixo risco:

- FEVE normal
- Ausência ou mínimo realce tardio
- Estabilidade hemodinâmica e elétrica

Tratamento específico para subtipos de miocardite

Quando diagnósticos como miocardite de células gigantes ou eosinofílica são confirmados, o tratamento inclui:

- Miocardite de células gigantes: imunossupressão combinada com corticosteroides e agentes imunossupressores (como ciclosporina).
- Miocardite eosinofílica: retirada do agente causal (se identificado), com o uso de corticosteroides nos casos idiopáticos ou refratários.

Retorno às atividades físicas

Pacientes com miocardite, especialmente atletas, devem seguir recomendações rigorosas para retorno às atividades físicas. As diretrizes nacionais e internacionais recomendam um período mínimo de afastamento de 3 a 6 meses, com o retorno permitido apenas após:

- Função ventricular normalizada (ecocardiograma).
- Troponina sérica negativa.
- Ausência de arritmias em Holter de 24 horas e teste ergométrico.

Esquema proposto pelo consenso americano:

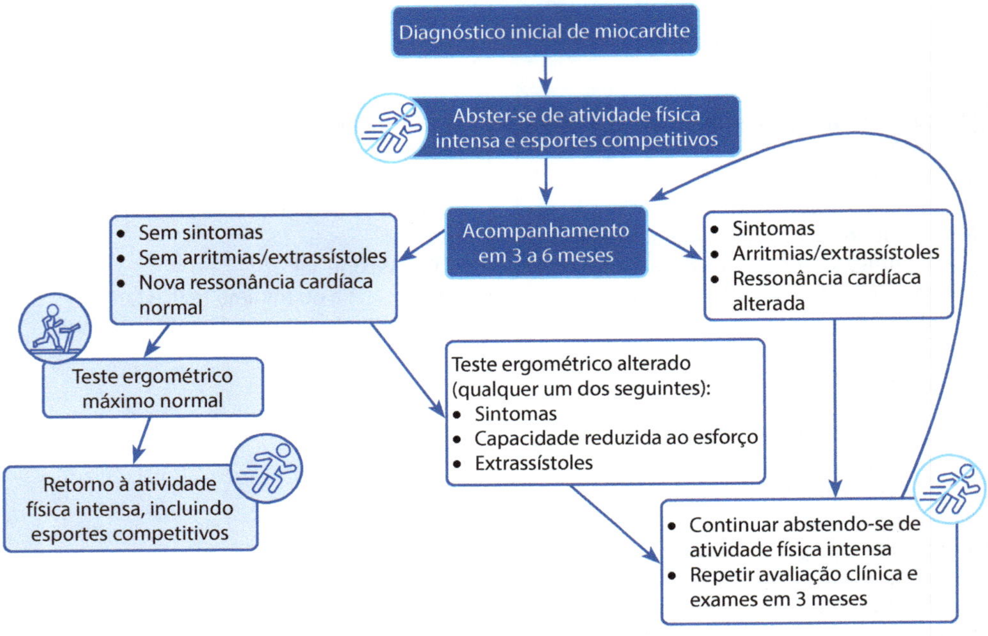

Fonte: Adaptada de Drazner MH et al. 2024 ACC Expert Consensus Decision Pathway on Strategies and Criteria for the Diagnosis and Management of Myocarditis. J Am Coll Cardiol. 2024.

Essa abordagem visa prevenir arritmias fatais, que são uma das principais complicações relacionadas ao esforço físico prematuro após um episódio de miocardite.

Tratamento medicamentoso geral

Em pacientes com função ventricular preservada, o objetivo é prevenir a evolução para disfunção ventricular e arritmias malignas. Em casos de miocardite de risco intermediário, o uso de betabloqueadores e IECA/BRA é frequentemente considerado, por períodos mínimos de 12 meses, conforme as diretrizes.

Referências

Montera MW, Marcondes-Braga FG, Simões MV, Moura LAZ, Fernandes F, Mangine S, et al. Diretriz de Miocardites da Sociedade Brasileira de Cardiologia – 2022. Arq Bras Cardiol. 2022; 119(1):143-211.

Drazner MH, Bozkurt B, Cooper LT, Aggarwal NR, Basso C, Bhave NM, Caforio ALP, Ferreira VM, Heidecker B, Kontorovich AR, Martín P, Roth GA, Van Eyk JE. 2024 ACC Expert Consensus Decision Pathway on Strategies and Criteria for the Diagnosis and Management of Myocarditis. J Am Coll Cardiol. 2025 Feb 4;85(4):391-431. doi: 10.1016/j.jacc.2024.10.080. Epub 2024 Dec 10. PMID: 39665703.

Resposta da Questão 15

■ Alternativa D

Comentários

As doenças sistêmicas com acometimento cardiovascular incluem uma ampla gama de condições autoimunes e metabólicas que podem impactar diretamente o coração e o sistema circulatório. Entre elas, destacam-se o Lúpus Eritematoso Sistêmico (LES), a esclerose sistêmica e a doença de Fabry, cada uma com apresentações específicas e abordagens terapêuticas distintas.

No LES, o acometimento cardiovascular é frequente, sendo a pericardite a manifestação mais prevalente. Essa condição inflamatória pode se manifestar com dor torácica e derrame pericárdico, muitas vezes subestimados, mas que necessitam de atenção devido ao risco de tamponamento cardíaco em casos mais graves (raro). Outras manifestações incluem miocardite, que está associada a pior prognóstico, e endocardite de Libman-Sacks, uma endocardite trombótica não bacteriana que pode levar a disfunções valvares significativas. A identificação precoce dessas complicações é essencial para um manejo eficaz, incluindo o uso de imunossupressores e anticoagulação quando indicado.

A endocardite de Libman-Sacks não faz parte do espectro da artrite reumatoide (AR), sendo típica do lúpus. O acometimento pericárdico na AR é relativamente comum, mas na maioria das vezes é assintomático e identificado apenas em exames complementares. Da mesma forma que o Lúpus e outras doenças auto-imunes, a AR está associada à aterosclerose acelerada.

Na esclerose sistêmica, a crise renal esclerodérmica é uma das complicações mais graves, frequentemente associada à hipertensão arterial severa. O manejo com inibidores da enzima conversora de angiotensina (IECA) é crucial nesses casos, pois reduz a pressão arterial e protege contra danos renais progressivos. Essa abordagem é amplamente respaldada por evidências clínicas e deve ser implementada com urgência quando a condição é diagnosticada.

A doença de Fabry é uma condição metabólica hereditária ligada ao cromossomo X, causada por mutações no gene GLA, que resulta na deficiência da enzima alfa-galactosidase A. Essa deficiência leva ao acúmulo de globotriaosilceramida (Gb3) em várias células, incluindo cardiomiócitos, causando manifestações clínicas significativas. No coração, a doença de Fabry pode causar hipertrofia ventricular esquerda, muitas vezes simulando uma miocardiopatia hipertrófica. Esse quadro pode incluir disfunção diastólica, insuficiência cardíaca e arritmias. Apesar da doença ser presente tanto em homens quanto em mulheres, as manifestações são frequentemente mais graves nos homens devido ao padrão de herança ligado ao X.

As mulheres, por possuírem dois cromossomos X, geralmente apresentam quadros mais leves ou de início mais tardio. Isso ocorre devido ao fenômeno de inativação randômica do cromossomo X, no qual algumas células expressam o gene normal, produzindo enzima funcional, enquanto outras expressam o gene mutado, resultando em menor atividade enzimática. Esse mosaicismo celular permite que mulheres tenham atividade enzimática parcial, o que suaviza os sintomas e retarda o início das manifestações clínicas. Em contraste, os homens, que possuem apenas um cromossomo X, apresentam manifestações mais graves e precoces, como hipertrofia miocárdica acentuada, insuficiência cardíaca e risco aumentado de morte súbita.

Por fim, o bloqueio atrioventricular congênito é uma complicação que pode ocorrer em neonatos de mães com LES, estando relacionado à presença dos anticorpos anti-Ro/SSA e anti-La/SSB. Esses anticorpos atravessam a placenta e podem causar inflamação e fibrose no sistema de condução cardíaco fetal, resultando em bloqueio atrioventricular total. Esse fenômeno é uma manifestação da síndrome do lúpus neonatal, que pode incluir, além do bloqueio cardíaco, lesões cutâneas transitórias e anormalidades hematológicas ou hepáticas no recém-nascido.

Referências

Libby P, Bonow RO, Mann DL, Tomaselli GF, Bhatt D, Solomon SD (2021). Braunwald's Heart Disease (12th ed.). Elsevier.

Mauer M, Wallace E, Schiffmann R. Fabry disease.Clinical features and diagnosis. UptoDate, jan 2025.

Resposta da Questão 16

■ Alternativa E

Comentários

A amiloidose cardíaca é uma doença infiltrativa caracterizada pelo depósito de proteínas mal dobradas no miocárdio, resultando em disfunção estrutural e funcional progressiva. A identificação precoce da doença é essencial, considerando seu impacto significativo no prognóstico e as opções terapêuticas específicas disponíveis, que variam conforme o tipo de amiloidose.

Manifestações eletrocardiográficas

O eletrocardiograma desempenha um papel crucial na suspeita diagnóstica da amiloidose cardíaca, apresentando alterações características:

1. Padrão de pseudoinfarto: esse é um dos achados mais prevalentes, presente em cerca de 60% a 70% dos casos, se manifesta como ausência de progressão da onda R em derivações precordiais (V1-V4). Este padrão pode simular um infarto anterosseptal, mas reflete a infiltração miocárdica e fibrose, sem relação com obstrução coronariana.
2. Baixa voltagem: frequentemente associada à amiloidose, a baixa voltagem (QRS < 5 mm nos membros e < 10 mm nas precordiais) é observada em menos de 40% dos casos, sendo mais comum na amiloidose AL do que na ATTR. Apesar de ser um achado característico, sua ausência não exclui o diagnóstico.
3. Desproporção entre voltagem e espessura ventricular: este é um sinal clássico e ocorre em 73% a 80% dos casos. Existe uma correlação esperada entre o grau de espessura do miocárdio e a amplitude dos complexos QRS no ECG. Na amiloidose, essa relação é perdida, resultando em baixa amplitude do QRS apesar de ventrículos espessados no ecocardiograma, sendo um achado sugestivo de infiltração amiloide.

Diagnóstico por imagem

A ressonância magnética cardíaca é uma ferramenta essencial, com o realce tardio subendocárdico difuso ou transmural sendo altamente sugestivo de amiloidose. Este padrão reflete a deposição de amiloide em todo o miocárdio. Já a cintilografia com pirofosfato desempenha um papel determinante no diagnóstico da amiloidose ATTR, especialmente quando descartada a amiloidose AL (imunofixação sérica, urinária e pela relação kappa/lambda normais). Esse exame permite um diagnóstico não invasivo da amiloidose cardíaca associada à transtirretina e reduziu bastante a necessidade de biópsia endomiocárdica, que é reservada para situações específicas.

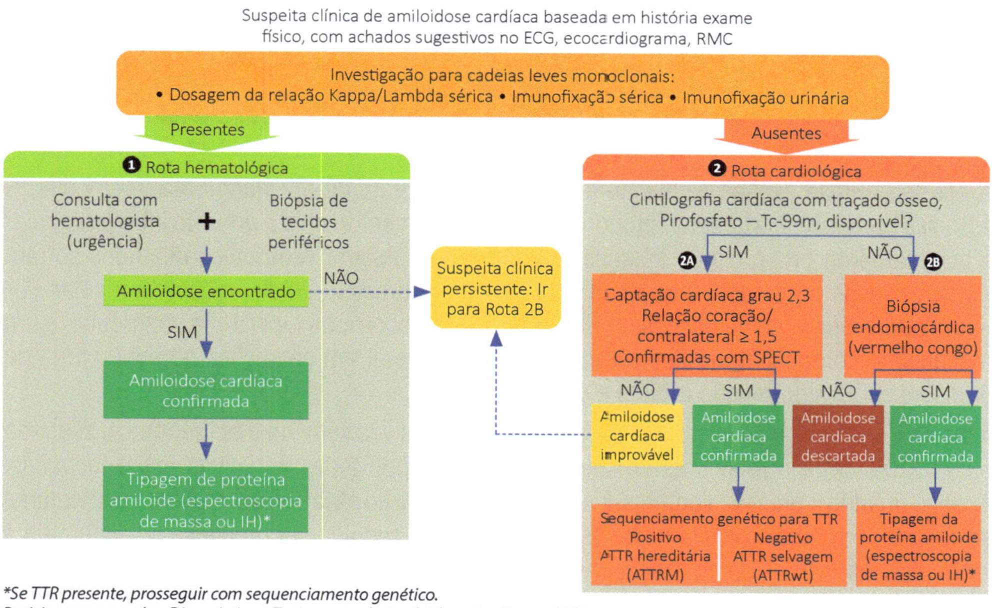

**Se TTR presente, prosseguir com sequenciamento genético.*
Posicionamento sobre Diagnóstico e Tratamento da Amiloidose Cardíaca – 2021.

Tratamento e abordagem terapêutica

O manejo da insuficiência cardíaca associada à amiloidose é único e difere de outras etiologias. Medicamentos como inibidores da enzima conversora de angiotensina (IECA) e betabloqueadores, amplamente utilizados na insuficiência cardíaca convencional, frequentemente não são tolerados devido à disautonomia e à hipotensão. O tratamento específico depende do tipo de amiloidose:

- Na amiloidose ATTR, o tafamidis, um estabilizador da transtirretina (TTR), demonstrou eficácia em reduzir a progressão da doença e melhorar a sobrevida. O vutrisiran que inibe a produção hepática da TTR, também mostrou redução expressiva de desfechos cardiovasculares, incluindo mortalidade.
- Na amiloidose AL, a abordagem está centrada na eliminação do clone plasmocitário produtor das cadeias leves, com regimes quimio e imunoterápicos direcionados, podendo ser considerado o transplante de medula óssea em casos selecionados.

Referência

Simões MV, et al. Posicionamento sobre Diagnóstico e Tratamento da Amiloidose Cardíaca – 2021. Arq Bras Cardiol. 2021; 117(3):561-598.

Resposta da Questão 17

■ Alternativa B

Comentários

A fisiologia cardíaca é fundamental para a compreensão das bases mecânicas e hemodinâmicas da insuficiência cardíaca. Durante a contração isovolumétrica, todas as valvas cardíacas estão fechadas, permitindo o aumento da pressão intraventricular sem alteração no volume sanguíneo. Essa fase precede a ejeção ventricular, que só ocorre quando a pressão no ventrículo supera a pressão arterial, resultando na abertura das valvas semilunares.

A Lei de Laplace explica a relação entre o estresse parietal e a geometria ventricular. O estresse parietal é diretamente proporcional ao raio do ventrículo e à pressão intraventricular e inversamente proporcional à espessura da parede. Assim, ventrículos dilatados sofrem maior estresse na parede, o que contribui para a progressão da disfunção ventricular. Por outro lado, o aumento da espessura da parede, como ocorre na hipertrofia ventricular, é um mecanismo compensatório que reduz o estresse parietal em condições de sobrecarga de pressão, como hipertensão arterial e estenose aórtica.

A diástole ventricular se inicia com o fechamento das valvas semilunares (gerando a segunda bulha cardíaca) e o relaxamento isovolumétrico, quando todas as valvas estão fechadas. Apenas quando a pressão ventricular cai abaixo da pressão atrial, as valvas atrioventriculares se abrem, permitindo o enchimento ventricular rápido, seguido por uma fase de enchimento lento (diástase) antes da contração atrial.

Por fim, as bulhas cardíacas refletem eventos específicos no ciclo cardíaco. A primeira bulha (B1) é causada pelo fechamento das valvas atrioventriculares no início da sístole, enquanto a segunda bulha (B2) resulta do fechamento das valvas semilunares no final da sístole. Esses sons são marcadores importantes da dinâmica valvar e do ciclo cardíaco.

Referência

Libby P, Bonow RO, Mann DL, Tomaselli GF, Bhatt D, Solomon SD (2021). Braunwald's Heart Disease (12th ed.). Elsevier.

Resposta da Questão 18

■ Alternativa A

Comentários

A seguir, os critérios para IC avançada, de acordo com a diretriz da SBC:

Critérios para a definição de insuficiência cardíaca avançada
1. Sintomas de IC persistentes e graves (NYHA III ou IV).
2. Disfunção ventricular grave definida por: ▪ FEVE < 30% ou ▪ IC direita isolada ou ▪ Alterações valvares graves não operáveis ou ▪ Anormalidades congênitas Valores de BNP ou NT-proBNP persistentemente elevados e dados mostrando disfunção diastólica grave ou anormalidades estruturais do VE, de acordo com critérios de definição de ICFEp ou ICFEr.
3. Episódios de congestão pulmonar ou sistêmica que requerem altas doses de diurético endovenoso (ou combinação de diuréticos) ou episódios de baixo débito que requerem uso de inotrópicos ou fármacos vasoativos ou arritmias malignas que causem mais que uma visita não planejada à emergência ou hospitalização nos últimos 12 meses.
4. Capacidade para o exercício gravemente reduzido, com incapacidade para o exercício ou baixa capacidade no teste de caminhada de 6 minutos (TC6 min < 300 m) ou VO_2 pico (< 12-14 mL/kg/min), estimado de origem cardíaca.

Referência

Marcondes-Braga FG, Moura LAZ, Issa VS, Vieira JL, Rohde LE, Simões MV, et al. Atualização de Tópicos Emergentes da Diretriz de Insuficiência Cardíaca – 2021. Arq Bras Cardiol. 2021; 116(6):1174-1212.

Resposta da Questão 19

▪ Alternativa E

Comentários

A principal causa de óbito nos primeiros 30 dias após o transplante não é a doença vascular do enxerto, que geralmente se desenvolve de forma crônica após o primeiro ano. A principal causa nesse período é a disfunção primária do enxerto (DPE), caracterizada por falha do novo coração em manter débito cardíaco adequado, muitas vezes devido a injúrias de isquemia-reperfusão ou complicações perioperatórias.

Em relação à cardiopatia restritiva secundária à amiloidose, ela não é uma contraindicação absoluta ao transplante cardíaco. Na verdade, pacientes com amiloidose ATTR podem se beneficiar do transplante cardíaco em situações bem selecionadas, especialmente quando combinado com terapias que controlam a produção ou deposição de transtirretina, enquanto a amiloidose AL requer controle hematológico antes do transplante.

A avaliação funcional, como o teste cardiopulmonar, é uma ferramenta fundamental na decisão de indicar transplante cardíaco. Um VO_2 pico ≤ 12 mL/kg/min (ou ≤ 14 mL/kg/min em pacientes intolerantes ao uso de betabloqueadores) é um dos critérios que reforçam essa indicação em pacientes em classe funcional III ou IV persistente, mesmo com terapia otimizada.

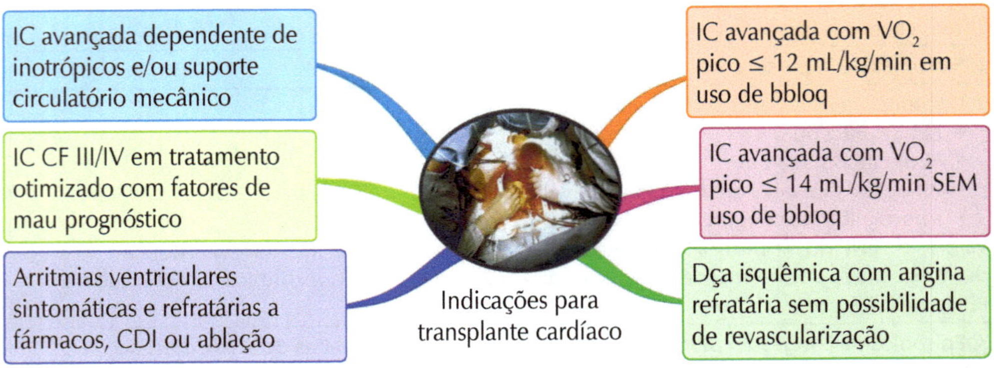

A presença de tumores cardíacos não constitui, por si só, uma contraindicação absoluta ao transplante. Tumores com possibilidade de cura pelo explante do coração podem ser considerados como uma indicação de transplante, dependendo do prognóstico e da ausência de metástases.

Contraindicações para transplante cardíaco	
Idade > 70 anos (relativa)	Doença arterial periférica grave
Comorbidades com baixa expectativa de vida; algumas neoplasias	Doença cerebrovascular grave sintomática
Infecção sistêmica ativa	Doença hepática ou pulmonar avançadas
Incompatibilidade ABO	Doença psiquiátrica grave; demência; retardo mental
DM com LOA grave e HbA1c > 7,5%	Baixo suporte social e adesão ao tratamento
Tabagismo ativo	TEP < 3 semanas ou HP fixa (RVP > 5 wood)
IMC > 35 kg/m^2	

Por fim, arritmias ventriculares refratárias ao manejo clínico, a procedimentos de ablação e a dispositivos implantáveis representam uma indicação classe I para transplante cardíaco. Nesses casos, a falha em controlar os episódios arrítmicos justifica o transplante como medida de resgate, especialmente em pacientes com risco de morte iminente.

Referência

Bacal F, Marcondes-Braga FG, Rohde LEP, Xavier Júnior JL, de Souza Brito F, Moura LZ, et al. 3ª Diretriz Brasileira de Transplante Cardíaco. Arq Bras Cardiol. 2018; 111(2):230-289.

Resposta da Questão 20

■ Alternativa C

Comentários

Relembrando das indicações de dispositivos implantáveis na IC:

Recomendações para indicação de cardioversor-desfibrilador implantável (CDI) na prevenção primária na cardiopatia isquêmica		
	Classe de recomendação	Nível de evidência
CDI é recomendado em pacientes com história de IAM > 40 dias ou cardiopatia isquêmica crônica, sob tratamento farmacológico ótimo, sem isquemia miocárdica passível de tratamento por revascularização cirúrgica ou percutânea e expectativa de vida de pelo menos 1 ano e que apresentem FEVE ≤ 35% e CF II-III, ou FEVE ≤ 30% e CF I, II ou III	I	A
CDI é recomendado em pacientes com história de IAM > 40 dias ou com cardiopatia isquêmica crônica, sob tratamento farmacológico ótimo, sem isquemia miocárdica passível de tratamento por revascularização cirúrgica ou percutânea e expectativa de vida de pelo menos 1 ano, que apresentem FEVE ≤ 40%, TVNS espontânea e indução de TVS no EEF	I	B
CDI pode ser considerado em pacientes com história de IAM > 40 dias ou com cardiopatia isquêmica crônica, sob tratamento farmacológico ótimo, sem isquemia miocárdica passível de tratamento por revascularização cirúrgica, ou percutânea e candidatos à lista de transplante ou implante de DAV	IIa	B

Recomendações para indicação de cardioversor-desfibrilador implantável (CDI) na prevenção primária na cardiopatia não isquêmica		
	Classe de recomendação	Nível de evidência
Paciente com FEVE ≤ 35%, tratamento clínico otimizado, CF NYHA II-III e expectativa de vida > 1 ano	I	B
Deve ser considerado na presença de alterações genéticas de alto risco (especialmente lamina A/C) associado a dois ou mais fatores: FEVE ≤ 45%, TVNS, mutação de alto risco e sexo masculino	IIa	B
IC CF NYHA IV refratária sem perspectiva de transplante ou DAC	III	C

No caso de ressincronizador, o primeiro passo é realizar a otimização do tratamento farmacológico (TFO) e não farmacológico e aguardar pelo menos 3 meses. Se persistir sintomático e com FE ≤ 35%, considerar a TRC nas situações a seguir:

Principais indicações de TRC em pacientes em ritmo sinusal	
ICFEr sintomática em ritmo sinusal, com BRE e QRS ≥150ms, com FEVE ≤ 35% a despeito da TFO	I - A
ICFEr sintomática em ritmo sinusal, com BRE e QRS entre 130 e 149ms, com FEVE ≤ 35% a despeito da TFO	IIa - B
TRC pode ser útil em pacientes com ICFEr com CF NYHA III ou IV ambulatorial, ritmo sinusal, com distúrbio de condução intraventricular não BRE e QRS ≥150ms, com FEVE ≤35% a despeito TFO	IIa - B

Indicações de terapia de ressincronização em pacientes em FA	
TRC deve ser considerada em pacientes com FA permanente, FEVE reduzida (<50%) e indicação de ablação do nó AV para controle de frequência cardíaca	I - B
TRC deve ser considerada em pacientes com FA permanente, FEVE ≤ 35% e CF NYHA III e IV a despeito da terapia medicamentosa otimizada, com BRE e QRS ≥ 130 ms, assegurando estratégia que permita estimulação biventricular > 95%	IIa - B
Ablação da junção atrioventricular deve ser considerada em casos de incompleta estimulação biventricular (< 95%)	IIa - B

Referência

Teixeira RA, Fagundes AA, Baggio-Junior JM, Oliveira JC, Medeiros PTJ, Valdigem BP, et al. Diretriz Brasileira de Dispositivos Cardíacos Eletrônicos Implantáveis – 2023. Arq Bras Cardiol. 2023; 120(1):e20220892.

Resposta da Questão 21

■ Alternativa A

Comentários

Angina estável CCS II não é uma característica de alto risco e sim de risco intermediário. As demais alternativas contemplam características de alto risco conforme a tabela da Diretriz Brasileira de Reabilitação Cardiovascular – 2020.

Estratificação do risco clínico dos pacientes em reabilitação cardiovascular ambulatorial			
Risco	**Alto**	**Intermediário**	**Baixo**
Característica			
Evento cardiovascular, intervenção cardiovascular ou descompensação clínica	Inferior a 8 a 12 semanas	Superior a 12 semanas	Superior a 6 meses
Capacidade funcional	TE: < 5 MET TCPE: Weber C/D ou VO_2 pico < 60% do predito	TE: 5 a 7 MET TCPE: Weber B ou VO_2 pico de 60 a 85% do predito	TE: > 7 MET TCPE: Weber A ou VO_2 pico > 85% do predito
Sinais e sintomas de isquemia miocárdica (limiar isquêmico)	Em baixas cargas TE: abaixo de 6 MET TCPE: abaixo de 15 $mL.kg^{-1}.min^{-1}$	TE: acima de 6 MET TCPE: acima de 15 $mL.kg^{-1}.min^{-1}$	Ausente
Sintomatologia	IC: CF III e IV Angina: CF III e IV	IC: CF I a II Angina: CF I e II	Ausente
Outras características clínicas	IRC dialítica; queda da saturação de oxigênio em esforço; arritmia ventricular complexa	De acordo com o julgamento clínico na avaliação médica pré-participação	De acordo com o julgamento clínico na avaliação médica pré-participação

CF: classe funcional; IC: insuficiência cardíaca; IRC: insuficiência renal crônica; MET: equivalente metabólico; TCPE: teste cardiopulmonar de exercício; TE: teste ergométrico; VO_2: consumo de oxigênio.

Referência

Carvalho T, Milani M, Ferraz AS, Silveira AD, Herdy AH, Hossri CAC, et al. Diretriz Brasileira de Reabilitação Cardiovascular – 2020. Arq Bras Cardiol. 2020;114(5):943-987.

Resposta da Questão 22

Alternativa A

Comentários

Paciente jovem, com três episódios de síncope do tipo "desliga-liga", que no Holter apresentou evidência de bradiarritmia com períodos de bloqueio atrioventricular avançado intermitente. Ao ecocardiograma, há redução da fração de ejeção (FE 37%) e alterações segmentares, especialmente no septo basal afilado, uma característica frequentemente observada na sarcoidose cardíaca. A angiotomografia de coronárias descartou lesões obstrutivas, reforçando a hipótese de doença não isquêmica. O PET-CT revelou hipercaptação cardíaca, linfonodal e muscular, indicando atividade inflamatória sistêmica compatível com sarcoidose.

A sarcoidose cardíaca é uma doença inflamatória granulomatosa que pode afetar o sistema de condução cardíaco, sendo uma causa relevante de bradiarritmias em pacientes jovens, especialmente na ausência de outras etiologias evidentes. As manifestações clínicas podem incluir síncopes, insuficiência cardíaca e alterações segmentares ao ecocardiograma, como afilamento do septo basal. O diagnóstico é desafiador, e exames como o PET-CT são fundamentais, pois permitem identificar áreas de inflamação ativa, orientando tanto o diagnóstico quanto o acompanhamento da resposta ao tratamento.

A biópsia endomiocárdica, apesar de ser considerada o padrão-ouro para confirmação diagnóstica, apresenta sensibilidade limitada devido à natureza focal do acometimento cardíaco. Quando positiva, o achado histopatológico característico na sarcoidose é a presença de granulomas não caseosos, que diferenciam a doença de outras condições granulomatosas, como a tuberculose. O manejo inicial inclui o uso de corticoides em baixas doses para reduzir a inflamação, com reavaliação periódica por imagem, e acompanhamento multidisciplinar devido ao potencial acometimento sistêmico.

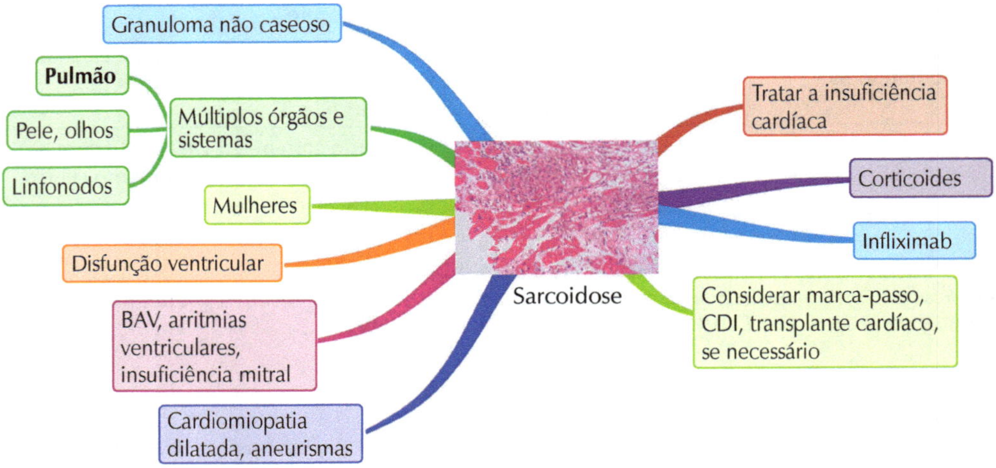

Referência

Birnie DH, Nery PB, Ha AC, Beanlands RS. Cardiac Sarcoidosis. J Am Coll Cardiol. 2016 Jul 26;68(4):411-21. doi: 10.1016/j.jacc.2016.03.605. PMID: 27443438.

Resposta da Questão 23

■ **Alternativa E**

Comentários

Paciente idoso previamente hipertenso, mas atualmente sem necessidade de anti-hipertensivos, com quadro de IC e parestesias em mãos (provavelmente síndrome do túnel do carpo bilateral), apresenta vários sinais de alerta (RED FLAGS) para o diagnóstico de amiloidose cardíaca. Realizou um ecocardiograma que apresenta aspectos bem sugestivos como: espessamento do septo interventricular (> 12 mm), hiperrefringência, aumento biatrial e o padrão no Strain Global Longitudinal de preservação relativa dos segmentos apicais (porção mais vermelha no centro do exame – *bull's eye*).

Podemos observar que apesar de ocorrer uma disfunção global do VE no Strain, existe uma preservação relativa da porção apical, que é a região central vermelha mais escura, com valores absolutos de strain bem mais elevados, indicando maior movimentação naquela região em relação as porções médio-basais. Este padrão é conhecido como apical sparing ou cherry on top (cereja do bolo) e é sugestivo de amiloidose cardíaca.

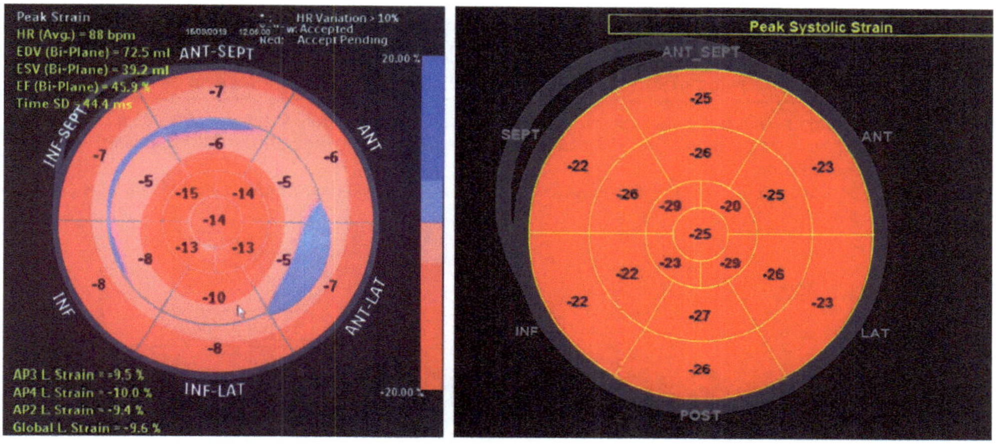

Observar a diferença entre o *strain* na amiloidose com o *strain* normal (à direita).

O padrão de "*apical sparing*", com *strain* reduzido nos segmentos médio-basais e preservado na região apical, tem sensibilidade e especificidade em torno de 80%-90% para diagnóstico de amiloidose, não sendo possível diferenciar amiloidose AL da associada à transtirretina baseado apenas nesse exame.

Pistas clínicas (RED FLAGS) que podem levantar a suspeita de amiloidose cardíaca em pacientes com manifestações de insuficiência cardíaca.

História clínica e exame físico
ICFEp, particularmente em homens idosos (acima de 65 anos)
Intolerância a iECA/BRA/INRA e/ou betabloqueadores
Bloqueio AV inexplicado com implante prévio de marca-passo
Síndrome do túnel do carpo bilateral
Estenose do canal vertebral
Ruptura espontânea do tendão do bíceps
Polineuropatia sensorial/motora não explicada (parestesia, dor neuropática, fraqueza)
Disfunção autonômica (hipotensão postural, diarreia pós-prandial alternando com constipação, disfunção erétil)
Púrpura periorbitária espontânea ou com traumatismo mínimo
Macroglossia
Opacidade vítrea e alterações pupilares
História familiar de miocardiopatia ou polineuropatia

Exames de imagem
Fenótipo infiltrativo ao ecocardiograma (SIV ≥ 12 mm), hipertrofia biventricular, hiper-refringência do miocárdio, espessamento valvar, espessamento do septo interatrial
Espessamento concêntrico das paredes do VE com amplitude do QRS reduzida ou não aumentada na proporção do aumento da espessura das paredes do VE
Pistas combinadas
Estenose aórtica em pacientes idosos (acima de 60 anos) com baixo fluxo/baixo gradiente
Apresentação clínica de miocardiopatia hipertrófica iniciada tardiamente (acima de 60 anos)

ICFEp: insuficiência cardíaca de fração de ejeção preservada; VE: ventrículo esquerdo; SIV: septo interventricular; iECA: inibidor da enzima conversora da angiotensina; BRA: bloqueador do receptor da angiotensina II; INRA: inibidor da neprilisina e do receptor da angiotensina.

Fonte: Simões et al. Posicionamento sobre Diagnóstico e Tratamento da Amiloidose Cardíaca – 2021. Arq Bras Cardiol. 2021; 117(3):561-598.

Amiloidose cardíaca.

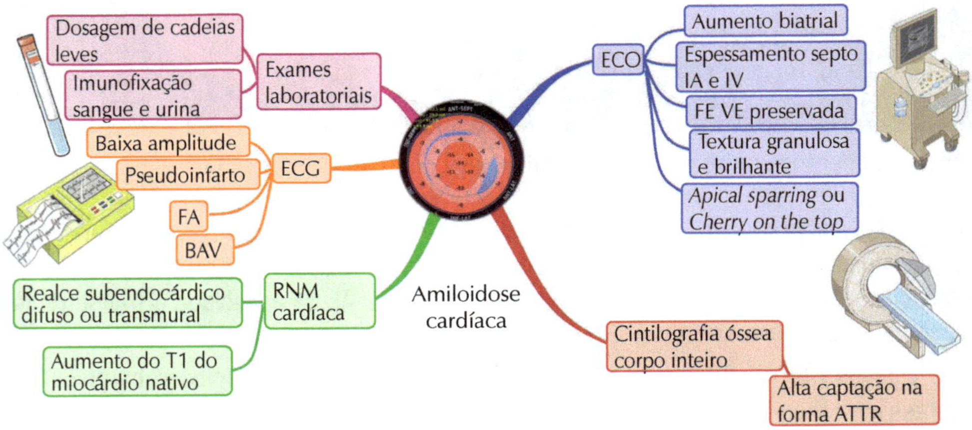

Como investigo um paciente com suspeita de amiloidose cardíaca?

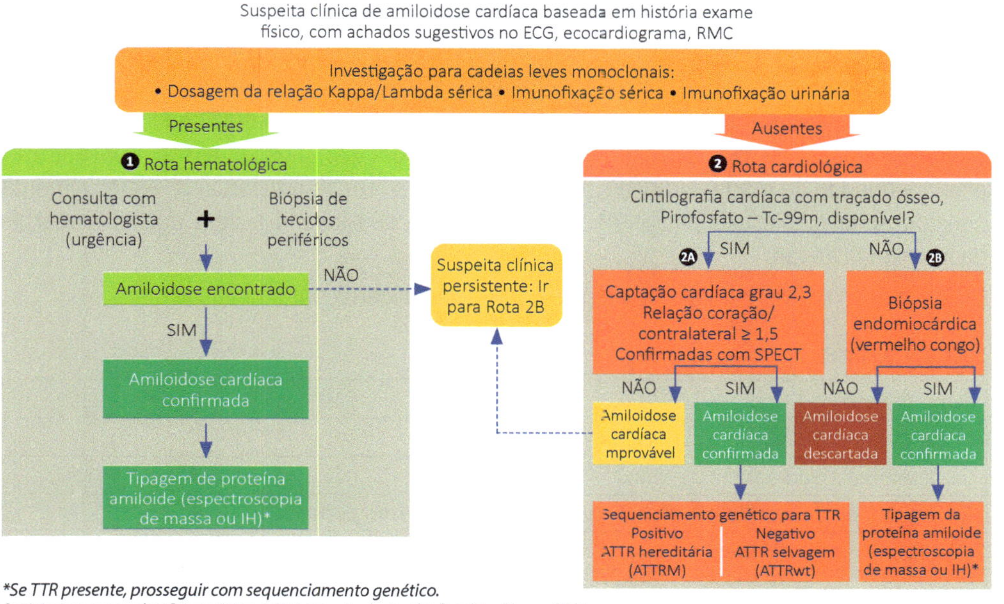

**Se TTR presente, prosseguir com sequenciamento genético.*
Posicionamento sobre Diagnóstico e Tratamento da Amiloidose Cardíaca – 2021.

Referência

Simões MV, et al. Posicionamento sobre Diagnóstico e Tratamento da Amiloidose Cardíaca – 2021. Arq Bras Cardiol. 2021; 117(3):561-598.

Resposta da Questão 24

■ Alternativa C

Comentários

A cardiomiopatia da doença de Chagas (CCDC) é uma condição grave que frequentemente se apresenta com insuficiência cardíaca, arritmias ventriculares e risco elevado de eventos adversos. O escore de Rassi é amplamente utilizado para estratificação prognóstica em pacientes com CCDC, considerando fatores como classe funcional da insuficiência cardíaca, cardiomegalia, disfunção ventricular e episódios de taquicardia ventricular não sustentada (TVNS). No caso descrito, a paciente apresenta critérios que a colocam em alto risco de mortalidade, destacando a importância do manejo rigoroso e multidisciplinar.

O tratamento da CCDC deve seguir as mesmas diretrizes das outras formas de insuficiência cardíaca com fração de ejeção reduzida (ICFEr), incluindo o uso de betabloqueadores, IECA/BRA, antagonistas de aldosterona e, quando indicado, dispositivos como CDI para prevenção de morte súbita. Apesar da tolerância reduzida aos betabloqueadores em alguns pacientes, a meta deve ser atingir as doses alvo, adaptando o manejo conforme a resposta clínica.

Quanto ao tratamento etiológico da doença de Chagas com benznidazol, o estudo BENEFIT demonstrou que, em pacientes com disfunção ventricular estabelecida, o uso do antiparasitário não conferiu benefício em termos de mortalidade ou progressão da doença, embora ainda tenha papel em estágios iniciais ou em situações específicas, como reativação da doença.

Por fim, o transplante cardíaco é uma opção viável em pacientes selecionados com CCDC avançada, apesar do risco de reativação da infecção com a imunossupressão. Com estratégias adequadas de manejo imunológico, os resultados têm sido favoráveis, especialmente considerando que esses pacientes frequentemente são jovens e sem outras comorbidades significativas.

Qual é o risco de mortalidade de um paciente com miocardiopatia chagásica?

Escore de Rassi

Fator de risco	Pontos
NYHA classe III ou IV	5
Cardiomegalia (radiografia de tórax)	5
Anormalidade de motilidade global ou segmentar (ecocardiograma 2D)	3
TV não sustentada (Holter 24 h)	3
Baixa voltagem de QRS (ECG)	2
Sexo masculino	2

Total de pontos	Mortalidade total		Risco
	5 anos	10 anos	
0-6	2%	10%	Baixo
7-11	18%	44%	Intermediário
12-20	63%	84%	Alto

E para lembrar...

Mnemônico *CardioPapers* – Escore de Rassi

Classe funcional III ou IV
Hipocontratilidade no ECO
Amplitude reduzida do QRS
Grande coração na radiografia
Arritmia no Holter (TVNS)
Sexo masculino

Estadiamento da doença de Chagas:

	Estágio A	Estágio B1	Estágio B2	Estágio C	Estágio D
Características	Assintomático; Sem doença estrutural cardíaca e digestiva (ECG e estudo radiológico); Risco de desenvolver CCDC (30%)	Doença estrutural cardíaca; Função ventricular sistólica global normal; Sem sintomas de IC	Doença estrutural cardíaca; Disfunção ventricular sistólica global; Sem sintomas de IC	Doença estrutural cardíaca; Disfunção ventricular sistólica global; Sintomas prévios ou atuais de IC	Doença estrutural cardíaca; Disfunção ventricular sistólica global; Sintomas de IC em repouso, refratários ao tratamento clínico otimizado
ECG	Normal	Alterado	Alterado	Alterado	Alterado
Disfunção ventricular segmentar	Geralmente ausente	Pode estar presente	Pode estar presente	Pode estar presente	Pode estar presente
FEVE (Eco – Simpson)	≥ 55%	≥ 55%	< 55% (geralmente entre 41% e 54%)	< 55% (geralmente ≤ 40%)	Geralmente ≤ 25%
Classe funcional (NYHA)	Não aplicável	I	I	I, II, III ou IV	IV
Cardiomegalia (Rx tórax)	Ausente	Ausente	Pode estar presente	Geralmente presente	Presente
Arritmia ventricular complexa* (Holter 24h)	Geralmente ausente	Pode estar presente	Geralmente presente	Presente	Presente
Fibrose miocárdica (realce tardio à RMC)	Pode estar presente	Geralmente presente	Geralmente presente	Presente	Presente

**Pares/salvas de extrassístoles ventriculares. CDCC: cardiomiopatia crônica da doença de Chagas; ECG: eletrocardiograma; FEVE: fração de ejeção ventricular esquerda; Insuficiência cardíaca; NYHA: New York Heart Association; RMC: ressonância magnética cardíaca.*

Fonte: Diretriz da SBC sobre Diagnóstico e Tratamento de Pacientes com Cardiomiopatia da Doença de Chagas – 2023. Arq Bras Cardiol. 2023;120(6):e20230269.

Quando devemos fazer o tratamento etiológico dos pacientes com Chagas com benzonidazol, por exemplo? (Questão quente para prova!)

Tratamento etiológico	
Indicações	*Contraindicações*
• Fase aguda • Congênita • Crianças e adolescentes com infecção crônica • Adultos < 50 anos com a forma crônica indeterminada • Reativação da doença • Contaminação acidental	• Forma crônica cardíaca ou digestiva fase avançada • Gestantes • Insuficiência renal grave • Insuficiência hepática grave

Dica: Está indicado o tratamento etiológico na forma crônica indeterminada em < 50 anos.

Referência

Marin-Neto JA, Rassi Jr. A, Oliveira GMM, Correia LCL, Ramos Jr. AN, Luquetti AO et al. Diretriz da SBC sobre Diagnóstico e Tratamento de Pacientes com Cardiomiopatia da Doença de Chagas – 2023. Arq Bras Cardiol. 2023;120(6):e20230269.

Resposta da Questão 25

Alternativa B

Comentários

A cardiomiopatia arritmogênica do ventrículo direito (CAVD) é uma condição genética caracterizada pela substituição progressiva do miocárdio por tecido fibrogorduroso, predominantemente no ventrículo direito (VD), o que aumenta o risco de arritmias ventriculares malignas e morte súbita, especialmente em indivíduos jovens e atletas. A forma de herança mais comum é a autossômica dominante, e o teste genético desempenha um papel fundamental, tanto no diagnóstico quanto no prognóstico. Ele permite confirmar o diagnóstico da doença em alguns casos, auxilia na identificação de mutações associadas a maior probabilidade de eventos arrítmicos, além de ser importante para o rastreamento familiar e orientações reprodutivas.

No eletrocardiograma, a onda épsilon é um achado específico e considerado critério maior para o diagnóstico da CAVD. Esta onda é descrita como um pequeno entalhe no final do complexo QRS e reflete um pós-potencial tardio devido à condução elétrica retardada nas áreas de fibrose no VD. Apesar de sua relevância diagnóstica, a onda épsilon está presente em apenas cerca de 30% dos casos, tornando sua sensibilidade limitada. Outros achados eletrocardiográficos comuns incluem inversão de ondas T nas derivações precordiais direitas (V1 a V3) e padrões de bloqueio de ramo esquerdo (BRE) nas extrassístoles ventriculares, indicando origem no VD.

As extrassístoles ventriculares frequentemente originadas da via de saída do VD, são caracterizadas por morfologia de BRE com QRS positivo em DII, DIII e aVF. Para diagnóstico da CAVD, mais de 500 extrassístoles ventriculares em 24 horas no Holter são consideradas um critério menor. Além disso, a dilatação, a disfunção e a presença de aneurismas no VD são achados característicos e frequentemente encontrados em exames de imagem, como o ecocardiograma ou a ressonância magnética cardíaca.

Embora a CAVD envolva predominantemente o VD, em estágios mais avançados, o ventrículo esquerdo (VE) também pode ser acometido, aumentando a complexidade do manejo clínico. O reconhecimento precoce é essencial, com estratégias que incluem restrição de atividades físicas intensas para reduzir o risco de eventos arrítmicos, uso de medicamentos antiarrítmicos, implante de CDI em casos indicados e acompanhamento próximo para prevenir complicações graves. O manejo multidisciplinar, incluindo avaliação genética e acompanhamento cardiológico especializado, é crucial para otimizar o prognóstico e melhorar a qualidade de vida desses pacientes.

Os critérios diagnósticos para essa doença são extensos:

Categoria	Critérios maiores	Critérios menores
Alterações estruturais e disfunção global ou regional		
No ecocardiograma	Acinesia regional, discinesia ou aneurisma do VD (diástole) E via de saída do VD ≥ 32 mm (paraesternal longitudinal) ou ≥ 36 mm (paraesternal eixo curto) OU FAC ≤ 33%	Acinesia regional, discinesia do VD E via de saída do VD de 29 a 31 mm (paraesternal longitudinal) ou 32-35 (paraesternal eixo curto) OU FAC 34-40%
Na ressonância	Acinesia regional ou discinesia ou contração dissincrônica do VD E relação volume diastólico final do VD/superfície corporal ≥ 110 mL/m^2 (homem) ou ≥ 100 mL/m^2 (mulher) OU fração de ejeção do VD ≤ 40%	Acinesia regional ou discinesia ou contração dissincrônica do VD E relação volume diastólico final do VD/superfície de volume corporal de 100-110 mL/m^2 (homem) ou 90-100 mL/m^2 (mulher) OU fração de ejeção do VD 41-45%
Na ventriculografia direita	Acinesia regional, discinesia ou aneurisma	
Caracterização tissular	< 60% de miócitos residuais na análise morfométrica (ou < 50% em estimativa) e substituição fibrosa da parede livre do VD, com ou sem deposição gordurosa, em pelo menos uma amostra de biópsia endomiocárdica	60-75% de miócitos residuais na análise morfométrica (ou 50-65% em estimativa) e substituição fibrosa da parede livre do VD, com ou sem deposição gordurosa em pelo menos uma amostra de biópsia endomiocárdica

Continua...

Continuação...

Categoria	Critérios maiores	Critérios menores
Alterações de repolarização	Ondas T invertidas nas derivações precordiais direitas (V1-V3) ou além em pacientes com mais de 14 anos (na ausência de BRD completo)	Ondas T invertidas em V1-V2 em pacientes com mais de 14 anos (na ausência de BRD) ou em V4-V6; ondas T invertidas de V1-V4 em pacientes com mais de 14 anos na presença de BRD
Alterações de condução e despolarização	Onda épsilon (sinal de baixa amplitude entre o fim do QRS e o início da onda T) nas derivações precordiais direitas V1, V2 e V3	Potenciais tardios em ≥ 1 de 3 parâmetros, na ausência de QRS ≥ 110 ms no ECG padrão; duração do QRS filtrado ≥ 114 ms; duração da porção terminal do QRS < 40 μV, ≥ 38 ms; média da raiz quadrada da voltagem dos últimos 40 ms do QRS ≤ 20 μV; duração da ativação terminal do QRS ≥ 55 ms (na ausência de BRD)
Arritmias	TV sustentada ou não com padrão de BRE e eixo para cima (negativo ou indeterminado nas derivações inferiores e positivo em aVL)	TV sustentada ou não com padrão de VSVD (QRS positivo nas derivações inferiores e negativo em aVL) ou de eixo indeterminado ou > 500 extrassístoles ventriculares em 24 horas
História familiar	CAVD confirmada em parente de primeiro grau pelo critério da Força-tarefa, CAVD em parente de primeiro grau confirmada por anatomopatológico OU identificação de mutação associada ou provavelmente associada a CAVD no paciente em questão	História de CAVD em parente de primeiro grau quando não é possível ou prático confirmar os critérios da Força-tarefa; morte súbita cardíaca precoce (< 35 anos) em parentes de primeiro grau com suspeita de CAVD ou CAVD confirmada em anatomopatológico ou por critérios clínicos em parente de segundo grau

FAC: fractional area chance *(diferença em proporção entre as áreas do VD no final da diástole e no final da sístole); VSVD: via de saída do ventrículo direito.*

O diagnóstico é confirmado se houver:

- 2 critérios maiores OU;
- 1 critério maior e 2 menores OU;
- 4 critérios menores.

Com relação ao tratamento, estão contraindicados esportes competitivos. Extrassístoles ventriculares podem ser manejadas com o uso de sotalol.

Quando indicar CDI para um paciente com cardiomiopatia arritmogênica de VD?

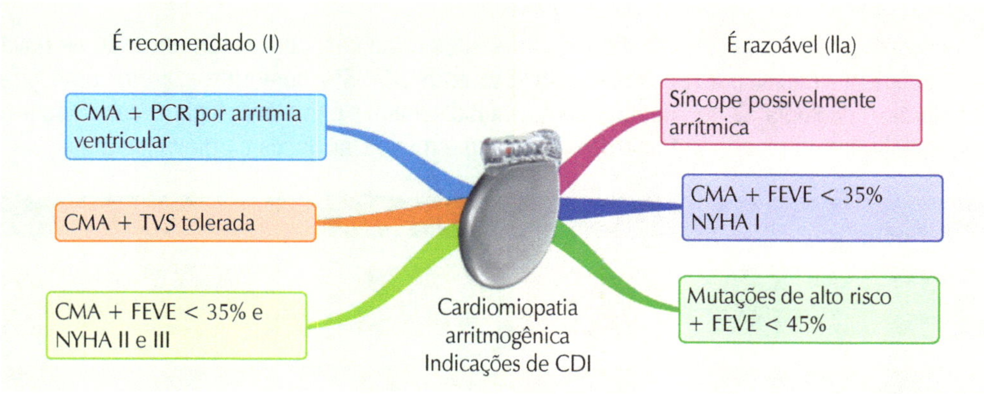

Referências

Santos ECL, Mastrocola F, Figuinha FCR, Lima AGS. Cardiologia: Cardiopapers. 2ª ed. Rio de Janeiro: Atheneu, 2019. 928 p.; 28 cm. ISBN: 978-85-388-1037-7.

Santos ECL, Mastrocola F, Figuinha FCR, Lima AGS. Mapas mentais para a prova de título de especialista em cardiologia. 5ª ed. Rio de Janeiro: Atheneu, 2025. 24 cm. ISBN: 978-65-5586-922-4.

Resposta da Questão 26

Alternativa D

Comentários

A paciente apresenta múltiplos fatores de risco para cardiotoxicidade por antraciclinas, incluindo hipertensão arterial, obesidade e pré-diabetes. Esses fatores tornam fundamental uma avaliação rigorosa antes e durante o tratamento mas não contraindicam o uso da antraciclina, que é essencial no manejo do câncer de mama HER2 negativo. A fração de ejeção (FEVE) de 52% no ecocardiograma indica função ventricular preservada, mas dentro da faixa que requer monitoramento mais frequente.

O manejo adequado inclui o acompanhamento com biomarcadores cardíacos, como troponina e NT-proBNP, até 72 horas após a realização da quimioterapia, para identificar sinais precoces de cardiotoxicidade, especialmente em pacientes com maior risco, como o caso descrito. Apesar de estudos sugerirem o papel de betabloqueadores e IECA/BRAs na prevenção de disfunção cardíaca, a introdução profilática de betabloqueadores antes do início do tratamento não demonstrou eficácia consistente na redução de desfechos e não é uma recomendação de rotina.

Se houver queda significativa da FEVE durante o tratamento, como para valores abaixo de 45%, a recomendação não é a suspensão definitiva da quimioterapia. Nessas situações, deve-se iniciar terapia para insuficiência cardíaca e monitorar a resposta, com continuidade da quimioterapia e reavaliações frequentes. Queda mais acentuada da FEVE, inferior a 40%, pode justificar a interrupção temporária do tratamento, com reintrodução em casos selecionados, considerando o balanço risco-benefício.

O ecocardiograma deve ser repetido em intervalos regulares, com recomendação de nova avaliação em 3 meses para pacientes com FEVE entre 50-55%, conforme a Diretriz Brasileira de Cardio-oncologia. O acompanhamento multidisciplinar entre oncologia e cardiologia é essencial para otimizar o tratamento oncológico e minimizar riscos cardiovasculares.

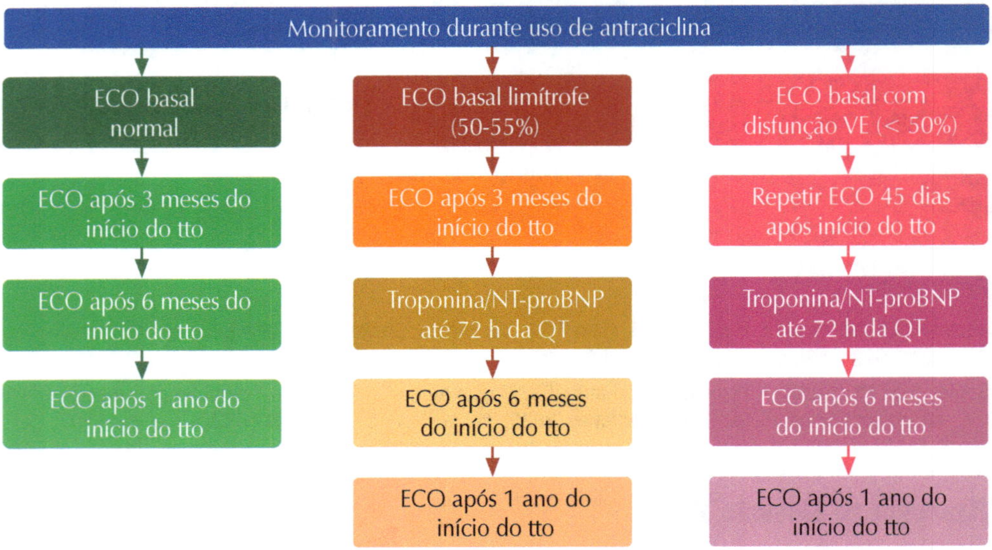
Monitoramento durante uso de antraciclina
ECO basal normal
ECO após 3 meses do início do tto
ECO após 6 meses do início do tto
ECO após 1 ano do início do tto
ECO basal limítrofe (50-55%)
ECO após 3 meses do início do tto
Troponina/NT-proBNP até 72 h da QT
ECO após 6 meses do início do tto
ECO após 1 ano do início do tto
ECO basal com disfunção VE (< 50%)
Repetir ECO 45 dias após início do tto
Troponina/NT-proBNP até 72 h da QT
ECO após 6 meses do início do tto
ECO após 1 ano do início do tto

Algoritmo de manejo da insuficiência cardíaca e disfunção ventricular por antraciclinas.

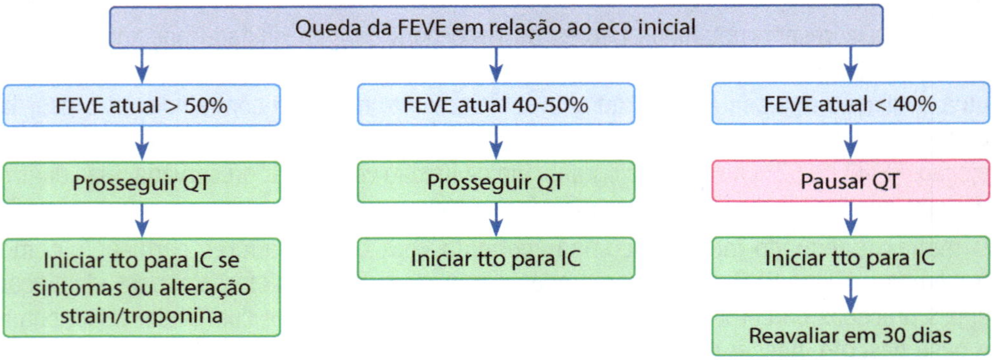

Eco: ecocardiograma; FEVE: fração de ejeção do ventrículo esquerdo; QT: quimioterapia; IC: insuficiência cardíaca; tto: tratamento.

Referência

Hajjar LA, Costa IBSS, Lopes MACQ, Hoff PMG, Diz MDPE, Fonseca SMR, et al. Diretriz Brasileira de Cardio-oncologia – 2020. Arq Bras Cardiol. 2020; 115(5):1006-1043.

Resposta da Questão 27

■ Alternativa B

Comentários

A deficiência de ferro é uma condição comum em pacientes com insuficiência cardíaca com fração de ejeção reduzida (ICFEr), afetando aproximadamente 50% desses indivíduos. Independentemente da presença de anemia, ela é um preditor importante de pior prognóstico, associado a maior risco de hospitalizações, redução na capacidade funcional e piora na qualidade de vida.

A definição de deficiência de ferro na insuficiência cardíaca é baseada em critérios laboratoriais, sendo caracterizada por ferritina < 100 ng/mL ou, quando a ferritina está entre 100 e 299 ng/mL, uma saturação de transferrina < 20%. No caso apresentado, o paciente possui uma saturação de transferrina de 16%, o que configura deficiência de ferro, apesar da ferritina de 252 ng/mL.

A reposição de ferro intravenoso, com carboximaltose férrica, é o tratamento recomendado nesses casos. Esse tipo de reposição demonstrou benefícios claros na melhora da capacidade para o exercício, qualidade de vida e redução das hospitalizações por insuficiência cardíaca descompensada, especialmente em pacientes sintomáticos, como o descrito. Por outro lado, a reposição oral de ferro não mostrou eficácia na melhora desses desfechos em pacientes com insuficiência cardíaca, sendo desaconselhada.

Referência

Marcondes-Braga FG, Moura LAZ, Issa VS, Vieira JL, Rohde LE, Simões MV, et al. Atualização de Tópicos Emergentes da Diretriz de Insuficiência Cardíaca – 2021. Arq Bras Cardiol. 2021; 116(6):1174-1212.

Resposta da Questão 28

■ Alternativa C

Comentários

Paciente com ICFER de etiologia não isquêmica, sem sinais de congestão sistêmica, atualmente em CF II, com ECG em ritmo sinusal com BRE. Qual a conduta?

Otimizar o tratamento medicamentoso. Como o sacubitril-valsartana está na dose de 100 mg 12/12h, ele deve ser aumentado para a dose alvo de 200 mg 12/12h. Não há relato de hipotensão sintomática e PA 105×64 mmHg não é contraindicação para otimização terapêutica. Caso não tolere, ainda há a possibilidade de tentar suspender o diurético, pois não há evidência de sinais congestivos.

Outras intervenções, como associação de ivabradina, hidralazina + nitrato ou implante de terapia de ressincronização cardíaca, são indicadas em cenários específicos. Ivabradina e hidralazina + nitrato seriam opções caso a paciente permanecesse sintomática após a otimização do tratamento medicamentoso, com critérios adicionais para cada intervenção. O ressincronizador estaria indicado em pacientes sintomáticos com FE ≤ 35%, BRE com

QRS ≥ 120 ms (≥ 130 ms se considerarmos a Diretriz Brasileira de Dispositivos Cardíacos Eletrônicos Implantáveis de 2023) apenas após a completa otimização terapêutica.

Portanto, o foco inicial deve ser alcançar as doses máximas toleradas das terapias baseadas em evidências, priorizando a estabilização clínica e prevenindo complicações futuras. A monitorização cuidadosa durante o ajuste do sacubitril-valsartana será fundamental para garantir segurança e eficácia no manejo.

A seguir, o fluxograma da Atualização de Tópicos Emergentes da Diretriz Brasileira de Insuficiência Cardíaca – 2021.

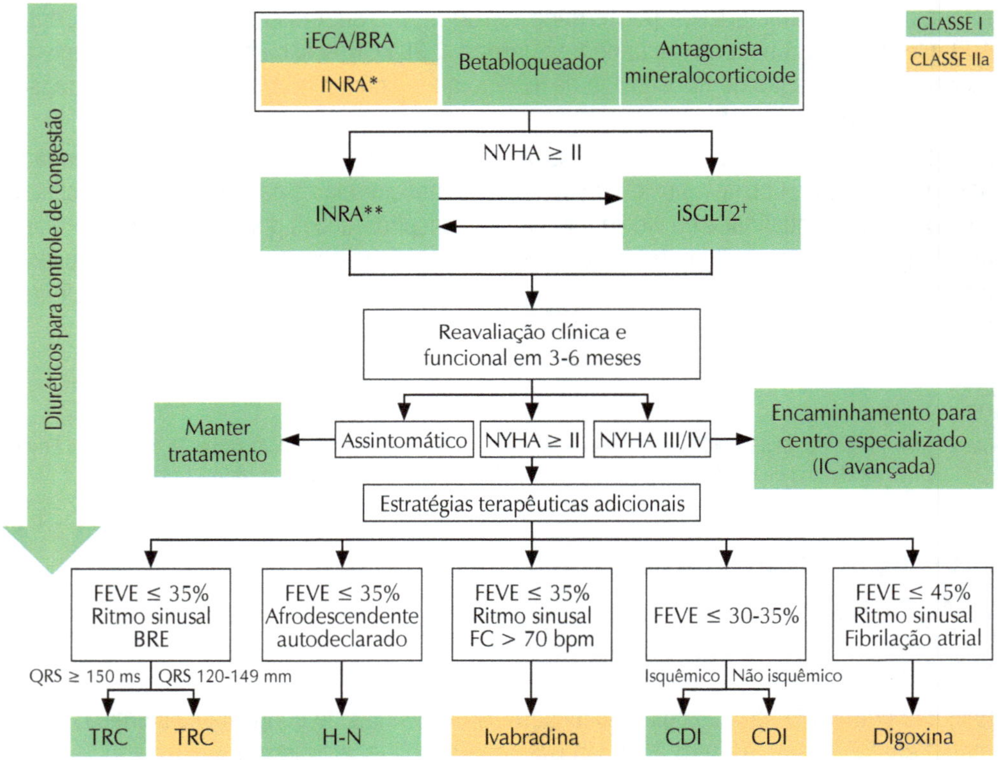

Arq. Bras. Cardiol. 2021; 116(6): 1174-1212.

Referência

Marcondes-Braga FG, Moura LAZ, Issa VS, Vieira JL, Rohde LE, Simões MV, et al. Atualização de Tópicos Emergentes da Diretriz de Insuficiência Cardíaca – 2021. Arq Bras Cardiol. 2021; 116(6):1174-1212.

RESPOSTA DA QUESTÃO 29

■ Alternativa A

Comentários

Paciente com sinais de congestão, mas com boa perfusão, caracterizando o perfil B, quente e úmido. Nesse cenário não há indicação da suspensão do BB. O tratamento do perfil B consiste na administração de diuréticos IV e na otimização de vasodilatadores VO ou IV (em casos selecionados). PA 98×67 mmHg não é contraindicação para aumento do enalapril.

Como classificar o paciente com IC descompensada?

		Sinais de congestão	
		NÃO	SIM
Sinais de má perfusão	NÃO	A	B
	SIM	L	C

Perfil clínico-hemodinâmico	
A	Quente e seco: perfusão periférica adequada sem congestão pulmonar e/ou sistêmica
B	Quente e úmido: perfusão periférica adequada com congestão pulmonar e/ou sistêmica
C	Frio e úmido: má perfusão periférica com congestão pulmonar e/ou sistêmica
L	Frio e seco: má perfusão periférica, sem congestão pulmonar e/ou sistêmica

Sinais de congestão	Sinais de má perfusão
• Ortopneia • Elevação da pressão venosa jugular • Edema • Hepatomegalia • Refluxo hepatojugular • Ascite • Estertores crepitantes em bases pulmonares • Presença de B3	• Redução da pressão de pulso • Extremidades frias • Sonolência • Piora da função renal • *Pulsus alternans* • Hipotensão sintomática*

** Hipotensão não é sinônimo de hipoperfusão mas, geralmente, as condições estão associadas.*

Paciente chega com IC descompensada e já faz uso crônico de betabloqueador. E agora? Suspendo? Reduzo a dose? Mantenho? Olha o resumão:

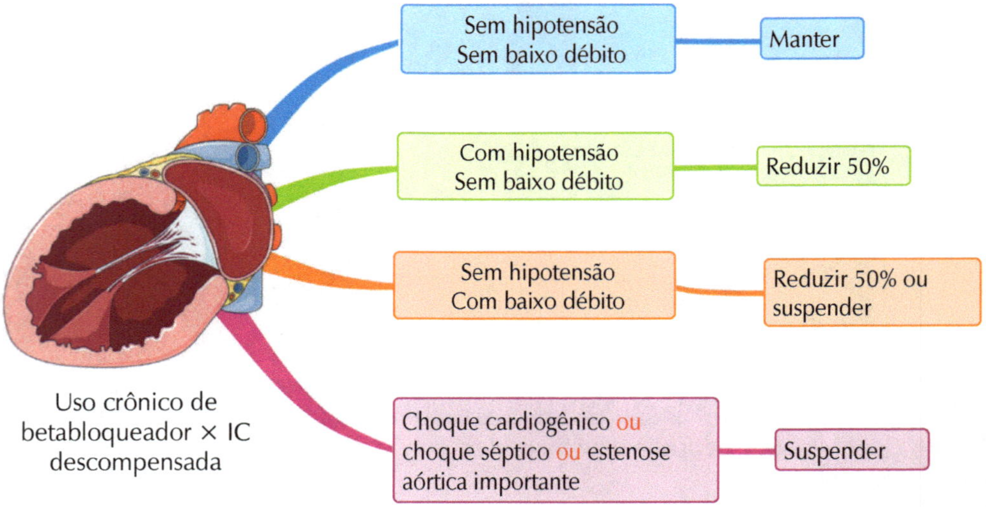

Referência

Comitê Coordenador da Diretriz de Insuficiência Cardíaca. Diretriz Brasileira de Insuficiência Cardíaca Crônica e Aguda. Arq Bras Cardiol. 2018; 111(3):436-539.

Resposta da Questão 30

■ Alternativa E

Comentários

Homem de 56 anos, com insuficiência cardíaca de fração de ejeção reduzida (ICFEr), apresenta melhora clínica significativa após tratamento farmacológico e não farmacológico, evoluindo de classe funcional III para classe funcional I e melhora da fração de ejeção do ventrículo esquerdo (FEVE) para 50%. A manutenção da terapia modificadora de doença é essencial, mesmo com a melhora da fração de ejeção, para prevenir deterioração clínica e hospitalizações.

A ginecomastia dolorosa, um efeito colateral conhecido da espironolactona, é uma indicação para substituí-la pela eplerenona, que apresenta menor incidência desse efeito. Caso não haja acesso à eplerenona, pode-se considerar a redução da dose da espironolactona. Outro ajuste necessário no manejo seria a redução gradual ou suspensão do diurético, como a furosemida, considerando a ausência de sinais de congestão e a melhora clínica e funcional do paciente.

A vacinação para influenza (anualmente) e pneumococo (com reforço após 5 anos) é recomendada para todos os pacientes com insuficiência cardíaca, pois contribui para a redução de eventos adversos, especialmente infecções respiratórias que podem descompensar o quadro.

A pressão arterial de 94×63 mmHg, embora limítrofe, não contraindica a manutenção da dose do sacubitril-valsartana, pois o paciente não apresenta sintomas de hipotensão. A terapia deve ser ajustada com base no quadro clínico geral, e não apenas em valores absolutos de pressão arterial.

Em suma, ajustes na terapia devem ser feitos de forma individualizada, sempre mantendo a abordagem centrada na melhora dos sintomas, prevenção de recaídas e redução de mortalidade. A continuidade da terapia modificadora de doença é essencial nos pacientes com IC com FE melhorada e é considerada classe I pelas diretrizes de insuficiência cardíaca

Referência

Marcondes-Braga FG, Moura LAZ, Issa VS, Vieira JL, Rohde LE, Simões MV, et al. Atualização de Tópicos Emergentes da Diretriz de Insuficiência Cardíaca – 2021. Arq Bras Cardiol. 2021; 116(6):1174-1212.

Resposta da Questão 31

■ Alternativa B

Comentários

A ressonância magnética cardíaca é uma ferramenta essencial para a investigação etiológica de cardiomiopatias, sendo particularmente útil no diagnóstico diferencial entre cardiopatia isquêmica e não isquêmica. A técnica do realce tardio permite identificar áreas de fibrose ou necrose, destacando o contraste entre o miocárdio íntegro (escuro) e as áreas comprometidas (claras).

Nos casos isquêmicos, o acometimento geralmente afeta o subendocárdio, podendo ser transmural e está relacionado ao território de irrigação de uma coronária específica. Já nas cardiomiopatias não isquêmicas, como a miocardite viral, o realce poupa o subendocárdio, sendo mais frequentemente mesocárdico e/ou subepicárdico. Esse padrão é característico das miocardites, especialmente as de etiologia viral, que são comuns e frequentemente associadas a insuficiência cardíaca.

O exame apresentado demonstra um realce mesocárdico na parede lateral, indicando uma etiologia não isquêmica. Outras causas, como amiloidose, sarcoidose e cardiomiopatia hipertrófica, apresentam padrões de realce distintos, como realce subendocárdico difuso ou acometimento transmural (amiloidose), lesões multifocais envolvendo o septo (sarcoidose) ou hipertrofia significativa (cardiomiopatia hipertrófica), que não estão presentes nesse caso. Assim, a hipótese mais provável para esse paciente é miocardite viral.

Dica: realce meso/subepicárdico pensar em miocardite, especialmente as relacionadas a quadro virais.

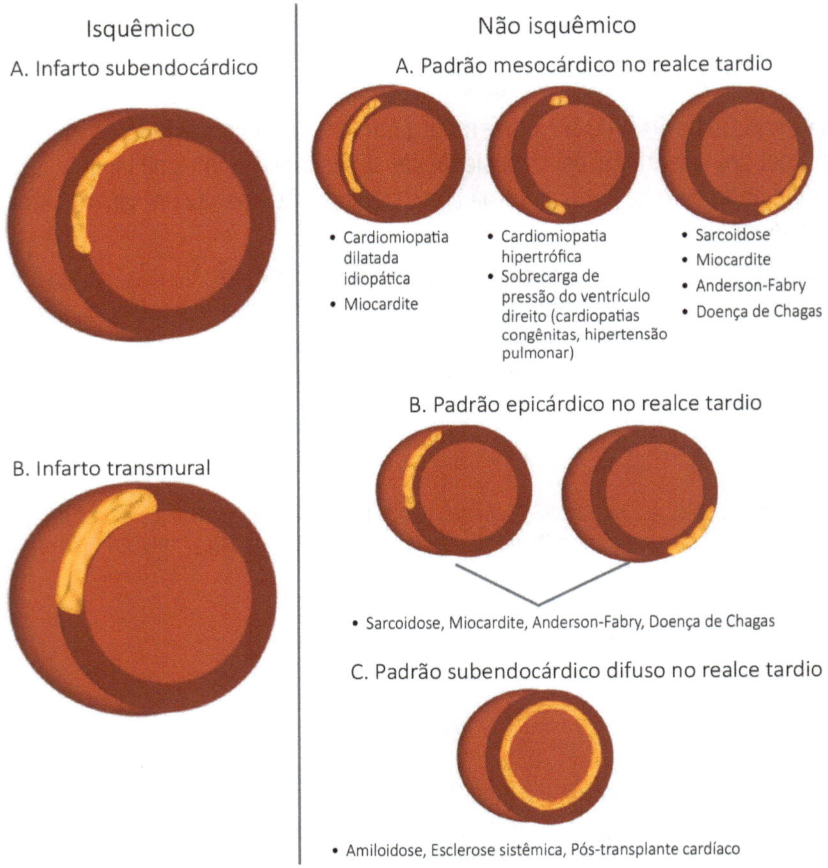

Referência

Santos ECL, Mastrocola F, Figuinha FCR, Lima AGS. Cardiologia: Cardiopapers. 2ª ed. Rio de Janeiro: Atheneu, 2019. 928 p.; 28 cm. ISBN: 978-85-388-1037-7.

Resposta da Questão 32

■ Alternativa A

Comentários

O transplante cardíaco é indicado para pacientes com insuficiência cardíaca avançada, refratária ao tratamento otimizado e com prognóstico adverso. Contudo, existem contraindicações específicas que devem ser observadas para a seleção adequada dos candidatos, conforme as diretrizes brasileiras.

Entre as contraindicações, a incompatibilidade ABO entre doador e receptor é absoluta, inviabilizando o transplante. A idade acima de 70 anos é uma contraindicação relativa, sendo possível avaliar casos selecionados. Por outro lado, condições como amiloidose por transtirretina não representam contraindicação absoluta, podendo ser indicado transplante associado dependendo do contexto clínico.

Em relação à doença renal crônica, a contraindicação absoluta ocorre apenas em casos de insuficiência renal irreversível com taxa de filtração glomerular inferior a 30 mL/min/1,73 m^2. Abaixo desse valor, mas de forma potencialmente reversível, é considerada uma contraindicação relativa ao transplante. Já a hipertensão pulmonar, quando fixa e com resistência vascular pulmonar acima de 5 unidades Wood, é considerada uma contraindicação absoluta.

Contraindicações para transplante cardíaco	
Idade > 70 anos (relativa)	Doença arterial periférica grave
Comorbidades com baixa expectativa de vida; algumas neoplasias	Doença cerebrovascular grave sintomática
Infecção sistêmica ativa	Doença hepática ou pulmonar avançadas
Incompatibilidade ABO	Doença psiquiátrica grave; demência; retardo mental
DM com LOA grave com HbA1c > 7,5%	Baixo suporte social e adesão ao tratamento
Tabagismo ativo	TEP < 3 semanas ou HP fixa (RVP > 5 wood)
IMC > 35 kg/m^2	

Referência

Bacal F, Marcondes-Braga FG, Rohde LEP, Xavier Júnior JL, de Souza Brito F, Moura LZ, et al. 3ª Diretriz Brasileira de Transplante Cardíaco. Arq Bras Cardiol. 2018; 111(2):230-289.

Resposta da Questão 33

■ Alternativa A

Comentários

Mulher de 60 anos com insuficiência cardíaca com fração de ejeção preservada (ICFEP), parestesias em membros inferiores sugestivas de polineuropatia, histórico familiar de cardiopatia e ecocardiograma revelando aumento da espessura septal com aumento biatrial e derrame pericárdico. O eletrocardiograma demonstra baixa voltagem, o que reforça a suspeita de amiloidose cardíaca.

Nesse contexto, a apresentação clínica e os achados de imagem são altamente sugestivos de amiloidose cardíaca hereditária associada à mutação do gene da transtirretina (TTR). A forma hereditária é mais comum em pacientes com histórico familiar de cardiopatia e idade de apresentação mais precoce, como no caso descrito. A forma selvagem, embora frequente, ocorre predominantemente em homens acima de 75 anos.

O primeiro passo na investigação é excluir a amiloidose AL, solicitando imunofixação sérica e urinária, além de dosagem de cadeias leves livres (relação kappa/lambda). Se esses exames forem normais, o próximo passo é a cintilografia com pirofosfato, que, se positiva, confirma a presença de depósito amiloide forma associada à transtirretina (ATTR). Na sequência, deve-se realizar a pesquisa de variantes patogênicas ("mutações") no gene TTR para determinar se a etiologia é hereditária ou a forma selvagem.

O tratamento de escolha é o tafamidis, um estabilizador da transtirretina, administrado em dose de 80 mg/dia, que possui o melhor nível de evidência para o manejo da cardiomiopatia amiloide.

O diagnóstico diferencial inclui doenças como cardiomiopatia hipertrófica, mas a baixa voltagem no ECG e o derrame pericárdico tornam essa hipótese improvável. Outras condições, como doença de Fabry, são menos prováveis devido à ausência de características específicas, como acometimento multissistêmico e padrões típicos de hipertrofia, além de ser uma doença de herança relacionada ao X, com mulheres usualmente apresentando quadros mais leves.

Pistas clínicas (RED FLAGS) que podem levantar a suspeita de amiloidose cardíaca em pacientes com manifestações de insuficiência cardíaca.

História clínica e exame físico
ICFEp, particularmente em homens idosos (acima de 65 anos)
Intolerância a iECA/BRA/INRA e/ou betabloqueadores
Bloqueio AV inexplicado com implante prévio de marca-passo
Síndrome do túnel do carpo bilateral
Estenose do canal vertebral
Ruptura espontânea do tendão do bíceps
Polineuropatia sensorial/motora não explicada (parestesia, dor neuropática, fraqueza)
Disfunção autonômica (hipotensão postural, diarreia pós-prandial alternando com constipação, disfunção erétil)
Púrpura periorbitária espontânea ou com traumatismo mínimo
Macroglossia
Opacidade vítrea e alterações pupilares
História familiar de miocardiopatia ou polineuropatia
Exames de imagem
Fenótipo infiltrativo ao ecocardiograma (SIV ≥ 12 mm), hipertrofia biventricular, hiper-refringência do miocárdio, espessamento valvar, espessamento do septo interatrial
Espessamento concêntrico das paredes do VE com amplitude do QRS reduzida ou não aumentada na proporção do aumento da espessura das paredes do VE
Pistas combinadas
Estenose aórtica em pacientes idosos (acima de 60 anos) com baixo fluxo/baixo gradiente
Apresentação clínica de miocardiopatia hipertrófica iniciada tardiamente (acima de 60 anos)

ICFEp: insuficiência cardíaca de fração de ejeção preservada; VE: ventrículo esquerdo; SIV: septo interventricular; iECA: inibidor da enzima conversora da angiotensina; BRA: bloqueador do receptor da angiotensina II; INRA: inibidor da neprilisina e do receptor da angiotensina.
Fonte: Simões et al. Posicionamento sobre Diagnóstico e Tratamento da Amiloidose Cardíaca – 2021. Arq Bras Cardiol. 2021; 117(3):561-598.

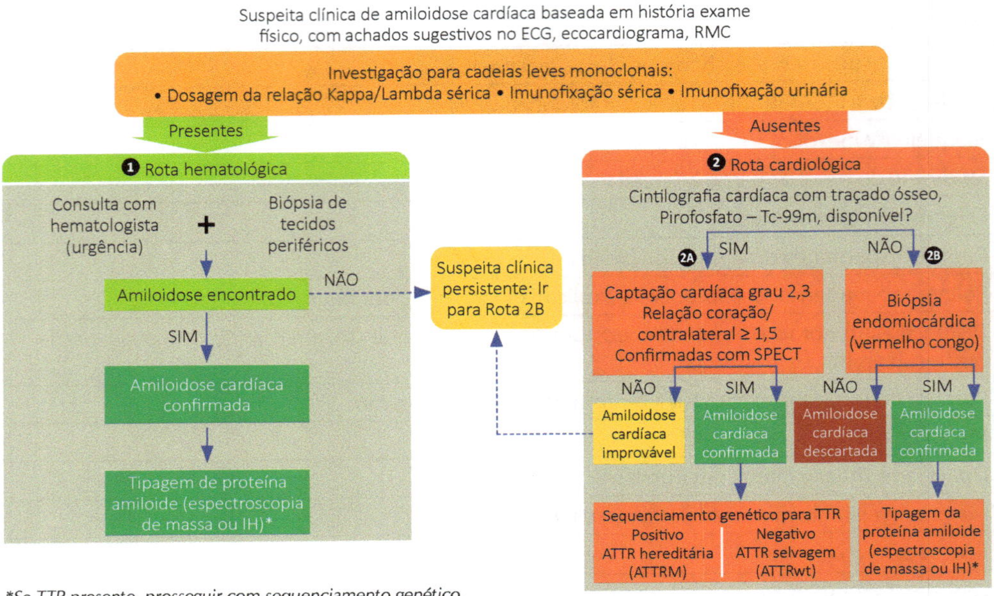

**Se TTR presente, prosseguir com sequenciamento genético.*
Posicionamento sobre Diagnóstico e Tratamento da Amiloidose Cardíaca – 2021.

Referência

Simões MV, et al. Posicionamento sobre Diagnóstico e Tratamento da Amiloidose Cardíaca – 2021. Arq Bras Cardiol. 2021; 117(3):561-598.

Resposta da Questão 34

■ Alternativa D

Comentários

Homem de 36 anos apresentando insuficiência cardíaca, edema de membros inferiores e síncope sem pródromos, evoluindo com trauma cranioencefálico leve. A ressonância cardíaca revela a presença de um aneurisma (discinesia) no ventrículo direito (VD), característica sugestiva de cardiomiopatia arritmogênica do ventrículo direito (CAVD).

A CAVD é uma doença genética que acomete predominantemente o VD, caracterizada por substituição fibroadiposa do miocárdio, frequentemente associada a arritmias ventriculares, síncopes e, em casos graves, morte súbita. O achado de aneurisma no VD, associado ao quadro clínico do paciente, reforça esse diagnóstico.

Outras hipóteses diagnósticas, como cardiomiopatia não compactada e amiloidose, são improváveis devido à ausência de achados característicos como aumento da porção não compactada ou depósito amiloide, respectivamente. A cardiomiopatia hipertrófica não apresenta áreas discinéticas no VD, enquanto a cardiomiopatia chagásica geralmente acomete tanto o VD quanto o VE, mas raramente apresenta aneurisma isolado do VD.

O diagnóstico de CAVD deve ser confirmado com base em critérios diagnósticos específicos, incluindo achados de imagem, histórico familiar e presença de arritmias ventriculares. O manejo inclui terapia medicamentosa, uso de dispositivos implantáveis (CDI) e, em casos refratários, transplante cardíaco.

Referência

Santos ECL, Mastrocola F, Figuinha FCR, Lima AGS. Cardiologia: Cardiopapers. 2ª ed. Rio de Janeiro: Atheneu, 2019. 928 p.; 28 cm. ISBN: 978-85-388-1037-7.

Resposta da Questão 35

■ Alternativa C

Comentários

Mulher de 47 anos com insuficiência cardíaca e fração de ejeção reduzida (31%), mesmo após terapia medicamentosa otimizada, apresenta maior benefício com o implante de terapia de ressincronização cardíaca (TRC) se estiver em ritmo sinusal, com classe funcional II ou III da NYHA, bloqueio de ramo esquerdo (BRE) e QRS ≥ 150 ms, conforme as diretrizes mais recentes (indicação I-A).

O TRC tem menor evidência de benefício em pacientes:

- Com QRS menor que 130 ms, mesmo com dissincronia demonstrada por imagem (a presença ou não da dissincronia em exames de imagem não define a conduta)
- Em descompensação aguda (p. ex.: uso de dobutamina), pois a estabilização clínica é necessária antes de considerar a TRC.
- Em classe funcional I (não há indicação em pacientes assintomáticos).
- Com bloqueio de ramo direito (BRD), onde a resposta à terapia é menos consistente (indicação IIa-B para alguns casos específicos).
- Ritmo de fibrilação atrial.

Portanto, para pacientes em CF II ou III, com morfologia de BRE e QRS ≥ 150 ms, o implante de ressincronizador está fortemente indicado como parte do manejo da insuficiência cardíaca com fração de ejeção reduzida.

Principais indicações de TRC em pacientes em ritmo sinusal	
ICFEr sintomática em ritmo sinusal, com BRE e QRS ≥150ms, com FEVE ≤ 35% a despeito da terapia farmacológica otimizada (TFO)	I - A
ICFEr sintomática em ritmo sinusal, com BRE e QRS entre 130 e 149ms, com FEVE ≤ 35% a despeito da TFO	IIa - B
TRC pode ser útil em pacientes com ICFEr com CF NYHA III ou IV ambulatorial, ritmo sinusal, com distúrbio de condução intraventricular não BRE e QRS ≥150ms, com FEVE ≤35% a despeito TFO	IIa - B

Quais os pacientes que respondem melhor à ressincronização cardíaca?

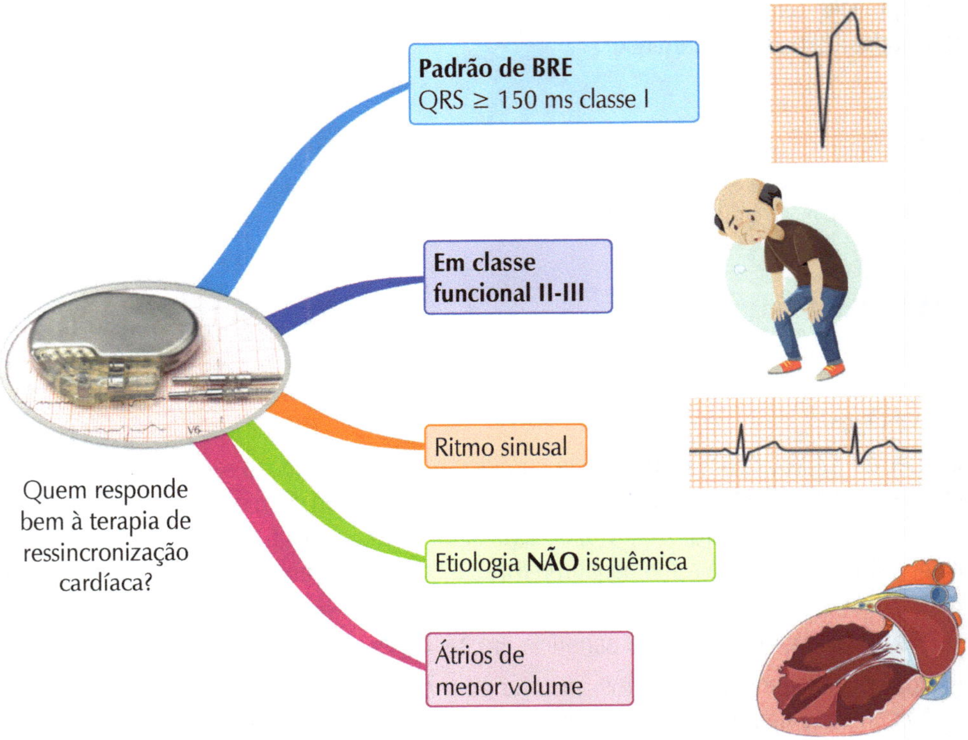

Referência

Marcondes-Braga FG, Moura LAZ, Issa VS, Vieira JL, Rohde LE, Simões MV, et al. Atualização de Tópicos Emergentes da Diretriz de Insuficiência Cardíaca – 2021. Arq Bras Cardiol. 2021; 116(6):1174-1212.

Resposta da Questão 36

- **Alternativa B**

Comentários

O peptídeo natriurético cerebral (BNP) é um biomarcador crucial na avaliação diagnóstica e prognóstica da insuficiência cardíaca (IC). Ele é produzido principalmente pelos ventrículos em resposta ao aumento da pressão de enchimento, desempenhando um papel importante na regulação do balanço hídrico e na vasodilatação.

Os níveis de BNP variam de acordo com fatores como idade, gênero e função renal, sendo geralmente mais altos em idosos e em pacientes com função renal comprometida. Em pacientes obesos, os níveis são tipicamente mais baixos devido à maior degradação do peptídeo. Já em pacientes com fibrilação atrial, os níveis tendem a ser mais elevados, independentemente de IC.

Um dos principais benefícios do BNP é seu alto valor preditivo negativo, sendo altamente útil para excluir IC em pacientes com níveis baixos.

Fatores que influenciam o exame do BNP:

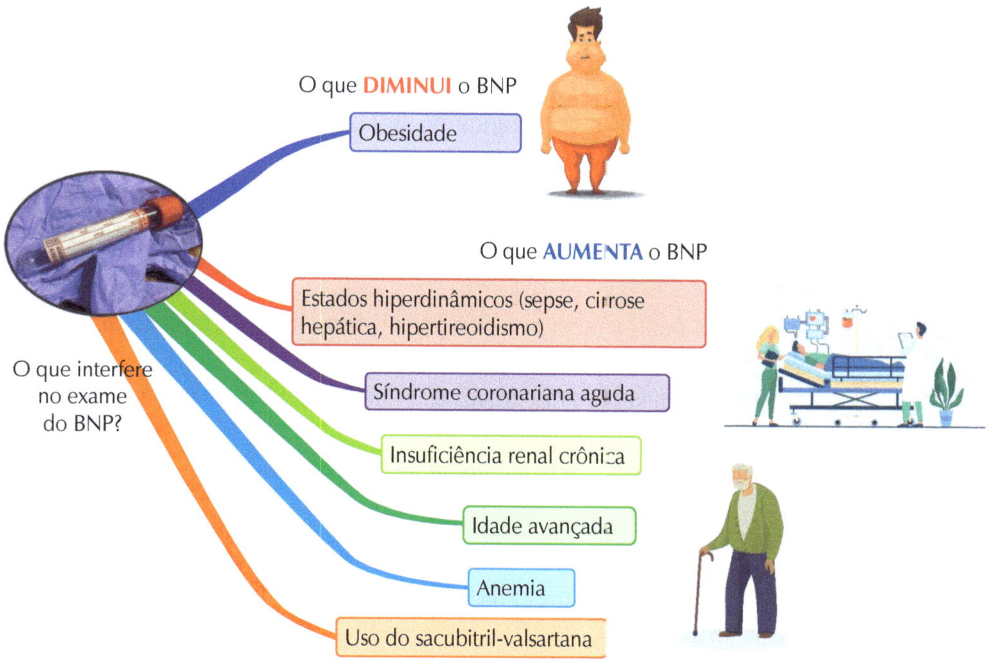

Referência

Santos ECL, Mastrocola F, Figuinha FCR, Lima AGS. Cardiologia: Cardiopapers. 2ª ed. Rio de Janeiro: Atheneu, 2019. 928 p.; 28 cm. ISBN: 978-85-388-1037-7.

Resposta da Questão 37

■ Alternativa E

Comentários

Homem jovem de 19 anos com sintomas de dor precordial típica e dispneia aos esforços, associado a histórico familiar significativo de morte súbita em parente de primeiro grau (pai, aos 39 anos), com ecocardiograma evidenciando cardiomiopatia hipertrófica (CMH) septal assimétrica obstrutiva, septo de 32 mm e gradiente intraventricular elevado de 118 mmHg. Esses achados apontam para risco aumentado de morte súbita, com critérios maiores bem definidos:

1. Histórico familiar de morte súbita precoce (< 50 anos).
2. Espessura septal ≥ 28 mm.

Nesse contexto, há indicação formal para implante de cardiodesfibrilador implantável (CDI), como medida de prevenção primária.

Outros aspectos relevantes no manejo da CMH

- Tratamento inicial: uso de betabloqueadores ou bloqueadores de canal de cálcio como primeira linha. Em casos refratários, considerar disopiramida ou mavacanteno (nos pacientes com a forma obstrutiva com gradiente ≥ 50 mmHg e FE ≥ 55%).
- Terapias para redução septal (miectomia cirúrgica ou ablação septal alcoólica): Reservadas para pacientes com sintomas refratários ao tratamento medicamentoso. Ablação alcoólica não é recomendada para jovens com septos muito espessos (≥ 30 mm).
- Ressonância cardíaca: pode auxiliar na estratificação de risco adicional, especialmente avaliando a extensão de fibrose (se ≥ 15% é associada a maior risco de morte súbita).

Destaques sobre condutas incorretas

- Manobra de Valsalva: aumenta o sopro na CMH obstrutiva, devido à redução do volume no VE.
- Nitratos: contraindicados, pois podem agravar o gradiente obstrutivo e precipitar sintomas como síncope.
- Cineangiocoronariografia: não indicada no momento, dado que o diagnóstico já está bem definido.

Conclusão

A indicação do CDI é fundamentada pelos critérios de alto risco, priorizando a prevenção de morte súbita nesse jovem com CMH.

Caracterização dos fatores de risco para morte súbita cardíaca na CMH.

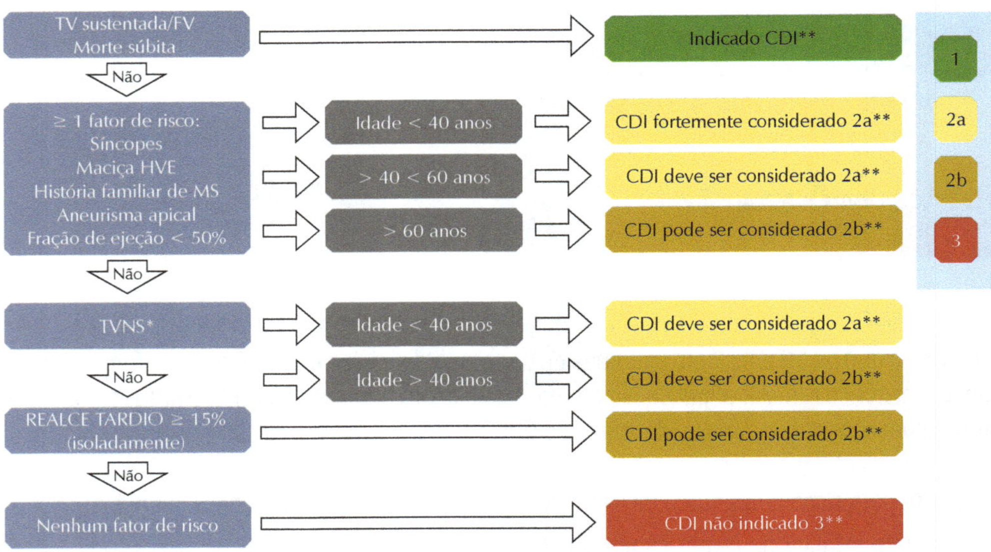

*Múltiplos episódios (≥ 3), FC ≥200 bpm e ≥ 10 batimentos. ** Tomada de conduta guiada por Heart Team.
Fonte: Arq Bras Cardiol. 2024;121(7):e202400415.

Referência

Fernandes F, Simões MV, Correia EB, Marcondes-Braga FG, Coelho-Filho OR, Mesquita CT, et al. Diretriz sobre Diagnóstico e Tratamento da Cardiomiopatia Hipertrófica – 2024. Arq Bras Cardiol. 2024;121(7):e20240415.

Resposta da Questão 38

Alternativa E

Comentários

A insuficiência cardíaca (IC) é uma síndrome clínica caracterizada pela incapacidade do coração em bombear sangue de forma eficiente, comprometendo as demandas metabólicas ou gerando altas pressões de enchimento. Em relação ao manejo e critérios associados à IC:

1. Reposição de ferro: a administração de ferro por via intravenosa (carboximaltose férrica) em pacientes com ICFEr e deficiência de ferro (ferritina sérica < 100 ng/mL ou 100-299 ng/mL com saturação de transferrina < 20%) mostrou benefícios em aumentar a capacidade funcional, melhorar a qualidade de vida e reduzir hospitalizações. No entanto, a reposição de ferro oral não apresenta evidências semelhantes.
2. Antagonistas mineralocorticoides: estão indicados em pacientes com ICFEr sintomáticos (FE ≤ 40%) em classes funcionais II a IV da NYHA. Essa classe de medicamentos inclui espironolactona e eplerenona.
3. Betabloqueadores: os medicamentos com melhor evidência no tratamento da ICFEr são carvedilol, bisoprolol e succinato de metoprolol (não o tartarato).
4. Critérios de Framingham para IC: edema bilateral de membros inferiores é um critério menor, enquanto sinais como dispneia paroxística noturna, estase jugular e outros achados objetivos têm maior relevância diagnóstica.
5. Sacubitril/Valsartana: contraindicado em pacientes com histórico de angioedema associado ao uso de IECA, devido ao risco elevado de recorrência. Além disso, é necessário um intervalo mínimo de 36 horas ao substituir um IECA pelo sacubitril/valsartana para evitar esse efeito adverso.

Referência

Marcondes-Braga FG, Moura LAZ, Issa VS, Vieira JL, Rohde LE, Simões MV, et al. Atualização de Tópicos Emergentes da Diretriz de Insuficiência Cardíaca – 2021. Arq Bras Cardiol. 2021; 116(6):1174-1212.

Resposta da Questão 39

■ Alternativa B

Comentários

Vamos relembrar a classificação de INTERMACS.

Perfil	Descrição	Condição hemodinâmica	Momento da intervenção
1	Choque cardiogênico grave *(crash and burn)*	Instabilidade hemodinâmica com hipoperfusão crítica de órgãos-alvo a despeito de doses crescentes de catecolaminas e/ou suporte circulatório mecânico	Horas
2	Declínio progressivo	Disfunção orgânica progressiva (hiperlactatemia, insuficiência renal ou hepática, caquexia ou congestão sistêmica importante) com níveis tensionais aceitáveis, porém já com doses otimizadas de inotrópicos	Dias
3	Estável com inotrópico	Estável com uso de inotrópico que piora sintomas, níveis tensionais ou insuficiência renal nas tentativas de desmame de droga	Semanas
4	Sintomático em repouso *(frequent flyer)*	Sintomas persistentes, mais frequentemente de congestão sistêmica requerendo múltiplas internações e atendimentos em emergência	Meses
5	Intolerante aos esforços *(housebound)*	Confortável em repouso, porém com sintomas limitantes com retenção hídrica e algum grau de disfunção renal	Variável
6	Limitação aos esforços	Limitação leve a moderada aos esforços, sem sinais de congestão sistêmica. Sente-se fadigado com atividades leves	Variável
7	Classe funcional III	Pacientes em classe funcional II ou III sem sinais de congestão relevante	Sem indicação de suporte

Referência

Marcondes-Braga FG, Moura LAZ, Issa VS, Vieira JL, Rohde LE, Simões MV, et al. Atualização de Tópicos Emergentes da Diretriz de Insuficiência Cardíaca – 2021. Arq Bras Cardiol. 2021; 116(6):1174-1212.

Resposta da Questão 40

■ Alternativa C

Comentários

Mulher com câncer de mama em quimioterapia, devemos ficar atentos ao risco de cardiotoxicidade pelo tratamento que pode acontecer decorrente do uso das antraciclinas como a doxorrubicina e/ou dos anti-HER 2 como o trastuzumabe.

Vamos lembrar de alguns aspectos importantes em relação a cardiotoxicidade:

Disfunção ventricular secundária à terapia do câncer

- ↓ ≥ 10% FEVE para um valor abaixo do limite inferior da normalidade (FEVE < 50%)

Cardiotoxicidade subclínica

- ↑ troponina ou
- ↓ *Strain* Longitudinal Global (SLG) absoluta ≥ 5% ou relativa ≥ 15%

Quais tipos de cardiotoxicidade existem?

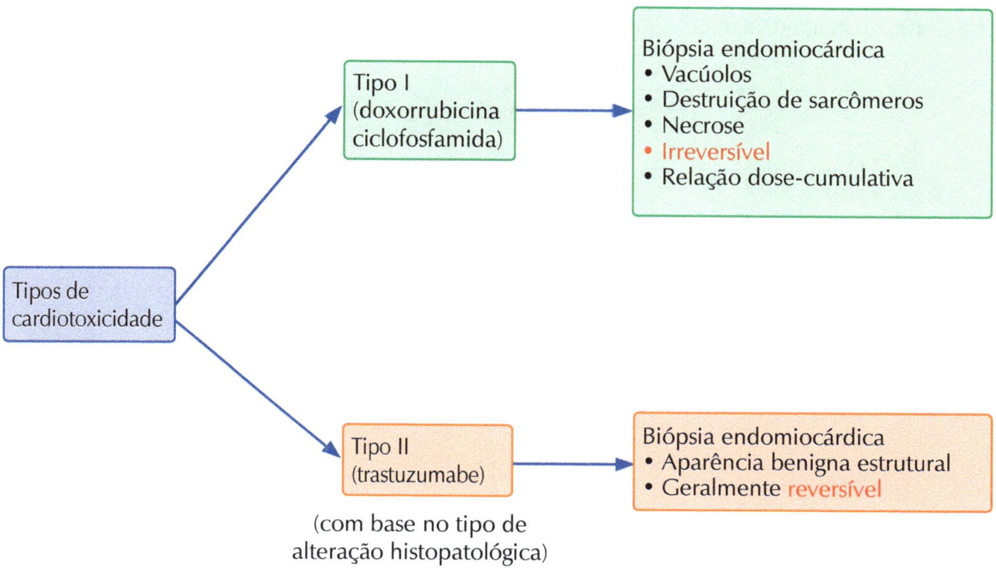

O que fazer se meu paciente tiver cardiotoxicidade subclínica?

Conduta em cardiotoxicidade subclínica

- Considerar **IECA**, **BRA** ou **βbloqueador** para prevenir disf. ventricular e eventos CV
- **ECO com *strain*** a cada 3 meses
- **Biomarcadores a cada ciclo**, se assintomático, ou a qualquer momento, se surgirem sintomas
- **Não suspender QT** baseado em biomarcador ou *strain*
- Considere **excluir ICo**
- Considere **dexrazoxano** se altas doses de antraciclinas e com risco elevado de cardiotoxicidade

Quando devemos orientar pausar a quimioterapia?

Quando devemos parar a quimioterapia?

- Se FE VE < 40% em uso de antracíclico
- Se FE VE < 40% ou ↓ 15% ou mais da FE VE se trastuzumabe

Algoritmo de manejo da insuficiência cardíaca e da disfunção ventricular por terapia anti HER2.

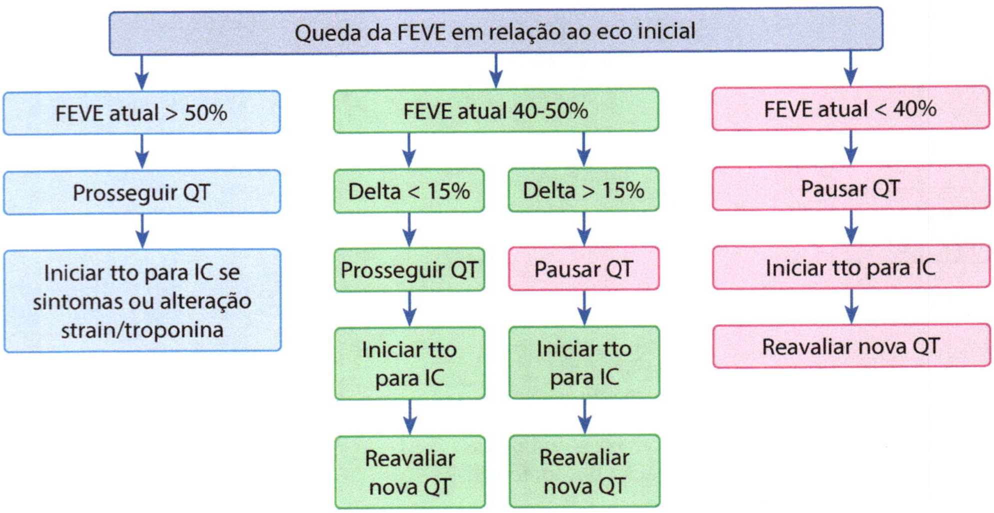

Referência

Hajjar LA, Costa IBSS, Lopes MACQ, Hoff PMG, Diz MDPE, Fonseca SMR, et al. Diretriz Brasileira de Cardio-oncologia – 2020. Arq Bras Cardiol. 2020.

Resposta da Questão 41

■ Alternativa C

Comentários

Paciente idosa, obesa, hipertensa apresenta quadro clínico indicativo de ICFEP. O que esperaríamos encontrar no eco dessa senhora? Disfunção diastólica. Ecocardiograma mostrou relação onda E > A aparentemente normal, mas que apresentou reversão após manobra de valsalva configurando um padrão de disfunção diastólica tipo 2 ou pseudonormal.

Relembrando:

Achados esperados para relaxamento do VE, pressões de enchimento e achados bidimensionais e Doppler conforme a função diastólica do VE				
Parâmetro	**Normal**	**Grau I**	**Grau II**	**Grau III**
Relaxamento do VE	Normal	Reduzido	Reduzido	Reduzido
Pressão atrial esquerda (AE)	Normal	Baixa ou normal	Elevada	Elevada
Relação E/A mitral	≥ 0,8	≤ 0,8	> 0,8 a < 2	> 2
Relação média E/e'	< 10	< 10	10-14	> 14
Velocidade do refluxo tricúspide (m/s)	< 2,8	< 2,8	> 2,8	> 2,8
Índice de volume do átrio esquerdo (mL/m^2)	Normal	Normal ou aumentado (> 34)	Aumentado	Aumentado

Referência

Santos ECL, Mastrocola F, Figuinha FCR, Lima AGS. Cardiologia: Cardiopapers. 2ª ed. Rio de Janeiro: Atheneu, 2019. 928 p.; 28 cm. ISBN: 978-85-388.

Resposta da Questão 42

■ Alternativa C

Comentários

Paciente negra de 37 anos, com gestação gemelar na 37ª semana, apresenta quadro típico de insuficiência cardíaca com fração de ejeção reduzida (FE 27%), surgindo no final da gestação, altamente sugestivo de cardiomiopatia periparto. Os achados clínicos incluem sintomas clássicos de insuficiência cardíaca descompensada, como ortopneia, dispneia paroxística noturna e edema, além de sinais como B3, estase jugular e hipocinesia difusa ao ecocardiograma.

Aspectos relevantes do manejo

- A hidralazina é o vasodilatador preferido durante a gestação devido à contraindicação de IECA/BRA nesse período. Pode ser utilizada durante o aleitamento, mas frequentemente é substituída por IECA após o parto.
- Os nitratos podem ser associados à hidralazina, mas pela baixa tolerância materna devido à hipotensão e cefaleia, não são utilizados de rotina na gestação.
- A furosemida é o diurético de escolha em casos de IC descompensada durante a gestação, enquanto a hidroclorotiazida não é indicada nesse contexto.
- A ivabradina é contraindicada na gestação e durante a lactação.
- Os IECA são contraindicados na gestação devido ao risco teratogênico, mas são seguros no aleitamento.
- A espironolactona é contraindicada na gestação, pois pode causar feminilização de fetos masculinos devido aos seus efeitos antiandrogênicos.

Fármaco	Uso na gravidez?	Efeitos materno-fetais	Lactação
IECA e BRA	Não	Disgenesia e insuficiência renal Mal formação congênita cardiovascular e neurológica	Compatível (captopril, enalapril, losartana)
Anlodipino	Sim	Não teratogênico Dados limitados em humanos	Provavelmente compatível
Atenolol	Não	RCIU Bradicardia e hipoglicemia fetal	Compatível, mas com cautela (opções mais seguras)
Nifedipina	Sim	Provável baixo risco em qualquer fase da gestação	Compatível
Metildopa	Sim	Provável baixo risco em qualquer fase da gestação	Compatível
Clonidina	Sim	Provável baixo risco em qualquer fase da gestação	Compatível

Continua...

Continuação...

Fármaco	Uso na gravidez?	Efeitos materno-fetais	Lactação
Verapamil	Sim	Provável baixo risco em qualquer fase da gestação	Compatível
Nitroprussiato de sódio	Sim- risco de exposição fetal aos cianetos	Não foi descrita mal formação congênita Acúmulo de cianeto	Não compatível
Hidroclorotiazida	Sim	Redução no líquido amniótico	Compatível
Hidralazina	Sim	Trombocitopenia neonatal e síndrome lúpus *like*	Compatível
Espironolactona	Não (ação antiandrogênica)	Sem evidência de teratogenicidade. Ação antiandrogênica (feminilização de feto masculino)	Não recomendado
Amilorida	Sim	Sem evidência de teratogênese. Risco de hipovolemia	Compatível
Monitrato de isossorbida	Sim	Cefaleia, hipotensão, não teratogênico	Compatível
Hidralazina	Sim	Trombocitopenia neonatal e síndrome lúpus *like*	Compatível
Carvedilol	Sim	Bradicardia	Compatível
Succinato de metoprolol	Sim	Baixo peso ao nascer e RCIU Bradicardia e hipoglicemia fetal	Compatível, mas com cautela (efeitos de betabloqueador no recém-nascido)
Bisoprolol	Não Risco/benefício	Baixo peso ao nascer e RCIU Bradicardia e hipoglicemia fetal	Compatível (efeitos do betabloqueador no recém-nascido)
Digoxina	Sim	Não teratogênico	Compatível
Dobutamina	Sim	Não teratogênico em animais	Provavelmente compatível
Milrinone	Não Risco/benefício	Risco em animais Sem evidência em humanos	Provavelmente compatível
Sacubitril/ valsartana	Não	Idem BRA; sacubitril dados inadequados	Não
Ivabradina	Não	RCIU	Não

BRA: bloqueadores dos receptores da angiotensina; RCIU: crescimento intrauterino restrito.

Referência

Avila WS, Alexandre ERG, Castro ML, Lucena AJG, Marques-Santo C, Freire CMV, et. al. Posicionamento da Sociedade Brasileira de Cardiologia para Gravidez e Planejamento Familiar na Mulher Portadora de Cardiopatia – 2020. Arq Bras Cardiol. 2020 Arq Bras Cardiol. 2020; 114(5):849-942.

Resposta da Questão 43

Alternativa D

Comentários

Paciente jovem, procedente de área endêmica, apresenta quadro de insuficiência cardíaca com dispneia progressiva, ascite e edema de membros inferiores. O eletrocardiograma demonstra fibrilação atrial, e a ressonância cardíaca revela aumento dos átrios associado à obliteração do ápice do ventrículo esquerdo, com preenchimento por tecido fibrótico. Esses achados são característicos de endomiocardiofibrose, uma forma de cardiomiopatia restritiva predominante em áreas tropicais, como o Nordeste do Brasil.

Aspectos relevantes da endomiocardiofibrose

- Caracteriza-se por depósito de tecido fibrótico no ápice e na entrada dos ventrículos.
- Associada a maior rigidez ventricular, dificuldade de relaxamento do coração, aumento dos átrios e insuficiência das válvulas cardíacas.
- O padrão clássico na imagem, descrito como "duplo V", é um achado sugestivo.

Discussão das alternativas

- Miocárdio não compactado: não há aumento significativo da relação entre as camadas compactada e não compactada do ventrículo.
- Infarto do miocárdio prévio: trombos relacionados a infartos geralmente ocorrem em áreas com redução da espessura do músculo e movimento anormal, o que não é observado aqui.
- Amiloidose cardíaca: não apresenta obliteração do ápice como nesse caso.
- Cardiopatia chagásica: frequentemente envolve dilatação do ventrículo com aneurisma apical em formato de "dedo de luva", diferente do padrão encontrado.

Esses elementos reforçam o diagnóstico de endomiocardiofibrose como a principal hipótese.

Referência

Santos ECL, Mastrocola F, Figuinha FCR, Lima AGS. Cardiologia: Cardiopapers. 2ª ed. Rio de Janeiro: Atheneu, 2019. 928 p.; 28 cm. ISBN: 978-85-388-1037-7.

Resposta da Questão 44

Alternativa B

Comentários

Homem idoso em investigação de etiologia da ICFEP realizou o ecocardiograma com mensuração do Strain Global Longitudinal mostrado a seguir (Bull's eye). Podemos observar que apesar de ocorrer uma disfunção global do VE (strain reduzido de apenas -9,6), existe uma preservação relativa da porção apical, que é a região central vermelha mais escura, com valores absolutos de strain bem mais elevados, indicando maior movimentação naquela região em relação as porções médio-basais. Esse padrão é conhecido como apical sparing ou cherry on top (cereja do bolo) e é sugestivo de amiloidose cardíaca.

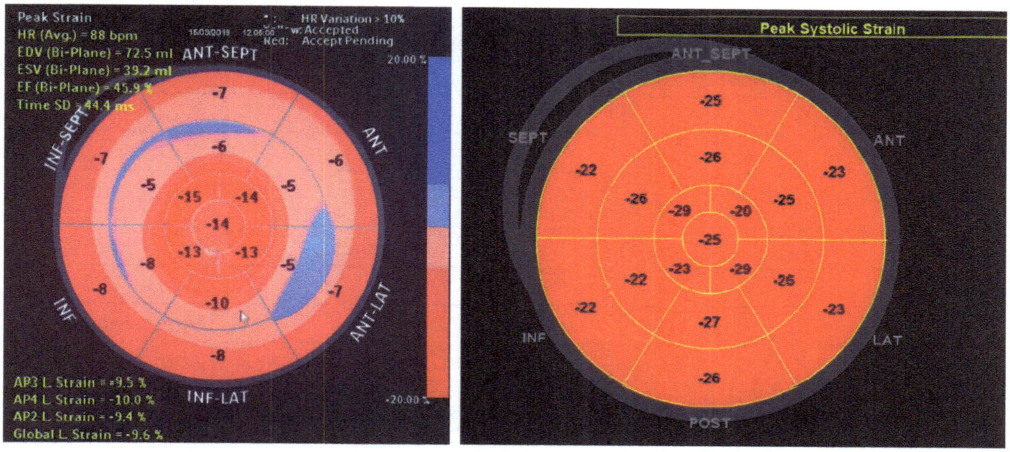

Observar a diferença entre o strain na amiloidose com o strain normal (à direita).

Referência

Santos ECL, Mastrocola F, Figuinha FCR, Lima AGS. Cardiologia: Cardiopapers. 2ª ed. Rio de Janeiro: Atheneu, 2019. 928 p.; 28 cm. ISBN: 978-85-388-1037-7.

Resposta da Questão 45

■ Alternativa C

Comentários

Aspectos importantes sobre a doença de Chagas

- O escore de Rassi é utilizado para predizer mortalidade em pacientes com cardiopatia chagásica. Um escore acima de 11 indica alto risco de mortalidade, mas é importante considerar que os avanços no manejo atual podem ter reduzido a mortalidade em relação às coortes originais.

Escore de Rassi

Fator de risco	Pontos
NYHA classe III ou IV	5
Cardiomegalia (radiografia de tórax)	5
Anormalidade de motilidade global ou segmentar (ecocardiograma 2D)	3
TV não sustentada (Holter 24 h)	3
Baixa voltagem de QRS (ECG)	2
Sexo masculino	2

Total de pontos	Mortalidade total		Risco
	5 anos	10 anos	
0-6	2%	10%	Baixo
7-11	18%	44%	Intermediário
12-20	63%	84%	Alto

- A progressão para a forma cardíaca crônica sintomática geralmente ocorre décadas após a infecção aguda, e não em poucos anos.
- Para diagnóstico sorológico são necessários dois testes positivos por metodologias diferentes. Os testes recomendados incluem os exames convencionais como ELISA, imunofluorescência e hemaglutinação indireta e os não convencionais como a quimioluminescência magnética e eletroquimioluminescência. O teste de Machado-Guerreiro não é indicado para esse fim.

Tipos de testes sorológicos para diagnóstico da doença de Chagas	
Convencionais	**Não convencionais**
Imunofluorescência indireta (IFI) Hemaglutinação indireta (HAI) Ensaio Imunoenzimático (ELISA)	Quimioluminescência magnética (CMIA) Eletroquimioluminescência (ECLIA)

- O tratamento etiológico do *Trypanosoma cruzi* é indicado nas seguintes situações:
  - Fase aguda.
  - Infecção congênita.
  - Crianças e adolescentes na fase crônica.
  - Reativação em pacientes imunossuprimidos.
  - Contaminação acidental.
  - Forma indeterminada em < 50 anos.

Tratamento etiológico	
Indicações	*Contraindicações*
• Fase aguda • Congênita • Crianças e adolescentes com infecção crônica • Adultos < 50 anos com a forma crônica indeterminada • Reativação da doença • Contaminação acidental	• Forma crônica cardíaca ou digestiva fase avançada • Gestantes • Insuficiência renal grave • Insuficiência hepática grave

- O uso de betabloqueadores é recomendado para pacientes com insuficiência cardíaca com fração de ejeção reduzida, inclusive na cardiopatia chagásica, conforme os protocolos habituais de tratamento.

Referência

Marin-Neto JA, Rassi Jr. A, Oliveira GMM, Correia LCL, Ramos Jr. AN, Luquetti AO et al. Diretriz da SBC sobre Diagnóstico e Tratamento de Pacientes com Cardiomiopatia da Doença de Chagas – 2023. Arq Bras Cardiol. 2023;120(6):e20230269.

Resposta da Questão 46

- Alternativa C

Comentários

Homem de 58 anos com insuficiência cardíaca de fração de ejeção reduzida, etiologia não isquêmica, persistindo em classe funcional II apesar de tratamento medicamentoso otimizado com betabloqueador, sacubitril/valsartana, espironolactona e furosemida. Apresenta NT-proBNP elevado e hipertensão pulmonar relacionada à insuficiência cardíaca (grupo II).

Classificação da hipertensão pulmonar (6º Simpósio Mundial de Hipertensão Pulmonar)
Grupo 1 – Hipertensão arterial pulmonar 1.1. Idiopática 1.2. Hereditária 1.3. Induzida por drogas ou toxinas 1.4. Associada a: 1.4.1. Doenças do tecido conectivo 1.4.2. Infecção pelo vírus da imunodeficiência humana (HIV) 1.4.3. Hipertensão portal 1.4.4. Doença cardíaca congênita 1.4.5. Esquistossomose 1.5. HAP com resposta sustentada a antagonistas de canal de cálcio 1.6. HAP com evidências de doença veno-oclusiva (PVOD) ou hemangiomatose capilar pulmonar 1.7. Síndrome de HP persistente do neonato
Grupo 2 – HP devido a doença cardíaca esquerda (disfunção ventricular sistólica, disfunção ventricular diastólica, doenças valvares, doenças congênitas ou adquiridas associadas a HP pós-capilar)
Grupo 3 – HP associada a doença pulmonar/hipóxia (doença obstrutiva, doença restritiva, doenças com padrão misto, hipóxia sem doença pulmonar)
Grupo 4 – HP por obstrução da artéria pulmonar (tromboembolia crônica, outras obstruções)
Grupo 5 – HP sem causa conhecida ou com etiologia multifatorial: anemia hemolítica crônica, sarcoidose, neurofibromatose, cardiopatia congênita complexa

A próxima etapa no manejo é a introdução de um inibidor de SGLT2, como dapagliflozina ou empagliflozina, que demonstram benefícios na redução de hospitalizações e mortalidade cardiovascular em pacientes com ICFER.

Considerações sobre as outras opções

- Sildenafil e ambrisentana, utilizados para hipertensão arterial pulmonar (grupo I), não são indicados para hipertensão pulmonar secundária à insuficiência cardíaca (grupo II).
- Ambrisentana isolada ou combinada com sildenafil também não é recomendada, pois o manejo da hipertensão pulmonar nesse contexto foca na otimização do tratamento da insuficiência cardíaca subjacente.

Referências

Marcondes-Braga FG, Moura LAZ, Issa VS, Vieira JL, Rohde LE, Simões MV, et al. Atualização de Tópicos Emergentes da Diretriz de Insuficiência Cardíaca – 2021. Arq Bras Cardiol. 2021; 116(6):1174-1212.

Humbert M, Kovacs G, Hoeper MM, et al. 2022 ESC/ERS Guidelines for the diagnosis and treatment of pulmonary hypertension. Eur Heart J. 2022;43(38):3618-3731.doi: 10.1093/eurheartj/ehac237.

Resposta da Questão 47

■ Alternativa C

Comentários

Homem de 27 anos, portador de anemia falciforme, com histórico de transfusões sanguíneas frequentes desde a infância e uso irregular de hidroxiureia, evolui com quadro de insuficiência cardíaca. O ecocardiograma sugere cardiomiopatia restritiva. A principal suspeita diagnóstica nesse contexto é de hemocromatose cardíaca, secundária ao depósito de ferro no miocárdio devido às múltiplas transfusões.

A ressonância magnética cardíaca com técnica T2* (estrela) é o exame não invasivo de escolha para detecção de sobrecarga de ferro miocárdico, permitindo quantificar a deposição de ferro com alta acurácia. Alterações significativas nesse exame são preditivas da necessidade de intervenção terapêutica precoce. Quanto maior a sobrecarga de ferro, mais escuro aparece o miocárdio no exame.

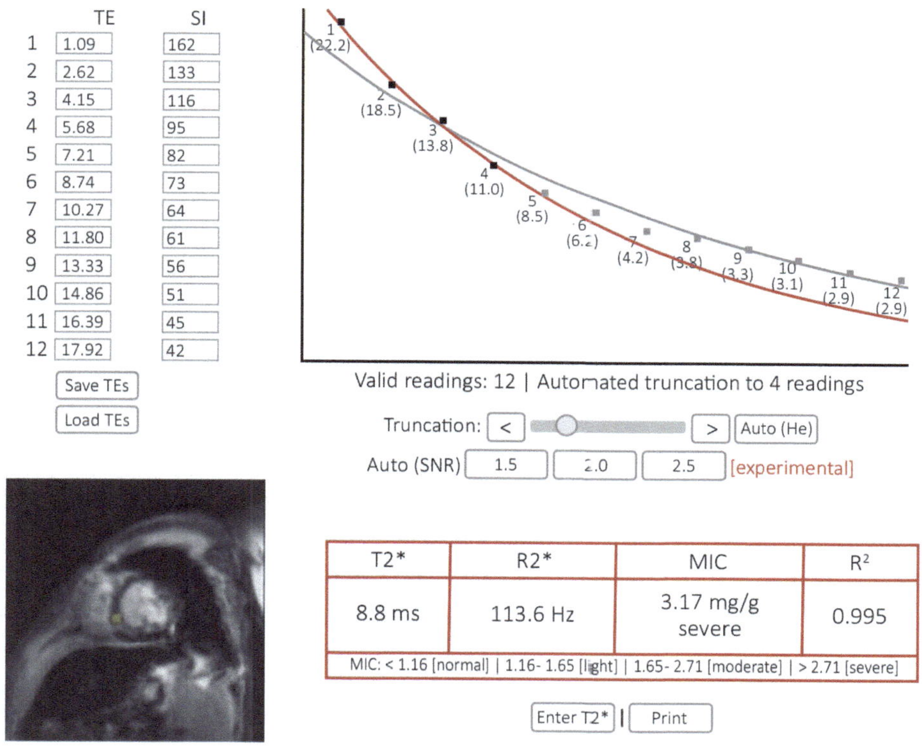

Sobrecarga de ferro cardíaca não pode ser diagnosticada com precisão apenas por níveis de ferritina ou ferro hepático, e o ecocardiograma geralmente detecta a condição apenas em estágios avançados.

O tratamento é direcionado a terapia com quelantes de ferro na hemocromatose secundária às transfusões. Já na forma hereditária (hemocromatose primária), o tratamento é baseado em flebotomias (sangrias). Essa abordagem visa prevenir ou reverter a cardiomiopatia, reduzindo morbimortalidade. A biópsia cardíaca raramente é necessária na era da ressonância magnética T2*, sendo a biópsia hepática indicada apenas em casos de dúvida diagnóstica.

Considerações sobre as opções

- Realce subendocárdico difuso: característico de amiloidose cardíaca.
- Baixos níveis de alfa-galactosidase: encontrados na doença de Fabry.
- Pico monoclonal na imunofixação: indica amiloidose AL.
- Hipercaptação no PET-CT: associada à sarcoidose cardíaca.

Referência

Santos ECL, Mastrocola F, Figuinha FCR, Lima AGS. Cardiologia: Cardiopapers. 2ª ed. Rio de Janeiro: Atheneu, 2019. 928 p.; 28 cm. ISBN: 978-85-388-1037-7.

Resposta da Questão 48

Alternativa D

Comentários

O teste cardiopulmonar de exercício é uma ferramenta essencial no manejo da insuficiência cardíaca, fornecendo dados importantes para diagnóstico, prognóstico e decisões terapêuticas. Dentre os principais marcadores, destacam-se o consumo de oxigênio de pico (VO_2 pico) e a relação ventilação minuto/produção de dióxido de carbono (VE/VCO_2 slope), ambos amplamente validados na literatura como indicadores prognósticos na insuficiência cardíaca com fração de ejeção reduzida.

Análise dos achados

- Extrassístoles ventriculares pareadas próximas ao pico do esforço: não estão associadas diretamente a pior prognóstico na insuficiência cardíaca.
- VO_2 de pico de 17 mL/kg/min: em pacientes sob uso de betabloqueadores, um VO_2 de pico $\leq$ 12 mL/kg/min é considerado de mau prognóstico. No entanto, 17 mL/kg/min está acima desse limite.
- Resposta hiper-reativa da pressão arterial: não está relacionada a pior prognóstico em pacientes com insuficiência cardíaca.
- VE/VCO_2 slope de 44: esse é um achado indicativo de mau prognóstico, especialmente quando associado a VO_2 de pico reduzido (< 12-14 mL/kg/min). Valores acima de 35 são associados a maior mortalidade.
- VO_2 de pico igual a 58% do previsto para idade e sexo: embora reduzido, a associação com mau prognóstico ocorre principalmente com valores $\leq$ 50% do previsto em pacientes jovens ou mulheres, o que não se aplica diretamente nesse caso.

Referência

Bacal F, Marcondes-Braga FG, Rohde LEP, Xavier Júnior JL, de Souza Brito F, Moura LZ, et al. 3ª Diretriz Brasileira de Transplante Cardíaco. Arq Bras Cardiol. 2018; 111(2):230-289.

Resposta da Questão 49

Alternativa D

Comentários

O caso aborda um estudante universitário de 22 anos, praticante de esportes intensos, diagnosticado com miocardite após quadro viral, com boa evolução clínica e função ventricular preservada. Algumas considerações sobre o manejo:

1. Retorno ao esporte: não deve ocorrer antes de 3 a 6 meses após o quadro agudo. É necessário que a função ventricular esteja preservada, biomarcadores cardíacos normalizados e sem arritmias significativas em exames complementares.
2. Sorologias virais: não são indicadas rotineiramente para identificar o agente etiológico, conforme as diretrizes de miocardite.
3. Uso de anti-inflamatórios: é importante diferenciar o manejo de miocardite e pericardite. Enquanto os anti-inflamatórios não esteroides (AINEs), como ibuprofeno, são indicados para tratar pericardites, eles não são recomendados na miocardite.
4. Risco de morte súbita: miocardite é uma importante causa de morte súbita em atletas, podendo ocorrer tanto na fase aguda quanto na crônica, associada a arritmias e disfunção ventricular.
5. Vacinação para SARS-CoV2: não há contraindicação geral, mas recomenda-se aguardar pelo menos 3 meses após o evento agudo antes de aplicar novas doses.

Referência

Montera MW, Marcondes-Braga FG, Simões MV, Moura LAZ, Fernandes F, Mangine S, et al. Diretriz de Miocardites da Sociedade Brasileira de Cardiologia – 2022. Arq Bras Cardiol. 2022; 119(1):143-211.

Resposta da Questão 50

Alternativa D

Comentários

A insuficiência cardíaca (IC) é uma síndrome clínica na qual o coração não consegue bombear sangue de forma adequada para atender às necessidades metabólicas, ou o faz sob altas pressões de enchimento. Ela pode ser causada por alterações estruturais ou funcionais do coração e é caracterizada por sintomas e sinais típicos, como dispneia, fadiga e congestão. No diagnóstico da IC, critérios clínicos, como os de Framingham, auxiliam na identificação do quadro. Critérios maiores incluem galope de terceira bulha, refluxo hepatojugular e cardiomegalia na radiografia de tórax. Já edema bilateral de tornozelos e tosse noturna são considerados critérios menores.

Além disso, os estágios da IC ajudam a classificar a gravidade e orientar o manejo: no estágio B, há alterações estruturais cardíacas sem sintomas, enquanto o estágio D representa IC refratária, que exige intervenções especializadas.

Critérios diagnósticos para a insuficiência cardíaca

Maiores

- Dispneia paroxística noturna
- Estase jugular
- Estertores crepitantes à ausculta pulmonar
- Edema pulmonar agudo
- Cardiomegalia à radiografia de tórax
- Terceira bulha
- Refluxo hepatojugular
- PVC > 16 cm/H_2O
- Perda > 4,5 kg após 5 dias de tratamento

Menores

- Edema bilateral de tornozelos
- Tosse noturna
- Dispneia aos esforços
- Hepatomegalia
- Derrame pleural
- Taquicardia

Estágio A
Risco de desenvolver IC
Sem doença estrutural ou sintomas de IC

Estágio B
Doença estrutural cardíaca presente
Sem sintomas de IC

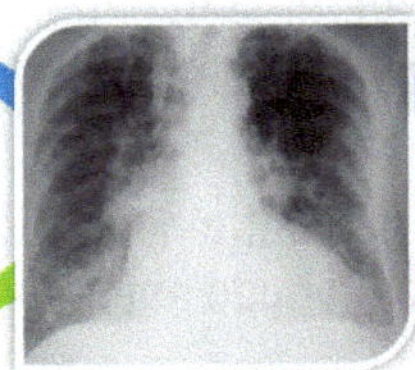

Estágios da insuficiência cardíaca ACC/AHA

Estágio C
Doença estrutural cardíaca presente
Sintomas prévios ou atuais de IC

Estágio D
IC refratária ao tratamento clínico
Requer intervenção especializada

Referência

Santos ECL, Mastrocola F, Figuinha FCR, Lima AGS. Cardiologia: Cardiopapers. 2ª ed. Rio de Janeiro: Atheneu, 2019. 928 p.; 28 cm. ISBN: 978-85-388-1037-7.

Resposta da Questão 51

■ Alternativa C

Comentários

A sarcoidose é uma doença inflamatória granulomatosa, multissistêmica e de etiologia desconhecida. Acredita-se que ela seja desencadeada por uma resposta imunológica a um antígeno ainda não identificado em indivíduos geneticamente predispostos. No contexto da sarcoidose cardíaca, o acometimento do coração pode ser tanto subclínico quanto clinicamente evidente. A manifestação subclínica é mais comum, ocorrendo em aproximadamente 25% dos pacientes com sarcoidose, enquanto a forma clinicamente manifesta é menos frequente, acometendo cerca de 5% dos casos.

As principais manifestações cardíacas incluem alterações no sistema de condução, como bloqueio atrioventricular total (BAVT), que pode ser uma das primeiras manifestações, especialmente em pacientes jovens sem outra causa definida. Além disso, arritmias ventriculares – que podem levar à morte súbita – e insuficiência cardíaca são complicações relevantes.

Do ponto de vista diagnóstico, a biópsia endomiocárdica tem baixa sensibilidade devido à natureza focal da doença. Por isso, métodos como o PET-CT são importantes para identificar áreas de atividade inflamatória, sendo úteis tanto para o diagnóstico quanto para o acompanhamento terapêutico. Em relação ao tratamento, a base é o uso de corticosteroides, porém em doses moderadas, que geralmente não excedem 40 mg/dia.

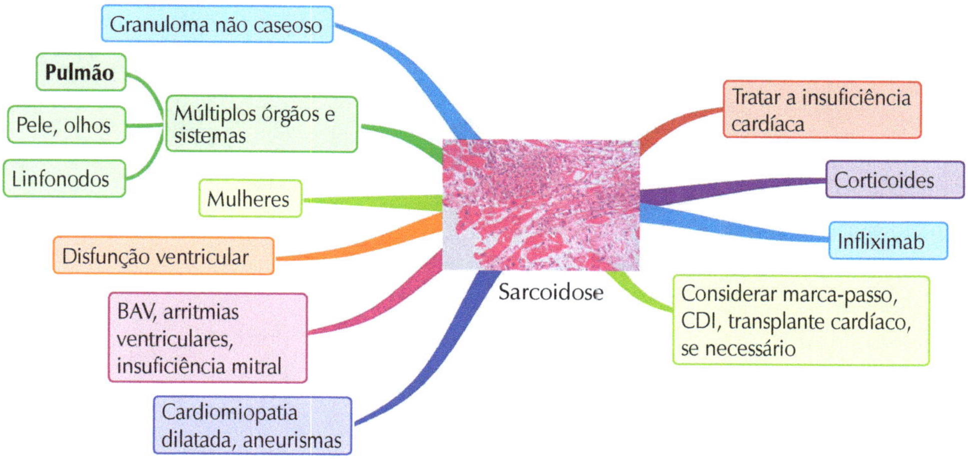

Referências

Birnie DH, Nery PB, Ha AC, Beanlands RS. Cardiac Sarcoidosis. J Am Coll Cardiol. 2016 Jul 26;68(4):411-21. doi: 10.1016/j.jacc.2016.03.605. PMID: 27443438.

Drent M, Crouser E.D, Grunewald H. Challenges of Sarcoidosis and Its Management. N Engl J Med 2021; 385:1018-1032.

Resposta da Questão 52

■ Alternativa D

Comentários

A diferenciação entre hipertrofia fisiológica do ventrículo esquerdo, decorrente de treinamento físico de alta intensidade (normalmente em atletas de *endurence*), e a hipertrofia patológica, como na cardiomiopatia hipertrófica (CMH), é um desafio diagnóstico comum, especialmente em atletas de alto rendimento. Essa distinção é fundamental, pois as implicações clínicas e o manejo das duas condições são significativamente diferentes.

A hipertrofia fisiológica no contexto do "coração de atleta" é caracterizada por adaptações ao treinamento intenso, incluindo aumento simétrico da massa ventricular, manutenção da função diastólica e aumento proporcional das dimensões da cavidade ventricular esquerda, que pode ultrapassar 55 mm. Além disso, um VO_2 máximo elevado, geralmente acima de 50 mL/kg/min, é um marcador de alta capacidade aeróbica e sugere que as alterações observadas no coração sejam resultado de adaptações ao treinamento físico.

Por outro lado, características que sugerem CMH incluem hipertrofia assimétrica, com espessura da parede ventricular maior que 15 mm (particularmente no septo interventricular), padrões irregulares de espessamento da parede, cavidades ventriculares de tamanho normal ou reduzido (< 45 mm), e disfunção diastólica. Estas alterações refletem uma condição patológica e não estão relacionadas ao treinamento físico.

Como diferenciar CMH de coração de atleta?

Parâmetros	*Atleta*	*CMH*
Septo	< 16 mm	≥ 16 mm
Relação S/PP	< 1,3	≥ 1,3
Índice de massa VE	Normal/alto	Alto
Função diastólica	Normal	Anormal
SAM	Não	Sim
Cavidade de VE	> 55 mm	< 45 mm
Aumento de AE	Raro	Presente
Alterações de ECG	Raras	Presentes
Histórico familiar	Ausente	Presente
VO_2 > 50 mL/kg/min	Presente	Ausente
Descontinuidade	Regressão HVE	Persistência HVE

Referências

Fernandes F, Simões MV, Correia EB, Marcondes-Braga FG, Coelho-Filho OR, Mesquita CT, et al. Diretriz sobre Diagnóstico e Tratamento da Cardiomiopatia Hipertrófica – 2024. Arq Bras Cardiol. 2024;121(7):e20240415.

Ghorayeb N, Stein R, Daher DJ, Silveira AD, Ritt LEF, Santos DFP et al. Atualização da Diretriz em Cardiologia do Esporte e do Exercício da Sociedade Brasileira de Cardiologia e da Sociedade Brasileira de Medicina do Esporte - 2019. Arq Bras Cardiol. 2019; 112(3):326-368.

Santos ECL, Mastrocola F, Figuinha FCR, Lima AGS. Cardiologia: Cardiopapers. 2ª ed. Rio de Janeiro: Atheneu, 2019. 928 p.; 28 cm. ISBN: 978-85-388-1037-7.

Resposta da Questão 53

■ Alternativa D

Comentários

Mulher de 68 anos, com insuficiência cardíaca com fração de ejeção reduzida (FE 33%) e etiologia hipertensiva, em classe funcional II (NYHA). A paciente é aderente ao tratamento medicamentoso otimizado e às orientações dietéticas, além de realizar reabilitação cardiovascular. Seus exames laboratoriais estão adequados, exceto por NT-proBNP de 1.200, e o exame físico não evidencia sinais de congestão. O eletrocardiograma não demonstra alterações significativas, e a pressão arterial (PA) e frequência cardíaca (FC) estão controladas.

No manejo da insuficiência cardíaca com fração de ejeção reduzida, a troca do inibidor da ECA (enalapril) por sacubitril/valsartana é recomendada em pacientes que persistem sintomáticos apesar de um regime terapêutico otimizado. O sacubitril/valsartana demonstrou benefícios adicionais em desfechos clínicos, como redução de hospitalizações e mortalidade, devendo ser introduzido com o devido período de washout de 36 horas após a suspensão do IECA.

Outras estratégias terapêuticas, como o uso de dispositivos de ressincronização cardíaca, são indicadas em casos específicos, como bloqueio de ramo esquerdo (BRE), o que não está presente nesse caso. Medicamentos como a ivabradina são considerados em pacientes em ritmo sinusal com FC persistentemente elevada (> 70 bpm), e a associação de hidralazina e nitrato é recomendada em pacientes com sintomas refratários, especialmente afrodescendentes, após a otimização terapêutica.

A digoxina pode ser uma opção em casos selecionados, particularmente em pacientes com fibrilação atrial e alta resposta ventricular ou quando os sintomas persistem mesmo após o uso de sacubitril/valsartana. Nesse caso específico, o próximo passo seria a troca do enalapril por sacubitril/valsartana, de acordo com as diretrizes atuais, uma vez que a paciente se encontra estável, mas ainda em classe funcional II, com potencial para benefício adicional.

Qual fluxograma seguir no tratamento desses pacientes? Só ver o esquema a seguir:

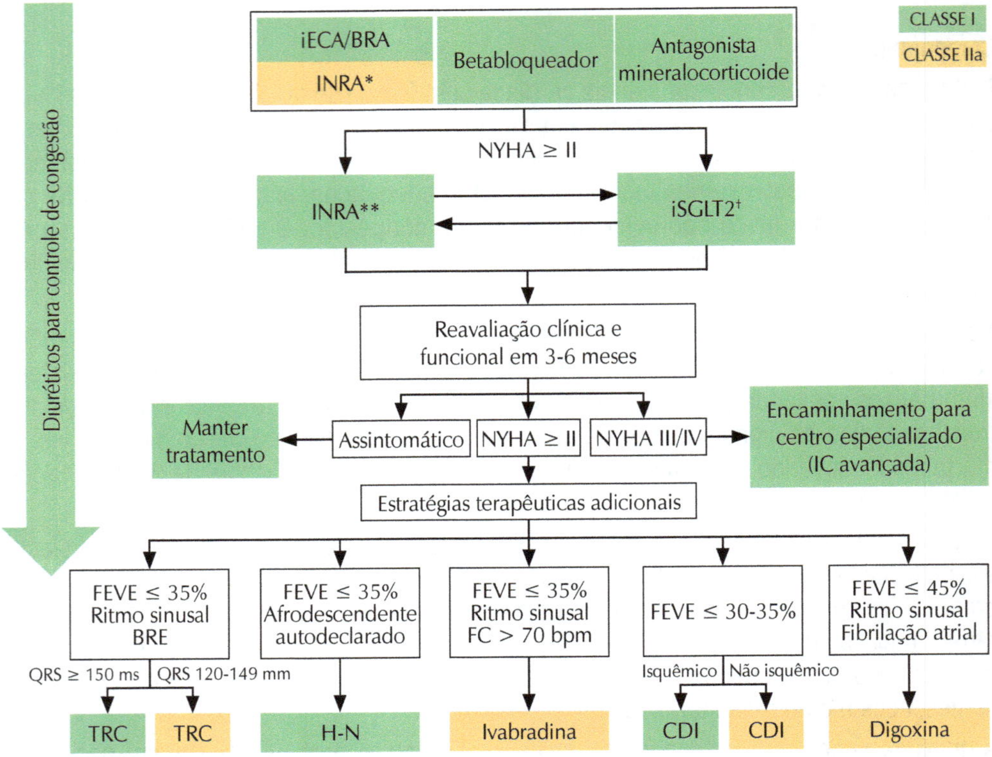

Arq. Bras. Cardiol. 2021; 116(6): 1174-1212.

Referência

Marcondes-Braga FG, Moura LAZ, Issa VS, Vieira JL, Rohde LE, Simões MV, et al. Atualização de Tópicos Emergentes da Diretriz de Insuficiência Cardíaca – 2021. Arq Bras Cardiol. 2021; 116(6):1174-1212.

Resposta da Questão 54

■ Alternativa C

Comentários

Não há indicação rotineira de BEM em pacientes de risco intermediário e nem nos de alto risco (nesses casos, a biópsia é realizada com maior frequência, mas não deve ser feita em todos os casos).

As demais alternativas estão corretas e foram retiradas da Diretriz de Miocardites da Sociedade Brasileira de Cardiologia – 2022.

Vamos lembrar da classificação de risco na miocardite e das indicações de biópsia.

Estratificação de risco e probabilidade da indicação de biópsia endomiocárdica baseada nos parâmetros de ressonância magnética cardíaca (RMC)			
Risco prognóstico	**Parâmetro da RMC**	**Conduta sugerida**	**Indicação de biópsia**
Baixo	T1 e T2, sem alteração Sem disfunção ventricular	Seguimento clínico	Sem indicação
Intermediário	T1 ou T2, positivos Realce tardio não extenso (< 17 g e 13% da massa do VE) Função normal ou leve disfunção do VE	Seguimento clínico Repetição da RMC em 1, 3 e 6 meses	Estável: sem indicação Progressão da disfunção: possível indicação
Alto	T1 ou T2, positivos Realce tardio extenso (> 17 g ou 13% da massa do VE), ou com envolvimento do septo interventricular, e/ou disfunção do VE moderada ou importante	Seguimento clínico Repetição da RMC em 1, 3 e 6 meses	Possível indicação

VE: ventrículo esquerdo.
Fonte: Adaptada de Montera MW et al. Diretriz de Miocardites da Sociedade Brasileira de Cardiologia – 2022. Arq Bras Cardiol. 2022; 119(1):143-211.

Detalhando melhor as indicações de biópsia miocárdica:

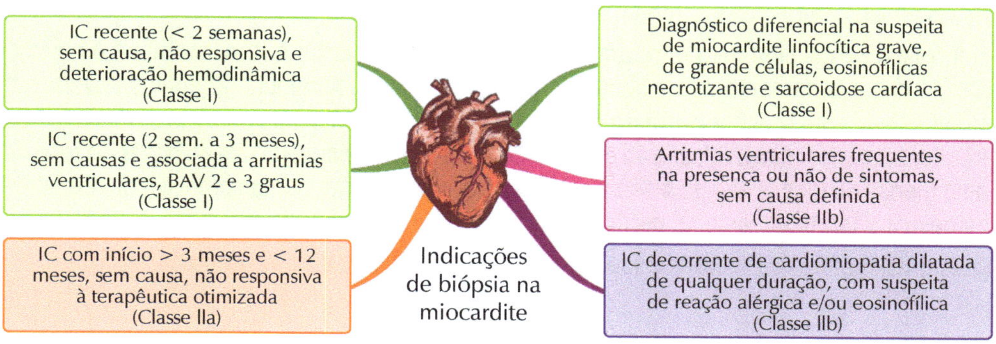

Referência

Montera MW, Marcondes-Braga FG, Simões MV, Moura LAZ, Fernandes F, Mangine S, et al. Diretriz de Miocardites da Sociedade Brasileira de Cardiologia – 2022. Arq Bras Cardiol. 2022; 119(1):143-211.

Resposta da Questão 55

■ Alternativa B

Comentários

A cardiomiopatia associada à doença de Chagas é uma das formas mais graves de cardiomiopatia em regiões endêmicas, com importantes implicações clínicas e prognósticas. Na fase crônica, a cardiomiopatia da doença de Chagas (CCDC) é marcada por um pior prognóstico em comparação a outras etiologias de insuficiência cardíaca, especialmente em pacientes com escore de Rassi elevado, que indica maior risco de morte. A insuficiência cardíaca com fração de ejeção reduzida (ICFER) nessa condição frequentemente cursa com arritmias graves e disfunções progressivas.

No Brasil, a principal forma de transmissão da doença atualmente é a via oral, especialmente na região amazônica, por alimentos contaminados, como o açaí, contendo fezes de triatomíneos infectados. Embora o transplante cardíaco seja uma opção viável para pacientes em estágio terminal da doença, é necessária vigilância rigorosa devido ao risco de reativação da infecção, que pode ser minimizado com o uso de imunossupressores adequados, como a azatioprina.

A patogênese da CCDC é multifatorial e envolve persistência do Trypanosoma cruzi no miocárdio, levando a danos diretos aos cardiomiócitos, além de mecanismos inflamatórios e imunológicos que agravam o processo. Outros fatores, como distúrbios microvasculares e neurogênicos, também desempenham papel importante na progressão da doença.

O fármaco de escolha para o tratamento etiológico antiparasitário (tripanocida) é o benznidazol, mas o tratamento não é isento de complicações. A incidência de efeitos adversos é significativa, com reações dermatológicas e gastrointestinais sendo as mais comuns, o que frequentemente limita a adesão ao tratamento. A duração habitual do uso do benznidazol é de pelo menos 60 dias, e não de 4 semanas. Assim, o manejo deve ser cuidadoso, considerando os desafios terapêuticos e as particularidades da doença em cada fase.

Qual a fisiopatologia da cardiomiopatia chagásica? De onde surge o dano cardíaco?

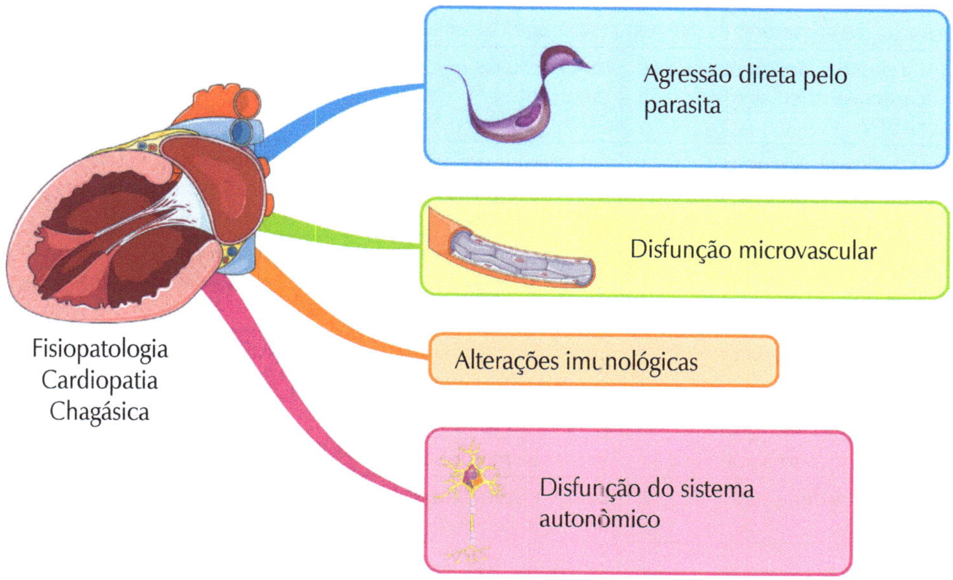

Referência

Marin-Neto JA, Rassi Jr. A, Oliveira GMM, Correia LCL, Ramos Jr. AN, Luquetti AO et al. Diretriz da SBC sobre Diagnóstico e Tratamento de Pacientes com Cardiomiopatia da Doença de Chagas – 2023. Arq Bras Cardiol. 2023;120(6):e20230269.

Resposta da Questão 56

Alternativa A

Comentários

A estratificação do risco de morte súbita na cardiomiopatia hipertrófica (CMH) é fundamental para a indicação do implante de cardiodesfibrilador implantável (CDI) na prevenção primária. De acordo com a Diretriz Brasileira de Cardiomiopatia Hipertrófica de 2024, são considerados fatores de risco importantes.

Caracterização dos fatores de risco para morte súbita cardíaca na CMH	
História pessoal: antecedente de taquicardia ventricular sustentada sincopal/FV	Prevenção secundária: alto risco de novos eventos recorrentes.
História pessoal: síncopes inexplicadas	Pelo menos um episódio de perda transitória da consciência, descartando-se ser: pela obstrução do TSVE ou vasovagal. Maior importância se ocorrido nos últimos 6 meses.
História familiar: MS na família	MS provável ou certa atribuível a CMH em ≥ 1 parente de 1º ou 2º grau com ≤ 50 anos de idade. Se de 3º grau: quando múltiplos.
ECO/RNM: HVE ≥ 28 mm	Espessura de parede ≥ 28 mm em qualquer segmento de parede ventricular, por ECO/RNM.
ECO/RNM: disfunção sistólica	FE ≤ 50% por ECO ou RNM
ECO/RNM: aneurisma apical de VE	Presente: maior risco
RMC: realce tardio ≥ 15%	Realce tardio difuso e extenso quantificado ou estimado por inspeção visual compreendendo ≥ 15% da massa total do VE.
Holter: TVNS	TVNS valorizar se episódios de TVNS são frequentes (≥ 3), mais longos (≥ 10 batimentos) e mais rápidos (≥ 200 batimentos por minuto).

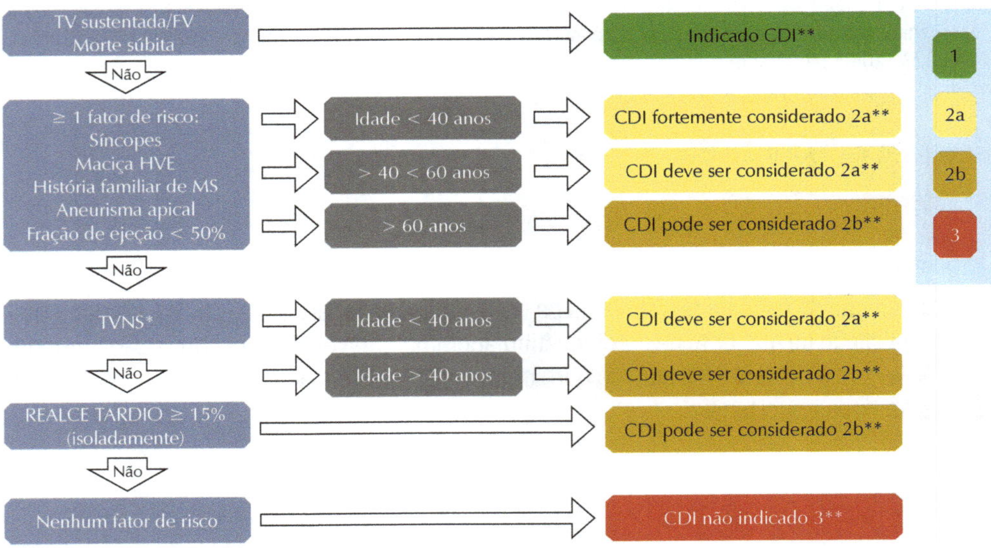

**Múltiplos episódios (≥ 3), FC ≥200 bpm e ≥ 10 batimentos. ** Tomada de conduta guiada por Heart Team.*
Fonte: Arq Bras Cardiol. 2024;121(7):e202400415.

Pacientes com disfunção sistólica associada a outras características anatômicas, como aneurismas apicais, têm um risco aumentado de arritmias ventriculares potencialmente fatais e devem ser considerados para o implante do CDI. Por outro lado, a presença de síncope em pacientes com gradientes elevados sugere um mecanismo hemodinâmico, e não necessariamente um substrato arritmogênico. Da mesma forma, episódios isolados e curtos de TVNS com baixa frequência cardíaca não são suficientes para justificar a indicação do CDI.

O uso de ressonância magnética cardíaca para avaliar a presença de fibrose tem sido uma ferramenta crescente na estratificação de risco, mas apenas extensões superiores a 15% do miocárdio são consideradas relevantes para tomada de decisão. Assim, a indicação do CDI deve ser baseada em um conjunto de fatores clínicos, anatômicos e funcionais, respeitando os critérios estabelecidos pelas diretrizes atuais.

Referência

Fernandes F, Simões MV, Correia EB, Marcondes-Braga FG, Coelho-Filho OR, Mesquita CT, et al. Diretriz sobre Diagnóstico e Tratamento da Cardiomiopatia Hipertrófica – 2024. Arq Bras Cardiol. 2024;121(7):e20240415.

Resposta da Questão 57

■ **Alternativa B**

Comentários

Os inibidores do cotransportador de sódio-glicose tipo 2 (iSGLT2), como dapagliflozina e empagliflozina, revolucionaram o tratamento da insuficiência cardíaca. Inicialmente indicados para o controle glicêmico em pacientes com diabetes *mellitus* tipo 2, esses fármacos demonstraram benefícios cardiovasculares e renais independentes da presença de diabetes.

No contexto da insuficiência cardíaca com fração de ejeção reduzida (ICFEr), os iSGLT2 reduzem hospitalizações por insuficiência cardíaca e mortalidade cardiovascular, além de promoverem um efeito nefroprotetor significativo, retardando a progressão da disfunção renal. Ensaios clínicos como o DAPA-HF e o EMPEROR-Reduced reforçaram essas evidências, estabelecendo os iSGLT2 como pilar no tratamento da insuficiência cardíaca.

Nos pacientes com insuficiência cardíaca com fração de ejeção preservada (ICFEp), os estudos EMPEROR-Preserved e DELIVER demonstraram redução na taxa de hospitalizações por insuficiência cardíaca, ainda que sem impacto significativo na mortalidade. Esse benefício levou à incorporação dos iSGLT2 nas diretrizes para tratamento da ICFEp, sendo recomendados para melhora dos desfechos clínicos.

Em relação à função renal, a segurança dos iSGLT2 foi estabelecida em pacientes com taxa de filtração glomerular acima de 20 mL/min/1,73 m^2, evidenciando um efeito protetor na função renal, o que justifica seu uso mesmo em pacientes com disfunção renal moderada. Dessa forma, os iSGLT2 ocupam um papel essencial na abordagem contemporânea da insuficiência cardíaca, sendo indicados independentemente do *status* glicêmico dos pacientes.

Referência

Marcondes-Braga FG, Moura LAZ, Issa VS, Vieira JL, Rohde LE, Simões MV, et al. Atualização de Tópicos Emergentes da Diretriz de Insuficiência Cardíaca – 2021. Arq Bras Cardiol. 2021; 116(6):1174-1212.

Resposta da Questão 58

■ **Alternativa A**

Comentários

A terapia com sacubitril/valsartana representa um marco no tratamento da insuficiência cardíaca com fração de ejeção reduzida (ICFEr), demonstrando benefícios superiores aos inibidores da enzima conversora de angiotensina (IECA) em desfechos como mortalidade cardiovascular e hospitalizações, conforme evidenciado no estudo PARADIGM-HF. Contudo, sua introdução requer cuidados específicos.

Por ser um inibidor da neprilisina, o sacubitril interfere na degradação dos peptídeos natriuréticos como o BNP, tornando o NT-proBNP um marcador mais adequado para monitoramento nesses pacientes. Além disso, devido ao risco aumentado de angioedema, é fundamental respeitar um período de washout de 36 horas ao trocar um IECA por sacubitril/valsartana. A titulação do medicamento deve ser gradual, uma vez que a hipotensão sintomática é mais comum em comparação aos IECAs.

É imprescindível monitorar os níveis séricos de potássio e a função renal após o início da medicação, considerando o risco de hiperpotassemia e agravamento da função renal. Vale destacar que pacientes com pressão arterial sistólica abaixo de 90 mmHg foram excluídos dos principais estudos.

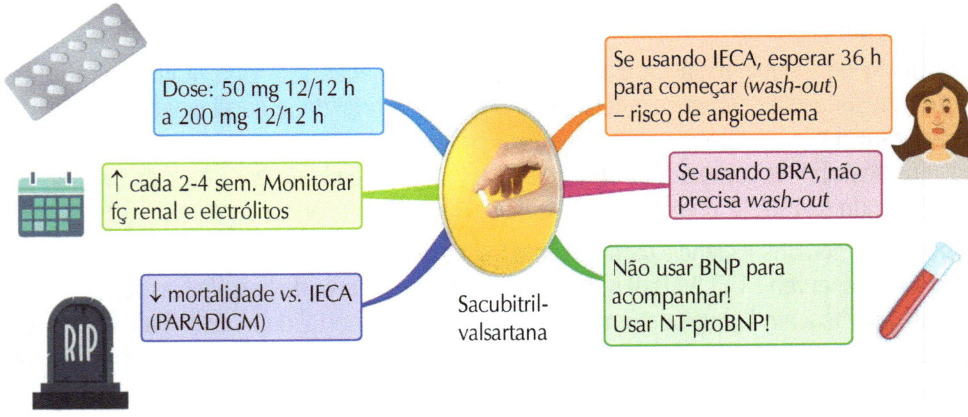

Referência

Marcondes-Braga FG, Moura LAZ, Issa VS, Vieira JL, Rohde LE, Simões MV, et al. Atualização de Tópicos Emergentes da Diretriz de Insuficiência Cardíaca – 2021. Arq Bras Cardiol. 2021; 116(6):1174-1212.

Resposta da Questão 59

■ Alternativa D

Comentários

O manejo da insuficiência cardíaca com fração de ejeção reduzida (ICFEr) requer uma abordagem multidimensional, considerando intervenções farmacológicas, comportamentais e de reabilitação. A restrição de sódio na dieta é uma área ainda controversa, com evidências conflitantes sobre os benefícios de restrições severas. Embora o consumo excessivo de sódio esteja associado à descompensação clínica, restrições muito rigorosas podem ter efeitos adversos, como exacerbação da ativação neuro-hormonal e aumento do risco de hospitalizações.

No acompanhamento pós-alta hospitalar, recomenda-se que pacientes com insuficiência cardíaca descompensada sejam avaliados em até 7 a 14 dias após a alta ou antes, dentro de programas especializados de manejo da doença, para reduzir o risco de reinternação. Além disso, a vacinação pneumocócica é importante na prevenção de infecções, mas deve ser realizada em intervalos recomendados, como uma dose de reforço após 5 anos, e não anualmente.

A reabilitação cardiovascular, por meio de exercícios aeróbicos regulares, é indicada para pacientes estáveis em classe funcional I a III, contribuindo para a melhora da capacidade funcional e da qualidade de vida. Por fim, os inibidores da fosfodiesterase tipo 5, como sildenafila e tadalafila, são considerados seguros e eficazes para o tratamento da disfunção erétil em pacientes com IC compensada nas classes funcionais I e II, representando uma opção terapêutica viável nessa população.

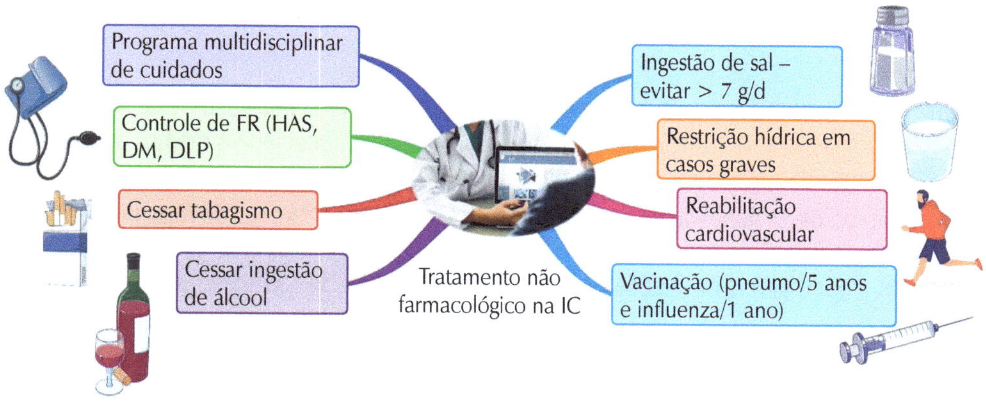

Referência

Comitê Coordenador da Diretriz de Insuficiência Cardíaca. Diretriz Brasileira de Insuficiência Cardíaca Crônica e Aguda. Arq Bras Cardiol. 2018; 111(3):436-539.

Resposta da Questão 60

■ Alternativa B

Comentários

Homem jovem com dor atípica com ECG mostrando sinais evidentes de SVE com ondas T invertidas e de grande amplitude em precordiais, quadro bem sugestivo da CMH forma apical também chamada de síndrome de Yamaguchi, diagnóstico corroborado pela ressonância cardíaca que mostra uma hipertrofia bem mais pronunciada no ápice. A RM é um exame melhor que o eco, pois tem melhor resolução espacial e a hipertrofia apical pode passar desapercebida pelo ecocardiograma.

Na ventriculografia exibe o aspecto descrito com naipe de espadas.

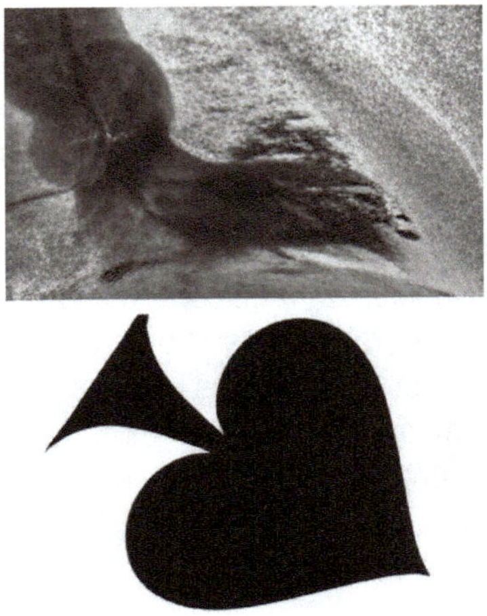

É uma forma bem menos comum (normalmente menos de 10% dos casos, mas com grande variação conforme a referência) que a septal assimétrica. É associada a melhor prognóstico, raramente apresentando-se na forma obstrutiva

Mensagem do caso, baseada na Diretriz Brasileira de CMH: Alterações da repolarização com infradesnivelamento do segmento ST (> -0,2 mV) e ondas T negativas profundas (ondas T negativas gigantes) nas derivações laterais é um marcador de CMH apical.

Referências

Fernandes F, Simões MV, Correia EB, Marcondes-Braga FG, Coelho-Filho OR, Mesquita CT, et al. Diretriz sobre Diagnóstico e Tratamento da Cardiomiopatia Hipertrófica – 2024. Arq Bras Cardiol. 2024;121(7):e20240415.

Maron M.S. Hypertrophic cardiomyopathy: Morphologic variants ant the pathophysiology of left ventricular outflow tract obstruction. UptoDate, jan 2025.

Resposta da Questão 61

Alternativa C

Comentários

O caso apresentado descreve um paciente com insuficiência cardíaca e achados sugestivos de amiloidose cardíaca, incluindo alterações no exame físico, como púrpura periorbitária, que é um sinal clássico associado à amiloidose AL. Esse subtipo, caracterizado pela produção anormal de cadeias leves de imunoglobulinas, é uma doença hematológica grave, de rápida progressão e que exige diagnóstico e tratamento urgentes. Apesar de pouco frequente, a presença de púrpura periorbitária e/ou macroglossia em pacientes com quadro clínico sugestivo é altamente específica da forma AL.

A investigação da amiloidose cardíaca deve seguir fluxogramas bem definidos, como o proposto pela SBC, devido à necessidade de identificar corretamente o subtipo, já que os tratamentos para a amiloidose AL e a associada à transtirretina (ATTR) são completamente diferentes. Após a suspeita clínica e exames de imagem indicativos de amiloidose, o primeiro passo é excluir a forma AL, solicitando imunofixação sérica, urinária e a dosagem da relação kappa/lambda. Esses exames são cruciais, pois a forma AL também pode apresentar captação aumentada na cintilografia com pirofosfato, como observado no caso.

No presente caso, a cintilografia com pirofosfato foi realizada sem a exclusão prévia da amiloidose AL, o que constitui um desvio do fluxograma recomendado pela SBC. Essa abordagem pode atrasar o diagnóstico correto e o início do tratamento adequado, especialmente considerando que o paciente apresenta um achado físico altamente sugestivo da forma AL. A biópsia endomiocárdica é raramente necessária e, caso a imunofixação fosse alterada, a investigação inicial seria direcionada para biópsia de medula óssea ou de outro órgão acometido, reservando a biópsia cardíaca para situações de diagnóstico inconclusivo.

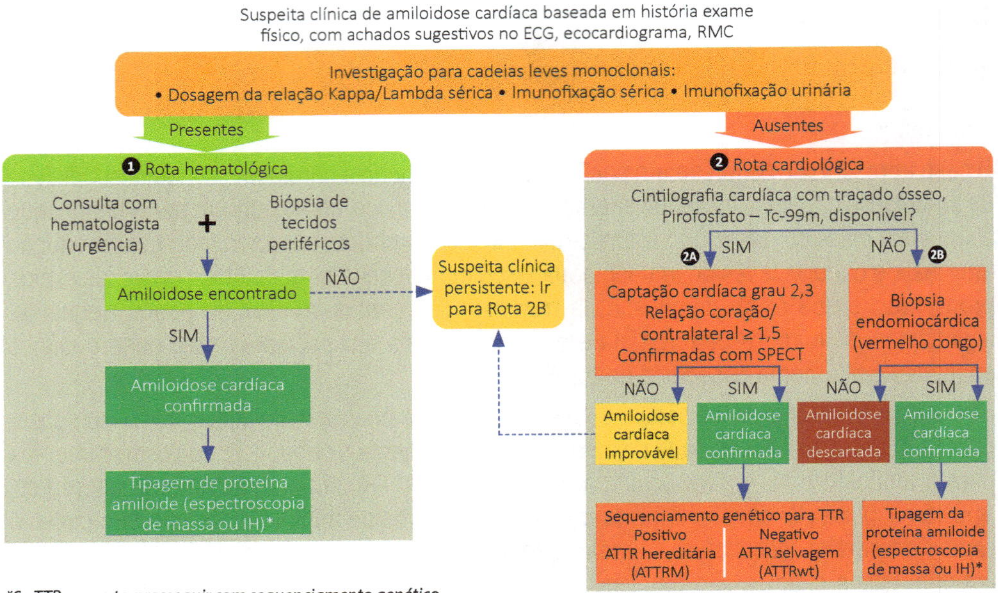

**Se TTR presente, prosseguir com sequenciamento genético.*
Posicionamento sobre Diagnóstico e Tratamento da Amiloidose Cardíaca – 2021.

Referência

Simões MV, et al. Posicionamento sobre Diagnóstico e Tratamento da Amiloidose Cardíaca – 2021. Arq Bras Cardiol. 2021; 117(3):561-598.

Resposta da Questão 62

■ Alternativa A

Comentários

O ecocardiograma mostra obliteração apical de ambos os ventrículos que é uma alteração característica da endomiocardiofibrose, podemos observar também, dilatação biatrial. A imagem da ressonância corrobora os achados como a obliteração do ápice do ventrículo esquerdo (preenchimento apical por tecido fibrótico, calcificação e presença de trombos apicais). O padrão encontrado é bem característico e descrito como em sinal do "duplo V".

Endomiocardiofibrose (EMF) é a cardiomiopatia restritiva mais comum em todo o mundo. Caracteriza-se pelo depósito de tecido fibrótico na região apical e na via de entrada dos ventrículos, levando principalmente a uma maior rigidez ventricular com comprometimento da diástole, insuficiências valvares e dilatação biatrial.

Referência

Santos ECL, Mastrocola F, Figuinha FCR, Lima AGS. Cardiologia: Cardiopapers. 2ª ed. Rio de Janeiro: Atheneu, 2019. 928 p.; 28 cm. ISBN: 978-85-388-1037-7.

Resposta da Questão 63

■ **Alternativa E**

Comentários

Paciente com CMH forma obstrutiva grave (gradiente > 50 mmHg), muito sintomática, em CFIII já em uso de BB em doses otimizadas. Qual seria o próximo passo? Mavacanteno, certo? Errado, aqui tem uma pegadinha, só podemos usar o mavacanteno se FE ≥ 55%, pois um dos seus principais efeitos colaterais é a queda da FE (evento pouco frequente e que costuma reverter com a suspensão do medicamento). Portanto, nessa paciente, o mavacanteno estaria contraindicado e o próximo passo seria considerar uma das terapias de redução septal. Como septo > 30 mm e em paciente jovem, a opção de escolha é a miectomia (cirurgia de Morrow).

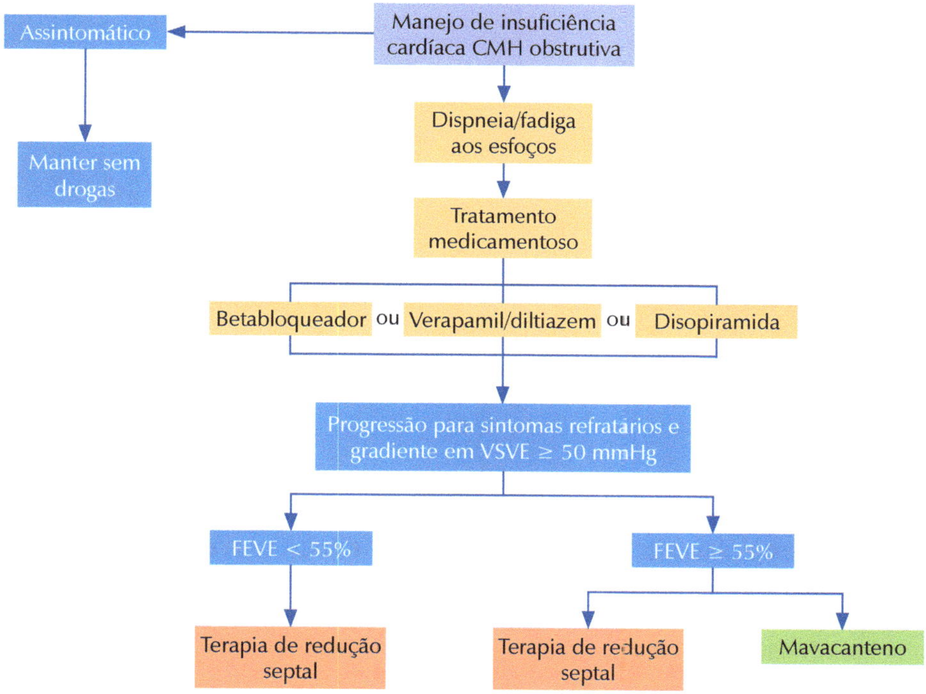

Fonte: Diretriz sobre Diagnóstico e Tratamento da Cardiomiopatia Hipertrófica – 2024. Fernandes et al. Arq Bras Cardiol. 2024;121(7):e202400415.

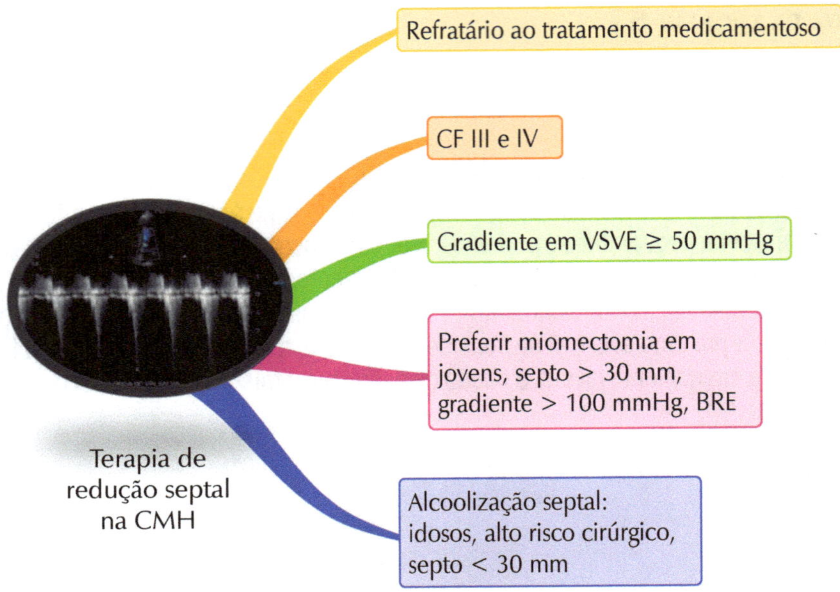

Referência

Fernandes F, Simões MV, Correia EB, Marcondes-Braga FG, Coelho-Filho OR, Mesquita CT, et al. Diretriz sobre Diagnóstico e Tratamento da Cardiomiopatia Hipertrófica – 2024. Arq Bras Cardiol. 2024;121(7):e20240415.

Resposta da Questão 64

- **Alternativa D**

Comentários

Paciente homem idoso, obeso, com HAS não controlada e dispneia aos esforços, devemos pensar em IC com FE preservada e um dos escores clínicos mais utilizados para avaliar a probabilidade de ICFEP é o H_2FPEF. Vamos calcular o do nosso paciente: 1 ponto pela idade, 1 ponto pela HAS em uso de dois ou mais anti-hipertensivos, um ponto pela PSAP > 35 mmHg no eco (no caso 42 mmHg) e um ponto pela relação E/'e > 9 (13 no nosso paciente), 2 pontos pelo IMC e 3 pontos pela FA. Portanto, temos um escore de 9 pontos, que confere uma probabilidade alta de ICFEP.

	Variável clínica	Valores	Pontuação
H_2	Heavy (peso)	Índice de massa corpórea (IMC) > 30 kg/m^2	2
	Hipertensão	2 ou mais medicações anti-hipertensivas	1
F	Fibrilação atrial	FA paroxística ou persistente	3
P	Hipertensão Pulmonar	Pressão sistólica de artéria pulmonar estimada no ECO > 35 mmHg	1
E	Elder (idade)	Idade > 60 anos	1
F	Filling pressure (pressão de enchimento)	Doppler ao ecocardiograma E/e' > 9	1
	H_2FPEF escore		Soma (0-9)

Total de pontos: 0 1 2 3 4 5 6 7 8 9

Probabilidade de ICFEP: 0,2 0,3 0,4 0,5 0,6 0,7 0,8 0,9 0,95

Baixa probabilidade: 0-1; Intermediário: 2-5; Alta probabilidade: 6-9.

Referência

Marcondes-Braga FG, Moura LAZ, Issa VS, Vieira JL, Rohde LE, Simões MV, et al. Atualização de Tópicos Emergentes da Diretriz de Insuficiência Cardíaca – 2021. Arq Bras Cardiol. 2021; 116(6):1174-1212.

Resposta da Questão 65

Alternativa C

Comentários

O caso clínico destaca um paciente com insuficiência cardíaca com fração de ejeção reduzida (ICFER), afrodescendente, em classe funcional II (NYHA) e com terapia medicamentosa otimizada. O histórico de angioedema ao uso de IECA é um ponto crítico, pois contraindica o uso de terapias que envolvam inibidores da neprilisina. O QRS estreito no eletrocardiograma descarta a necessidade de intervenções baseadas em dispositivos para ressincronização, e a classe funcional estável, associada à possibilidade de otimização terapêutica, exclui a indicação de intervenções mais avançadas como transplante cardíaco. Além disso, a frequência cardíaca controlada, abaixo de 70 bpm, já em uso de betabloqueador em dose máxima tolerada, elimina a necessidade de terapias adicionais para controle da FC.

Nesse contexto, a estratégia terapêutica deve focar em abordagens personalizadas que respeitem as contraindicações individuais e as características clínicas específicas do paciente. A combinação de hidralazina e nitrato se torna uma escolha particularmente eficaz, sobretudo em pacientes afrodescendentes, devido à sua comprovada eficácia na redução de desfechos adversos relacionados à insuficiência cardíaca. Esse manejo reforça a importância de uma abordagem baseada em evidências e direcionada às necessidades de cada paciente.

Referência

Marcondes-Braga FG, Moura LAZ, Issa VS, Vieira JL, Rohde LE, Simões MV, et al. Atualização de Tópicos Emergentes da Diretriz de Insuficiência Cardíaca – 2021. Arq Bras Cardiol. 2021; 116(6):1174-1212.

Resposta da Questão 66

■ **Alternativa E**

Comentários

O caso descreve uma mulher jovem, afrodescendente, com gravidez gemelar em estágio avançado, apresentando sinais e sintomas de insuficiência cardíaca associados à disfunção ventricular sistólica (FE de 39%). Esse quadro clínico sugere a possibilidade de miocardiopatia periparto, caracterizada pelo surgimento de insuficiência cardíaca no último mês da gestação ou até o quinto mês do puerpério, sem causa identificável e com fração de ejeção reduzida (≤ 45%). Fatores de risco importantes incluem gestação múltipla, idade materna mais avançada e condições como pré-eclâmpsia, entre outros

O manejo dessa condição requer atenção às peculiaridades do período gestacional. Medicamentos como os IECA, BRA e inibidores da neprilisina são contraindicados durante toda a gestação devido ao risco de toxicidade fetal. Da mesma forma, a espironolactona não deve ser utilizada, uma vez que pode causar feminilização de fetos masculinos. O uso de betabloqueadores é seguro, sendo que o carvedilol e o metoprolol em sua formulação de liberação prolongada possuem melhor evidência para pacientes gestantes com insuficiência cardíaca. Durante o aleitamento, é importante revisar cuidadosamente o perfil de segurança de cada medicamento, já que algumas drogas, como o sacubitril/valsartana, ainda não são recomendadas.

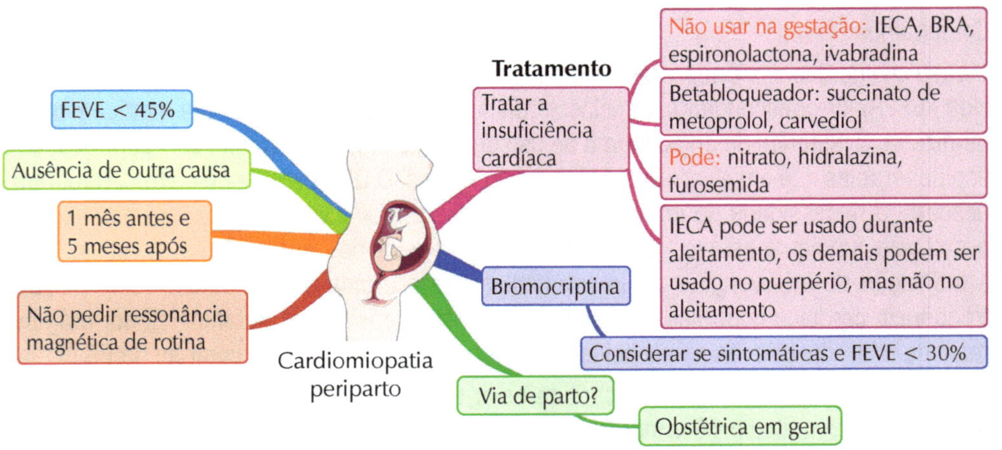

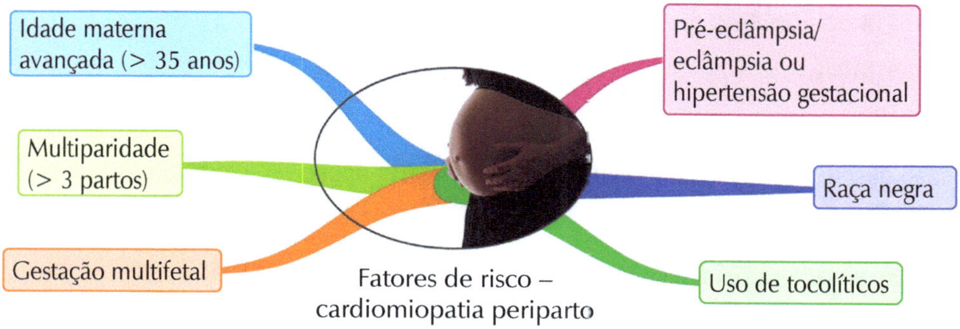

Fármaco	Uso na gravidez?	Efeitos materno-fetais	Lactação
Monitrato de isossorbida	Sim	Cefaleia, hipotensão, não teratogênico	Compatível
Hidralazina	Sim	Trombocitopenia neonatal e síndrome lúpus *like*	Compatível
Carvedilol	Sim	Bradicardia	Compatível
Succinato de metoprolol	Sim	Baixo peso ao nascer e RCIU Bradicardia e hipoglicemia fetal	Compatível, mas com cautela (efeitos de betabloqueador no recém-nascido)
Bisoprolol	Não Risco/benefício	Baixo peso ao nascer e RCIU Bradicardia e hipoglicemia fetal	Compatível (efeitos do betabloqueador no recém-nascido)
Digoxina	Sim	Não teratogênico	Compatível
Dobutamina	Sim	Não teratogênico em animais	Provavelmente compatível
Milrinone	Não Risco/benefício	Risco em animais Sem evidência em humanos	Provavelmente compatível
Sacubitril/ valsartana	Não	Idem BRA; sacubitril dados inadequados	Não
Ivabradina	Não	RCIU	Não

BRA: bloqueadores dos receptores da angiotensina; RCIU: crescimento intrauterino restrito.

Referência

Avila WS, Alexandre ERG, Castro ML, Lucena AJG, Marques-Santo C, Freire CMV, et. al. Posicionamento da Sociedade Brasileira de Cardiologia para Gravidez e Planejamento Familiar na Mulher Portadora de Cardiopatia – 2020. Arq Bras Cardiol. 2020 Arq Bras Cardiol. 2020; 114(5):849-942.

Resposta da Questão 67

■ Alternativa A

Comentários

O caso descreve um paciente com histórico de infarto agudo do miocárdio com supra de ST, que evoluiu inicialmente com disfunção ventricular significativa (FE 37%) e quadro de insuficiência cardíaca com limitação funcional. Após otimização da terapêutica medicamentosa, houve melhora substancial tanto da fração de ejeção, agora acima de 50%, quanto dos sintomas, com o paciente atualmente assintomático e em classe funcional I.

Segundo a classificação da AHA/ACC, esse paciente encontra-se no estágio C, caracterizado por doença cardíaca estrutural associada a sintomas prévios ou atuais de insuficiência cardíaca, independentemente de sua melhora clínica. A diretriz enfatiza a importância de manter a terapia modificadora de doença, mesmo nos casos de recuperação da função ventricular (IC com fração de ejeção melhorada), uma vez que a interrupção ou redução inadequada da medicação pode levar à piora clínica e funcional.

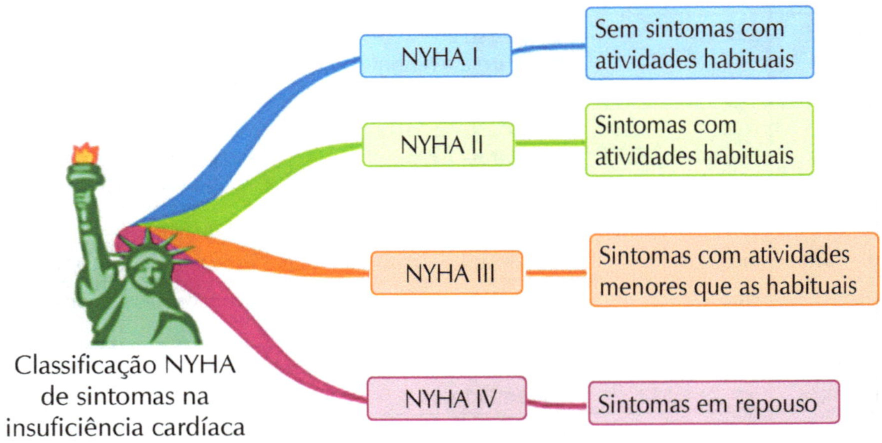

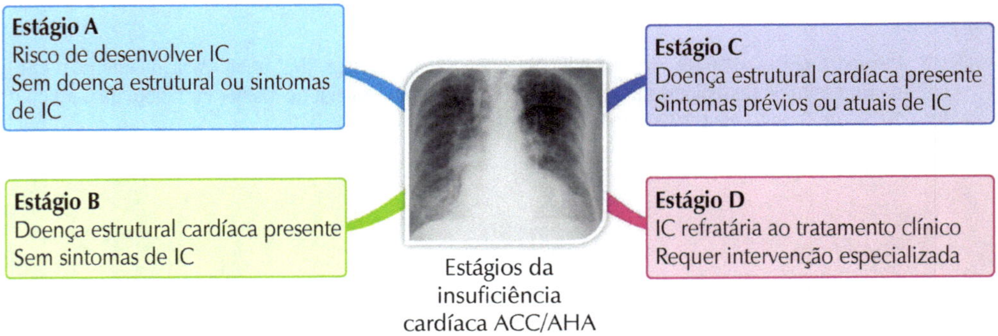

Referências

Santos ECL, Mastrocola F, Figuinha FCR, Lima AGS. Cardiologia: Cardiopapers. 2ª ed. Rio de Janeiro: Atheneu, 2019. 928 p.; 28 cm. ISBN: 978-85-388-1037-7.

Santos ECL, Mastrocola F, Figuinha FCR, Lima AGS. Mapas mentais para a prova de título de especialista em cardiologia. 5ª ed. Rio de Janeiro: Atheneu, 2025. 24 cm. ISBN: 978-65-5586-922-4.

Resposta da Questão 68

■ **Alternativa B**

Comentários

O caso apresenta um paciente com insuficiência cardíaca descompensada em decorrência de má aderência à dieta, com manifestações clínicas de congestão significativa, como turgência jugular, estertores pulmonares e edema periférico. O perfil clínico descrito, com boa perfusão (pressão arterial e frequência cardíaca estáveis, sem sinais de má perfusão periférica), é compatível com o perfil hemodinâmico B (congesto e perfundido) na classificação de Stevenson.

		Sinais de congestão	
		NÃO	SIM
Sinais de má perfusão	NÃO	A	B
	SIM	L	C

	Perfil clínico-hemodinâmico
A	Quente e seco: perfusão periférica adequada sem congestão pulmonar e/ou sistêmica
B	Quente e úmido: perfusão periférica adequada com congestão pulmonar e/ou sistêmica
C	Frio e úmido: má perfusão periférica com congestão pulmonar e/ou sistêmica
L	Frio e seco: má perfusão periférica, sem congestão pulmonar e/ou sistêmica

Sinais de congestão	Sinais de má perfusão
• Ortopneia • Elevação da pressão venosa jugular • Edema • Hepatomegalia • Refluxo hepatojugular • Ascite • Estertores crepitantes em bases pulmonares • Presença de B3	• Redução da pressão de pulso • Extremidades frias • Sonolência • Piora da função renal • *Pulsus alternans* • Hipotensão sintomática*

** Hipotensão não é sinônimo de hipoperfusão mas, geralmente, as condições estão associadas.*

O manejo inicial baseia-se na utilização de diuréticos intravenosos, com o objetivo de aliviar rapidamente os sintomas de congestão, incluindo a ortopneia e o esforço respiratório, que devem apresentar melhora nas primeiras 24 horas de tratamento. A monitorização da diurese é fundamental, sendo recomendada uma meta de diurese mais elevada, entre 1,5 e 2,5 mL/kg/h, para garantir alívio eficaz da sobrecarga volêmica. A redução da dose de betabloqueador não é indicada nesse contexto, pois o paciente não apresenta sinais de instabilidade hemodinâmica ou refratariedade ao tratamento clínico.

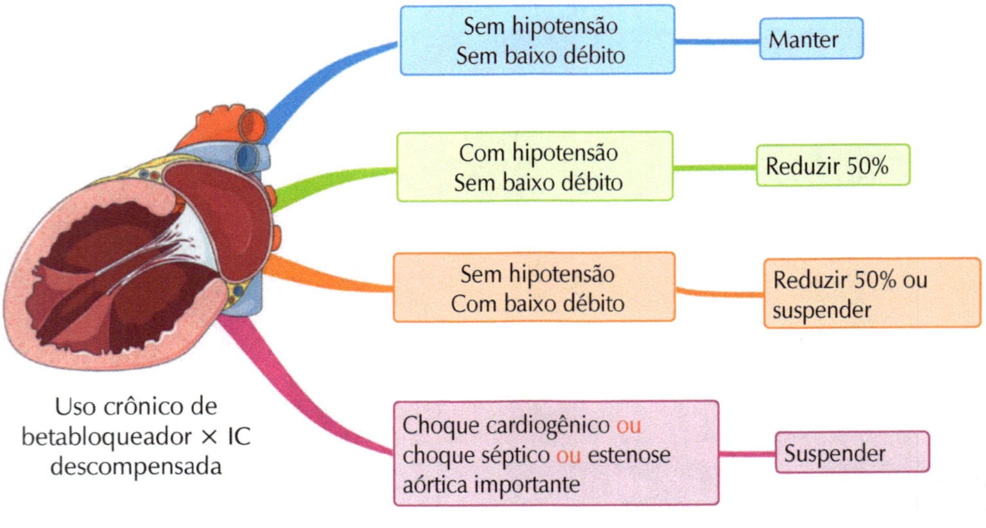

Adicionalmente, o uso de agentes inotrópicos, como a dobutamina, é reservado para casos específicos de perfis avançados (especialmente no perfil C) ou refratários às medidas iniciais, o que não se aplica a esse paciente, que mantém perfusão adequada. Portanto, a conduta inicial no paciente com IC descompensada, perfil B deve ser focada no uso de diuréticos intravenosos, objetivando uma diurese eficaz, com metas bem definidas, e no monitoramento contínuo da resposta clínica, além disso, é importante a otimização dos vasodilatadores e a busca e identificação do motivo da descompensação clínica.

Referências

Santos ECL, Mastrocola F, Figuinha FCR, Lima AGS. Cardiologia: Cardiopapers. 2ª ed. Rio de Janeiro: Atheneu, 2019. 928 p.; 28 cm. ISBN: 978-85-388-1037-7.

Santos ECL, Mastrocola F, Figuinha FCR, Lima AGS. Mapas mentais para a prova de título de especialista em cardiologia. 5ª ed. Rio de Janeiro: Atheneu, 2025. 24 cm. ISBN 978-65-5586-922-4.

Resposta da Questão 69

Alternativa A

Comentários

O caso descreve uma mulher idosa que, após um episódio de estresse emocional, apresentou quadro sugestivo de síndrome coronariana aguda, com dor torácica, supradesnível de ST no eletrocardiograma e elevação de troponina. Entretanto, o cateterismo cardíaco revelou apenas lesões coronarianas não obstrutivas, e a ventriculografia mostrou uma disfunção segmentar característica, com hipocinesia ou acinesia em porções médio-apicais e hipercinesia basal, poupando o ápice. Esses achados são típicos da síndrome de Takotsubo, também conhecida como cardiomiopatia induzida por estresse.

Essa síndrome é frequentemente desencadeada por eventos estressores físicos ou emocionais e pode mimetizar um infarto agudo do miocárdio, incluindo alterações eletrocardiográficas e laboratoriais, como elevação de troponina, embora geralmente de menor magnitude em comparação com o infarto com supradesnível de ST. A ressonância cardíaca, em casos de Takotsubo, tipicamente não apresenta alterações no realce tardio, diferenciando-a do infarto miocárdico, onde o realce subendocárdico ou transmural é habitualmente observado.

A recuperação da função ventricular ocorre rapidamente em grande parte dos casos, com normalização dentro de semanas. O manejo envolve suporte clínico e tratamento de complicações eventuais, sem necessidade de terapias específicas como a dupla antiagregação plaquetária, que não tem indicação nesse cenário. Esse caso reforça a importância de considerar diagnósticos diferenciais como a síndrome de Takotsubo em pacientes com sinais de síndrome coronariana aguda, especialmente quando os achados angiográficos não são compatíveis com isquemia coronariana obstrutiva.

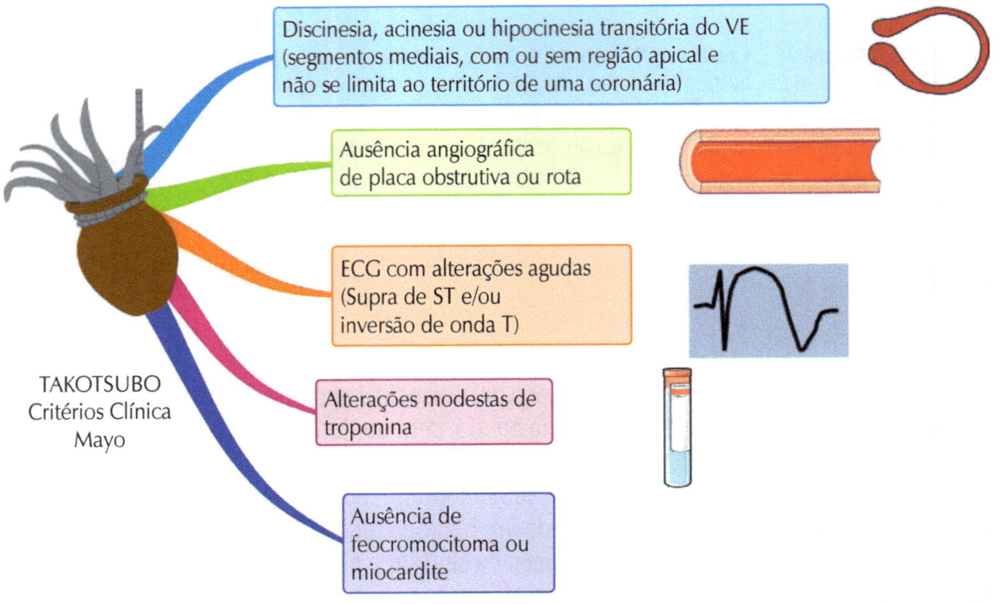

Referência

Medina de Chazal H, Del Buono MG, Keyser-Marcus L, Ma L, Moeller FG, Berrocal D, Abbate A. Stress Cardiomyopathy Diagnosis and Treatment: JACC State-of-the-Art Review. J Am Coll Cardiol. 2018 Oct 16;72(16):1955-1971. doi: 10.1016/j.jacc.2018.07.072. PMID: 30309474; PMCID: PMC7058348.

Valvopatias

Questão 1

Paciente de 44 anos, submetido à troca de valva aórtica por prótese biológica há 5 meses, devido à valvopatia reumática, apresenta quadro de febre de até 38,6 °C, calafrios e queda do estado geral há 11 dias.

O ecocardiograma transesofágico mostrou prótese normofuncionante, sem vegetações. As hemoculturas (duas amostras) foram positivas para *Staphylococcus epidermidis*, com o mesmo perfil de sensibilidade e resistência.

Realizou o PET/CT com 18F-FDG, a seguir.

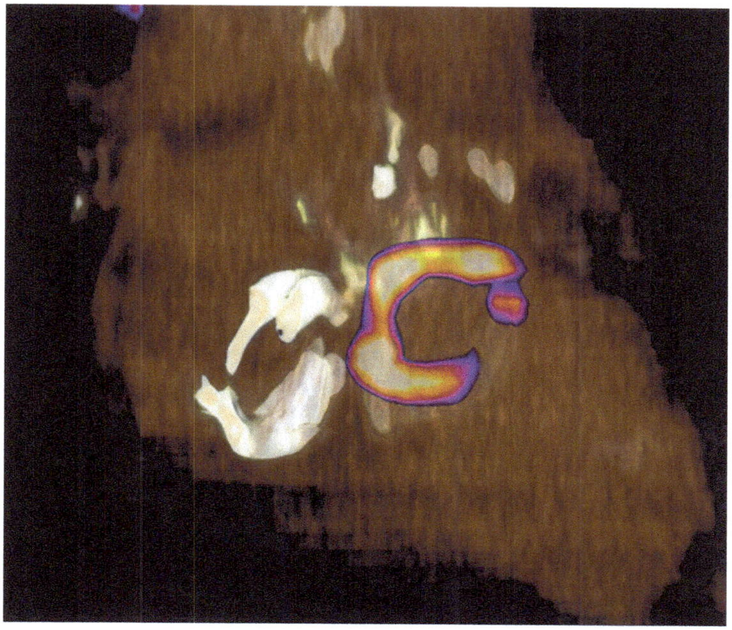

Sobre o caso, a alternativa correta é:

A) As hemoculturas provavelmente foram coletadas incorretamente, pois o agente encontrado não costuma causar endocardite infecciosa.

B) A ausência de vegetação no ecocardiograma transesofágico exclui o diagnóstico de endocardite infecciosa.

C) A alteração no PET/CT pode ser considerada um critério maior para endocardite conforme a atualização dos critérios de Duke de 2023.

D) O tratamento deve ser direcionado para os mesmos agentes da endocardite de valva nativa, mas com duração de 6 semanas.

Questão 2

Paciente de 53 anos apresenta quadro de diarreia crônica associada à dispneia. Ao realizar ecocardiograma, foi observada valva tricúspide com folhetos praticamente imóveis, regurgitação tricúspide importante, dilatação de câmaras cardíacas direitas e ausência de sinais de hipertensão pulmonar.

Sobre o caso, está **incorreto** afirmar que:

A) A origem do problema está habitualmente no trato gastrointestinal.

B) Fenfluramina e outros inibidores de apetite podem causar aspecto ecocardiográfico semelhante.

C) A valva mitral é acometida com a mesma frequência nessa alteração.

D) É esperado que haja acometimento hepático neste caso.

Questão 3

Homem de 32 anos chega ao pronto-socorro apresentando febre e dispneia aos esforços moderados, com início há 3 dias. Relata histórico de valva aórtica bicúspide detectada previamente em ecocardiograma, com insuficiência aórtica discreta associada.

Exame físico

Pressão arterial de 132×40 mmHg, sopro diastólico aspirativo grau 3+/6+, estertores crepitantes bilaterais.

Observado o seguinte no exame físico:

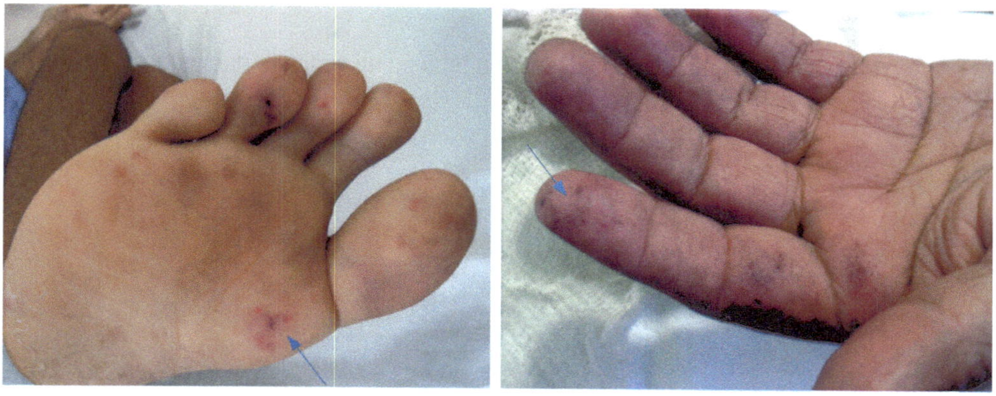

Ecocardiograma transtorácico:

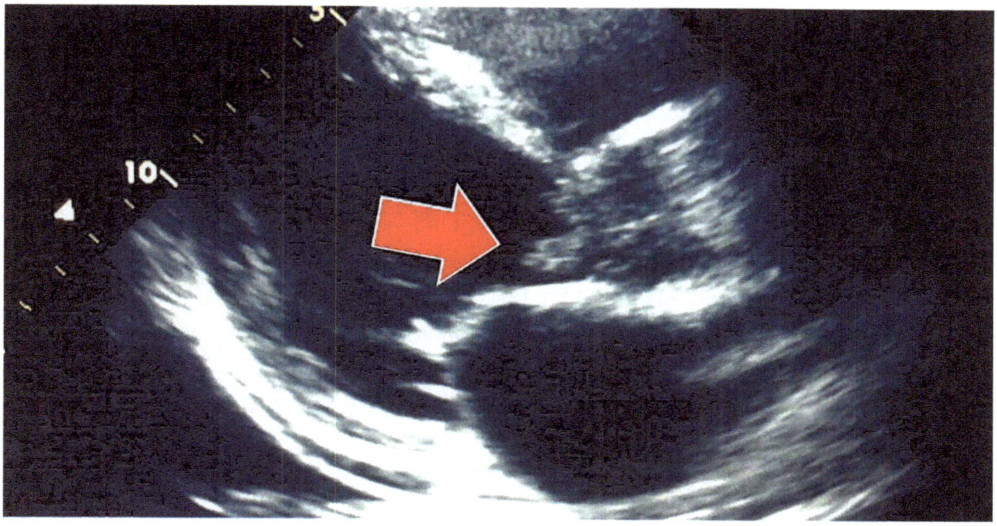

Com base no caso acima, qual a conduta ou avaliação mais adequada?

A) O uso do PET é recomendado apenas em caso de endocardite de prótese valvar.

B) Deve-se aguardar resultado de hemoculturas para iniciar-se antibioticoterapia.

C) Angiotomografia possui maior sensibilidade para detectar complicações paravalvares que o ecocardiograma transesofágico.

D) Pelos novos critérios de Duke, a visualização de vegetação no intraoperatório é considerada critério menor.

Questão 4

Ao examinar um paciente, foi identificada uma alteração na ausculta das bulhas cardíacas.

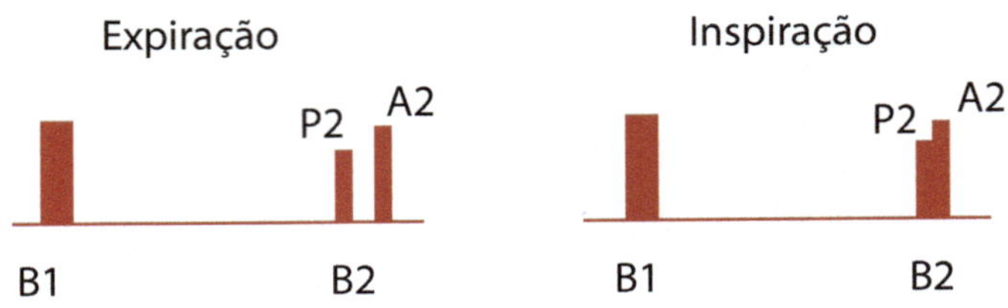

A condição que costuma estar relacionada à alteração mostrada acima é:

A) Bloqueio de ramo direito.

B) Estenose aórtica.

C) Comunicação interatrial (CIA).

D) Estenose mitral.

E) Estenose pulmonar.

Questão 5

No exame físico de pacientes com estenose mitral importante, qual dos seguintes achados costuma estar presente?

A) Sopro diastólico em ruflar, com reforço pré-sistólico em pacientes com fibrilação atrial.

B) Presença de terceira bulha (B3) relacionada ao ventrículo esquerdo, em paciente com dispneia aos pequenos esforços.

C) Estalido de abertura mais distante da B2, quanto mais grave for a valvopatia.

D) Presença de primeira bulha (B1) hiperfonética.

E) Desdobramento fixo da segunda bulha.

Questão 6

É um achado sugestivo de insuficiência mitral importante ao exame físico, **exceto:**

A) B2 hipofonética.

B) Sinais de IC direita.

C) sopro sistólico regurgitativo em foco mitral ≥ 3+/6+.

D) *Ictus cordis* no sexto espaço intercostal na linha hemiclavicular esquerda.

E) Presença de frêmito.

Questão 7

Sobre a disfunção das próteses valvares, assinale a alternativa correta:

A) Mismatch prótese-paciente é definido por prótese estruturalmente normal e área efetiva do orifício ≤ 1,0 cm^2/m^2 na posição aórtica.

B) A intervenção por cateter (valve-in-valve) é o procedimento de escolha em todos os pacientes com disfunção de prótese aórtica biológica com estenose importante sintomática.

C) Anemia hemolítica é uma alteração relacionada à regurgitação importante de prótese, principalmente a paravalvar.

D) Valvoplastia mitral por cateter balão é uma boa opção para pacientes de alto risco cirúrgico, com estenose mitral importante da prótese biológica.

E) Oclusão percutânea de regurgitação paravalvar é o procedimento de escolha em pacientes com disfunção importante de prótese aórtica e risco intermediário.

Questão 8

Qual dos seguintes parâmetros **NÃO** seria compatível com estenose aórtica importante?

A) Razão das velocidades de fluxo entre a via de saída do VE e a valva aórtica de 0,20.

B) Área valvar de 0,8 cm^2/m^2.

C) Gradiente médio VE/Aorta de 41 mmHg.

D) Velocidade máxima do jato aórtico de 4,2 m/s.

E) Gradiente VE/aorta pico no estudo hemodinâmico de 55 mmHg.

Questão 9

Homem de 53 anos vem para consulta de rotina com um cardiologista. Nega sintomas e relata que sobe escadas diariamente. Sua única comorbidade conhecida é hipertensão. Ao exame físico, é notado sopro sistólico intenso, regurgitativo em foco mitral, irradiando-se para os focos de base. O cardiologista realiza um ecocardiograma à beira do leito, que revela a seguinte imagem, associada à insuficiência mitral importante.

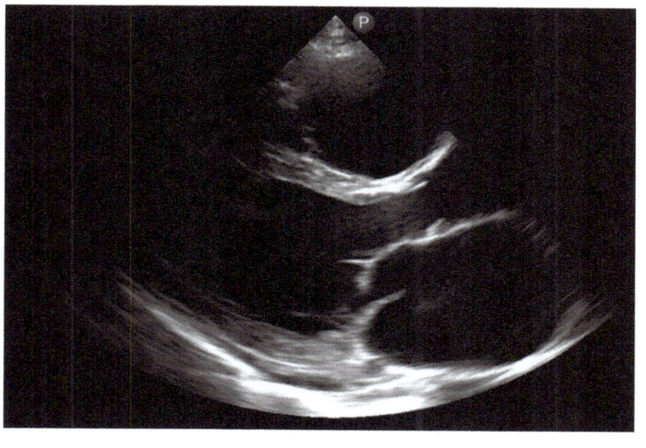

Qual dos seguintes parâmetros reforçaria a recomendação de intervenção valvar mitral, mesmo em paciente assintomático?

A) Pressão sistólica na artéria pulmonar ao repouso de 45 mmHg.
B) Volume do átrio esquerdo indexado de 53 mL/m².
C) Diâmetro diastólico do VE de 62 mm.
D) Diâmetro sistólico do VE de 41 mm.
E) Fração de ejeção de 61%.

Questão 10

Em relação ao uso de anticoagulantes em portadores de valvopatias, assinale a alternativa correta:

A) Em pacientes portadores de prótese mitral mecânica, o INR deve ser mantido na faixa de 2,0 e 3,0.
B) A rivaroxabana foi não inferior à varfarina em portadores de estenose mitral moderada a importante.
C) Em pacientes portadores de prótese aórtica mecânica associada à fibrilação atrial, o INR deve ser mantido na faixa de 2,5 a 3,5.
D) Os anticoagulantes de ação direta não podem ser usados em pacientes com valvopatias, tanto mitrais como aórticas.
E) Em pacientes com FA e prótese biológica, o único anticoagulante que pode ser utilizado é a varfarina.

Questão 11

Sobre os tipos de intervenções na estenose aórtica importante, assinale a alternativa **incorreta**:

A) Cirurgia é a primeira escolha para pacientes com menos de 70 anos e sem contraindicação ou risco cirúrgico elevado.
B) A TAVI pode ser indicada em pacientes com mais de 70 anos e baixo risco cirúrgico, a depender da decisão do Heart Team e da disponibilidade do procedimento transcateter.
C) Via transfemoral é a preferencial para realização da TAVI, desde que tecnicamente factível.
D) A angiotomografia de aorta é o exame de escolha para avaliação do acesso a ser utilizado, do tamanho da válvula, tipo de válvula, factibilidade do procedimento e predição de possíveis complicações.
E) A TAVI é uma boa opção para melhora dos sintomas em pacientes com instabilidade hemodinâmica ou em cuidados paliativos.

Questão 12

Assinale a alternativa correta sobre febre reumática aguda:

A) O episódio típico de febre reumática segue-se a um evento de faringite estreptocócica após um período de latência de 2 a 3 meses.

B) A coreia pode ser a única manifestação inicial da febre reumática e é mais frequente nas mulheres. O período de latência entre o episódio de faringite estreptocócica e o desenvolvimento de coreia é consideravelmente mais curto (6 a 8 semanas) do que aquele para a artrite ou a cardite.

C) O envolvimento articular é mais comum (quase 100%) e mais grave em adultos jovens do que em adolescentes e crianças. A artrite da febre reumática não costuma apresentar boa resposta aos anti-inflamatórios não esteroides (AINEs).

D) A lesão valvar mais frequente é a regurgitação mitral. As lesões estenóticas são raras nos estágios iniciais da doença, mas um sopro apical mesodiastólico por hiperfluxo (Carey-Coombs) transitório pode ocorrer associado ao sopro de regurgitação mitral.

E) A ecocardiografia é pouco sensível e específica na detecção de cardite reumática aguda, de modo que apenas pacientes com sintomas de insuficiência cardíaca e/ou presença de sopro deverão realizar o ecocardiograma na fase aguda.

Questão 13

Paciente de 52 anos está em avaliação de sopro sistólico em foco aórtico.

Ecocardiograma mostrou a seguinte imagem da valva aórtica.

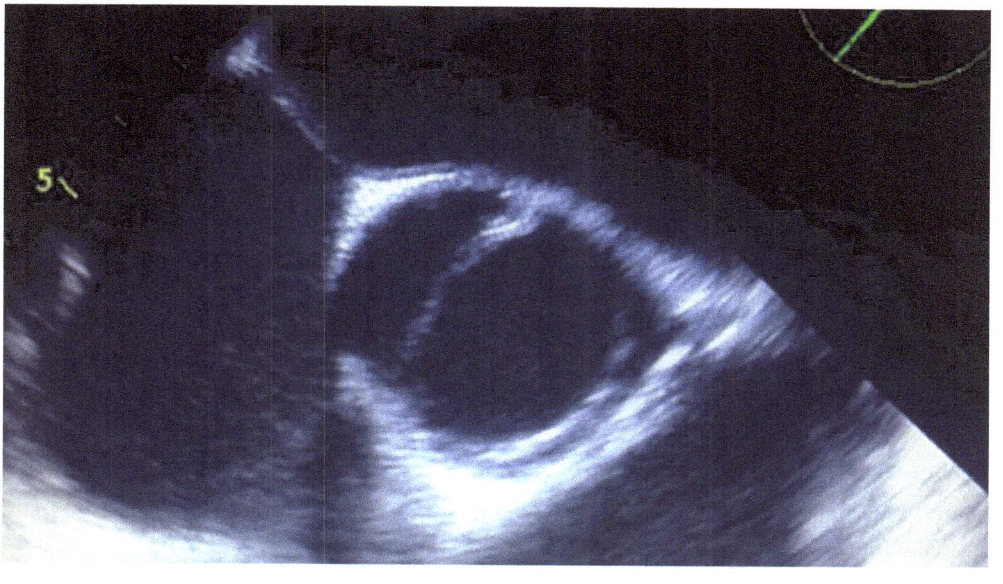

Assinale a alternativa correta:

A) A valva aórtica apresenta sinais de acometimento reumático.

B) É incomum a presença de dilatação da aorta ascendente.

C) Deve-se procurar associação com coarctação da aorta.

D) A principal complicação é o desenvolvimento de insuficiência aórtica.

E) É recomendada intervenção cirúrgica se aorta ascendente > 45 mm.

Questão 14

Mulher de 36 anos, com antecedente de febre reumática, com episódio de fibrilação atrial sintomática há 2 meses, revertida com amiodarona. Nega dispneia ou outras comorbidades. Realizou ecocardiograma que demonstrou estenose mitral com área de 1,3 cm^2, gradiente médio de 11 mmHg, escore de Wilkins de 8 (2-2-2-2), com insuficiência mitral leve, átrio 51 mL/m^2, FE 65%, PSAP 55 mmHg.

Considerando o contexto clínico, assinale a alternativa correta:

A) Não há indicação de anticoagulação, pois é mulher com CHA2DS2-VASc de 1.

B) Há indicação de intervenção e a valvoplastia mitral por cateter balão é o procedimento de escolha.

C) Há indicação de intervenção e a troca de valva mitral por prótese mecânica é preferível devido à maior durabilidade.

D) Não há indicação de intervenção no momento, deve-se repetir o ecocardiograma em 6 a 12 meses.

E) Há indicação de intervenção e a troca de valva mitral por prótese biológica é o procedimento mais adequado.

Questão 15

Homem de 46 anos, com quadro de dispneia aos moderados esforços há 6 meses, com piora no último mês. Nega comorbidades ou uso de medicamentos.

Ao exame físico, apresentou: PA 118×70 mmHg, FC 72 bpm, ritmo cardíaco regular em dois tempos, bulhas normofonéticas com sopro sistólico 3+/6+ em foco mitral, murmúrio vesicular presente sem ruídos adventícios. Realizou ecocardiograma que demonstrou: FE 62%, diâmetro diastólico do VE de 59 mm e sistólico de 43 mm, PSAP de 62 mmHg e insuficiência mitral importante secundária ao prolapso da cúspide posterior (P2), insuficiência tricúspide moderada a importante com diâmetro do anel de 42 mm.

Conforme a Atualização das Diretrizes Brasileiras de Valvopatias – 2020, o tratamento mais apropriado é:

A) Plástica de valva mitral e anuloplastia tricúspide.

B) Troca de valva mitral por prótese biológica.

C) Troca de valva mitral por prótese mecânica e valvoplastia De Vega na tricúspide.
D) Troca de valva mitral por prótese mecânica.
E) Troca de valva mitral e tricúspide por próteses biológicas.

Questão 16

Mulher de 51 anos, com dispneia aos pequenos esforços e sopro cardíaco. Ecocardiogramas com resultados discordantes e com dissociação entre a clínica e a imagem.

Foi solicitado cateterismo pré-operatório com avaliação da cinecoronariografia e cateterismo direito e esquerdo, com realização de manometria.

	Sistólica (mmHg)	Diastólica inicial (mmHg)	Diastólica final (mmHg)	Média (mmHg)
AD				11
VD	60	0	11	
TP	60	24		36
CP				27
VE	159	0	15	
AO	118	70		86

Considerando a manometria, a paciente possui:

A) Estenose mitral importante e estenose aórtica leve.
B) Estenose aórtica e mitral importantes.
C) Estenose aórtica importante e estenose mitral moderada.
D) Estenose aórtica moderada e estenose mitral importante.
E) Estenose aórtica importante e estenose mitral leve.

Questão 17

Mulher de 45 anos, hipertensa de longa data, com seguimento médico irregular. Foi encaminhada ao cardiologista para avaliação de sopro cardíaco, sem queixas. Ao exame físico, apresentou: PA 130×46 mmHg, FC 76 bpm, pulso em "martelo d'água", ritmo cardíaco regular em dois tempos, bulhas normofonéticas com sopro diastólico 3+/6+ e sopro sistólico 2+/6 em foco aórtico, murmúrio vesicular presente sem ruídos adventícios. Realizou Ecocardiograma que demonstrou: FE 53%, diâmetro diastólico do VE de 73 mm e sistólico de 50 mm e insuficiência aórtica importante com folhetos levemente espessados (sem características reumáticas) e dilatação da aorta ascendente de 47 mm confirmada por angiotomografia de aorta.

Em relação ao tratamento para esse paciente, é correto afirmar:

A) Não há indicação cirúrgica no momento, devendo realizar seguimento clínico e ecocardiográfico em 6 a 12 meses.

B) A fração de ejeção de 53% é considerada um complicador na insuficiência aórtica e o procedimento indicado é a troca de valva aórtica por prótese mecânica.

C) A introdução de vasodilatadores como o IECA é recomendada, auxiliando na redução da regurgitação e retardando a progressão da valvopatia.

D) A introdução de betabloqueadores é importante devido à dilatação da aorta, com necessidade de repetição do ecocardiograma e da angiotomografia em 6 meses.

E) Há indicação de intervenção na valva e na aorta ascendente, sendo o implante do tubo valvado uma opção adequada.

Questão 18

Mulher de 77 anos, hipertensa, com queixa de dor torácica e dispneia aos moderados esforços há 3 meses. Faz uso de anlodipino 5 mg e telmisartana 80 mg 1×/dia e atorvastatina 40 mg 1×/dia.

Ao exame: RCR, 2T, sopro sistólico ejetivo em foco aórtico com pico telessistólico 2+/6+, FC 84 bpm. PA 122×68 mmHg. Pulsos simétricos, com amplitude reduzida. Ausculta pulmonar sem alterações.

Eletrocardiograma com sobrecarga atrial e ventricular esquerda.

Foi solicitado ecocardiograma, que evidenciou área valvar aórtica indexada de 0,49 cm^2/m^2, gradiente médio de 32 mmHg, função sistólica do VE FE 68%, disfunção diastólica tipo I e hipertrofia ventricular esquerda.

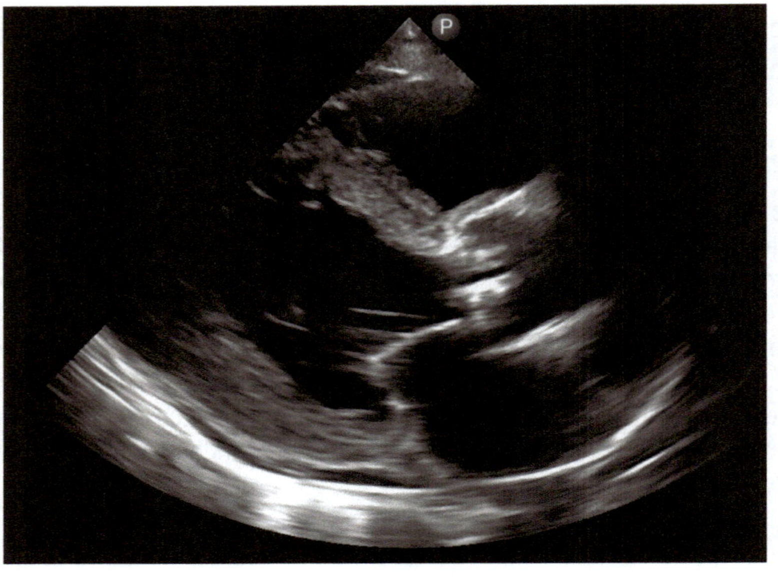

Sobre o caso, podemos afirmar que:

A) Está indicada a realização de teste ergométrico associado a métodos de imagem como a cintilografia de perfusão miocárdica.
B) A presença de um volume ejetado > 35 mL/min sugere a presença de estenose aórtica importante, baixo-fluxo, baixo-gradiente paradoxal.
C) O aumento do gradiente médio para valores maiores que 40 mmHg no ecocardiograma de estresse com dobutamina confirma a presença de estenose aórtica importante.
D) A presença de sintomas e área valvar reduzida é suficiente para confirmar a estenose aórtica importante, sendo a TAVI o procedimento mais adequado.
E) O escore de cálcio da valva aórtica acima de 1.300 Agatston confirma o diagnóstico de estenose aórtica importante.

Questão 19

Paciente do sexo feminino, de 19 anos, apresentou febre reumática aguda há 2 anos, com cardite, mostrando ao ecocardiograma na fase aguda insuficiência mitral de grau moderado. Retorna para reavaliação trazendo novo ecocardiograma que mostra insuficiência mitral e aórticas leves.

Sobre a prevenção secundária de febre reumática nessa paciente, a duração correta da profilaxia é até:

A) 25 anos.
B) 29 anos.
C) 40 anos.
D) 27 anos.
E) 21 anos.

Questão 20

Mulher de 44 anos, assintomática, com antecedente de reumatismo na infância, foi encaminhada para avaliação de sopro cardíaco. Ao exame físico, apresentou: PA 128×38 mmHg, FC 84 bpm, pulso em "martelo d'água", ritmo cardíaco regular em dois tempos, bulhas normofonéticas com sopro diastólico 2+/6+ em foco aórtico, murmúrio vesicular presente sem ruídos adventícios. Realizou Ecocardiograma que demonstrou: FE 54%, diâmetro diastólico do VE de 63 mm e sistólico de 40 mm e insuficiência aórtica importante, com fusão comissural, sugerindo etiologia reumática.

Em relação ao tratamento para essa paciente, é correto afirmar:

A) A profilaxia com penicilina benzatina uma vez ao mês deve ser mantida pelo menos até 40 anos.
B) O tratamento cirúrgico é indicado, neste momento, para prevenir que a paciente evolua com piora da função ventricular.

C) A introdução dos inibidores da enzima conversora angiotensina (IECA) melhora a sobrevida e ajudará a postergar a cirurgia.

D) O tratamento cirúrgico está indicado, pois a fração de ejeção do ventrículo esquerdo está abaixo de 60%.

E) O tratamento mais apropriado neste momento é o acompanhamento clínico associado a ecocardiogramas periódicos.

Questão 21

Paciente de 44 anos, com quadro de febre (38,5 °C), queda do estado geral, calafrios, inapetência e alterações cutâneas com início há três semanas. Refere ter realizado cirurgia de troca valvar mitral por prótese biológica há 8 anos e estava aguardando cirurgia de retroca valvar por disfunção da prótese (insuficiência). Ao exame: regular estado geral, FC 104 bpm, PA 100×62 mmHg, RCR 2T, bulhas normofonéticas com sopro sistólico 2+/6+ em foco mitral, lesões eritematosas elevadas e dolorosas nas polpas digitais. Realizou a coleta de 3 pares de hemoculturas e foi solicitado ecocardiograma que demonstrou vegetação de 9 mm na valva mitral com insuficiência importante. Observe as seguintes lesões de pele:

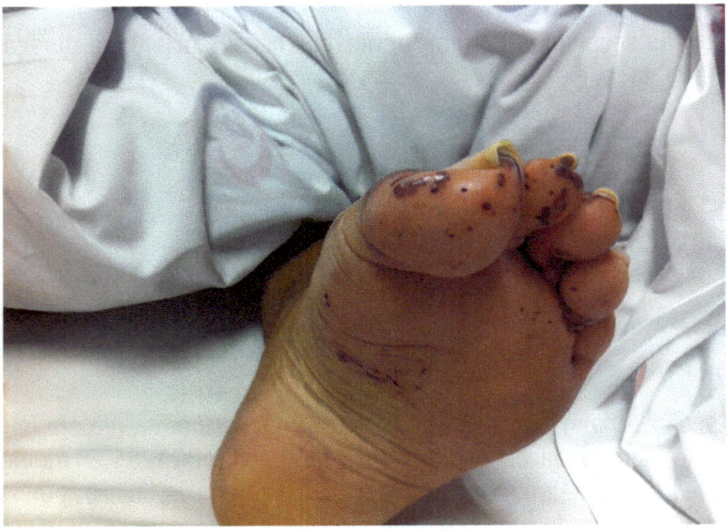

Em relação ao diagnóstico e tratamento, assinale a alternativa correta em relação ao caso clínico:

A) Possui até o momento 1 critério maior e 4 critérios menores para endocardite infecciosa e devemos iniciar Ceftriaxona + Oxacilina + Gentamicina IV.

B) Possui até o momento 2 critérios maiores e 3 menores para endocardite infecciosa e devemos iniciar Ceftriaxona + Gentamicina IV.

C) Possui até o momento 1 critério maior e 3 critérios menores para endocardite infecciosa e devemos iniciar Ceftriaxona + Oxacilina + Gentamicina IV.

D) Possui até o momento 1 critério maior e 3 critérios menores para endocardite infecciosa e devemos iniciar Ceftriaxona + Gentamicina IV.

E) Possui até o momento 1 critério maior e 4 critérios menores para endocardite infecciosa e devemos iniciar Ceftriaxona + Gentamicina IV.

Questão 22

A semiologia médica é a área do conhecimento que dedica sua atenção aos sinais e sintomas apresentados pelos pacientes. Sobre a semiologia cardiovascular:

A) A realização da manobra de Valsalva diminui o sopro da miocardiopatia hipertrófica e aumenta o da estenose aórtica.

B) Na estenose mitral, o estalido de abertura mais próximo da segunda bulha, indica maior gravidade.

C) Na estenose aórtica, quanto mais precoce é o pico do sopro sistólico, maior é a gravidade da estenose.

D) A manobra da inspiração profunda ou de Rivero-Carvallo ajuda a diferenciar o sopro da insuficiência mitral da insuficiência tricúspide, diminuindo a intensidade do sopro na tricúspide.

E) A realização da manobra de *handgrip* leva a diminuição do sopro da insuficiência mitral importante.

Questão 23

Mulher de 23 anos, com queixa de dispneia aos esforços habituais há 5 meses, com piora nos últimos 2 meses, associada a palpitações esporádicas. Negava comorbidades ou uso de medicamentos. Ao exame: bom estado geral, corada. Ritmo cardíaco irregular com hiperfonese de B1, estalido de abertura e sopro diastólico em ruflar 3+/6+ em foco mitral. Realizou eletrocardiograma que demonstrou fibrilação atrial, sem sinais de sobrecarga ventricular esquerda, FC 84 bpm e ecocardiograma com a seguinte imagem.

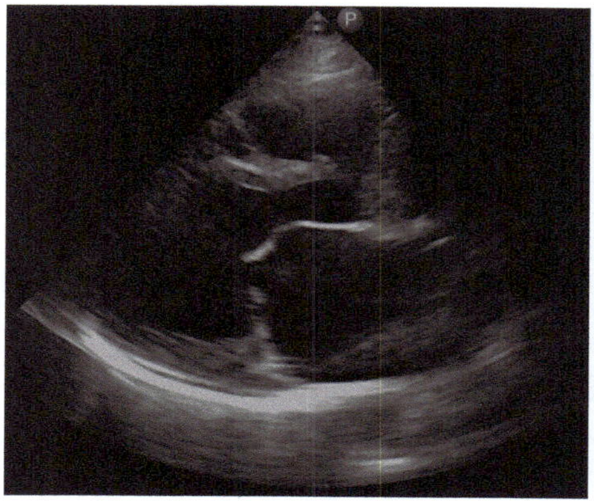

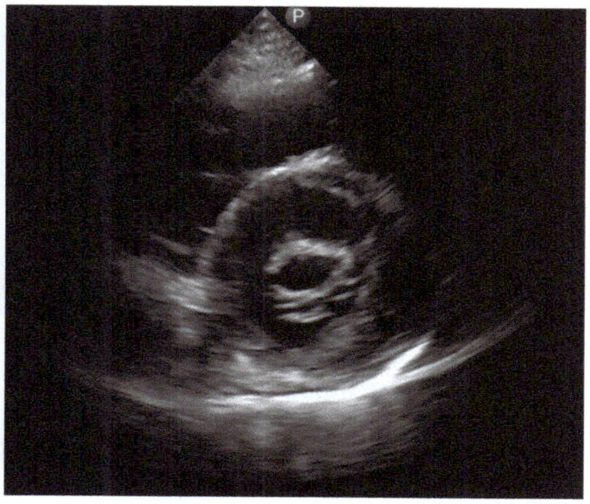

Área mitral de 1,3 cm^2 e gradiente médio de 11 mmHg.

Sobre o caso, é correto afirmar:

A) A anticoagulação não é necessária, pois o escore de CHA2DS2-VASc é igual a um.

B) A indicação é cirurgia de troca valvar, preferencialmente por prótese mecânica, devido a sua maior durabilidade.

C) A introdução do betabloqueador pode contribuir com a melhora dos sintomas. Caso a paciente torne-se pouco sintomática, a cirurgia poderá ser postergada.

D) A valvoplastia mitral por cateter balão é uma boa opção se o escore de Wilkins-Block for menor ou igual a oito.

E) O uso de métodos contraceptivos orais combinados (progesterona + estrógeno) está indicado, pois a gravidez é de alto risco.

Questão 24

Paciente em investigação de dispneia aos moderados esforços. Realizou o seguinte exame.

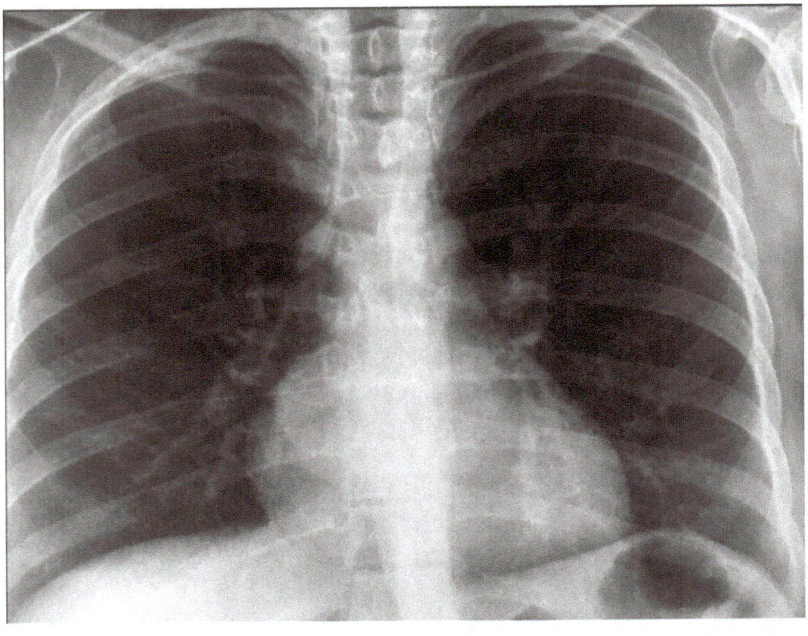

Essa radiografia de tórax será provavelmente encontrada no caso de um(a) paciente cujas características são:

A) Mulher de 27 anos, com hiperfonese de B1, estalido de abertura, sopro diastólico em ruflar 2+/6 em foco mitral.

B) Homem de 81 anos, com hipofonese de bulhas e sopro sistólico ejetivo em crescendo e decrescendo no foco aórtico 3+/6+.

C) Mulher de 43 com hiperfonese de B2 e sopro sistólico 2+/6 em foco tricúspide que aumenta a inspiração profunda.

D) Homem de 19 anos, com sopro sistólico 2+/6 em borda esternal esquerda que aumenta ao realizar a manobra de Valsalva e diminui com a posição de cócoras.

E) Criança de 7 anos, com sopro sistólico suave +/6, de curta duração, em FAo que desapareceu após a criança permanecer em pé por mais de um minuto.

Questão 25

Homem de 67 anos, com antecedente de hipertensão controlada, foi encaminhado ao cardiologista devido à presença de sopro sistólico ejetivo em crescendo e decrescendo no foco aórtico. Nega síncope, dispneia ou dor precordial. Realizou os exames a seguir: eletrocardiograma com ritmo sinusal e SVE, ecocardiograma com estenose aórtica importante com gradiente médio de 62 mmHg, área valvar de 0,75 m^2 e fração de ejeção de 48% sem alterações segmentares. Radiografia de tórax e exames laboratoriais sem alterações significativas.

A conduta mais adequada neste momento?

A) Implante percutâneo de valva aórtica.

B) Seguimento clínico com novo ecocardiograma em 3 meses.

C) Valvoplastia aórtica por cateter balão.

D) Cirurgia de troca de valva aórtica por prótese biológica.

E) Seguimento clínico com novo ecocardiograma em 6 meses.

Questão 26

Qual sinal ao exame físico na estenose aórtica indica uma maior gravidade da valvopatia?

A) Pulso em martelo d'água.

B) Hipofonese de B1.

C) Desdobramento fixo de B2.

D) Pico telessistólico do sopro.

E) Sopro de Austin Flint.

Questão 27

Mulher de 45 anos, assintomática, com antecedente de reumatismo na infância, foi encaminhada para avaliação de sopro cardíaco. Ao exame físico, apresentou: PA 114×70 mmHg, FC 84 bpm, ritmo cardíaco regular em dois tempos, bulhas normofonéticas com sopro sistólico 3+/6+ em foco mitral, murmúrio vesicular presente sem ruídos adventícios. Realizou ecocardiograma que demonstrou: FE 57%, diâmetro diastólico do VE de 60 mm e sistólico de 41 mm e insuficiência mitral importante, com fusão comissural, sugerindo etiologia reumática.

Em relação ao tratamento para essa paciente, é correto afirmar:

A) O tratamento mais apropriado neste momento é indicar a correção cirúrgica da valvopatia mitral reumática.

B) A profilaxia da febre reumática com penicilina benzatina 2.400.000 UI, IM a cada 3 semanas, deverá ser mantida por toda a vida.

C) O tratamento mais apropriado neste momento é o acompanhamento clínico associado a um novo ecocardiograma em 6 meses.

D) A plástica valvar é uma boa opção e apresenta resultados mais favoráveis que no prolapso de valva mitral.

E) A utilização do MitraClip é recomendada devido à menor morbidade do procedimento e bons resultados na insuficiência mitral primária.

Questão 28

Mulher de 28 anos, assintomática, sem outras comorbidades, foi encaminhada para avaliação médica após seu pai ser diagnosticado com síndrome de Marfan. Realizou Ecocardiograma que mostrou dilatação da Aorta ascendente com 53 mm, insuficiência aórtica importante com FE preservada (FEVE de 63%) e com ventrículo esquerdo com dilatação discreta. Optado por solicitar angiotomografia de aorta que mostrou aorta ascendente com diâmetro máximo de 51 mm.

Sobre o caso, é recomendado:

A) Colocação de endoprótese em aorta descendente.

B) Cirurgia com implante de tubo valvado.

C) Acompanhamento clínico com novo ecocardiograma e angiotomografia em 6 meses.

D) Introdução de betabloqueador e repetição da angiotomografia e ecocardiograma em 6 meses.

E) A pesquisa genética é cara e com baixa acurácia, pois menos de 50% dos pacientes com síndrome de Marfan apresentam alguma mutação conhecida.

Questão 29

Homem de 78 anos, hipertenso, comparece ao consultório do cardiologista com queixa de dispneia progressiva nos últimos 6 meses, no momento, aos moderados esforços. Faz uso de anlodipino 5 mg e Candesartana 16 mg 1×/dia. Nega angina, palpitações ou síncope. Ao exame: RCR, 2T, sopro sistólico de ejeção em foco aórtico 3+/6+, sem irradiações. 72 bpm. PA 148×70 mmHg. Pulsos simétricos, com amplitude normal. Ausculta pulmonar sem alterações. Eletrocardiograma com sobrecarga atrial e ventricular esquerda.

Foi solicitado Ecocardiograma, que evidenciou área valvar aórtica de 0,9 cm^2, gradiente médio de 32 mmHg, função sistólica preservada (FE 68%), disfunção diastólica tipo II e hipertrofia ventricular esquerda.

Sobre o caso, podemos afirmar que:

A) A impedância valvuloarterial inferior a 5 mmHg/mL/m² indica a presença de estenose aórtica importante.

B) O aumento do gradiente médio para valores maiores que 40 mmHg no ecocardiograma de estresse com dobutamina indica a presença de estenose aórtica importante.

C) A tomografia com escore de cálcio valvar acima de 2.000 unidades Agatston indica a presença de estenose aórtica importante.

D) A presença de uma área valvar aórtica indexada para a superfície corporal inferior a 0,7 cm/m² indica a presença de estenose aórtica importante.

E) A presença de um volume ejetado de 40 mL/min indica a presença de estenose aórtica importante, baixo-fluxo, baixo-gradiente paradoxal.

Questão 30

Em relação ao ecocardiograma mostrado a seguir, qual característica **não indica** valvopatia importante?

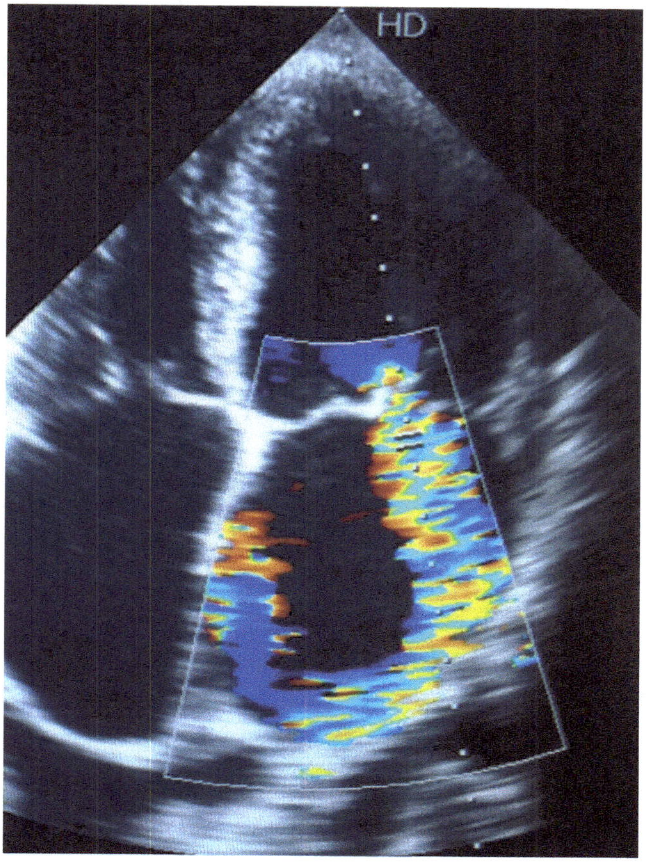

A) Vena contracta ≥ 7 mm.
B) Fluxo reverso diastólico na aorta descendente.
C) Volume regurgitante ≥ 60 mL.
D) Área do jato ≥ 40% da área do AE.
E) VE e AE dilatados.

Questão 31

Assinale a alternativa correta sobre o prolapso da valva mitral (PVM):

A) No prolapso da valva mitral com insuficiência valvar de grau moderado, não está indicada a realização de profilaxia de endocardite infecciosa.
B) Para o diagnóstico ecocardiográfico do PVM, um ou ambos os folhetos devem apresentar deslocamento apical acima de 1 mm em relação ao anel mitral, na janela paraesternal longitudinal.
C) A troca da valva mitral é o tratamento de eleição no PVM com insuficiência mitral importante e sintomas.
D) O sopro do PVM relacionado à cúspide posterior apresenta irradiação anterior e em direção aos focos da base.
E) É a etiologia mais frequente de insuficiência mitral importante no Brasil.

Questão 32

De acordo com a Atualização das Diretrizes Brasileiras de Valvopatias – 2020, em pacientes com estenose aórtica importante, qual dos seguintes achados ecocardiográficos **não** é um critério para considerar a intervenção na ausência de sintomas?

A) Gradiente médio Ao/VE de 54 mmHg.
B) Velocidade do jato aórtico de 5,6 m/s.
C) Aumento da pressão sistólica de 10 mmHg no teste ergométrico.
D) Área valvar de 0,65 cm^2.
E) Infradesnivelamento descendente do segmento ST de 3 mm no teste ergométrico.

Questão 33

Em qual dos seguintes cenários a valvoplastia mitral por cateter balão (VMCB) não seria recomendada no tratamento da estenose mitral importante?

A) Escore de Wilkins de 10 em pacientes de alto risco cirúrgico.
B) Estenose mitral reumática com calcificação e subvalvar de 2 no escore de Wilkins.

C) Insuficiência mitral leve associada.
D) Estenose mitral degenerativa com calcificação importante do anel e alto risco cirúrgico.
E) Trombo no átrio esquerdo que desapareceu após anticoagulação adequada.

Questão 34

Qual dos parâmetros é indicativo de insuficiência mitra importante?

A) Área do jato de 45% da área do AE.
B) Vena contracta de 0,6 cm.
C) Fração regurgitante de 35%.
D) Volume regurgitante de 30 mL/batimento.
E) Área do orifício regurgitante (ERO) de 0,30 cm^2.

Questão 35

Sobre as valvopatias que acometem a valva tricúspide, assinale a alternativa correta:

A) A principal etiologia da estenose tricúspide é a doença reumática, e neste caso geralmente ocorre concomitantemente ao comprometimento da valva mitral e/ou da valva aórtica.
B) Quando indicado o tratamento intervencionista na insuficiência tricúspide, a opção preferencial é o implante de prótese biológica.
C) O sopro da insuficiência tricúspide diminui com a inspiração profunda (manobra de Rivero-Carvallo).
D) A principal etiologia da insuficiência tricúspide importante é a primária.
E) Fluxo reverso nas veias pulmonares é um sinal de insuficiência tricúspide importante.

Questão 36

Qual dessas características teria **menor** probabilidade de ser encontrada no exame físico de um paciente com insuficiência aórtica (IAo) importante?

A) Divergência entre pressão sistólica e diastólica.
B) Sopro diastólico aspirativo decrescente com B2 hipofonética.
C) Sinais clínicos de aumento de pressão de pulso como sinal de Musset, Quincke, dança das artérias, na IAo aguda.
D) Sopro mesossistólico de hiperfluxo.
E) Sopro de Austin Flint (jato da insuficiência aórtica não permite a abertura valvar mitral, gerando sopro diastólico em ruflar).

Questão 37

Homem de 64 anos vem para consulta de rotina. Nega sintomas. Relata hipertensão tratada com enalapril 10 mg 2×d e anlodipino 5 mg/d. Ao exame físico: frequência cardíaca 76 bpm, pressão arterial 138×74 mmHg, ausculta cardíaca com ritmo cardíaco regular, B2 hipofonética, sopro sistólico ejetivo com pico telessistólico, com irradiação para carótidas. Ausculta pulmonar e restante do exame físico sem alterações.

Realizou ecocardiograma transtorácico: valva aórtica: apresenta sinais de fibrocalcificação com redução importante da mobilidade de seus folhetos. Área valvar estimada pela equação de continuidade em 0,92 cm^2. Gradiente sistólico médio VE-Ao de 41 mmHg, FE do VE de 53%, PSAP de 39 mmHg.

Sobre o caso, assinale a alternativa correta:

A) Há indicação de intervenção e o procedimento de escolha é o implante percutâneo de valva aórtica (TAVI).

B) O teste ergométrico está contraindicado.

C) Há indicação de cirurgia, sendo a troca de valva aórtica por prótese biológica o procedimento de escolha.

D) O estágio da valvopatia é o C e está recomendado o seguimento clínico com repetição do ecocardiograma em 6 meses, se teste ergométrico sem complicadores.

E) A introdução da estatina reduz a progressão da estenose aórtica, podendo postergar a indicação cirúrgica.

Questão 38

Mulher de 78 anos relata dispneia aos moderados esforços há 5 meses. Também teve episódio de síncope associado. Antecedentes de dislipidemia, DM2 e doença renal crônica estágio 3.

Ecocardiograma evidenciou: septo 12 mm, parede posterior 9 mm, ventrículo esquerdo 53 × 44 mm, fração de ejeção do ventrículo esquerdo 38%, valva aórtica calcificada com redução da mobilidade de suas três cúspides, gradiente sistólico médio VE-Ao de 28 mmHg e área valvar de 0,76 cm^2, volume ejetado de 29 mL/m^2. Realizada infusão de dobutamina até 20 mcg/kg/min, houve variação de 21% do volume ejetado pela valva aórtica, com gradiente sistólico médio VE-Ao atingindo 36 mmHg e área valvar de 0,92 cm^2. Realizou escore de cálcio valvar com 1.450 Agatston.

De acordo com o caso clínico, assinale a alternativa correta:

A) Trata-se de uma estenose aórtica de baixo-fluxo e baixo-gradiente, sem indicação de intervenção valvar devido à ausência de reserva contrátil.

B) O escore de cálcio valvar aórtico não era necessário neste caso.

C) O aumento da área valvar indica tratar-se de uma pseudoestenose aórtica importante.

D) Trata-se de uma estenose aórtica de baixo-fluxo e baixo-gradiente, chamada de paradoxal, sendo a TAVI o procedimento de escolha.

E) Trata-se de uma estenose aórtica importante e o procedimento de escolha é troca de valva aórtica por prótese biológica.

Questão 39

Homem de 40 anos foi atendido por estudantes no ambulatório de cardiologia da Universidade Federal, que identificaram um sopro sistólico 3/6+ em borda esternal esquerda. Foram feitas duas hipóteses principais: estenose aórtica ou cardiomiopatia hipertrófica obstrutiva.

Sobre o caso, assinale a alternativa correta:

A) A elevação passiva das pernas levará à redução da intensidade do sopro na cardiomiopatia hipertrófica.

B) Em caso de estenose aórtica, a etiologia mais comum nessa idade, no contexto brasileiro, é a valvopatia bicúspide.

C) A manobra de valsava aumentará a intensidade do sopro na estenose aórtica.

D) O agachamento levará ao aumento do sopro na cardiomiopatia hipertrófica.

E) A manobra de *handgrip* aumentará o sopro na estenose aórtica.

Questão 40

Homem de 35 anos foi selecionado para um emprego e, durante o exame admissional, foi identificado sopro em foco aórtico e PA divergente 136×50 mmHg. Nega sintomas.

ECG: ritmo sinusal, sobrecarga de câmaras esquerdas.

Ecocardiograma: insuficiência aórtica importante e estenose leve com função comissural, valva mitral com estenose leve, com abertura em domo. Ventrículo esquerdo com diâmetro diastólico de 71 mm e sistólico de 52 mm, FE de 57%, PSAP de 40 mmHg, raiz da aorta e aorta ascendente de diâmetros normais.

Sobre o caso, assinale a alternativa correta:

A) Está indicada a cirurgia de troca de valva aórtica por prótese mecânica.

B) Está indicada a cirurgia de troca de valva aórtica por prótese biológica.

C) Deverá realizar acompanhamento clínico com repetição do ecocardiograma em 6 a 12 meses.

D) Está indicada a cirurgia de troca de valva aórtica por prótese mecânica e plastia da valva mitral.

E) Deverá iniciar betabloqueador, realizar acompanhamento clínico com repetição em 6 meses.

Valvopatias

Resposta da Questão 1

■ Alternativa C

Comentários

O caso apresentado trata de um paciente com prótese valvar biológica recente (menos de 12 meses), sintomas sugestivos de endocardite infecciosa (febre, calafrios e queda do estado geral) e hemoculturas positivas para *Staphylococcus epidermidis*, um agente clássico de endocardite associada a próteses valvares. O ecocardiograma transesofágico sem vegetações não exclui o diagnóstico, pois vegetações pequenas (< 3 mm) podem não ser detectadas. Assim, os critérios atualizados de Duke-ISCVID 2023 devem ser aplicados para o correto diagnóstico e manejo da endocardite infecciosa.

Principais mudanças nos critérios Duke-ISCVID 2023

1. Novo critério maior:
    - Evidência cirúrgica: a inspeção intraoperatória passa a ser considerada um critério maior, sendo crucial para pacientes com alta suspeita clínica, mas sem confirmação microbiológica ou de imagem. Achados como vegetações, abscessos, destruição valvular ou deiscência de próteses são diagnósticos de endocardite infecciosa.
2. Novos critérios menores:
    - Condições predisponentes incluem dispositivos cardíacos implantáveis endovasculares (DCIE), válvulas transcateter e histórico de endocardite infecciosa.
    - Fenômenos vasculares agora incluem abscesso cerebral e esplênico.
    - Uma definição prática de glomerulonefrite mediada por imunocomplexos foi adicionada.

3. Evidência microbiológica positiva: a confirmação microbiológica é obrigatória para o diagnóstico definitivo, priorizando hemoculturas e exames moleculares (PCR e sequenciamento genético), garantindo maior precisão diagnóstica e evitando tratamentos desnecessários.
4. Importância do PET/CT:
   - O PET/CT é um critério maior em casos de atividade metabólica anormal em próteses valvares ou dispositivos implantáveis, desde que colocados há pelo menos 3 meses. A captação anormal em valva nativa também é considerada critério maior, mas nesse contexto tem menor sensibilidade (exame normal não exclui endocardite).
   - Auxilia especialmente quando o ecocardiograma transesofágico não detecta vegetações ou complicações, sendo particularmente útil em pacientes com próteses valvares e dispositivos intracardíacos.

Critérios modificados de Duke-ISCVID (2023)

Critérios maiores

1. Microbiológicos:
   - Hemoculturas positivas:
     - Ao menos 2 hemoculturas colhidas separadamente positivas para microrganismos típicos associados à endocardite infecciosa, como *Streptococcus viridans*, *Staphylococcus aureus*, *Enterococcus faecalis*, bem como espécies do grupo HACEK (*Haemophilus*, *Aggregatibacter*, *Cardiobacterium*, *Eikenella*, *Kingella*), *Granulicatella* e *Abiotrophia spp.*
     - Quando se trata de microrganismos menos típicos, como *Corynebacterium striatum*, *Cutibacterium acnes*, ou fungos como *Candida spp.*, recomenda-se um número maior de amostras positivas (ao menos três hemoculturas de sítios diferentes).
   - Testes laboratoriais positivos:
     - PCR positivo ou outras técnicas baseadas em ácido nucleico para *Coxiella burnetii*, espécies de *Bartonella* ou *Tropheryma whipplei*, a partir de amostra de sangue.
     - Títulos de anticorpos IgG anti-fase I para *Coxiella burnetii* superiores a 1:800 ou isolamento da bactéria em uma única hemocultura.
     - Ensaios de imunofluorescência indireta (IFA) para detecção de anticorpos IgM e IgG contra *Bartonella henselae* ou *Bartonella quintana* com títulos de IgG ≥ 1:800.
2. Imagem positiva:
   - Ecocardiografia e tomografia computadorizada cardíaca.
     - Ecocardiografia e/ou tomografia cardíaca demonstrando:
       - Vegetação.
       - Perfuração valvar/folheto.

- Aneurisma valvar/folheto.
- Abscesso.
- Pseudoaneurisma.
- Fístula intracardíaca.

OU

– Nova regurgitação valvar significativa detectada na ecocardiografia em comparação com exames de imagem prévios. O agravamento ou alteração de uma regurgitação já existente não é suficiente.

OU

– Nova deiscência parcial de prótese valvar identificada em relação a exames de imagem prévios.

- Imagem por PET/CT com 18F-FDG.

Atividade metabólica anormal (se prótese – padrões de captação de FDG intensos, focais/multifocais ou heterogêneos; se valva nativa ou dispos tivo implantável – qualquer padrão de captação anormal) envolvendo:

- Válvulas cardíacas nativas ou protéticas.
- Enxerto de aorta ascendente (com evidência concomitante de envolvimento valvar).
- Eletrodos de dispositivos intracardíacos ou outro material protético.

3. Evidência cirúrgica:
   - Achados intraoperatórios como vegetações, abscesso ou destruição valvular.

Critérios menores

1. Predisposição:
   - Histórico prévio de endocardite infecciosa (EI).
   - Presença de válvula protética.
   - Reparo prévio de válvula.
   - Doença cardíaca congênita.
   - Regurgitação ou estenose mais do que leve, independentemente da etiologia.
   - Dispositivo eletrônico cardíaco endovascular.
   - Cardiomiopatia hipertrófica obstrutiva.
   - Uso de drogas injetáveis.
2. Febre $\geq$ 38 °C.
3. Fenômenos vasculares:

Evidência clínica ou radiológica de:

- Êmbolos arteriais.
  – Infartos pulmonares sépticos.
  – Abscessos cerebrais ou esplênicos.

   - Aneurismas micóticos.
   - Hemorragias intracranianas.
   - Hemorragias conjuntivais.
   - Lesões de Janeway.
   - Púrpura purulenta.
4. Fenômenos imunológicos:
   - Fator reumatoide positivo.
   - Nódulos de Osler.
   - Manchas de Roth.
   - Glomerulonefrite mediada por complexos imunes.
5. Microbiologia: achados microbiológicos não atendendo critério maior.
6. Imagem: atividade metabólica anormal detectada por 18F-FDG PET/CT dentro de 3 meses após a implantação de uma válvula protética, enxerto de aorta ascendente (com evidência concomitante de envolvimento valvar), cabos de dispositivos intracardíacos ou outro material protético.
7. Exame físico: nova regurgitação valvar identificada na ausculta, caso a ecocardiografia não esteja disponível. O agravamento ou alteração de um sopro preexistente não é suficiente para o diagnóstico.

Diagnóstico da endocardite infecciosa

- Endocardite definitiva:
  - 2 critérios maiores, ou
  - 1 critério maior e 3 menores, ou
  - 5 critérios menores.
- Endocardite provável:
  - 1 critério maior e 1 menor, ou
  - 3 critérios menores.
- Endocardite descartada:
  - Diagnóstico alternativo, ausência de evidências patológicas ou ausência de recorrência apesar de terapia antibiótica por menos de 4 dias.

Discussão do caso

A presença de febre persistente associada ao implante recente de prótese valvar biológica + hemoculturas positivas para *Staphylococcus epidermidis* configura alta suspeita de endocardite infecciosa.

- A ausência de vegetações no ecocardiograma transesofágico não descarta a doença, reforçando a importância do uso de PET/CT, que pode detectar atividade metabólica anormal mesmo sem imagem ecocardiográfica evidente, como no caso que demonstrou captação exuberante na prótese aórtica.

- No caso, temos 2 critérios maiores: hemoculturas e alteração no PET/CT e 2 menores, fator predisponente (presença de prótese valvar) + febre, confirmando o quadro de endocardite infecciosa.
- O tratamento deve ser direcionado para endocardite de prótese valvar com menos de 12 meses, que requer abordagem específica, com uso de antibioticoterapia intravenosa por pelo menos 6 semanas e direcionada para diferentes patógenos, de forma distinta de válvula nativa. Nesse contexto, devemos lembrar, principalmente, dos *Staphylococcus* coagulase-negativos que são resistentes a oxacilina e dos *Staphylococcus aureus.*

Referência

Fowler VG, Durack DT, Selton-Suty C, Athan E, Bayer AS, Chamis AL, et al. The 2023 Duke-International Society for Cardiovascular Infectious Diseases Criteria for Infective Endocarditis: Updating the Modified Duke Criteria. Clin Infect Dis. 2023 Aug 22;77(4):518-526. doi: 10.1093/cid/ciad271.

Resposta da Questão 2

Alternativa C

Comentários

A questão aborda aspectos clínicos e patológicos da síndrome carcinoide, com foco no acometimento cardíaco, particularmente das valvas do lado direito do coração. A síndrome carcinoide é frequentemente associada a tumores neuroendócrinos originados no trato gastrointestinal, que secretam 5-hidroxitriptamina (serotonina), entre outras substâncias bioativas. Normalmente, essas substâncias são metabolizadas e inativadas pelo fígado antes de atingirem a circulação sistêmica. Contudo, em casos de metástases hepáticas, a serotonina pode escapar do metabolismo hepático, atingindo diretamente o lado direito do coração através da circulação venosa.

O acometimento cardíaco carcinoide é caracterizado por fibrose endocárdica, que afeta principalmente as valvas tricúspide e pulmonar. A válvula tricúspide, em particular, pode sofrer espessamento e retração das cúspides, levando à insuficiência tricúspide significativa, sendo a manifestação mais comum, podendo ser acompanhada de estenose. O envolvimento das valvas do lado esquerdo, como mitral e aórtica, é raro, pois a serotonina é inativada ao passar pelos pulmões. Entretanto, isso pode ocorrer em casos de *shunts* cardíacos direita-esquerda, como comunicação interatrial (CIA) ou forame oval patente (FOP), permitindo a passagem da serotonina para a circulação sistêmica.

Além disso, é importante destacar que agentes como a fenfluramina, um supressor do apetite, podem induzir alterações valvares semelhantes às observadas na síndrome carcinoide, reforçando a necessidade de uma avaliação clínica cuidadosa para diferenciar as condições. O manejo clínico do acometimento cardíaco na síndrome carcinoide inclui o controle dos sintomas valvares e o tratamento do tumor subjacente, sendo a cirurgia valvar uma opção em casos selecionados.

Resumão do que foi discutido:

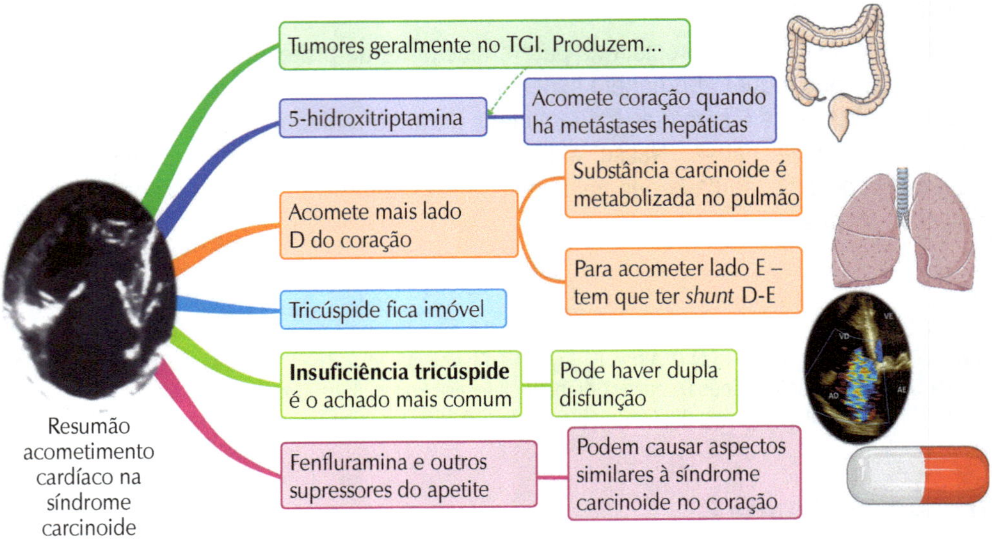

Referência

Hershberger RE. The Dilated, Restrictive, and Infiltrative Cardiomyopathies. In: Libby P, Bonow RO, Mann DL, et al., editors. Braunwald's Heart Disease: A Textbook of Cardiovascular Medicine. 12th ed. Philadelphia: Elsevier; 2021.

Resposta da Questão 3

■ Alternativa C

Comentários

Esse caso envolve um homem jovem com histórico de valva aórtica bicúspide, que apresenta um quadro clínico clássico de endocardite infecciosa. Os sintomas incluem febre, insuficiência cardíaca (com sopro de insuficiência aórtica) e sinais de embolia periférica, associados a achados ecocardiográficos indicativos de vegetação em valva aórtica. A hipótese diagnóstica provável é de endocardite infecciosa, e o caso nos permite abordar aspectos essenciais do diagnóstico, manejo e atualizações recentes relacionadas a essa condição de alta mortalidade.

Atualizações dos critérios de Duke (2023)

Os critérios de Duke, que são a base para o diagnóstico de endocardite infecciosa, foram atualizados em 2023, para aumentar sua sensibilidade e especificidade.

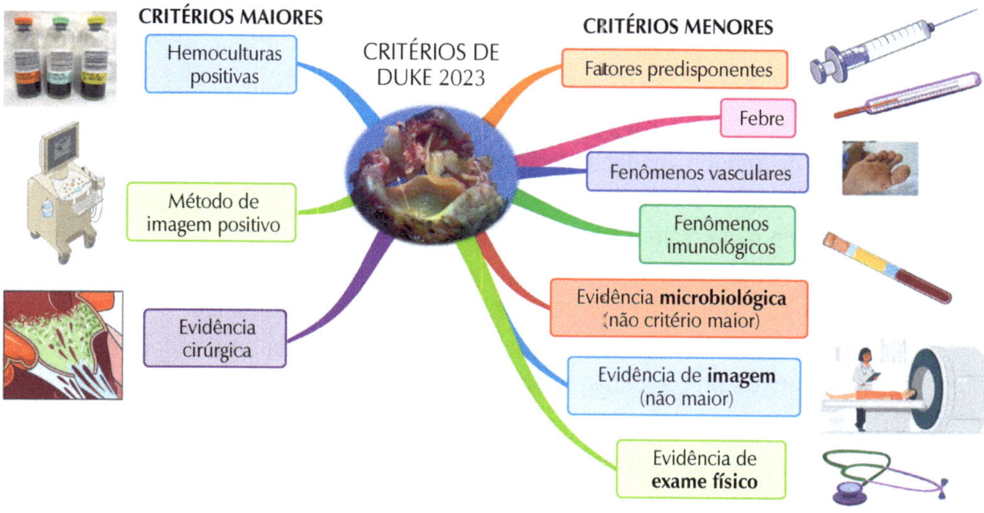

Algumas mudanças relevantes incluem:

- Critérios microbiológicos:
  - As hemoculturas agora não precisam ser coletadas com intervalos de tempo específicos.
  - Agentes considerados "típicos" para endocardite foram ampliados, incluindo novos patógenos associados a próteses valvares e dispositivos cardíacos.
- Critérios de imagem:
  - Além do ecocardiograma, a tomografia cardíaca passou a ser considerada um critério maior quando detecta vegetações, abscessos ou perfurações valvares.
  - Achados no PET/CT, como hipercaptação sugestiva de infecção em próteses valvares ou tecido cardíaco nativo, também são classificados como critério maior.
- Critérios cirúrgicos:
  - Evidências de endocardite infecciosa documentadas intraoperatoriamente, incluindo vegetações, abscessos ou destruição valvar, agora são consideradas critérios maiores.
- Critérios menores:
  - História prévia de endocardite, presença de dispositivos cardíacos implantáveis (CDI, marcapasso) e válvulas transcateter (TAVI) foram adicionados aos fatores predisponentes.
  - Achados clínicos, como abscessos esplênicos e cerebrais detectados por imagem, também passaram a ser considerados critérios menores.
  - Na ausência de exames de imagem disponíveis, novos sopros valvares identificados por ausculta podem ser considerados.

Essas alterações refletem a integração de novas tecnologias de imagem e um entendimento mais amplo sobre os fatores de risco e manifestações clínicas da endocardite.

Métodos de imagem no diagnóstico

- Ecocardiograma:
  - O ecocardiograma continua sendo o exame de imagem inicial de escolha para avaliar vegetações, perfurações valvares e regurgitações. Em casos de prótese valvar ou qualidade de imagem inadequada no ecocardiograma transtorácico, o ecocardiograma transesofágico é preferido.
- Tomografia computadorizada:
  - A tomografia cardíaca tem maior sensibilidade que o ecocardiograma para avaliar complicações paravalvares, como abscessos e pseudoaneurismas.
  - A diretriz de 2023 recomenda a integração da tomografia com o ecocardiograma para aumentar a precisão diagnóstica.
- PET/CT:
  - Tradicionalmente indicado para endocardite de próteses valvares quando o ecocardiograma é inconclusivo.
  - Os novos critérios ampliaram sua aplicação para casos de valvas nativas em cenários específicos, como diagnóstico incerto ou suspeita de complicações não detectadas pelo ecocardiograma.

Diferenças na sensibilidade diagnóstica entre imagens

- Ecocardiograma: ideal para identificar vegetações, perfurações e regurgitações valvares. Recomendado como primeira linha de investigação.
- Tomografia: melhor para avaliação de abscessos e outras complicações paravalvares.
- PET/CT: superior para detectar inflamação ativa em próteses valvares ou tecidos cardíacos em casos de valva nativa selecionados.

A combinação de métodos de imagem, quando disponíveis, aumenta significativamente a sensibilidade e especificidade diagnóstica.

Conduta terapêutica inicial

- Antibioticoterapia empírica:
  - Início precoce: a antibioticoterapia empírica deve ser iniciada após a coleta de hemoculturas, sem necessidade de aguardar os resultados. Embora as hemoculturas sejam fundamentais para direcionar o tratamento, o diagnóstico de endocardite infecciosa muitas vezes é clínico e ecocardiográfico, e o atraso no início da terapia pode aumentar a mortalidade.
  - Importância: a endocardite infecciosa é uma condição grave, com mortalidade variando entre 20% e 40%, mesmo com tratamento adequado. A demora no início da terapia é inaceitável em cenários como esse, onde o diagnóstico está claro.

Referência

Fowler VG, Durack DT, Selton-Suty C, Athan E, Bayer AS, Chamis AL, et al. The 2023 Duke-International Society for Cardiovascular Infectious Diseases Criteria for Infective Endocarditis: Updating the Modified Duke Criteria. Clin Infect Dis. 2023 Aug 22;77(4):518-526. doi: 10.1093/cid/ciad271.

Resposta da Questão 4

■ Alternativa B

Comentários

A figura mostra um afastamento dos componentes da segunda bulha durante a expiração, com o componente A2 (fechamento da valva aórtica) ocorrendo bem mais tardiamente do que o P2 (valva pulmonar), o que representa um desdobramento paradoxal de B2. Na inspiração devido ao aumento do retorno venoso nas cavidades direitas, há atraso no componente P2, aproximando-o do A2, com desaparecimento do desdobramento. Lembrar que o desdobramento fisiológico de B2 acontece na inspiração.

A estenose aórtica leva ao desdobramento paradoxal, pois o ventrículo esquerdo necessita de mais tempo para ejetar o sangue através da valva estenosada. Isso resulta em um atraso na ejeção sistólica do ventrículo esquerdo e, devido ao atraso na ejeção, a valva aórtica fecha mais tarde do que o normal, fazendo com que A2 ocorra após P2, invertendo a ordem normal dos componentes de B2.

Outra condição que também leva ao desdobramento paradoxal de B2 é o BRE.

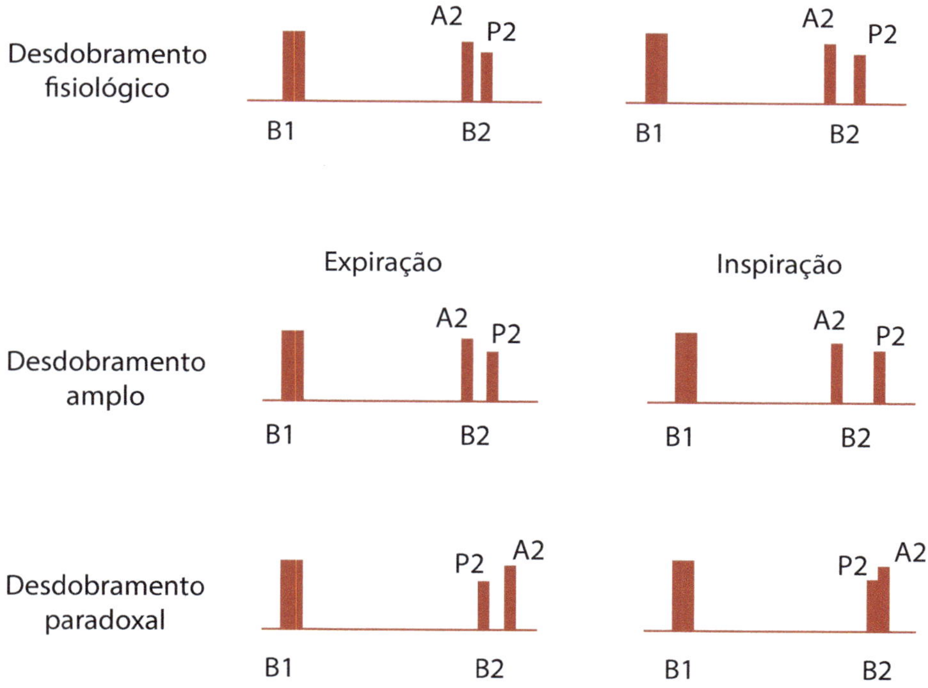

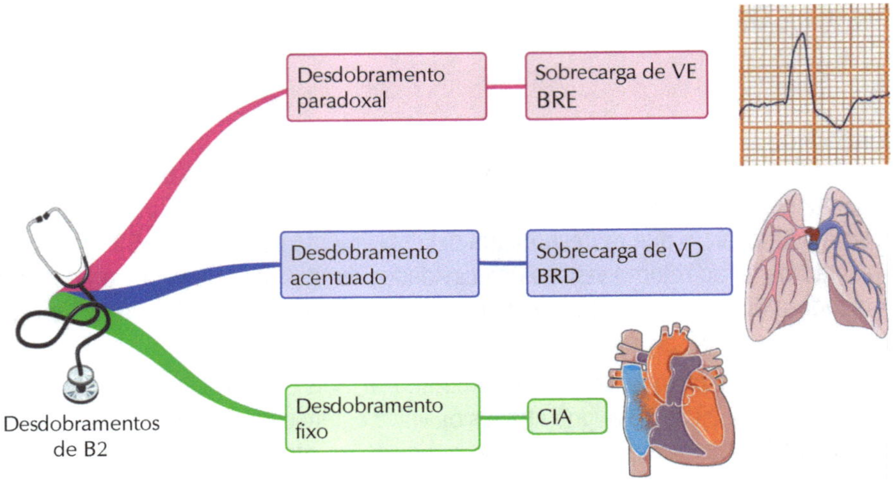

Referências

Santos ECL, Mastrocola F, Figuinha FCR, Lima AGS. Cardiologia: Cardiopapers. 2ª ed. Rio de Janeiro: Atheneu, 2019. 928 p.; 28 cm. ISBN: 978-85-388-1037-7.

Santos ECL, Mastrocola F, Figuinha FCR, Lima AGS. Mapas mentais para a prova de título de especialista em cardiologia. 5ª ed. Rio de Janeiro: Atheneu, 2025. 24 cm. ISBN: 978-65-5586-922-4.

Resposta da Questão 5

■ Alternativa D

Comentários

A estenose mitral é caracterizada por alterações hemodinâmicas que resultam em manifestações clínicas e achados auscultatórios específicos. O sopro diastólico em ruflar é um dos sinais típicos, mas o reforço pré-sistólico só está presente em pacientes em ritmo sinusal, pois depende da contração atrial efetiva, ausente em casos de fibrilação atrial. O ventrículo esquerdo geralmente é poupado na estenose mitral isolada, o que explica a ausência da terceira bulha (B3), já que essa está associada a enchimento ventricular rápido e significativo, o que não ocorre devido à restrição do fluxo através da válvula mitral.

O estalido de abertura, que é um som de alta frequência após a segunda bulha cardíaca (B2), reflete a abertura súbita da válvula mitral estenosada; quanto mais grave for a estenose, mais próximo o estalido estará da B2, devido ao aumento da pressão no átrio esquerdo. A hiperfonese da primeira bulha (B1) é um achado clássico em fases iniciais da estenose mitral importante, refletindo o fechamento vigoroso da válvula mitral sob alta pressão atrial. Com o avanço da doença e a calcificação valvar, a intensidade da B1 pode reduzir.

Já o desdobramento fixo da segunda bulha (B2) é típico de defeitos septais atriais, não da estenose mitral. Esses aspectos ressaltam a importância de um exame clínico detalhado para correlacionar achados físicos com as alterações anatômicas e hemodinâmicas subjacentes.

Referência

Santos ECL, Mastrocola F, Figuinha FCR, Lima AGS. Cardiologia: Cardiopapers. 2ª ed. Rio de Janeiro: Atheneu, 2019. 928 p.; 28 cm. ISBN: 978-85-388-1037-7.

Resposta da Questão 6

■ Alternativa A

Comentários

A insuficiência mitral importante (IMi) é caracterizada por achados clínicos marcantes, que refletem a sobrecarga de volume imposta ao coração e as consequências hemodinâmicas desse quadro. Um dos sinais relevantes é a presença de um sopro sistólico regurgitativo intenso (≥ 3+/6+), audível principalmente no foco mitral, que reflete o fluxo retrógrado significativo do ventrículo esquerdo para o átrio esquerdo durante a sístole.

O deslocamento do *Ictus cordis* para o sexto espaço intercostal na linha hemiclavicular indica dilatação ventricular esquerda, uma adaptação frequente em casos avançados. A presença de frêmito pode acompanhar sopros intensos e bem localizados. Em quadros de longa evolução, sinais de insuficiência cardíaca direita podem aparecer, como congestão venosa jugular, hepatomegalia e edema de membros inferiores.

Por outro lado, a hiperfonese da segunda bulha (B2), muitas vezes relacionada à hipertensão pulmonar, é um indicativo de gravidade enquanto hipofonese seria mais compatível com outras condições, não com sinal de gravidade. Esses elementos reforçam a importância da avaliação detalhada para o reconhecimento da gravidade e das complicações associadas à insuficiência mitral.

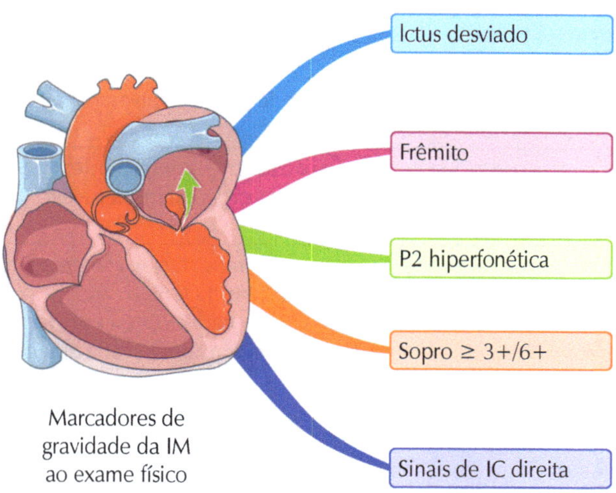

Marcadores de gravidade da IM ao exame físico

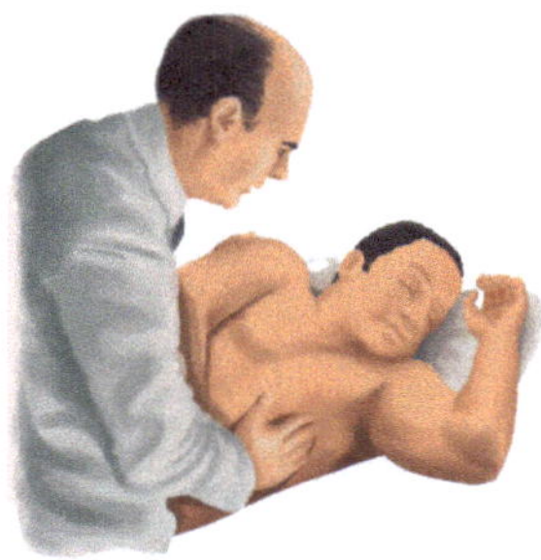

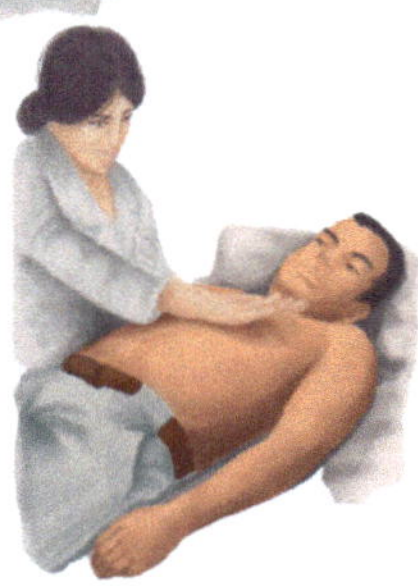

Referências

Tarasoutchi F, Montera MW, Ramos AIO, Sampaio RO, Rosa VEE, Accorsi TAD, et al. Atualização das Diretrizes Brasileiras de Valvopatias – 2020. Arq Bras Cardiol. 2020;115:720-75.

Santos ECL, Mastrocola F, Figuinha FCR, Lima AGS. Cardiologia: Cardiopapers. 2ª ed. Rio de Janeiro: Atheneu, 2019. 928 p.; 28 cm. ISBN: 978-85-388-1037-7.

Santos ECL, Mastrocola F, Figuinha FCR, Lima AGS. Mapas mentais para a prova de título de especialista em cardiologia. 5ª ed. Rio de Janeiro: Atheneu, 2025. 24 cm. ISBN: 978-65-5586-922-4.

Resposta da Questão 7

Alternativa C

Comentários

As disfunções das próteses valvares englobam alterações estruturais ou funcionais que comprometem o desempenho esperado da prótese. Entre as principais complicações, estão a regurgitação, estenose e fenômenos tromboembólicos ou hemolíticos.

O *mismatch* prótese-paciente, caracterizado por uma relação inadequada entre a área efetiva do orifício da prótese e as necessidades metabólicas do paciente, é definido por uma área efetiva do orifício indexada ≤ 0,85 cm^2/m^2 na posição aórtica. Esse fator pode influenciar significativamente a sobrevida e os sintomas.

Em relação às intervenções, a escolha entre procedimentos percutâneos, como *o valve-in-valve* ou oclusões de regurgitação paravalvar, e a reoperação depende de fatores como risco cirúrgico, idade e condição clínica do paciente. A anemia hemolítica, por sua vez, é um indicativo frequente de regurgitação significativa, especialmente paravalvar, e pode justificar reintervenções em casos graves. Procedimentos como a valvoplastia mitral por balão são reservados para válvulas nativas em condições específicas, não sendo aplicáveis em próteses.

A seguir, um resumo do tema intervenção na disfunção de prótese valvar:

Tipo	Considerações
Cirurgia (retroca valvar)	▪ Tratamento de escolha ▪ Indicações: disfunção importante de prótese valvar, com sintomas e/ou anemia hemolítica grave
Intervenção por cateter – *valve-in-valve*	▪ Disfunção de bioprótese mitral ou aórtica, em pacientes sintomáticos e com alto risco para cirurgia ou inoperáveis (após avaliação do *Heart Team*)
Oclusão percutânea de regurgitação paravalvar	▪ Em casos de regurgitação paravalvar importante, associada à anemia hemolítica ou sintomas de insuficiência cardíaca (CF III/IV), em pacientes com alto risco para cirurgia e com anatomia favorável ao procedimento, em centro capacitado

CF: classe funcional.
Fonte: Adaptada de Tarasoutchi F, et al. Atualização das Diretrizes Brasileiras de Valvopatias 2020. Arq Bras Cardiol. 2020; 115(4):720-775.

Referência

Tarasoutchi F, Montera MW, Ramos AIO, Sampaio RO, Rosa VEE, Accorsi TAD, et al. Atualização das Diretrizes Brasileiras de Valvopatias – 2020. Arq Bras Cardiol. 2020;115:720-75.

Resposta da Questão 8

Alternativa B

Comentários

A área valvar indexada mencionada não é compatível com estenose aórtica importante, pois o valor necessário para essa classificação deveria ser ≤ 0,6 cm²/m². Os demais parâmetros estão de acordo com os critérios diagnósticos de estenose aórtica importante, que incluem gradiente pico no estudo hemodinâmico > 50 mmHg, velocidade máxima do jato aórtico ≥ 4 m/s e razão das velocidades de fluxo < 0,25.

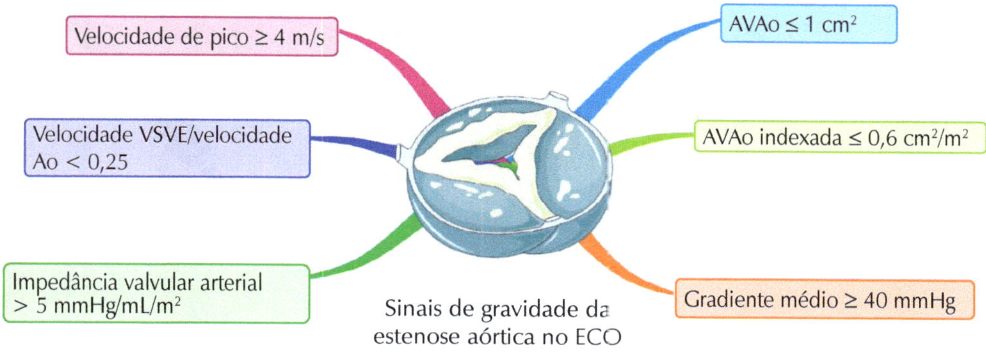

Referência

Tarasoutchi F, Montera MW, Ramos AIO, Sampaio RO, Rosa VEE, Accorsi TAD, et al. Atualização das Diretrizes Brasileiras de Valvopatias – 2020. Arq Bras Cardiol. 2020;115:720-75.

Resposta da Questão 9

Alternativa D

Comentários

O único considerado complicador entre os descritos e que poderia levar a indicação cirúrgica é o DSVE ≥ 40 mm:

A) Incorreta. PSAP teria que ser ≥ 50 mmHg.

B) Incorreta. Volume teria que ser ≥ 60 mL/m².

C) Incorreta. O diâmetro sistólico do VE não é considerado isoladamente um complicador.

D) Correta. Veja o mapa mental a seguir.

E) Incorreta. FE ≤ 60% é considerado um complicador.

A imagem apresentada na questão revela um prolapso do folheto posterior da válvula mitral, que está invertendo para dentro do átrio esquerdo (*flail*). Este achado é frequentemente associado à insuficiência mitral importante, sendo um marcador clássico de doença significativa.

Diante de um paciente com insuficiência mitral importante primária sem sintomas, a indicação de intervenção deve ser cuidadosamente analisada. Para isso, um dos critérios mais relevantes é a avaliação de fatores complicadores, como os descritos no mapa mental, a seguir.

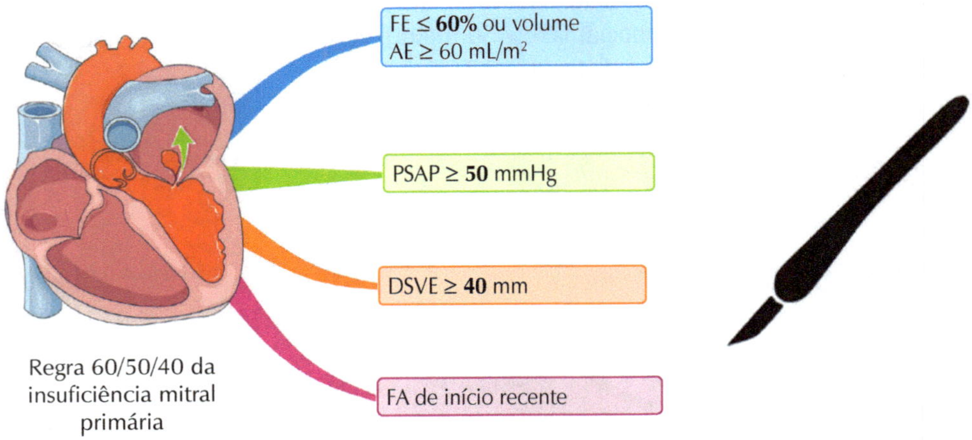

Observação importante

Nos casos como o descrito, com prolapso de folheto posterior da válvula mitral, as diretrizes atuais indicam que, mesmo na ausência de fatores complicadores e sintomas, a intervenção cirúrgica é favorável desde que:

1. A plástica valvar mitral seja possível com alta probabilidade pré-teste.
2. O serviço de cirurgia cardíaca tenha uma baixa taxa de mortalidade em procedimentos semelhantes.

Essa abordagem busca preservar a função ventricular e prevenir complicações tardias, garantindo um melhor prognóstico a longo prazo.

Referência

Tarasoutchi F, Montera MW, Ramos AIO, Sampaio RO, Rosa VEE, Accorsi TAD, et al. Atualização das Diretrizes Brasileiras de Valvopatias –2020. Arq Bras Cardiol. 2020; 115(4):720-775.

RESPOSTA DA QUESTÃO 10

■ Alternativa C

Comentários

Os anticoagulantes orais são essenciais na prevenção de eventos tromboembólicos em pacientes com valvopatias e condições associadas, como fibrilação atrial. No entanto, a escolha entre antagonistas da vitamina K (AVK) e os anticoagulantes orais de ação direta (DOACs) deve ser fundamentada em diretrizes clínicas e estudos robustos, como os *trials* RIVER e INVICTUS.

No RIVER trial, rivaroxabana foi não inferior à varfarina em pacientes com fibrilação atrial e próteses valvares biológicas em posição mitral. Esse estudo mostrou que rivaroxabana pode ser uma alternativa segura e eficaz à varfarina nesse grupo, simplificando o manejo clínico, já que não requer monitoramento de INR. Isso permite maior flexibilidade no tratamento de pacientes com próteses biológicas.

Por outro lado, o INVICTUS *trial* demonstrou que em pacientes com fibrilação atrial associada à doença cardíaca reumática, a varfarina foi superior à rivaroxabana na redução de eventos cardiovasculares e mortalidade. Esses resultados reforçam a recomendação de manter o uso de AVKs, como varfarina, em condições como estenose mitral moderada a importante, onde o risco tromboembólico é elevado. Esse estudo ressalta que os DOACs não devem ser usados nestes cenários.

Discussão sobre as alternativas

1. Para próteses mitrais mecânicas, a diretriz recomenda manter o INR entre 2,5-3,5, sendo essencial um controle mais rigoroso devido ao maior risco tromboembólico associado a essas próteses.
2. Rivaroxabana foi avaliada em valvopatias específicas, mas não mostrou benefícios em condições como estenose mitral moderada a importante (conforme o estudo INVICTUS), reforçando que AVKs são preferíveis nestes casos.
3. Em pacientes com fibrilação atrial e próteses mecânicas, especialmente na válvula aórtica, o INR recomendado é 2,5-3,5, refletindo maior risco em cenários combinados de próteses mecânicas e arritmias.
4. Os DOACs, como rivaroxabana, podem ser usados em algumas valvopatias, desde que essas não incluam estenose mitral moderada a importante ou próteses mecânicas.
5. O RIVER *trial* confirmou que rivaroxabana é uma opção válida em fibrilação atrial associada a próteses biológicas mitrais, sendo não inferior à varfarina neste cenário.

Esses estudos enfatizam a necessidade de uma abordagem personalizada para anticoagulação, considerando o tipo de valvopatia e prótese, além das características clínicas do paciente. Em contextos de alta complexidade, como estenose mitral ou próteses mecânicas, a escolha por AVKs permanece padrão. Já em cenários menos restritos, DOACs podem simplificar o manejo sem comprometer a eficácia.

Condições clínicas	Posição	INR
FA + válvula nativa	Mitral/aórtica	2,0-3,0
FA + prótese biológica	Mitral/aórtica	2,0-3,0
RS + prótese mecânica	Aórtica	2,0-3,0
RS + prótese mecânica	Mitral	2,5-3,5
FA + prótese mecânica	Mitral/aórtica	2,5-3,5

Referências

Tarasoutchi F, Montera MW, Ramos AIO, Sampaio RO, Rosa VEE, Accorsi TAD, et al. Atualização das Diretrizes Brasileiras de Valvopatias – 2020. Arq Bras Cardiol. 2020;115:720-75.

Guimarães HP, Lopes RD, Barros e Silva PGM, Liporace IL, Sampaio RO, Tarasoutchi F, et al.; for the RIVER Trial Investigators. Rivaroxaban in Patients with Atrial Fibrillation and a Bioprosthetic Mitral Valve. N Engl J Med. 2020 Nov 14;383(22):2117-2126. DOI: 10.1056/NEJMoa2029603.

Connolly SJ, Karthikeyan G, Ntsekhe M, Haileamlak A, El Sayed A, El Ghamrawy A, Damasceno A, et al.; for the INVICTUS Investigators. Rivaroxaban in Rheumatic Heart Disease–Associated Atrial Fibrillation. N Engl J Med. 2022;387(11):978-988. DOI: 10.1056/NEJMoa2209051.

Resposta da Questão 11

■ Alternativa E

Comentários

Uma das premissas para realização da TAVI é ter expectativa de vida acima de um ano. Em pacientes com instabilidade hemodinâmica, a TAVI não é a terapia recomendada, devendo-se considerar a valvoplastia aórtica por cateter balão como uma ponte para realizar a TAVI em um segundo momento.

Em pacientes em cuidados paliativos com contraindicações definitivas à cirurgia convencional e TAVI, a valvoplastia aórtica por cateter balão também é uma alternativa.

As demais alternativas estão corretas.

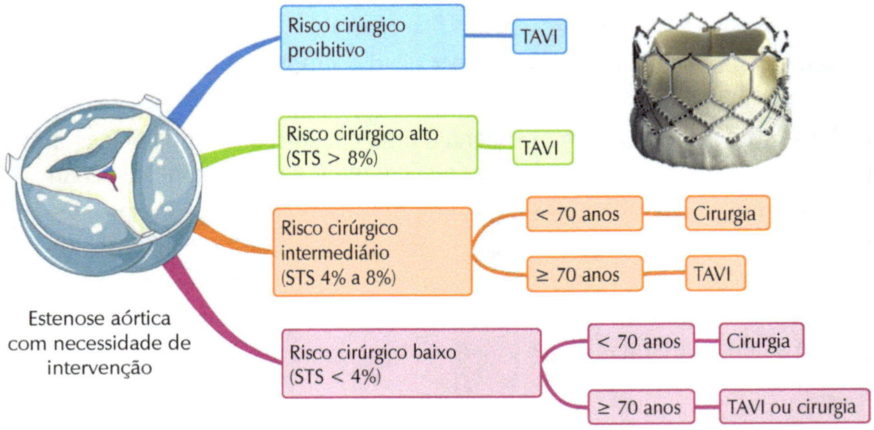

Referência

Tarasoutchi F, Montera MW, Ramos AIO, Sampaio RO, Rosa VEE, Accorsi TAD, et al. Atualização das Diretrizes Brasileiras de Valvopatias – 2020. Arq Bras Cardiol. 2020;115:720-75.

Resposta da Questão 12

■ Alternativa D

Comentários

A febre reumática é uma complicação inflamatória não supurativa que surge após uma infecção por estreptococo beta-hemolítico do grupo A, tipicamente após um episódio de faringite. O período de latência entre a infecção e o desenvolvimento dos sintomas é geralmente de 2 a 3 semanas, sendo essencial o diagnóstico precoce para evitar complicações a longo prazo.

Dentre as manifestações clínicas mais comuns, destacam-se a cardite, a artrite migratória, a coreia de Sydenham, os nódulos subcutâneos e o eritema marginado. A cardite é a manifestação mais preocupante devido ao seu impacto potencial na função cardíaca, com a regurgitação mitral sendo a lesão valvar mais comum nos estágios iniciais da doença. Sopros transitórios, como o de Carey-Coombs, podem ser detectados em casos de hiperfluxo associado à insuficiência mitral.

A artrite da febre reumática é típica por seu caráter migratório e pela resposta rápida e efetiva aos anti-inflamatórios não esteroides (AINEs). Já a coreia de Sydenham, mais frequente em mulheres, pode ser a única manifestação inicial e apresenta um período de latência mais longo em relação à artrite ou cardite.

A ecocardiografia desempenha um papel fundamental na detecção da cardite reumática, sendo mais sensível e específica do que a ausculta cardíaca. Por isso, recomenda-se que todos os pacientes com suspeita ou diagnóstico definido de febre reumática realizem um ecocardiograma na fase aguda para melhor avaliação da função cardíaca.

O manejo da febre reumática inclui o tratamento das manifestações agudas com anti-inflamatórios, além da profilaxia secundária para evitar novos episódios. A profilaxia é geralmente feita com penicilina benzatina de longo prazo, sendo ajustada conforme o risco individual de recorrência.

O conhecimento detalhado dos critérios diagnósticos e das manifestações clínicas da febre reumática é essencial para o manejo adequado, prevenindo complicações graves, como a doença cardíaca reumática crônica.

Referências

Tarasoutchi F, Montera MW, Ramos AIO, Sampaio RO, Rosa VEE, Accorsi TAD, et al. Atualização das Diretrizes Brasileiras de Valvopatias – 2020. Arq Bras Cardiol. 2020;115:720-75.

Santos ECL, Mastrocola F, Figuinha FCR, Lima AGS. Cardiologia: Cardiopapers. 2ª ed. Rio de Janeiro: Atheneu, 2019. 928 p.; 28 cm. ISBN: 978-85-388-1037-7.

RESPOSTA DA QUESTÃO 13

■ Alternativa C

Comentários

O ecocardiograma mostrou a imagem da valva aórtica aberta durante a sístole, evidenciando apenas duas cúspides, característica de uma valva aórtica bicúspide. Essa é a anomalia valvar congênita mais comum e está associada a uma série de complicações, incluindo disfunção valvar (mais frequentemente estenose) e aortopatia.

A valva aórtica bicúspide frequentemente se associa à dilatação da aorta ascendente e, em alguns casos, à coarctação da aorta, o que justifica uma avaliação detalhada para identificar essa coexistência. Essa associação é particularmente importante porque pacientes com valva bicúspide têm maior risco de complicações graves, como dissecção aórtica, especialmente em casos de dilatação progressiva.

As recomendações cirúrgicas incluem intervenção em pacientes com:

1. Raiz da aorta ou aorta ascendente ≥ 55 mm, ou ≥ 50 mm na presença de fatores de risco adicionais, como:
   - Coarctação da aorta.
   - Crescimento rápido (> 3 mm/ano).
   - História familiar de dissecção.
2. Nos casos em que o paciente será submetido à cirurgia valvar, a correção da aorta é indicada quando o diâmetro for superior a 45 mm.

Embora a insuficiência aórtica possa ocorrer, a estenose valvar aórtica ou a disfunção dupla (estenose e insuficiência) são mais comuns na valva aórtica bicúspide. O reconhecimento precoce dessa condição e de suas complicações associadas é essencial para um manejo adequado e para a prevenção de eventos adversos a longo prazo.

Referências

Tarasoutchi F, Montera MW, Ramos AIO, Sampaio RO, Rosa VEE, Accorsi TAD, et al. Atualização das Diretrizes Brasileiras de Valvopatias – 2020. Arq Bras Cardiol. 2020;115:720-75.

Santos ECL, Mastrocola F, Figuinha FCR, Lima AGS. Cardiologia: Cardiopapers. 2ª ed. Rio de Janeiro: Atheneu, 2019. 928 p.; 28 cm. ISBN: 978-85-388-1037-7.

Santos ECL, Mastrocola F, Figuinha FCR, Lima AGS. Mapas mentais para a prova de título de especialista em cardiologia. 5ª ed. Rio de Janeiro: Atheneu, 2025. 24 cm. ISBN: 978-65-5586-922-4.

RESPOSTA DA QUESTÃO 14

■ Alternativa B

Comentários

Mulher com estenose mitral importante (área < 1,5 cm²) de etiologia reumática, já com complicadores como episódios de FA, hipertensão pulmonar (PSAP > 50 mmHg) ao repouso e com características favoráveis à valvoplastia mitral por cateter balão (escore de Wilkins de ≤ 8).

A paciente apresenta estenose mitral importante de etiologia reumática (área valvar < 1,5 cm²), acompanhada de complicadores clínicos como fibrilação atrial recente e hipertensão pulmonar significativa (PSAP > 50 mmHg em repouso). O escore de Wilkins de 8 indica uma anatomia favorável para a realização de valvoplastia mitral por cateter balão (VMCB), tornando esse o procedimento de escolha. Em pacientes com estenose mitral moderada ou importante associada à fibrilação atrial, há indicação de anticoagulação, independentemente do escore CHA2DS2-VASc. A troca valvar, seja por prótese mecânica ou biológica, não é o tratamento inicial preferencial nesse contexto, dado o perfil favorável para intervenção menos invasiva. A ausência de intervenção também não é apropriada devido à presença de complicadores clínicos, sendo a abordagem intervencionista indicada.

Resumindo o manejo de pacientes com estenose mitral:

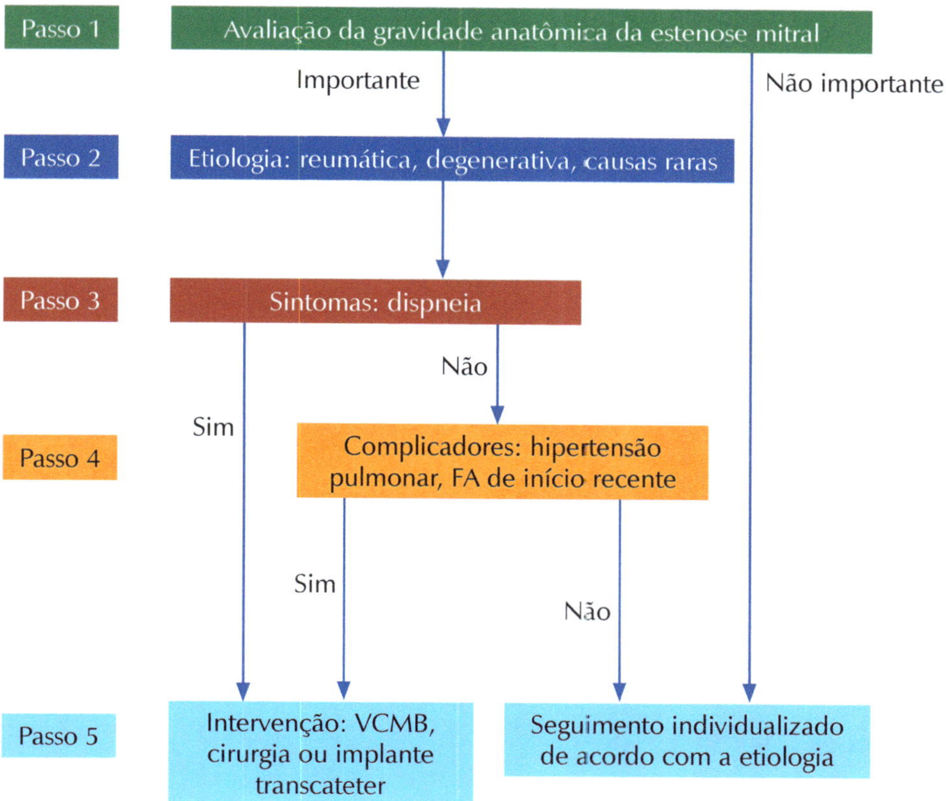

Quais são os fatores complicadores na estenose mitral?

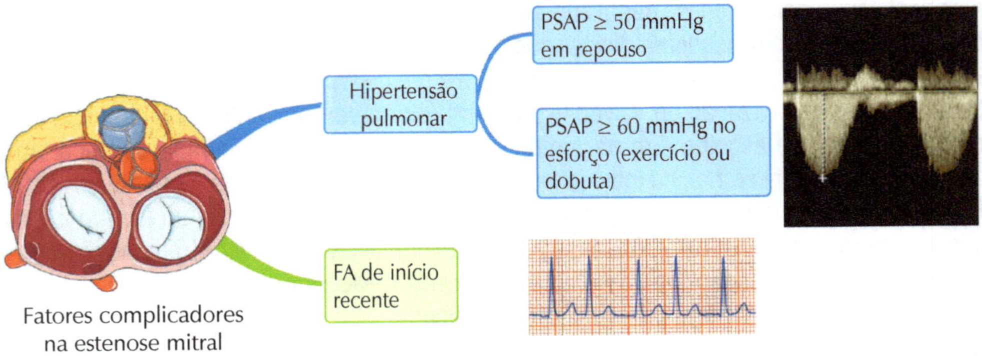

Qual o candidato ideal para valvoplastia mitral por cateter-balão?

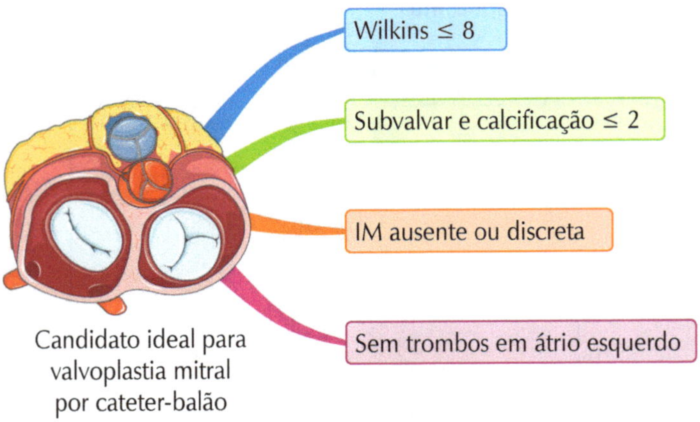

Referência

Tarasoutchi F, Montera MW, Ramos AIO, Sampaio RO, Rosa VEE, Accorsi TAD, et al. Atualização das Diretrizes Brasileiras de Valvopatias – 2020. Arq Bras Cardiol. 2020;115:720-75.

Resposta da Questão 15

■ Alternativa A

Comentários

Paciente sintomático com insuficiência mitral importante secundária ao prolapso da cúspide posterior (P2) + insuficiência tricúspide moderada a importante com diâmetro do anel de 42 mm. Tem indicação de intervenção na valva mitral e os procedimentos mais indicados nesse contexto são: a plástica da valva mitral (apresenta bons resultados, com resultados mais favoráveis quando o envolvimento é do folheto P2 como no caso) e a anuloplastia tricúspide.

Quais pacientes vão bem com plástica de mitral? Resumão!

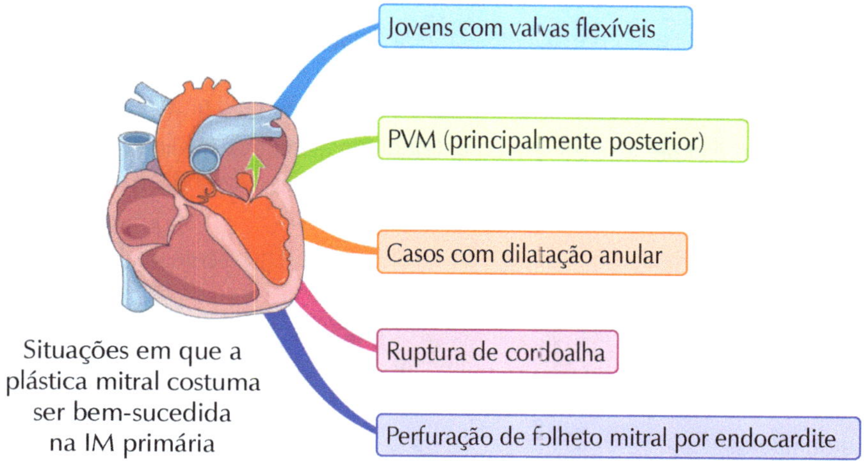

Quando indicar intervenção de insuficiência tricúspide secundária?

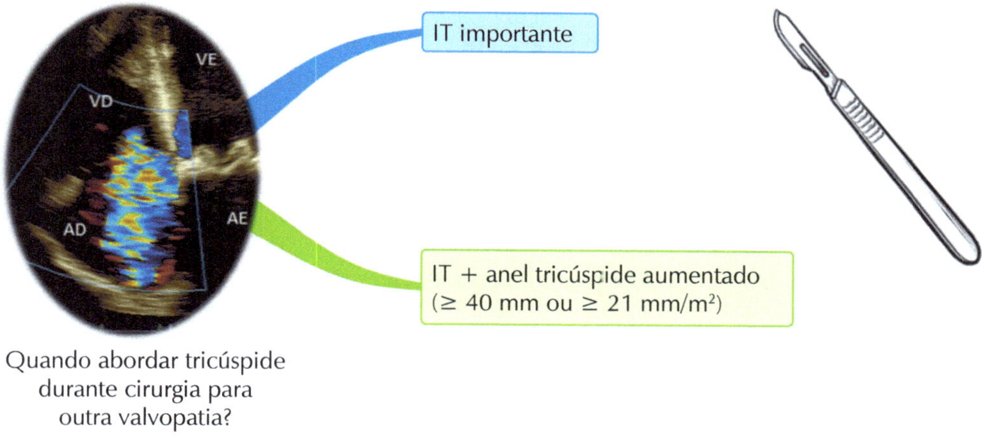

Referência

Tarasoutchi F, Montera MW, Ramos AIO, Sampaio RO, Rosa VEE, Accorsi TAD, et al. Atualização das Diretrizes Brasileiras de Valvopatias – 2020. Arq Bras Cardiol. 2020;115:720-75.

Resposta da Questão 16

■ Alternativa D

Comentários

O cateterismo E e/ou D perdeu importância com o desenvolvimento do ecocardiograma. A principal indicação pela diretriz de válvula é a dissociação clínico ecocardiográfica.

Outras indicações: avaliação pré-tx cardíaco e suspeita de HAP (hipertensão pulmonar do grupo I). Basicamente precisamos saber que estenoses geram gradientes de pressão entre as câmaras. As insuficiências são quantificadas visualmente pelo grau de regurgitação.

Para a graduação da estenose aórtica no cateterismo esquerdo, avaliamos a diferença de pressão entre a pressão sistólica do ventrículo esquerdo (VE) e da aorta, e se essa diferença for maior ou igual a 50 mmHg, indica valvopatia importante.

Neste caso, o que é avaliado é o gradiente pico a pico, e não o gradiente médio como fazemos no ecocardiograma.

Já em relação à válva mitral, mede-se a diferença de gradiente entre a pressão do átrio esquerdo – estimada através da pressão capilar pulmonar – e a pressão do VE no final da diástole (PD2). Se essa diferença for maior ou igual a 10 mmHg, sugere estenose mitral importante.

No caso da questão:

- O gradiente das pressões sistólicas do VE e da aorta é de 43 mmHg (159 – 118). Como foi abaixo de 50 mmHg, sugere estenose aórtica moderada.
- Já na mitral, a diferença de gradientes entre o átrio esquerdo e a PD2 do VE é de 12 mmHg (27 – 15). Como foi maior que 10 mmHg, sugere estenose mitral importante.

Reparem que não há diferença de pressão entre VD e TP (tronco da pulmonar), ambos com 60 mmHg e, portanto, não há estenose pulmonar e nem entre AD e diastólica final do VD (11 mmHg) = ausência de estenose tricúspide.

Portanto, temos estenose aórtica moderada e estenose mitral importante.

Referência

Tarasoutchi F, Montera MW, Ramos AIO, Sampaio RO, Rosa VEE, Accorsi TAD, et al. Atualização das Diretrizes Brasileiras de Valvopatias – 2020. Arq Bras Cardiol. 2020;115:720-75.

Resposta da Questão 17

■ Alternativa E

Comentários

A paciente apresenta insuficiência aórtica importante de etiologia não reumática, assintomática, mas com complicadores significativos, como aumento dos diâmetros ventriculares (DDVE > 70 mm e DSVE > 50 mm). Esses achados configuram indicação cirúrgica conforme a Atualização das Diretrizes Brasileiras de Valvopatias de 2020. Além disso, a dilatação da aorta ascendente de 47 mm exige abordagem concomitante durante a intervenção valvar, sendo o implante de tubo valvado uma opção adequada. O uso de vasodilatadores ou betabloqueadores não substitui a indicação cirúrgica neste cenário e pode ter indicações específicas limitadas, como controle de sintomas em casos com contraindicação temporária à cirurgia. A conduta expectante com seguimento clínico também não é apropriada, dada a presença de critérios claros para intervenção.

Qual é o fluxograma de conduta nesses pacientes?

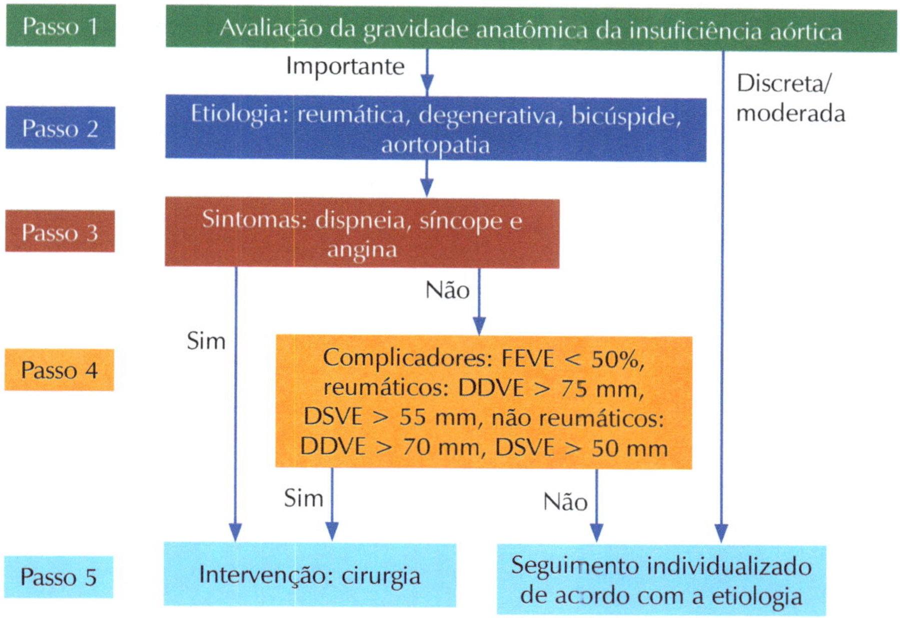

Atenção! Vai operar uma insuficiência aórtica importante e a aorta ascendente mede mais do que 45 mm? Intervir no vaso também.

Quando indicar intervenção na insuficiência aórtica importante SEM sintomas? Quando houver fatores complicadores:

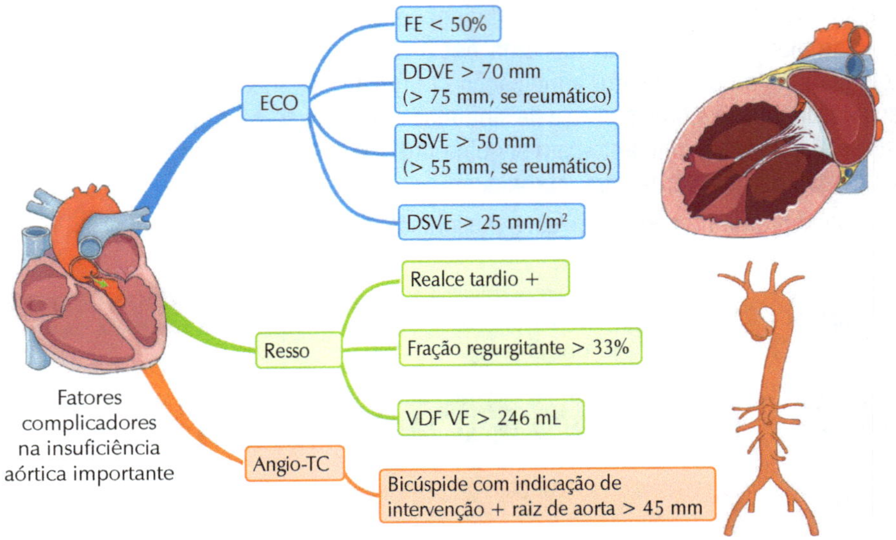

Referência

Tarasoutchi F, Montera MW, Ramos AIO, Sampaio RO, Rosa VEE, Accorsi TAD, et al. Atualização das Diretrizes Brasileiras de Valvopatias – 2020. Arq Bras Cardiol. 2020;115:720-75.

Resposta da Questão 18

■ Alternativa E

Comentários

A paciente apresenta estenose aórtica importante com características de baixo-fluxo, baixo--gradiente na forma paradoxal. Essa condição ocorre quando a área valvar está reduzida ($\leq$ 0,6 cm²/m²), a fração de ejeção é preservada ($\geq$ 50%), mas o gradiente médio entre o ventrículo esquerdo e a aorta é < 40 mmHg, associado a um volume sistólico indexado < 35 mL/m². Para confirmar o diagnóstico de estenose aórtica importante nestes casos, é essencial complementar a avaliação com dados como o escore de cálcio valvar, utilizando o valor de referência > 1.300 Agatston para mulheres ou > 2.000 para homens. Esses achados ajudam a corroborar a gravidade da estenose. A paciente, sendo sintomática e idosa, é candidata a intervenção valvar, com a TAVI por via transfemoral sendo uma excelente opção, considerando as características do caso e o risco cirúrgico geralmente mais elevado nessa faixa etária.

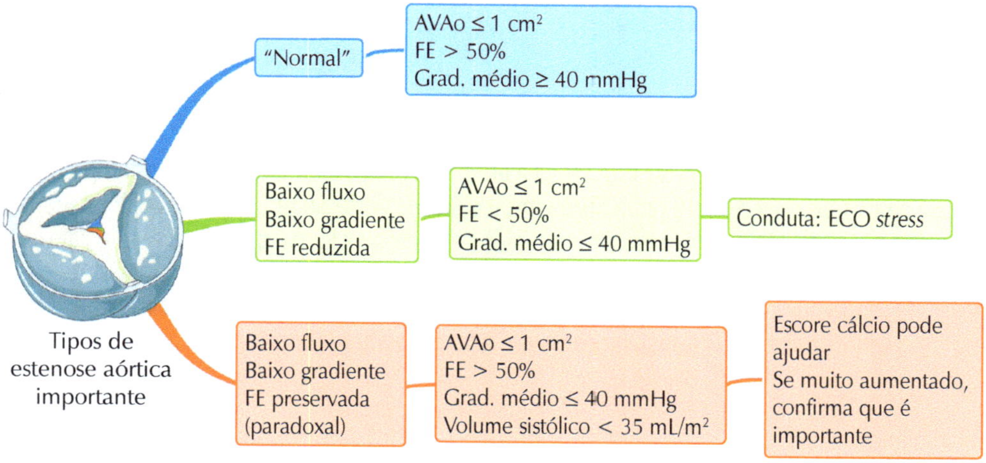

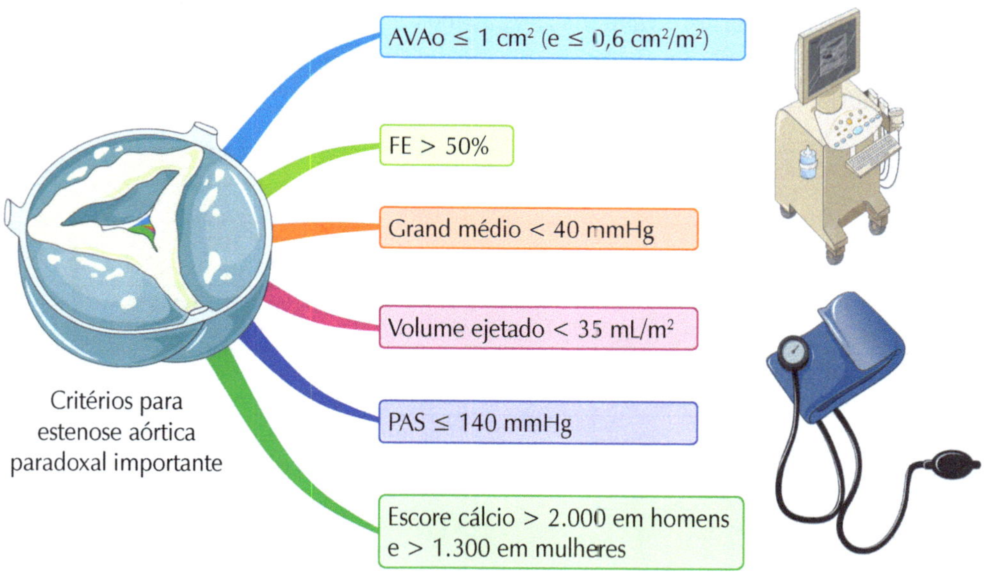

Referência

Tarasoutchi F, Montera MW, Ramos AIO, Sampaio RO, Rosa VEE, Accorsi TAD, et al. Atualização das Diretrizes Brasileiras de Valvopatias – 2020. Arq Bras Cardiol. 2020;115:720-75.

Resposta da Questão 19

■ Alternativa D

Comentários

A prevenção secundária da febre reumática é essencial para evitar novos surtos e complicações. Neste caso, a paciente de 19 anos apresentou o último surto de febre reumática com cardite aos 17 anos, e atualmente apresenta insuficiências valvares leves, que não são consideradas sequelas significativas. De acordo com as diretrizes, a profilaxia deve ser mantida até os 25 anos de idade ou até 10 anos após o último surto, adotando-se o período mais longo. Assim, no cálculo (17 anos + 10 anos), a profilaxia deve ser estendida até os 27 anos.

Profilaxia secundária

O clássico é utilizar penicilina G benzatina 1.200.000 UI IM de 15/15 dias nos 2 primeiros anos após o surto e cada 21 dias nos anos subsequentes (se > 25 kg)! Opções seriam penicilina V 250.000 UI VO 12/12 h (em geral, mal tolerada), sulfadiazina 1 g VO 1 ×/dia (se > 25 kg) ou eritromicina 250 mg VO 2 ×/dia. Isso já foi questão de prova!

Em pacientes com alergia à penicilina a primeira opção é a sulfadiazina. Pode-se considerar a dessensibilização à penicilina.

Duração da profilaxia secundária	
Categoria	**Duração (I/C)**
FR sem cardite prévia	Até 18 anos ou por 5 anos após o último surto (cobrir o maior período)
FR com cardite prévia, sem sequelas ou sequelas leves, desde que não sejam lesões estenóticas	Até 25 anos ou por 10 após surto
FR com cardite prévia e com sequelas (lesão valvar residual moderada-grave)	Até 40 anos ou por toda a vida (avaliar fatores de risco, exposição ocupacional)
Após cirurgia valvar	Por toda a vida

Atualização das Diretrizes Brasileiras de Valvopatias. Arq. Bras. Cardiol. 2020; 115(4):720-775.

Referência

Tarasoutchi F, Montera MW, Ramos AIO, Sampaio RO, Rosa VEE, Accorsi TAD, et al. Atualização das Diretrizes Brasileiras de Valvopatias – 2020. Arq Bras Cardiol. 2020;115:720-75.

Resposta da Questão 20

■ Alternativa E

Comentários

A paciente apresenta insuficiência aórtica importante de etiologia reumática, sendo assintomática e com fração de ejeção preservada (54%). Em pacientes com lesões valvares importantes, mas sem sintomas, a avaliação deve se concentrar na presença de complicadores, como redução significativa da fração de ejeção (< 50%) ou aumento crítico dos diâmetros ventriculares. Apesar do aumento observado nos diâmetros ventriculares, a paciente não apresenta critérios que indiquem intervenção cirúrgica no momento. A conduta mais apropriada é o acompanhamento clínico com ecocardiogramas periódicos para monitoramento da evolução da valvopatia e avaliação de eventuais complicadores que possam surgir. O manejo deve incluir medidas gerais de saúde cardiovascular e vigilância rigorosa para detecção precoce de mudanças no estado clínico ou ecocardiográfico.

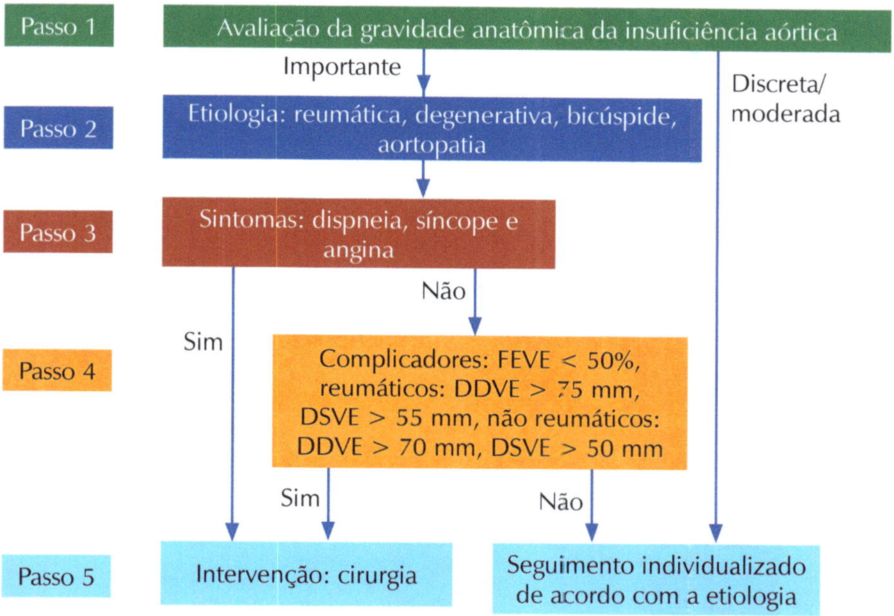

Referência

Tarasoutchi F, Montera MW, Ramos AIO, Sampaio RO, Rosa VEE, Accorsi TAD, et al. Atualização das Diretrizes Brasileiras de Valvopatias – 2020. Arq Bras Cardiol. 2020;115:720-75.

Resposta da Questão 21

Alternativa A

Comentários

O caso apresentado é de uma endocardite infecciosa em valva protética tardia (após 12 meses da cirurgia), em uma paciente sintomática com febre, queda do estado geral e alterações cutâneas sugestivas de fenômenos vasculares (lesões de Janeway mostradas na imagem) e imunológicos (nódulos de Osler descritos no texto como lesões dolorosas nas polpas digitais). O diagnóstico é sustentado por um critério maior (vegetação no ecocardiograma) e quatro critérios menores (prótese valvar como fator predisponente, febre, fenômenos vasculares e imunológicos).

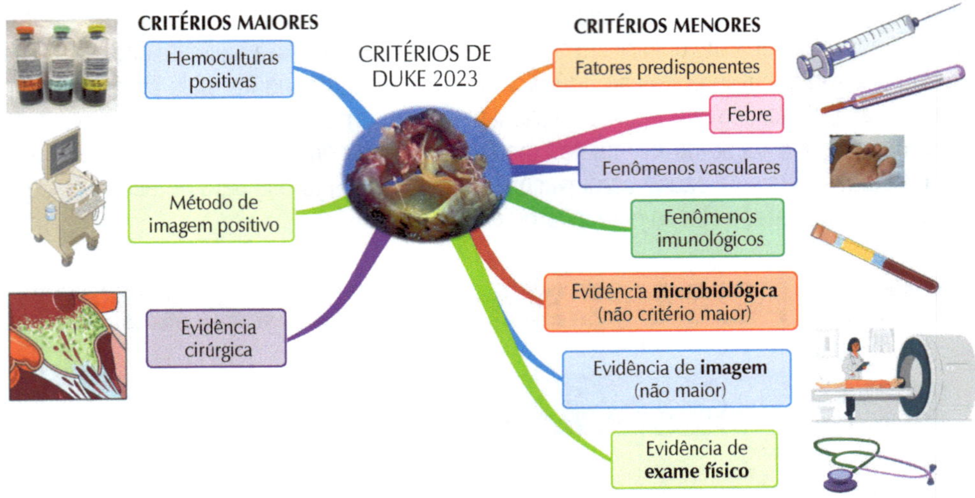

Cuidado para não confundir lesões de Janeway e nódulos de Osler na endocardite:

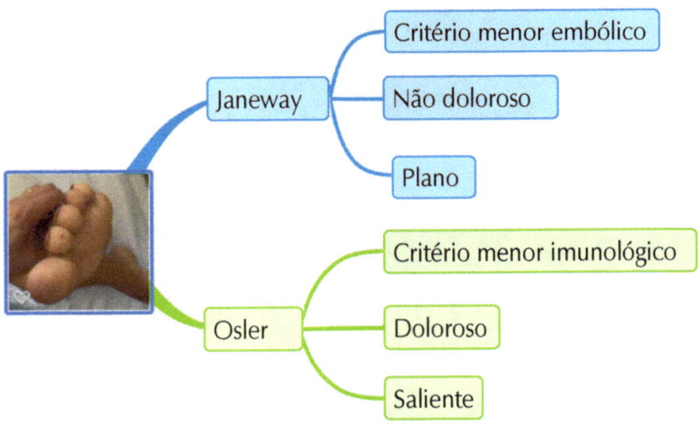

O esquema antimicrobiano inicial deve abranger os agentes etiológicos mais comuns em endocardite infecciosa tardia, como *Staphylococcus aureus* e estreptococos do grupo *viridans*. A combinação recomendada é oxacilina, ceftriaxone e gentamicina. É fundamental ajustar o tratamento posteriormente com base nos resultados das hemoculturas e no perfil de sensibilidade dos microrganismos identificados. O manejo deve ser rigoroso, com monitoramento clínico e laboratorial frequente, dado o impacto potencial da infecção sobre a prótese valvar e o risco de complicações sistêmicas.

Referência

Fowler VG, Durack DT, Selton-Suty C, Athan E, Bayer AS, Chamis AL, et al. The 2023 Duke-International Society for Cardiovascular Infectious Diseases Criteria for Infective Endocarditis: Updating the Modified Duke Criteria. Clin Infect Dis. 2023 Aug 22;77(4):518-526. doi: 10.1093/cid/ciad271.

Resposta da Questão 22

■ Alternativa B

Comentários

A semiologia cardiovascular é essencial para a identificação de sinais e sintomas característicos das diversas condições cardíacas. Na estenose mitral, o estalido de abertura mais próximo da segunda bulha é um indicativo de maior gravidade, refletindo maior aumento das pressões atriais esquerdas. A manobra de Valsalva aumenta o sopro da miocardiopatia hipertrófica, enquanto diminui o da estenose aórtica, ao reduzir o volume sanguíneo no ventrículo esquerdo. Na estenose aórtica, o pico tardio do sopro sistólico sugere maior gravidade, pois reflete uma obstrução mais severa ao fluxo sanguíneo. Já a manobra de Rivero-Carvallo intensifica o sopro da insuficiência tricúspide, pois aumenta o retorno venoso ao coração direito. O *handgrip*, ao aumentar a pós-carga, exacerba o sopro da insuficiência mitral, por aumentar o volume regurgitante. A compreensão dessas nuances semiológicas é fundamental para o diagnóstico clínico preciso das valvopatias e outras condições cardíacas.

Manobra	Aumenta	Reduz
Valsalva e ortostatismo	Sopro da CMH Duração do sopro do PVM	Demais sopros
Agachamento e levantamento passivo das pernas	Demais sopros	Sopro da CMH Duração do sopro da PVM
Handgrip	Sopro de CIV, IAo, IM, estenose mitral Sopro de PVM fica mais intenso mas mais curto	Sopro de CMH e de EAo
Nitrito de amil	Sopro de CMH, EAo e estenose mitral	Sopro de CIV, IAo e IM Sopro de Austin Flint
Batimento pós-extrassistólico e batimento após ciclo longo da FA	Estenose aórtica e estenose pulmonar	Duração do sopro do PVM
Inspiração	Sons do lado direito Exceção: som de ejeção da estenose pulmonar	
Expiração	Sons do lado esquerdo Exceção: sopro do PVM fica mais curto	

Referências

Santos ECL, Mastrocola F, Figuinha FCR, Lima AGS. Cardiologia: Cardiopapers. 2ª ed. Rio de Janeiro: Atheneu, 2019. 928 p.; 28 cm. ISBN: 978-85-388-1037-7.

Santos ECL, Mastrocola F, Figuinha FCR, Lima AGS. Mapas mentais para a prova de título de especialista em cardiologia. 5ª ed. Rio de Janeiro: Atheneu, 2025. 24 cm. ISBN: 978-65-5586-922-4.

Resposta da Questão 23

■ Alternativa D

Comentários

O caso apresenta uma mulher jovem com estenose mitral de origem reumática, evidenciada pelos achados no ecocardiograma. A primeira imagem mostra a típica abertura em domo da valva mitral na janela paraesternal eixo longo, enquanto a segunda revela a característica abertura em "boca de peixe" na janela paraesternal eixo curto, ambos achados clássicos de estenose mitral de etiologia reumática.

A paciente apresenta estenose mitral importante, com área valvar de 1,3 cm^2, gradiente médio de 11 mmHg, sintomas relevantes e fibrilação atrial. O manejo inclui anticoagulação devido ao alto risco tromboembólico inerente à condição, independentemente do escore CHA2DS2-VASc, visto que a fibrilação atrial associada à estenose mitral reumática exige anticoagulação para prevenir eventos embólicos.

A valvoplastia mitral por cateter balão surge como uma excelente opção terapêutica, especialmente se o escore de Wilkins-Block for ≤ 8, e não houver contraindicações como insuficiência mitral moderada a importante, trombo no átrio esquerdo ou calcificação subvalvar significativa. A escolha pela valvoplastia é particularmente importante em pacientes jovens, em idade fértil, devido às limitações associadas às próteses mecânicas e ao uso de anticoagulantes como varfarina durante a gestação. O manejo deve incluir controle rigoroso dos sintomas, e contraceptivos combinados contendo estrógeno estão contraindicados devido ao alto risco trombótico.

Na tabela a seguir, podemos lembrar de alguns conceitos relevantes sobre estenose mitral reumática.

Tabela sobre o escore de Wilkins

Escore	Mobilidade	Espessamento das cúspides	Espessamento subvalvar	Calcificação
1	Alta mobilidade	Espessura quase normal (4-5 mm)	Espessamento mínimo logo abaixo das cúspides	Única área ecodensa
2	Porções basais e médias das cúspides com mobilidade normal	Espessamento das extremidades (5-8 mm)	Espessamento do terço proximal das cordas	Áreas brilhantes nas extremidades das cúspides
3	Valva move-se para frente na diástole, principalmente pela base	Espessamento de toda a cúspide (5-8 mm)	Espessamento até o terço distal das cordas	Brilho até a porção média das cúspides
4	Nenhum ou mínimo movimento das cúspides	Espessamento de toda a cúspide (> 8 mm)	Espessamento importante e encurtamento	Brilho intenso na maior parte das cúspides

Como interpretar o escore de Wilkins/Block? Veja o mapa mental abaixo:

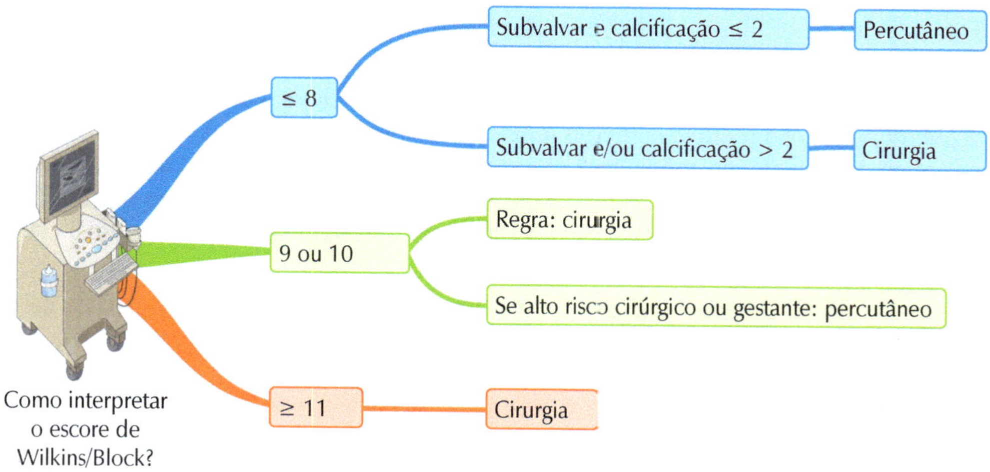

Qual o candidato ideal para valvoplastia mitral por cateter-balão?

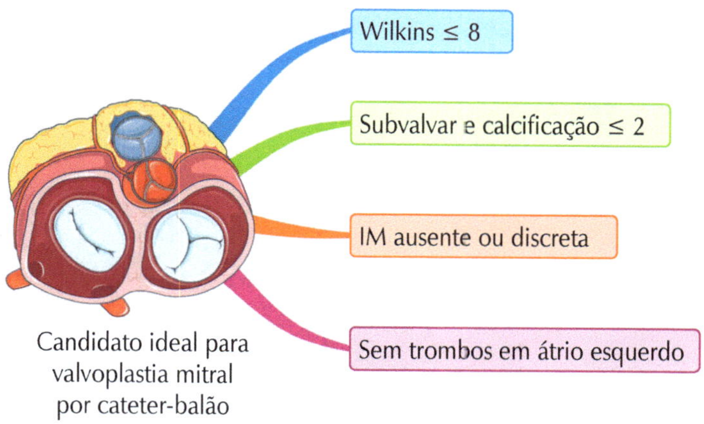

Referência

Tarasoutchi F, Montera MW, Ramos AIO, Sampaio RO, Rosa VEE, Accorsi TAD, et al. Atualização das Diretrizes Brasileiras de Valvopatias – 2020. Arq Bras Cardiol. 2020;115:720-75.

Resposta da Questão 24

■ Alternativa A

Comentários

A radiografia de tórax apresentada demonstra sinais característicos de aumento do átrio esquerdo, incluindo o duplo contorno à direita no mediastino e o sinal da bailarina, que se refere à elevação do brônquio fonte esquerdo. Esses achados são frequentemente associados à estenose mitral, uma condição em que a obstrução ao fluxo entre o átrio esquerdo e o ventrículo esquerdo leva à sobrecarga do átrio sem aumento significativo do ventrículo esquerdo.

A estenose mitral é caracterizada clinicamente por achados auscultatórios específicos, como o estalido de abertura e o sopro diastólico em ruflar. Essa condição resulta frequentemente em aumento isolado do átrio esquerdo, sendo uma das principais causas dos padrões radiográficos observados neste caso. Outras condições, como estenose aórtica, hipertensão pulmonar, cardiomiopatia hipertrófica e sopros inocentes, não apresentam achados radiológicos compatíveis com o padrão descrito na imagem.

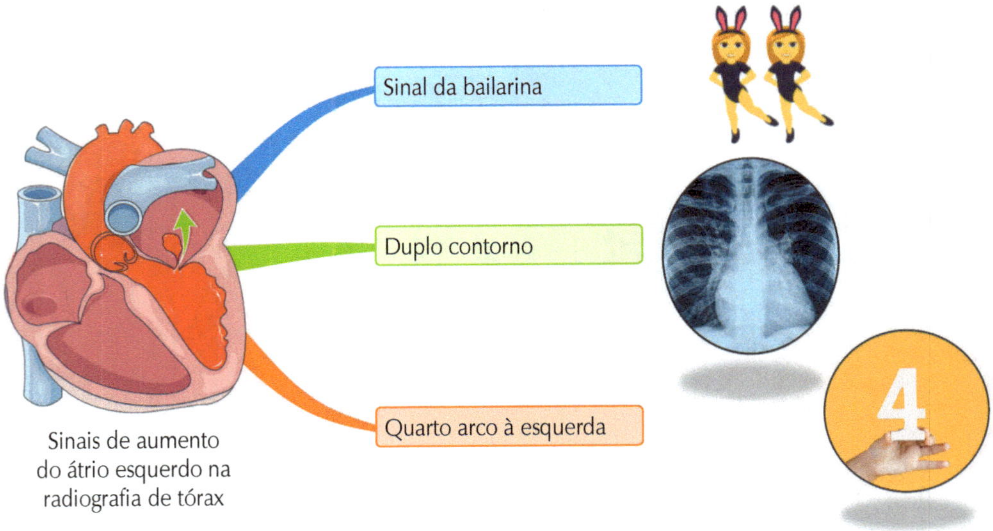

Sinais de aumento do átrio esquerdo na radiografia de tórax

Referências

Santos ECL, Mastrocola F, Figuinha FCR, Lima AGS. Cardiologia: Cardiopapers. 2ª ed. Rio de Janeiro: Atheneu, 2019. 928 p.; 28 cm. ISBN: 978-85-388-1037-7.

Santos ECL, Mastrocola F, Figuinha FCR, Lima AGS. Mapas mentais para a prova de título de especialista em cardiologia. 5ª ed. Rio de Janeiro: Atheneu, 2025. 24 cm. ISBN: 978-65-5586-922-4.

Resposta da Questão 25

■ Alternativa D

Comentários

Esse caso apresenta um homem de 67 anos, com estenose aórtica importante, assintomático, mas com fração de ejeção reduzida (< 50%). Apesar da ausência de sintomas clássicos, a redução da fração de ejeção é um critério importante que indica intervenção, dado o risco de progressão e complicações. A melhor abordagem em um paciente nessa faixa etária, com baixo risco cirúrgico, é a troca da valva aórtica por uma prótese biológica. Essa escolha leva em conta o benefício futuro de um possível procedimento *valve-in-valve*, caso haja degeneração da prótese ao longo do tempo.

A valvoplastia aórtica com cateter balão é reservada para casos muito específicos, como pacientes instáveis ou com contraindicações formais à cirurgia, ou TAVI, enquanto o seguimento clínico isolado não é adequado na presença de disfunção ventricular. A decisão terapêutica baseia-se no equilíbrio entre risco e benefício, considerando as características individuais do paciente e as diretrizes atuais.

Vamos relembrar as indicações e tipos de tratamento para estenose aórtica.

Como fica o fluxograma para definir a conduta na estenose aórtica importante?

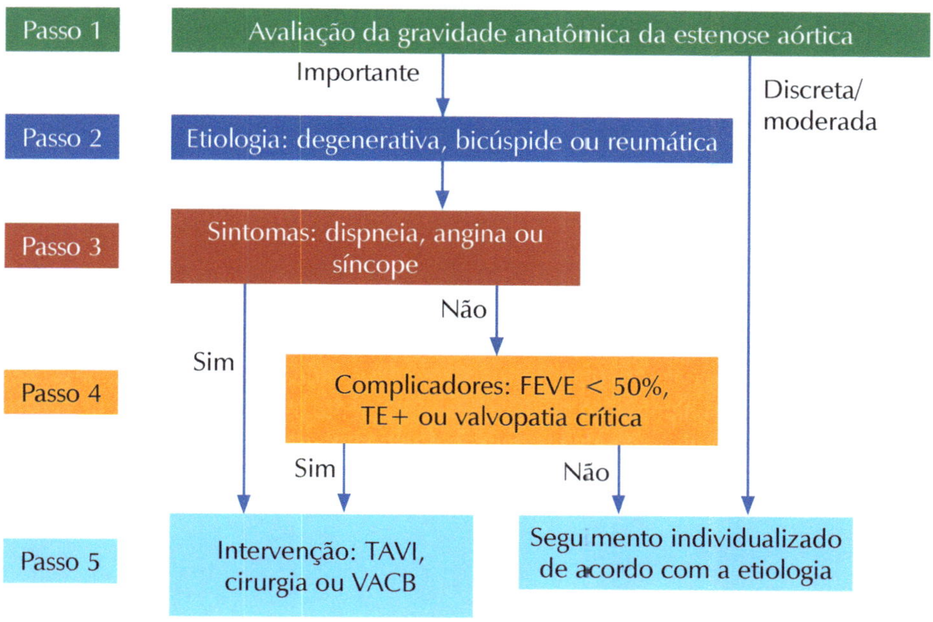

Qual tipo de intervenção indicar na estenose aórtica importante?

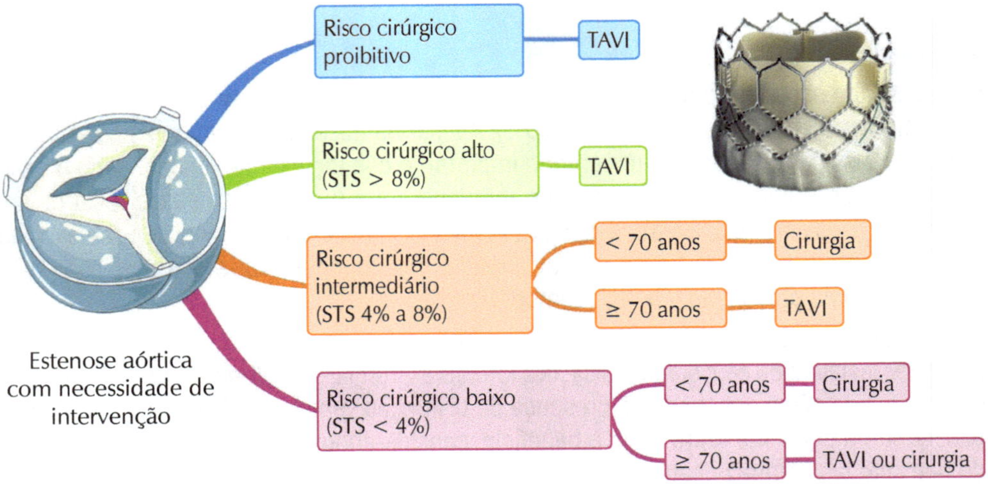

Referência

Tarasoutchi F, Montera MW, Ramos AIO, Sampaio RO, Rosa VEE, Accorsi TAD, et al. Atualização das Diretrizes Brasileiras de Valvopatias – 2020. Arq Bras Cardiol. 2020;115:720-75.

Resposta da Questão 26

■ Alternativa D

Comentários

Na estenose aórtica, os sinais ao exame físico são fundamentais para avaliar a gravidade da valvopatia. Entre eles, a presença de um pico telessistólico do sopro é um dos achados mais relevantes, indicando que a obstrução ao fluxo sanguíneo ocorre de forma mais prolongada e severa durante a sístole ventricular. Outros sinais associados à maior gravidade incluem o pulso *parvus et tardus*, hipofonese de B2 e desdobramento paradoxal de B2, que refletem as alterações hemodinâmicas causadas pela obstrução importante.

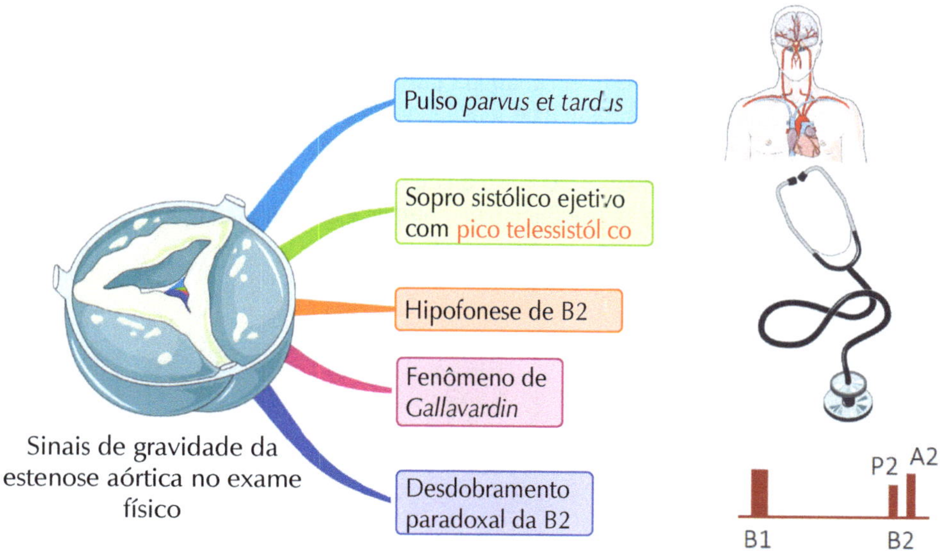

É importante diferenciar esses achados daqueles observados em outras condições valvares, como a insuficiência aórtica, na qual sinais como pulso em martelo d'água e sopro de Austin Flint são mais característicos.

Referência

Tarasoutchi F, Montera MW, Ramos AIO, Sampaio RO, Rosa VEE, Accorsi TAD, et al. Atualização das Diretrizes Brasileiras de Valvopatias – 2020. Arq Bras Cardiol. 2020;115:720-75.

Resposta da Questão 27

■ Alternativa A

Comentários

Essa paciente apresenta insuficiência mitral importante de etiologia reumática, evidenciada pela fusão comissural e queda da fração de ejeção abaixo de 60%, característica que indica comprometimento da função ventricular, mesmo na presença de uma FE aparentemente normal pela superestimação causada pela regurgitação. Em casos de insuficiência mitral importante, a intervenção está recomendada na presença de complicadores, como a disfunção ventricular, mesmo na ausência de sintomas.

A abordagem cirúrgica da valva mitral é preferida em pacientes jovens e com baixo risco operatório, considerando que a reparação valvar em valvopatias reumáticas apresenta resultados menos satisfatórios do que em outras condições, sendo muitas vezes necessária a substituição valvar. Procedimentos como o MitraClip não são indicados nesse perfil de paciente, principalmente devido à idade, baixo risco cirúrgico e à etiologia reumática (contexto não estudado nos grandes *trials*).

A profilaxia da febre reumática deve ser mantida para prevenir novas agressões ao tecido valvar, sendo crucial ajustar a dosagem e periodicidade da penicilina conforme as diretrizes, sendo recomendada a dose de 1.200.000 UI IM a cada 21 dias em pacientes adultos (nos 2 primeiros anos após o surto sugere-se o uso a cada 15 dias). O acompanhamento clínico isolado seria inadequado frente às evidências de complicação hemodinâmica já presente.

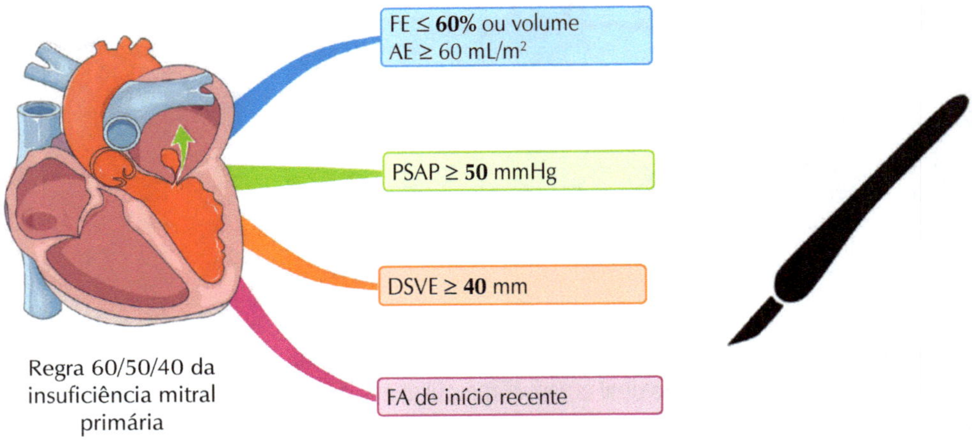

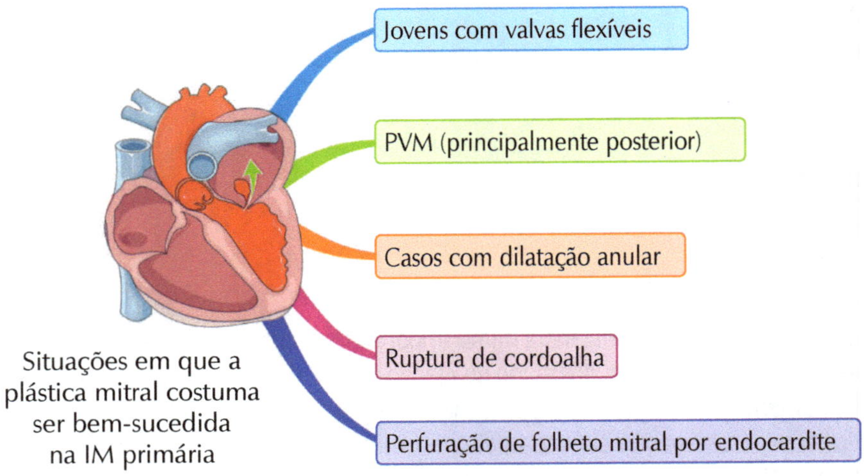

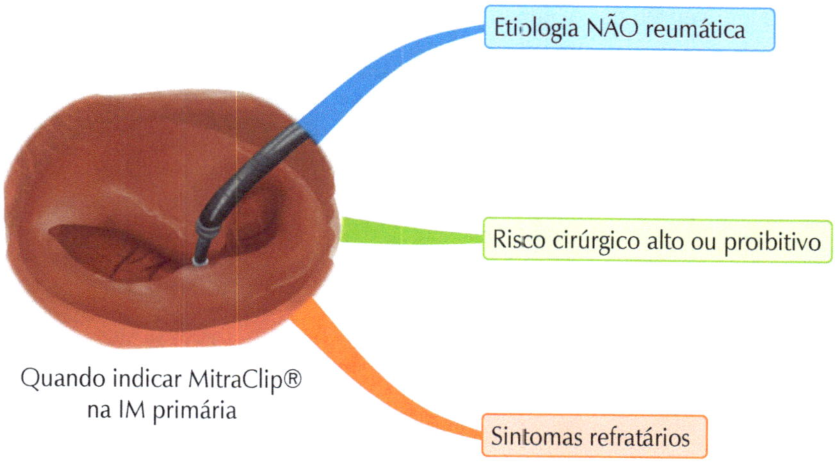

Referência

Tarasoutchi F, Montera MW, Ramos AIO, Sampaio RO, Rosa VEE, Accorsi TAD, et al. Atualização das Diretrizes Brasileiras de Valvopatias – 2020. Arq Bras Cardiol. 2020;115:720-75.

Resposta da Questão 28

■ **Alternativa B**

Comentários

A paciente apresenta características clínicas e exames compatíveis com síndrome de Marfan, incluindo dilatação significativa da aorta ascendente (> 5 cm) e insuficiência aórtica importante. Nessas situações, a abordagem cirúrgica está indicada devido ao alto risco de complicações, como dissecção ou ruptura da aorta, especialmente em pacientes com síndrome de Marfan, em que a fragilidade da parede aórtica aumenta ainda mais esse risco.

O procedimento de escolha, no caso de dilatação significativa da aorta ascendente associada à insuficiência aórtica, é a cirurgia de Bentall de Bono, que inclui a substituição da raiz da aorta e da válvula por um tubo valvado. Acompanhamento clínico isolado ou adiamento da intervenção com reavaliação em seis meses não são indicados nesse contexto devido à gravidade dos achados.

Em relação ao diagnóstico genético, a síndrome de Marfan é uma doença autossômica dominante, e mutações no gene da fibrilina 1 são identificadas em cerca de 90% dos casos, tornando a pesquisa genética um recurso valioso, especialmente para o rastreamento de familiares em risco. O manejo clínico com betabloqueadores pode ser complementar, mas não substitui a necessidade de intervenção cirúrgica em casos como esse.

Indicações de intervenção nos aneurismas de aorta torácica

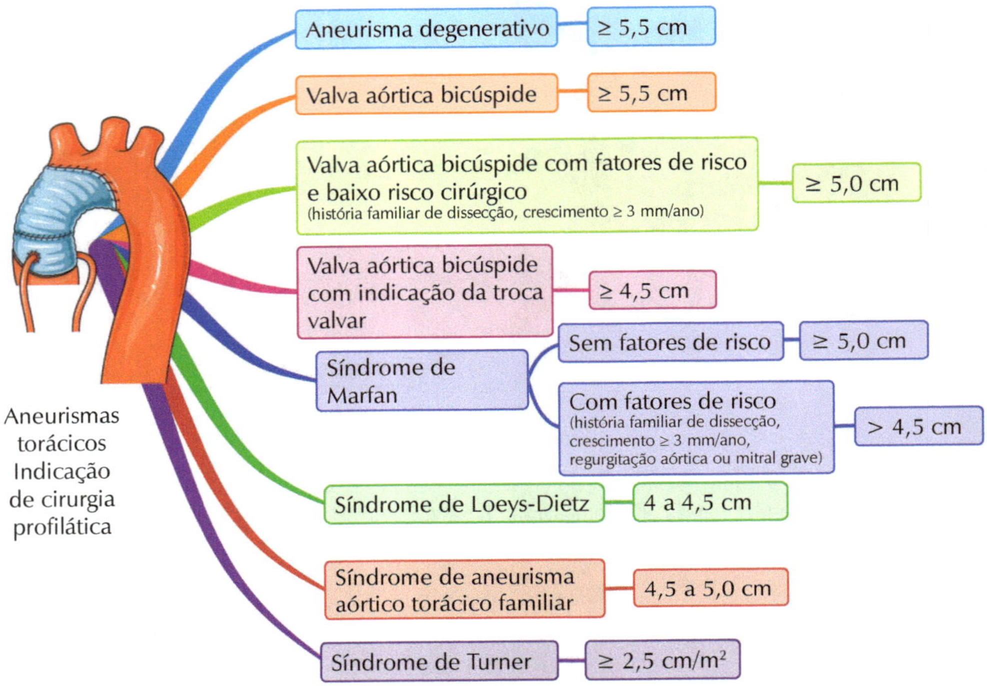

Adaptada de Zipes, Douglas, P. et al. Braunwald Tratado de Doenças Cardiovasculares – 2 Volumes (12ª edição).
Obs.: Não existe referência exata para indicação de cirurgia em pacientes portadores de Ehlers-Danlos Vascular.

Referências

Tarasoutchi F, Montera MW, Ramos AIO, Sampaio RO, Rosa VEE, Accorsi TAD, et al. Atualização das Diretrizes Brasileiras de Valvopatias – 2020. Arq Bras Cardiol. 2020;115:720-75.

Santos ECL, Mastrocola F, Figuinha FCR, Lima AGS. Mapas mentais para a prova de título de especialista em cardiologia. 5ª ed. Rio de Janeiro: Atheneu, 2025. 24 cm. ISBN: 978-65-5586-922-4.

Libby P, Bonow RO, Mann DL, et al., editors. Braunwald's Heart Disease: A Textbook of Cardiovascular Medicine. 12th ed. Philadelphia: Elsevier; 2021.

Resposta da Questão 29

■ Alternativa C

Comentários

Boa questão para recordarmos os principais conceitos em relação à estenose aórtica low gradiente/low flow com fração de ejeção preservada. Neste contexto, o escore cálcio da valva aórtica é elemento decisivo na definição se a valvopatia é de fato importante ou não.

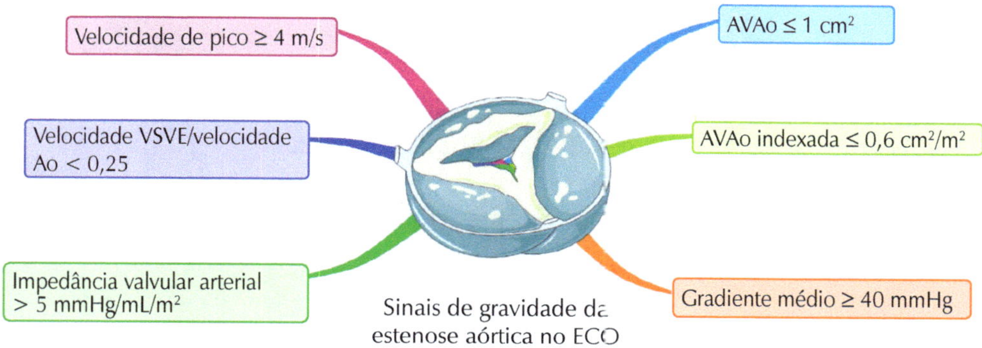

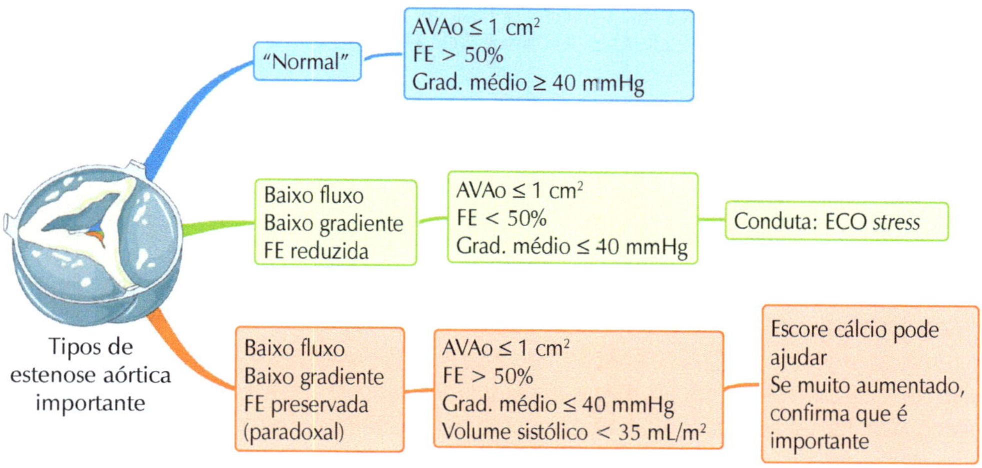

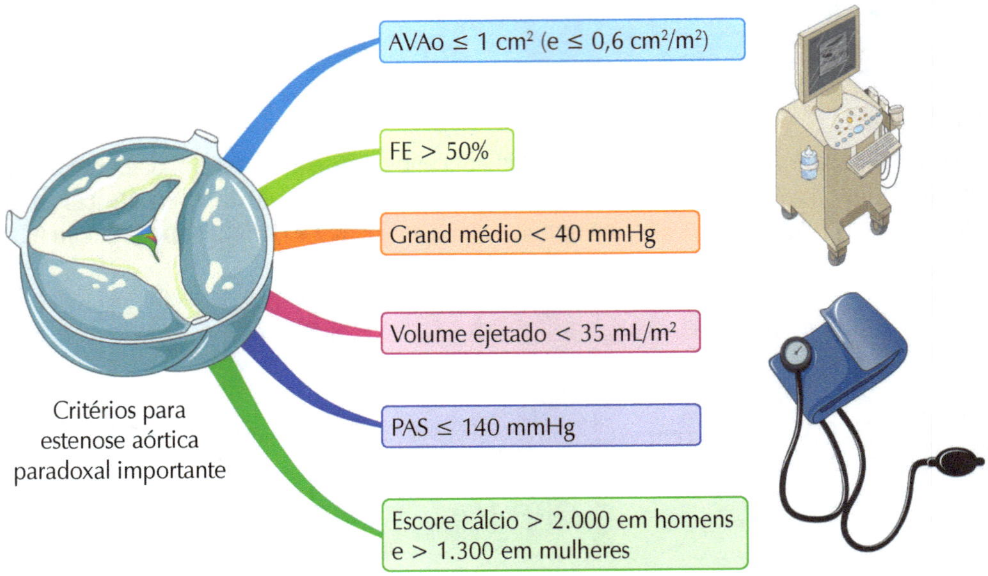

Referências

Tarasoutchi F, Montera MW, Ramos AIO, Sampaio RO, Rosa VEE, Accorsi TAD, et al. Atualização das Diretrizes Brasileiras de Valvopatias – 2020. Arq Bras Cardiol. 2020;115:720-75.

Resposta da Questão 30

Alternativa B

Comentários

O ecocardiograma apresentado ilustra um caso de insuficiência mitral, e os critérios para determinar a gravidade da valvopatia incluem parâmetros como vena contracta ≥ 7 mm, volume regurgitante ≥ 60 mL, e área do jato regurgitante que ocupa ≥ 40% do átrio esquerdo, além de dilatação do ventrículo e do átrio esquerdo, frequentemente presentes em quadros avançados. Esses achados refletem o impacto hemodinâmico da regurgitação significativa no sistema cardiovascular.

Por outro lado, o fluxo reverso diastólico na aorta descendente é um critério característico de insuficiência aórtica importante, não sendo utilizado na avaliação de insuficiência mitral. A distinção entre os critérios específicos para diferentes valvopatias é essencial para uma interpretação acurada e manejo adequado dos pacientes.

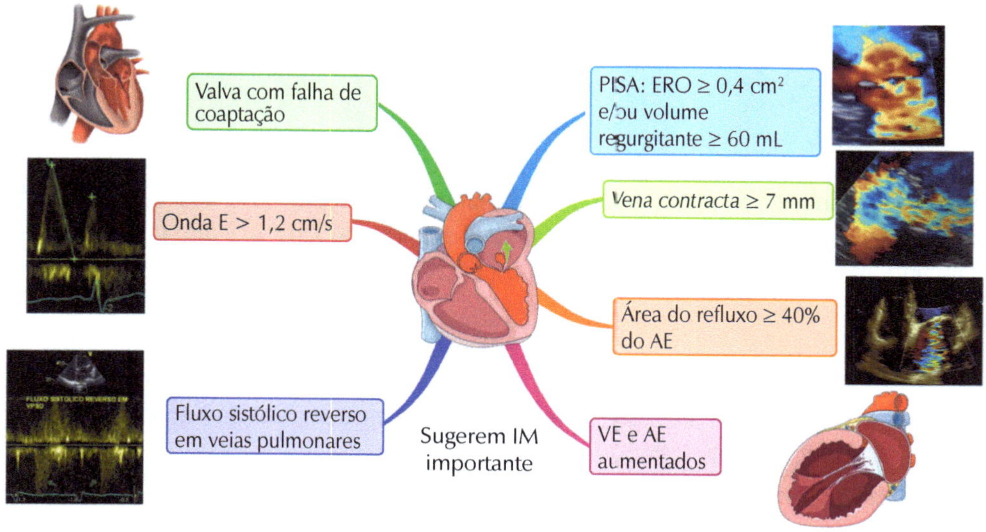

Insuficiência mitral	Discreta	Moderada	Importante
Área do orifício regurgitante	< 0,2 cm²	0,2 a 0,39 cm²	≥ 0,4 cm²
Vena contracta	< 0,3 cm	0,3 a 0,69 cm	≥ 0,7 cm
Área do jato/área do AE	< 20%	20% a 40%	≥ 40%
Fluxo sistólico reverso em veias pulmonares	Ausente	Ausente	Presente
Volume regurgitante por batimento	< 30 mL	30 a 59 mL	≥ 60 mL
VE e AE	Geralmente normais	Normais ou dilatados	Dilatados
Falha de coaptação	Ausente	Ausente	Pode estar presente

Referências

Tarasoutchi F, Montera MW, Ramos AIO, Sampaio RO, Rosa VEE, Accorsi TAD, et al. Atualização das Diretrizes Brasileiras de Valvopatias – 2020. Arq Bras Cardiol. 2020;115:720-75.

Santos ECL, Mastrocola F, Figuinha FCR, Lima AGS. Mapas mentais para a prova de título de especialista em cardiologia. 5ª ed. Rio de Janeiro: Atheneu, 2025. 24 cm. ISBN: 978-65-5586-922-4.

Resposta da Questão 31

■ Alternativa D

Comentários

O prolapso da valva mitral (PVM) é uma condição relativamente comum, frequentemente associada a insuficiência mitral. Para o diagnóstico ecocardiográfico, é necessário que um ou ambos os folhetos apresentem deslocamento superior ou igual a 2 mm em relação ao anel mitral na janela paraesternal longitudinal, critério importante para diferenciar PVM de outras alterações valvares.

Quando há necessidade de intervenção em pacientes com insuficiência mitral importante, a plástica da valva mitral é o tratamento de escolha, sempre que possível, especialmente no PVM, em que os resultados técnicos são mais favoráveis em comparação a outras etiologias, como as valvopatias reumáticas.

O manejo clínico também inclui a avaliação do risco de endocardite infecciosa. As diretrizes mais recentes recomendam profilaxia antibiótica em algumas condições (tabelas a seguir), principalmente caso realizem certos tipos de procedimentos dentários:

Indivíduos com maior risco de desenvolver endocardite infecciosa
Doença cardíaca valvar adquirida com estenose ou regurgitação
Prótese cardíaca valvar
Valvopatia adquirida corrigida com material protético
Endocardite prévia
Miocardiopatia hipertrófica
Cardiopatia congênita cianogênica não corrigida
Cardiopatia congênita cianogênica corrigida com material protético (primeiros 6 meses)
Cardiopatia congênita cianogênica corrigida com lesão residual
Valvopatia em paciente transplantado cardíaco

Procedimentos odontológicos que indicam profilaxia em indivíduos de alto risco
Pacientes que serão submetidos a procedimentos com manipulação do tecido gengival, região periodontal e/ou perfuração da mucosa oral

Procedimentos odontológicos em que não é indicada profilaxia
Anestesia local em tecido não infectado
Radiografia odontológica
Colocação, ajustes ou remoção de aparelhos ortodônticos
Queda natural de dente de leite
Sangramento oriundo de trauma da mucosa oral ou lábios

Adicionalmente, o reconhecimento da irradiação do sopro no PVM pode auxiliar no diagnóstico clínico: prolapso de cúspide posterior geralmente apresenta irradiação anterior, enquanto o de cúspide anterior tende a irradiar para a axila ou dorso.

No Brasil, diferentemente de outros países, a principal etiologia de insuficiência mitral ainda é a valvopatia reumática, reforçando a importância da avaliação etiológica para o manejo adequado.

Como saber o folheto acometido pelo prolapso de valva mitral pelo exame físico?

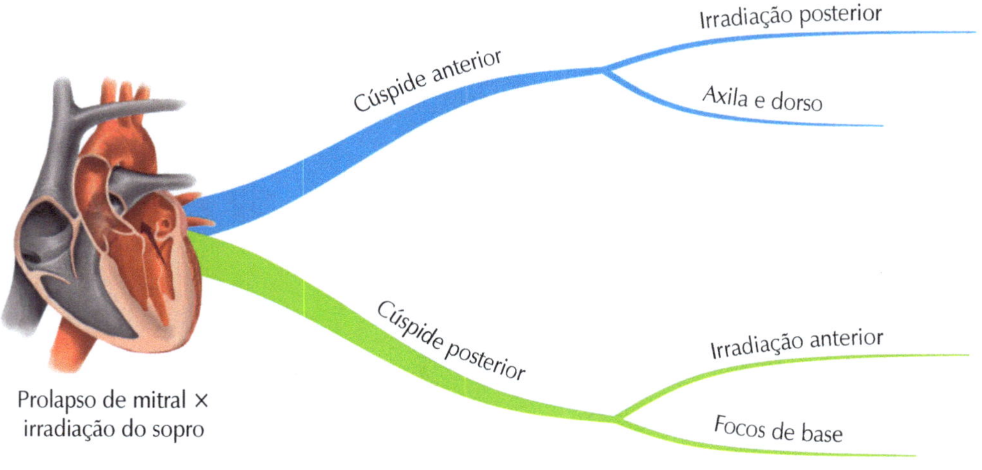

Prolapso de mitral × irradiação do sopro

Referências

Gualandro DM, Fornari LS, Caramelli B, Abizaid A, Gomes BR, Tavares CAM, et al. Diretriz de Avaliação Cardiovascular Perioperatória da Sociedade Brasileira de Cardiologia – 2024. Arq Bras Cardiol. 2024;121(9):e20240590.

Tarasoutchi F, Montera MW, Ramos AIO, Sampaio RO, Rosa VEE, Accorsi TAD, et al. Atualização das Diretrizes Brasileiras de Valvopatias – 2020. Arq Bras Cardiol. 2020;115:720-75.

Resposta da Questão 32

■ Alternativa A

Comentários

A estenose aórtica importante assintomática exige critérios específicos para considerar a intervenção cirúrgica, mesmo na ausência de sintomas. Esses critérios são baseados em achados ecocardiográficos e testes funcionais que indicam repercussão hemodinâmica significativa ou alto risco de progressão. Entre os principais marcadores estão a velocidade do jato aórtico superior a 5 m/s, gradiente médio acima de 60 mmHg, área valvar inferior a 0,7 cm^2 e alterações durante o teste ergométrico, como infradesnivelamento do segmento ST maior que 2 mm ou resposta inadequada da pressão arterial. Esses parâmetros são fundamentais para identificar pacientes que poderiam se beneficiar da intervenção antes do surgimento de sintomas, reduzindo complicações a longo prazo. Entender esses critérios é essencial para evitar confusões entre as características que definem a gravidade da valvopatia e os fatores que indicam a necessidade de cirurgia.

Quando indicar intervenção na estenose aórtica importante assintomática? Quando tiver fatores complicadores:

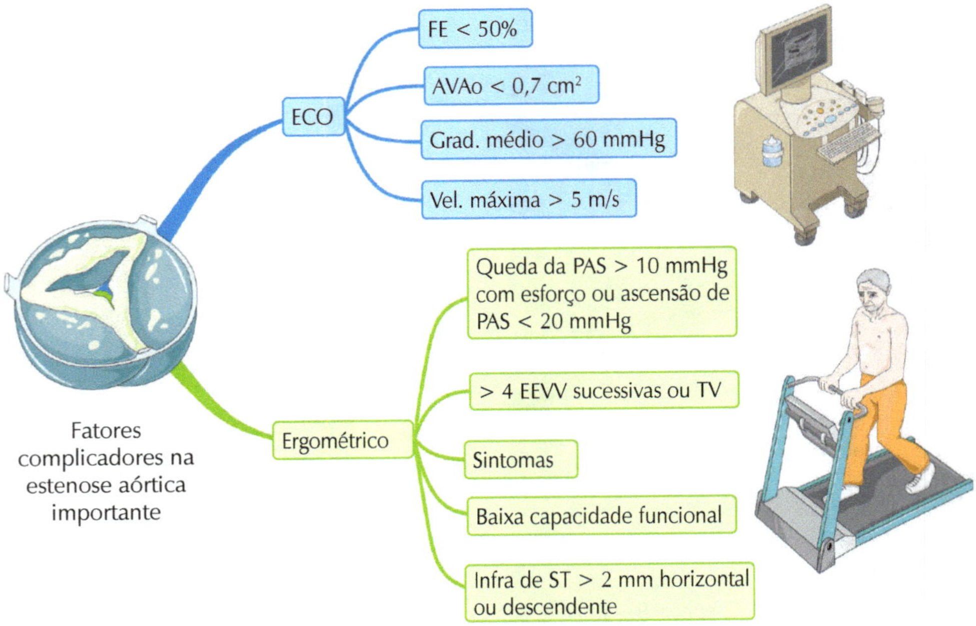

Referência

Tarasoutchi F, Montera MW, Ramos AIO, Sampaio RO, Rosa VEE, Accorsi TAD, et al. Atualização das Diretrizes Brasileiras de Valvopatias – 2020. Arq Bras Cardiol. 2020;115:720-75.

Resposta da Questão 33

■ Alternativa D

Comentários

Não é recomendada VMCB em pacientes com estenose mitral degenerativa com calcificação do anel devido aos resultados desfavoráveis. Neste caso, o tratamento é inicialmente medicamentoso e em casos refratários, deve se fazer o implante percutâneo de prótese em posição mitral (normalmente se usa a mesma prótese da TAVI, mas em uma posição invertida). As demais situações são aceitáveis para realização da VMCB.

Qual o paciente que possui contraindicação a este procedimento?

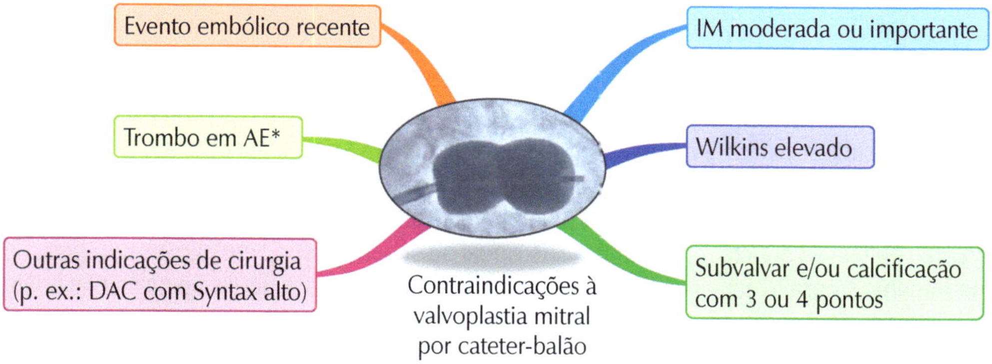

Como interpretar o escore de Wilkins/Block? Veja o mapa mental abaixo:

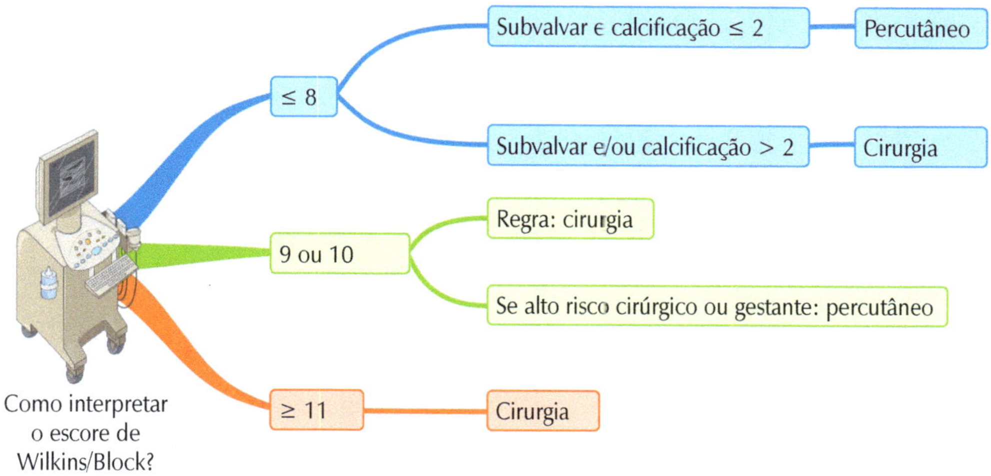

Referência

Tarasoutchi F, Montera MW, Ramos AIO, Sampaio RO, Rosa VEE, Accorsi TAD, et al. Atualização das Diretrizes Brasileiras de Valvopatias – 2020. Arq Bras Cardiol. 2020;115:720-75.

Resposta da Questão 34

■ Alternativa A

Comentários

A insuficiência mitral importante (IMi) é diagnosticada com base em critérios ecocardiográficos específicos que refletem o grau de regurgitação e suas repercussões no átrio esquerdo e na circulação sistêmica. Entre os parâmetros que indicam IMi estão a área do jato regurgitante representando 40% ou mais da área do átrio esquerdo, vena contracta igual ou maior que 0,7 cm, fração regurgitante acima de 50%, volume regurgitante maior que 60 mL por batimento e a área efetiva do orifício regurgitante (ERO) igual ou superior a 0,40 cm^2. Esses critérios são fundamentais para o manejo clínico e decisão terapêutica, pois a progressão da insuficiência mitral pode resultar em remodelamento cardíaco adverso e piora da função ventricular.

Insuficiência mitral	Discreta	Moderada	Importante
Área do orifício regurgitante	< 0,2 cm^2	0,2 a 0,39 cm^2	≥ 0,4 cm^2
Vena contracta	< 0,3 cm	0,3 a 0,69 cm	≥ 0,7 cm
Área do jato/área do AE	< 20%	20% a 40%	≥ 40%
Fluxo sistólico reverso em veias pulmonares	Ausente	Ausente	Presente
Volume regurgitante por batimento	< 30 mL	30 a 59 mL	≥ 60 mL
VE e AE	Geralmente normais	Normais ou dilatados	Dilatados
Falha de coaptação	Ausente	Ausente	Pode estar presente

Referência

Tarasoutchi F, Montera MW, Ramos AIO, Sampaio RO, Rosa VEE, Accorsi TAD, et al. Atualização das Diretrizes Brasileiras de Valvopatias – 2020. Arq Bras Cardiol. 2020;115:720-75.

Resposta da Questão 35

■ Alternativa A

Comentários

As valvopatias que acometem a valva tricúspide têm etiologias e características clínicas específicas que orientam o diagnóstico e o manejo terapêutico. A estenose tricúspide é comumente associada à doença reumática, frequentemente coexistindo com lesões em outras valvas, como a mitral e a aórtica. Já a insuficiência tricúspide, na maioria dos casos, é funcional, resultante de dilatação do anel valvar secundária a hipertensão pulmonar ou doenças do coração esquerdo. O sopro da insuficiência tricúspide se intensifica durante a inspiração (manobra de Rivero-Carvallo) devido ao aumento do retorno venoso. Quando há indicação de intervenção, a abordagem preferida é a plástica da valva, utilizando anéis protéticos para melhorar a coaptação valvar. A troca valvar é reservada para casos em que a anatomia não permite a correção satisfatória por plástica. Por fim, sinais como o fluxo reverso em veias hepáticas podem ser úteis para a avaliação da gravidade da insuficiência tricúspide, enquanto alterações em veias pulmonares são associadas à insuficiência mitral importante.

Referências

Santos ECL, Mastrocola F, Figuinha FCR, Lima AGS. Cardiologia: Cardiopapers. 2ª ed. Rio de Janeiro: Atheneu, 2019. 928 p.; 28 cm. ISBN: 978-85-388-1037-7.

Santos ECL, Mastrocola F, Figuinha FCR, Lima AGS. Mapas mentais para a prova de título de especialista em cardiologia. 5ª ed. Rio de Janeiro: Atheneu, 2025. 24 cm. ISBN: 978-65-5586-922-4.

Resposta da Questão 36

Alternativa C

Comentários

Nos pacientes com IAo aguda não costumamos ver os sinais clássicos de aumento da pressão de pulso ao exame físico, como: sinal de Musset, sinal de Becker, dança das artérias, sinal de Muller, sinal de Quincke, sinal de Rosenbach, sinal de Gerhard, sinal de Traube, sinal de Duroziez etc. Os sinais são vistos na IAo crônica.

As demais alternativas apresentam características de IAo importante como mostrado no mapa mental a seguir.

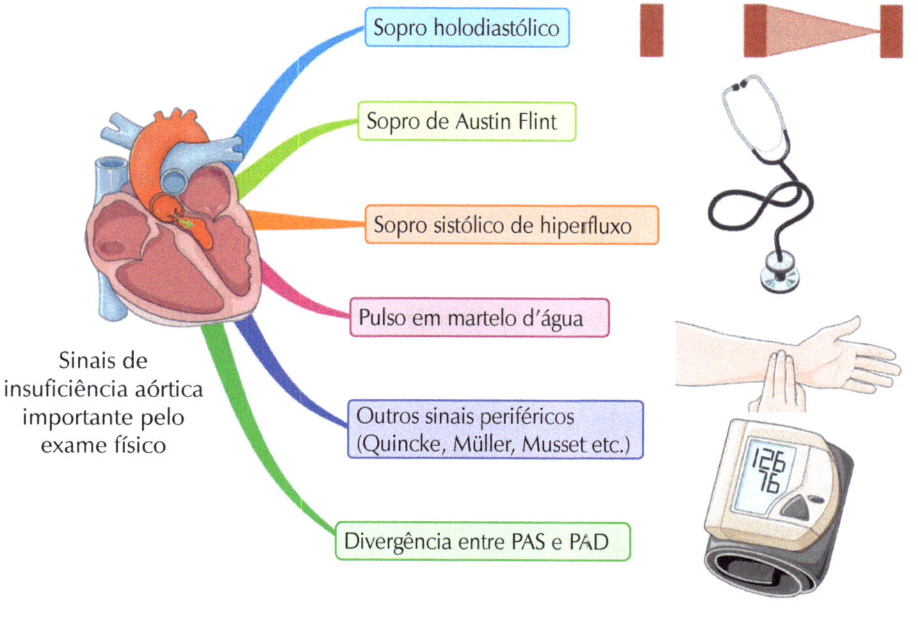

Não esquecer que insuficiência aórtica importante pode causar sopro diastólico similar ao de estenose mitral, assim como sopro sistólico similar ao de estenose aórtica.

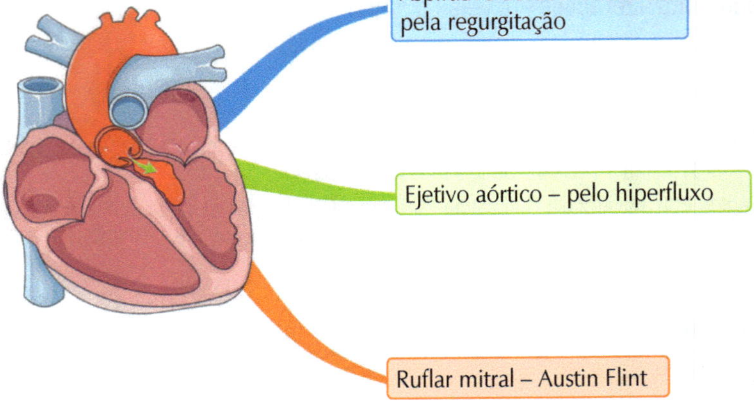

Referência

Tarasoutchi F, Montera MW, Ramos AIO, Sampaio RO, Rosa VEE, Accorsi TAD, et al. Atualização das Diretrizes Brasileiras de Valvopatias – 2020. Arq Bras Cardiol. 2020;115:720-75.

Resposta da Questão 37

Alternativa D

Comentários

A estenose aórtica importante em pacientes assintomáticos e sem complicadores é geralmente manejada com seguimento clínico e monitoramento regular por meio de ecocardiogramas, sendo recomendada sua repetição a cada 6 a 12 meses para avaliar a progressão da valvopatia. O teste ergométrico (TE) deve ser considerado em pacientes assintomáticos ou com sintomas duvidosos e que não apresentam complicadores ecocardiográficos. Nos pacientes sintomáticos ou com complicadores, o TE está contraindicado (o que não ocorre no caso da questão).

O estágio C da doença refere-se à presença de valvopatia importante sem sintomas, subdividido em C1 (função ventricular preservada) e C2 (função ventricular reduzida). Apesar da gravidade da estenose, a intervenção está reservada para casos com sintomas ou complicadores, como baixa capacidade funcional no teste ergométrico, redução significativa da fração de ejeção ou desenvolvimento de hipertensão pulmonar grave. Quanto ao uso de estatinas, embora haja racionalidade biológica, os estudos não evidenciam impacto na redução da progressão da estenose aórtica. A avaliação de cada caso deve ser minuciosa, priorizando o acompanhamento clínico até que surjam critérios claros para intervenção.

Estágio A	Fatores de risco
Estágio B	Estenose leve ou moderada
Estágio C	Estenose importante, **assintomática**
C1	FE > 50%
C2	FE < 50%
Estágio D	Estenose importante, **sintomática**
D1	AVAo ≤ 1 cm^2 + grad. médio ≥ 40 mmHg
D2	AVAo ≤ 1 cm^2 + grad. médio < 40 mmHg + FE < 50%
D3	AVAo ≤ 1 cm^2 + grad. médio < 40 mmHg + FE > 50% + índice de volume sistólico < 35 mL/m^2

Como fica o fluxograma para definir a conduta na estenose aórtica importante?

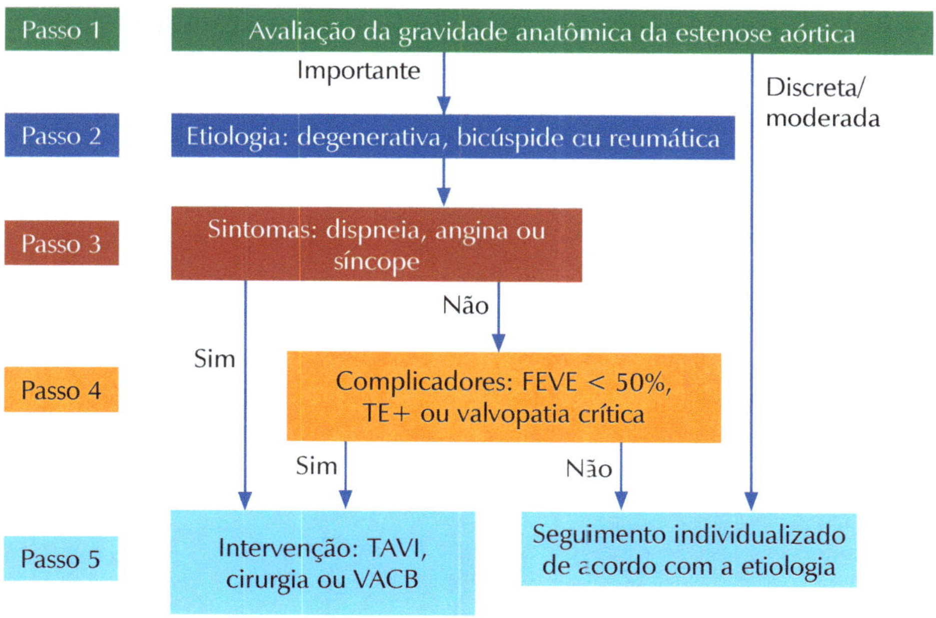

Referência

Tarasoutchi F, Montera MW, Ramos AIO, Sampaio RO, Rosa VEE, Accorsi TAD, et al. Atualização das Diretrizes Brasileiras de Valvopatias – 2020. Arq Bras Cardiol. 2020;115:720-75.

Resposta da Questão 38

■ Alternativa B

Comentários

Mulher idosa com dispneia e síncope, com ecocardiograma mostrando área reduzida compatível com EAo importante, mas, ao mesmo tempo, gradiente médio de estenose moderada, associada à FE reduzida do VE. Podemos estar diante de uma EAo baixo-fluxo, baixo-gradiente com FE reduzida ou uma pseudoestenose aórtica importante. Qual o exame vai poder esclarecer essa dúvida? É o eco *stress* com dobutamina.

No caso, houve aumento do volume ejetado (*stroke volume*) em mais de 20% com aumento da área < 0,2 cm², confirmando EAo importante com reserva contrátil. Neste cenário, não há indicação do escore de cálcio da valva aórtica, pois a conduta já está definida e demanda intervenção. Por ser paciente idosa, com comorbidades e FE reduzida (não foi falado o STS no caso, mas dá para perceber que a paciente tem pelo menos risco intermediário), o procedimento de escolha é a TAVI.

A solicitação do escore de cálcio é importante na EAo baixo-fluxo, baixo-gradiente com FE preservada (paradoxal) ou na baixo-fluxo, baixo-gradiente com FE reduzida, sem reserva contrátil.

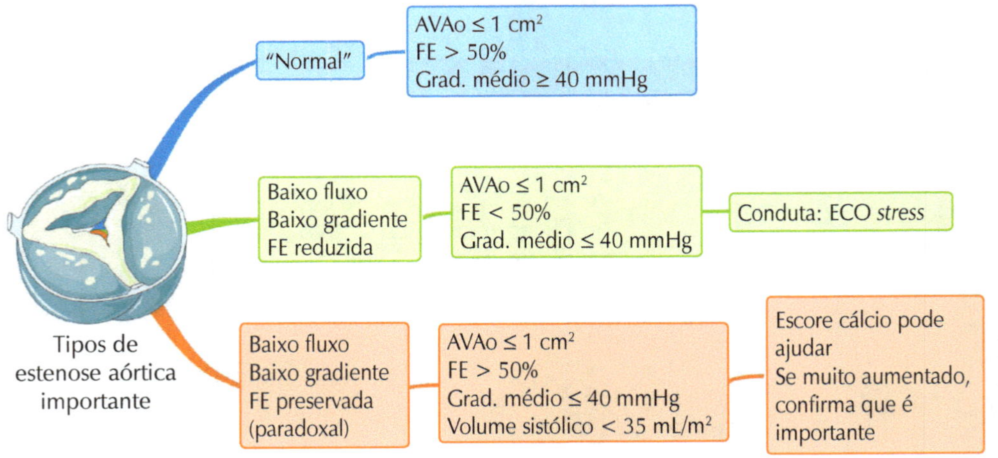

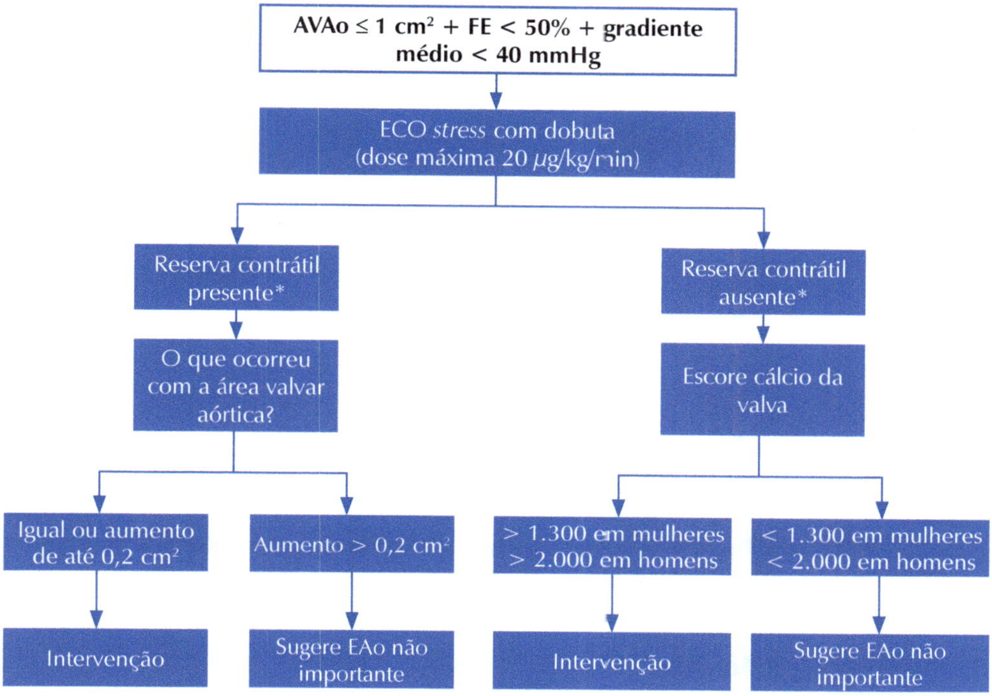

**Reserva contrátil é definida pelo aumento ≥ 20% no volume ejetado e/ou pelo aumento > 10 mmHg do gradiente médio transvalvar com o uso de dobutamina.*

Referência

Tarasoutchi F, Montera MW, Ramos AIO, Sampaio RO, Rosa VEE, Accorsi TAD, et al. Atualização das Diretrizes Brasileiras de Valvopatias – 2020. Arq Bras Cardiol. 2020;115:720-75.

Resposta da Questão 39

Alternativa A

Comentários

Manobras que levam ao aumento do volume sanguíneo em cavidades esquerdas levarão à diminuição do sopro da cardiomiopatia hipertrófica e aumento do da estenose aórtica. A elevação passiva das pernas leva ao aumento do retorno venoso e, em seguida, do volume que chega no VE, com a cavidade cheia, reduz o sopro da CMH.

Já manobras que reduzam o volume, como a de Valsalva, aumentam o sopro da CMH e diminuem o da EAo.

Vamos relembrar o comportamento dos sopros com as manobras dinâmicas.

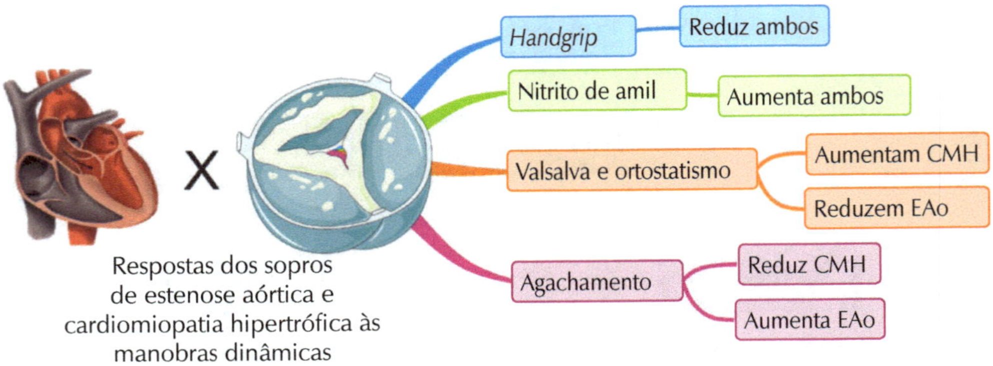

Referências

Santos ECL, Mastrocola F, Figuinha FCR, Lima AGS. Cardiologia: Cardiopapers. 2ª ed. Rio de Janeiro: Atheneu, 2019. 928 p.; 28 cm. ISBN: 978-85-388-1037-7.

Santos ECL, Mastrocola F, Figuinha FCR, Lima AGS. Mapas mentais para a prova de título de especialista em cardiologia. 5ª ed. Rio de Janeiro: Atheneu, 2025. 24 cm. ISBN: 978-65-5586-922-4.

Resposta da Questão 40

■ **Alternativa C**

Comentários

Temos um paciente com IAo importante de etiologia reumática (fusão comissural, abertura em domo, acometimento mitroaórtico) e assintomático. Para saber se tem indicação cirúrgica precisamos lembrar dos complicadores da IAo. Cabe destacar que os valores de corte são diferentes entre reumáticos e não reumáticos. Neste caso, como VE apresenta DDVE < 75 mm e DSVE < 55 mm, ainda não há indicação de cirurgia. Deverá realizar seguimento clínico com repetição do ecocardiograma em 6 a 12 meses.

Não há indicação de introdução de medicamentos na IAo importante assintomática. O BB poderia piorar a regurgitação aórtica por aumentar o tempo diastólico.

Quando indicar intervenção na insuficiência aórtica importante SEM sintomas? Quando houver fatores complicadores:

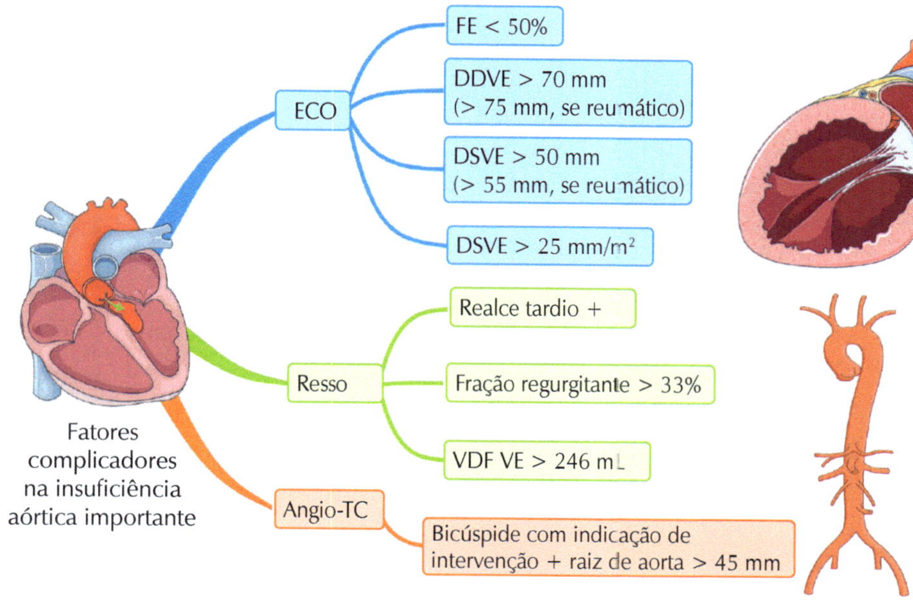

Referência

Tarasoutchi F, Montera MW, Ramos AIO, Sampaio RO, Rosa VEE, Accorsi TAD, et al. Atualização das Diretrizes Brasileiras de Valvopatias – 2020. Arq Bras Cardiol. 2020;115:720-75.

CAPÍTULO 5

Arritmias

Questão 1

Mulher de 66 anos apresenta quadro de palpitações recorrentes há aproximadamente 1 mês.

Antecedentes

Hipertensão arterial, diabetes *mellitus* e sobrepeso (IMC de 29,6 kg/m²). Refere consumo eventual de bebidas alcoólicas, entre 7 e 10 *drinks* por semana.

Medicações em uso

Ramipril 5 mg 1×/dia, dapagliflozina 10 mg 1×/dia.

Exame físico

PA: 144×90 mmHg; FC: 96 bpm, IMC: 29,6 kg/m². Ritmo cardíaco irregular em 2 tempos, bulhas normofonéticas sem sopros. Murmúrio vesicular presente, sem estertores. Ausência de edema em membros inferiores, com boa perfusão periférica.

ECG:

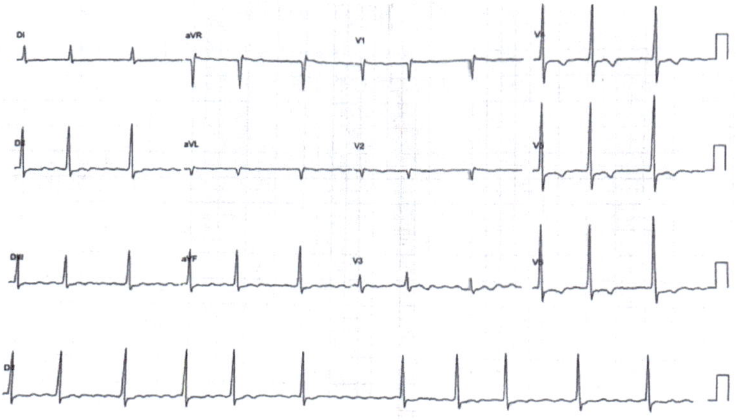

Em relação ao caso, as diretrizes mais recentes afirmam que:

A) É recomendado que se reduza o consumo de bebidas alcoólicas a no máximo três drinks por semana.

B) Caso o HAS-BLED seja elevado, está contraindicada a anticoagulação.

C) A ablação neste caso traz redução de desfechos cardiovasculares como AVC e morte.

D) Só devemos anticoagular se o paciente tiver FA persistente.

Questão 2

Mulher de 33 anos, advogada, encaminhada pelo neurologista devido a quadro de perdas de consciência, apresentando dois episódios distintos: o primeiro ocorreu logo após doação de sangue, e o segundo, após a colocação de DIU. A paciente também relata episódios de calor, náusea e escurecimento visual, frequentemente relacionados a uma rotina estressante.

Nos antecedentes pessoais, há história de asma na infância e enxaqueca sem uso de medicações específicas.

No exame físico, a pressão arterial foi de 100 × 60 mmHg na posição deitada e de 90 × 70 mmHg em pé. A frequência cardíaca era de 60 bpm deitada e de 90 bpm em pé.

Eletrocardiograma dentro dos limites da normalidade e exames laboratoriais sem alterações significativas.

Qual deve ser o próximo passo da investigação?

A) Ecocardiograma.

B) Tilt teste.

C) Com maior detalhamento das crises, não há necessidade de exames adicionais.

D) Teste ergométrico.

Questão 3

Mulher de 52 anos procura o cardiologista por palpitações com duração de segundos. Já havia sido avaliada em PS e liberada após ECG e exames laboratoriais, com prescrição de amiodarona 200 mg/dia. Negava dor no peito ou síncope.

Antecedentes

HAS em uso de hidroclorotiazida 25 mg 1 ×/dia. Transtorno depressivo em uso de escitalopram. Nega uso de outras medicações. Exames:

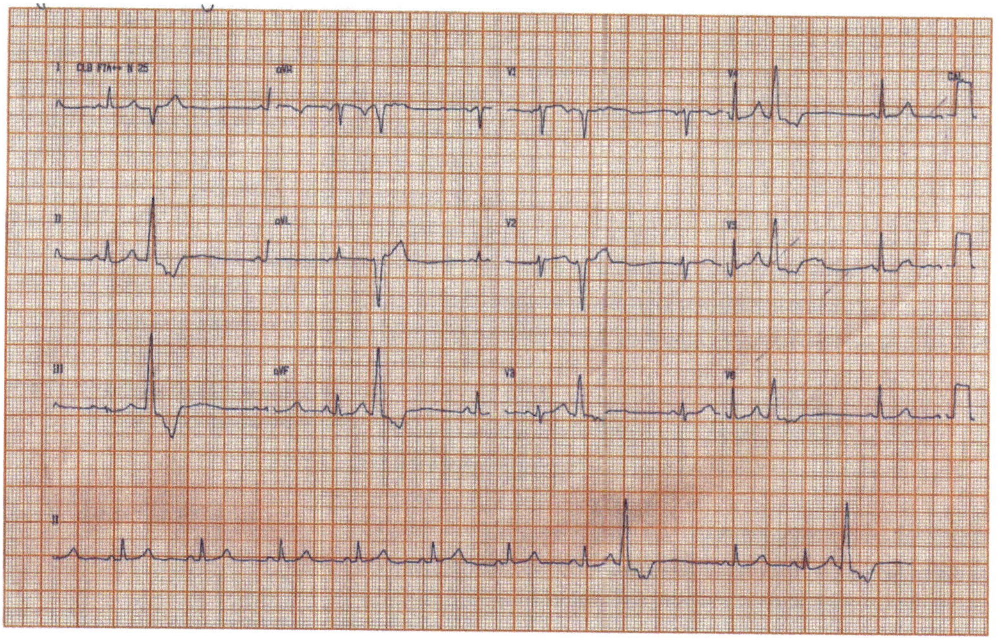

Laboratório: creatinina 1,1 mg/dL, sódio 136 mEq/L, potássio 3,6 mEq/L, TSH e T4L normais. Holter: FC média 66 (51 a 88), EEVV 2%, EEAA zero. Ecocardiograma: normal. Após uma semana do uso de amiodarona, volta para a consulta referindo melhora dos sintomas, com redução expressiva das extrassístoles no ECG.

Qual a alternativa correta?

A) A amiodarona mostrou resposta terapêutica adequada e deve ser mantida.
B) As extrassístoles são provenientes da via de entrada do ventrículo direito.
C) Substituir amiodarona por betabloqueadores, devido aos possíveis efeitos colaterais a longo prazo.
D) Extrassístoles ventriculares indicam maior risco de morte súbita cardíaca mesmo em pacientes sem cardiopatia estrutural.

Questão 4

Homem de 51 anos comparece ao consultório devido à bradicardia identificada em consulta de rotina. Nega sintomas e relata treinos e participação regular em corridas de rua, incluindo meias maratonas.

Antecedentes

Sem comorbidades conhecidas.

Exames

Eletrocardiograma mostrou bradicardia sinusal com frequência cardíaca de 44 bpm. O Holter de 24 horas identificou 18 pausas de até 2,5 segundos e bloqueio atrioventricular (BAV) de 2º grau Mobitz I durante o sono, com frequência cardíaca mínima registrada de 34 bpm.

Sobre o caso, a alternativa correta é?

A) Devido à pausa maior que 2 segundos, há indicação de marcapasso.

B) Deverá ser encaminhado para estudo eletrofisiológico.

C) As alterações encontradas são benignas e não demandam uma conduta específica.

D) O exercício físico é a provável causa da bradicardia, devendo ser aconselhado a não praticar esportes de moderada a alta intensidade.

Questão 5

Mulher de 45 anos comparece para avaliação perioperatória visando cirurgia de colecistectomia. Nega sintomas cardiovasculares e histórico familiar de cardiopatias.

Antecedentes

Obesidade grau I e colecistopatia calculosa crônica.

Realizou o eletrocardiograma a seguir.

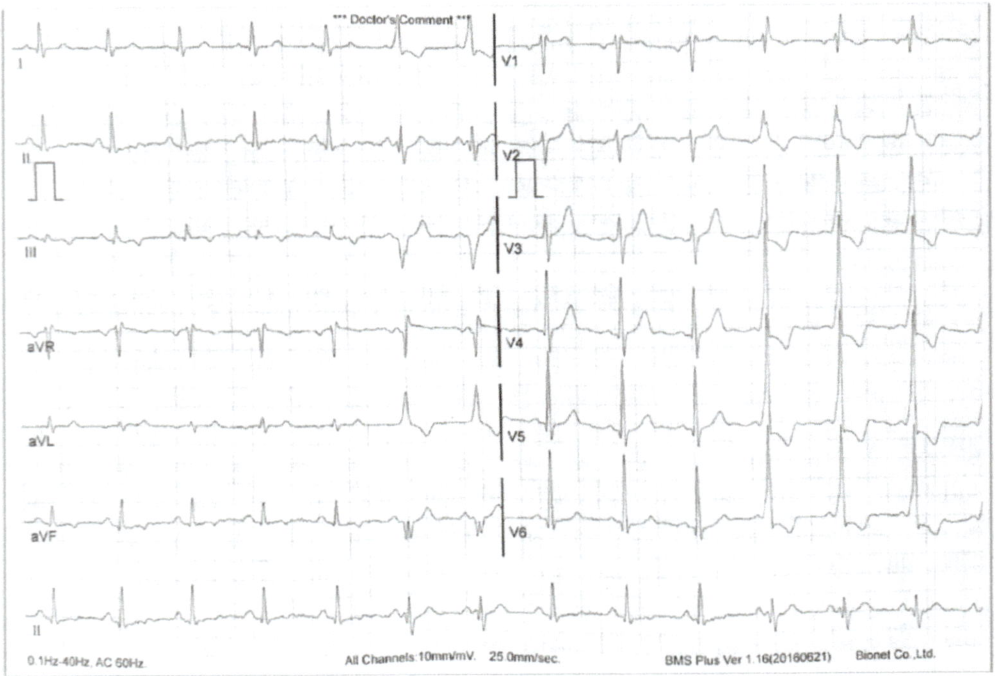

Sobre o caso, qual a alternativa correta?

A) O acompanhamento clínico, sem necessidade de exames invasivos, é uma opção aceitável para o caso.

B) Cardiopatia chagásica é a principal hipótese devido ao BRD + BDAS intermitente.

C) O uso contínuo de propafenona por tempo indefinido está recomendado.

D) O estudo eletrofisiológico não tem nenhum papel na estratificação de risco.

Questão 6

Homem de 21 anos é internado em UTI após evento de parada cardiorrespiratória durante maratona. ECG durante o evento:

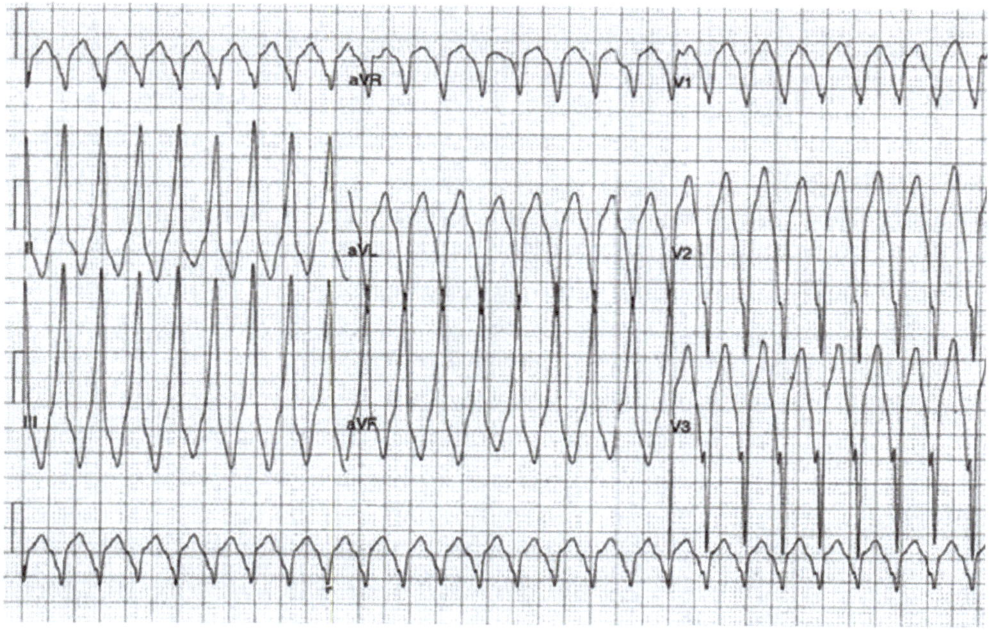

Reversão com 1 choque.

No momento, o paciente encontra-se estável. Nega comorbidades, uso de medicações e suplementos. Refere ser adotado e não conhece a história familiar. ECG no momento:

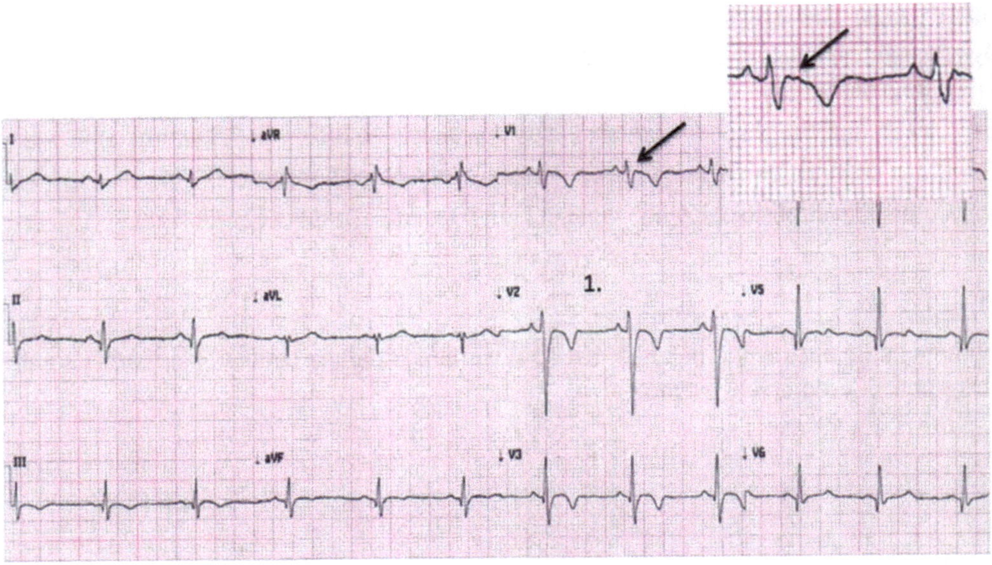

Qual a sua conduta?

A) Alta com amiodarona, uma vez que o paciente teve ritmo chocável revertido.

B) Encaminhamento imediato para cineangiocoronariografia, visto que, neste caso, a principal hipótese diagnóstica é doença arterial coronariana.

C) Solicitar ecocardiograma transtorácico e ressonância magnética visando avaliar a possibilidade de cardiomiopatia arritmogênica do ventrículo direito.

D) Considerar CDI caso haja recorrência da arritmia.

Questão 7

Mulher de 68 anos foi submetida à troca valvar aórtica com colocação de prótese biológica. Encontra-se no segundo dia de pós-operatório. Apresenta evolução favorável, sem necessidade de drogas vasoativas.

Feito ECG que mostra:

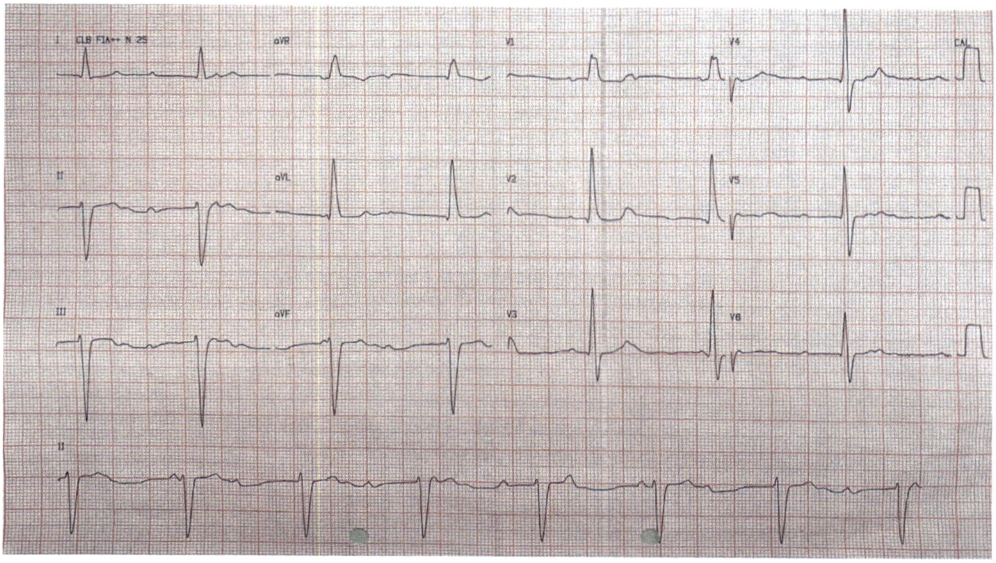

Após a troca valvar aórtica, recomenda-se aguardar quantos dias de pós-operatório antes de indicar o implante definitivo de marcapasso?

A) 14 dias.

B) 7 dias.

C) 5 dias.

D) 3 dias.

Questão 8

Mulher de 43 anos, com antecedente de sobrepeso e sem histórico familiar de morte súbita, é encaminhada ao cardiologista após detecção de "arritmia" em consulta para avaliação pré-academia. A paciente não apresenta sintomas e relata prática de academia há 5 anos. ECG de repouso e ecocardiograma são normais, sorologia para Chagas negativa. O teste ergométrico revela arritmia suprimida com esforço. Faz uso de anticoncepcional oral.

Holter mostrou:

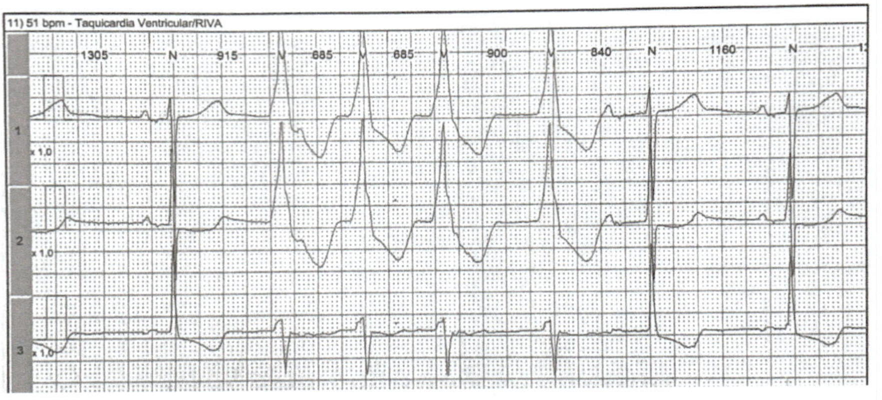

13% EEVV monomórficas isoladas, pares e um episódio de TVNS (4 batimentos).

Qual seria a sua conduta?

A) Iniciar betabloqueador e repetir o Holter de 24 horas em 30 dias.

B) Iniciar betabloqueador e contraindicar academia.

C) Liberar para a academia sem medicação.

D) Iniciar amiodarona e repetir o Holter de 24 horas em 30 dias.

Questão 9

Qual a origem dessa extrassístole?

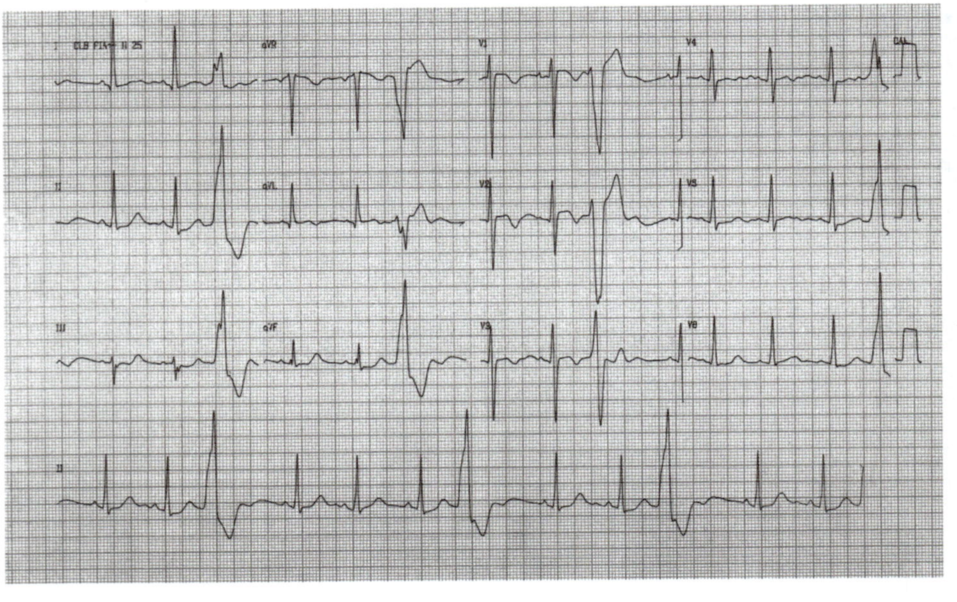

A) Via de saída de ventrículo esquerdo.
B) Via de saída de ventrículo direito.
C) Parede livre do ventrículo direito.
D) Fascicular.

Questão 10

Mulher de 67 anos foi encaminhada ao cardiologista para avaliar a possibilidade de ablação de fibrilação atrial (FA) paroxística recém diagnosticada em Holter de 24 horas. Tem histórico de hipertensão arterial sistêmica controlada com o uso de losartana. A paciente relata palpitações de forma ocasional. Nega queixas cardiovasculares. Exame ecocardiográfico demonstra átrio esquerdo com dimensão de 43 mm, sem demais alterações.

A ablação por cateter deve ser indicada?

A) Sim, pois, se bem-sucedida, o DOAC poderá ser suspenso.
B) Sim, pois, se bem-sucedida, a paciente ficará curada da FA.
C) Sim, pois, se bem-sucedida, reduzirá o risco de AVC.
D) Pode ser indicada para reduzir sintomas e recorrência de FA.

Questão 11

Mulher de 17 anos, previamente saudável, apresentou palpitações seguidas de perda de consciência enquanto assistia televisão. O episódio durou poucos segundos, não houve liberação esfincteriana ou mordedura de língua. Após poucos segundos, estava com a consciência normal. Houve traumatismo craniano leve com formação de hematoma subgaleal.

Antecedentes familiares

Adotiva e desconhece histórico familiar.

Exame físico

Sem sinais de hipotensão postural.

ECG

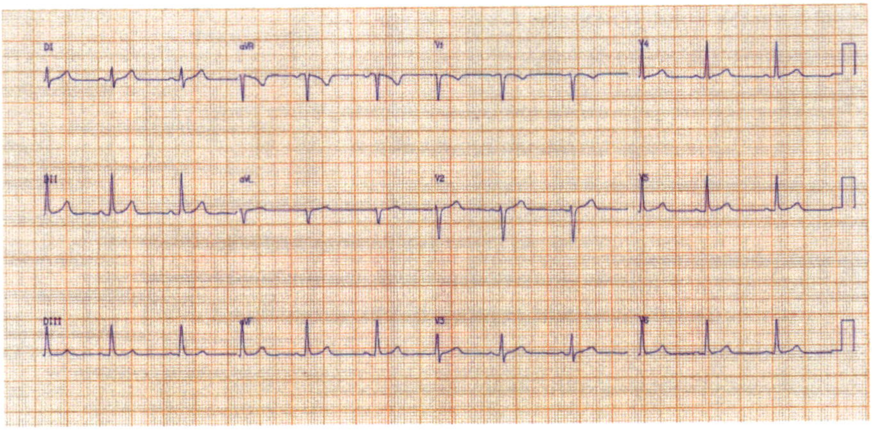

Em relação ao caso, que investigação você seguiria agora?

A) Encaminharia para o neurologista.
B) Não pediria exames adicionais.
C) Solicitaria ecocardiograma e monitoramento Holter.
D) Solicitaria ecocardiograma, monitoramento Holter, teste ergométrico e estudo eletrofisiológico.

Questão 12

Paciente de 65 anos, hipertenso, chega ao consultório com queixa de palpitações ocasionais. Em sua primeira consulta, traz o seguinte eletrocardiograma realizado em um pronto-socorro.

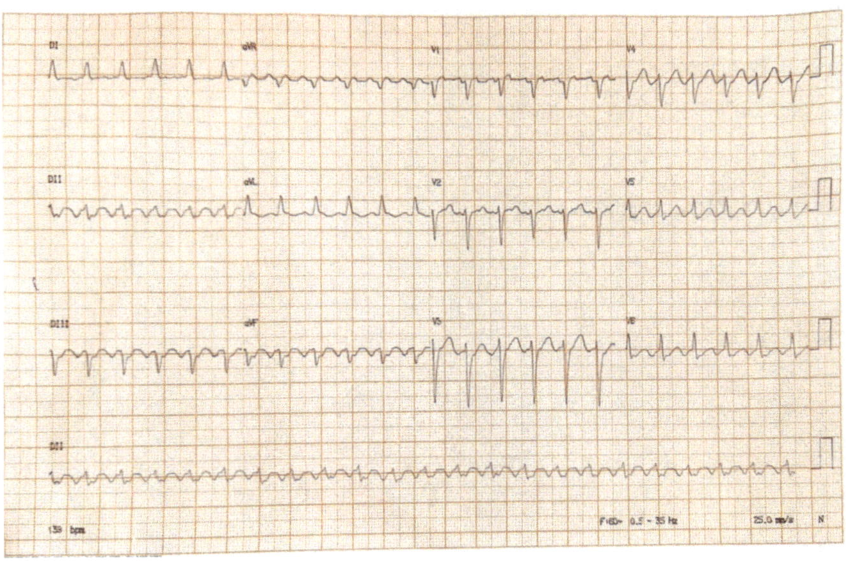

Com base no traçado apresentado, qual é o diagnóstico da arritmia mostrada?

A) Taquicardia sinusal.

B) Flutter atrial.

C) Taquicardia atrial com bloqueio atrioventricular variável.

D) Fibrilação atrial.

Questão 13

Paciente do sexo feminino, 37 anos, sem comorbidades prévias. Recentemente passou em um pronto-socorro por queixa de palpitações, onde foi realizado o seguinte ECG.

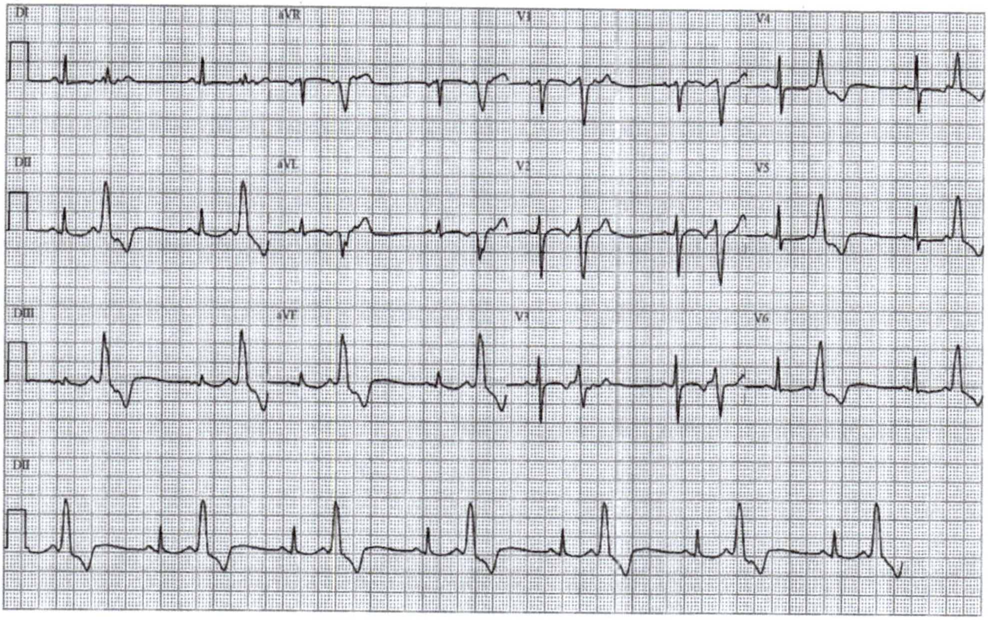

Qual o tipo de arritmia mostrada?

A) Bigeminismo causado por extrassístoles de via de saída de VD.

B) Bigeminismo causado por extrassístoles de via de saída de VE.

C) Bigeminismo causado por extrassístoles supraventriculares.

D) Bigeminismo causado por extrassístoles de parede livre de VE.

Questão 14

Em pacientes com cardiopatia isquêmica e FE < 40%, qual das seguintes terapias é a recomendada, quando se opta por controle do ritmo na fibrilação atrial?

A) Tartarato de metoprolol.
B) Amiodarona.
C) Sotalol.
D) Propafenona.
E) Digoxina.

Questão 15

Sobre a síndrome do QT longo congênito (SQTLc), assinale a alternativa correta:

A) O betabloqueador deve ser evitado, pois contribui com prolongamento do intervalo QTc, predispondo a arritmias.
B) É uma arritmia hereditária e o padrão de herança mais comum é o autossômico recessivo.
C) É uma causa importante de morte súbita em jovens, usualmente decorrente de taquicardia ventricular monomórfica.
D) A síncope é a manifestação mais frequente, ocorrendo geralmente entre 5 e 15 anos. História familiar de morte súbita é forte preditor de mortalidade.
E) Todos os pacientes com a SQTLc do tipo 1 deverão ser submetidos ao implante do cardiodesfibrilador (CDI).

Questão 16

No diagnóstico diferencial das taquiarritmias de QRS largo, qual achado eletrocardiográfico corrobora o diagnóstico de taquicardia ventricular?

A) Presença de QS em V6.
B) Duração do início do R ao nadir do S de 90 ms.
C) Presença de RS nas precordiais.
D) Padrão de bloqueio de ramo direito, com complexo rsR' em V1.
E) Presença de onda q inicial em aVR com < 40 ms.

Questão 17

Em relação à ablação da fibrilação atrial, assinale a alternativa correta:

A) É um procedimento de baixo risco de complicações e com bons resultados a longo prazo, após apenas uma intervenção, com mais de 90% de eficácia em manter o ritmo sinusal.
B) A principal estratégia na ablação da FA é o isolamento das veias pulmonares, pois grande parte dos gatilhos que desencadeiam a arritmia encontra-se nessa região.
C) Imediatamente após a ablação bem-sucedida, não há necessidade do uso de anticoagulantes em pacientes com CHA2DS2-VASc de zero.

D) O procedimento só deve ser indicado após uso de diferentes antiarrítmicos, incluindo antiarrítmicos da classe I e III.
E) Em pacientes com ablação bem-sucedida, que se mantêm em ritmo sinusal após um ano do procedimento, a suspensão da anticoagulação deve ser considerada mesmo se CHA2DS2-VASC > 1.

Questão 18

Sobre síncope, assinale a alternativa correta:

A) Síncopes convulsivas são raras, mas podem ocorrer após período prolongado de assistolia.
B) Síncopes neuromediadas são associadas a prognóstico desfavorável, especialmente se ocorrerem antes dos 20 anos.
C) A tomografia de crânio e o doppler de carótidas são essenciais na investigação de síncope de etiologia não esclarecida.
D) Quando ocorre com o paciente deitado ou sentado, tem menor probabilidade de ser de origem cardíaca.
E) Pós-ictal prolongado após perda da consciência indica síncope de origem cardíaca.

Questão 19

Assinale a alternativa correta referente à síndrome postural ortostática taquicardizante (SPOT):

A) É mais comum em homens de meia-idade. O aumento da ingestão hidrossalina contribui para a melhora dos sintomas.
B) O diagnóstico é clínico, sendo raramente necessária a realização do tilt teste.
C) Caracteriza-se por um aumento da FC acima de 20 batimentos em relação ao basal associado a sintomas de tonturas e mal-estar ao assumir a posição ereta.
D) Programas de treinamento de resistência e força são úteis no tratamento de SPOT.
E) Uma alteração marcante nessa síndrome é o aumento importante da FC associada à queda da PA ao assumir a posição ortostática.

Questão 20

Mulher de 74 anos, professora aposentada, ativa, relata que nos últimos 3 meses vem apresentando menor tolerância aos esforços e episódios de lipotimia e tonturas, nega síncope ou dor precordial. Exame físico sem alterações PA 132×68 mmHg FC 82 bpm.

Antecedentes de hipertensão e dislipidemia. Em uso de indapamida SR 1,5 mg, anlodipino 5 mg e atorvastatina 40 mg.

ECG: ritmo sinusal, BAV 1º grau. Ecocardiograma e exames laboratoriais sem alterações significativas.

Realizou o Holter, com um trecho reproduzido a seguir.

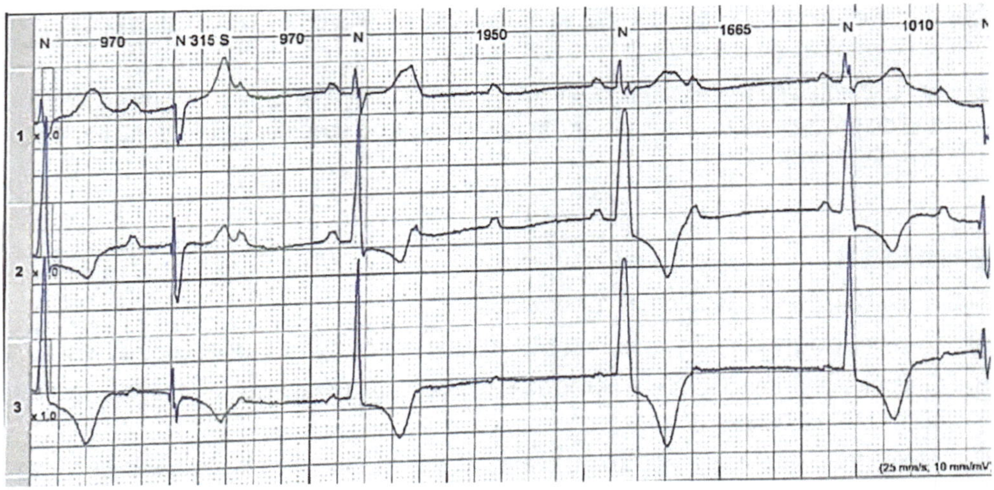

Sobre o caso, o diagnóstico e a conduta são:

A) Extrassístoles atriais bloqueadas associadas a BRE intermitente. Iniciar reposição de magnésio e investigar isquemia miocárdica.

B) Doença do nó sinusal, indicar implante de marcapasso definitivo dupla câmara.

C) Bloqueio atrioventricular avançado, indicar implante de marcapasso definitivo atrioventricular.

D) Doença do nó sinusal, indicar implante de marcapasso atrial.

E) Bloqueio atrioventricular total (BAVT) intermitente, indicar implante de marcapasso ventricular.

Questão 21

Homem de 28 anos compareceu à consulta para avaliação, pois irá participar de uma prova de triatlo. Nega sintomas ou comorbidades, mas relata que um tio (irmão da mãe) faleceu de morte súbita aos 37 anos.

Realizou o ECG que chamou a atenção do cardiologista por apresentar troca de eletrodo entre o braço direito e esquerdo, mas principalmente pela marcante alteração em derivações precordiais.

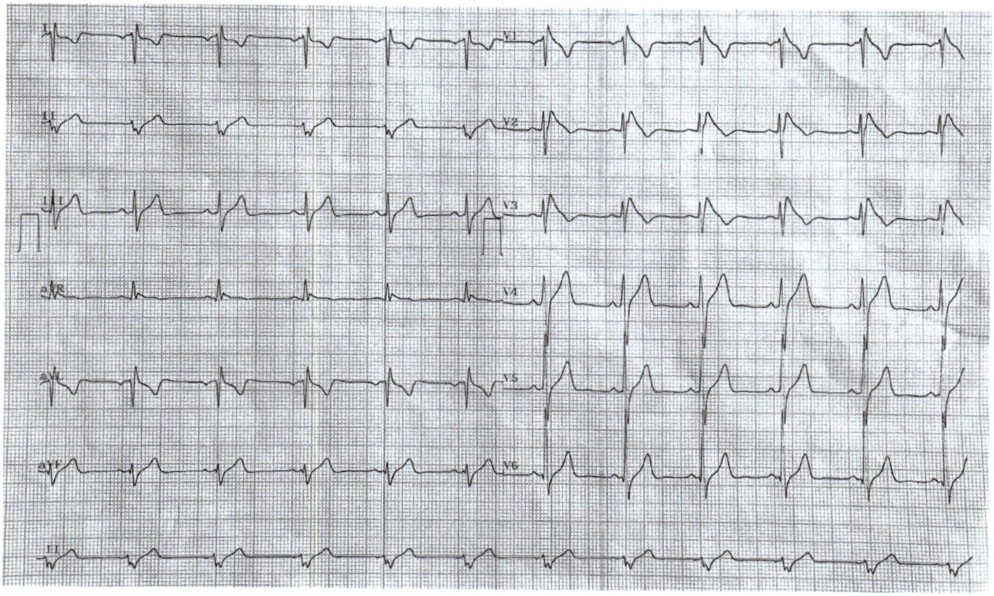

Em relação ao provável diagnóstico, assinale a alternativa correta:

A) Homens apresentam menor risco de morte súbita em relação às mulheres e os eventos arrítmicos graves costumam acontecer próximo dos 40 anos.

B) Hipertermia deve ser prontamente tratada e o uso dos bloqueadores dos canais de sódio devem ser evitados pelo risco aumentado de arritmias graves.

C) É uma arritmia hereditária associada a mutações nos canais de potássio, com padrão de herança autossômico dominante.

D) Todos os pacientes com essa síndrome e histórico familiar de morte súbita em parentes, até terceiro grau, deverão ser submetidos ao implante do cardiodesfibrilador.

E) Os episódios de morte súbita quase sempre são relacionados a episódios de taquicardia ventricular monomórfica.

Questão 22

Mulher de 62 anos, com histórico de hipertensão arterial de difícil controle e cardiopatia hipertensiva, apresentando fração de ejeção reduzida (FE de 38%). Recentemente, foi submetida a um cateterismo que não revelou lesões obstrutivas e teve o tratamento para insuficiência cardíaca otimizado. Procura o pronto-socorro após um episódio de síncope precedido por palpitações taquicárdicas. Nega dor precordial ou dispneia.

Ao exame: PA 94×62 mmHg, extremidades frias.

Realizou o eletrocardiograma a seguir.

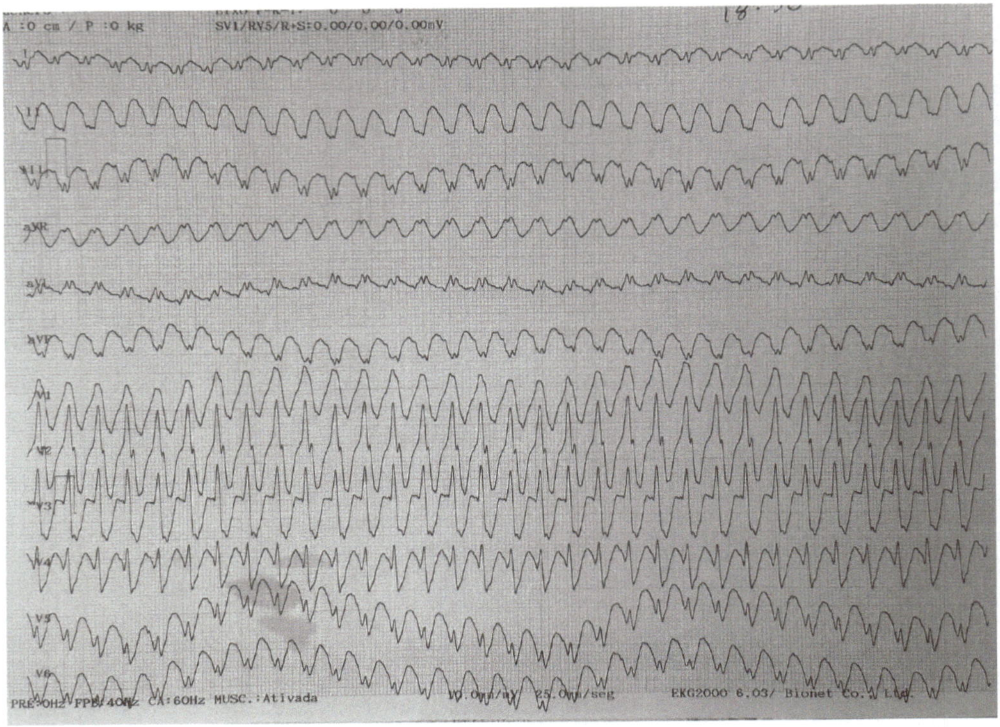

Sobre o caso, assinale a alternativa correta:

A) É uma taquicardia supraventricular com aberrância com indicação de cardioversão química com amiodarona, mantendo-a como manutenção e com indicação de realização de estudo eletrofisiológico.

B) É um provável flutter atrial 1:1 conduzido com aberrância, sendo indicado amiodarona intravenosa e depois amiodarona via oral de manutenção.

C) É uma taquicardia ventricular com indicação de cardioversão química com amiodarona, mantendo-a como manutenção. Apresenta indicação de implante de CDI.

D) É uma taquicardia supraventricular com aberrância com indicação de cardioversão química com amiodarona, mantendo-a como manutenção e com indicação de realização de estudo eletrofisiológico.

E) É uma taquicardia ventricular com indicação de cardioversão elétrica sincronizada, devendo-se, em seguida, introduzir amiodarona e encaminhar para implante de CDI.

Questão 23

Mulher de 25 anos, com quadro de palpitações taquicárdicas e mal-estar com início há 15 minutos. Nega comorbidades e relata ter realizado um eletrocardiograma há um ano, sem alterações, devido a palpitações recorrentes.

Ao exame PA 98×66 mmHg.

Realizou o eletrocardiograma a seguir.

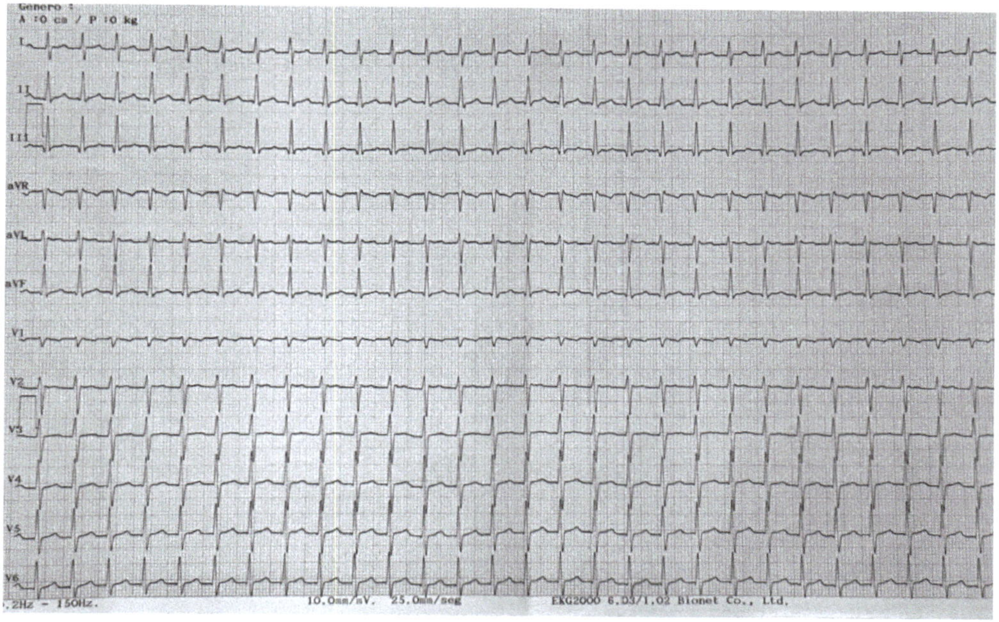

Considerando o contexto clínico e o eletrocardiograma, o diagnóstico mais provável e a conduta neste momento são:

A) Taquicardia por reentrada nodal-manobra de Valsalva modificada.

B) Taquicardia por reentrada em via acessória-adenosina.

C) Taquicardia atrial-amiodarona.

D) Taquicardia por reentrada nodal-adenosina.

E) Taquicardia por reentrada em via acessória-manobra vagal.

Questão 24

Homem de 29 anos procurou pronto-socorro devido a palpitações. Relata ter realizado exames cardiológicos há 3 meses, sem alterações. Nega dispneia, síncope ou dor precordial. PA 124×74 mmHg, consciente, orientado, ausculta cardíaca e pulmonar normais, boa perfusão periférica.

Realizou o eletrocardiograma a seguir.

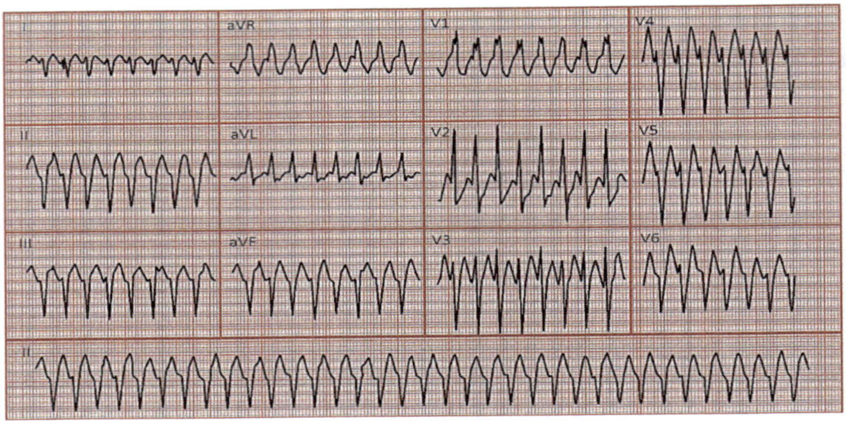

Após analisar o contexto clínico e o tipo de arritmia, o cardiologista considerou que a melhor opção para o caso é fazer:

A) Amiodarona IV.

B) Verapamil IV.

C) Metoprolol IV.

D) Lidocaína IV.

E) Propafenona 600 mg VO.

Questão 25

Homem, de 50 anos, chega ao pronto-socorro com quadro de palpitações taquicárdicas e pré-síncope. PA 95×70 mmHg.

Realizou o eletrocardiograma a seguir.

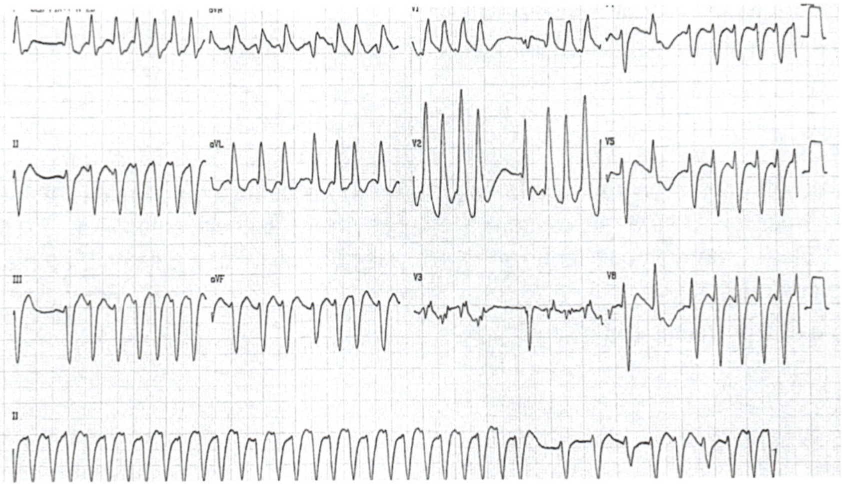

Em relação ao caso, assinale a alternativa correta:

A) A droga de escolha no quadro agudo e na manutenção é o sulfato de magnésio, pois o quadro é sugestivo de Torsades de Pointes.

B) O ECG mostra uma FA de alta resposta com BRD e o tratamento recomendado é amiodarona intravenosa.

C) ECG mostra uma taquicardia ventricular polimórfica. Está indicado CDI após reversão do quadro agudo.

D) O estudo eletrofisiológico com ablação da via acessória está indicado, após resolução do quadro agudo.

E) ECG mostra uma taquicardia ventricular polimórfica. Está indicado cateterismo cardíaco para descartar doença coronariana, após reversão do quadro.

Questão 26

Mulher de 70 anos, com antecedentes de DM2, HAS e doença renal crônica, comparece para consulta de rotina. Queixa-se de episódios de batimentos irregulares e mal-estar com duração de alguns minutos. Além disso, relata um episódio de queda da própria altura, ao escorregar no tapete, há 6 meses.

Eletrocardiograma no dia da consulta em ritmo sinusal, com alterações inespecíficas da repolarização ventricular.

Ecocardiograma com discreto aumento do átrio esquerdo, FE preservada, sem outras alterações.

Como os eventos são pouco frequentes, no dia em que fez o Holter não apresentou sintomas e não foram identificadas alterações. O médico sugeriu que comprasse um *smartwatch* e, com ele, conseguiu registrar um dos episódios de mal-estar, mostrado a seguir e que durou poucos minutos, revertendo para ritmo sinusal.

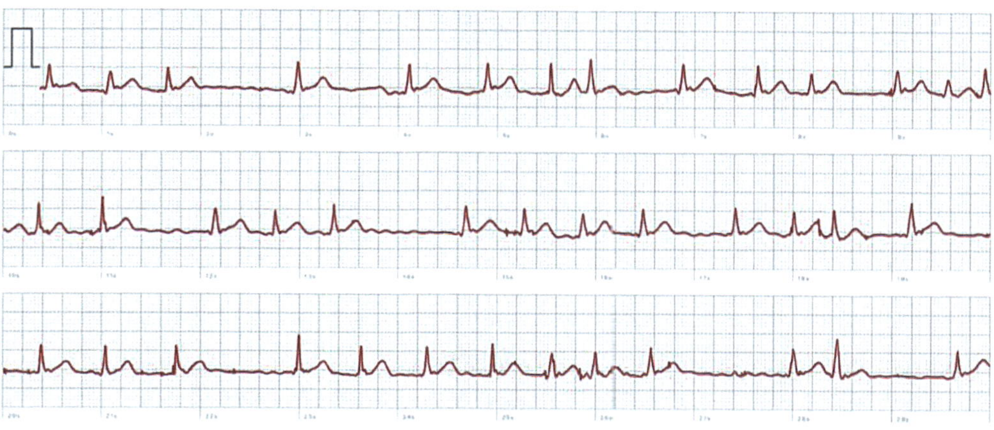

25 mm/s, 10 mm/mV, Sensor I, 512 Hz, iOS 17.6.1, watchOS 10.6.1, Watch6,15, Versão do Algoritmo 2 — A forma de onda é similar a um eletrocardiograma de Sensor I. Para obter mais informações, consulte as Instruções de Uso.

Considerando que a creatinina é 1,52 mg/dL (*clearance* estimado pelo CKD EPI de 37 mL/min/1,73 m^2) e o peso é 55 kg, assinale a alternativa correta:

A) Como apresenta episódios raros de arritmia e está, no momento, em ritmo sinusal, não há indicação de anticoagulação, principalmente pelo histórico de queda.

B) Há indicação formal de anticoagulação, sendo uma boa opção a dabigatrana 150 mg 12/12h.

C) Deverá ser introduzida a rivaroxabana 20 mg 1×/dia, pois é medicamento com boa evidência de benefício e que favorece a aderência por ser apenas 1×/dia.

D) Antes de iniciar a anticoagulação, é importante estimar o risco de sangramento. Se HAS-BLED > 3, o risco da anticoagulação supera o benefício e, portanto, não deve ser iniciada.

E) Há indicação formal de anticoagulação e a apixabana 2,5 mg 12/12h é uma boa opção.

Questão 27

Paciente chegou à unidade de pronto atendimento (UPA) com a arritmia mostrada a seguir.

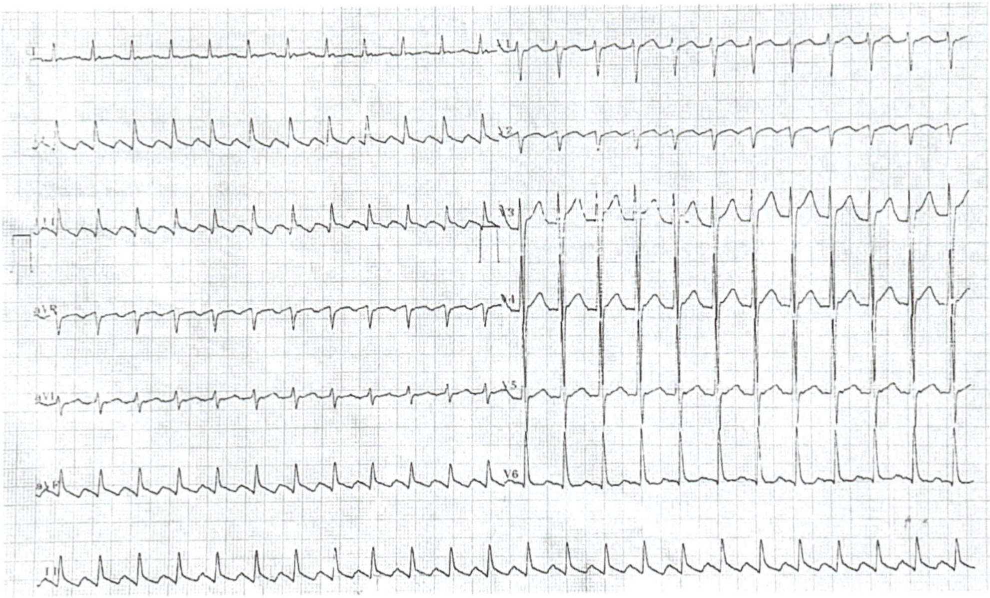

Sobre a arritmia, assinale a alternativa **incorreta:**

A) O tratamento definitivo é realizado através do estudo eletrofisiológico.

B) O mecanismo mais comum é uma macroreentrada atrial que utiliza o istmo cavo tricuspídeo e tem sentido anti-horário.

C) A manobra de Valsalva modificada não costuma reverter essa arritmia.

D) A cardioversão elétrica sincronizada é a opção preferencial, devendo-se iniciar com cargas ≥ 100 J.

E) A frequência atrial costuma ser de aproximadamente 300 e a ventricular de 150 batimentos por minuto (condução 2:1).

Questão 28

Mulher de 29 anos, na 18ª semana de gestação, comparece ao pronto-socorro com queixa de palpitações taquicárdicas iniciadas há 15 minutos. Ao exame físico, apresenta-se com PA 94×60 mmHg e FC 225 bpm, restante do exame sem alterações. É realizada manobra vagal sem sucesso na reversão da arritmia mostrada a seguir.

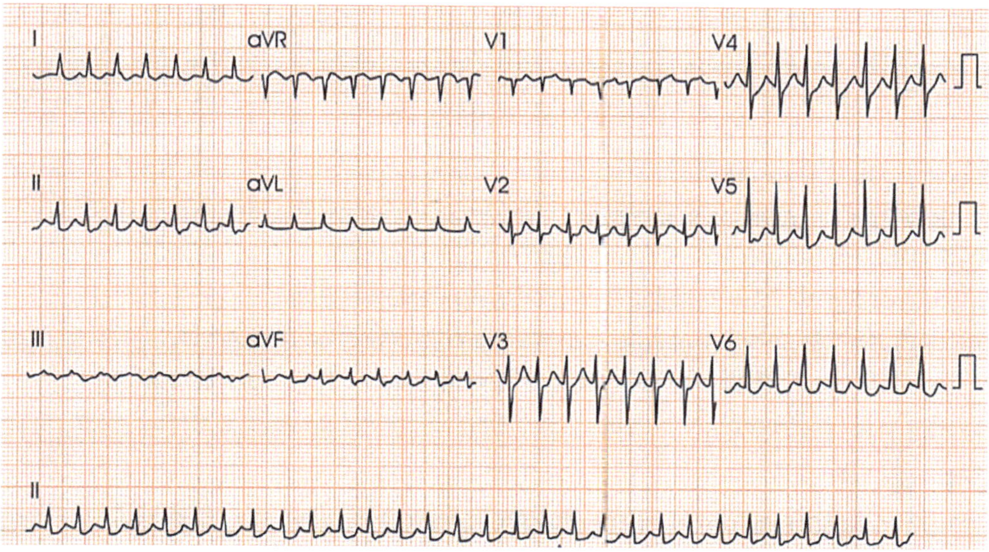

O tratamento mais adequado neste momento é:

A) Adenosina IV.

B) Metoprolol IV.

C) Verapamil IV.

D) Cardioversão elétrica sincronizada.

E) Propafenona VO.

Questão 29

Homem de 67 anos, com antecedente de DM2 em uso de metformina 500 mg 2 ×/dia, apresentando tonturas recorrentes há 3 meses, nega relação com esforço físico e realiza caminhadas diárias sem apresentar sintomas. Realizou exames laboratoriais, ECG de repouso e ECO sem alterações significativas. Solicitado o Holter de 24 horas, demonstrado a seguir.

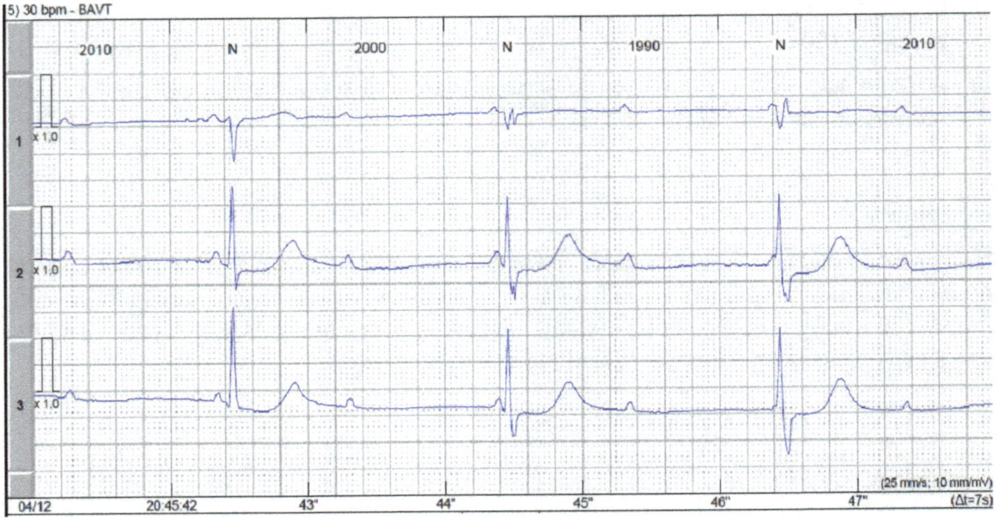

O diagnóstico e a conduta são:

A) BAV 2 de grau avançado e implante de marcapasso ventricular.

B) BAVT e implante de marcapasso definitivo dupla câmara.

C) BAV de 2 grau 2:1 e implante de marcapasso dupla câmara.

D) BAVT e implante de marcapasso ventricular com sensor de frequência.

E) BAV 2° grau 2:1 implante de marcapasso ventricular com sensor de frequência.

Questão 30

Homem de 68 anos, com antecedente de HAS, apresentando bom controle pressórico e sem sintomas. Realizou teste ergométrico solicitado pelo médico assistente para orientação quanto às atividades físicas. Durante a realização do exame, apresentou a alteração mostrada a seguir.

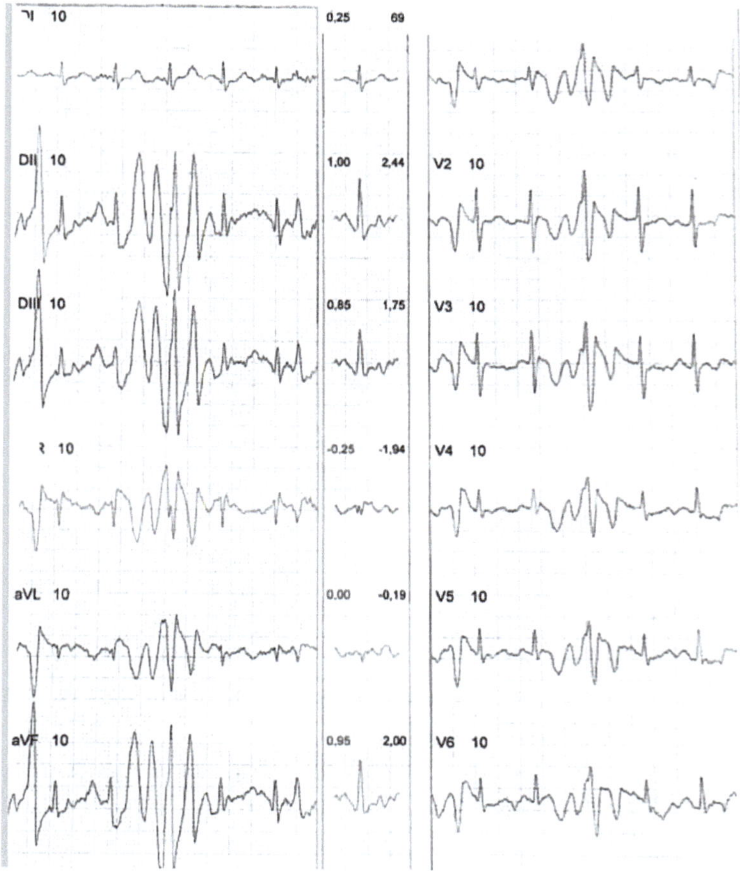

O que fazer neste momento?

A) Prosseguir o exame normalmente, pois a alteração encontrada não tem significado clínico.
B) Interromper o exame devido ao aparecimento de TVNS polimórfica.
C) Interromper o exame devido ao aparecimento de TVNS monomórfica.
D) Prosseguir o exame, mas caso a alteração apareça novamente, interromper imediatamente.
E) Interromper o exame devido ao aparecimento de TVNS polimórfica e encaminhar para cinecoronariografia.

Questão 31

Homem de 68 anos, com antecedentes de HAS e IAM em 2019, com realização de angioplastia primária para descendente anterior. Evolui sem sintomas e realiza atividade física regular. Comparece para consulta de rotina. Está em uso de enalapril 10 mg 12/12h, metoprolol 25 mg, rosuvastatina 20 mg, AAS 100 mg 1×/dia. Realizou ecocardiograma, que não apresentou alterações significativas. Ao exame PA 128×76 mmHg, FC 108 bpm.

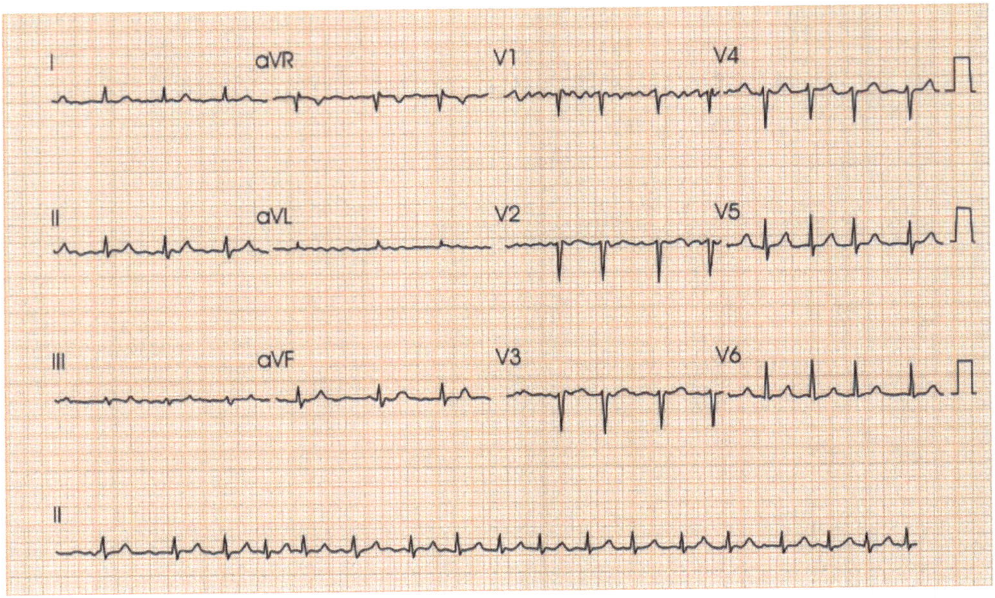

Em relação ao caso, qual alternativa está correta?

A) Apresenta fibrilação atrial com CHA2DS2-VA de 3, sendo recomendado a troca do AAS pelo clopidogrel e iniciar o anticoagulante.

B) Apresenta fibrilação atrial com CHA2DS2-VA de 2, sendo recomendado a suspensão do AAS e iniciar o anticoagulante.

C) Apresenta fibrilação atrial com CHA2DS2-VA de 2, sendo recomendado manter o AAS e iniciar o anticoagulante.

D) Apresenta fibrilação atrial com CHA2DS2-VA de 3, sendo recomendado manter o AAS e iniciar o anticoagulante.

E) Apresenta fibrilação atrial com CHA2DS2-VA de 3, sendo recomendado a suspensão do AAS e iniciar o anticoagulante.

Questão 32

Homem de 75 anos, sem comorbidades conhecidas, é trazido ao pronto-socorro após um episódio de síncope desliga-liga. Ao exame PA 100×54 mmHg. Realizou o eletrocardiograma demonstrado a seguir:

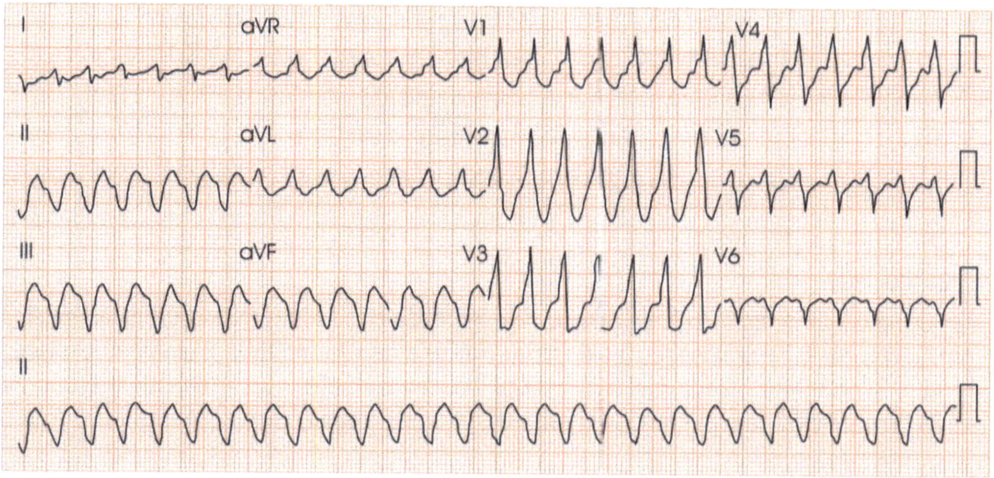

O melhor tratamento no momento é:

A) Amiodarona 300 mg via intravenosa em 20 minutos e 900 mg de manutenção por 24 horas.

B) Amiodarona 300 mg via intravenosa em 20 minutos, mantendo 1 mg/h por 6 horas e após 0,5 mg /h por mais 18 horas.

C) Verapamil 5,0 mg intravenoso em 5 minutos.

D) Sulfato de Magnésio 2,0 g IV em 5 minutos.

E) Cardioversão elétrica sincronizada.

Questão 33

De acordo com a código internacional dos dispositivos cardíacos eletrônicos implantáveis, a segunda letra significa:

A) Câmara sentida.

B) Câmara estimulada.

C) Resposta à sensibilidade.

D) Estimulação multissítio.

E) Sensor de variação da FC cardíaca.

Questão 34

A amiodarona é um antiarrítmico de classe III da classificação de Vaughan Williams e é uma das drogas mais utilizadas em cardiologia para o controle de arritmias, principalmente em pacientes com cardiopatia estrutural. Sobre esse medicamento, é correto afirmar:

A) É rica em iodo e pode causar tanto hipotireoidismo quanto tireotoxicose.

B) É menos efetiva na reversão de fibrilação atrial paroxística do que o Sotalol.

C) A sua eliminação é por via renal e deve ser evitada em pacientes com doença renal grave.

D) Reduz o nível sérico da varfarina, sendo necessário o aumento da dose do anticoagulante.

E) A diluição da amiodarona injetável deve ser feita com solução fisiológica 0,9%.

Questão 35

Mulher de 64 anos, com síncope desliga-liga, apresentando traumatismo cranioencefálico com TC de crânio dentro dos limites da normalidade para a faixa etária, exceto por pequeno hematoma subgaleal. Nega história familiar de morte súbita ou cardiopatias. Procurou avaliação cardiológica na urgência e realizou o exame a seguir.

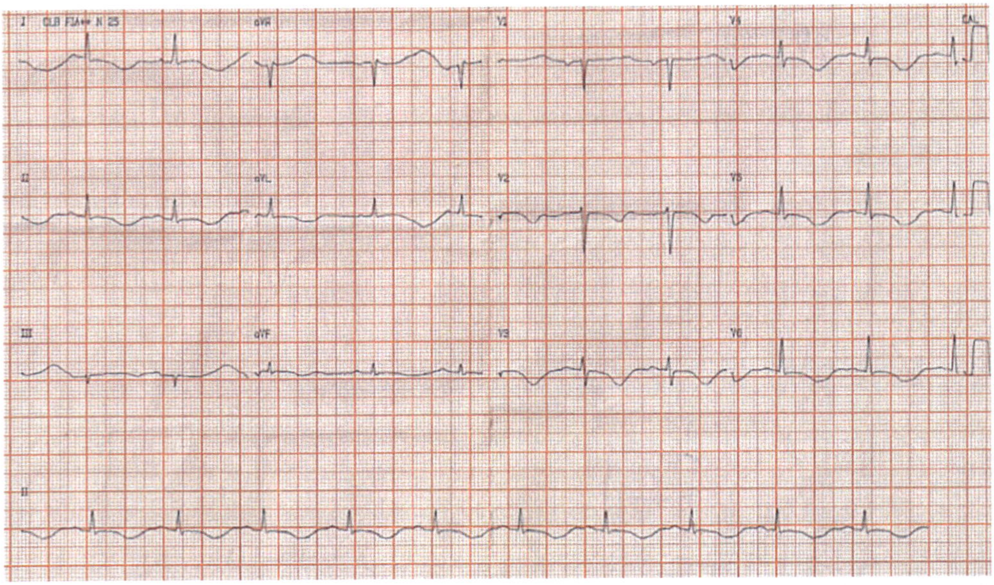

Qual dessas situações terá maior probabilidade de ser encontrada nessa paciente?

A) Uso de digoxina 0,25 mg 1×/dia.

B) Cálcio sérico de 13,5 mg/dL.

C) Uso de amitriptilina 200 mg VO 1×/dia.

D) Magnésio sérico de 1,8 mg/dL.

E) Pantoprazol 40 mg VO.

Questão 36

Homem de 48 anos, com queixa de síncope precedida de quadro de palpitações taquicárdicas há uma semana. Refere ser diabético e dislipidêmico e estar usando metformina 850 mg 2×/dia e rosuvastatina 10 mg/dia. Realizou um eletrocardiograma, cujo resultado está demonstrado a seguir.

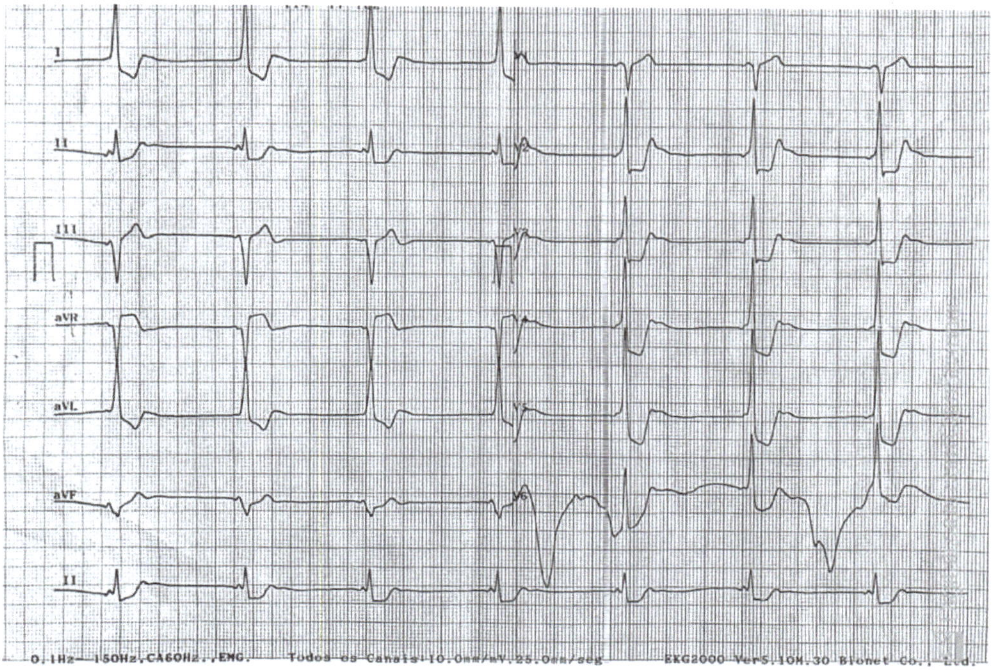

Em relação a esse paciente, o melhor tratamento é prescrever:

A) Sotalol e indicar o implante do cardiodesfibrilador implantável.
B) Propafenona via oral e encaminhar para ablação.
C) Bloqueador do canal de cálcio via oral e encaminhar para estudo eletrofisiológico.
D) Amiodarona via oral e avaliar implante de cardiodesfibrilador implantável (CDI).
E) Betabloqueador e realizar cateterismo cardíaco devido à presença de área inativa inferior.

Questão 37

Homem de 34 anos é levado ao pronto-socorro após quadro de palpitações taquicárdicas e pré-síncope. Nega doenças, uso de medicamentos ou substâncias ilícitas. Realizou o eletrocardiograma a seguir.

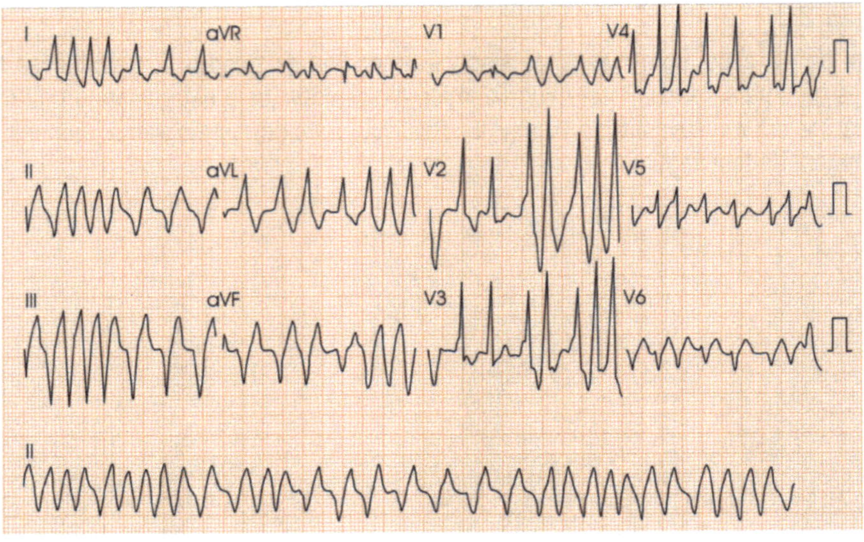

Qual o tratamento indicado?

A) Cardioversão elétrica e após iniciar amiodarona IV e encaminhar para cinecoronariografia.

B) Cardioversão elétrica, administrar sulfato de magnésio e indicar implante de CDI.

C) Amiodarona IV, dose de ataque e manutenção, e implantar CDI.

D) Amiodarona IV, dose de ataque e manutenção, iniciar betabloqueador e encaminhar para ablação.

E) Cardioversão elétrica, iniciar propafenona VO e encaminhar para ablação.

Questão 38

Mulher de 36 anos, com quadro de palpitações taquicárdicas com início há 15 minutos. Realizou o eletrocardiograma a seguir.

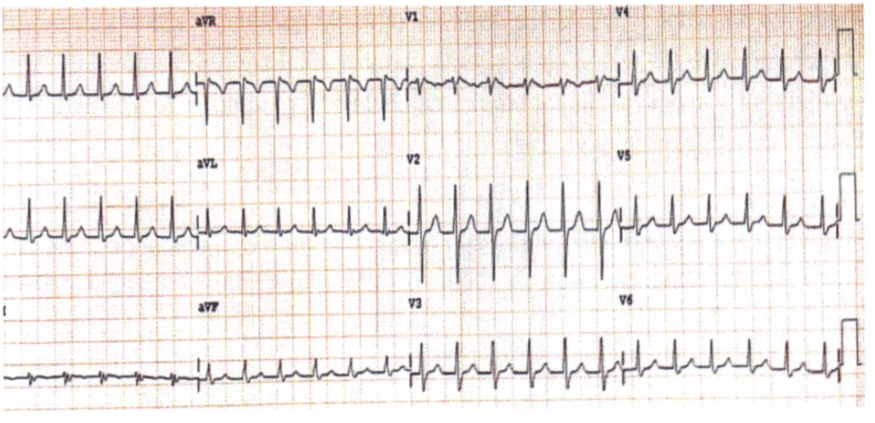

Foi atendida no pronto-socorro, sendo tentada a manobra de Valsalva modificada, sem reversão da arritmia. Após infusão de medicamento endovenoso, houve melhora dos sintomas e foi realizado novo eletrocardiograma.

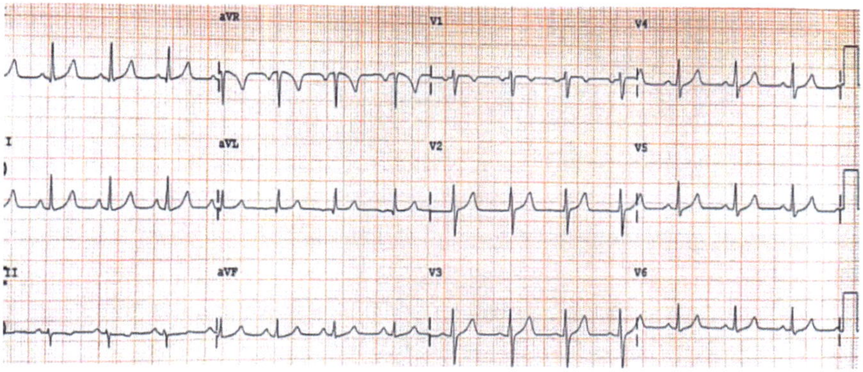

ECG pós Reversão

Em relação aos traçados, o provável mecanismo da arritmia é:

A) Taquicardia atrial causada por hiperautomatismo.

B) Taquicardia supraventricular sugestiva de reentrada nodal.

C) Taquicardia supraventricular sugestiva de reentrada por via acessória forma ortodrômica.

D) Taquicardia supraventricular sugestiva de reentrada por via acessória forma antidrômica.

E) Flutter atrial causado por macroreentrada atrial.

Questão 39

No diagnóstico diferencial das taquicardias de QRS largo, qual dos achados **não** é indicativo de taquicardia ventricular?

A) Presença de QS em V6.

B) Dissociação atrioventricular.

C) Batimentos de fusão.

D) BRD com rsR' em V1.

E) R puro em aVR.

Questão 40

Em relação à terapia de ressincronização cardíaca (TRC) em pacientes com fibrilação atrial (FA), baseada na diretriz de dispositivos cardíacos eletrônicos implantáveis de 2023, é correto afirmar:

A) A TRC é contraindicada em pacientes com FA permanente.
B) A taxa de estimulação biventricular efetiva deve ser maximizada, podendo ser necessária a ablação do nó atrioventricular.
C) A TRC só deve ser indicada em pacientes com QRS > 150 ms.
D) A sincronização atrioventricular é fundamental para o sucesso da TRC em pacientes com FA.
E) A frequência cardíaca não influencia a eficácia da TRC em pacientes com FA.

Questão 41

Sobre as indicações para o implante de cardiodesfibrilador implantável (CDI), assinale a alternativa correta:

A) Pacientes com parada cardiorrespiratória por fibrilação ventricular na fase aguda do infarto devem implantar o CDI antes da alta hospitalar.
B) Pacientes com fração de ejeção do ventrículo esquerdo (FEVE) ≤ 35%, etiologia isquêmica, em classe funcional I-III da NYHA, apesar de terapia médica otimizada, têm indicação de implante de CDI.
C) Pacientes com síndrome de Brugada assintomáticos com padrão tipo 1 espontâneo não têm indicação rotineira para implante de CDI.
D) Pacientes com miocardiopatia dilatada, assintomáticos, e FEVE < 40% têm indicação de implante do CDI.
E) Pacientes pós-infarto do miocárdio há menos de 30 dias com FEVE ≤ 30% têm indicação de implante de CDI.

Questão 42

Sobre os anticoagulantes de ação direta (DOAC), assinale a alternativa correta:

A) A edoxabana 60 mg foi superior à varfarina na redução de eventos embólicos relacionados à fibrilação atrial.
B) A dose da rivaroxabana para o tratamento do tromboembolismo pulmonar é de 15 mg 12/12h por 21 dias e após 20 mg 1×/dia por pelo menos 3 meses.
C) A dabigatrana 150 mg 12/12h é o anticoagulante de escolha em portadores de estenose mitral moderada a importante com fibrilação atrial.
D) A apixabana deve ter sua dose reduzida para 2,5 mg 12/12h em idosos com mais de 80 anos e que apresentam indicação de anticoagulação na fibrilação atrial.
E) Os anticoagulantes de ação direta reduziram desfechos nos portadores da síndrome do anticorpo antifosfolípide (SAAF) em comparação à varfarina.

Questão 43

Sobre síncope, assinale a alternativa correta:

A) A confirmação do diagnóstico da síncope vasovagal só pode ser estabelecida após a realização do tilt teste.

B) A ultrassonografia com doppler de carótidas e vertebrais é um exame importante na investigação de síncope no idoso.

C) Síncopes que ocorrem após esforços são indicativas de maior gravidade.

D) O tratamento medicamentoso é a parte mais importante na prevenção da recorrência da síncope vasovagal.

E) Em pacientes com mais de 40 anos, com síncopes recorrentes sem etiologia estabelecida, está indicado o tilt teste com massagem dos seios carotídeos.

Questão 44

Sobre a taquicardia por reentrada nodal, assinale a alternativa correta:

A) A adenosina é a principal medicação utilizada na sua reversão, mas seu uso não é recomendado na gestação.

B) Uma das principais alterações eletrocardiográficas que falam a favor do seu diagnóstico é a presença de pseudo r' (R linha) em derivações inferiores.

C) O RP' (distância entre o QRS e a próxima atividade atrial) geralmente é maior que 90 ms.

D) A manobra vagal mais eficaz na sua reversão é a compressão do seio carotídeo.

E) No padrão de reentrada mais comum, o estímulo desce pela via lenta e sobe pela rápida.

Questão 45

Paciente de 60 anos, com intenso mal-estar, precedido de palpitações taquicárdicas, com início há 15 minutos. Deu entrada no pronto-socorro com PA 85×55 mmHg, extremidades frias. Realizou o eletrocardiograma a seguir.

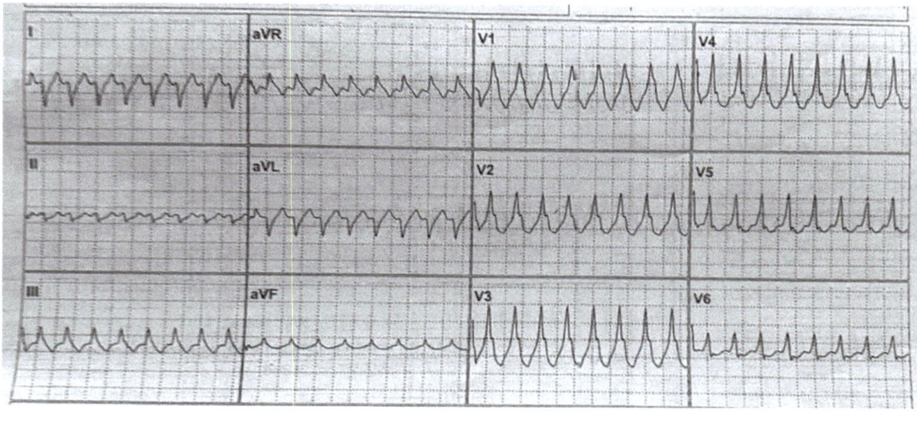

O diagnóstico e a conduta são, respectivamente:

A) Taquicardia ventricular – cardioversão elétrica sincronizada.
B) Taquicardia supraventricular com aberrância-amiodarona intravenosa.
C) Taquicardia ventricular – desfibrilação.
D) Taquicardia supraventricular com aberrância – cardioversão elétrica sincronizada.
E) Taquicardia ventricular – amiodarona intravenosa.

Questão 46

Paciente teve diagnóstico recente de síndrome de Wolff-Parkinson-White e, devido a episódios recorrentes de palpitações taquicárdicas, foi encaminhado ao estudo eletrofisiológico para ablação da via acessória.

O ECG do paciente é reproduzido a seguir.

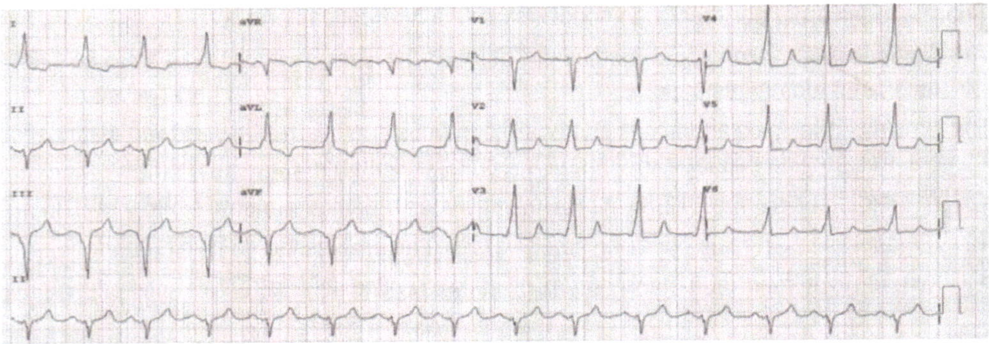

A provável localização da via acessória é:

A) Anterosseptal esquerda.
B) Posterosseptal direita.
C) Lateral direita.
D) Posterosseptal esquerda.
E) Anterosseptal direita.

Questão 47

Mulher de 56 anos, tabagista, com quadro de infarto agudo do miocárdio com supradesnível em parede inferior, com início da dor há 3 horas. Como não havia disponibilidade de serviço de hemodinâmica, foi submetida à trombólise com tenecteplase. Após alguns minutos, apresentou a alteração eletrocardiográfica mostrada a seguir.

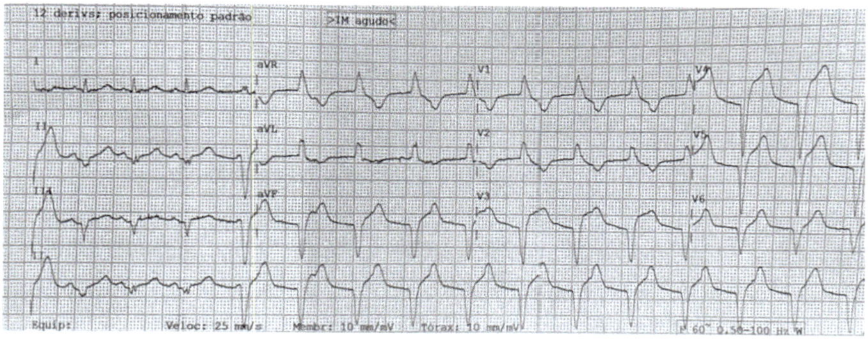

Qual o diagnóstico eletrocardiográfico?

A) Ritmo juncional.

B) Bloqueio de ramo esquerdo intermitente.

C) Ritmo idioventricular acelerado.

D) Bloqueio divisional anterossuperior esquerdo.

E) Bloqueio de ramo direito intermitente.

Questão 48

Homem de 81 anos, com quadro de duas síncopes desliga-liga no intervalo de um mês. Nega angina, dispneia ou palpitações. É dislipidêmico e hipertenso. Em uso de indapamida, anlodipino e atorvastatina com bom controle dos fatores de risco. PA 128×74 mmHg, sem diferença significativa após aferição em posição ortostática.

Exames laboratoriais, Holter de 24 horas e ecocardiograma sem alterações significativas.

Realizou o eletrocardiograma a seguir.

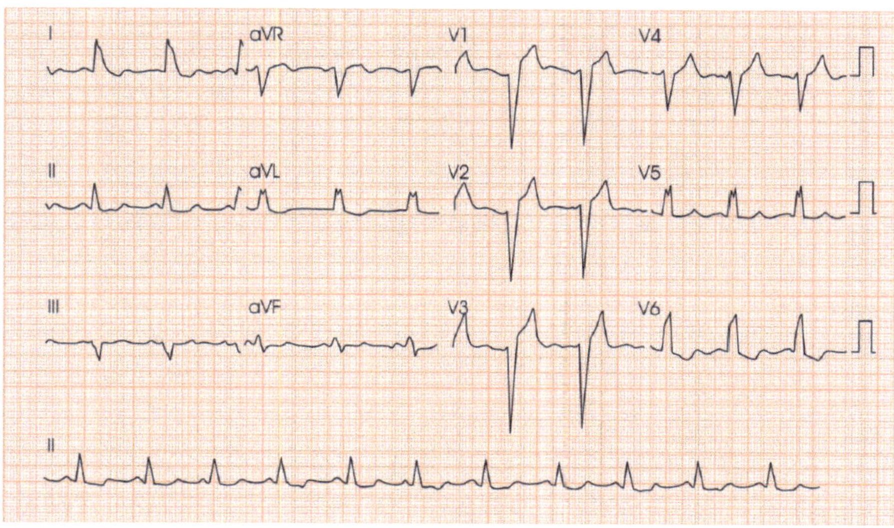

Foi encaminhado para arritmologista que solicitou o estudo eletrofisiológico que mostrou intervalo HV de 83 ms, sem outras alterações.

Sobre o caso, é correto afirmar:

A) A síncope provavelmente foi causada por uma arritmia ventricular.

B) Isquemia miocárdica induzida pelo esforço é a principal hipótese, devendo-se solicitar uma cintilografia de perfusão miocárdica com estresse farmacológico (dipiridamol).

C) A provável causa da síncope não está esclarecida, o implante de um monitor de eventos está formalmente indicado.

D) O implante de marcapasso definitivo dupla câmara é recomendado.

E) A indicação do implante de cardiodesfibrilador implantável devido ao risco de morte súbita de origem arrítmica.

Questão 49

Mulher de 31 anos é avaliada no ambulatório de arritmias cardíacas devido a quadro de palpitações taquicárdicas. Realizou ECG no momento da consulta que é mostrado a seguir.

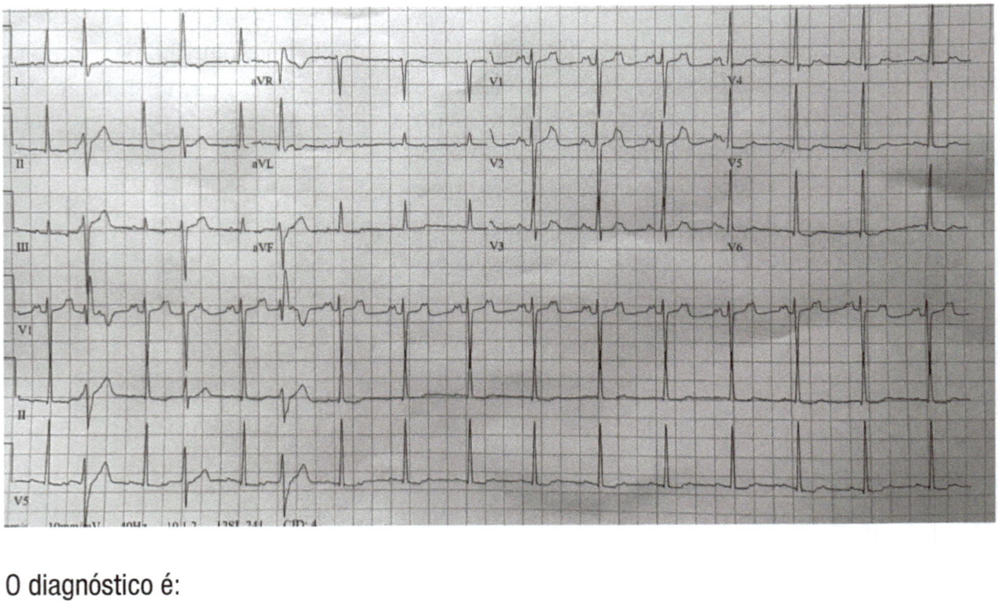

O diagnóstico é:

A) Taquicardia atrial.

B) Taquicardia sinusal.

C) Taquicardia atrial multifocal.

D) Fibrilação atrial.

E) Taquicardia por reentrada em via acessória.

Questão 50

Atleta profissional de atletismo, 28 anos, natural e procedente de São Paulo-SP, corredor de 10 mil metros, comparece para avaliação pré-participação de uma competição esportiva, conforme exigência da Confederação Brasileira de Atletismo. Relatou palpitações eventuais, com duração de poucos segundos, sem repercussão clínica significativa.

Nega comorbidades ou uso de medicações.

Holter de 24 horas flagrou períodos de bloqueio atrioventricular de segundo grau Mobitz 1.

Sobre o caso, é correto dizer que:

A) A introdução do betabloqueador é a melhor opção.

B) O atleta deverá ser afastado das competições e submetido a implante de marca-passo definitivo.

C) O atleta deverá ficar 6 meses afastado, com necessidade de novo Holter após esse período.

D) Há indicação de solicitar sorologia de Chagas e ecocardiograma, pois a alteração não seria esperada em um atleta jovem e sem comorbidades.

E) A alteração encontrada pode ser considerada fisiológica para o atleta, não contraindicando a participação na competição esportiva.

Arritmias

Resposta da Questão 1

■ Alternativa A

Comentários

A nova diretriz de fibrilação atrial (FA) da Sociedade Europeia de Cardiologia (ESC) 2024 introduz uma abordagem estruturada, resumida no acrônimo CARE, que abrange os principais pilares do manejo da FA:

1. C - Comorbidades:
   - Controle de hipertensão arterial com alvo de pressão sistólica entre 120 e 129 mmHg.
   - Controle glicêmico em diabetes *mellitus*.
   - Uso de inibidores de SGLT2 em pacientes sintomáticos com insuficiência cardíaca, independentemente da fração de ejeção.
   - Perda de peso de pelo menos 10% em pacientes com obesidade ou sobrepeso, com a possibilidade de cirurgia bariátrica em casos selecionados.
   - Incentivo à prática de atividade física aeróbica e resistida.
   - Redução do consumo alcoólico para no máximo três *drinks* por semana, com a abstinência sendo o ideal.
2. A - Anticoagulação:
   - A diretriz substitui o CHA_2DS_2-VASc pelo novo escore CHA_2DS_2-VA, que exclui o critério "sexo feminino".

Componente do CHA_2DS_2-VASc	Definição e Comentários	Pontos atribuídos
C – Congestive heart failure (insuficiência cardíaca crônica)	Sintomas e sinais de insuficiência cardíaca (independentemente da fração de ejeção, incluindo IC com FE preservada, IC com FE levemente reduzida e IC com FE reduzida) ou presença de LVEF ≤ 40%.	1
H – Hypertension (Hipertensão)	Pressão arterial de repouso > 140×90 mmHg em pelo menos duas ocasiões, ou tratamento anti-hipertensivo atual. O alvo ideal de PA associado ao menor risco de eventos cardiovasculares é de 120-129 / 70-79 mmHg (ou manter o nível mais baixo razoavelmente alcançável).	1
A – Age ≥ 75 years (idade ≥ 75 anos)	A idade é um determinante independente de risco isquêmico. O risco relacionado à idade é contínuo, mas por razões práticas, dois pontos são atribuídos para idade ≥ 75 anos.	2
D – Diabetes *mellitus* (diabetes *mellitus*)	Diabetes *mellitus* (tipo 1 ou tipo 2), conforme critérios atualmente aceitos, ou tratamento com terapia de redução de glicose.	1
S – Stroke/TIA/Arterial Thromboembolism (AVC prévio, AIT ou tromboembolismo arterial)	Tromboembolismo prévio está associado a um risco altamente elevado de recorrência e, por isso, tem peso de 2 pontos.	2
V – Doença vascular (doença vascular)	Doença arterial coronariana, incluindo infarto do miocárdio prévio, angina, histórico de revascularização coronária (cirúrgica ou percutânea) e doença arterial coronária significativa em angiografia ou imagem cardíaca. OU Doença vascular periférica, incluindo claudicação intermitente, revascularização prévia de DVP, procedimentos cirúrgicos na aorta abdominal, ou placa aterosclerótica complexa (com características de mobilidade, ulceração ou protrusão, ou espessura ≥ 4 mm).	1
A – Age 65-74 years (idade 65-74 anos)	1 ponto é atribuído para idade entre 65 e 74 anos.	1

- o Manejo baseado no escore:
  - ≥ 2 pontos: classe I para iniciar anticoagulação.
  - 1 ponto: classe IIa para considerar anticoagulação.
  - 0 pontos: sem indicação de anticoagulação.
- Importante:
  - O padrão temporal da FA (paroxística, persistente ou permanente) não influencia a estratégia de anticoagulação.
  - A anticoagulação preferencial deve ser com DOACs (anticoagulantes orais diretos), exceto em casos de próteses mecânicas ou estenose mitral.

– Risco de sangramento (avaliado pelo HAS-BLED e mais recentemente também pelo DOAC *score*) não contraindica a anticoagulação, mas deve ser avaliado, objetivando principalmente a otimização de fatores modificáveis.

3. R - Redução de sintomas (controle de ritmo ou frequência):
   - Ablação por cateter é indicada para prevenção da recorrência, redução da carga de FA e melhora da qualidade de vida em pacientes sintomáticos com FA paroxística ou persistente.
   - Importante destacar que, fora de cenários específicos (como insuficiência cardíaca com fração de ejeção reduzida, estudo CASTLE-AF), a ablação não reduz mortalidade ou desfechos cardiovasculares maiores.
   - Estudo CABANA (2019) mostrou redução de 48% na recorrência de FA, mas sem impacto em mortalidade ou eventos maiores quando comparado com terapia medicamentosa.
4. E - Evaluation (avaliação periódica):
   - Recomenda-se reavaliação anual para revisar o controle de comorbidades, risco tromboembólico (escore CHA_2DS_2-VA) e necessidade de ajustes na estratégia terapêutica.

Resumo prático

O caso apresentado ilustra uma paciente com FA, sobrepeso, hipertensão e diabetes. Segundo as diretrizes mais recentes:

- O controle de comorbidades, especialmente peso, pressão arterial e glicemia, é fundamental.
- O escore CHA_2DS_2-VA define claramente a necessidade de anticoagulação, sendo a paciente de alto risco tromboembólico (3 pontos).
- A ablação pode ser considerada para controle de sintomas, mas não deve ser indicada com a expectativa de redução de mortalidade.
- A avaliação periódica permitirá ajuste contínuo no manejo e na reavaliação do risco cardiovascular.

Referência

Van Gelder IC, Rienstra M, Bunting KV, Casado-Arroyo R, Caso V, Crijns HJGM, De Potter TJR, Dwight J, Guasti L, Hanke T, Jaarsma T, Lettino M, Linde M, Lumbers RT. 2024 ESC Guidelines for the management of atrial fibrillation developed in collaboration with the European Association for Cardio-Thoracic Surgery (EACTS). Eur Heart J. 2024 Sep 29;45(36):3314-3414. doi: 10.1093/eurheartj/ehae176. PMID: 39210723.

Resposta da Questão 2

- Alternativa C

Comentários

O ponto principal no manejo da perda transitória de consciência é determinar se o quadro representa síncope ou outra causa, como convulsões. Esse diagnóstico inicial é feito, em grande parte, pela história clínica e exame físico detalhados, fundamentais para evitar exames desnecessários e esclarecer o quadro em boa parte dos pacientes.

Na síncope, as diretrizes recomendam como avaliação inicial obrigatória:

1. História clínica minuciosa.
2. Exame físico, com destaque para avaliação da pressão arterial em diferentes posições (deitado e em pé) para identificar hipotensão postural.
3. Eletrocardiograma (ECG).

Esses três componentes são essenciais e, em muitos casos, suficientes para determinar a causa.

Exames adicionais são indicados apenas em situações específicas:

- Ecocardiograma: se houver suspeita de cardiopatia estrutural, identificada pela história clínica (exemplo: síncope aos esforços), exame físico (exemplo: sopro cardíaco) ou ECG (exemplo: sinais de sobrecarga ventricular).
- Teste ergométrico: indicado principalmente em casos de síncope durante esforço físico.
- ECG de longa duração (Holter/*loop recorder*): indicado na suspeita de arritmias, como palpitações precedendo a síncope ou alterações sugestivas no ECG.

O mapa mental a seguir, resume as indicações dos principais exames complementares que podem ser solicitados no paciente com síncope:

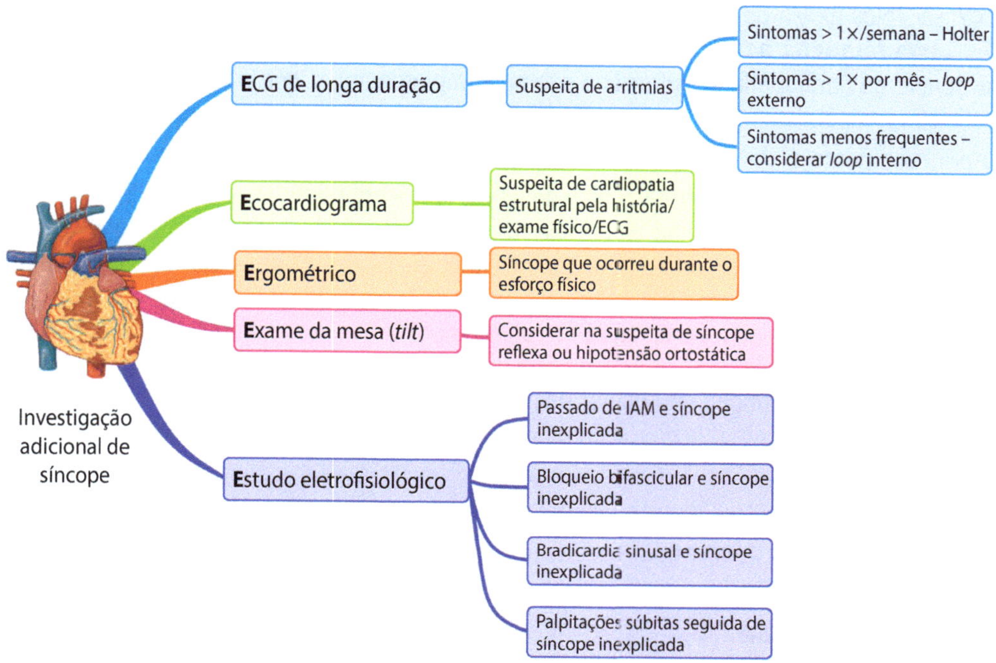

Nessa paciente jovem, a apresentação é compatível com síncope reflexa também chamada de neuromediada (sendo a vasovagal o tipo mais frequente como no caso acima), ocorrendo em situações específicas (doação de sangue e colocação de DIU), sem sinais de alarme, exame físico normal e ECG presumivelmente normal. Nessa situação, o detalhamento clínico já pode ser suficiente para elucidação diagnóstica, e exames adicionais são desnecessários. Caso ainda haja dúvida, o *tilt* teste poderia ser indicado para confirmação de síncope vasovagal e de seu mecanismo principal (cardio-inibitória, vasodepressora ou mista).

Referência

Brignole M, Moya A, de Lange FJ, Deharo JC, Elliott PM, Fanciulli A, Fedorowski A, et al. 2018 ESC Guidelines for the diagnosis and management of syncope: The Task Force for the diagnosis and management of syncope of the Eur Heart J. 2018 Jun 1;39(21):1883-1948. doi: 10.1093/eurheartj/ehy037. PMID: 29562304.

Resposta da Questão 3

■ Alternativa C

Comentários

O caso descreve uma mulher com palpitações associadas a extrassístoles ventriculares (EVs) com morfologia de bloqueio de ramo esquerdo, QRS positivo em derivações de parede inferior (DII, DIII e aVF) e transição elétrica em V3. Esses achados sugerem uma origem das extrassístoles na via de saída, podendo ser tanto do ventrículo direito quanto do esquerdo (ECG não tem uma acurácia tão alta para diferenciar neste caso). Além disso, não há evidência de cardiopatia estrutural no exame complementar, o que é fundamental para a definição terapêutica.

O primeiro ponto a ser avaliado é a indicação de tratamento das extrassístoles. Como a paciente apresenta sintomas relevantes (palpitações), o tratamento é, sim, indicado.

A segunda questão é a escolha da terapia. O uso de amiodarona nesse contexto deve ser evitado. A diretriz europeia de 2022 sobre o tratamento de arritmias cardíacas e prevenção de morte súbita destaca claramente que a amiodarona não deve ser utilizada, como opção inicial, em pacientes sem cardiopatia estrutural significativa, especialmente em arritmias como as descritas neste caso. A amiodarona deve ser reservada principalmente para situações em que há disfunção ventricular esquerda relevante, devido ao seu perfil de efeitos colaterais adversos com o uso crônico ou em casos que não apresentaram boa resposta a outros antiarrítmicos.

Entre os problemas associados ao uso prolongado de amiodarona estão:

- Prolongamento do intervalo QT.
- Toxicidade pulmonar.
- Disfunção tireoidiana.
- Toxicidade hepática.
- Deposição corneana e fotossensibilidade.

Usamos o acrônimo a seguir, para lembrar de que exames precisam ser solicitados no paciente em uso crônico de amiodarona:

TRETA

TSH antes de iniciar e a cada 6 meses

Radiografia de tórax e espirometria – antes e anual

ECG pode prolongar QT – realizar em toda consulta

TGO/TGP – pode dar hepatopatia – antes e a cada 6 meses

Aval. oftalmológica – depósito em córnea – se sintomas

Portanto, não está indicada a manutenção do uso de amiodarona nessa paciente, pois alternativas mais seguras e eficazes devem ser consideradas para o tratamento das EVs sintomáticas, como os betabloqueadores.

Em resumo, o tratamento deve ser direcionado aos sintomas, evitando o uso inadequado de amiodarona, e explorando opções alternativas seguras, respeitando sempre a ausência de cardiopatia estrutural significativa.

Referências

Zeppenfeld K, Tfelt-Hansen J, de Riva M, Winkel BG, Behr ER, Blom NA, Charron P, et al. 2022 ESC Guidelines for the management of patients with ventricular arrhythmias and the prevention of sudden cardiac death. European Heart Journal. 2022;43(39):3997-4126. DOI:10.1093/eurheartj/ehac262.

Marcus GM. Evaluation and Management of Premature Ventricular Complexes. Circulation. 2020;141:1404–1418. DOI: 10.1161/CIRCULATIONAHA.119.042434.

Resposta da Questão 4

■ Alternativa C

Comentários

O caso envolve um homem de 51 anos, assintomático, praticante regular de corridas de rua, incluindo meias maratonas, com bradicardia sinusal (44 bpm) e bloqueio atrioventricular (BAV) de 2º grau Mobitz I durante o sono, identificado no Holter de 24 horas.

A Diretriz de 2019 da Sociedade Brasileira de Cardiologia sobre esporte e exercício destaca a importância de diferenciar achados fisiológicos daqueles patológicos em atletas. Entre os achados fisiológicos, bradicardia sinusal e BAV de segundo grau Mobitz I durante o sono são comuns em indivíduos treinados devido ao aumento do tônus vagal associado ao condicionamento físico intenso.

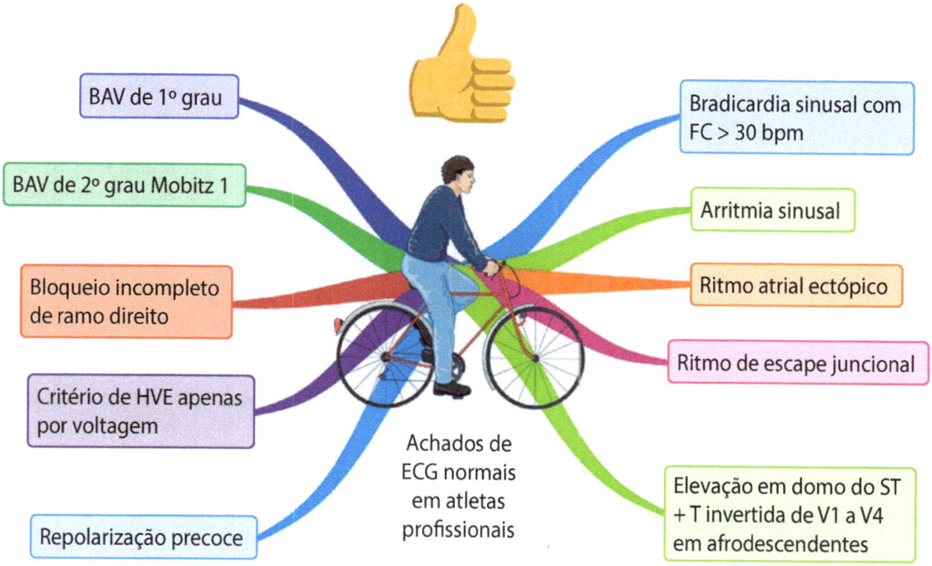

BAV de 1º grau
BAV de 2º grau Mobitz 1
Bloqueio incompleto de ramo direito
Critério de HVE apenas por voltagem
Repolarização precoce
Bradicardia sinusal com FC > 30 bpm
Arritmia sinusal
Ritmo atrial ectópico
Ritmo de escape juncional
Elevação em domo do ST + T invertida de V1 a V4 em afrodescendentes
Achados de ECG normais em atletas profissionais

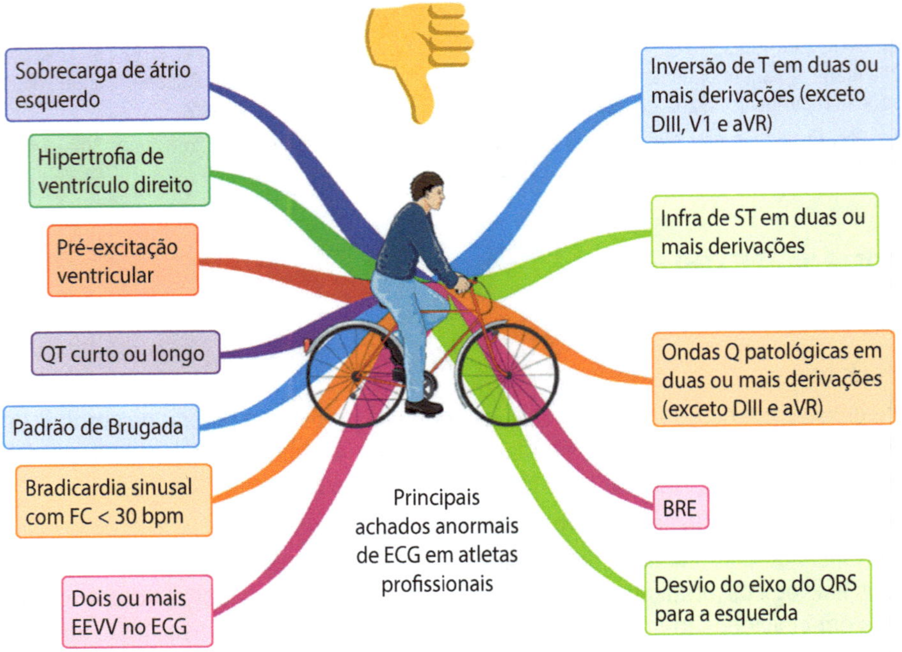

Bradicardia sinusal com frequência cardíaca abaixo de 50 bpm e BAV de 2º grau Mobitz I são considerados achados fisiológicos em atletas, especialmente na ausência de sintomas e sinais de cardiopatia estrutural. O exame físico e os exames complementares (ECG e Holter) confirmam que não há sinais adicionais de patologia relevante.

Portanto, neste caso, o paciente apresenta achados fisiológicos relacionados ao treinamento físico, sem indicação de conduta específica, como intervenções ou limitações na prática de exercício. Apenas o acompanhamento clínico regular é necessário para garantir a manutenção da condição assintomática.

Referência

Ghorayeb N, Stein R, Daher DJ, Silveira AD, Ritt LEF, Santos DFP et al. Atualização da Diretriz em Cardiologia do Esporte e do Exercício da Sociedade Brasileira de Cardiologia e da Sociedade Brasileira de Medicina do Esporte - 2019. Arq Bras Cardiol. 2019; 112(3):326-368.

Resposta da Questão 5

■ Alternativa A

Comentários

O eletrocardiograma mostra a presença de QRSs com pré-excitação ventricular intermitente (setas vermelhas).

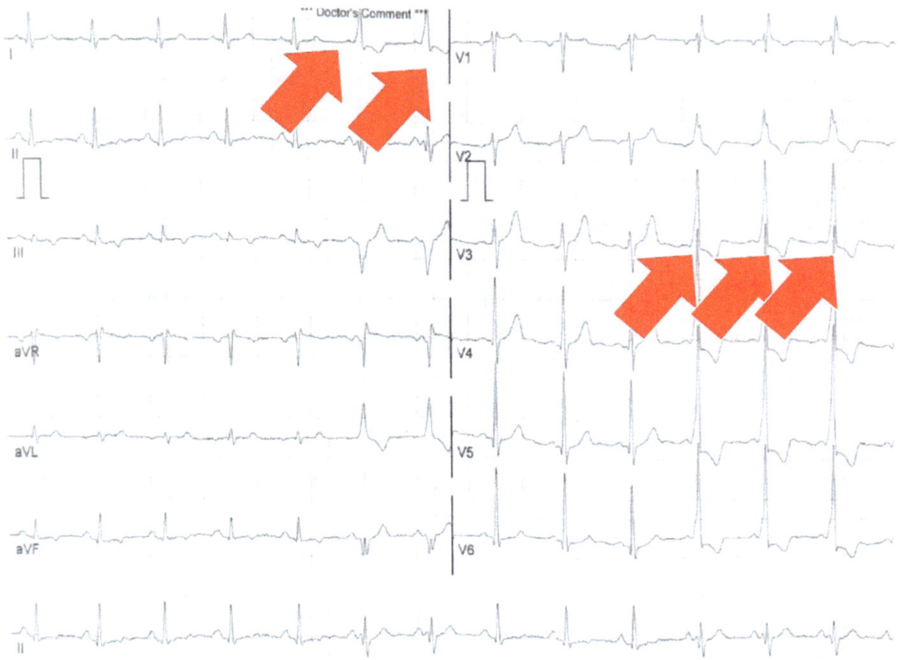

O que fazer frente a uma paciente com pré-excitação ventricular e que não apresenta sintomas?

De acordo com a diretriz de 2019, da European Heart Rhythm Association (EHRA), pacientes assintomáticos com pré-excitação possuem um baixo risco de morte súbita, com incidência variando entre 0,1% e 0,6%, dependendo dos estudos. Isso difere significativamente do manejo de pacientes sintomáticos.

A pré-excitação intermitente, como observada neste caso, geralmente indica uma via acessória com período refratário efetivo prolongado, o que confere baixo risco de taquicardia reentrante e morte súbita.

Do outro lado, são marcadores de alto risco de morte súbita:

- Pacientes jovens (baixa idade).
- Indução de taquicardia por reentrada atrioventricular durante estudo eletrofisiológico.
- Período refratário efetivo baixo da via acessória (< 250 ms).
- Múltiplas vias acessórias.

Isso quer dizer que devo pedir estudo eletrofisiológico para todo paciente com pré-excitação ventricular? A diretriz de 2019 afirma que não. Aqui está um resumo das recomendações da diretriz sobre esse assunto:

- O acompanhamento clínico sem ablação pode ser razoável em indivíduos com pré-excitação assintomática que são de baixo risco, seja devido à onda delta intermitente ou a um estudo eletrofisiológico que não demonstra características de alto risco.

- O estudo eletrofisiológico para estratificação de risco pode ser considerado em indivíduos com pré-excitação assintomática. A ablação por cateter deve ser considerada em indivíduos assintomáticos com características de alto risco (ERP anterógrado do feixe acessório < 240 ms, AVRT induzível provocando FA pré-excitada e múltiplas vias acessórias), profissões de risco como piloto de avião.
- Deve haver uma discussão detalhada com o paciente e sua família sobre a preferência pessoal do indivíduo e a disposição de aceitar riscos, seja pela ablação ou pela presença de pré-excitação assintomática não tratada (WPW).

Ou seja, é importante em casos como esse que seja discutido com o paciente os riscos e benefícios das estratégias para que seja tomada uma decisão em conjunto.

Portanto, nessa paciente assintomática com pré-excitação intermitente no ECG, que não apresenta fatores de alto risco, as seguintes opções são factíveis:

1. Seguimento clínico sem necessidade de exames invasivos, ou
2. Encaminhamento para estudo eletrofisiológico como alternativa, a depender do contexto clínico e da discussão com o paciente.

Referência

Arnar DO, Mairesse GH, Boriani G, Calkins H, Chin A, Coats A, Deharo JC, et al. Management of asymptomatic arrhythmias: a European Heart Rhythm Association (EHRA) consensus document, endorsed by the Heart Failure Association (HFA), Heart Rhythm Society (HRS), Asia Pacific Heart Rhythm Society (APHRS), Cardiac Arrhythmia Society of Southern Africa (CASSA), and Latin America Heart Rhythm Society (LAHRS). Europace. 2019 Mar 18;21(6):844–845. doi: 10.1093/europace/euz046. PMID: 30882141.

Resposta da Questão 6

Alternativa C

Comentários

Esse caso aborda um paciente jovem, de 21 anos, que apresentou parada cardiorrespiratória durante a prática de uma atividade física intensa, especificamente uma maratona. A análise do eletrocardiograma do evento de PCR revelou taquicardia ventricular (TV) com características específicas: QRS negativo de V1 a V3 e positivo em derivações inferiores, sugerindo origem na via de saída do ventrículo direito. Além disso, no ECG pós-reversão, foram identificadas inversões de onda T em V1-V3 e a presença de onda *epsilon*, um achado característico que reforça a suspeita de cardiomiopatia arritmogênica do ventrículo direito (CAVD).

A conduta inicial deve incluir investigação detalhada com exames de imagem. Embora o ecocardiograma seja uma opção inicial acessível para avaliar a estrutura e função do ventrículo direito, a ressonância magnética cardíaca é o exame de escolha. Esse método tem alta sensibilidade para identificar alterações características da CAVD, como infiltração gordurosa e fibrose, além de permitir uma avaliação detalhada tanto do ventrículo direito quanto do esquerdo.

Caso o diagnóstico de CAVD seja confirmado, está formalmente indicado o implante de um cardiodesfibrilador implantável (CDI), independentemente de novos eventos arrítmicos, como medida profilática para prevenir morte súbita.

Por outro lado, o encaminhamento imediato para cineangiocoronariografia (CATE), como sugerido em alternativas, não é apropriado neste caso. A principal hipótese diagnóstica não é doença arterial coronariana, considerando o padrão eletrocardiográfico e o contexto clínico do paciente. O CATE seria indicado em um cenário de suspeita isquêmica, como presença de supra de ST no ECG pós-PCR.

A investigação pós-parada cardíaca depende sempre do contexto clínico. Em pacientes jovens sem fatores de risco coronariano, como esse, as hipóteses iniciais devem incluir causas arritmogênicas estruturais ou genéticas, como a CAVD. Esse caso destaca a importância de interpretar os achados clínicos e eletrocardiográficos para direcionar uma investigação eficiente e adequada.

Referência

Santos ECL, et al. Cardiologia: Cardiopapers. 2ª ed. Rio de Janeiro: Atheneu; 2019. 928 p. ISBN 978-85-388-1037-7.

Resposta da Questão 7

■ **Alternativa C**

Comentários

Esse é um caso de pós-operatório de troca de válvula aórtica com prótese biológica, no qual o ECG evidencia um padrão de bloqueio atrioventricular total (BAVT). Alterações no sistema de condução elétrico como bloqueios de ramo ou BAV são complicações reconhecidas em cirurgias valvares aórticas. Isso ocorre devido à proximidade anatômica entre a válvula aórtica e o sistema de condução elétrico do coração, tornando-o vulnerável à manipulação cirúrgica.

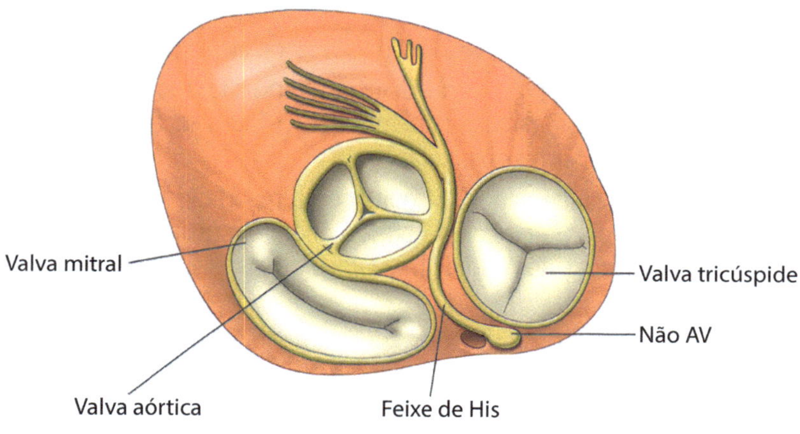

No passado, as diretrizes recomendavam aguardar um período prolongado, entre 7 e 14 dias, para observar se o bloqueio regredia espontaneamente. Durante esse tempo, o paciente permanecia na UTI com marcapasso temporário (epicárdico ou transvenoso), aumentando o risco de complicações como infecções, tromboembolismo e eventos relacionados à permanência prolongada em terapia intensiva.

Com base em evidências mais recentes, as diretrizes atuais reduziram o tempo necessário para decisão sobre o implante de marcapasso definitivo. A Diretriz de Dispositivos Cardíacos Eletrônicos Implantáveis da Sociedade Brasileira de Cardiologia de 2023 recomenda que, em casos de BAV avançado/BAVT persistente, o implante de marcapasso definitivo seja considerado após pelo menos 5 dias de cirurgia cardíaca valvar. Essa abordagem visa otimizar o manejo e reduzir os riscos associados ao prolongamento da hospitalização.

No caso de implante percutâneo de válvula aórtica (TAVI), o intervalo é ainda menor: a diretriz orienta que bloqueios persistentes, como BAV avançado ou bloqueio de ramo alternante, devem levar ao implante de marcapasso definitivo após 24 a 48 horas.

Referência

Teixeira RA, Fagundes AA, Baggio-Junior JM, Oliveira JC, Medeiros PTJ, Valdigem BP, et al. Diretriz Brasileira de Dispositivos Cardíacos Eletrônicos Implantáveis – 2023. Arq Bras Cardiol. 2023; 120(1):e20220892.

Resposta da Questão 8

■ Alternativa C

Comentários

Essa questão aborda o manejo de extrassístoles ventriculares (EEVV) em uma paciente jovem, assintomática, com densidade significativa de EEVV (13%) detectada em Holter de 24 horas, mas sem alterações estruturais cardíacas evidenciadas por ecocardiograma. O caso reflete um cenário comum na prática clínica, mas também desafiador em termos de conduta.

Pontos fundamentais para decisão de manejo

Para decidir como manejar pacientes com EEVV, é necessário avaliar três aspectos principais:

1. Presença ou ausência de sintomas: o grau de desconforto causado pelas EEVV é um fator determinante. Pacientes sintomáticos podem requerer intervenção para alívio, mesmo quando as EEVV são consideradas benignas.
2. Carga das EEVV: a densidade das EEVV, geralmente reportada como porcentagem do total de batimentos em um Holter de 24 horas, é um fator crucial. Altas cargas (≥ 10%-15%) podem ser associadas ao risco de miocardiopatia induzida por arritmia (taquicardiomiopatia).
3. Presença ou ausência de cardiopatia estrutural: a existência de alterações estruturais cardíacas, como disfunção do ventrículo esquerdo (VE), influencia diretamente na indicação de tratamento. Em pacientes com coração estruturalmente normal, as EEVV são frequentemente benignas.

Análise do caso

1. Ausência de sintomas: a paciente não apresenta queixas de palpitações ou desconforto, o que reduz a necessidade de intervenção imediata.
2. Carga de EEVV: o Holter revelou 13% de EEVV, o que é uma densidade significativa, mas, na ausência de disfunção do VE, o manejo inicial ter de a ser conservador.
3. Coração estruturalmente normal: o ecocardiograma não mostrou alterações estruturais ou disfunção ventricular, e o teste ergométrico revelou supressão das EEVV com esforço, um achado sugestivo de bom prognóstico.

Manejo recomendado

Diante desses fatores, o manejo inicial deve focar no acompanhamento clínico (vide fluxogramas a seguir).

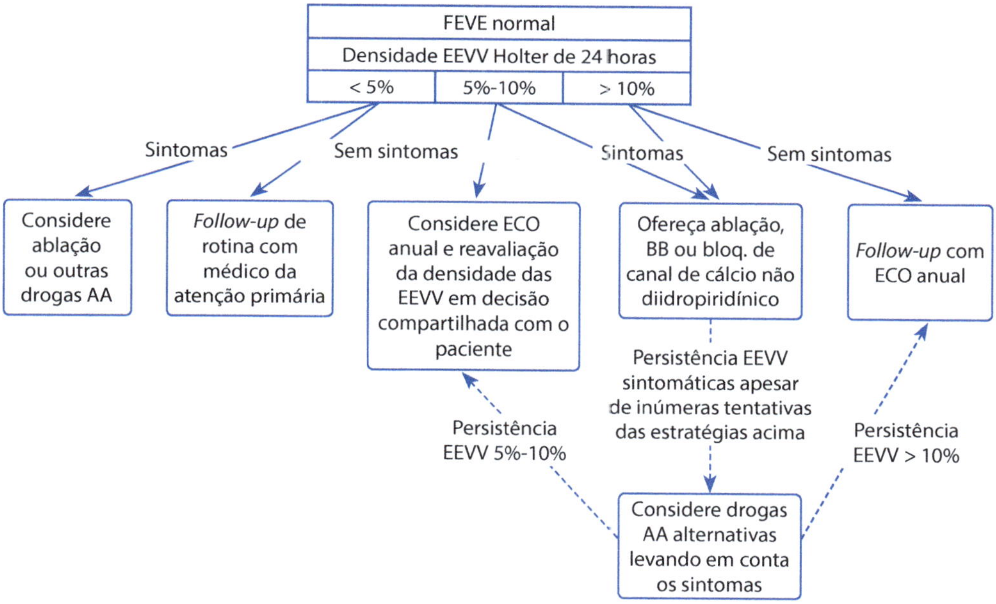

FEVE: fração de ejeção do ventrículo esquerdo; EEVV: extrassístoles ventriculares; AA: antiarrítmicos; ECO: ecocardiograma; BB: betabloqueador.
Fonte: Adaptada de Circulation. 2020;141:1404-1418.

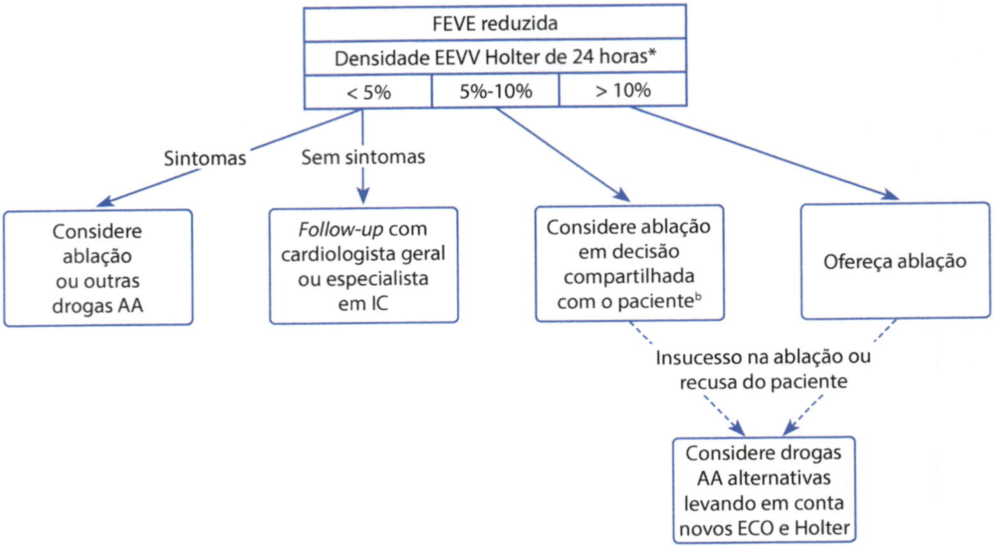

*FEVE: fração de ejeção do ventrículo esquerdo; EEVV: extrassístoles ventriculares; AA: antiarrítmicos; IC: insuficiência cardíaca. *Em uso de BB conforme preconizado pelas diretrizes. [b]A ausência de outras causas claras para disfunção ventricular pode favorecer uma abordagem mais agressiva das extrassístoles para se determinar se a sua supressão pode melhorar a fração de ejeção.*
Fonte: Adaptada de Circulation. 2020;141:1404-1418.

Pacientes assintomáticos, com coração estruturalmente normal e supressão de EEVV no esforço, não requerem tratamento medicamentoso ou intervenção invasiva. A liberação para a prática de atividades físicas é segura e não há necessidade de contraindicar a academia.

Considerações sobre tratamento

1. Betabloqueadores: indicados principalmente para pacientes sintomáticos ou com disfunção ventricular. Neste caso, o uso de betabloqueadores não é necessário.
2. Ablação por cateter: geralmente indicada para pacientes com sintomas refratários ao tratamento medicamentoso ou com evidência de disfunção ventricular induzida por arritmia.

Conclusão

A melhor conduta é a liberação para atividades físicas sem medicação, com acompanhamento periódico para monitorar a densidade das EEVV e avaliar a possível evolução clínica.

Referência

Marcus GM. Evaluation and Management of Premature Ventricular Complexes. Circulation. 2020;141:1404–1418. DOI: 10.1161/CIRCULATIONAHA.119.042434.

Resposta da Questão 9

Alternativa B

Comentários

As extrassístoles ventriculares (EVs) que se originam no trato de saída geralmente apresentam complexos QRS negativos nas derivações aVL e aVR, refletindo um vetor predominante que se desloca da porção superior do coração. Como consequência, as derivações inferiores (DII, DIII e aVF) tendem a exibir complexos QRS predominantemente positivos.

Quando as EVs têm origem no trato de saída do ventrículo direito (TSVD), elas usualmente apresentam uma morfologia característica de bloqueio de ramo esquerdo (BRE), com QRS predominantemente negativo em V1. Se a transição precordial — definida como o ponto em que o QRS passa a ser mais positivo do que negativo — ocorre em V4 ou após, e se os critérios descritos para as derivações periféricas também estão presentes, a origem é quase certamente no TSVD.

Por outro lado, se a transição precordial ocorre precocemente, em V1 ou V2, a origem provavelmente está no lado esquerdo, geralmente na cúspide coronariana direita, na cúspide coronariana esquerda, ou entre essas estruturas. Já uma transição precordial intermediária, como em V3, pode sugerir uma origem tanto no lado direito quanto no lado esquerdo.

Identificar a localização das EVs é um aspecto importante na avaliação diagnóstica e terapêutica, particularmente quando se considera a ablação por cateter. Essa distinção não apenas influencia a eficácia do procedimento, mas também ajuda a avaliar os riscos envolvidos. EVs que se originam no lado direito do coração, especialmente no TSVD, frequentemente apresentam maior probabilidade de sucesso na ablação e menores taxas de complicações.

Outro aspecto importante de se localizar a provável origem das EVs pelo ECG é a seguinte: EVs que surgem em outras regiões do ventrículo direito que não o TSVD podem ser indicativas de doenças subjacentes, como a cardiomiopatia arritmogênica do ventrículo direito, sarcoidose ou outras condições infiltrativas.

Referência

Marcus GM. Evaluation and Management of Premature Ventricular Complexes. Circulation. 2020;141:1404–1418. DOI: 10.1161/CIRCULATIONAHA.119.042434.

Resposta da Questão 10

Alternativa D

Comentários

A questão aborda o papel da ablação por cateter na fibrilação atrial (FA), destacando seus potenciais benefícios e limitações. É fundamental entender que a ablação não representa uma cura definitiva para a FA. Estudos mostram que, a longo prazo, a taxa de recorrência da arritmia é significativa. Esse fato justifica a recomendação de manter a anticoagulação a longo prazo em pacientes que já possuíam indicação antes do procedimento, mesmo que a ablação seja bem-sucedida. A decisão sobre o uso de anticoagulantes deve ser baseada nos escores de risco tromboembólico, como CHADS-VASc ou CHADS-VA, dependendo da diretriz utilizada, e não no sucesso do procedimento.

Os estudos que avaliam a ablação da FA não demonstraram redução de desfechos como mortalidade ou risco de AVC. No entanto, o procedimento apresenta vantagens específicas, como a melhora do controle de sintomas e a redução de recorrências da arritmia, benefícios particularmente relevantes em pacientes sintomáticos.

A diretriz europeia de fibrilação atrial, publicada em 2024, destaca a ablação por cateter como uma opção de primeira escolha em pacientes com FA paroxística que optam pelo controle de ritmo, sendo uma recomendação classe 1A. Isso significa que a ablação é uma alternativa válida ao uso de antiarrítmicos, mas não implica que todos os pacientes devam ser encaminhados para o procedimento. A escolha da estratégia deve ser feita com base na decisão compartilhada, considerando os riscos, benefícios e preferências do paciente.

Para casos de FA persistente, a evidência de benefício da ablação como tratamento de primeira escolha é mais limitada. Neste cenário, a diretriz classifica a indicação como 2B, nível de evidência C, refletindo menor robustez nas evidências e maior necessidade de individualização da conduta. Assim, a ablação deve ser considerada no contexto de controle sintomático ou falha de outras estratégias terapêuticas.

Portanto, o papel da ablação deve ser discutido em conjunto com o paciente, levando em conta suas condições clínicas, objetivos terapêuticos e preferências, ressaltando que o procedimento visa controle de sintomas e qualidade de vida, e não a eliminação definitiva do risco tromboembólico.

Referência

Van Gelder IC, Rienstra M, Bunting KV, Casado-Arroyo R, Caso V, Crijns HJGM, et al. 2024 ESC Guidelines for the management of atrial fibrillation developed in collaboration with the European Association for Cardio-Thoracic Surgery (EACTS). Eur Heart J. 2024 Sep 29;45(36):3314-3414. doi: 10.1093/eurheartj/ehae176. PMID: 39210723.

Resposta da Questão 11

■ Alternativa C

Comentários

A paciente apresentou episódio de perda de consciência precedido por palpitações. O primeiro ponto na abordagem de um caso assim é diferenciar se a perda de consciência foi causada por síncope ou por outra etiologia, como uma crise convulsiva. No caso relatado, as características descritas sugerem síncope: perda transitória de consciência de curta duração, rápida recuperação e ausência de estado pós-ictal, liberação esfincteriana ou mordedura de língua.

Após identificar a provável natureza sincopal do evento, o próximo passo é determinar se há um motivo óbvio para a síncope. Isso inclui buscar sinais como sopros cardíacos sugestivos de estenose aórtica ou alterações no eletrocardiograma que possam indicar uma cardiopatia estrutural ou arritmia significativa. No caso da paciente, nenhum desses sinais está presente.

No entanto, há sinais de alerta que justificam uma investigação mais aprofundada: a síncope foi precedida de palpitações e ocorreu em um contexto que pode sugerir uma arritmia cardíaca. Esses sinais indicam a necessidade de exames complementares para esclarecer a causa.

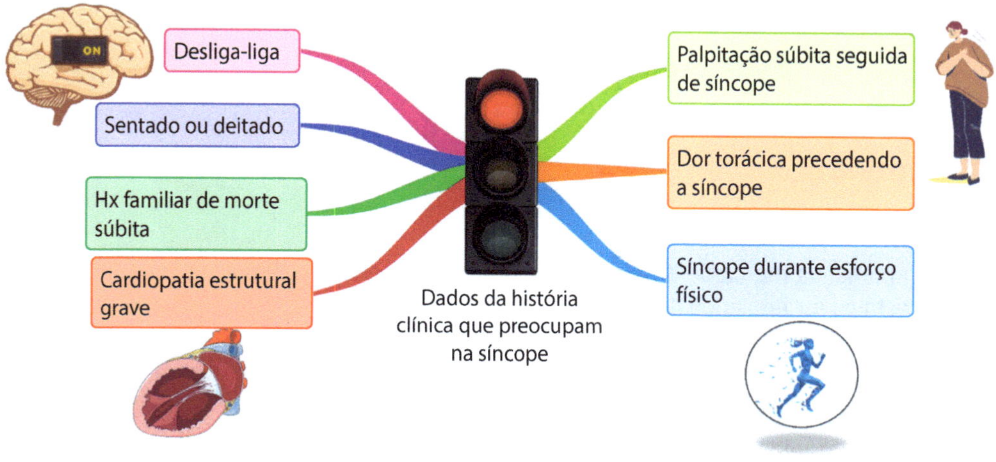

Nestes casos, que exames adicionais devemos solicitar? Isso irá depender da suspeita clínica.

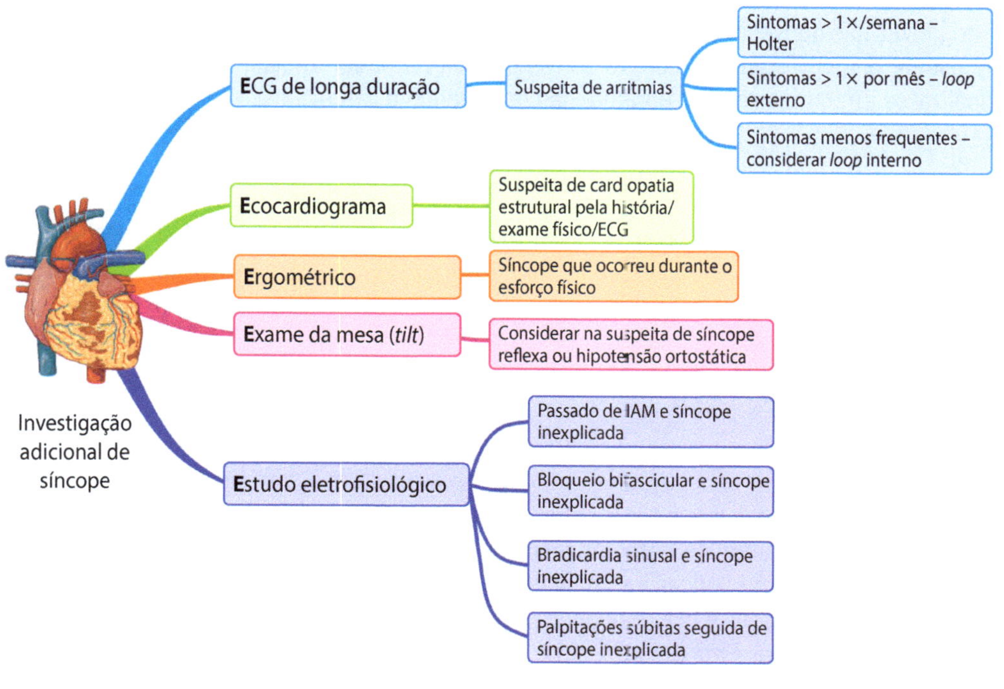

No caso da questão, o manejo inicial envolveria o uso de exames não invasivos iniciais, como Holter e ecocardiograma, para descartar causas estruturais e arrítmicas.

Referência

Brignole M, Moya A, de Lange FJ, et al. 2018 ESC Guidelines for the diagnosis and management of syncope: Developed with the special contribution of the European Heart Rhythm Association (EHRA) of the ESC. Eur Heart J. 2018 Jun 1;39(21):1883-1948. doi: 10.1093/eurheartj/ehy037. PMID: 29562304.

Resposta da Questão 12

■ Alternativa B

Comentários

Uma característica marcante do eletrocardiograma apresentado é a ausência de uma linha de base estável e a presença de um padrão em "serrilhado", conhecido como ondas F, típico do *flutter* atrial. Essas ondas são mais evidentes em DII, DIII e AVF. A atividade atrial tem uma frequência em torno de 300 bpm, facilmente identificada pela repetição de uma onda atrial a cada quadrado grande (5 mm).

O *flutter* atrial é uma taquicardia supraventricular causada por um circuito de reentrada localizado no átrio direito. A frequência atrial elevada de cerca de 300 bpm reflete o comprimento do circuito de reentrada, que corresponde ao tamanho do átrio direito. Essa arritmia é classificada em dois tipos: típico e atípico. O *flutter* típico envolve o istmo cavotricuspídeo e costuma apresentar rotação anti-horária, como no caso em questão, caracterizada por ondas F negativas nas derivações inferiores (DII, DIII e AVF), ou rotação horária (bem mais raro) que apresenta ondas F positivas nessas derivações. Já no *flutter* atípico, o circuito reentrante localiza-se em outras regiões do átrio, não envolvendo o istmo.

Referência

Santos ECL, et al. Cardiologia: Cardiopapers. 2ª ed. Rio de Janeiro: Atheneu; 2019. 928 p. ISBN 978-85-388-1037-7.

Resposta da Questão 13

■ Alternativa A

Comentários

O eletrocardiograma evidencia batimentos sinusais alternados com batimentos prematuros de complexos QRS alargados, caracterizando um padrão de bigeminismo. Esses batimentos prematuros têm características ventriculares e, devido à sua polaridade positiva nas derivações inferiores (DII, DIII e aVF) e negativa em aVR e aVL, podemos localizar sua origem na via de saída ventricular. Para determinar de qual ventrículo essas extrassístoles se originam, analisamos a transição do QRS nas derivações precordiais, ou seja, o ponto em que a onda R torna-se maior do que a onda S. Neste caso, a transição ocorre em V4, indicando que a origem das extrassístoles é a via de saída do ventrículo direito.

Diante desse quadro, a primeira etapa é investigar a presença de cardiopatia estrutural. O ecocardiograma é essencial para avaliar a função cardíaca e identificar anormalidades estruturais. O Holter de 24 horas também é importante para avaliar a densidade das extrassístoles ao longo do dia e verificar se há correlação com sintomas. Adicionalmente, o teste ergométrico pode ser útil para avaliar a resposta das extrassístoles ao esforço físico, considerando que extrassístoles de origem benigna são geralmente suprimidas durante o exercício.

Os sintomas associados às extrassístoles podem variar de leves palpitações até tonturas e sensação de pré-síncope. Esses sintomas podem ser causados tanto pelas extrassístoles em si quanto pela pausa compensatória subsequente.

O tratamento é indicado para pacientes sintomáticos ou para aqueles que já apresentam disfunção ventricular, devido à possibilidade de taquicardiomiopatia. O manejo inicial inclui medicamentos como betabloqueadores e bloqueadores de canais de cálcio. Para pacientes com sintomas incapacitantes ou falha na terapia medicamentosa, a ablação por cateter é uma opção eficaz. Esse procedimento é especialmente indicado quando a terapia medicamentosa a longo prazo é ineficaz, não tolerada ou não desejada pelo paciente.

Referência

Marcus GM. Evaluation and Management of Premature Ventricular Complexes. Circulation. 2020;141:1404–1418. DOI: 10.1161/CIRCULATIONAHA.119.042434.

Resposta da Questão 14

■ Alternativa B

Comentários

Em pacientes com disfunção ventricular esquerda e fração de ejeção < 40%, a amiodarona é a terapia de escolha para o controle do ritmo na fibrilação atrial, devido ao seu perfil de segurança e eficácia. É importante ressaltar que o succinato de metoprolol, e não o tartarato, é indicado na insuficiência cardíaca com fração de ejeção reduzida (ICFEr), pois apresenta benefícios comprovados para esses pacientes. No entanto, o metoprolol, assim como outros betabloqueadores, não é um antiarrítmico eficaz para prevenir a recorrência da fibrilação atrial isoladamente. Medicamentos como a propafenona devem ser evitados em casos de disfunção ventricular esquerda, doença arterial coronariana, ou em condições como a síndrome de Brugada, devido ao risco aumentado de efeitos adversos graves.

Eis o que diz a diretriz europeia de FA em relação à agentes antiarrítmicos na FA.

Condição	Terapia antiarrítmica recomendada	Classe de recomendação
ICFEr (FEVE ≤ 40%)	Amiodarona	Classe I
ICFElr (FEVE 41%-49%)/doença arterial coronariana/doença valvar cardíaca	Amiodarona ou dronedarona (não disponível no Brasil)	Classe I
	Sotalol	Classe IIb
Ausência ou doença cardíaca mínima	Dronedarona (não disponível no Brasil), flecainida (não disponível no Brasil) ou propafenona	Classe I
	Sotalol	Classe IIb

Referência

Van Gelder IC, Rienstra M, Bunting KV, Casado-Arroyo R, Caso V, Crijns HJGM, et al. 2024 ESC Guidelines for the management of atrial fibrillation developed in collaboration with the European Association for Cardio-Thoracic Surgery (EACTS). Eur Heart J. 2024 Sep 29;45(36):3314-3414. doi: 10.1093/eurheartj/ehae176. PMID: 39210723.

Resposta da Questão 15

■ Alternativa D

Comentários

A síndrome do QT longo congênito (SQTLc) é uma condição hereditária caracterizada pelo prolongamento do intervalo QT no eletrocardiograma, predispondo a arritmias ventriculares graves, como a *torsades de pointes*, e aumentando o risco de morte súbita. A manifestação clínica mais comum é a síncope, que geralmente ocorre na infância ou adolescência, entre 5 e 15 anos. Além disso, a história familiar de morte súbita é um indicador importante de risco nesses pacientes.

Os betabloqueadores são a principal terapia na SQTLc, especialmente no tipo 1, devido à sua eficácia em reduzir eventos arrítmicos. É importante destacar que o padrão de herança mais comum é autossômico dominante. O implante de cardiodesfibrilador implantável (CDI) é reservado para pacientes com maior risco, como aqueles com parada cardíaca prévia ou arritmias não controladas com tratamento clínico. A abordagem terapêutica deve ser individualizada, considerando os fatores clínicos e genéticos de cada paciente.

Quais os tipos principais de QT longo congênito?

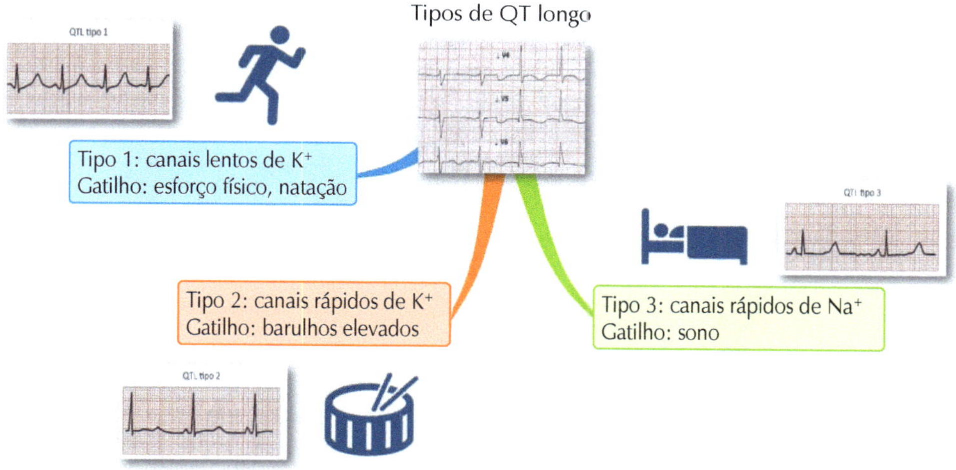

Indicações de cardioversor-desfibrilador implantável (CDI) na prevenção primária no QT longo	Classe de recomendação	Nível de evidência
Pacientes com QT longo refratário a betabloqueadores e/ou simpatectomia, com síncope ou TV polimórfica recorrente.	I	B
Pacientes assintomáticos com QTc > 500 ms associado ao betabloqueador podem ser beneficiários de CDI, associado ou não à simpatectomia.	IIb	C
QT longo com estudo genético comprovando LQT2 ou LQT3, associado a betabloqueador.	IIb	B

Referência

Teixeira RA, Fagundes AA, Baggio-Junior JM, Oliveira JC, Medeiros FTJ, Valdigem BP, et al. Diretriz Brasileira de Dispositivos Cardíacos Eletrônicos Implantáveis – 2023. Arq Bras Cardiol. 2023; 120(1):e20220892.

Resposta da Questão 16

Alternativa A

Comentários

No diagnóstico diferencial das taquiarritmias de QRS largo, a taquicardia ventricular (TV) pode ser identificada por critérios morfológicos bem-estabelecidos, como a presença de QS em V6, que é um achado altamente sugestivo de TV. Esse critério faz parte dos critérios morfológicos de Brugada, amplamente utilizados na prática clínica. Em geral, o reconhecimento do padrão do QRS, avaliando se ele corresponde a um bloqueio de ramo típico (direito ou esquerdo), é uma abordagem útil. Bloqueios típicos como a presença de bloqueio de ramo direito, com complexo rsR' em V1, sugerem taquicardia supraventricular com aberrância, enquanto padrões atípicos, como o QS em V6, reforçam o diagnóstico de TV. Outros critérios, como a duração do início do R ao nadir do S maior que 100 ms, são avaliados na segunda etapa dos critérios de Brugada e indicam TV. Já o uso da derivação aVR, conforme o critério de Vereckei, também auxilia no diagnóstico, considerando a presença de R inicial, onda r ou q > 40 ms ou critérios morfológicos adicionais indicam TV.

Taquicardia ventricular vs. supraventricular

Como diferenciar taquicardia ventricular × taquicardia supraventricular com aberrância?

- Critérios de Brugada
- Critérios de Vereckei
- Algoritmo de Santos

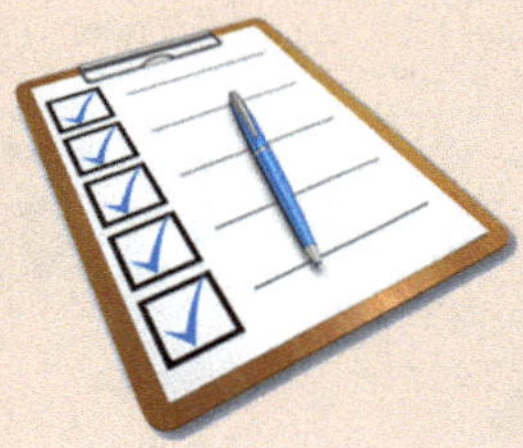

O clássico... Critérios de Brugada – Como lembrar?

Decore a frase "RS-100-dissociação-morfológica"... tem os quatro passos do Brugada!

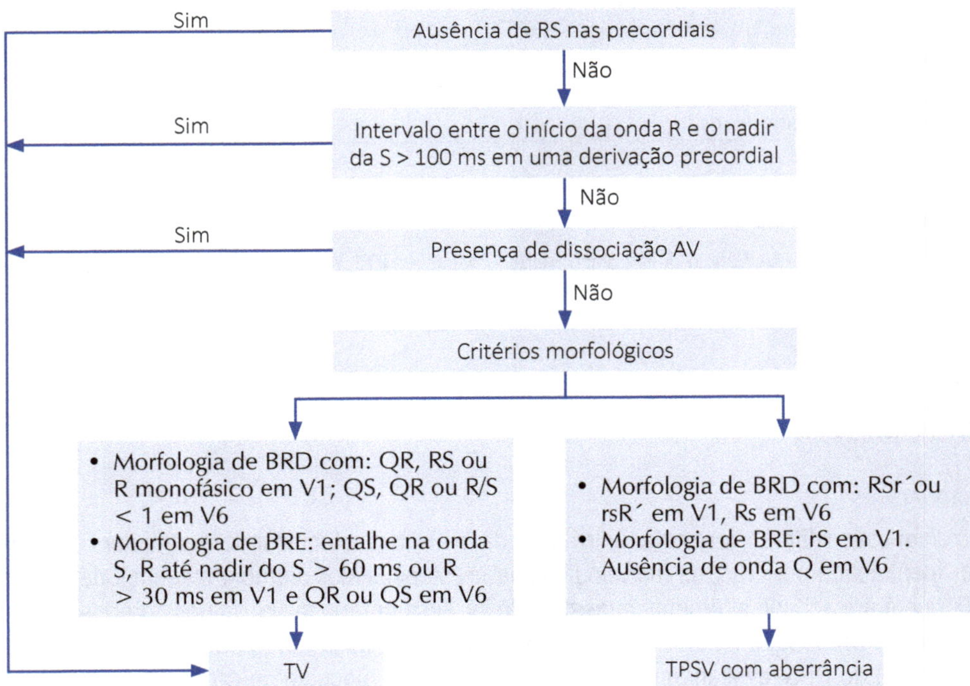

Os critérios de aVR ou Vereckei!

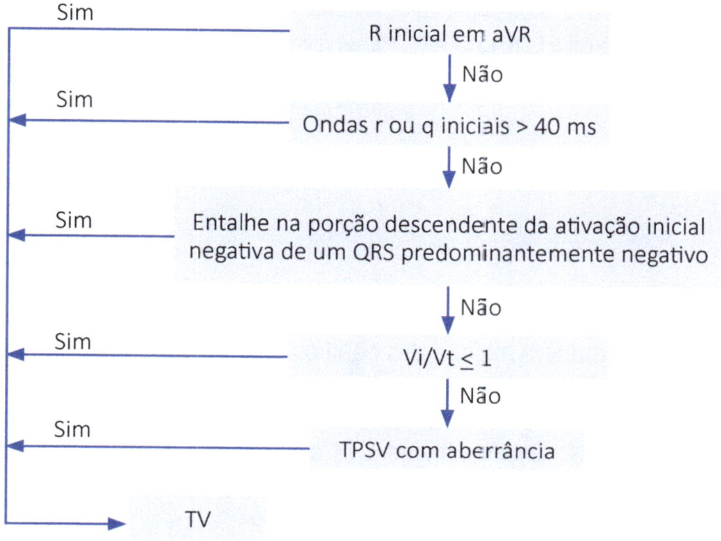

Adaptado de Vereckei et al., 2007.

Mais uma opção para diferenciar TV e TSV com aberrância... Algoritmo de Santos!

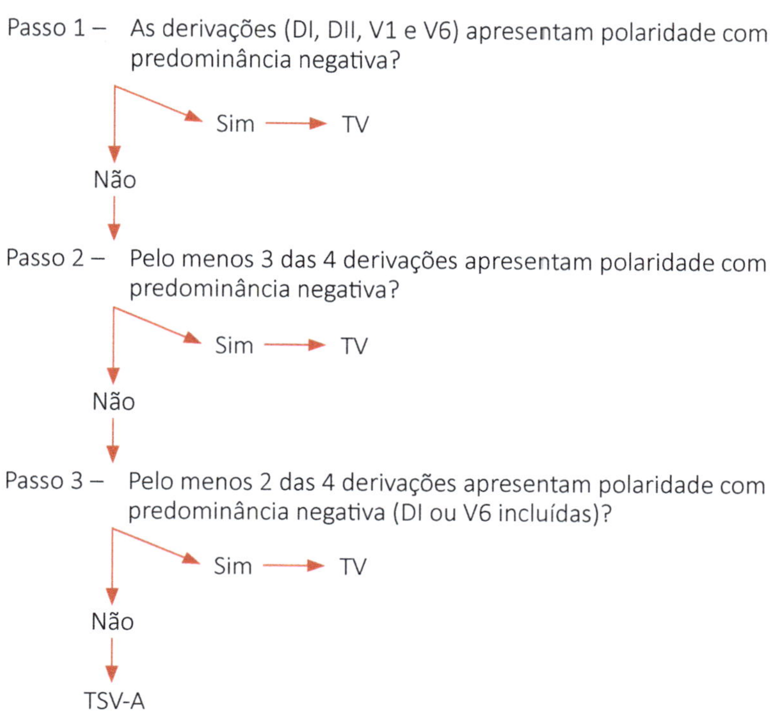

Referências

Santos ECL, Mastrocola F, Figuinha FCR, Lima AGS. Cardiologia: Cardiopapers. 2ª ed. Rio de Janeiro: Atheneu, 2019. 928 p.; 28 cm. ISBN: 978-85-388-1037-7.

Santos ECL, Mastrocola F, Figuinha FCR, Lima AGS. Mapas mentais para a prova de título de especialista em cardiologia. 5ª ed. Rio de Janeiro: Atheneu, 2025. 24 cm. ISBN: 978-65-5586-922-4.

Resposta da Questão 17

■ Alternativa B

Comentários

A ablação da fibrilação atrial (FA) é um procedimento cujo principal objetivo é o isolamento das veias pulmonares, já que a maioria dos gatilhos da arritmia tem origem nessa região. Esse tratamento é considerado uma intervenção essencial no manejo de pacientes com FA paroxística ou persistente, especialmente quando há falha ou intolerância ao uso de antiarrítmicos. Embora apresente bons resultados, a taxa de sucesso a longo prazo está longe de ser superior a 90%, variando conforme o tipo de FA e frequentemente exigindo mais de um procedimento devido à reconexão das veias pulmonares.

Além disso, é importante destacar que a anticoagulação não deve ser suspensa imediatamente após a ablação, mesmo em pacientes com baixo risco de eventos embólicos, sendo recomendada sua manutenção por pelo menos dois meses após o procedimento. Ademais, a ablação pode ser indicada como estratégia inicial em pacientes selecionados, como aqueles com FA paroxística sintomática e sem cardiopatia estrutural, sem a necessidade de refratariedade a diversas classes de antiarrítmicos. É fundamental reforçar que a ablação, mesmo quando bem-sucedida, não modifica a indicação de anticoagulação em pacientes com risco tromboembólico elevado, como definido pelo escore CHA_2DS_2-VA.

O que diz a diretriz europeia de FA sobre ablação?

Recomendações	Classe	Nível
Decisão compartilhada		
A decisão compartilhada é recomendada ao considerar a ablação por cateter para FA, levando em conta os riscos do procedimento, benefícios prováveis e fatores de risco para recorrência da FA.	I	C
Pacientes com FA resistentes ou intolerantes à terapia com drogas antiarrítmicas		
A ablação por cateter é recomendada para pacientes com FA paroxística ou persistente resistente ou intolerante à terapia com drogas antiarrítmicas, visando reduzir os sintomas, recorrência e progressão da FA.	I	A

Terapia de controle de ritmo em primeira linha		
A ablação por cateter é recomendada como uma opção de primeira linha dentro de uma estratégia de controle de ritmo com decisão compartilhada em pacientes com FA paroxística, para reduzir os sintomas, recorrência e progressão da FA.	I	A
A ablação por cateter pode ser considerada como uma opção de primeira linha dentro de uma estratégia de controle de ritmo com decisão compartilhada em pacientes selecionados com FA persistente, para reduzir os sintomas, recorrência e progressão da FA.	IIb	C

Referência

Van Gelder IC, Rienstra M, Bunting KV, Casado-Arroyo R, Caso V, Crijns HJGM, et al. 2024 ESC Guidelines for the management of atrial fibrillation developed in collaboration with the European Association for Cardio-Thoracic Surgery (EACTS). Eur Heart J. 2024 Sep 29;45(36):3314-3414. doi: 10.1093/eurheartj/ehae176. PMID: 39210723.

Resposta da Questão 18

Alternativa A

Comentários

A síncope é definida como uma perda súbita e transitória da consciência devido à hipoperfusão cerebral global, com recuperação completa e espontânea. Síncopes convulsivas são raras, mas podem ocorrer em casos de assistolia prolongada ou pausas cardíacas significativas, resultando em hipoperfusão cerebral crítica. Esses episódios podem simular crises epilépticas, mas possuem origem cardiovascular e, em casos selecionados, o implante de marcapasso pode ser necessário.

Síncopes neuromediadas, como a vasovagal, são comuns, especialmente em jovens, e geralmente têm um prognóstico benigno, sem impacto significativo na mortalidade. A investigação deve ser guiada pela história clínica e pelo exame físico, com exames adicionais sendo reservados para casos específicos. Tomografia de crânio e doppler de carótidas não fazem parte da investigação inicial de síncope e só são indicados em casos em que há dúvida diagnóstica sobre a etiologia da perda de consciência.

Síncopes que ocorrem em posição supina ou sentada são mais sugestivas de origem cardíaca, como taquiarritmias graves ou bloqueios atrioventriculares avançados. Por outro lado, síncopes reflexas ou ortostáticas geralmente ocorrem ao assumir a posição ereta. É fundamental diferenciar síncope de crises epilépticas, sendo que um período pós-ictal prolongado é característico de crises epilépticas e não de síncopes, onde a recuperação costuma ser rápida e completa.

Referências

Santos ECL, Mastrocola F, Figuinha FCR, Lima AGS. Cardiologia: Cardiopapers. 2ª ed. Rio de Janeiro: Atheneu, 2019. 928 p.; 28 cm. ISBN: 978-85-388-1037-7.

Brignole M, Moya A, de Lange FJ, et al. 2018 ESC Guidelines for the diagnosis and management of syncope: developed with the special contribution of the European Heart Rhythm Association (EHRA) of the ESC. Eur Heart J. 2018 Jun 1;39(21):1883-1948. doi: 10.1093/eurheartj/ehy037. PMID: 29562304.

Resposta da Questão 19

Alternativa D

Comentários

A síndrome postural ortostática taquicardizante (SPOT) é uma condição mais comum em mulheres jovens, geralmente entre 15 e 50 anos, caracterizada por sintomas de intolerância ortostática, como tonturas, palpitações e sensação de mal-estar ao assumir a posição ereta. O diagnóstico é estabelecido por meio de um aumento da frequência cardíaca (FC) de pelo menos 30 batimentos por minuto (bpm) em adultos, ou 40 bpm em adolescentes, dentro de 10 minutos após ficar em pé, sem hipotensão ortostática significativa. O *tilt* teste é uma ferramenta importante para confirmar o diagnóstico, auxiliando na identificação das alterações hemodinâmicas características.

Intervenções não farmacológicas, como o aumento da ingestão de líquidos e sal, são frequentemente recomendadas para reduzir os sintomas. Além disso, programas de treinamento físico, especialmente exercícios de resistência e fortalecimento muscular, são altamente eficazes no manejo da SPOT. Eles promovem melhora no retorno venoso e na tolerância ortostática, reduzindo os episódios sintomáticos. Diferentemente de outras condições associadas à hipotensão ortostática, na SPOT a pressão arterial permanece relativamente estável, sendo o aumento da FC o achado mais marcante.

Referência

Libby P, Bonow RO, Mann DL, et al., editors. Braunwald's Heart Disease: A Textbook of Cardiovascular Medicine. 12th ed. Philadelphia: Elsevier; 2021.

Resposta da Questão 20

Alternativa C

Comentários

Paciente idosa, sintomática, com traçado do Holter evidenciando duas ondas P bloqueadas consecutivas (vide setas vermelhas a seguir), o que caracteriza um bloqueio atrioventricular (BAV) avançado. Este tipo de bloqueio refere-se à interrupção de duas ou mais ondas P consecutivas com alguns batimentos conduzidos, indicando preservação parcial da condução atrioventricular (AV).

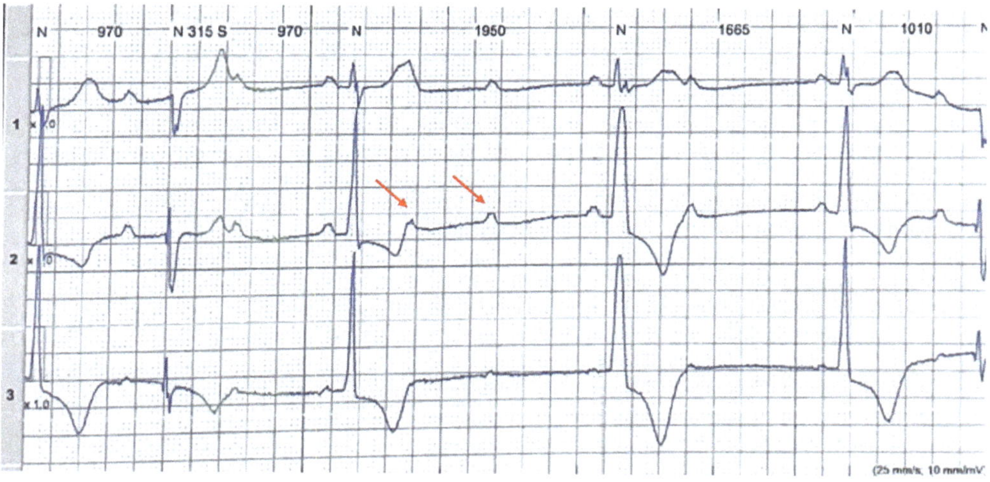

A diretriz de dispositivos implantáveis diz o seguinte:

Condição	Classe de recomendação	Nível de evidência
BAV adquirido, de 2° grau Mobitz II, grau avançado ou de 3° grau não atribuíveis à causa reversível, ou fisiológica, independentemente da ocorrência de sintomas.	I	B

Nesse contexto, há indicação para o implante de marcapasso dupla câmara (um eletrodo no átrio direito e outro no ventrículo direito), visando o restabelecimento do sincronismo atrioventricular, melhorando a eficiência hemodinâmica e aliviando os sintomas da paciente.

Referência

Teixeira RA, Fagundes AA, Baggio-Junior JM, Oliveira JC, Medeiros PTJ, Valdigem BP, et al. Diretriz Brasileira de Dispositivos Cardíacos Eletrônicos Implantáveis – 2023. Arq Bras Cardiol. 2023; 120(1):e20220892.

Resposta da Questão 21

■ Alternativa B

Comentários

Estamos diante de um caso com padrão eletrocardiográfico de Brugada tipo I + histórico familiar de morte súbita.

A síndrome de Brugada é uma arritmia hereditária (canalopatia), que leva à predisposição à morte súbita por arritmias ventriculares polimórficas, em pacientes jovens, com coração estruturalmente normal. Tem padrão de herança autossômico dominante, e as variantes patogênicas identificadas são, na maioria das vezes, relacionadas ao gene SCN5A (canais de sódio). A maioria das mortes súbitas acontece em adultos do sexo masculino (risco 5 a 10 vezes maior do que em mulheres) e próximo dos 40 anos (idade média de 41 anos).

A síndrome de Brugada é caracterizada pelo supradesnivelamento do segmento ST $\geq$ 2 mm nas derivações V1 e V2 (*coved type*) no 2º, 3º ou 4º espaço intercostal, espontâneo ou induzido por bloqueador de canal de sódio (ajmalina, procainamida), associado à ocorrência de arritmia ventricular polimórfica, síncope ou parada cardíaca.

Pacientes com o padrão eletrocardiográfico típico ("tipo 1") espontâneo associado à síncope inexplicada ou parada cardíaca recuperada são os que apresentam maior risco de morte súbita. O implante de CDI está associado à redução do risco nesses pacientes sintomáticos.

Diversos fatores podem deflagrar as manifestações eletrocardiográficas ou precipitar episódios arrítmicos, como febre, agentes anestésicos e diversos medicamentos, especialmente os que bloqueiam os canais de sódio que estão contraindicados (checar em www.brugadadrugs.org).

Pacientes assintomáticos têm menor risco de morte súbita. O papel da estimulação ventricular programada (EVP) na estratificação de risco é controversa.

Pacientes com tempestade elétrica e disparo e terapias de choque pelo CDI podem se beneficiar de controle clínico com quinidina e com ablação epicárdica de áreas de ativação anormal do VD identificados no mapeamento eletroanatômico.

Seguem as indicações de CDI na prevenção primária na síndrome de Brugada conforme a diretriz de DCEI de 2023.

Indicação	Classe de recomendação	Nível de evidência
Taquicardia ventricular sustentada (TVS) ou síncope de causa provável arrítmica e ECG com padrão Brugada tipo 1 espontâneo.	I	B
Síncope de provável causa arrítmica e ECG com padrão Brugada tipo 1 induzido farmacologicamente.	IIa	B
Taquicardia ventricular sustentada (TVS) induzida por estimulação ventricular programada (EVP) com um ou dois extraestímulos em dois sítios, em pacientes assintomáticos com padrão Brugada tipo 1 espontâneo no ECG.	IIb	C

Referência

Teixeira RA, Fagundes AA, Baggio-Junior JM, Oliveira JC, Medeiros PTJ, Valdigem BP, et al. Diretriz Brasileira de Dispositivos Cardíacos Eletrônicos Implantáveis – 2023. Arq Bras Cardiol. 2023; 120(1):e20220892.

Resposta da Questão 22

Alternativa E

Comentários

Temos uma taquicardia de QRS largo e intervalo RR regular.

Para diferenciar a origem ventricular de supraventricular, há inúmeros critérios, vamos ver alguns:

1. Brugada: pelo critério morfológico de BRD temos R puro em V1 e QS em V6 - diagnóstico de TV.
2. aVR: R puro em aVR - diagnóstico de TV.
3. Santos: QRS negativo em DII e V6 – diagnóstico de TV

Portanto, o ECG é compatível com TV e, como apresentou síncope, além disso, apresenta extremidades frias, estamos diante de uma taquicardia com instabilidade clínica, indicando a realização de CVE sincronizada. Como o paciente apresenta disfunção ventricular, com tratamento já otimizado da IC e sem uma causa reversível para a TV, está indicado o implante de CDI como prevenção secundária (TV com instabilidade).

Referências

Santos ECL, Mastrocola F, Figuinha FCR, Lima AGS. Cardiologia: Cardiopapers. 2ª ed. Rio de Janeiro: Atheneu, 2019. 928 p.; 28 cm. ISBN: 978-85-388-1037-7.

Santos ECL, Mastrocola F, Figuinha FCR, Lima AGS. Mapas mentais para a prova de título de especialista em cardiologia. 5ª ed. Rio de Janeiro: Atheneu, 2025. 24 cm. ISBN: 978-65-5586-922-4.

Resposta da Questão 23

Alternativa A

Comentários

O ECG mostra uma taquicardia (FC > 100 bpm) de QRS estreito (< 120 ms) e intervalo RR regular. A atividade atrial se caracteriza por uma onda P retrógrada, mais bem visualizada em V1 como um r'. Traçado típico de TRN comum, que é a TPSV mais frequente, especialmente em mulheres por volta dos 40 anos. Quando estável, o tratamento de escolha é a manobra vagal (a melhor é a de Valsalva modificada, que reverte quase 50% dos casos).

Como paciente mulher com TPSV, com r' em V1 (RP' < 70 ms), a hipótese diagnóstica mais provável é a taquicardia por reentrada nodal.

Referências

Santos ECL, Mastrocola F, Figuinha FCR, Lima AGS. Cardiologia: Cardiopapers. 2ª ed. Rio de Janeiro: Atheneu, 2019. 928 p.; 28 cm. ISBN: 978-85-388-1037-7.

Santos ECL, Mastrocola F, Figuinha FCR, Lima AGS. Mapas mentais para a prova de título de especialista em cardiologia. 5ª ed. Rio de Janeiro: Atheneu, 2025. 24 cm. ISBN: 978-65-5586-922-4.

Resposta da Questão 24

■ Alternativa B

Comentários

Temos um homem jovem sem cardiopatia estrutural que apresenta uma taquicardia de QRS largo, mas não tão largo, com morfologia de BRD+ BDAS, mostrando R puro em aVR e dissociação AV, o que sugere TV.

TV com essa morfologia em paciente jovem do sexo masculino, sem cardiopatia estrutural, devemos pensar em TV fascicular que responde bem ao verapamil (chamada de verapamil sensível).

Referência

Santos ECL, Mastrocola F, Figuinha FCR, Lima AGS. Cardiologia: Cardiopapers. 2ª ed. Rio de Janeiro: Atheneu, 2019. 928 p.; 28 cm. ISBN: 978-85-388-1037-7.

Resposta da Questão 25

■ Alternativa D

Comentários

Temos uma taquicardia de QRS largo com RR irregular. Há três possibilidades diagnósticas: taquicardia ventricular polimórfica (TVP), fibrilação atrial (FA) com bloqueio de ramo ou FA com Wolff-Parkinson-White (WPW).

Em uma TVP se espera um fenômeno conhecido como torção das pontas, o que não ocorre nesse ECG. Dessa forma, ficamos com as duas últimas possibilidades. Como diferenciá-las? Note que há um alentecimento inicial do QRS, o que caracteriza a presença de uma onda delta. Outro fator é a FC muito elevada, indicando que uma condução exclusiva pelo nó atrioventricular é pouco provável. Outro ponto é que em uma mesma derivação há complexos QRS estreitos e outros largos, demonstrando de forma clara graus de fusão variados, fenômeno presente na síndrome de WPW. Todos os elementos acima levam ao diagnóstico de FA + WPW e não de FA com bloqueio de ramo. A fibrilação atrial (FA) é uma taquiarritmia cuja frequência dos átrios é ≥ 350 bpm. Em condições normais, quando não há presença de uma via acessória (VA) – feixe de Kent, a longa refratariedade do nó atrioventricular (NAV) protege os ventrículos das altas frequências atriais, evitando a degeneração para fibrilação ventricular (FV).

Na presença de uma VA, cujo período refratário é geralmente mais curto em relação ao do NAV, a FA pode degenerar para FV, sendo uma causa importante de morte súbita em indivíduos jovens. Chamamos essa FA, que utiliza uma VA para despolarizar os ventrículos, de FA pré-excitada. Devido à FC muito elevada e pré-síncope, com risco de degeneração para FV, o tratamento mais apropriado é CVE. Após a CVE, iniciar propafenona via oral e encaminhar o paciente para ablação da via acessória, que será curativa na maior parte dos casos.

Referência

Santos ECL, Mastrocola F, Figuinha FCR, Lima AGS. Cardiologia: Cardiopapers. 2ª ed. Rio de Janeiro: Atheneu, 2019. 928 p.; 28 cm. ISBN: 978-85-388-1037-7.

Resposta da Questão 26

Alternativa E

Comentários

A fibrilação atrial (FA) é a arritmia sustentada mais comum e está associada a um aumento significativo do risco de eventos tromboembólicos, como o acidente vascular cerebral (AVC). A decisão sobre anticoagulação deve ser fundamentada no escore CHA_2DS_2-VASc, que avalia o risco tromboembólico do paciente. Indivíduos com escore ≥ 2 para homens e ≥ 3 para mulheres (ou CHADS-VA ≥ 2) têm indicação formal de anticoagulação para prevenção de eventos embólicos.

Os anticoagulantes orais diretos (DOACs) são preferenciais na maioria dos casos devido à eficácia comparável ou superior à varfarina, menor risco de hemorragia intracraniana e não exigirem monitoramento frequente. A escolha do DOAC e a dosagem devem considerar fatores como função renal, peso corporal e idade. Em pacientes idosos com insuficiência renal (clearance de creatinina reduzido) ou baixo peso, como no caso descrito, é fundamental ajustar a dose do medicamento para evitar complicações hemorrágicas.

A apixabana é particularmente vantajosa em pacientes com DRC devido ao seu perfil de segurança. A dose reduzida (2,5 mg 12/12h) é recomendada quando pelo menos dois dos seguintes critérios estão presentes: idade ≥ 80 anos, creatinina $\geq 1,5$ mg/dL e peso ≤ 60 kg. Já a rivaroxabana deve ser reduzida para 15 mg 1×/dia se *clearence* entre 15 e 50 mL/min/1,73 m^2.

Por outro lado, medicamentos como dabigatrana, que possuem alta excreção renal, devem ser usados com cautela ou evitados nestes casos.

Outro ponto relevante é que fatores como histórico de quedas não contraindicam a anticoagulação de forma absoluta (avaliar de forma individualizada). Lembrar que o escore de HAS-BLED não deve ser utilizado para contraindicar a anticoagulação. Em vez disso, estratégias para minimizar o risco de sangramento devem ser consideradas, como ajustes na dose, orientação ao paciente e controle rigoroso de comorbidades.

Portanto, a anticoagulação é crucial no manejo da FA com alto risco tromboembólico, e sua indicação deve ser cuidadosamente ajustada às características clínicas e individuais do paciente para garantir o equilíbrio entre benefícios e riscos.

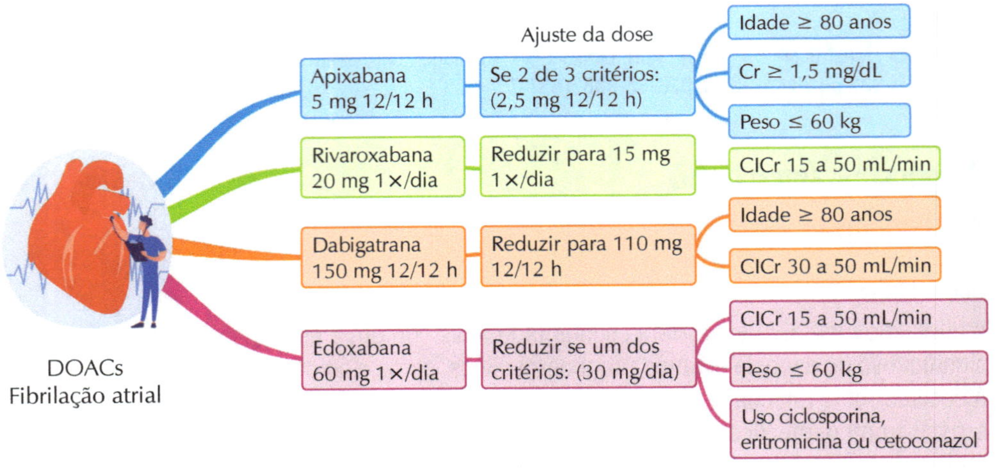

Referência

Van Gelder IC, Rienstra M, Bunting KV, Casado-Arroyo R, Caso V, Crijns HJGM, et al. 2024 ESC Guidelines for the management of atrial fibrillation developed in collaboration with the European Association for Cardio-Thoracic Surgery (EACTS). Eur Heart J. 2024 Sep 29;45(36):3314-3414. doi: 10.1093/eurheartj/ehae176. PMID: 39210723.

Resposta da Questão 27

- **Alternativa D**

Comentários

O eletrocardiograma do paciente evidencia *flutter* atrial com condução 2:1, caracterizado por frequência atrial de aproximadamente 300 bpm e frequência ventricular de 150 bpm. As ondas F, em padrão de "serrote", são bem evidentes nas derivações inferiores, sendo um achado clássico dessa arritmia.

O *flutter* atrial é um tipo de taquicardia supraventricular comumente causado por um mecanismo de macroreentrada atrial, que utiliza o istmo cavotricuspídeo em sentido anti-horário na sua forma mais típica. O tratamento definitivo para o *flutter* atrial é a ablação por cateter, que apresenta altas taxas de sucesso, geralmente superiores a 90%, tornando-se a terapia de escolha na maioria dos casos.

Em situações agudas e sintomáticas, como apresentado neste caso, a cardioversão elétrica sincronizada é o método mais eficaz para restaurar o ritmo sinusal. No entanto, uma característica marcante do *flutter* é sua reversão com baixas cargas, sendo recomendada a utilização inicial de 50 J, e não ≥ 100 J, como mencionado na alternativa incorreta. Além disso, manobras vagais, como a de Valsalva modificada, geralmente não são eficazes para reverter esse tipo de arritmia.

Referência

Santos ECL, Mastrocola F, Figuinha FCR, Lima AGS. Cardiologia: Cardiopapers. 2ª ed. Rio de Janeiro: Atheneu, 2019. 928 p.; 28 cm. ISBN: 978-85-388-1037-7.

Resposta da Questão 28

Alternativa A

Comentários

Esse é um caso de taquicardia paroxística supraventricular (TPSV) em uma paciente gestante, sem sinais de instabilidade hemodinâmica e com falha na reversão por manobra vagal. A administração de adenosina IV é a próxima etapa recomendada, pois é considerada a substância de primeira escolha para o tratamento da TPSV, sendo segura para uso durante a gestação. A adenosina não apresenta evidências de efeitos adversos sobre o feto e seus efeitos na mãe, como rubor facial e desconforto torácico, são transitórios e de curta duração.

Adicionalmente, para o manejo das arritmias supraventriculares em gestantes:

1. Manobras vagais (Valsalva modificada que tem a maior taxa de reversão de forma geral ou massagem do seio carotídeo) devem ser tentadas inicialmente, pois são seguras e podem reverter a TPSV sem necessidade de medicamentos.
2. A adenosina é preferencialmente utilizada se as manobras vagais falharem, devido ao seu perfil de segurança e eficácia.
3. Em casos nos quais a adenosina não é eficaz ou está contraindicada, os betabloqueadores (como o metoprolol) podem ser utilizados como segunda linha.
4. A cardioversão elétrica sincronizada é segura durante todas as etapas da gestação e deve ser considerada em situações de instabilidade hemodinâmica ou falha no tratamento medicamentoso.

Referência

Avila WS, Alexandre ERG, Castro ML, Lucena AJG, Marques-Santo C, Freire CMV, et. al. Posicionamento da Sociedade Brasileira de Cardiologia para Gravidez e Planejamento Familiar na Mulher Portadora de Cardiopatia – 2020. Arq Bras Cardiol. 2020 Arq Bras Cardiol. 2020; 114(5):849-942.

Resposta da Questão 29

Alternativa B

Comentários

Homem idoso, ativo, mas com queixa de tonturas, com trecho do Holter de 24 horas mostrando períodos de BAVT (reparar que as ondas P estão dissociadas do QRS). Portanto, há indicação de implante de marcapasso definitivo dupla câmara com um eletrodo atrial e outro ventricular para manter o sincronismo atrioventricular e a adequada resposta ao esforço. O marcapasso com sensor de frequência é importante em pacientes com doença do nó sinusal, ou seja, quando não há o aumento adequado da frequência cardíaca ao realizar os esforços.

Referência

Santos ECL, Mastrocola F, Figuinha FCR, Lima AGS. Cardiologia: Cardiopapers. 2ª ed. Rio de Janeiro: Atheneu, 2019. 928 p.; 28 cm. ISBN: 978-85-388-1037-7.

Resposta da Questão 30

Alternativa A

Comentários

O teste ergométrico normalmente é realizado com 13 derivações simultâneas (as 12 convencionais + CM5 que não foi mostrada). Uma avaliação detalhada das derivações mostra que DI apresenta complexos QRS normais, o que é um ponto crucial para determinar que as alterações observadas nas outras derivações são apenas artefatos e não arritmias reais. Em situações de dúvida, é sempre importante lembrar que todas as derivações são registradas de forma concomitante. Assim, se uma delas não apresenta o padrão observado nas demais, isso indica a presença de artefato.

Essa interpretação é essencial para evitar condutas inadequadas baseadas em informações equivocadas. Portanto, no caso mostrado, não há necessidade de interromper o exame, pois a alteração detectada não tem significado clínico.

Referência

Santos ECL, Mastrocola F, Figuinha FCR, Lima AGS. Cardiologia: Cardiopapers. 2ª ed. Rio de Janeiro: Atheneu, 2019. 928 p.; 28 cm. ISBN: 978-85-388-1037-7.

Resposta da Questão 31

Alternativa E

Comentários

Homem de 68 anos apresentando fibrilação atrial, com antecedentes de hipertensão arterial sistêmica (HAS) e infarto agudo do miocárdio (IAM) submetido à angioplastia há mais de um ano. O cálculo do CHA_2DS_2-VA, considerando 1 ponto pela idade maior que 65 anos, 1 ponto pela HAS e 1 ponto pelo IAM prévio, resulta em uma pontuação de 3.

Componente do CHA_2DS_2-VASc	Definição e Comentários	Pontos atribuídos
C – Congestive heart failure (insuficiência cardíaca crônica)	Sintomas e sinais de insuficiência cardíaca (independentemente da fração de ejeção, incluindo IC com FE preservada, IC com FE levemente reduzida e IC com FE reduzida) ou presença de LVEF ≤ 40%.	1
H – Hypertension (Hipertensão)	Pressão arterial de repouso > 140×90 mmHg em pelo menos duas ocasiões, ou tratamento anti-hipertensivo atual. O alvo ideal de PA associado ao menor risco de eventos cardiovasculares é de 120-129 / 70-79 mmHg (ou manter o nível mais baixo razoavelmente alcançável).	1
A – Age ≥ 75 years (idade ≥ 75 anos)	A idade é um determinante independente de risco isquêmico. O risco relacionado à idade é contínuo, mas por razões práticas, dois pontos são atribuídos para idade ≥ 75 anos.	2
D – Diabetes *mellitus* (diabetes *mellitus*)	Diabetes *mellitus* (tipo 1 ou tipo 2), conforme critérios atualmente aceitos, ou tratamento com terapia de redução de glicose.	1
S – Stroke/TIA/Arterial Thromboembolism (AVC prévio, AIT ou tromboembolismo arterial)	Tromboembolismo prévio está associado a um risco altamente elevado de recorrência e, por isso, tem peso de 2 pontos.	2
V – Doença vascular (doença vascular)	Doença arterial coronariana, incluindo infarto do miocárdio prévio, angina, histórico de revascularização coronária (cirúrgica ou percutânea) e doença arterial coronária significativa em angiografia ou imagem cardíaca. OU Doença vascular periférica, incluindo claudicação intermitente, revascularização prévia de DVP, procedimentos cirúrgicos na aorta abdominal, ou placa aterosclerótica complexa (com características de mobilidade, ulceração ou protrusão, ou espessura ≥ 4 mm).	1
A – Age 65-74 years (idade 65-74 anos)	1 ponto é atribuído para idade entre 65 e 74 anos.	1

Manejo baseado no escore:

- ≥ 2 pontos: classe I para iniciar anticoagulação.
- 1 ponto: classe IIa para considerar anticoagulação.
- 0 pontos: sem indicação de anticoagulação.

Como faz mais de um ano da SCA, está indicado apenas o uso do anticoagulante, preferencialmente um DOAC, com suspensão do AAS.

E se o paciente com SCA também tiver indicação de anticoagulação? Como fica o regime antitrombótico a curto, médio e longo prazos?

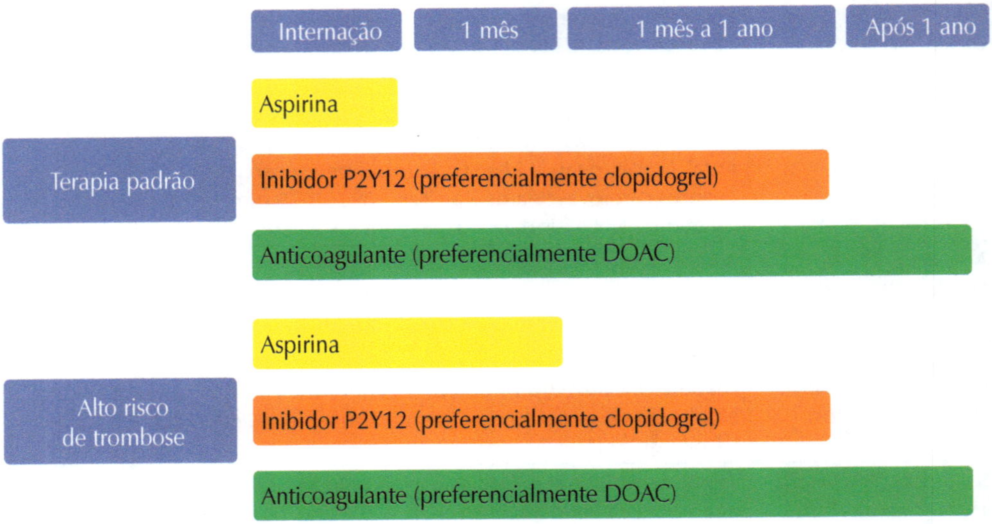

Referência

Van Gelder IC, Rienstra M, Bunting KV, Casado-Arroyo R, Caso V, Crijns HJGM, et al. 2024 ESC Guidelines for the management of atrial fibrillation developed in collaboration with the European Association for Cardio-Thoracic Surgery (EACTS). Eur Heart J. 2024 Sep 29;45(36):3314-3414. doi: 10.1093/eurheartj/ehae176. PMID: 39210723.

Resposta da Questão 32

■ Alternativa E

Comentários

Homem idoso com quadro de síncope, apresentando eletrocardiograma compatível com taquicardia ventricular (TV) sustentada. O padrão eletrocardiográfico mostra critérios que sugerem TV, como onda R pura em aVR, padrão QS em V6 e dissociação atrioventricular. A síncope, especialmente sem pródomos, é um marcador de instabilidade associado às arritmias, tornando a cardioversão elétrica sincronizada a conduta prioritária.

A CVE sincronizada é indicada para restaurar o ritmo sinusal em pacientes com TV sustentada instável, uma vez que outros tratamentos, como medicações antiarrítmicas, podem não agir com a rapidez necessária ou serem contraindicados em casos de instabilidade. Assim, a cardioversão imediata é essencial para estabilizar o quadro clínico e prevenir complicações potencialmente fatais.

Cabe ressaltar que não é apenas a hipotensão que é considerada como critério de instabilidade nas arritmias. Para lembrarmos dos critérios, utilizamos o mnemônico dos 5 Ds: Diminuição da PA (hipotensão), Desmaio (síncope), Dor torácica (anginosa), Dispneia (quadro de IC desencadeado pela arritmia) e Diminuição do nível de consciência (aqui não é a síncope e sim um rebaixamento do nível de consciência).

Referência

Santos ECL, Mastrocola F (Eds.). (2021). Manual de emergências cardiovasculares: Cardiopapers (1ª ed.). Rio de Janeiro: Atheneu. 456 p. ISBN 978-65-5586-039-9.

Resposta da Questão 33

Alternativa A

Comentários

De acordo com o código internacional para dispositivos cardíacos eletrônicos implantáveis, cada letra representa uma função específica do dispositivo:

1. Primeira letra: indica a câmara estimulada (A: átrio, V: ventrículo, D: ambas, O: nenhuma).
2. Segunda letra: refere-se à câmara sentida (A: átrio, V: ventrículo, D: ambas, O: nenhuma).
3. Terceira letra: corresponde à resposta à sensibilidade (I: inibido, T: trigger (disparo), D: dupla, O: nenhuma), ou seja, o marcapasso inibe a estimulação se detectar atividade espontânea naquela câmara e estimula se não detectar.
4. Quarta letra: indica a presença de sensor de variação de frequência cardíaca (R: sensor ligado).
5. Quinta letra: relaciona-se à estimulação multissítio (pouco usada atualmente).

Referência

Santos ECL, Mastrocola F, Figuinha FCR, Lima AGS. Cardiologia: Cardiopapers. 2ª ed. Rio de Janeiro: Atheneu, 2019. 928 p.; 28 cm. ISBN: 978-85-388-1037-7.

Resposta da Questão 34

Alternativa A

Comentários

A amiodarona é um antiarrítmico de classe III amplamente utilizado no controle de arritmias, principalmente em pacientes com cardiopatia estrutural.

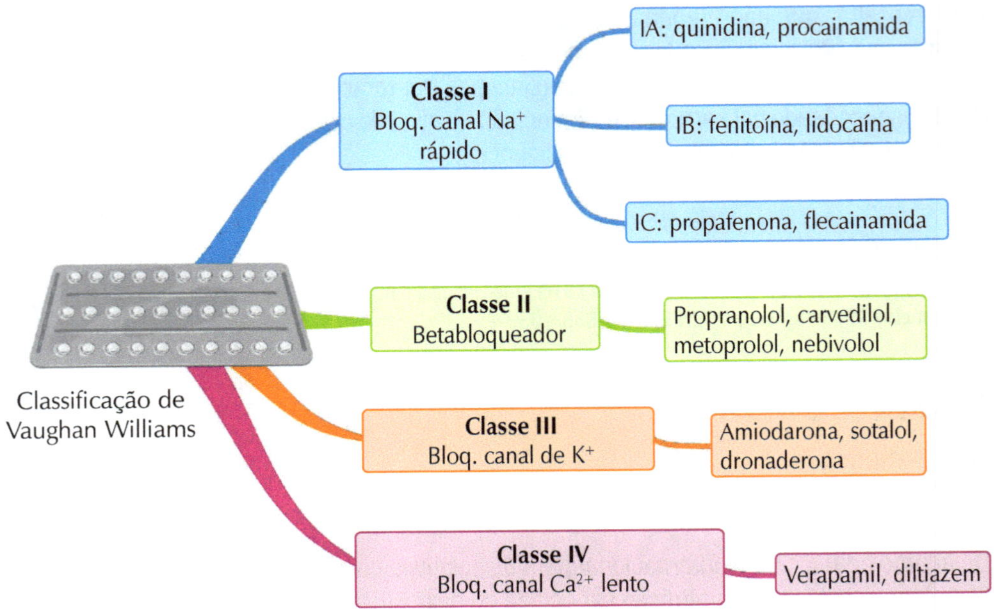

É rica em iodo, o que pode levar a disfunções tireoidianas, como hipotireoidismo e tireotoxicose. A tireotoxicose pode ocorrer por dois mecanismos: aumento da síntese hormonal em pacientes com doença tireoidiana prévia ou tireoidite destrutiva, com liberação de hormônios pré-formados. Lembrando o que precisamos monitorizar no paciente em uso crônico de amiodarona.

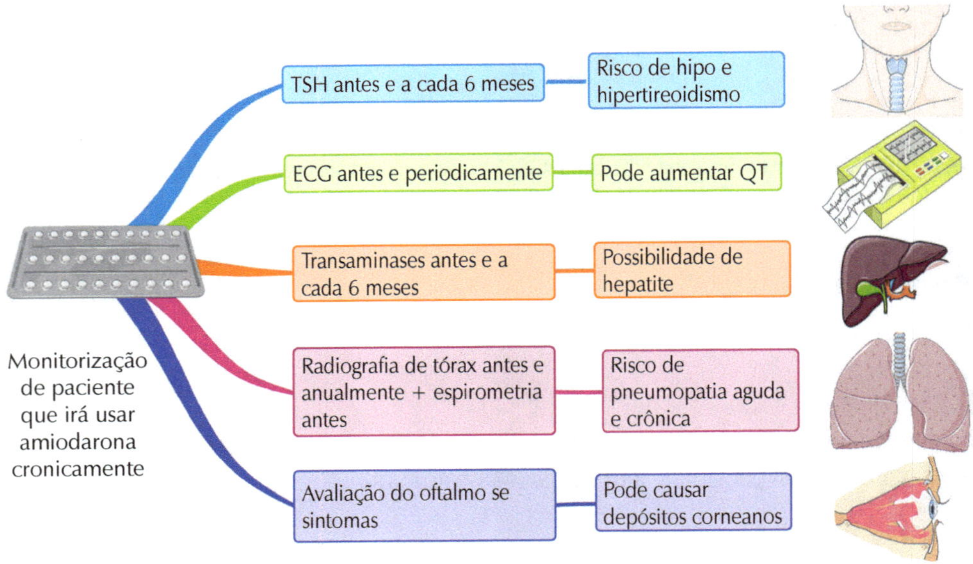

Sua eliminação ocorre predominantemente por via biliar, após metabolização pelas enzimas hepáticas CYP3A4 e CYP2C8, o que a torna segura em pacientes com insuficiência renal.

A amiodarona é uma das opções disponíveis para reversão da fibrilação atrial para ritmo sinusal. Já o sotalol é utilizado em alguns casos para manutenção do ritmo sinusal após a reversão (não tem boa eficácia para cardioversão).

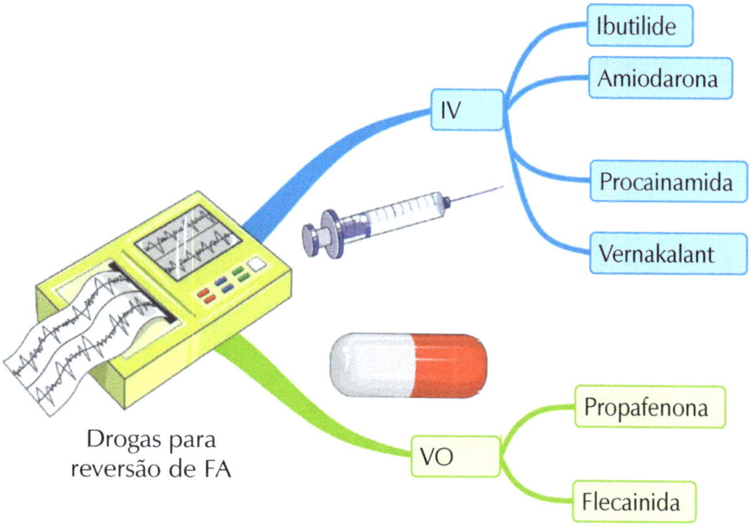

Outro ponto importante é que a amiodarona interfere no metabolismo da varfarina, aumentando seus níveis séricos, exigindo ajustes na dose do anticoagulante. Por fim, a forma injetável da amiodarona deve ser diluída exclusivamente em soro glicosado a 5%, para evitar precipitação.

Referências

Santos ECL, Mastrocola F, Figuinha FCR, Lima AGS. Cardiologia: Cardiopapers. 2ª ed. Rio de Janeiro: Atheneu, 2019. 928 p.; 28 cm. ISBN: 978-85-388-1037-7.

Santos ECL, Mastrocola F, Figuinha FCR, Lima AGS. Mapas mentais para a prova de título de especialista em cardiologia. 5ª ed. Rio de Janeiro: Atheneu, 2025. 24 cm. ISBN: 978-65-5586-922-4.

Resposta da Questão 35

Alternativa C

Comentários

Paciente com quadro de síncope associado a um ECG que demonstra intervalo QTc muito prolongado, o que sugere provável causa arrítmica. É fundamental reconhecer os fatores que podem levar ao prolongamento do intervalo QTc, incluindo medicamentos como antidepressivos tricíclicos, antiarrítmicos, antibióticos macrolídeos, fluoroquinolonas e antipsicóticos, bem como alterações eletrolíticas, como hipocalemia e hipomagnesemia.

No caso apresentado, o uso de amitriptilina em dose elevada, um antidepressivo tricíclico, é uma causa bem estabelecida de prolongamento do QTc e pode predispor a arritmias malignas, como *torsades de pointes*. Outras condições, como hipercalcemia e uso de digital, estão associadas ao encurtamento do intervalo QTc, enquanto o magnésio sérico normal exclui hipomagnesemia como causa. Medicamentos como pantoprazol geralmente não têm impacto significativo no intervalo QTc. Assim, a identificação e a interrupção do fator causal são essenciais para reduzir o risco de eventos graves.

Lembrando pontos importantes:

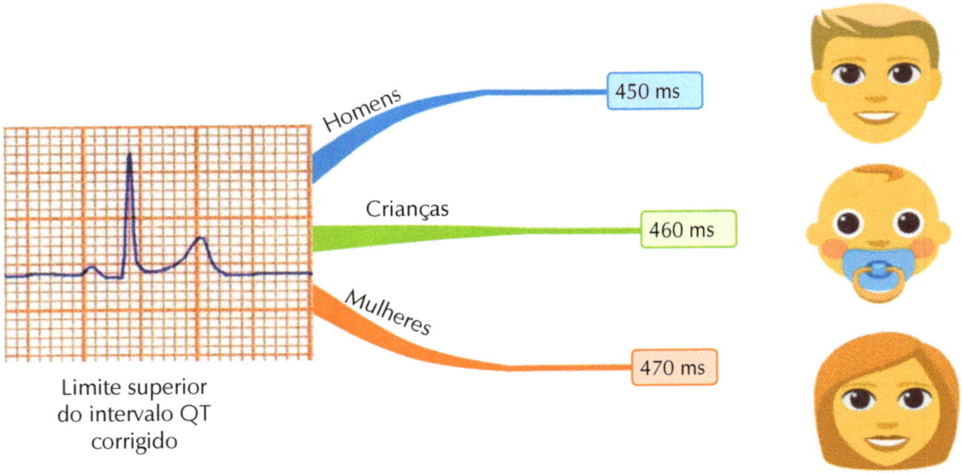

	Aumentam intervalo QT
C	Cloroquina
A	Azitromicina
R	Ritonavir/lopinavir
D	DHE (os 4 hipos: hipocalemia, hipomagnesemia, hipocalcemia e hipotermia)
I	Itraconazol
O	Ofloxacino
P	Psicotrópicos
A	Amiodarona
P	Procinético (cisaprida)
E	Escitalopram
R	Remédio para depressão (amitriptilina, venlafaxina)
S	Sotalol

Referências

Santos ECL, Mastrocola F, Figuinha FCR, Lima AGS. Cardiologia: Cardiopapers. 2ª ed. Rio de Janeiro: Atheneu, 2019. 928 p.; 28 cm. ISBN: 978-85-388-1037-7.

Santos ECL, Mastrocola F, Figuinha FCR, Lima AGS. Mapas mentais para a prova de título de especialista em cardiologia. 5ª ed. Rio de Janeiro: Atheneu, 2025. 24 cm. ISBN: 978-65-5586-922-4.

Resposta da Questão 36

Alternativa B

Comentários

Homem de 48 anos, com quadro de síncope precedida por palpitações, apresentando eletrocardiograma com intervalo PR curto e onda delta, caracterizando síndrome de Wolff-Parkinson-White (WPW). Essa condição é causada por uma via acessória que permite condução elétrica anômala, podendo gerar taquiarritmias potencialmente graves.

O tratamento indicado para a síndrome de WPW sintomática é a ablação da via acessória por estudo eletrofisiológico, considerada curativa. Até a realização do procedimento, a propafenona é o medicamento de escolha, pois atua retardando a condução tanto no nó atrioventricular (NAV) quanto na via acessória. Esta característica é fundamental para prevenir arritmias enquanto o paciente aguarda o tratamento definitivo.

Medicamentos que agem exclusivamente no NAV, como betabloqueadores e bloqueadores de canais de cálcio, devem ser evitados, pois podem facilitar a condução pela via acessória, aumentando o risco de arritmias graves, como fibrilação atrial com condução rápida.

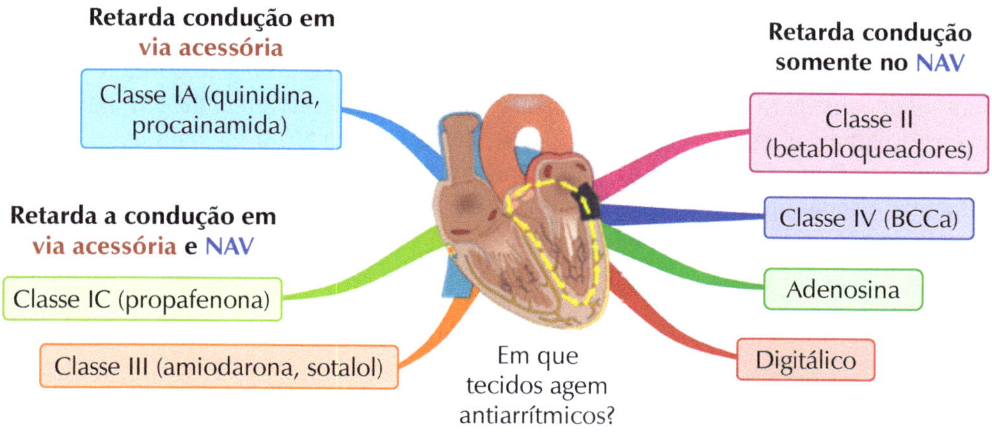

Além disso, não há indicação para o implante de cardiodesfibrilador (CDI) ou cateterismo cardíaco, já que as alterações no ECG são explicadas pela presença da via acessória e não por isquemia miocárdica.

Referências

Santos ECL, Mastrocola F, Figuinha FCR, Lima AGS. Cardiologia: Cardiopapers. 2ª ed. Rio de Janeiro: Atheneu, 2019. 928 p.; 28 cm. ISBN: 978-85-388-1037-7.

Santos ECL, Mastrocola F, Figuinha FCR, Lima AGS. Mapas mentais para a prova de título de especialista em cardiologia. 5ª ed. Rio de Janeiro: Atheneu, 2025. 24 cm. ISBN: 978-65-5586-922-4.

Resposta da Questão 37

Alternativa E

Comentários

Temos uma taquicardia de QRS largo com RR irregular. Há três possibilidades diagnósticas: taquicardia ventricular polimórfica (TVP), fibrilação atrial (FA) com bloqueio de ramo ou FA com Wolff-Parkinson-White (WPW). Em uma TVP se espera um fenômeno conhecido como torção das pontas, o que não ocorre nesse ECG. Dessa forma, ficamos com as duas últimas possibilidades. Como diferenciá-las? Note há um alentecimento inicial do QRS, o que caracteriza a presença de uma onda delta. O menor RR encontrado no ECG é em torno de 160 ms, o que dá uma frequência cardíaca acima de 300 bpm, portanto, uma condução exclusiva pelo nó atrioventricular é muito pouco provável. Outro ponto é que em uma mesma derivação há complexos QRS estreitos e outros largos, demonstrando de forma clara graus de fusão variados, fenômeno presente na síndrome de WPW. Todos os elementos acima levam ao diagnóstico de FA + WPW e não de FA com bloqueio de ramo. A fibrilação atrial (FA) é uma taquiarritmia cuja frequência dos átrios é ≥ 350 bpm.

Em condições normais, quando não há presença de uma via acessória (VA) – feixe de Kent, a longa refratariedade do nó atrioventricular (NAV) protege os ventrículos das altas frequências atriais, evitando a degeneração para fibrilação ventricular (FV). Na presença de uma VA, cujo período refratário é geralmente mais curto em relação ao do NAV, a FA pode degenerar para FV, sendo uma causa importante de morte súbita em indivíduos jovens. Chamamos essa FA, que utiliza uma VA para despolarizar os ventrículos, de FA pré-excitada. Devido a FC muito elevada e pré-síncope, com risco de degeneração para FV, o tratamento mais apropriado é CVE. Após a CVE, iniciar propafenona via oral e encaminhar o paciente para ablação da via acessória.

Referências

Santos ECL, Mastrocola F, Figuinha FCR, Lima AGS. Cardiologia: Cardiopapers. 2ª ed. Rio de Janeiro: Atheneu, 2019. 928 p.; 28 cm. ISBN: 978-85-388-1037-7.

Santos ECL, Mastrocola F, Figuinha FCR, Lima AGS. Mapas mentais para a prova de título de especialista em cardiologia. 5ª ed. Rio de Janeiro: Atheneu, 2025. 24 cm. ISBN: 978-65-5586-922-4.

Resposta da Questão 38

Alternativa B

Comentários

ECG com taquicardia (FC 150 bpm) de QRS estreito (QRS < 120 ms) e RR regular. Há 5 possibilidades diagnósticas:

1. Taquicardia sinusal: descartada pois não há onda p + em DI, DII e aVF precedendo o QRS.
2. *Flutter* atrial: improvável, pois não há ondas F com morfologia de serrilhado de serrote em DII, DIII e aVF.

Sobram as taquicardias paroxísticas supraventriculares (TPSV).

Para diferenciá-las é importante tentar localizar a onda p. Nesse traçado se vê a presença de onda p na parede inferior (DII, DIII e aVF) como uma pseudo onda S e em V1 como um R'.

Portanto, estamos no grupo das taquicardias cujo RP é inferior ao PR. Há três possibilidades:

- Taquicardia reentrada nodal (mais comum).
- TAV ortodrômica da síndrome de WPW.
- Taquicardia atrial com condução AV rápida (menos provável).

Como o RP é < 70 ms (intervalo do início do QRS até o início da onda p), produzindo no ECG durante a taquicardia uma pseudo onda S na parede inferior e um R' em V1, temos um típico traçado de taquicardia por reentrada nodal comum, onde o estímulo desce para os ventrículos pela via lenta nodal (via alfa) e sobe para os átrios pela via rápida nodal (via beta).

No ECG após a reversão, nota-se o desaparecimento da pseudo onda S e do R', confirmando o diagnóstico de TRN comum. Essa taquicardia pode ser revertida no pronto-socorro com manobra vagal (preferencialmente a de valsava modificada) ou adenosina. Pode ser tratada com antiarrítmicos ou ablação por radiofrequência.

Referência

Santos ECL, Mastrocola F (Eds.). (2021). Manual de emergências cardiovasculares: Cardiopapers (1ª ed.). Rio de Janeiro: Atheneu. 456 p. ISBN 978-65-5586-039-9.

Resposta da Questão 39

Alternativa D

Comentários

Diante de uma taquicardia com QRS largo, a principal hipótese diagnóstica é taquicardia ventricular (TV), especialmente em pacientes com cardiopatia estrutural ou histórico de infarto. No entanto, outras possibilidades devem ser consideradas, como taquicardia supraventricular com aberrância de condução frequência-dependente, taquicardia supraventricular em pacientes com bloqueio de ramo prévio, taquicardia por reentrada atrioventricular utilizando uma via acessória na forma antidrômica (descendo pela via acessória e retornando pela via normal) e taquiarritmias em portadores de marcapasso.

Para auxiliar na diferenciação entre essas condições, algoritmos diagnósticos como os de Brugada e de Vereckei são amplamente utilizados. Eles se baseiam em critérios morfológicos e sinais específicos no ECG. Por exemplo:

- QS em V6 é altamente sugestivo de TV.
- Dissociação atrioventricular e batimentos de fusão também são indicativos clássicos de TV.
- Na taquicardia supraventricular com aberrância, é importante avaliar se a morfologia do bloqueio de ramo (BRD ou BRE) segue o padrão esperado, como o rsR' em BRD.
- O R puro em aVR, característico da TV, indica que o estímulo elétrico está vindo dos ventrículos (de baixo para cima), sendo o primeiro critério do algoritmo de Vereckei.

Taquicardia ventricular vs. supraventricular

Como diferenciar taquicardia ventricular × taquicardia supraventricular com aberrância?

- Critérios de Brugada
- Critérios de Vereckei
- Algoritmo de Santos

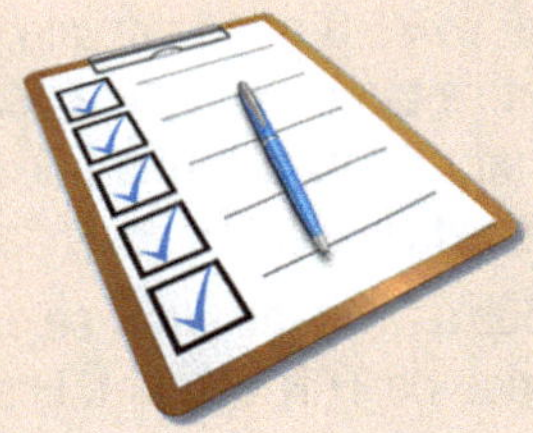

O clássico... Critérios de Brugada – Como lembrar?

Decore a frase "RS-100-dissociação-morfológica"... tem os quatro passos do Brugada!

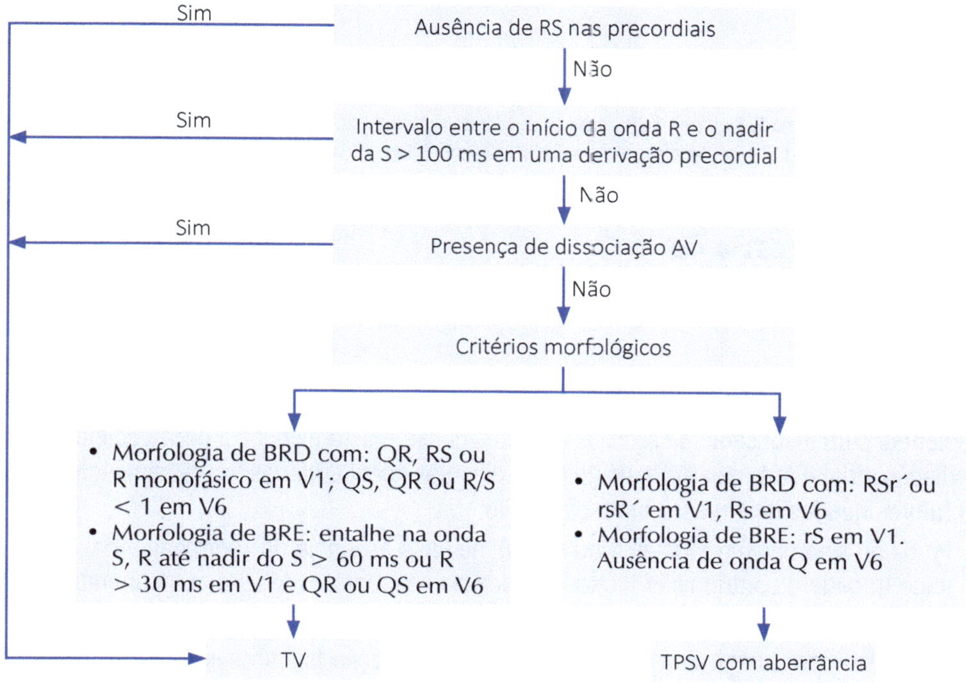

Os critérios de aVR ou Vereckei!

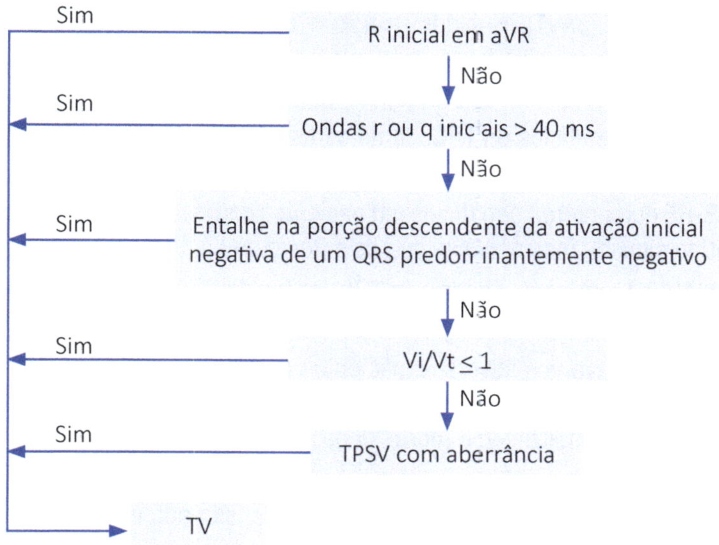

Adaptado de Vereckei et al., 2007.

Referências

Santos ECL, Mastrocola F, Figuinha FCR, Lima AGS. Cardiologia: Cardiopapers. 2ª ed. Rio de Janeiro: Atheneu, 2019. 928 p.; 28 cm. ISBN: 978-85-388-1037-7.

Santos ECL, Mastrocola F, Figuinha FCR, Lima AGS. Mapas mentais para a prova de título de especialista em cardiologia. 5ª ed. Rio de Janeiro: Atheneu, 2025. 24 cm. ISBN: 978-65-5586-922-4.

Resposta da Questão 40

Alternativa B

Comentários

A terapia de ressincronização cardíaca (TRC) apresenta benefícios bem documentados em pacientes com insuficiência cardíaca e ritmo sinusal, mas a evidência para pacientes com fibrilação atrial (FA) é mais limitada devido a diversas peculiaridades dessa população. Entre os fatores que justificam essa limitação estão:

1. Perda do sincronismo atrioventricular (AV): na FA, a ausência de contração atrial coordenada impede a contribuição hemodinâmica do sincronismo AV, um componente importante dos benefícios da TRC em pacientes em ritmo sinusal.
2. Dificuldade em atingir alta porcentagem de estimulação biventricular: frequências cardíacas elevadas e irregulares típicas da FA podem levar a batimentos de fusão e pseudofusão, reduzindo a efetividade da TRC. Para garantir eficácia, a porcentagem de estimulação biventricular deve ser superior a 95%. Quando isso não é alcançado, a ablação do nó atrioventricular (AV) pode ser necessária. Esse procedimento cria um bloqueio atrioventricular total (BAVT), isolando o átrio e permitindo que 100% da estimulação ocorra por meio do dispositivo de ressincronização.
3. Exclusão de pacientes com FA em grandes estudos: ensaios clínicos randomizados que estabeleceram os benefícios da TRC, como os estudos CARE-HF e COMPANION, excluíram majoritariamente pacientes com FA.
    - O CARE-HF demonstrou benefícios em pacientes com insuficiência cardíaca avançada e ritmo sinusal, mas não avaliou pacientes com FA.
    - O COMPANION reforçou a eficácia da TRC em insuficiência cardíaca grave, mas também excluiu a maioria dos pacientes com FA, criando uma lacuna de evidências.
4. Maior incidência de eventos adversos: pacientes com FA submetidos à TRC apresentam maior incidência de choques inapropriados do cardiodesfibrilador implantável (CDI), além de maior risco de hospitalização e mortalidade.

Justificativa para a alternativa B: maximizar a estimulação biventricular frequentemente exige controle rigoroso da frequência cardíaca. Quando isso não é alcançado com terapia medicamentosa, a ablação do nó AV é indicada, garantindo que a estimulação seja exclusivamente biventricular (via dispositivo de TRC). Essa abordagem é particularmente relevante em pacientes com FA permanente e insuficiência cardíaca com fração de ejeção reduzida (ICFEr), que se beneficiam da TRC apesar das limitações impostas pela arritmia.

A TRC, embora menos estudada em pacientes com FA, é uma opção valiosa quando criteriosamente aplicada, especialmente em combinação com estratégias como ablação do nó AV para otimização da terapia.

Recomendações para indicação de terapia de ressincronização cardíaca (TRC) em pacientes com fibrilação atrial (FA)		
Indicação	**Classe de recomendação**	**Nível de evidência**
TRC deve ser considerada em pacientes com FA permanente, FEVE reduzida (< 50%) e indicação de ablação do nó AV para controle de frequência cardíaca.	I	B
TRC deve ser considerada em pacientes com FA permanente, FEVE ≥ 35% e CF NYHA III e IV a despeito da terapia medicamentosa otimizada, com BRE e QRS ≥ 130 ms, assegurando estratégia que permita estimulação biventricular > 95%.	IIa	B
Ablação da junção atrioventricular deve ser considerada em casos de incompleta estimulação biventricular (< 95%).	IIa	B

Referência

Teixeira RA, Fagundes AA, Baggio-Junior JM, Oliveira JC, Medeiros PTJ, Valdigem BP, et al. Diretriz Brasileira de Dispositivos Cardíacos Eletrônicos Implantáveis – 2023. Arq Bras Cardiol. 2023; 120(1):e20220892.

Resposta da Questão 41

■ Alternativa C

Comentários

As indicações para implante de cardiodesfibrilador implantável (CDI) seguem critérios bem-estabelecidos nas diretrizes, com base em prevenção primária ou secundária de morte súbita. A correta identificação das situações em que o CDI é indicado é crucial para maximizar seus benefícios e evitar indicações inadequadas.

1. Situações reversíveis: em pacientes com fibrilação ventricular (FV) ou taquicardia ventricular (TV) durante a fase aguda do infarto do miocárdio (IAM), como no caso de isquemia miocárdica, não há indicação de CDI, pois o evento é secundário a uma causa tratável.
2. Prevenção primária: pacientes com fração de ejeção do ventrículo esquerdo (FEVE) ≤ 35% e etiologia isquêmica têm indicação de CDI em classes funcionais II-III da NYHA, mas em classe funcional I, essa indicação é restrita a pacientes com FEVE ≤ 30% e tratamento medicamentoso otimizado.
3. Síndrome de Brugada: em pacientes assintomáticos com padrão tipo 1 espontâneo no eletrocardiograma, o implante rotineiro de CDI não é indicado. O uso do estudo eletrofisiológico para estratificação de risco é considerado uma recomendação de classe IIb.

4. Miocardiopatia dilatada: em pacientes assintomáticos (classe funcional I) com fração de ejeção < 40%, o implante de CDI não é recomendado rotineiramente em prevenção primária, sendo necessário avaliar outros critérios de risco.
5. IAM recente: pacientes com infarto do miocárdio há menos de 40 dias e FEVE reduzida (≤ 30%) não têm indicação de CDI devido à possibilidade de recuperação funcional com o passar do tempo, sendo o implante considerado classe III (não indicado), pois não mostrou redução de mortalidade no estudo DINAMIT.

Recomendações para indicação de cardioversor-desfibrilador implantável (CDI) na prevenção primária na cardiopatia isquêmica		
Indicação	**Classe de recomendação**	**Nível de evidência**
CDI é recomendado em pacientes com história de IAM > 40 dias ou cardiopatia isquêmica crônica, sob tratamento farmacológico ótimo, sem isquemia miocárdica passível de tratamento por revascularização cirúrgica ou percutânea e expectativa de vida de pelo menos 1 ano e que apresentem FEVE ≤ 35% e CF II-III, ou FEVE ≤ 30% e CF I, II ou III.	I	A
CDI é recomendado em pacientes com história de IAM > 40 dias ou com cardiopatia isquêmica crônica, sob tratamento farmacológico ótimo, sem isquemia miocárdica passível de tratamento por revascularização cirúrgica ou percutânea e expectativa de vida de pelo menos 1 ano, que apresentem FEVE ≤ 40%, TVNS espontânea e indução de TVS no EEF.	I	B
CDI pode ser considerado em pacientes com história de IAM > 40 dias ou com cardiopatia isquêmica crônica, sob tratamento farmacológico ótimo, sem isquemia miocárdica passível de tratamento por revascularização cirúrgica, ou percutânea e candidatos à lista de transplante ou implante de DAV.	IIa	B
CDI não é indicado em pacientes com IAM < 40 dias de evolução, ou que sejam candidatos à revascularização.	III	B
CDI não é indicado em pacientes com ICFEr CF IV refratários ao tratamento e que não sejam candidatos a transplante ou implante de DAV.	III	C

Indicações de cardioversor-desfibrilador implantável (CDI) na prevenção primária na síndrome de Brugada		
Indicação	**Classe de recomendação**	**Nível de evidência**
TVS ou síncope de provável causa arrítmica e ECG com padrão Brugada tipo 1 espontâneo.	I	B
Síncope de provável causa arrítmica e ECG com padrão Brugada tipo 1 induzido farmacologicamente.	IIa	B
TVS induzida por EVP com um ou dois extraestímulos em dois sítios, em pacientes assintomáticos com padrão Brugada tipo 1 espontâneo ao ECG.	IIb	C

Referência

Teixeira RA, Fagundes AA, Baggio-Junior JM, Oliveira JC, Medeiros PTJ, Valdigem BP, et al. Diretriz Brasileira de Dispositivos Cardíacos Eletrônicos Implantáveis – 2023. Arq Bras Cardiol. 2023; 120(1):e20220892.

Resposta da Questão 42

Alternativa B

Comentários

Os anticoagulantes de ação direta (DOACs) são amplamente utilizados no manejo de condições como fibrilação atrial e tromboembolismo venoso, destacando-se pela conveniência de uso e menor necessidade de monitorização em comparação aos antagonistas da vitamina K (VKAs). No entanto, o uso desses medicamentos deve ser cuidadosamente avaliado em situações específicas, conforme discutido em estudos recentes.

1. Estenose mitral moderada a grave: o estudo INVICTUS, publicado no *New England Journal of Medicine* em 2022, avaliou o uso da rivaroxabana em pacientes com fibrilação atrial associada à doença cardíaca reumática, incluindo estenose mitral significativa. Os resultados demonstraram que os VKAs, como a varfarina, foram superiores à rivaroxabana, reduzindo a incidência de eventos cardiovasculares compostos ou morte, sem aumento significativo de sangramentos maiores. Esses achados reforçam as diretrizes que recomendam o uso de VKAs, como a varfarina, para pacientes com estenose mitral moderada a grave, nos quais os DOACs não são indicados.
2. Síndrome do anticorpo antifosfolípide (SAAF): para pacientes com SAAF, os DOACs também não são recomendados devido à maior eficácia documentada dos VKAs nessa população. Estudos indicam que a varfarina permanece como o tratamento padrão nestes casos, dado o risco aumentado de eventos trombóticos em pacientes tratados com DOACs.
3. Tromboembolismo pulmonar (TEP): no manejo do TEP, a rivaroxabana demonstrou eficácia e segurança no estudo EINSTEIN-PE, sendo utilizada na dose de 15 mg a cada 12 horas por 21 dias, seguida por 20 mg uma 1×/dia por pelo menos 3 meses. Essa abordagem se consolidou como uma alternativa aos VKAs em pacientes elegíveis para o uso de DOACs.

   O estudo AMPLIFY demonstrou que a apixabana é uma alternativa eficaz e segura para o tratamento de TEP e TVP, com menor risco de sangramento maior em comparação com a terapia padrão baseada em enoxaparina e depois na introdução da varfarina. A dose inicial é de 10 mg 12/12h por uma semana e depois 5 mg 12/12h por 6 meses.
4. Ajuste de dose dos DOACs: a adequação da dose dos DOACs, como a apixabana, deve considerar fatores clínicos como idade (≥ 80 anos), função renal (creatinina ≥ 1,5 mg/dL) e peso (≤ 60 kg). Em pacientes que apresentam pelo menos dois desses critérios, a dose deve ser reduzida para 2,5 mg a cada 12 horas para garantir segurança e eficácia.

Referências

Connolly SJ, Karthikeyan G, Ntsekhe M, Haileamlak A, El Sayed A, El Ghamrawy A, Damasceno A, et al.; for the INVICTUS Investigators. Rivaroxaban in Rheumatic Heart Disease–Associated Atrial Fibrillation. N Engl J Med. 2022;387(11):978-988. DOI: 10.1056/NEJMoa2209051.

Van Gelder IC, Rienstra M, Bunting KV, Casado-Arroyo R, Caso V, Crijns HJGM, et al. 2024 ESC Guidelines for the management of atrial fibrillation developed in collaboration with the European Association for Cardio-Thoracic Surgery (EACTS). Eur Heart J. 2024 Sep 29;45(36):3314-3414. doi: 10.1093/eurheartj/ehae176. PMID: 39210723.

Resposta da Questão 43

Alternativa E

Comentários

A síncope é definida como uma perda súbita e transitória da consciência causada por hipoperfusão cerebral global, seguida de recuperação espontânea e completa. O diagnóstico de síncope vasovagal é eminentemente clínico, baseado na história do paciente e nas características do evento, sendo o *tilt* teste reservado para situações específicas, como casos de diagnóstico incerto ou síncopes recorrentes sem etiologia clara. Em pacientes com mais de 40 anos, especialmente acima de 60, com síncopes recorrentes e sem causa definida, a massagem dos seios carotídeos associada ao *tilt* teste pode ser indicada para avaliar a possibilidade de hipersensibilidade do seio carotídeo.

Síncopes que ocorrem durante o esforço ou em pacientes sentados ou deitados indicam maior probabilidade de uma origem cardíaca e devem ser investigadas com maior atenção. Já os episódios pós-esforço geralmente têm um componente vasovagal, especialmente em indivíduos descondicionados ou que interrompem abruptamente atividades de maior intensidade. O Doppler de carótidas, por outro lado, não faz parte da investigação de rotina da síncope, considerando sua definição como um evento de hipoperfusão cerebral global e não local.

No manejo da síncope vasovagal, o foco principal está nas medidas comportamentais, como hidratação adequada, aumento da ingestão de sal em casos selecionados e a realização de manobras para prevenir desmaios. O tratamento medicamentoso é reservado para pacientes com episódios refratários ou frequentes que impactem significativamente a qualidade de vida. Assim, a abordagem deve sempre ser individualizada, baseada nas características clínicas e na suspeita diagnóstica de cada caso.

Referência

Santos ECL, Mastrocola F (Eds.). (2021). Manual de emergências cardiovasculares: Cardiopapers (1ª ed.). Rio de Janeiro: Atheneu. 456 p. ISBN 978-65-5586-039-9.

Resposta da Questão 44

■ Alternativa E

Comentários

A taquicardia por reentrada nodal (TRN) é uma das formas mais comuns de taquicardia supraventricular, caracterizada pela presença de um circuito de reentrada envolvendo as vias lenta e rápida do nó atrioventricular. No padrão de reentrada mais comum, conhecido como típico, o estímulo desce pela via lenta e retorna pela via rápida, resultando em uma despolarização atrial que ocorre muito próxima ao QRS, com intervalo RP' geralmente inferior a 90 ms, frequentemente abaixo de 70 ms.

No eletrocardiograma, a despolarização atrial retrógrada pode gerar uma onda P' negativa em derivações inferiores, formando um pseudo S, enquanto um pseudo r' pode ser observado em V1. Essa diferenciação é importante para o diagnóstico.

A adenosina é a medicação de escolha para a reversão aguda da TRN e pode ser utilizada com segurança na gestação. Entre as manobras vagais, a mais eficaz para a reversão da TRN é a manobra de Valsalva modificada, que apresenta maior taxa de sucesso em comparação à compressão do seio carotídeo.

O manejo adequado da TRN inclui intervenções agudas, como a adenosina e manobras vagais, e estratégias a longo prazo, como a ablação por cateter em casos de recorrência ou sintomas refratários ao tratamento clínico. A identificação correta do padrão eletrocardiográfico e das características clínicas é essencial para o diagnóstico e tratamento apropriado.

Fisiologia da TRN. Na figura A, passagem do estímulo de condução normal. Na figura B, a reentrada com o estímulo descendo pela via lenta e subindo pela rápida, despolarizando retrogradamente os átrios (P' negativa em derivações inferiores, pois o estímulo vem de baixo para cima, com o vetor de ativação "fugindo" de DII, DIII e AVF).

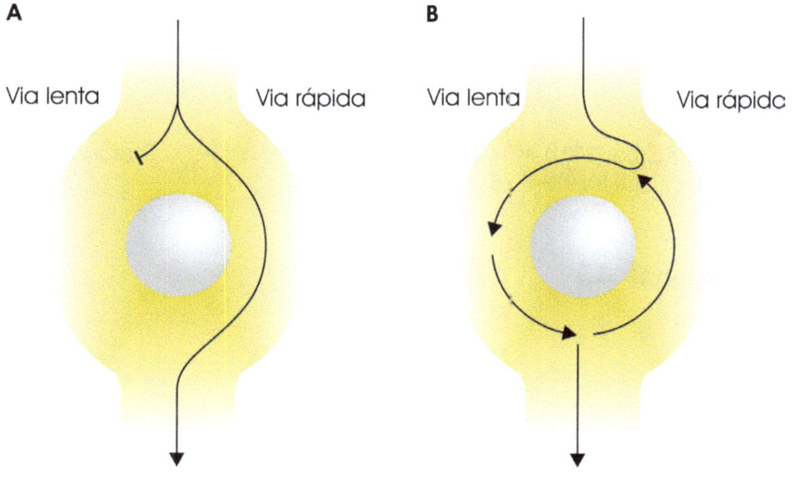

Exemplo de taquicardia por reentrada nodal. Observe o pseudo s' em DII e DIII e o pseudo r' em V1, o que na verdade representa a onda P retrógrada caindo logo após o QRS.

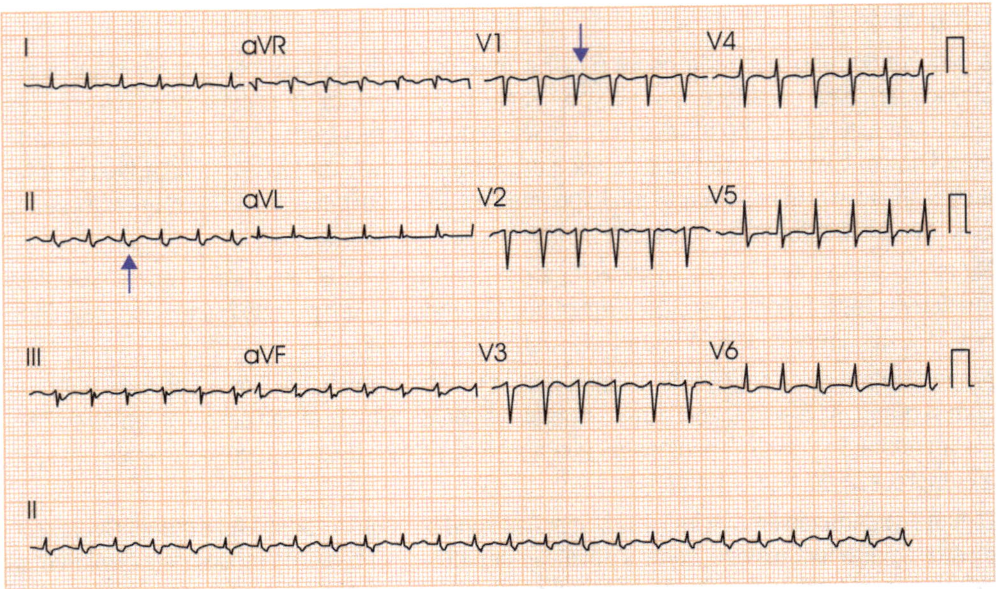

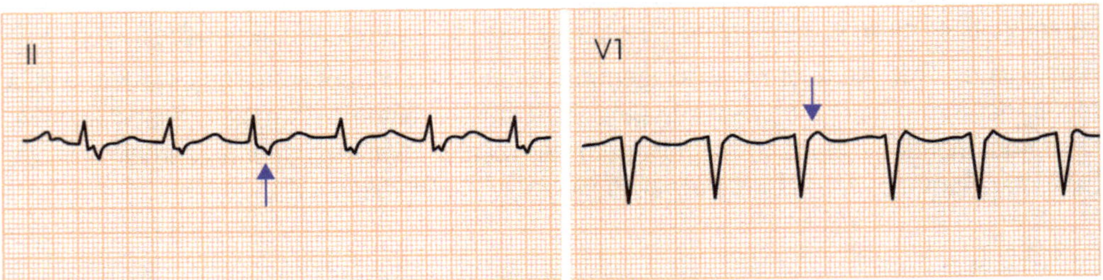

Referência

Santos ECL, Mastrocola F (Eds.). (2021). Manual de emergências cardiovasculares: Cardiopapers (1ª ed.). Rio de Janeiro: Atheneu. 456 p. ISBN 978-65-5586-039-9.

Resposta da Questão 45

■ Alternativa A

Comentários

Paciente de 60 anos, com queixa de mal-estar intenso associado a palpitações taquicárdicas iniciadas há 15 minutos, apresenta-se no pronto-socorro em instabilidade hemodinâmica (pressão arterial de 85×55 mmHg e extremidades frias). O eletrocardiograma realizado demonstra uma taquicardia de QRS largo, que deve ser abordada inicialmente como taquicardia ventricular (TV), já que mais de 80% das taquicardias de QRS largo em pacientes idosos correspondem a TV.

Para diferenciar entre taquicardia ventricular e taquicardia supraventricular com aberrância, critérios como os de Brugada e Vereckei são úteis. No critério de Vereckei, a presença de uma onda R inicial em aVR sugere que o estímulo se origina nos ventrículos, indicando TV. Neste caso, a instabilidade hemodinâmica reforça a necessidade de uma intervenção imediata, sendo indicada a cardioversão elétrica sincronizada, que é a terapia de escolha para TV com instabilidade. A desfibrilação, por sua vez, é reservada para casos de fibrilação ventricular ou TV sem pulso.

Dessa forma, o diagnóstico provável é taquicardia ventricular, e a conduta correta é a realização de cardioversão elétrica sincronizada.

Referência

Santos ECL, Mastrocola F (Eds.). (2021). Manual de emergências cardiovasculares: Cardiopapers (1ª ed.). Rio de Janeiro: Atheneu. 456 p. ISBN 978-65-5586-039-9.

Resposta da Questão 46

- **Alternativa B**

Comentários

Localização da via acessória é uma atividade pouco habitual para o cardiologista clínico. Mesmo assim, vamos relembrar alguns aspectos.

Sabendo apenas o passo inicial já é possível eliminar algumas alternativas.

Qual o primeiro passo? Olhar para V1 que é a precordial mais à direita. Aqui precisamos lembrar dos conceitos da eletrocardiografia básica: se o estímulo está se aproximando daquela derivação (vemos a seta ou cabeça do vetor) a inscrição será positiva, se estiver se afastando (vemos a cauda), será negativa. Ou seja, se a onda delta em V1 é positiva o estímulo vem da esquerda para direita (via acessória à esquerda). Se negativa, se afastará de V1 (via acessória à direita).

No caso, vemos que a onda delta é negativa em V1 = via acessória à direita e já eliminamos as alternativas A e D. Segundo passo, olhe se a onda delta é negativa nas derivações inferiores. Se sim, a via é posterosseptal.

Portanto, no caso temos uma via posterosseptal direita, alternativa B correta.

Se a onda delta não for negativa, em derivações inferiores e sim em DI, teríamos uma via lateral. Para maiores detalhes consultar o algoritmo de arruda simplificado mostrado a seguir.

Algoritmo de Arruda simplificado

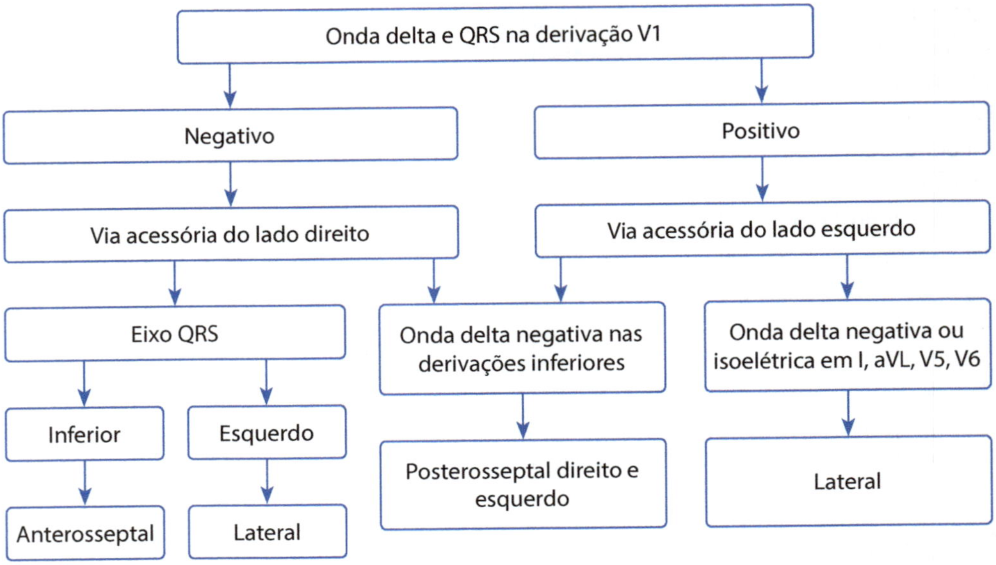

Referências

Santos ECL, Mastrocola F, Figuinha FCR, Lima AGS. Cardiologia: Cardiopapers. 2ª ed. Rio de Janeiro: Atheneu, 2019. 928 p.; 28 cm. ISBN: 978-85-388-1037-7.

Santos ECL, Mastrocola F, Figuinha FCR, Lima AGS. Mapas mentais para a prova de título de especialista em cardiologia. 5ª ed. Rio de Janeiro: Atheneu, 2025. 24 cm. ISBN: 978-65-5586-922-4.

Resposta da Questão 47

- **Alternativa C**

Comentários

Paciente apresentou alteração eletrocardiográfica logo após o trombolítico, devemos lembrar de uma das principais arritmias associadas à reperfusão, que é o ritmo idioventricular acelerado (RIVA).

Veja no DII longo que o ritmo começa sinusal (colchete vermelho) como mostrado na figura a seguir.

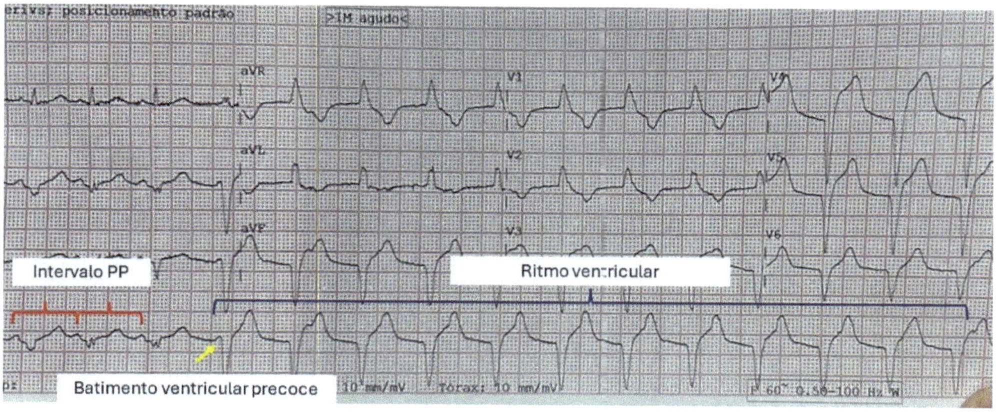

O quarto batimento (seta amarela) é um batimento ventricular antecipado, que assume o ritmo. Então, temos um ritmo ventricular (colchete azul) de aproximadamente 90 bpm, ou seja, um ritmo idioventricular acelerado. Ritmo idioventricular quer dizer ritmo próprio dos ventrículos. Não chamamos de BAVT, pois não é um ritmo de escape (neste caso, normalmente a FC é abaixo de 40 bpm).

Referências

Santos ECL, Mastrocola F, Figuinha FCR, Lima AGS. Cardiologia: Cardiopapers. 2ª ed. Rio de Janeiro: Atheneu, 2019. 928 p.; 28 cm. ISBN: 978-85-388-1037-7.

Santos ECL, Mastrocola F, Figuinha FCR, Lima AGS. Mapas mentais para a prova de título de especialista em cardiologia. 5ª ed. Rio de Janeiro: Atheneu, 2025. 24 cm. ISBN: 978-65-5586-922-4.

Resposta da Questão 48

■ Alternativa D

Comentários

Paciente idoso com síncopes desliga-liga recorrentes e ECG com BRE, qual o principal mecanismo da síncope? É o baixo fluxo cerebral global ocasionado por bradiarritmias, normalmente um BAV avançado/BAVT intermitente. Para esclarecer melhor, realizamos o estudo eletrofisiológico, e se intervalo HV (velocidade do impulso elétrico entre o feixe de His e os ventrículos) ≥ 70 ms, em um paciente com sintomas, indica que há alteração significativa no sistema de condução e que a causa da síncope foi, muito provavelmente, uma bradiarritmia, sendo indicado o marcapasso definitivo

Mensagem = síncope + bloqueio de ramo no ECG + intervalo HV ≥ 70 ms é igual a implante de marcapasso definitivo.

Recomendações para implante de marcapasso (MP) definitivo no bloqueio intraventricular (BIV)	Classe de recomendação	Nível de evidência
Em pacientes com síncope e bloqueio de ramo com registro de intervalo HV ≥ 70 ms ou bloqueio infranodal no EEF, sem registro de TV hemodinamicamente instável, está recomendado o implante de MP definitivo.	I	C
Em pacientes com bloqueio de ramo alternante, independentemente de sintomas, está recomendado o implante de MP definitivo.	I	C
BRE novo persistente com QRS > 150 ms por mais de 48 horas após TAVI, na presença de PRi ≥ 240 ms.	I	C

Referência

Teixeira RA, Fagundes AA, Baggio-Junior JM, Oliveira JC, Medeiros PTJ, Valdigem BP, et al. Diretriz Brasileira de Dispositivos Cardíacos Eletrônicos Implantáveis – 2023. Arq Bras Cardiol. 2023; 120(1):e20220892.

Resposta da Questão 49

■ Alternativa A

Comentários

Ao olharmos de forma rápida o ECG poderia ser interpretado em um primeiro momento como sinusal, porém um olhar mais cuidadoso evidenciará 2 ondas P para cada QRS, conforme mostrado na figura a seguir.

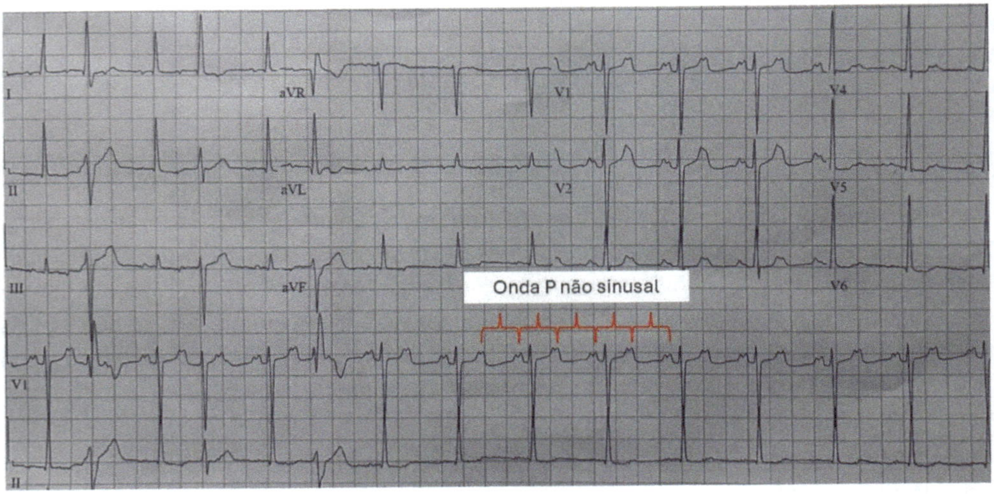

Note que essas ondas P não sinusais, seja pelo eixo, seja pela morfologia, têm uma frequência em torno de 187 bpm, além de uma linha isoelétrica entre elas. Todos esses achados eletrocardiográficos fazem o diagnóstico de uma taquicardia atrial (alternativa A correta. Reparar também que a onda P apresenta duração aumentada e 2 corcovas, indicando sobrecarga atrial o que predispõe a arritmias (tem doença nos átrios).

Referência

Santos ECL, Mastrocola F, Figuinha FCR, Lima AGS. Cardiologia: Cardiopapers. 2ª ed. Rio de Janeiro: Atheneu, 2019. 928 p.; 28 cm. ISBN: 978-85-388-1037-7.

Resposta da Questão 50

■ Alternativa E

Comentários

Importante lembrar dos achados considerados normais e anormais no ECG do atleta.

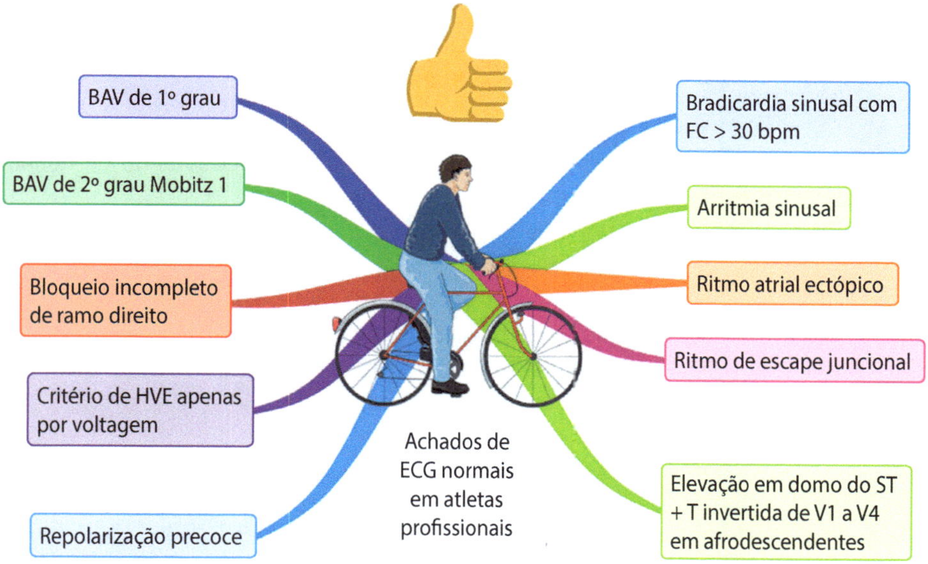
BAV de 1º grau
BAV de 2º grau Mobitz 1
Bloqueio incompleto de ramo direito
Critério de HVE apenas por voltagem
Repolarização precoce
Bradicardia sinusal com FC > 30 bpm
Arritmia sinusal
Ritmo atrial ectópico
Ritmo de escape juncional
Elevação em domo do ST + T invertida de V1 a V4 em afrodescendentes
Achados de ECG normais em atletas profissionais

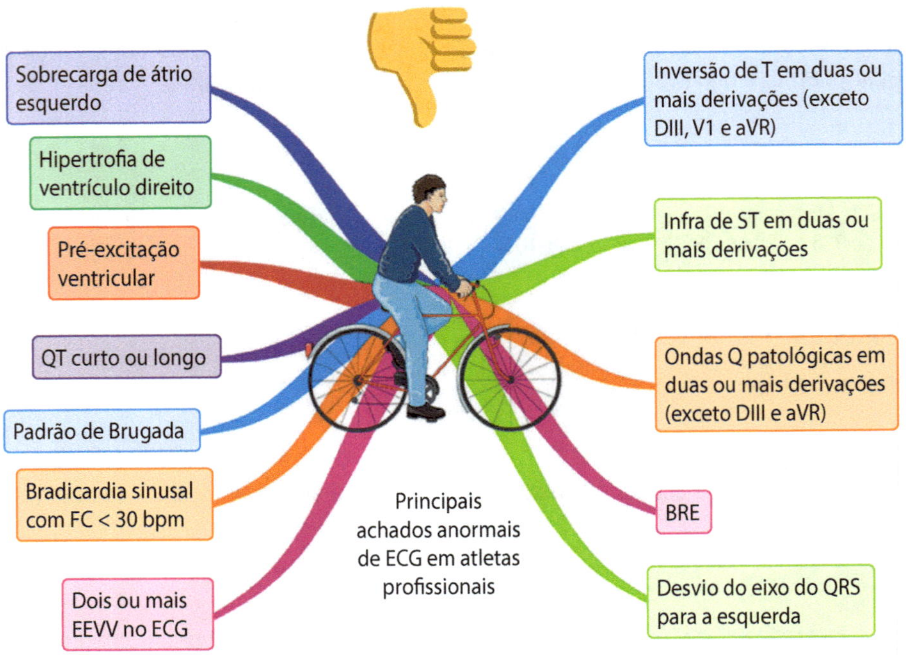

BAV de segundo grau tipo 1 entra na primeira categoria não necessitando de nenhuma conduta específica na ausência de sintomas.

Referência

Ghorayeb N, Stein R, Daher DJ, Silveira AD, Ritt LEF, Santos DFP et al. Atualização da Diretriz em Cardiologia do Esporte e do Exercício da Sociedade Brasileira de Cardiologia e da Sociedade Brasileira de Medicina do Esporte - 2019. Arq Bras Cardiol. 2019; 112(3):326-368.

CAPÍTULO 6

Temas Diversos

Questão 1

Homem de 27 anos, com diagnóstico de acidente vascular cerebral isquêmico (AVCi) sem etiologia definida há 4 meses, com imagem de infarto cortical na TC de crânio da época e sem sequelas significativas. Há 3 dias apresentou episódio de ataque isquêmico transitório (AIT) com recuperação completa do déficit motor em membro superior direito e da disartria.

Nega comorbidades, histórico familiar de acidente vascular ou cardiopatias. Está em uso apenas de AAS 100 mg. A pressão arterial está controlada, exames laboratoriais são normais e a investigação de trombofilias foi negativa.

Eletrocardiograma e Holter de 24 horas não apresentaram alterações. O ecocardiograma evidenciou **forame oval patente (FOP)** associado a **aneurisma do septo interatrial**, sem outras anormalidades, com o átrio esquerdo de tamanho normal.

Sobre o contexto clínico, assinale a alternativa correta:

A) O FOP foi um achado incidental, pois é muito prevalente na população e provavelmente não tem relação com o quadro.

B) O aneurisma do septo interatrial não tem importância clínica e não implica na mudança de conduta.

C) É importante descrever o tamanho do túnel do FOP, pois se inferior a 5 mm, aumenta o risco de embolia paradoxal.

D) O escore de RoPE é elevado, indicando uma maior probabilidade do AVC ser relacionado ao FOP, devendo ser considerado o fechamento percutâneo.

Questão 2

Mulher de 48 anos está em investigação de acidente vascular cerebral isquêmico (AVCi), apresentando discreta paresia do membro superior esquerdo. Foram realizados eletrocardiograma

(ECG) e angiorressonância dos vasos cervicais e intracranianos, ambos sem alterações significativas. O ecocardiograma revelou achado a ser interpretado.

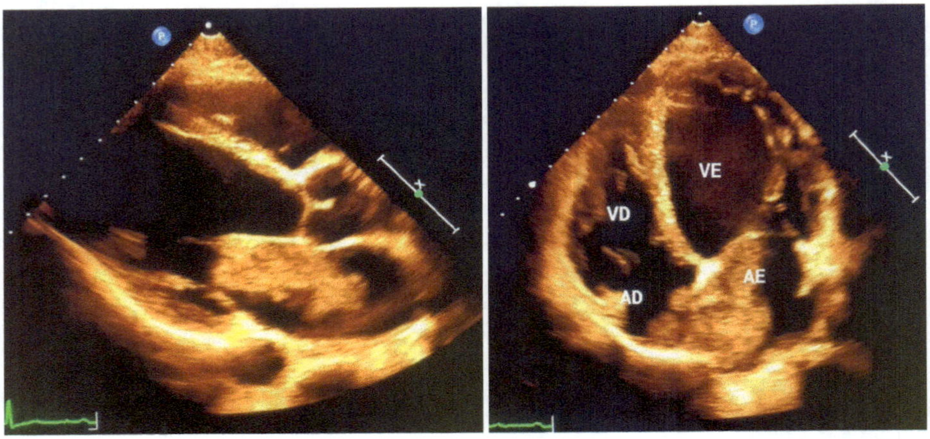

Sobre o caso, a alternativa correta é:

A) Trata-se de AVCi provavelmente relacionado à aterosclerose de grandes vasos ou lacunar.
B) O ecocardiograma sugere uma estenose mitral reumática com grande trombo atrial.
C) O tratamento é baseado em anticoagulação plena e quimioterapia.
D) Trata-se provavelmente de um tumor primário benigno, e o tratamento é a ressecção cirúrgica.

Questão 3

Mulher de 63 anos será submetida à cirurgia de colecistectomia videolaparoscópica devido à colecistopatia calculosa crônica. Está assintomática e realiza caminhadas cinco vezes por semana, com duração de 30 minutos. Possui antecedentes de hipertensão arterial sistêmica (HAS), diabetes *mellitus* tipo 2 (DM2) e dislipidemia (DLP). Faz uso das seguintes medicações: metformina 2 g/dia, semaglutida 1,0 mg subcutânea uma vez por semana, ramipril 10 mg, anlodipino 5 mg e rosuvastatina 20 mg. Os exames laboratoriais revelam hemoglobina de 13,2 g/dL, creatinina de 0,9 mg/dL, LDL de 84 mg/dL e hemoglobina glicada (HbA1c) de 7,3%. O eletrocardiograma realizado não apresenta alterações.

Sobre o caso, é correto afirmar:

A) Está formalmente indicada a realização de teste funcional para descartar isquemia miocárdica antes da cirurgia.
B) Trata-se de um paciente de alto risco, com indicação de realizar pós-operatório em UTI com ECG e marcadores de injúria miocárdica até o 2º PO.
C) O RCRI ou AUB-HAS2 são os escores de avaliação perioperatórios sugeridos pela diretriz como preferenciais.
D) A metformina deve ser suspensa 24 a 48 horas antes, já a semaglutida pode ser mantida.

Questão 4

Mulher de 62 anos comparece para avaliação pré-operatória de extração de terceiro molar. A paciente nega sintomas e apresenta boa capacidade funcional. Possui história clínica de hipertensão arterial sistêmica (HAS), dislipidemia (DLP) e fibrilação atrial paroxística.

Um ecocardiograma realizado há seis meses revelou fração de ejeção (FE) de 62%, aumento moderado do átrio esquerdo (AE), hipertrofia ventricular esquerda (HVE) moderada e insuficiência mitral (IM) moderada com aumento do anel mitral e alterações degenerativas.

A paciente faz uso regular de losartana 50 mg/dia, bisoprolol 5 mg/dia, varfarina 5 mg/dia e rosuvastatina 10 mg/dia. No exame físico, a pressão arterial é de 132×83 mmHg e a frequência cardíaca de 96 bpm.

Sobre o caso clínico, de acordo com a nova diretriz de pré-operatório da SBC, é correto afirmar:

A) O procedimento pode ser feito sem suspensão da varfarina caso o INR no dia do procedimento seja de 3,4.

B) Está indicada profilaxia para endocardite infecciosa neste caso. Caso não se faça antes do procedimento, não adianta fazer após.

C) O uso de anestésico com vasoconstritor é contraindicado em pacientes cardiopatas.

D) A diretriz diz que se pode manter a varfarina mesmo em caso de extração de até 3 dentes.

Questão 5

Homem de 47 anos apresenta queixa de dispneia aos moderados esforços há 6 meses, associada a edema de membros inferiores e ascite. Durante a investigação, foi realizada a radiografia de tórax a seguir.

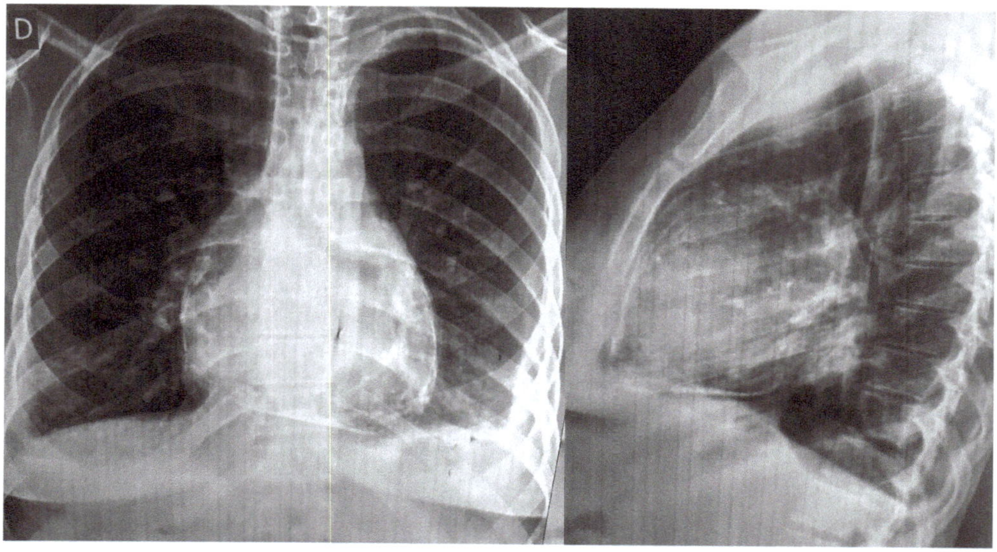

Sobre o caso apresentado, é **incorreto** afirmar:

A) Apesar dos sinais de congestão relevantes, esses casos costumam evoluir com BNP normal ou pouco alterado.

B) É comum observar-se no ecocardiograma e na ressonância cardíaca alteração na movimentação do septo interventricular (bounce septal).

C) Hipertensão pulmonar está presente na maioria dos casos.

D) Tipicamente, nestes casos, a velocidade de e' septal torna-se maior do que o e' lateral.

Questão 6

Mulher comparece para avaliação admissional visando novo emprego, sem apresentar queixas clínicas. Durante a avaliação, foi realizado o eletrocardiograma mostrado a seguir.

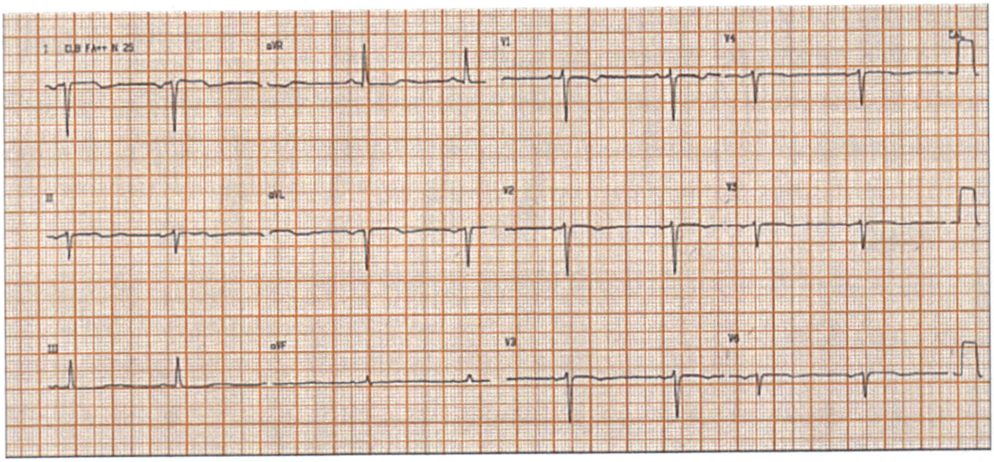

Com base neste caso, a alternativa correta sobre o eletrocardiograma é:

A) Sobrecarga ventricular direita.

B) Troca de eletrodos entre braço direito e esquerdo.

C) Troca de eletrodos entre perna esquerda e braço esquerdo.

D) Dextrocardia.

Questão 7

Homem de 33 anos procura atendimento devido a queixas de angina aos esforços moderados e relato de episódio de síncope durante esforço físico. Procurou avaliação cardiológica e, na investigação inicial, foi realizado o exame a seguir.

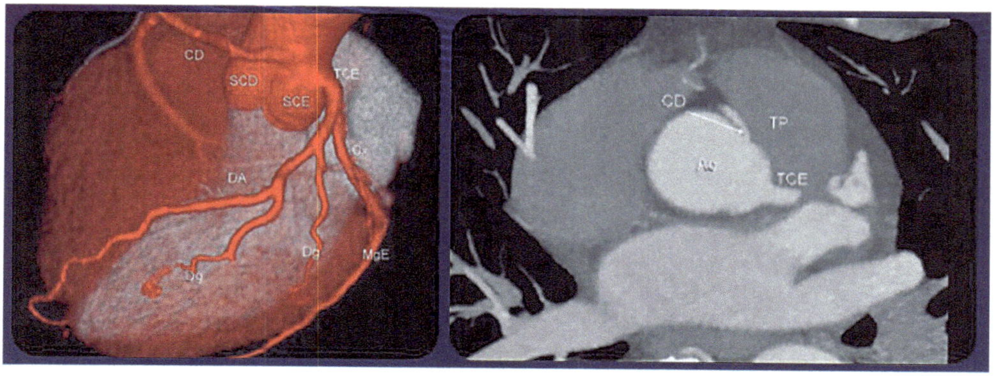

A partir das informações disponíveis, avalie o caso e responda à pergunta a seguir.

Baseado neste caso, a alternativa correta é:

A) A revascularização cirúrgica do miocárdio deve ser considerada.

B) A angiotomografia de coronárias não é o exame mais adequado para avaliação, devendo-se solicitar cinecoronariografia.

C) O melhor exame para avaliar se a lesão coronária causa isquemia é a cintilografia de perfusão com estresse farmacológico.

D) Está indicado implante de stent devido à lesão grave em óstio de coronária direita.

Questão 8

Sobre o pulso venoso, assinale a alternativa correta:

A) Uma das principais causas de onda V gigante é a insuficiência aórtica importante.

B) A onda A é decorrente do aumento da pressão no átrio direito na fase de enchimento atrial rápido.

C) Descenso Y costuma ser proeminente na pericardite constritiva e ausente ou atenuado no tamponamento cardíaco.

D) Onda A em canhão pode ser encontrada em pacientes com fibrilação atrial.

E) O sinal de Kussmaul refere-se à diminuição da pressão venosa com a inspiração.

Questão 9

Sobre o tema cardio-oncologia, assinale a alternativa correta:

A) A administração concomitante de dexrazoxano deve ser considerada em todos os pacientes tratados com antraciclinas, independentemente da dose.

B) A hipertensão arterial é um efeito colateral comum associado ao uso de inibidores do VEGF (fator de crescimento endotelial vascular).

C) A interrupção definitiva da terapia oncológica é sempre necessária quando ocorre disfunção ventricular com queda da FE < 40%.

D) Idade superior a 65 anos, sexo masculino e exposição prévia à radiação torácica são fatores de risco para cardiotoxicidade por antraciclinas.

E) O trastuzumabe causa cardiotoxicidade do tipo I, que é dose-dependente e geralmente irreversível.

Questão 10

Sobre os aneurismas de aorta, assinale a alternativa correta:

A) A localização mais frequente dos aneurismas é na aorta torácica descendente.

B) Mulheres são mais acometidas do que os homens, especialmente em relação aos aneurismas que envolvem a aorta abdominal.

C) Os aneurismas de etiologia aterosclerótica são menos comuns na aorta ascendente e, quando presentes, costumam estar associados à aterosclerose aórtica difusa.

D) A sífilis cardiovascular ocorre no estágio terciário e envolve tipicamente o arco aórtico e a aorta descendente.

E) O acometimento de diferentes porções da aorta ao mesmo tempo, é incomum e não há indicação de realizar exame de imagem de toda a aorta de forma rotineira.

Questão 11

Em relação ao tratamento da pericardite aguda, assinale a alternativa correta:

A) Os pacientes devem iniciar o tratamento sob supervisão, em ambiente hospitalar (internados).

B) O corticoide em baixas doses é a terapia de eleição em pacientes com dores torácicas de forte intensidade.

C) O AINE é a terapia de eleição e deve ser usada isoladamente, sem necessidade de outros medicamentos, por 2 a 4 semanas.

D) A dor torácica de características pleuríticas costuma ser bem intensa e piora com a inclinação do tronco para frente.

E) A colchicina promove melhora mais rápida dos sintomas e diminui a probabilidade de recorrência da pericardite, com indicação do seu uso por 3 meses.

Questão 12

Em relação à tetralogia de Fallot, assinale a alternativa correta:

A) É uma cardiopatia congênita acianogênica com hipofluxo pulmonar.

B) Os achados típicos dessa doença são: a comunicação interatrial, hipertrofia do VD, dextroposição da aorta e estenose pulmonar infundíbulo-valvar.

C) No pós-operatório, a reintervenção cirúrgica pode ser necessária para o tratamento de lesão residual, usualmente devido à insuficiência importante da valva tricúspide.
D) O tratamento das crises de hipóxia envolve a administração de oxigênio, morfina, betabloqueador IV e medidas que aumentem a resistência periférica.
E) O tratamento cirúrgico definitivo não é necessário na maioria dos casos, pois os sintomas tendem a melhorar com o crescimento.

Questão 13

Em relação à anomalia de Ebstein, assinale a alternativa correta:

A) O diagnóstico costuma ser realizado nos primeiros dias de vida, pois todos os pacientes apresentam cianose importante.
B) A correção cirúrgica normalmente não é recomendada, devido à alta mortalidade do procedimento, sendo indicado o uso contínuo da prostaglandina E1.
C) Taquiarritmias por reentrada atrioventricular são relativamente frequentes nessa doença.
D) Há um deslocamento em direção à base do folheto posterior da valva tricúspide, levando à insuficiência tricúspide importante em grande parte dos casos.
E) A presença de comunicação interatrial (CIA) não é frequente e quando presente, contribui com redução da cianose.

Questão 14

Em relação ao forame oval patente (FOP) e acidente vascular cerebral isquêmico, assinale a alternativa correta:

A) Todos os pacientes com FOP detectado após um AVCi sem causa definida devem ser submetidos ao fechamento percutâneo.
B) Aneurisma do septo interatrial aumenta a probabilidade do FOP estar relacionado ao AVCi criptogênico.
C) O fechamento percutâneo só é recomendado em pacientes menores do que 60 anos, com FOP associado a alto shunt direita-esquerda e que recorreu após anticoagulação plena.
D) O fechamento percutâneo do FOP não reduz a recorrência de AVCi em comparação ao tratamento médico isolado.
E) A anticoagulação oral é superior à terapia antiplaquetária na prevenção secundária de AVCi em pacientes com FOP.

Questão 15

Homem de 29 anos, procedente do interior do Piauí, com queixa de aumento do volume abdominal, edema de membros inferiores e dispneia com início há 6 meses.

Realizou a radiografia de tórax mostrada a seguir.

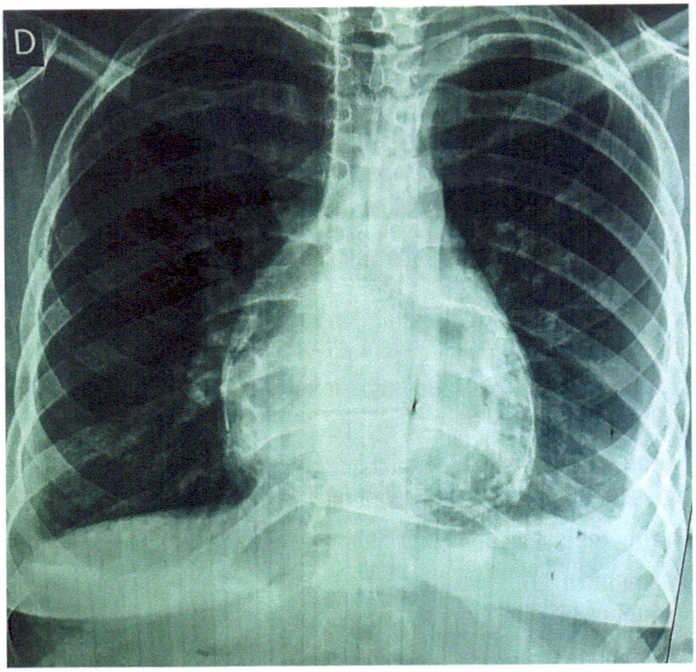

Sobre o caso, assinale a alternativa **correta:**

A) É uma causa de insuficiência cardíaca que geralmente não evolui com elevação significativa do BNP ou NT-proBNP.

B) É esperado uma variação menor do que o habitual do fluxo mitral e tricúspide durante a respiração.

C) O tratamento de escolha é o uso de diuréticos em associação e caso não haja boa resposta, deve se considerar o transplante cardíaco.

D) O exame mais acurado para o diagnóstico dessa condição é o ecocardiograma devido a melhor resolução.

E) Tuberculose é um diagnóstico raramente relacionado ao quadro.

Questão 16

Paciente de 32 anos, sexo masculino, chega no pronto atendimento com queixa de dor torácica lancinante com irradiação para dorso iniciada há 4 horas e dispneia. Ao exame, PA 182×78 mmHg, FC 106 bpm, sopro diastólico em foco aórtico 3+/6+. Realizou a tomografia mostrada a seguir.

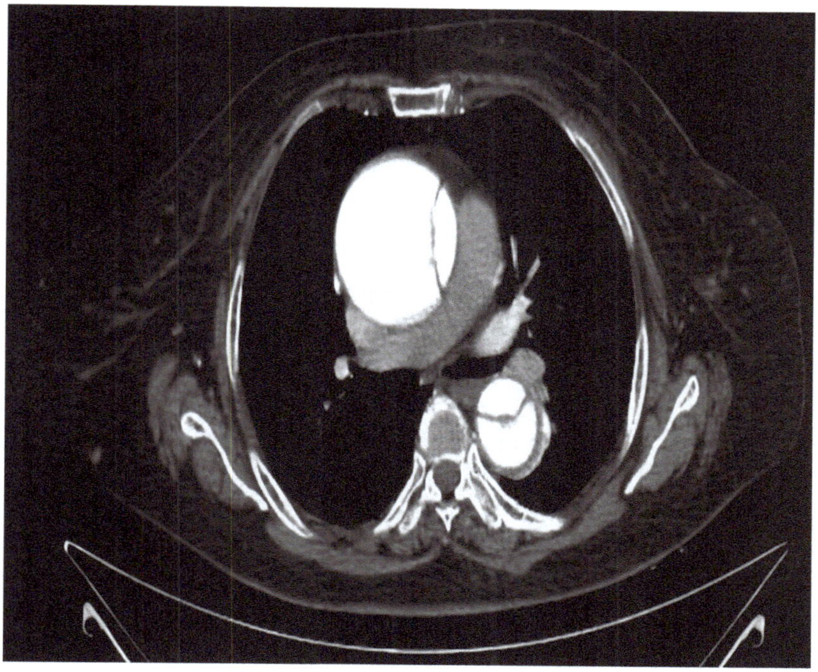

Assinale a alternativa correta.

A) Trata-se de Dissecção de Aorta Tipo B de Stanford, sendo recomendado tratamento conservador inicialmente, com introdução de betabloqueador intravenoso e nitroprussiato.

B) O tratamento clínico baseia-se no uso primariamente de vasodilatadores para controle imediato da pressão arterial.

C) Tamponamento, insuficiência aórtica e isquemia miocárdica são complicações possíveis, sendo recomendado tratamento cirúrgico imediato.

D) Ecocardiograma transesofágico não é uma boa alternativa para diagnóstico.

E) Testes genéticos não são uteis, uma vez que a maioria dos casos é associada à hipertensão.

Questão 17

Homem de 33 anos comparece para avaliação médica com queixa de palpitações taquicárdicas eventuais. Nega comorbidades ou uso de medicamentos. Exame físico PA 131 × 77 mmHg, FC 72 bpm, ritmo cardíaco regular com desdobramento fixo de B2, murmúrio vesicular presente, simétrico, sem ruídos adventícios, abdome sem alterações, extremidades sem edema. Eletrocardiograma: ritmo sinusal com sobrecarga de câmaras direitas ecocardiograma com comunicação interatrial (CIA) tipo *ostium secundum*, de ⁻8 mm, com QP/QS de 1,9 PSAP de 53 mmHg, aumento moderado do átrio direito, ventrículo direito sem alterações relevantes.

Assinale a alternativa correta:

A) Não é recomendado cateterismo direito neste caso.

B) A cirurgia está contraindicada devido à hipertensão pulmonar.

C) A relação fluxo pulmonar/fluxo sistêmico (QP/QS) indica que o paciente apresenta redução do fluxo pulmonar.

D) A correção cirúrgica da CIA é recomendada, pois a oclusão percutânea não tem bons resultados nesse tipo de CIA.

E) O ecocardiograma transesofágico é importante para se definir a possibilidade de tratamento percutâneo.

Questão 18

Mulher de 51 anos com diagnóstico de hemorragia uterina disfuncional será submetida à cirurgia de histerectomia e comparece à consulta para realização de avaliação cardiológica pré-operatória. Realiza caminhadas diárias com duração de 30 minutos, 3 vezes na semana e tem os diagnósticos de HAS e DM2 há 3 anos, estando em uso de metformina, empagliflozina e candesartana. Ao exame físico, PA 137×86 mmHg, FC 88 bpm, sem alterações.

Eletrocardiograma com alterações inespecíficas da repolarização ventricular em parede lateral.

Exames laboratoriais: Hb glicada de 6,8%, glicemia 121 mg/dL, creatinina 0,8 mg/dL, sem outras alterações.

Em relação à avaliação pré-operatória, é correto afirmar que:

A) Risco intermediário, solicitar ecocardiograma com estresse físico.

B) Risco baixo, não são necessários exames adicionais.

C) Risco intermediário, solicitar teste ergométrico.

D) Risco alto, solicitar cintilografia de perfusão miocárdica.

E) Risco intermediário, não são necessários exames adicionais.

Questão 19

Homem de 68 anos vem com queixa de dor em queimação na panturrilha do membro inferior ao deambular aproximadamente 100 metros e que melhora com o repouso.

Antecedentes: HAS, tabagista (1 maço/dia há 40 anos). Em uso domiciliar de valsartana 160 mg 1×/dia e anlodipina 5 mg 1×/dia.

Ao exame físico: PA 126×80 mmHg, FC 84 bpm, ausculta cardíaca e pulmonar normais, sem edema de membros inferiores. Pulso pedioso e tibial ausentes em MIE.

Eletrocardiograma: sem alterações relevantes.

Exames laboratoriais: colesterol total 210 mg/dL, LDL 145 mg/dL, HDL 36 mg/dL, triglicérides 146 mg/dL, glicemia 96 mg/dL HBA1c 5,5% Cr 0,9 mg/dL.

Em relação ao caso, qual é a **incorreta**?

A) Não é necessário exame de imagem para fechar o diagnóstico de DAP.

B) O índice tornozelo-braquial ≤ 0,90 sugere DAP.

C) Esse paciente deve evitar atividade física até realização do procedimento de revascularização do membro.

D) O COMPASS sugeriu benefício com o uso associado de rivaroxabana 2,5 mg 2×/dia ao AAS, mas apresentou mais sangramento.

E) A meta de LDL neste caso é < 50 mg/dL.

Questão 20

Homem 70 de anos, ex-tabagista, hipertenso, com IAM em 2022, e cardiopatia isquêmica com FE reduzida (38%), em tratamento da IC otimizado, vem a consulta com queixa de claudicação intermitente ao andar menos de 100 metros, com início há 6 meses. Apresenta pulsos tibiais e pedioso ausente no membro inferior esquerdo.

Sobre o tratamento da doença arterial obstrutiva periférica neste caso, assinale a alternativa correta:

A) O Cilostazol é uma boa opção para auxiliar no controle dos sintomas da claudicação intermitente.

B) Os exercícios físicos não devem ser realizados devido aos sintomas limitantes e ao risco de lesões de difícil cicatrização nos pés.

C) A rivaroxabana 2,5 mg 2×/dia reduz desfechos cardiovasculares em associação ao AAS, sem aumentar de forma relevante o risco de sangramento.

D) O uso de estatinas de alta potência é recomendado, a meta do colesterol não HDL-c é < 80 mg/dL.

E) Os betabloqueadores devem ser evitados, pois pioram os sintomas da claudicação intermitente.

Questão 21

Homem de 22 anos relata que, após quadro de diarreia, passou a apresentar há um dia dor torácica contínua, de moderada intensidade, ventilatório-dependente, com irradiação para a região interescapular e piora ao decúbito dorsal. Nega comorbidades ou uso de medicamentos.

Realizou exames laboratoriais sem alterações significativas e o eletrocardiograma a seguir.

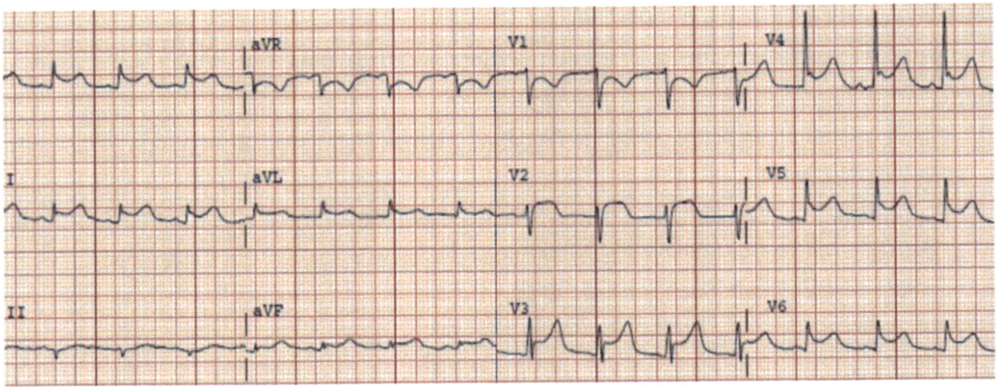

Qual é o tratamento recomendado?

A) Ibuprofeno por duas semanas e colchicina por um mês.
B) Ibuprofeno por uma semana e colchicina por um mês.
C) Ibuprofeno por duas semanas e colchicina por três meses.
D) Ibuprofeno por uma semana e colchicina por três meses.
E) Ibuprofeno por uma semana e colchicina por um mês.

Questão 22

A comunicação interatrial (CIA) que é uma das cardiopatias congênitas mais frequentes pode ser dividida em quatro tipos, conforme a localização do defeito entre os átrios.

Sobre a CIA, a assinale a alternativa correta:

A) O sopro sistólico ejetivo em foco pulmonar associado ao desdobramento fixo de B2 são alterações ao exame físico que sugerem o diagnóstico de CIA.
B) A síndrome de Eisenmenger ocorre quando há inversão do shunt, levando ao aumento do fluxo pulmonar.
C) A profilaxia para endocardite infecciosa com amoxicilina deve ser realizada nos pacientes com CIA não corrigida antes de tratamentos dentários com lesão de mucosa.
D) A CIA dos tipos ostium secundum, seio venoso e seio coronário não são adequadas para tratamento percutâneo.
E) A CIA com hipertensão pulmonar com valores acima de 2/3 da PA sistêmica apresenta indicação de fechamento percutâneo, quando factível.

Questão 23

Mulher de 19 anos, 1,57 m de estatura, com quadro de dor na movimentação do membro superior esquerdo há 4 meses e aumento dos níveis pressóricos. Apresenta pressão arterial em membro superior direito de 160×90 mmHg e 100×70 mmHg em membro superior esquerdo.

A hipótese diagnóstica mais provável é:

A) Coarctação da aorta.
B) Arterite de Takayasu.
C) Displasia fibromuscular.
D) Dissecção de aorta.
E) Feocromocitoma.

Questão 24

Em relação ao acometimento cardiovascular do Lúpus Eritematoso Sistêmico (LES), assinale a alternativa **incorreta**:

A) O acometimento cardíaco no LES é comum e pode envolver o pericárdio, miocárdio, valvas, sistema de condução e artérias coronárias.
B) Gestantes lúpicas que expressam os anticorpos anti-Ro/SSA e anti-La/SSb podem ter recém-nascidos com Lúpus neonatal apresentando BAVT congênito.
C) A arterite coronariana é o principal mecanismo fisiopatológico das síndromes coronarianas agudas no LES.
D) A endocardite trombótica não bacteriana (Libman-Sacks) está presente em mais de 10% dos pacientes ao ecocardiograma, muitos dos quais de forma assintomática.
E) O acometimento pericárdico é comum, sendo a apresentação mais frequente de acometimento cardíaco sintomático no LES.

Questão 25

Mulher de 34 anos relata que há 4 meses iniciou quadro de dispneia progressiva, atualmente presente mesmo aos pequenos esforços. Tem histórico de sopro cardíaco desde a infância, sem acompanhamento médico regular. Nega outras comorbidades, gravidez prévia, uso de medicamentos ou substâncias ilícitas. Ao exame, foi identificada hiperfonese de B2, sem sopro cardíaco significativo, ausculta pulmonar normal, SO_2 em ar ambiente de 89%, PA 108×68 mmHg, FC 92.

Angiotomografia de tórax sem embolia pulmonar e sem doenças pulmonares parenquimatosas. Ecocardiograma com hipertensão pulmonar importante (PSAP de 82 mmHg), persistência do canal arterial (PCA) com *shunt* direita esquerda.

Exames laboratoriais com Hemoglobina de 18 g/dL e hematócrito de 54%, sem outras alterações significativas.

Sobre o caso, a alternativa correta é:

A) A correção cirúrgica da PCA poderá ser realizada após introdução de sildenafil e estabilização do quadro clínico.
B) O fechamento percutâneo da persistência do canal arterial está indicado.

C) A hipertensão pulmonar deverá ser tratada como do grupo I.
D) A suplementação de oxigênio é a principal medida a ser instituída neste momento devido à hipoxemia importante em ar ambiente.
E) A gravidez é de alto risco, mas pode ser considerada após melhora clínica e acompanhamento em centro especializado.

Questão 26

De acordo com a Diretriz de Avaliação Cardiovascular Perioperatória da Sociedade Brasileira de Cardiologia – 2024 é estabelecida uma classificação do risco intrínseco de complicações cardíacas relacionadas à cirurgia.

São considerados procedimentos de risco intermediário:
A) Cirurgias ortopédicas (menisco) e carótida assintomática.
B) Cirurgias de quadril e aneurisma de aorta endovascular.
C) Cirurgias de mama e tireoide.
D) Cirurgias de mama e colecistectomia.
E) Transplante renal e hepático.

Questão 27

Homem de 63 anos, ex-tabagista importante, dislipidêmico, IAM em 2018 e cardiopatia isquêmica com FE reduzida (34%) com tratamento da IC otimizado, vem a consulta com queixa de claudicação intermitente, ao andar mais de 100 metros, em membro inferior direito com início há 4 meses, que apresenta pulso pedioso ausente.

Sobre o tratamento da doença arterial obstrutiva periférica neste caso:
A) O Cilostazol de 50 mg 12/12h é uma boa opção, ajudando a melhorar os sintomas da claudicação.
B) O Cilostazol de 100 mg 12/12h é uma boa opção, ajudando a melhorar os sintomas da claudicação.
C) A dose de betabloqueador deve ser reduzida pela metade e caso mantenha os sintomas de forma relevante, considerar sua suspensão.
D) A reabilitação por meio de exercícios físicos supervisionados promove indução da angiogênese e aumento da vasodilatação dependente do endotélio, levando a melhor tolerância ao esforço.
E) A introdução de rivaroxabana 5 mg 2×/dia contribui para melhora dos sintomas e redução de desfechos cardiovasculares como evidenciado no estudo COMPASS.

Questão 28

Qual dos seguintes pacientes com pericardite aguda tem menor risco de complicações e poderá realizar o tratamento e o seguimento clínico de forma ambulatorial?

A) Homem de 18 anos, temperatura normal, oligossintomático, com eletrocardiograma mostrando baixa voltagem e ecocardiograma com derrame pericárdico volumoso, mas sem sinais de restrição.

B) Homem de 33 anos, sem comorbidades com temperatura 38,9 °C e ecocardiograma sem alterações significativas.

C) Mulher de 22 anos, com dor torácica que piora ao decúbito associada a fadiga com 16 mil leucócitos no hemograma, troponina negativa.

D) Mulher de 45 anos, em quimioterapia para câncer de mama, afebril, com dor torácica, ventilatório dependente, troponina negativa.

E) Homem de 27 anos, com dor precordial ventilatório dependente de moderada intensidade, indisposição, temperatura 37,6° C, troponina negativa e atrito pericárdico ao exame físico.

Questão 29

Sobre as cirurgias não cardíacas, assinale a alternativa correta conforme a Diretriz de Avaliação Cardiovascular Perioperatória da Sociedade Brasileira de Cardiologia – 2024:

A) Todos os pacientes de risco intermediário devem realizar testes funcionais para investigação de insuficiência coronária antes de cirurgias de risco intrínseco intermediário a alto.

B) Cirurgias vasculares arteriais suprainguinais são consideradas de risco intermediário de complicações cardiovasculares.

C) Para avaliação de pacientes que serão submetidos ao transplante renal, a diretriz recomenda a utilização de escores específicos no lugar do RCRI (Lee).

D) Pacientes com FA e alto risco trombótico, em uso de anticoagulantes de ação direta, deverão realizar ponte com heparina antes de cirurgias com maior risco de sangramento.

E) Pacientes que serão submetidos a operações oftalmológicas e estão em uso de ácido acetilsalicílico para prevenção secundária devem suspender seu uso no perioperatório, desde que o evento coronariano agudo tenha ocorrido há mais de 6 meses.

Questão 30

Qual dessas situações é uma contraindicação absoluta à gestação devido à alta morbimortalidade (Classificação IV da OMS)?

A) Cardiomiopatia hipertrófica obstrutiva assintomática.

B) Insuficiência mitral importante em CF II.

C) Síndrome de Eisenmenger.

D) Miocardiopatia dilatada sem etiologia definida com FE 39%, CF I.

E) Estenose mitral importante assintomática.

Questão 31

Assinale a alternativa que contempla alterações que apresentam maior probabilidade de ocorrer na pericardite constritiva em relação às miocardiopatias restritivas:

A) Pulso paradoxal e aumento da espessura ventricular.

B) Sinal da raiz quadrada no pulso venoso e diminuição da velocidade da onda e' septal.

C) Grande variação do fluxo mitral e tricúspide com a respiração.

D) Calcificação do pericárdio e aumento importante do BNP.

E) Aumento biatrial e espessamento do pericárdio.

Questão 32

Sobre as manifestações cardiovasculares das doenças sistêmicas, assinale a alternativa correta:

A) As doenças cardiovasculares são uma importante causa de mortalidade em pacientes com Lúpus Eritematoso Sistêmico e a arterite é o principal mecanismo do infarto agudo do miocárdio.

B) Aneurismas coronários são uma complicação frequente na arterite de Takayasu não tratada adequadamente.

C) O avanço da terapia antirretroviral reduziu infecções oportunistas e, atualmente, a doença arterial coronariana é uma das principais causas de morte em pacientes com HIV.

D) Esclerose sistêmica é uma das principais causas de hipertensão arterial pulmonar (grupo 2).

E) Hipertireoidismo é uma das causas de hipertensão secundária com aumento mais pronunciado na pressão diastólica.

Questão 33

Sobre as doenças cardiovasculares na mulher, assinale a alternativa **incorreta:**

A) No teste ergométrico, as mulheres mostram mais depressão do segmento ST de caráter falso-positivo e a acurácia varia com a probabilidade pré-teste de doença isquêmica do coração (DIC).

B) A principais causas de infarto durante a gestação são a erosão da placa aterosclerótica e a embolia para as coronárias.

C) As doenças isquêmicas do coração sem lesões obstrutivas nas coronárias (INOCA) são mais prevalentes em mulheres.

D) As mulheres têm mais taquicardia sinusal e taquicardia por reentrada nodal, sendo que a gravidez aumenta o risco de taquicardias supraventriculares.

E) A estenose mitral reumática é a principal valvopatia adquirida em mulheres jovens no Brasil.

QUESTÃO 34

Homem de 36 anos foi encaminhado para avaliação especializada devido ao diagnóstico recente de síndrome de Marfan. Queixa-se apenas de diminuição da acuidade visual no olho esquerdo em decorrência de subluxação do cristalino.

Realizou ecocardiograma que demonstrou insuficiência aórtica moderada, com folhetos valvares com alterações estruturais leves e dilatação da raiz e da aorta ascendente com 50 mm, FE de 61% e com ventrículo esquerdo de diâmetros normais. Optado por solicitar angiotomografia de aorta que mostrou aorta ascendente com diâmetro máximo de 53 mm.

Sobre o caso, o tratamento recomendado é:

A) Iniciar betabloqueador e repetir angiotomografia e ecocardiograma em um ano.

B) Introduzir betabloqueador, IECA e repetir angiotomografia e ecocardiograma em 3 meses.

C) Iniciar betabloqueador e repetir angiotomografia e ecocardiograma em 6 meses.

D) Implante de tubo de dácron em aorta ascendente sem necessidade de intervenção na valva aórtica.

E) Cirurgia de Bentall de Bono (tubo valvado com prótese mecânica).

QUESTÃO 35

Mulher de 49 anos, com antecedente de hipertensão arterial sistêmica mal controlada, sem uso regular de medicamentos, procurou o pronto-socorro com queixa de dor torácica lancinante, com irradiação para região dorsal. Eletrocardiograma sem alterações significativas. Realizou o exame reproduzido a seguir.

Ao exame PA 230×120 mmHg, FC 80 bpm.

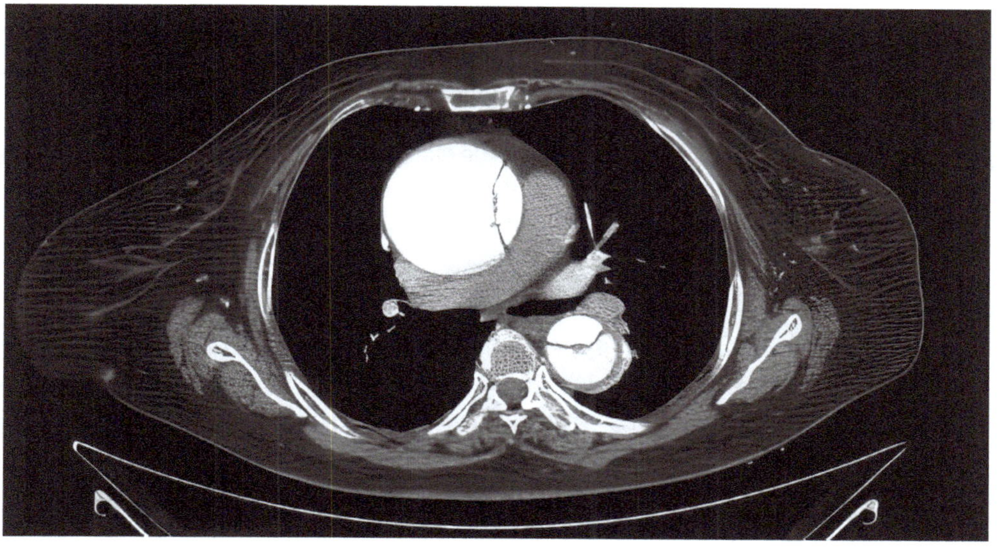

Sobre o caso, assinale a alternativa correta:

A) É uma urgência hipertensiva, com indicação de introdução imediata do nitroprussiato de sódio.

B) Há uma dissecção aguda de aorta do tipo B de Stanford, devendo-se iniciar nitroprussiato, betabloqueador e encaminhar para cirurgia de emergência.

C) É uma emergência hipertensiva e a primeira medicação a ser administrada é o betabloqueador intravenoso.

D) Há uma dissecção aguda de aorta do tipo A de Stanford e III de DeBakey devendo-se iniciar o nitroprussiato, betabloqueador intravenoso e encaminhar para cirurgia de emergência.

E) O tratamento rigoroso da pressão e frequência cardíaca são essenciais e se houver melhora da dor, a cirurgia de emergência não será necessária.

Questão 36

Recém-nascido, apresentou no primeiro dia de vida quadro de choque cardiogênico, sendo identificada coarctação de aorta crítica.

A conduta recomendada neste momento é:

A) Introduzir inotrópicos como a dobutamina.

B) Iniciar infusão de prostaglandina E1 e programar correção cirúrgica.

C) Introduzir dobutamina e noradrenalina e indicar angioplastia com balão.

D) Iniciar infusão de betabloqueador intravenoso.

E) Encaminhar para sala de hemodinâmica com urgência para realização de angioplastia com stent.

Questão 37

Paciente de 59 anos com síndrome coronária crônica foi submetido à angioplastia de coronária direita com dois *stents* farmacológicos há 4 meses. Hoje comparece para avaliação pré-operatória para cirurgia de artroplastia total de quadril devido à osteoartrite com limitação à deambulação e dores moderadas há mais de um ano. Em uso de AAS 100 mg, clopidogrel 75 mg, atorvastatina 80 mg e perindopril 5 mg.

Sobre o caso, assinale a alternativa correta:

A) A cirurgia está contraindicada neste momento, devendo ser realizada um ano após o implante dos stents, desde que prova funcional, sem sinais de isquemia.

B) A cirurgia está liberada, mas deve ser feita ponte com heparina e pós-operatório em UTI com eletrocardiograma e marcadores seriados.

C) Solicitar cintilografia miocárdica com estresse físico e caso sem alterações significativas, liberar o paciente para o procedimento.

D) A cirurgia é eletiva e o ideal é esperar 6 meses do implante dos stents (classe IA), com orientação de suspender o clopidogrel cinco dias antes do procedimento.

E) Solicitar ecocardiograma sob estresse com dobutamina e se normal, realizar a cirurgia em uso de AAS e clopidogrel, com pós-operatório em UTI com eletrocardiograma e marcadores seriados.

Questão 38

Paciente de 28 anos, privado de liberdade, em unidade prisional do estado de São Paulo, apresentando quadro de febre, calafrios e perda ponderal há 2 meses, evoluindo com dispneia progressiva. Na investigação foi identificado derrame pericárdico importante com sinais de colapso sistólico do átrio direito. Foi submetido a drenagem do líquido pericárdico, com realização de vários exames mostrados a seguir. O aspecto macroscópico do líquido era de exsudato. Celularidade do líquido pericárdico com 4.440 leucócitos com 80% de linfomononucleares. Adenosina deaminase (ADA) de 65 U/L (VR < 30). Cultura para micobactérias negativa. Sem outros agentes identificados. Pesquisa direta do bacilo – negativa. Fragmento único enviado para biópsia com pericardite crônica inespecífica, sem presença de granulomas.

Sobre o caso, assinale a alternativa correta:

A) O tratamento dessa doença envolve administração de medicamentos por 3 meses, incluindo o corticoide para prevenir evolução para pericardite constritiva.

B) A celularidade elevada e com predomínio de linfomononucleares indica uma infecção bacteriana aguda.

C) O teste tuberculínico pode ajudar a confirmar o diagnóstico neste caso.

D) Cultura do líquido pericárdico negativa torna o diagnóstico improvável.

E) A elevação importante do ADA, dentro de um contexto clínico sugestivo, permite estabelecer o diagnóstico de tuberculose pericárdica e iniciar o tratamento.

Questão 39

Homem de 48 anos, procura o atendimento médico ambulatorial por palpitações há cerca de 1 mês. Nega comorbidades, e não faz uso de medicamento. Refere sonolência diurna.

Ao exame físico, PA 130×80 mmHg, FC 84 bpm.

Ausculta cardíaca e pulmonar normal. IMC 31 kg/m^2.

Eletrocardiograma: ritmo de fibrilação atrial.

Sobre o caso, assinale a alternativa correta:

A) Se o paciente for obeso e tiver fibrilação atrial, a chance de ter síndrome da apneia obstrutiva do sono é de cerca de 10%.

B) Para fazer o diagnóstico de Apneia obstrutiva do sono, é obrigatória a realização de polissonografia tipo I.

C) Questionários de triagem podem ser úteis para reforçar a suspeita clínica de apneia obstrutiva do sono.

D) A presença de ronco discreto ou ausência do ronco descarta a hipótese de apneia obstrutiva do sono.

Questão 40

Homem de 56 anos, hipertenso em uso de enalapril e hidroclorotiazida, vem em consulta com queixa de fadiga e sonolência diurna.

Pressão arterial 130×80 mmHg, FC 84 bpm, IMC de 36 kg/m^2.

Traz os seguintes exames:

ECG: sinais de sobrecarga ventricular esquerda.

ECO: FE 64%, com hipertrofia ventricular esquerda concêntrica, septo de 11 mm.

Polissonografia: índice de apneia-hipopneia (IAH) 46/h.

Qual seria a conduta para esse paciente?

A) Iniciar CPAP, tirzepatida e mudanças no estilo de vida.

B) Tentar somente mudanças de estilo de vida.

C) Iniciar um análogo de GLP-1 isoladamente.

D) Tentar um dispositivo de avanço de mandíbula.

CAPÍTULO 6

Temas Diversos

Resposta da Questão 1

■ Alternativa D

Comentários

A presença de forame oval patente (FOP) é observada em até 25% da população adulta, sendo, portanto, um achado frequente em pacientes com acidente vascular cerebral (AVC). Contudo, a questão crucial é determinar se o FOP está associado causalmente ao AVC ou se é apenas um incidentaloma.

Como avaliar a relação entre o FOP e o AVC?

O primeiro ponto é considerar que o FOP como causa de AVC deve ser um diagnóstico de exclusão. Para isso, é necessário investigar e descartar causas mais comuns de AVC, como:

- Doença carotídea significativa.
- Alterações neurovasculares.
- Fibrilação atrial.
- Trombofilias ou outras condições pró-trombóticas.

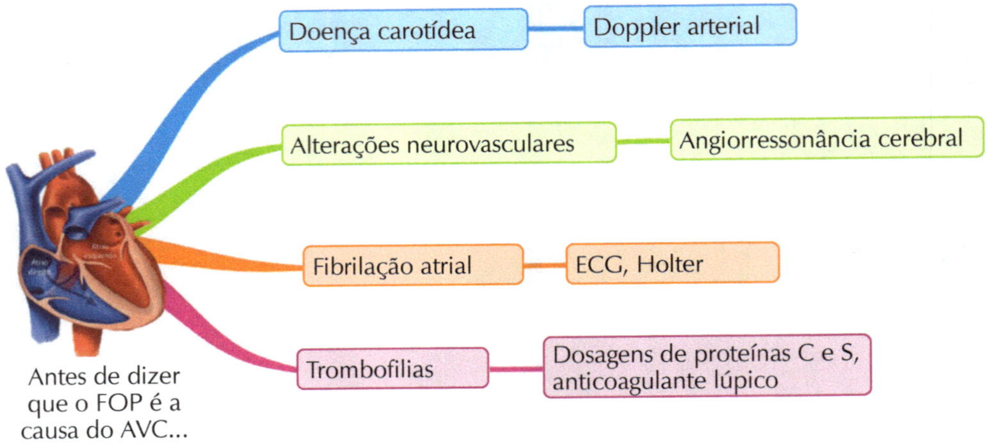

Avaliação adicional: RoPE *Score* e sistema PASCAL.

Uma vez excluídas as causas mais comuns, devemos aplicar o RoPE *Score* (*Risk of Paradoxical Embolism*), que estima a probabilidade do AVC estar associado ao FOP. Quanto maior a pontuação no RoPE *Score*, maior a chance de que o FOP tenha sido a causa do evento através de uma embolia paradoxal.

O RoPE *Score* pode ser integrado ao sistema de classificação PASCAL, conforme demonstrado na tabela:

Pontuação RoPE alta (≥ 7)	**Características de FOP de alto risco (*shunt* grande e/ou aneurisma do septo interatrial ≥ 10 mm)**	**AVC relacionado ao FOP**
Ausente	Ausente	Improvável
Ausente	Presente	Possível
Presente	Ausente	Possível
Presente	Presente	Provável

O que dizem as diretrizes?

De acordo com a diretriz de prevenção de AVC de 2021, devemos considerar o fechamento do FOP nos seguintes cenários:

- Pacientes jovens com AVC criptogênico (diagnóstico de exclusão).
- Presença de características de alto risco no FOP, como *shunt* grande ou aneurisma do septo interatrial ≥ 10 mm.
- Pontuação elevada no RoPE *Score*, sugerindo maior probabilidade de relação causal entre FOP e AVC.

Portanto, no caso apresentado, o paciente jovem com FOP, aneurisma do septo interatrial e história de AVC isquêmico associado a ataque isquêmico transitório recente preenche critérios para considerar o fechamento percutâneo do FOP. Esse manejo pode ser discutido, especialmente se os fatores adicionais de risco de embolia paradoxal estiverem presentes e nenhuma outra causa de AVC for identificada.

Referência

Kleindorfer DO, Towfighi A, Chaturvedi S, Cockroft KM, Gutierrez J, Lombardi-Hill D, et al. 2021 Guideline for the Prevention of Stroke in Patients With Stroke and Transient Ischemic Attack: A Guideline From the American Heart Association/American Stroke Association. *Stroke.* 2021;52:e364–e467.

Resposta da Questão 2

Alternativa D

Comentários

A questão apresenta o caso de uma paciente jovem, com quadro de AVC isquêmico e ecocardiograma evidenciando uma tumoração intracardíaca no átrio esquerdo, aderida ao septo interatrial, projetando-se para o ventrículo esquerdo. Esse cenário clínico é altamente sugestivo de mixoma cardíaco, o tumor cardíaco primário mais frequente.

Para estabelecer o diagnóstico diferencial de massas intracardíacas, é importante considerar três principais possibilidades:

1. Tumores cardíacos primários ou secundários: entre os primários, o mixoma é o mais comum, especialmente no átrio esquerdo, aderido ao septo interatrial.
2. Trombos: frequentemente associados ao ritmo atrial irregular (p. ex.: fibrilação atrial) ou doença valvar mitral primária. Em ritmo sinusal e sem disfunção mitral significativa, como no caso descrito, trombos são pouco prováveis.
3. Vegetações infecciosas: normalmente associadas a sinais infecciosos, como febre, sopro novo e outros sinais de endocardite infecciosa.

O mixoma pode simular obstrução valvar mitral quando extenso, levando a sintomas semelhantes aos de estenose mitral, como dispneia e tromboembolismo, por desprendimento de fragmentos tumorais. A conduta recomendada nestes casos é a ressecção cirúrgica do tumor, que permite, pela análise anatomopatológica, a confirmação diagnóstica definitiva.

Portanto, com base na apresentação clínica, imagem do ecocardiograma e o contexto geral, a principal hipótese é mixoma cardíaco no átrio esquerdo, cujo tratamento é cirúrgico.

Referência

Lenihan DJ, Reardon MJ, Hundley WG. Tumors Affecting the Cardiovascular System. In: Braunwald's Heart Disease: A Textbook of Cardiovascular Medicine. 12nd ed. Elsevier; 2021. Chapter 98.

Resposta da Questão 3

■ **Alternativa C**

Comentários

A diretriz de avaliação cardiovascular perioperatória da SBC-2024 propõe um algoritmo estruturado para pacientes submetidos a procedimentos cirúrgicos.

Diretriz de Avaliação Cardiovascular Perioperatória da Sociedade Brasileira de Cardiologia – 2024.

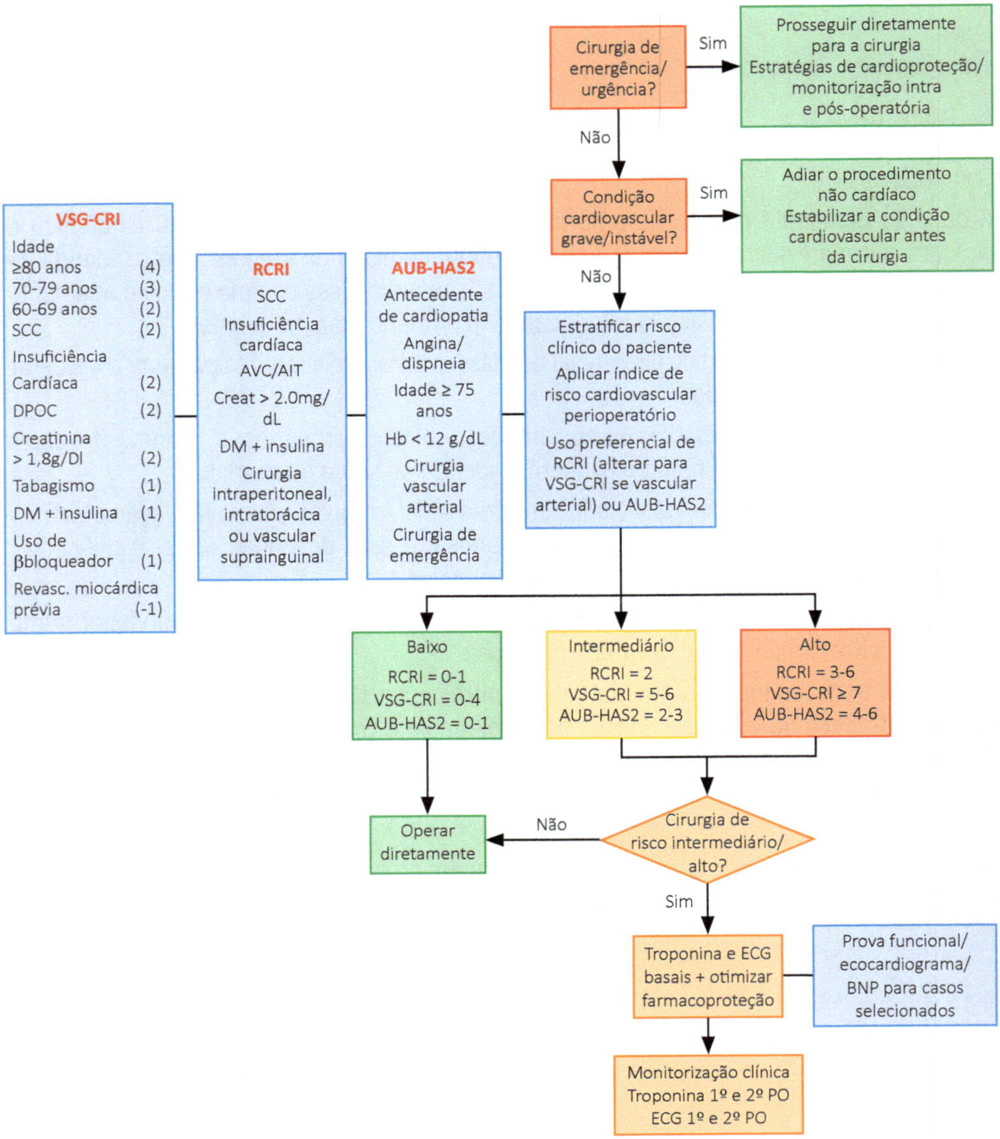

Fonte: Arq Bras Cardiol. 2024;121(9):e20240590.

Inicialmente, é fundamental determinar se a cirurgia é de emergência ou urgência. No presente caso, trata-se de uma cirurgia eletiva (colecistectomia videolaparoscópica), permitindo uma avaliação mais detalhada.

O próximo passo consiste em verificar a presença de condições cardiovasculares graves ou instáveis:

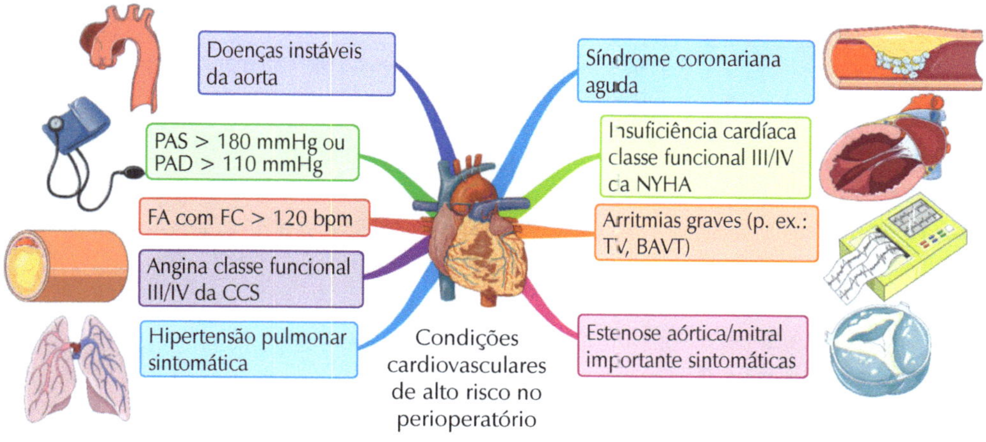

Fonte: Diretriz de Avaliação Cardiovascular Perioperatória da Sociedade Brasileira de Cardiologia – 2024. Gualandro et al.

No caso apresentado, a paciente não apresenta nenhuma dessas condições, o que permite a continuidade do algoritmo.

A seguir, a diretriz recomenda o cálculo do risco cardiovascular perioperatório utilizando escores validados, como:

- RCRI (Revised Cardiac Risk Index), também conhecido como escore de Lee.
- AUB-HAS-2, desenvolvido pela Universidade Americana de Beirute.

Por ambos os escores, a paciente é classificada como de baixo risco cardiovascular.

Dessa forma, não há indicação para a solicitação de exames adicionais, como provas isquêmicas ou exames de imagem cardíaca. A paciente pode prosseguir diretamente para a cirurgia.

Para fins de aprendizado, em pacientes considerados de risco cardiovascular moderado ou alto (não é o caso), a diretriz orienta:

- Encaminhar o paciente para o pós-operatório em UTI;
- Realizar monitorização com eletrocardiograma (ECG) e troponina ultrassensível diariamente até 48 horas do pós-operatório.

Embora a diretriz da SBC não aborde diretamente o manejo das medicações para diabetes, outras diretrizes, como o ADA Standards of Care 2025 e a diretriz americana de pré-operatório de 2024, trazem as seguintes recomendações:

Antidiabéticos × período perioperatório	
iSGLT2	ADA e AHA – parar 3 a 4 dias antes da cirurgia
Metformina	ADA – não administrar no dia do procedimento
	AHA – pode continuar
Outros antidiabéticos orais	ADA – não administrar no dia do procedimento
Agonistas do receptor GLP1	ADA e AHA sugerem parar 1 semana antes (dose semanal) ou um dia antes (dose oral)
Insulina	ADA – fazer metade da dose da NPH da manhã. Outras insulinas de longa duração – 75% a 80% da dose

Referência

Gualandro DM, Fornari LS, Caramelli B, Abizaid A, Gomes BR, Tavares CAM, et al. Diretriz de Avaliação Cardiovascular Perioperatória da Sociedade Brasileira de Cardiologia – 2024. Arq Bras Cardiol. 2024;121(9):e20240590.

Resposta da Questão 4

■ Alternativa A

Comentários

Questão que aborda conceitos de avaliação pré-operatória em paciente com histórico de valvopatia.

Pontos relevantes

1. Uso de anestésicos com vasoconstritor: a diretriz de perioperatório de 2024 permite o uso de anestésicos com 1 a 4 tubetes de vasoconstritor (epinefrina) para tratamento dentário em pacientes cardiopatas. Essa estratégia mostrou benefícios em estudos ao proporcionar uma anestesia mais eficaz e segura.
2. Uso de varfarina e procedimentos dentários: pacientes em uso de varfarina podem ser submetidos a diversos procedimentos dentários desde que o INR no dia do procedimento esteja abaixo de 3,5. Isso inclui:
   - Extração de até 2 dentes.
   - Restaurações.
   - Colocação de próteses.
   - Endodontia.
   - Limpezas.
   - Implantes.

Outras dicas sobre anticoagulação/antiagregação e perioperatório:

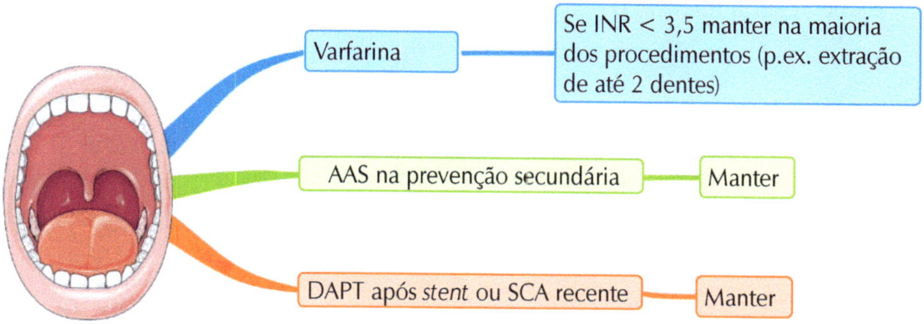

Procedimento odontológico × anticoagulantes/antiagregantes

3. Profilaxia de endocardite infecciosa: a última diretriz trouxe pequenas alterações em relação às anteriores. Atualmente, consideram-se indivíduos com maior risco de desenvolver endocardite infecciosa os seguintes:

Indivíduos com maior risco de desenvolver endocardite infecciosa
Doença cardíaca valvar adquirida com estenose ou regurgitação
Prótese cardíaca valvar
Valvopatia adquirida corrigida com material protético
Endocardite prévia
Miocardiopatia hipertrófica
Cardiopatia congênita cianogênica não corrigida
Cardiopatia congênita cianogênica corrigida com material protético (primeiros 6 meses)
Cardiopatia congênita cianogênica corrigida com lesão residual
Valvopatia em paciente transplantado cardíaco

Procedimentos odontológicos que indicam profilaxia em indivíduos de alto risco
Pacientes que serão submetidos a procedimentos com manipulação do tecido gengival, região periodontal e/ou perfuração da mucosa oral

Procedimentos odontológicos em que não é indicada profilaxia
Anestesia local em tecido não infectado
Radiografia odontológica
Colocação, ajustes ou remoção de aparelhos ortodônticos
Queda natural de dente de leite
Sangramento oriundo de trauma da mucosa oral ou lábios

4. Administração da profilaxia: o ideal é que a profilaxia seja feita 30 a 60 minutos antes do procedimento. Caso não tenha sido realizada no tempo adequado, a diretriz ratifica que ela pode ser administrada em até duas horas após o procedimento.

Referência

Gualandro DM, Fornari LS, Caramelli B, Abizaid A, Gomes BR, Tavares CAM, et al. Diretriz de Avaliação Cardiovascular Perioperatória da Sociedade Brasileira de Cardiologia – 2024. Arq Bras Cardiol. 2024;121(9):e20240590.

Resposta da Questão 5

Alternativa C

Comentários

A radiografia de tórax apresentada revela calcificação significativa envolvendo o coração, caracterizando um caso de pericardite constritiva calcificada. Pontos importantes sobre pericardite constritiva incluem a variedade de causas, como tuberculose, colagenoses, radioterapia, neoplasias, sequelas de síndrome pós-pericardiotomia, pericardite viral, entre outras. Um ponto frequentemente abordado em provas e concursos é como diferenciar a pericardite constritiva da cardiomiopatia restritiva. Na tabela a seguir é apresentada uma breve revisão das principais características que ajudam a distingui-las.

Características	Pericardite constritiva	Cardiomiopatia restritiva
Pulso paradoxal	1/3 dos casos	Ausente
Knock pericárdico	Presente	Ausente
ECG: baixa voltagem	Comum	Raro (exceto amiloidose)
BNP	Pouco aumentado	Aumentado
Desvio do septo	Presente	Ausente
Espessura de parede ventricular	Normal	Aumentada
Velocidade de onda e´	Aumentada	Reduzida
Hipertensão pulmonar	Ausente	Presente
Equalização das pressões de enchimento D-E	Presente	E > D mais que 5 mmHg
Sinal da raiz quadrada	Presente	Variável

Na pericardite constritiva, o BNP tende a ser normal ou apenas levemente elevado, pois a calcificação e espessamento do pericárdio limitam a distensão das fibras miocárdicas, reduzindo o estímulo para a liberação de peptídeos natriuréticos. Já nos exames de imagem, como o ecocardiograma e a ressonância magnética, é comum identificar alterações como o *bounce septal* (um movimento anômalo do septo interventricular durante o ciclo cardíaco) devido à interdependência ventricular. Em condições normais, existe algum grau de interação entre VD e VE (quando um se expande muito, o outro tende a sofrer leve redução de volume), mas na constrição, essa interdependência torna-se marcadamente exagerada, pois os ventrículos não podem se expandir "para fora" (devido ao pericárdio rígido) e acabam competindo entre si por espaço. Qualquer variação no retorno venoso de um dos lados provoca um deslocamento mais pronunciado do septo interventricular em direção ao outro ventrículo.

Em imagem ecocardiográfica ou na ressonância, observa-se que, na diástole inicial, o septo oscila ou salta (*bounce*) para dentro do VE ou do VD, dependendo de qual câmara está recebendo maior volume de enchimento naquele momento. O enchimento rápido e a interrupção brusca, somados à impossibilidade de expansão livre, geram esse movimento abrupto do septo, típico de constrição. Além disso, há variação respiratória (mais retorno venoso ao VD na inspiração) que intensifica a oscilação do septo.

Outro achado clássico é a inversão do padrão das velocidades do anel mitral. Fisiologicamente, a velocidade de e' lateral do ventrículo esquerdo é superior a de e' septal, uma vez que a parede lateral é mais móvel. No entanto, em casos de pericardite constritiva, como a parede lateral está aderida ao pericárdio espessado, a velocidade de e' septal se torna maior do que a lateral (alteração chamada de *anullus reversus*)

Por fim, a hipertensão pulmonar geralmente está ausente na maioria dos casos de pericardite constritiva, diferentemente da cardiomiopatia restritiva, onde ela é comum. Essa distinção é fundamental na prática clínica e em avaliações teóricas.

Referência

Santos ECL, et al. Cardiologia: Cardiopapers. 2ª ed. Rio de Janeiro: Atheneu; 2019. 928 p. ISBN 978-85-388-1037-7.

Resposta da Questão 6

Alternativa D

Comentários

O eletrocardiograma chama atenção por apresentar ondas e complexos negativos em D1, incluindo onda P, complexo QRS e onda T. Ao observar esse padrão, duas principais hipóteses diagnósticas devem ser consideradas: inversão de eletrodos de braços, em que o eletrodo do braço direito é colocado no esquerdo e vice-versa, ou a presença de dextrocardia, condição em que o coração está posicionado à direita do tórax. Para diferenciá-las, um método prático é avaliar a progressão da onda R nas derivações precordiais. No caso de inversão de eletrodos de braços, as precordiais permanecerão posicionadas corretamente, permitindo observar uma progressão fisiológica da onda R, com ondas R progressivamente maiores de V1 a V6, e transição para QRS predominantemente positivos, geralmente entre V3 e V4. Por outro lado, na dextrocardia, espera-se que os complexos QRS sejam predominantemente negativos em todas as derivações precordiais, como observado neste caso.

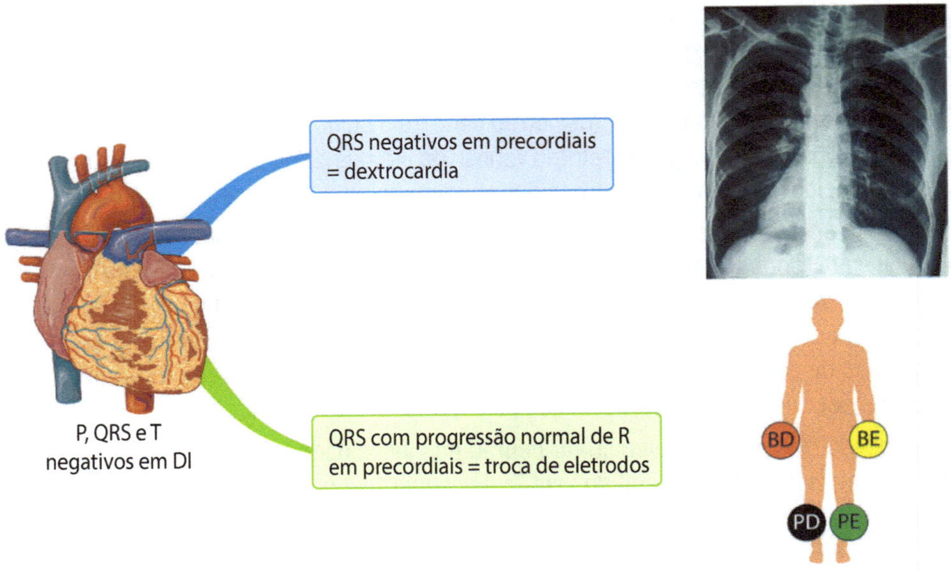

A confirmação foi obtida com radiografia de tórax, que demonstrou a posição anômala do coração.

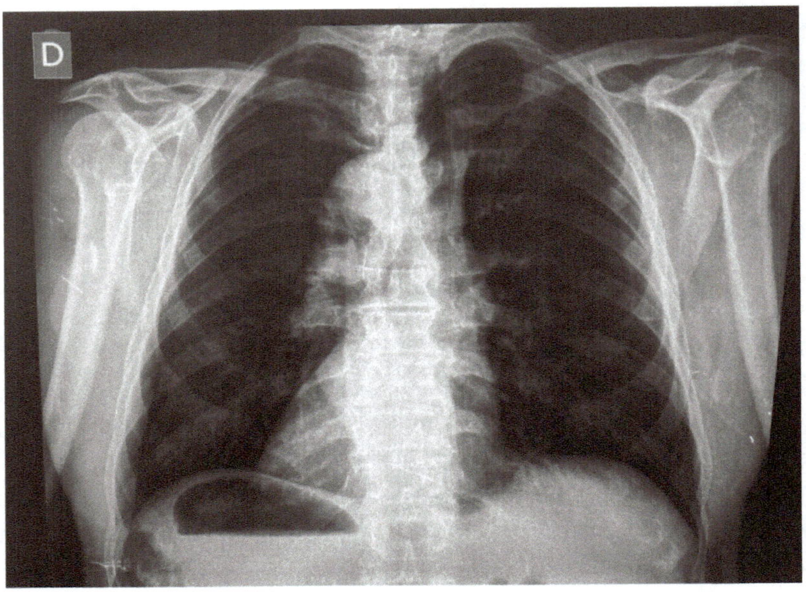

Referência

Santos ECL, et al. Cardiologia: Cardiopapers. 2ª ed. Rio de Janeiro: Atheneu; 2019. 928 p. ISBN 978-85-388-1037-7.

Resposta da Questão 7

■ Alternativa A

Comentários

O exame apresentado é uma angiotomografia de artérias coronárias que demonstra a origem anômala da artéria coronária direita a partir do seio coronariano esquerdo. Essa coronária direita segue um trajeto interarterial, ou seja, entre a aorta e o tronco pulmonar. Esse tipo de anomalia é particularmente relevante devido ao risco aumentado de morte súbita, especialmente em jovens com menos de 35 anos, frequentemente desencadeada por exercícios físicos.

Pacientes com anomalias de origem coronária apresentam maior risco de complicações dependendo de certos fatores anatômicos de alto risco, como orifício de saída com configuração alta, estenose ostial e trajeto interarterial. A diretriz europeia de cardiopatias congênitas no adulto recomenda o uso de angiotomografia coronária como exame de escolha para identificar fatores anatômicos de alto risco. Além disso, exames funcionais como cintilografia, ecocardiografia ou ressonância com estresse físico são indicados para avaliar a presença de isquemia miocárdica.

O manejo desses pacientes inclui considerar intervenção cirúrgica em casos com angina típica associada a evidências de isquemia em testes funcionais ou em presença de características anatômicas de alto risco, como o trajeto interarterial mostrado neste caso. A recomendação é de classe 1C, indicando que a cirurgia, e não a angioplastia, é a abordagem preferida nestes cenários, dado o risco potencial de morte súbita.

Referência

Baumgartner H, De Backer J, Babu-Narayan SV, et al. 2020 ESC Guidelines for the management of adult congenital heart disease: The Task Force for the management of adult congenital heart disease of the European Society of Cardiology (ESC). European Heart Journal. 2021;42(4):563–645. DOI:10.1093/eurheartj/ehaa554.

Resposta da Questão 8

■ Alternativa C

Comentários

O pulso venoso reflete as variações de pressão na veia jugular, sendo útil na avaliação de diversas condições cardíacas. A onda A ocorre devido à contração atrial e está ausente na fibrilação atrial, mas pode ser observada de forma "canhão" em situações de dissociação atrioventricular, como no bloqueio atrioventricular total. Já a onda V gigante é uma característica da insuficiência tricúspide significativa.

O descenso Y proeminente é um achado clássico da pericardite constritiva e costuma estar ausente ou atenuado no tamponamento cardíaco.

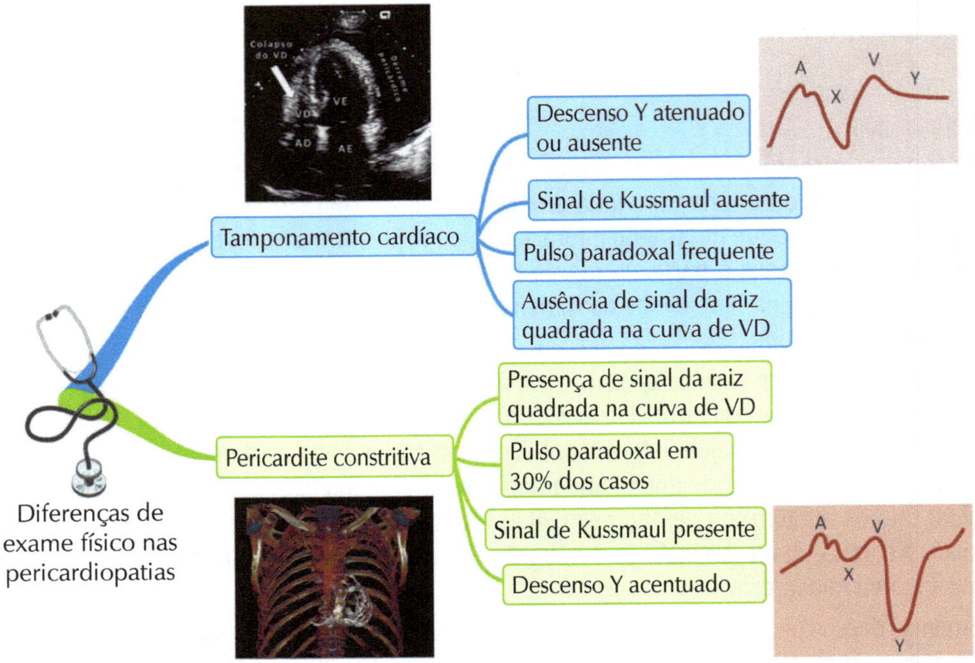

Em condições normais, ao inspirar, a pressão intratorácica diminui, favorecendo o retorno venoso ao coração direito, fazendo com que a turgência jugular diminua. Já no sinal de Kussmaul, ocorre o contrário: a turgência aumenta (refletindo o aumento da pressão venosa) ou não cai como esperado. É indicativo de restrição ao enchimento do ventrículo direito, como ocorre na pericardite constritiva.

Alteração	Causas	Aspecto gráfico
Onda A aumentada	Estenose tricúspide, mixoma de AD, trombo em AD, atresia de valva tricúspide, estenose pulmonar, hipertrofia de VD	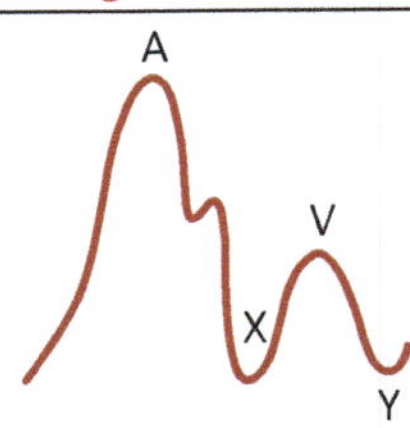
Onda A em canhão	Arritmias com dissociação atrioventricular. No exemplo mostrado ao lado a primeira onda A tem tamanho normal, enquanto a segunda é em canhão. Isto pode ocorrer, por exemplo, no BAVT ou em uma extrassístole atrial ou ventricular	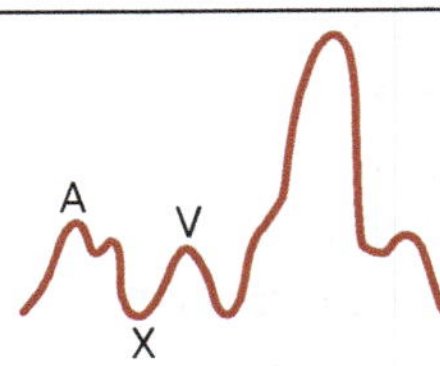

Continua...

Continuação...

Alteração	Causas	Aspecto gráfico
Onda V gigante	Insuficiência tricúspide importante	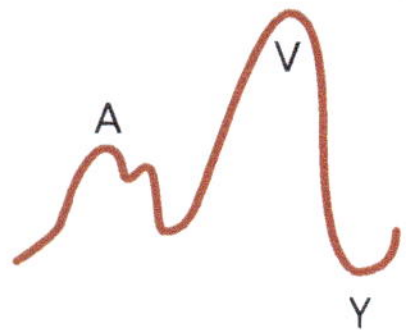
Descenso Y proeminente	Pericardite constritiva, miocardiopatia restritiva com acometimento de VD, infarto de VD	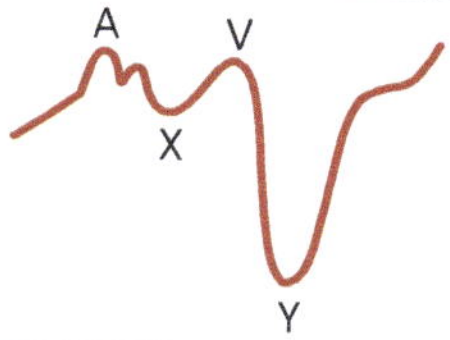
Descenso Y ausente ou atenuado	Tamponamento cardíaco	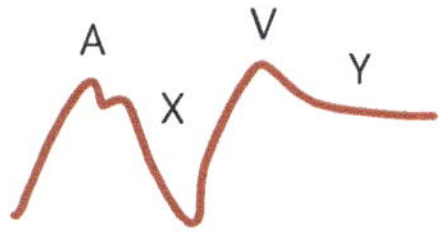

Referências

Santos ECL, Mastrocola F, Figuinha FCR, Lima AGS. Cardiologia: Cardiopapers. 2ª ed. Rio de Janeiro: Atheneu, 2019. 928 p.; 28 cm. ISBN: 978-85-388-1037-7.

Santos ECL, Mastrocola F, Figuinha FCR, Lima AGS. Mapas mentais para a prova de título de especialista em cardiologia. 5ª ed. Rio de Janeiro: Atheneu, 2025. 24 cm. ISBN: 978-65-5586-922-4.

Resposta da Questão 9

Alternativa B

Comentários

O dexrazoxano é um agente cardioprotetor que pode reduzir a cardiotoxicidade associada ao uso de antraciclinas. No entanto, seu uso não é recomendado para todos os pacientes tratados com antraciclinas, independentemente da dose. De acordo com a Diretriz Brasileira de Cardio-Oncologia de 2020, o dexrazoxano deve ser considerado em pacientes que atingiram altas doses cumulativas de antraciclinas ou que apresentam fatores de risco adicionais para cardiotoxicidade.

Os inibidores do VEGF, como o bevacizumabe e outros agentes antiangiogênicos, estão associados a uma série de efeitos colaterais cardiovasculares, sendo a hipertensão arterial um dos mais comuns. O mecanismo envolve a redução da produção de óxido nítrico e prostaciclina, levando à vasoconstrição e aumento da resistência vascular periférica. O monitoramento e o controle rigoroso da pressão arterial são essenciais durante o tratamento com esses medicamentos.

A interrupção definitiva da terapia oncológica nem sempre é necessária em casos de disfunção ventricular com fração de ejeção abaixo de 40%. A decisão deve ser individualizada, levando em consideração o prognóstico oncológico, a possibilidade de recuperação da função cardíaca e alternativas terapêuticas. Em alguns casos, pode-se optar por uma interrupção temporária, ajuste de dose ou substituição por agentes menos cardiotóxicos, além de iniciar tratamento cardiológico para disfunção ventricular com IECA e BB.

Embora a idade superior a 65 anos e a exposição prévia à radiação torácica sejam fatores de risco reconhecidos para a cardiotoxicidade induzida por antraciclinas, o sexo feminino, e não o masculino, é que está associado a um risco aumentado. As mulheres tendem a ser mais suscetíveis aos efeitos cardiotóxicos das antraciclinas

O trastuzumabe, um anticorpo monoclonal utilizado no tratamento do câncer de mama HER2-positivo, está associado à cardiotoxicidade tipo II, que é não dose-dependente e geralmente reversível após a interrupção do medicamento. A cardiotoxicidade tipo I, que é dose-dependente e frequentemente irreversível, está associada ao uso de antraciclinas. Portanto, a afirmação está incorreta em classificar a cardiotoxicidade do trastuzumabe como tipo I.

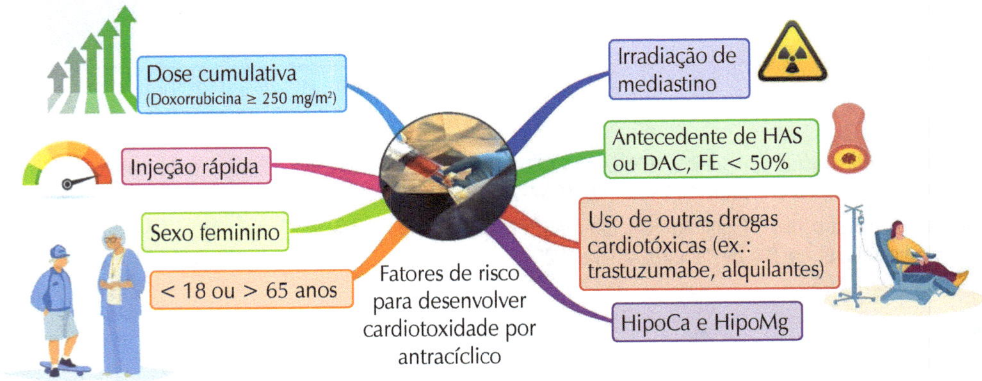

Quais tipos de cardiotoxicidade existem?

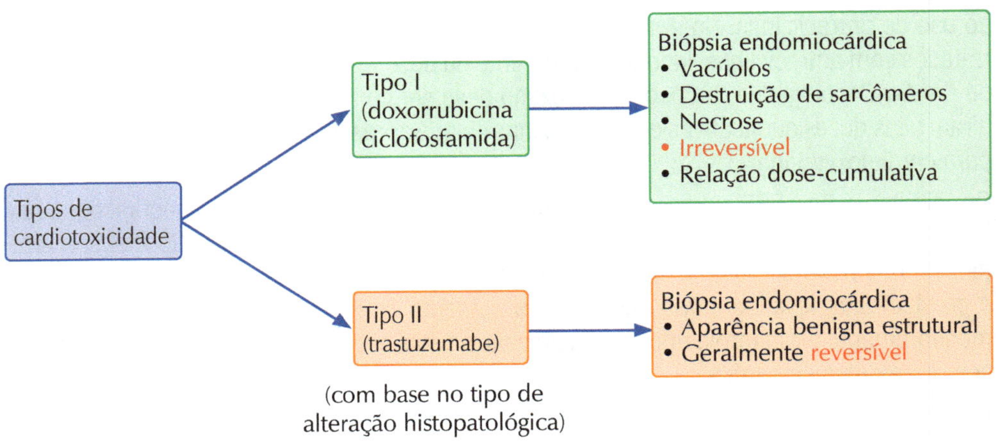

Qual é o agente quimioterápico mais relacionado com hipertensão arterial?

Os inibidores de fator de crescimento endotelial vascular (VEGF), como bevacizumabe ou sunitinibe.

Se elevar a pressão, pode tratar agressivamente e liberar o uso da medicação. Nunca usar diltiazem ou verapamil (muita interação medicamentosa).

Referência

Hajjar LA, Costa IBSS, Lopes MACQ, Hoff PMG, Diz MDPE, Fonseca SMR, et al. Diretriz Brasileira de Cardio-oncologia – 2020. Arq Bras Cardiol. 2020; 115(5):1006-1043.

Resposta da Questão 10

Alternativa C

Comentários

A localização mais frequente dos aneurismas é na aorta abdominal infrarrenal, não na aorta torácica descendente. Os aneurismas de aorta abdominal representam a maioria dos casos e estão fortemente associados à aterosclerose

Os aneurismas de aorta abdominal são mais comuns em homens do que em mulheres, com uma proporção aproximada de 4 a 5 homens para cada mulher. Fatores de risco incluem idade avançada, tabagismo, hipertensão arterial e histórico familiar.

A aterosclerose é a principal causa de aneurismas da aorta abdominal e da aorta torácica descendente. Na aorta ascendente, aneurismas ateroscleróticos são menos comuns. Quando ocorrem, estão geralmente associados à aterosclerose difusa que afeta múltiplos segmentos da aorta. Outras causas, como doenças do tecido conjuntivo (p. ex.: síndrome de Marfan) e valva aórtica bicúspide, são causas mais frequentes de aneurismas na aorta ascendente.

A sífilis cardiovascular no estágio terciário tipicamente envolve a aorta ascendente e o arco aórtico, não a aorta descendente. A inflamação crônica causada pela sífilis pode levar a aneurismas e insuficiência valvar aórtica.

O acometimento de múltiplas porções da aorta pode ocorrer, especialmente em doenças sistêmicas ou aterosclerose avançada. Quando um aneurisma é identificado em um segmento da aorta, é importante avaliar toda a extensão aórtica, pois há risco de aneurismas sincrônicos em outras regiões. Portanto, exames de imagem abrangentes, como angiotomografia ou angiorressonância de toda a aorta, são frequentemente indicados na avaliação de pacientes com aneurismas aórticos.

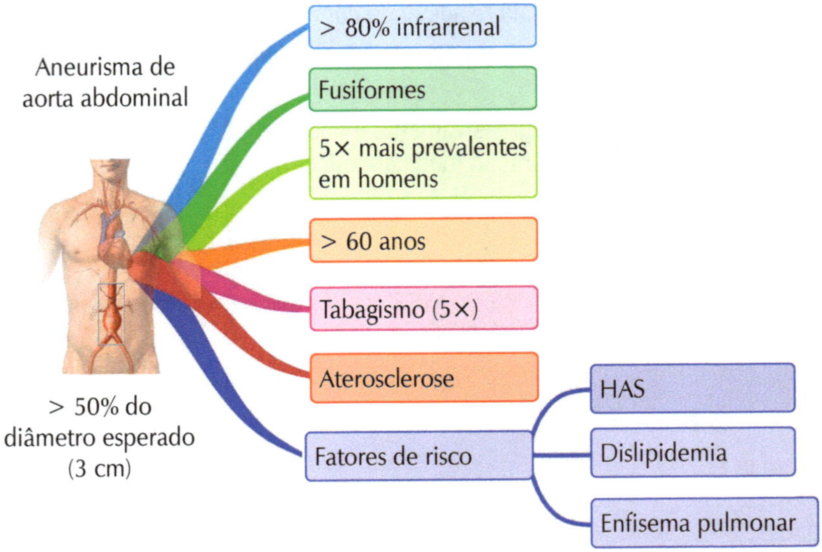

P **A etiologia dos aneurismas de aorta torácica e abdominal é similar?**

R Não. Os aneurismas da aorta ascendente geralmente estão associados à degeneração cística da média, levando à perda da elasticidade e consequente dilatação do vaso. Já os aneurismas da aorta abdominal (AAA) são, frequentemente, consequência da doença aterosclerótica da aorta.

Referências

Santos ECL, Mastrocola F, Figuinha FCR, Lima AGS. Cardiologia: Cardiopapers. 2ª ed. Rio de Janeiro: Atheneu, 2019. 928 p.; 28 cm. ISBN: 978-85-388-1037-7.

Santos ECL, Mastrocola F, Figuinha FCR, Lima AGS. Mapas mentais para a prova de título de especialista em cardiologia. 5ª ed. Rio de Janeiro: Atheneu, 2025. 24 cm. ISBN: 978-65-5586-922-4.

Resposta da Questão 11

■ Alternativa E

Comentários

A pericardite aguda é uma condição inflamatória do pericárdio, frequentemente de etiologia viral, e a maioria dos casos pode ser manejada em regime ambulatorial. A hospitalização é reservada para pacientes com critérios de gravidade, como febre alta, leucocitose, derrame pericárdico significativo, envolvimento miocárdico (elevação de troponina), uso de anticoagulantes e imunossupressão.

O tratamento baseia-se no uso de AINEs (como ibuprofeno ou aspirina) combinados com colchicina, que auxilia na resolução mais rápida dos sintomas e reduz a taxa de recorrência. O uso isolado de AINEs não é recomendado, pois a colchicina demonstrou benefícios adicionais. Os corticoides, por sua vez, devem ser evitados como primeira linha, pois estão associados a um risco aumentado de recorrência da doença e são indicados apenas em casos refratários ou quando há contraindicação ao uso de AINEs.

A dor torácica típica da pericardite tem características pleuríticas, piorando com o decúbito dorsal e melhorando quando o paciente inclina o tronco para frente (posição de "prece maometana"). Este achado clínico auxilia na diferenciação de outras causas de dor torácica, como síndromes coronarianas agudas.

Dessa forma, o manejo ideal da pericardite aguda consiste na combinação de AINEs e colchicina, com a hospitalização restrita a casos de alto risco e a reserva dos corticoides para situações específicas.

Quais são as características da dor torácica na pericardite aguda?

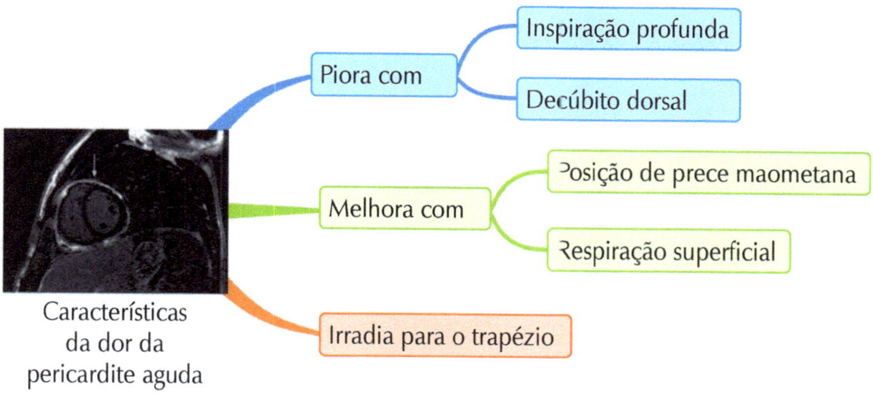

Piora com
Inspiração profunda
Decúbito dorsal
Melhora com
Posição de prece maometana
Respiração superficial
Irradia para o trapézio
Características da dor da pericardite aguda

Critérios diagnósticos de pericardite aguda

1. Dor torácica sugestiva
2. Atrito pericárdico
3. Alterações de ECG
4. Derrame pericárdico novo ou ⇑ preexistente

Diagnóstico se 2 ou mais estiverem presentes!

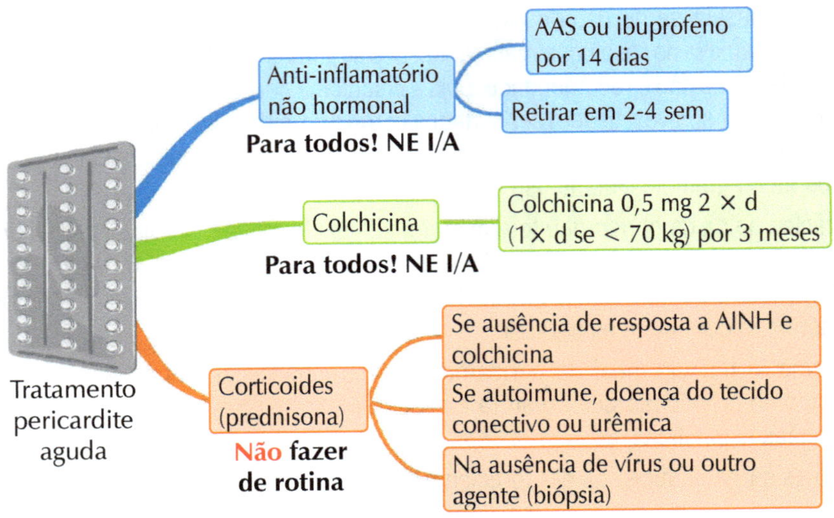

Por que não fazer corticoide de rotina? Aumenta em 4× a chance de recidiva!

Referências

Santos ECL, Mastrocola F, Figuinha FCR, Lima AGS. Cardiologia: Cardiopapers. 2ª ed. Rio de Janeiro: Atheneu, 2019. 928 p.; 28 cm. ISBN: 978-85-388-1037-7.

Santos ECL, Mastrocola F, Figuinha FCR, Lima AGS. Mapas mentais para a prova de título de especialista em cardiologia. 5ª ed. Rio de Janeiro: Atheneu, 2025. 24 cm. ISBN: 978-65-5586-922-4.

Resposta da Questão 12

■ Alternativa D

Comentários

A tetralogia de Fallot é uma cardiopatia congênita cianogênica com hipofluxo pulmonar. Devido à estenose pulmonar e comunicação interventricular, ocorre *shunt* direita-esquerda, levando à cianose.

É caracterizada por quatro achados principais:

1. Comunicação interventricular (CIV).
2. Estenose pulmonar infundibular (pode envolver a valva pulmonar).
3. Hipertrofia do ventrículo direito (VD).
4. Dextroposição da aorta, que cavalga o septo interventricular.

A comunicação interatrial não faz parte da tetralogia clássica. Embora possa ocorrer em alguns pacientes (formando uma pentalogia), não é um dos quatro achados diagnósticos principais.

O tratamento cirúrgico definitivo é necessário na grande maioria dos casos de tetralogia de Fallot. Sem correção cirúrgica, a mortalidade é alta na infância. O objetivo da cirurgia é reparar a comunicação interventricular e aliviar a obstrução do trato de saída do ventrículo direito. A expectativa de vida e a qualidade de vida melhoram significativamente após a correção cirúrgica.

A reintervenção cirúrgica no pós-operatório da tetralogia de Fallot pode ser necessária, mas geralmente é devido à insuficiência da valva pulmonar ou lesões residuais na via de saída do ventrículo direito. A insuficiência tricúspide não é a complicação habitual e que leva à necessidade de reintervenção nesses pacientes.

As crises de hipóxia ("hipercianóticas") na tetralogia de Fallot são emergências médicas e requerem tratamento imediato. As medidas terapêuticas incluem:

- Administração de oxigênio: para aumentar a saturação arterial.
- Morfina intravenosa: reduz a atividade simpática e a hiperventilação, diminuindo a hipóxia.
- Betabloqueadores intravenosos (por exemplo, propranolol): reduzem a frequência cardíaca e melhoram o enchimento ventricular.
- Medidas que aumentam a resistência vascular sistêmica: como posicionar o paciente em posição genupeitoral ou uso de vasoconstritores.

O que fazer na crise de hipóxia dos pacientes com Fallot?

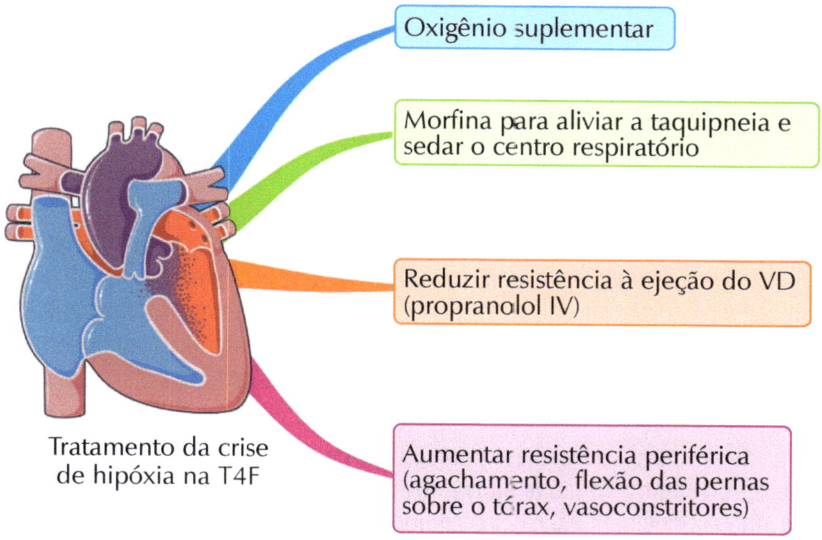

Referência

Santos ECL, Mastrocola F, Figuinha FCR, Lima AGS. Cardiologia: Cardiopapers. 2ª ed. Rio de Janeiro: Atheneu, 2019. 928 p.; 28 cm. ISBN: 978-85-388-1037-7.

Resposta da Questão 13

■ Alternativa C

Comentários

A anomalia de Ebstein é uma malformação congênita rara da valva tricúspide, caracterizada pelo deslocamento apical dos folhetos septal e posterior da valva, resultando na chamada "atrialização" do ventrículo direito e, frequentemente, em insuficiência tricúspide significativa. Sua apresentação clínica é variável, podendo manifestar-se desde o período neonatal até a idade adulta, dependendo da gravidade da anomalia. Embora recém-nascidos com formas graves possam apresentar cianose significativa nos primeiros dias de vida, muitos pacientes têm apresentações mais leves e são diagnosticados mais tardiamente.

Quais as características da anomalia de Ebstein? (lembrando que 50% têm CIA associada, e 25% têm via acessória).

Anomalia de Ebstein

- **Deslocamento apical do folheto septal e posterior da tricúspide**
- Atrialização da via de entrada de VD
- Insuficiência tricúspide

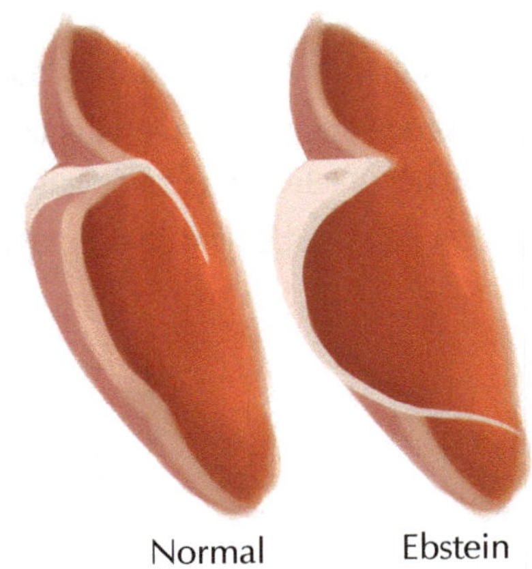

A correção cirúrgica é indicada para casos sintomáticos ou quando há deterioração da função cardíaca, e não é contraindicada pela mortalidade do procedimento, como se acreditava anteriormente. As técnicas cirúrgicas evoluíram significativamente, proporcionando melhores resultados. Em neonatos com dependência do canal arterial para fluxo pulmonar adequado, o uso de prostaglandina E1 pode ser necessário temporariamente, mas não substitui a cirurgia quando essa é indicada.

A ocorrência de arritmias é uma característica marcante da anomalia de Ebstein. Taquiarritmias por reentrada atrioventricular são relativamente frequentes, devido à presença de vias acessórias atrioventriculares (fascículos anômalos), sendo observadas em aproximadamente 25% dos pacientes, muitas vezes com múltiplas vias acessórias. Essas arritmias podem se manifestar como taquicardia supraventricular (síndrome de Wolff-Parkinson-White).

Outra característica comum da anomalia de Ebstein é a presença de comunicação interatrial (CIA), que ocorre em cerca de 50% dos casos. No entanto, em vez de reduzir a cianose, a CIA pode favorecer um *shunt* direita-esquerda, levando à hipóxia e contribuindo para a cianose em alguns pacientes. A avaliação hemodinâmica desses pacientes deve considerar esse fator na decisão terapêutica.

Portanto, a anomalia de Ebstein apresenta uma grande diversidade clínica, exigindo abordagem individualizada para diagnóstico e tratamento. O reconhecimento precoce das complicações associadas, como insuficiência tricúspide e arritmias, é fundamental para um manejo adequado e para otimizar os desfechos dos pacientes.

Referência

Santos ECL, Mastrocola F, Figuinha FCR, Lima AGS. Cardiologia: Cardiopapers. 2ª ed. Rio de Janeiro: Atheneu, 2019. 928 p.; 28 cm. ISBN: 978-85-388-1037-7.

Resposta da Questão 14

Alternativa B

Comentários

O forame oval patente (FOP) é uma comunicação entre os átrios que pode persistir na vida adulta e está associado a acidentes vasculares cerebrais isquêmicos (AVCi) de causa indeterminada, especialmente em pacientes jovens sem fatores de risco convencionais. No entanto, o FOP é um achado comum na população geral e nem sempre é o fator causal do AVCi, o que torna essencial a avaliação individualizada para definir a melhor estratégia terapêutica.

A presença de um aneurisma do septo interatrial (ASA) é um fator anatômico que aumenta a probabilidade do FOP estar relacionado ao AVCi criptogênico. O ASA pode favorecer a formação de trombos e facilitar o *shunt* direita-esquerda, elevando o risco de embolia paradoxal. Por esse motivo, pacientes com FOP e ASA têm um maior risco de recorrência do AVCi em comparação com aqueles sem essas características.

O fechamento percutâneo do FOP tem sido amplamente estudado em ensaios clínicos randomizados, como os estudos RESPECT, CLOSE e REDUCE, que demonstraram uma redução significativa na recorrência de AVCi em pacientes selecionados. Assim, a indicação de fechamento é principalmente para pacientes menores de 60 anos, com AVCi criptogênico e FOP com alto risco anatômico (grande *shunt*, ASA ou outras características predisponentes). A recorrência do AVCi após anticoagulação plena não é um pré-requisito para a intervenção, pois o fechamento pode ser indicado mesmo após o primeiro evento, dependendo da estratificação de risco.

O RoPE *Score* (*Risk of Paradoxical Embolism*) é uma ferramenta útil para estimar a probabilidade do AVCi estar relacionado ao FOP. Esse escore considera fatores como idade, presença de isquemia cortical e histórico de hipertensão, diabetes e eventos isquêmicos prévios. Pacientes mais jovens, sem comorbidades vasculares, têm maior probabilidade de um AVCi associado ao FOP, enquanto em pacientes mais idosos, a presença do FOP pode ser um achado incidental.

Em relação à terapia antitrombótica, não há evidências definitivas de que a anticoagulação seja superior à terapia antiplaquetária na prevenção secundária de AVCi em pacientes com FOP. Embora alguns estudos sugiram eficácia semelhante entre as duas estratégias, a anticoagulação está associada a um maior risco de sangramento. Assim, a terapia antiplaquetária é geralmente a escolha inicial, enquanto a anticoagulação é reservada para casos com indicação específica, como a presença concomitante de fibrilação atrial.

Além do fechamento percutâneo e da terapia antitrombótica, a avaliação anatômica do FOP é crucial para a tomada de decisão. Características como separação do FOP maior que 2 mm, túnel do FOP maior que 10 mm, ângulo reduzido entre a veia cava inferior e o *flap* do FOP, alta intensidade do *shunt* com manobra de Valsalva, presença de ASA, rede de Chiari ou válvula de Eustáquio proeminente aumentam o risco de embolia sistêmica e devem ser consideradas ao definir a abordagem ideal para cada paciente.

Referências

Santos ECL, Mastrocola F, Figuinha FCR, Lima AGS. Cardiologia: Cardiopapers. 2ª ed. Rio de Janeiro: Atheneu, 2019. 928 p.; 28 cm. ISBN: 978-85-388-1037-7.

Santos ECL, Mastrocola F, Figuinha FCR, Lima AGS. Mapas mentais para a prova de título de especialista em cardiologia. 5ª ed. Rio de Janeiro: Atheneu, 2025. 24 cm. ISBN: 978-65-5586-922-4.

Resposta da Questão 15

- **Alternativa A**

Comentários

O caso apresentado sugere um quadro de pericardite constritiva, uma condição em que o pericárdio sofre espessamento e rigidez, restringindo o enchimento diastólico dos ventrículos e levando a sintomas de insuficiência cardíaca direita, como ascite, edema de membros inferiores e dispneia progressiva. A radiografia de tórax, que evidencia calcificação pericárdica, reforça esse diagnóstico.

Diferente da insuficiência cardíaca de origem miocárdica, na pericardite constritiva os níveis de BNP e NT-proBNP tendem a ser normais ou apenas levemente elevados. Isso ocorre porque a constrição pericárdica limita o estiramento das paredes ventriculares e atriais, reduzindo o estímulo para a liberação dos peptídeos natriuréticos. Esse achado bioquímico auxilia na diferenciação entre pericardite constritiva e miocardiopatias restritivas.

Outro aspecto característico da doença é a variação acentuada dos fluxos valvares durante a respiração. Em condições normais, há uma leve variação do fluxo através das valvas mitral e tricúspide com a respiração, mas na pericardite constritiva essa variação é exagerada.

Durante a inspiração, o fluxo tricúspide aumenta significativamente, enquanto o fluxo mitral diminui, um achado ecocardiográfico fundamental para o diagnóstico.

O tratamento definitivo da pericardite constritiva é a pericardiectomia, uma cirurgia que remove o pericárdio rígido e melhora a complacência ventricular. Embora os diuréticos possam ser úteis no manejo dos sintomas congestivos, eles não modificam a fisiopatologia da doença, e o transplante cardíaco não é indicado nesse contexto.

Quanto ao diagnóstico por imagem, o ecocardiograma é frequentemente utilizado como exame inicial, porém pode não detectar adequadamente o espessamento ou calcificações do pericárdio. Os exames de imagem mais acurados são a tomografia computadorizada (TC) e a ressonância magnética cardíaca (RMC), que oferecem melhor resolução para avaliar a espessura do pericárdio e possíveis sinais de inflamação residual.

Por fim, a tuberculose é uma das principais causas de pericardite constritiva em países em desenvolvimento, sendo responsável por uma grande parcela dos casos secundários a pericardite crônica. A inflamação persistente promovida pela tuberculose pode levar à fibrose intensa e calcificação do pericárdio, tornando a identificação dessa etiologia crucial para um tratamento adequado.

Referência

Santos ECL, Mastrocola F, Figuinha FCR, Lima AGS. Cardiologia: Cardiopapers. 2ª ed. Rio de Janeiro: Atheneu, 2019. 928 p.; 28 cm. ISBN: 978-85-388-1037-7.

Resposta da Questão 16

■ Alternativa C

Comentários

A dissecção aguda da aorta é uma emergência cardiovascular grave que ocorre devido a uma ruptura da camada íntima da aorta, permitindo que o sangue se infiltre na parede do vaso, formando um falso lúmen. A classificação de Stanford divide a dissecção em dois tipos: tipo A, que envolve a aorta ascendente e requer intervenção cirúrgica imediata, e tipo B, que poupa a aorta ascendente e, em geral, é manejada clinicamente com controle rigoroso da pressão arterial e da frequência cardíaca.

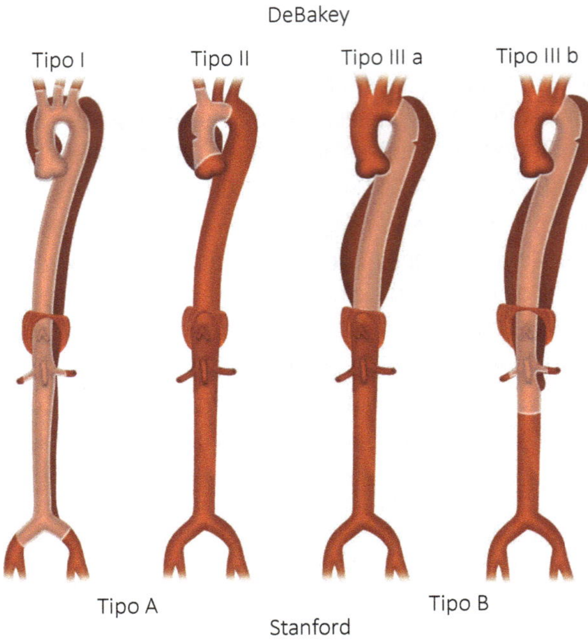

Classificações anatômicas da dissecção aórtica: DeBakey tipo I – a dissecção tem início na aorta ascendente e estende-se por toda a aorta; DeBakey tipo II – a dissecção fica limitada à aorta ascendente; DeBakey tipo III, a origem da dissecção é distal à subclávia esquerda. Esta se subdivide em tipo IIIa, quando se limita à aorta torácica, e tipo IIIb, quando compromete a aorta abdominal.
Importante: Todas as situações que não acometem a aorta ascendente serão classificadas como Stanford tipo B, portanto, dissecção de arco estendendo-se ou não para aorta descendente, será classificada como Stanford tipo B.

Os principais fatores de risco incluem hipertensão arterial, doenças do tecido conjuntivo (como a síndrome de Marfan e Ehlers-Danlos), válvula aórtica bicúspide e antecedentes de cirurgia cardiovascular. A apresentação clínica frequentemente envolve dor torácica de início súbito, com caráter lancinante e irradiação para as costas, podendo estar associada a sinais de insuficiência aórtica, como sopro diastólico e choque cardiogênico em casos mais avançados.

A tomografia computadorizada com contraste é o exame de escolha para confirmação diagnóstica, apresentando alta sensibilidade e especificidade. Outras opções incluem ecocardiograma transesofágico, especialmente em cenários de instabilidade hemodinâmica, e ressonância magnética, que pode ser útil em contextos eletivos. Eis o que diz a diretriz europeia de 2024 sobre o tema:

Recomendações	Classe	Nível
A angiotomografia computadorizada (AngioTC) com sincronização por ECG, do pescoço à pelve, é recomendada como técnica de imagem de primeira linha para pacientes com suspeita de síndrome aórtica aguda (SAA), pois é amplamente disponível, precisa e fornece informações sobre a lesão inicial, extensão e possíveis complicações (má perfusão, dilatação ou ruptura).	I	C
Em pacientes instáveis que não podem ser transferidos para realização de AngioTC, o ecocardiograma transesofágico (ETE) é recomendado para diagnóstico e avaliação do tronco celíaco e artéria mesentérica.	I	B
Em pacientes com suspeita de SAA, o ecocardiograma transtorácico (ETT) focado (com uso de contraste, se possível) é recomendado na avaliação inicial.	I	C
Em pacientes com suspeita de SAA, a ressonância magnética cardiovascular (RMC) deve ser considerada como técnica de imagem alternativa caso a AngioTC não esteja disponível.	IIa	C

O manejo inicial inclui betabloqueadores intravenosos para reduzir a força de ejeção ventricular e minimizar a progressão da dissecção, associados a vasodilatadores, caso seja necessário um controle pressórico adicional. No caso de dissecções do tipo A, a cirurgia emergencial é mandatória devido ao alto risco de complicações fatais, como tamponamento cardíaco, insuficiência aórtica aguda e isquemia coronariana. Já na dissecção do tipo B sem complicações, o tratamento clínico pode ser suficiente, com vigilância rigorosa e, em alguns casos, intervenção endovascular.

Dissecção aguda de aorta tipo A é uma das principais emergências cardiovasculares, pela alta mortalidade. Lembrou de Dissecção de **A**scendente, lembrar de tipo **A**.

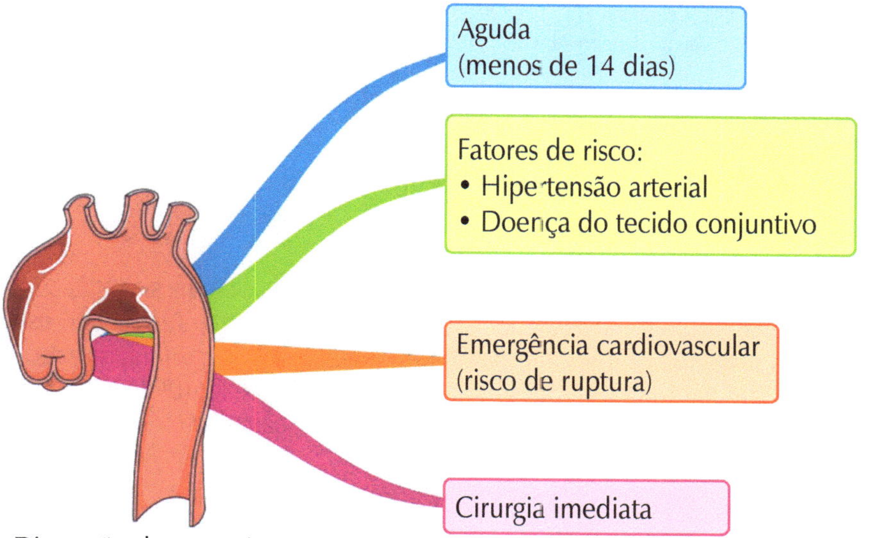

Dissecção de aorta tipo A
(ascendente)

O tratamento clínico das dissecções agudas de aorta é o mesmo para os Tipos A e B e é baseado no controle das duas forças de progressão da dissecção: frequência cardíaca (FC) e pressão arterial (PA). Controle primeiro a FC (betabloqueadores venosos) para evitar taquicardia reflexa e após inicie vasodilatadores venosos para controle da pressão arterial.

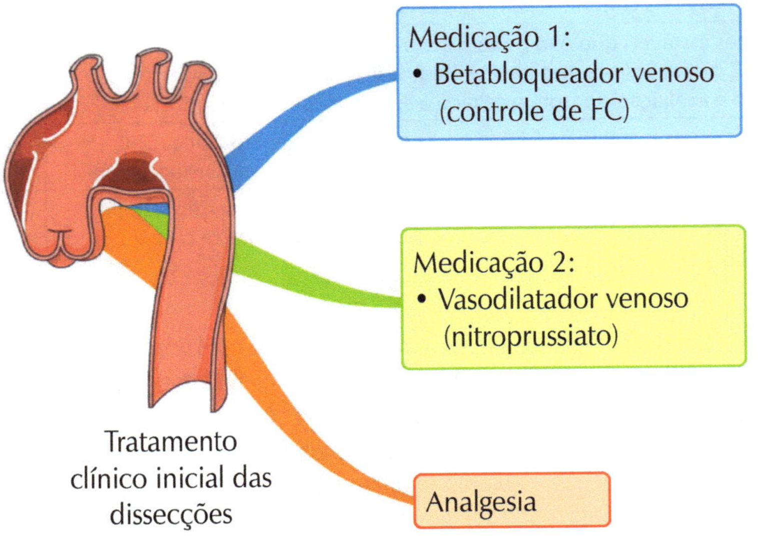

Referências

Mazzolai L, Teixido-Tura G, Lanzi S, et al. 2024 ESC Guidelines for the management of peripheral arterial and aortic diseases. European Heart Journal (2024) 45, 3538–3700.

Santos ECL, Mastrocola F, Figuinha FCR, Lima AGS. Mapas mentais para a prova de título de especialista em cardiologia. 5ª ed. Rio de Janeiro: Atheneu, 2025. 24 cm. ISBN: 978-65-5586-922-4.

Resposta da Questão 17

■ Alternativa E

Comentários

A comunicação interatrial (CIA) *ostium secundum* geralmente se torna sintomática na quarta década de vida, manifestando-se com diminuição da capacidade funcional e palpitações associadas a arritmias supraventriculares. Neste caso, o paciente já apresenta uma CIA significativa (> 10 mm), com relação fluxo pulmonar/fluxo sistêmico (QP/QS) > 1,5 (indicando um hiperfluxo pulmonar significativo) e repercussão em câmaras direitas, caracterizando uma indicação de intervenção.

Dado que o ecocardiograma sugere hipertensão pulmonar, a diretriz europeia recomenda a realização de cateterismo cardíaco direito para medir diretamente as pressões pulmonares, uma vez que a estimativa ecocardiográfica da PSAP pode ter margem de erro. O objetivo é avaliar a resistência vascular pulmonar (RVP): valores abaixo de 3 UW indicam viabilidade para intervenção, entre 3-5 UW requerem avaliação mais detalhada da reatividade pulmonar, e acima de 5 UW sugerem maior risco e necessidade de cautela na decisão terapêutica.

Com a viabilidade da intervenção confirmada, o próximo passo é definir a melhor abordagem: percutânea ou cirúrgica. O tratamento de escolha, conforme diretrizes, é a oclusão percutânea. No entanto, o ecocardiograma transesofágico é essencial para avaliar a anatomia do defeito. O ideal é que o paciente tenha bordas ao redor do defeito com pelo menos 5 mm e que a CIA não ultrapasse 38 mm em sua maior dimensão. Se esses critérios forem preenchidos, o tratamento percutâneo pode ser realizado com sucesso.

Após o procedimento, a diretriz recomenda terapia antiplaquetária com aspirina por pelo menos seis meses, sendo a escolha da melhor estratégia antitrombótica um tema ainda debatido.

Quais sãos as opções de intervenção que temos na CIA?

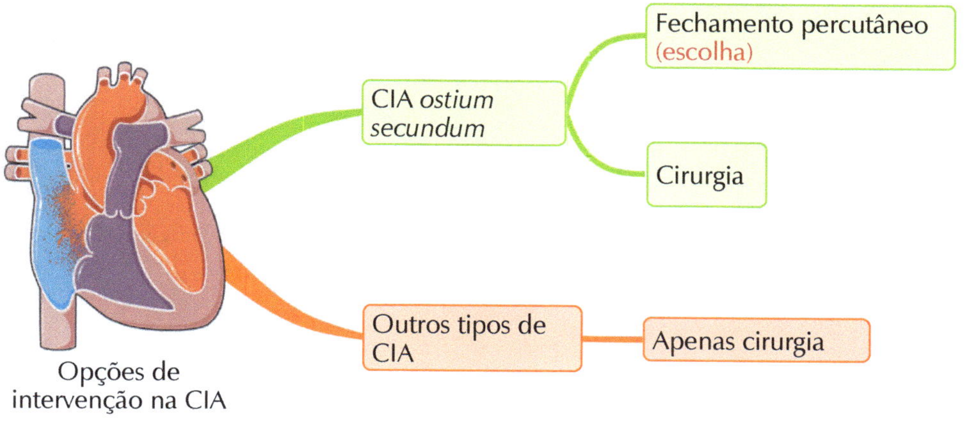

Referência

Baumgartner H, De Backer J, Babu-Narayan SV, Budts W, Chessa M, Diller GP, et al. 2020 ESC Guidelines for the management of adult congenital heart disease. Eur Heart J. 2021;42(6):563-645. DOI:10.1093/eurheartj/ehaa554.

Resposta da Questão 18

■ Alternativa B

Comentários

Essa paciente de 51 anos, com hipertensão arterial sistêmica e diabetes *mellitus* tipo 2 bem controlado, apresenta boa capacidade funcional, sem sintomas cardiovasculares. A histerectomia é um procedimento de risco intermediário, mas a paciente se enquadra como baixo risco cardiovascular perioperatório, de acordo com os principais escores disponíveis, como RCRI (Revised Cardiac Risk Index) também chamado de escore de Lee, e AUB-HAS2. Dessa forma, conforme demonstrado nos algoritmos de avaliação pré-operatória, não há indicação de exames adicionais, como teste ergométrico ou ecocardiograma.

A estratificação de risco em pacientes assintomáticos deve considerar o *status* funcional e a presença de comorbidades relevantes. Em pacientes de baixo risco, exames adicionais não alteram conduta e não melhoram desfechos, sendo recomendada a realização do procedimento sem necessidade de investigações complementares.

Como é o escore de Lee (RCRI)?

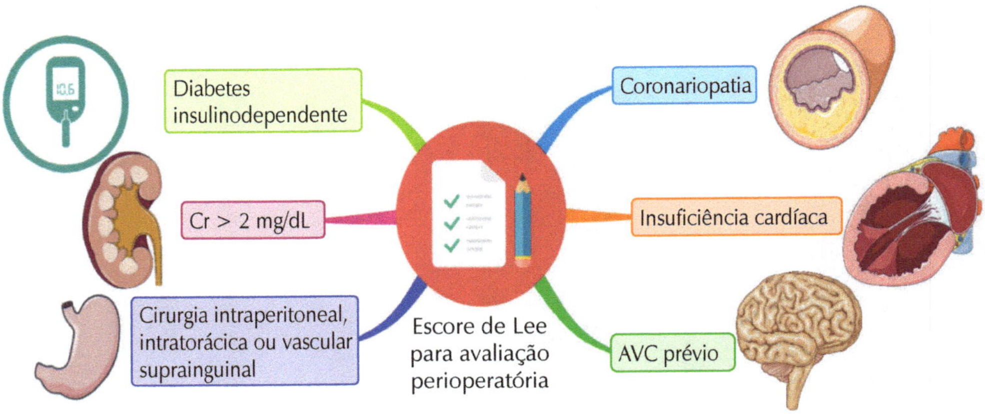

Diretriz de Avaliação Cardiovascular Perioperatória da Sociedade Brasileira de Cardiologia – 2024.

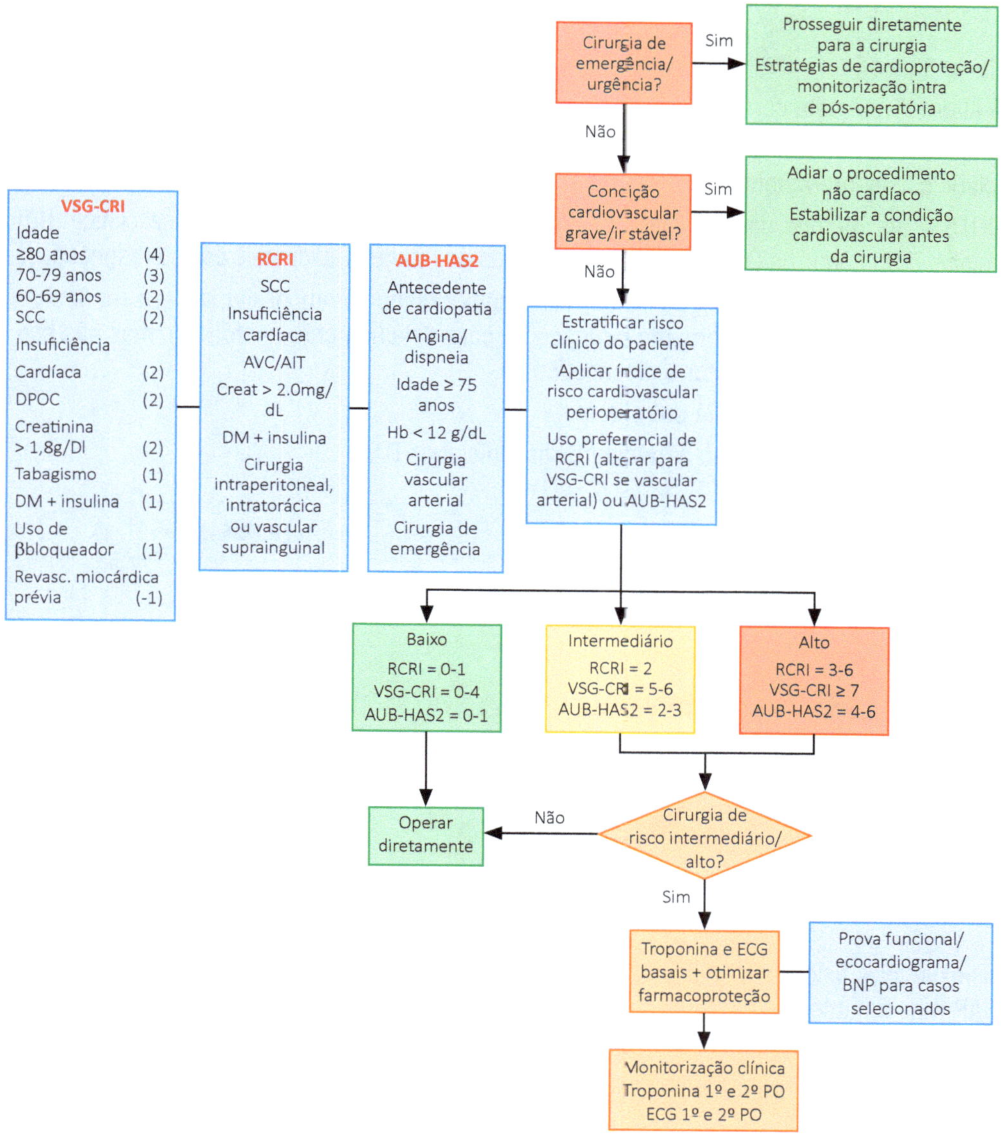

Fonte: Arq Bras Cardiol. 2024;121(9):e20240590.

Referência

Gualandro DM, Fornari LS, Caramelli B, Abizaid A, Gomes BR, Tavares CAM, et al. Diretriz de Avaliação Cardiovascular Perioperatória da Sociedade Brasileira de Cardiologia – 2024. Arq Bras Cardiol. 2024;121(9):e20240590.

Resposta da Questão 19

■ Alternativa C

Comentários

A alternativa A está correta.

O diagnóstico de DAP pode ser realizado clinicamente com base nos sintomas do paciente (claudicação intermitente típica) e confirmado com o índice tornozelo-braquial (ITB).

O ITB é um método não invasivo, simples e amplamente utilizado na prática clínica. Um valor ≤ 0,90 confirma DAP, dispensando exames de imagem adicionais para o diagnóstico.

Exames de imagem, como ultrassonografia Doppler ou angiotomografia, podem ser necessários em casos de planejamento cirúrgico ou para detalhamento anatômico, mas não são obrigatórios para estabelecer o diagnóstico.

A alternativa B também está correta.

O ITB é o exame de escolha para diagnóstico inicial de DAP.

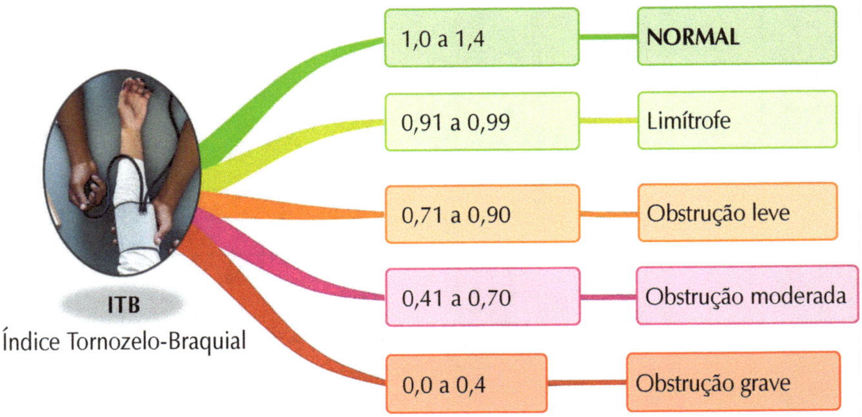

Os exercícios físicos supervisionados são parte fundamental do tratamento conservador da DAP, mesmo antes de considerar a revascularização, o que torna a alternativa C incorreta.

Programas de caminhada supervisionada (3 vezes por semana por pelo menos 12 semanas) são recomendados para melhorar a distância de caminhada e aliviar os sintomas de claudicação intermitente.

O repouso ou a suspensão da atividade física não é indicado na ausência de isquemia crítica (dor em repouso ou úlceras).

Neste caso, o paciente apresenta claudicação intermitente, mas sem sinais de isquemia crítica, o que torna a atividade física segura e benéfica.

E a alternativa D está correta.

O estudo COMPASS (Cardiovascular Outcomes for People Using Anticoagulation Strategies) demonstrou que a associação de rivaroxabana em dose baixa (2,5 mg 2×/dia) com ácido acetilsalicílico (AAS) em pacientes com DAP ou DAC reduziu eventos cardiovasculares maiores (infarto, AVC, morte cardiovascular) em comparação ao uso isolado de AAS. Houve uma redução de 24% desse desfecho primário em um seguimento médio de 23 meses.

No entanto, essa combinação foi associada a um risco aumentado de sangramento, incluindo sangramentos maiores.

Esses resultados justificam o uso criterioso dessa terapia, pesando o benefício em reduzir os eventos trombóticos *vs.* o risco de sangramento.

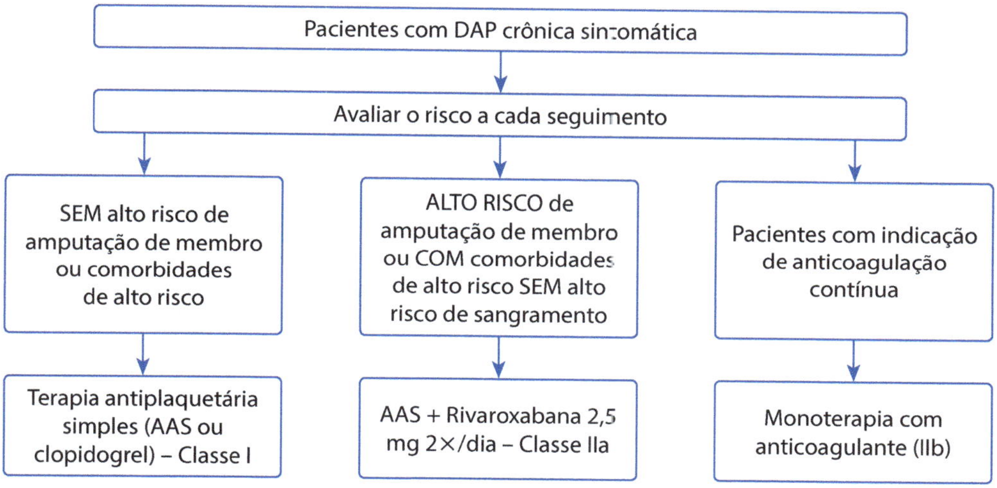

Apresentação de alto risco: amputação prévia, isquemia crônica de membro, revascularização prévia.

Comorbidade de alto risco: IC, DM, doença vascular em dois leitos vasculares, disfunção renal moderada (RFG < 60 mL/min/1,73 m^2).

Segue o resumo da recomendação de tratamento clínico da doença arterial periférica, baseado na diretriz europeia de 2024.

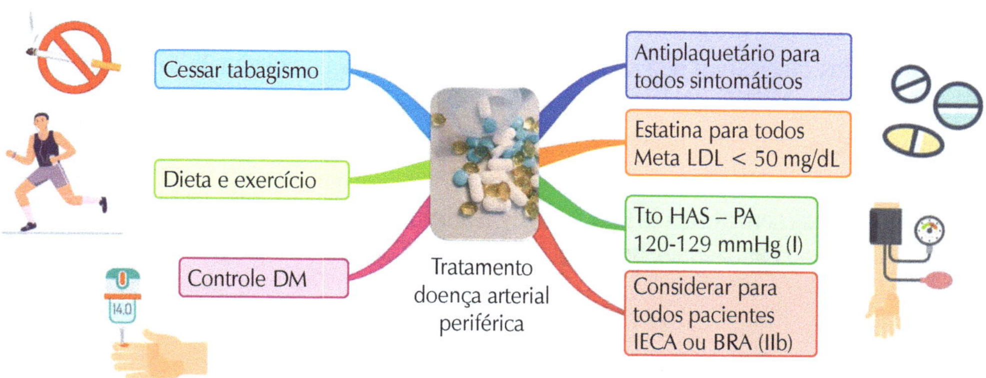

Adaptado: 2024 ESC Guidelines for the management of peripheral arterial and aortic diseases.

Referências

Mazzolai L, Teixido-Tura G, Lanzi S, et al. 2024 ESC Guidelines for the management of peripheral arterial and aortic diseases. European Heart Journal (2024) 45, 3538–3700.

John W. Eikelboom, et al. Rivaroxaban with or without Aspirin in Stable Cardiovascular Disease. N Engl J Med 2017; 377:1319-1330.

Resposta da Questão 20

■ Alternativa D

Comentários

Paciente de 70 anos, ex-tabagista, com histórico de IAM e insuficiência cardíaca com fração de ejeção reduzida, apresenta quadro de claudicação intermitente limitante (< 100 m), associada à ausência de pulsos em membro inferior esquerdo, caracterizando doença arterial obstrutiva periférica (DAOP) sintomática. O manejo dessa condição envolve abordagem medicamentosa, mudanças no estilo de vida e, em alguns casos, revascularização.

O uso de estatinas de alta potência é fundamental no tratamento da DAOP, considerando que essa é uma manifestação de aterosclerose sistêmica. As diretrizes da Sociedade Brasileira de Cardiologia recomendam uma meta de LDL-c < 50 mg/dL e não-HDL-c < 80 mg/dL para redução de eventos cardiovasculares.

O cilostazol não é recomendado para pacientes com insuficiência cardíaca com fração de ejeção reduzida (ICFER), pois sua classe de medicação foi associada a pior prognóstico nesses pacientes.

A atividade física estruturada continua sendo um pilar no tratamento da claudicação intermitente, promovendo melhora na tolerância ao exercício e aumento do limiar para dor.

A rivaroxabana 2,5 mg 2×/dia demonstrou redução de desfechos cardiovasculares em associação ao AAS no estudo COMPASS, mas com aumento significativo no risco de sangramento, sendo geralmente indicada apenas para pacientes com alto risco isquêmico e baixo risco hemorrágico.

Diversos estudos e metanálises demonstraram que os betabloqueadores não pioram os sintomas de claudicação intermitente em pacientes com DAOP.

Alguns estudos mostraram que não há diferença significativa na distância de caminhada ou na gravidade dos sintomas em comparação com placebo.

Betabloqueadores cardiosseletivos (como metoprolol, atenolol) têm menor efeito sobre os receptores beta-2 periféricos e são seguros em pacientes com DAOP.

Betabloqueadores com atividade vasodilatadora adicional (como carvedilol e nebivolol) podem oferecer benefícios adicionais, pois promovem vasodilatação periférica.

Referência

Mazzolai L, Teixido-Tura G, Lanzi S, et al. 2024 ESC Guidelines for the management of peripheral arterial and aortic diseases. European Heart Journal (2024) 45, 3538–3700.

Resposta da Questão 21

- Alternativa C

Comentários

Trata-se de um homem jovem com dor torácica ventilatório dependente com irradiação interescapular e eletrocardiograma mostrando supradesnível côncavo do segmento ST, em várias derivações, associado a infradesnível de PR. Tais achados são característicos de pericardite, neste caso de provável etiologia viral.

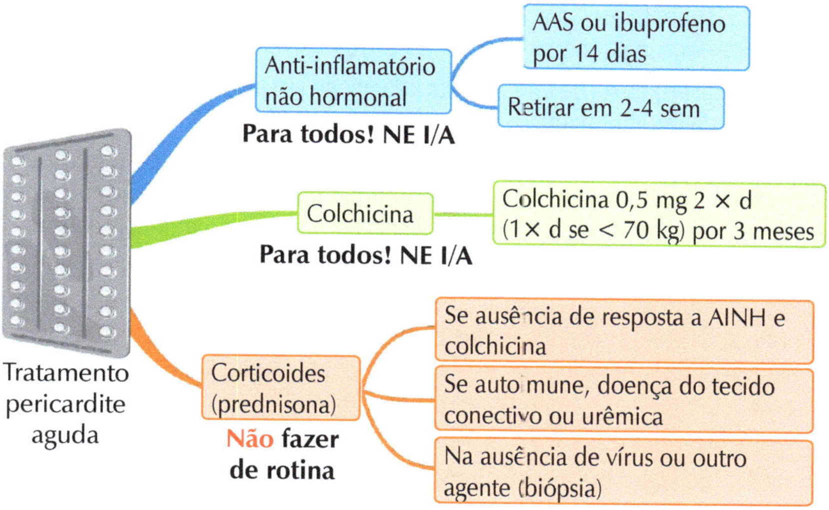

Por que não fazer corticoide de rotina? Aumenta em 4× a chance de recidiva!

O tratamento é com ibuprofeno por 14 dias e colchicina por 3 meses.

Referências

Santos ECL, Mastrocola F, Figuinha FCR, Lima AGS. Cardiologia: Cardiopapers. 2ª ed. Rio de Janeiro: Atheneu, 2019. 928 p.; 28 cm. ISBN: 978-85-388-1037-7.

Santos ECL, Mastrocola F, Figuinha FCR, Lima AGS. Mapas mentais para a prova de título de especialista em cardiologia. 5ª ed. Rio de Janeiro: Atheneu, 2025. 24 cm. ISBN: 978-65-5586-922-4.

Resposta da Questão 22

- Alternativa A

Comentários

A comunicação interatrial (CIA) é uma das cardiopatias congênitas mais comuns e pode ser classificada em quatro tipos, de acordo com a localização do defeito: ostium secundum, *ostium primum*, seio venoso e seio coronário. O diagnóstico clínico é frequentemente sugerido pela presença de desdobramento fixo de B2 e sopro sistólico ejetivo suave em foco pulmonar, resultante do hiperfluxo pulmonar.

A síndrome de Eisenmenger ocorre quando há inversão do *shunt* para direita-esquerda, devido a uma hipertensão pulmonar importante e irreversível, levando à hipoxemia e cianose.

Não há indicação de profilaxia de endocardite infecciosa em pacientes com CIA não corrigida, pois o risco de endocardite nestes casos é extremamente baixo.

O tratamento percutâneo é a abordagem de escolha para CIA do tipo *ostium secundum*, quando a anatomia for favorável, com bordas adequadas (> 5 mm) e diâmetro < 38 mm. Já as CIA dos tipos *ostium primum*, seio venoso e seio coronário geralmente requerem correção cirúrgica, pois apresentam defeitos associados que inviabilizam a oclusão percutânea.

A presença de hipertensão pulmonar de grande magnitude com pressões pulmonares acima de 2/3 da pressão arterial sistêmica é uma contraindicação ao fechamento da CIA, pois pode indicar doença vascular pulmonar avançada e *shunt* fixo. Nestes casos, a decisão deve ser individualizada, considerando teste de reatividade vascular pulmonar e avaliação da resistência vascular pulmonar para definir a viabilidade do fechamento do defeito.

A conduta na CIA deve ser guiada pela repercussão hemodinâmica e pelos critérios anatômicos, garantindo a melhor abordagem para cada paciente.

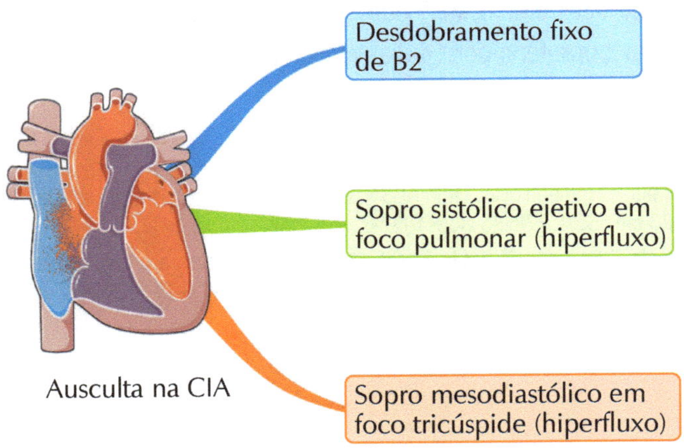

Resumo do que diz a diretriz europeia sobre intervenção na CIA.

Recomendações	Classe	Nível
Em pacientes com sobrecarga de volume do ventrículo direito (VD) e sem hipertensão arterial pulmonar (HAP) (sem sinais não invasivos de aumento da pressão arterial pulmonar ou confirmação invasiva de resistência vascular pulmonar [RVP] < 3 WU), ou doença do ventrículo esquerdo (VE), o fechamento da CIA é recomendado independentemente da presença de sintomas.	I	B
O fechamento percutâneo é o método de escolha para CIA tipo *ostium secundum* quando a anatomia for tecnicamente adequada.	I	C
Em pacientes com sinais não invasivos de aumento da pressão arterial pulmonar (PAP), a medida invasiva da resistência vascular pulmonar (RVP) é obrigatória.	I	C
Em pacientes com suspeita de embolia paradoxal (excluindo outras causas), o fechamento da CIA deve ser considerado, independentemente do tamanho, desde que não haja HAP ou doença do VE.	IIa	C
Em pacientes com RVP entre 3 e 5 WU, o fechamento da CIA deve ser considerado quando houver um *shunt* significativo esquerda-direita (QP/QS > 1,5).	IIa	C
Em pacientes com RVP ≥ 5 WU, o fechamento da CIA fenestrada pode ser considerado se a RVP cair para menos de 5 WU após tratamento direcionado para HAP, e se houver um *shunt* esquerda-direita significativo (QP/QS > 1,5).	IIb	C
O fechamento da CIA não é recomendado em pacientes com fisiologia de Eisenmenger, em pacientes com HAP e RVP ≥ 5 WU, mesmo após tratamento direcionado para HAP, ou naqueles com dessaturação ao esforço.	III	C

Referência

Baumgartner H, De Backer J, Babu-Narayan SV, Budts W, Chessa M, Diller GP, et al. 2020 ESC Guidelines for the management of adult congenital heart disease. Eur Heart J. 2021;42(6):563-645. DOI:10.1093/eurheartj/ehaa554.

Resposta da Questão 23

Alternativa B

Comentários

Mulher jovem com hipertensão arterial associada à claudicação em membro superior esquerdo e diferença significativa de pressão arterial entre os membros superiores. Este achado deve levantar a suspeita de arterite de Takayasu, uma vasculite de grandes vasos que acomete a aorta e seus ramos primários, podendo levar a estenose da artéria subclávia e consequente discrepância pressórica entre os membros superiores.

Uma dica clínica importante

- Diferença de PA entre membros superiores em mulheres jovens sugere Arterite de Takayasu.
- Diferença de PA entre membros superiores e inferiores em pacientes jovens sugere coarctação da aorta.

- Diferença de PA entre membros superiores em pacientes mais velhos pode indicar doença aterosclerótica na artéria subclávia ou, dependendo do contexto clínico, dissecção de aorta.

A arterite de Takayasu é uma doença inflamatória crônica que pode cursar com claudicação de membros, sopros cervicais ou abdominais, além de sintomas constitucionais. A suspeita deve ser confirmada por exames de imagem, como angiorressonância ou angiotomografia da aorta e seus ramos.

No diagnóstico diferencial:

- Coarctação da aorta: caracteriza-se por diferença de PA entre membros superiores e inferiores.
- Displasia fibromuscular: pode causar hipertensão renovascular em mulheres jovens, mas não gera discrepância significativa de PA entre os membros superiores.
- Dissecção de aorta: pouco provável neste caso, pois costuma cursar com dor torácica intensa e fatores de risco associados (como síndrome de Marfan).
- Feocromocitoma: associado a hipertensão paroxística e tríade clássica de cefaleia, palpitações e sudorese, sem discrepância de PA entre os membros.

A suspeita de arterite de Takayasu deve ser confirmada por imagem e tratada com corticoides e imunossupressores para controle da inflamação vascular.

Quais são as manifestações cardiovasculares da arterite de Takayasu?

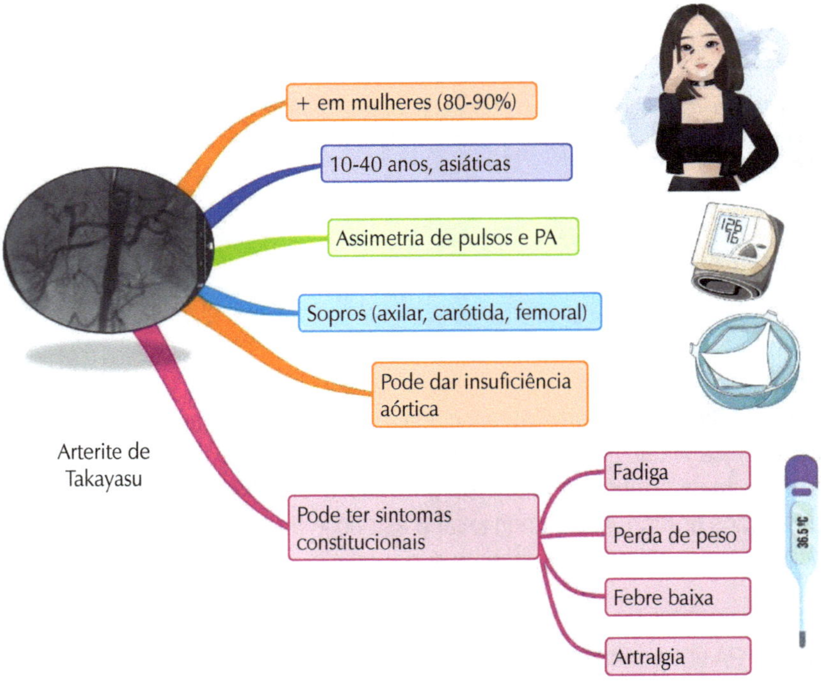

Referências

Santos ECL, Mastrocola F, Figuinha FCR, Lima AGS. Cardiologia: Cardiopapers. 2ª ed. Rio de Janeiro: Atheneu, 2019. 928 p.; 28 cm. ISBN: 978-85-388-1037-7.

Santos ECL, Mastrocola F, Figuinha FCR, Lima AGS. Mapas mentais para a prova de título de especialista em cardiologia. 5ª ed. Rio de Janeiro: Atheneu, 2025. 24 cm. ISBN: 978-65-5586-922-4.

Resposta da Questão 24

Alternativa C

Comentários

O Lúpus Eritematoso Sistêmico (LES) pode acometer diversas estruturas do sistema cardiovascular, incluindo pericárdio, miocárdio, valvas, sistema de condução e artérias coronárias. O envolvimento cardiovascular pode ocorrer de forma assintomática ou com manifestações clínicas variadas, sendo um importante fator de morbimortalidade nos pacientes lúpicos.

Um aspecto relevante é o bloqueio atrioventricular total (BAVT) congênito, que pode ocorrer em recém-nascidos de mães lúpicas que expressam os anticorpos anti-Ro/SSA e anti-La/SSB, configurando o Lúpus neonatal. Esse bloqueio pode ser irreversível, e o rastreamento fetal deve ser realizado em gestantes com esses autoanticorpos.

A doença arterial coronariana no LES ocorre por mecanismos multifatoriais, sendo o principal deles a aterosclerose acelerada, e não a arterite coronariana. A inflamação crônica, o uso prolongado de corticoides e a alta prevalência de fatores de risco tradicionais contribuem para um aumento do risco cardiovascular precoce nesses pacientes.

A endocardite trombótica não bacteriana de Libman-Sacks pode ser detectada em mais de 10% dos pacientes por ecocardiograma transtorácico e em mais de 40% por ecocardiograma transesofágico. Em muitos casos, é assintomática, mas pode estar associada a fenômenos embólicos e lesões valvares significativas, principalmente insuficiências.

O acometimento pericárdico é a forma mais comum de envolvimento cardíaco sintomático no LES, podendo se manifestar como pericardite aguda com dor torácica pleurítica e derrame pericárdico, geralmente de pequeno a moderado volume.

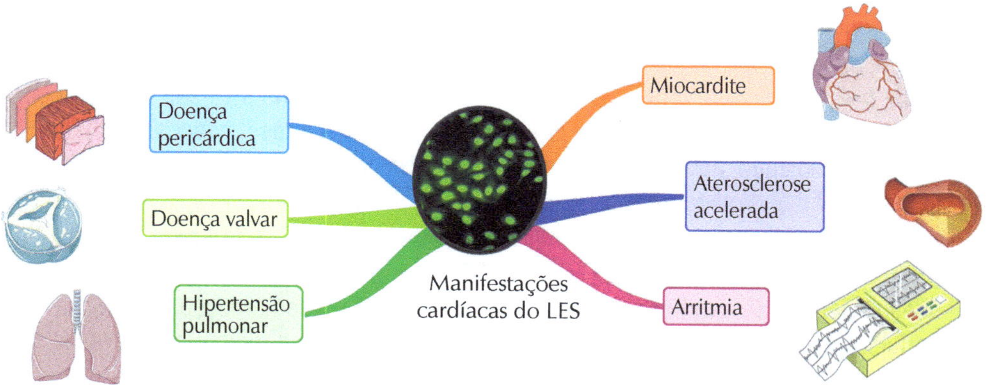

E a endocardite de Libman-Sacks?

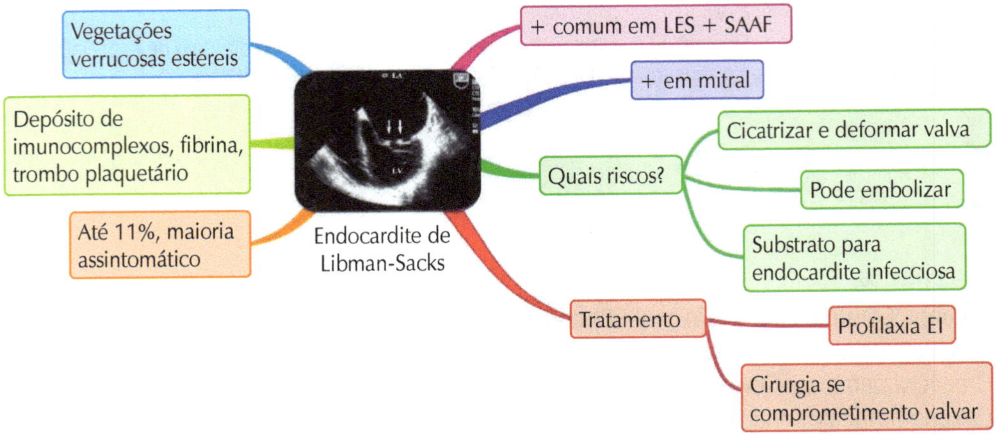

Referências

Santos ECL, Mastrocola F, Figuinha FCR, Lima AGS. Cardiologia: Cardiopapers. 2ª ed. Rio de Janeiro: Atheneu, 2019. 928 p.; 28 cm. ISBN: 978-85-388-1037-7.

Santos ECL, Mastrocola F, Figuinha FCR, Lima AGS. Mapas mentais para a prova de título de especialista em cardiologia. 5ª ed. Rio de Janeiro: Atheneu, 2025. 24 cm. ISBN: 978-65-5586-922-4.

Resposta da Questão 25

■ Alternativa C

Comentários

Paciente de 34 anos, com histórico de sopro cardíaco desde a infância, apresentando dispneia progressiva aos pequenos esforços, hipoxemia leve e hipertensão pulmonar grave (PSAP 82 mmHg). O ecocardiograma evidencia persistência do canal arterial (PCA) com *shunt* direita-esquerda, além de policitemia compensatória (Hb 18 g/dL, Ht 54%), indicando que a paciente evoluiu para síndrome de Eisenmenger.

A síndrome de Eisenmenger ocorre quando um defeito cardíaco congênito com *shunt* esquerda-direita leva a uma hipertensão pulmonar severa, resultando na inversão do *shunt* para direita-esquerda, causando hipoxemia crônica e cianose. Nessa fase, o fechamento da PCA não está mais indicado, pois poderia levar a uma sobrecarga abrupta do ventrículo direito e descompensação hemodinâmica.

O tratamento da hipertensão pulmonar nesses pacientes segue a abordagem do Grupo I da classificação da OMS, incluindo inibidores da fosfodiesterase-5 (como sildenafil) e antagonistas da endotelina (como bosentana ou ambrisentana). A suplementação de oxigênio não é a principal medida, pois a hipoxemia decorre do *shunt* intracardíaco, e o oxigênio tem benefício limitado nestes casos.

A gestação é contraindicada (classe IV da OMS) devido ao alto risco materno-fetal, com mortalidade materna elevada em pacientes com síndrome de Eisenmenger. Mulheres nessa condição devem ser aconselhadas sobre métodos contraceptivos eficazes.

O manejo deve focar no controle da hipertensão pulmonar, otimização dos sintomas e prevenção de complicações, como eventos trombóticos e descompensação ventricular direita. O seguimento deve ser realizado em centros especializados em cardiopatias congênitas do adulto.

Referências

Baumgartner H, De Backer J, Babu-Narayan SV, Budts W, Chessa M, Diller GP, et al. 2020 ESC Guidelines for the management of adult congenital heart disease. Eur Heart J. 2021;42(6):563-645. DOI:10.1093/eurheartj/ehaa554.

Santos ECL, Mastrocola F, Figuinha FCR, Lima AGS. Cardiologia: Cardiopapers. 2ª ed. Rio de Janeiro: Atheneu, 2019. 928 p.; 28 cm. ISBN: 978-85-388-1037-7.

Santos ECL, Mastrocola F, Figuinha FCR, Lima AGS. Mapas mentais para a prova de título de especialista em cardiologia. 5ª ed. Rio de Janeiro: Atheneu, 2025. 24 cm. ISBN: 978-65-5586-922-4.

Resposta da Questão 26

Alternativa B

Comentários

Vide tabela a seguir.

Risco baixo (<1%)	**Risco intermediário (1-5%)**	**Risco alto (>5%)**
Mama	Carótida assintomática	Aorta e vascular *major*
Procedimentos dentários	Endarterectomia carótida (sintomática)	Revascularização periférica aberta devido à isquemia aguda ou amputação
Tireoide	Angioplastia arterial periférica	Angioplastia carótida (sintomática)
Ocular	Aneurisma de aorta endovascular	Ressecção adrenal
Ginecológica *minor*	Cabeça e pescoço	Pancreática
Ortopédica *minor* (menisco)	Intraperitoneal: colecistectomia, hérnia hiatal, esplenectomia	Fígado e vias biliares
Reconstrutiva	Intratorácica *non-major*	Esofagectomia
Superficial	Neurológica ou ortopédica major (espinal, quadril)	Pneumectomia (VATS ou aberta)
Urológica *minor* (RTU)	Transplante renal	Transplante pulmonar
VATS *minor*	Urológica e ginecológica major	Transplante hepático
		Cistectomia total
		Reparo de perfuração intestinal

Adaptada de Halvorsen et al.3 RTU: ressecção transuretral de próstata; VATS: cirurgia torácica por videotoracoscopia.

Referência

Gualandro DM, Fornari LS, Caramelli B, Abizaid A, Gomes BR, Tavares CAM, et al. Diretriz de Avaliação Cardiovascular Perioperatória da Sociedade Brasileira de Cardiologia – 2024. Arq Bras Cardiol. 2024;121(9):e20240590.

Resposta da Questão 27

■ Alternativa D

Comentários

Paciente de 63 anos, com histórico de infarto prévio, cardiopatia isquêmica com fração de ejeção reduzida (34%) e claudicação intermitente ao caminhar mais de 100 metros, apresentando ausência de pulso pedioso em membro inferior direito. O quadro é compatível com doença arterial obstrutiva periférica (DAOP) associada à insuficiência cardíaca com fração de ejeção reduzida (ICFER), o que impacta na escolha da abordagem terapêutica.

O Cilostazol está contraindicado em pacientes com ICFER, pois a classe dos inibidores da fosfodiesterase 3 foi associada a um pior prognóstico nesses pacientes, devido ao risco de descompensação da insuficiência cardíaca.

O uso de betabloqueadores não deve ser reduzido ou suspenso em pacientes com DAOP, uma vez que esses medicamentos são fundamentais para redução de morbimortalidade na ICFER. Estudos demonstram que betabloqueadores, podem ser utilizados com segurança nesses pacientes.

A reabilitação cardiovascular com exercícios supervisionados é uma das principais intervenções não farmacológicas na DAOP, pois melhora a tolerância ao esforço, aumenta o limiar para dor, estimula a angiogênese e promove vasodilatação dependente do endotélio. Esse efeito melhora a perfusão muscular e a capacidade funcional do paciente.

A rivaroxabana na dose de 5 mg 2×/dia não demonstrou benefício na DAOP. O estudo COMPASS evidenciou redução de desfechos cardiovasculares com a associação de rivaroxabana 2,5 mg 2×/dia + AAS, porém com aumento significativo no risco de sangramento. Assim, a decisão sobre o uso deve considerar o perfil de risco isquêmico e hemorrágico do paciente.

O manejo da DAOP deve ser individualizado, priorizando controle rigoroso dos fatores de risco cardiovascular, otimização do tratamento clínico e reabilitação supervisionada, considerando revascularização em casos selecionados.

Como tratar um paciente com DAP?

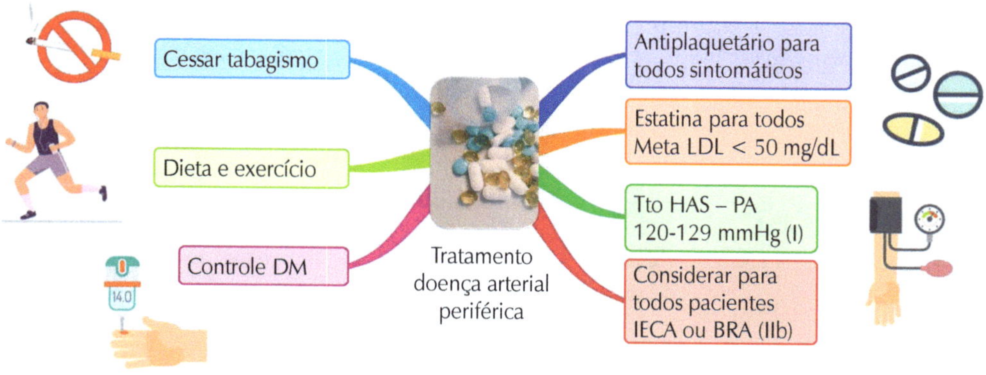

Adaptado: 2024 ESC Guidelines for the management of peripheral arterial and aortic diseases.

Resposta da Questão 28

■ Alternativa E

Comentários

Na avaliação de um paciente com pericardite aguda, é essencial identificar marcadores de alto risco, pois a presença de qualquer um deles pode indicar necessidade de hospitalização e maior atenção no manejo. Os principais fatores de risco incluem derrame pericárdico volumoso, febre > 38 °C, leucocitose, elevação de biomarcadores de necrose miocárdica, sinais de miopericardite, uso de anticoagulantes e imunossupressão.

O paciente que pode ser tratado ambulatorialmente deve apresentar quadro leve, sem sinais de alarme. O tratamento inclui anti-inflamatórios não esteroides (AINEs) e colchicina, com acompanhamento clínico regular para monitoramento da evolução.

- Derrame pericárdico volumoso pode evoluir para tamponamento cardíaco, sendo critério de internação.
- Febre > 38 °C sugere uma etiologia infecciosa mais agressiva ou possível complicação inflamatória.
- Leucocitose pode indicar um processo inflamatório sistêmico intenso.
- Pacientes imunossuprimidos (como os em quimioterapia) têm maior risco de infecções oportunistas e evolução desfavorável.

O paciente que não apresenta nenhum desses marcadores pode ser manejado em nível ambulatorial, com uso de colchicina e AINEs, além de orientações sobre sinais de alerta para reavaliação precoce.

Quais são os marcadores de alto risco em pericardite aguda?

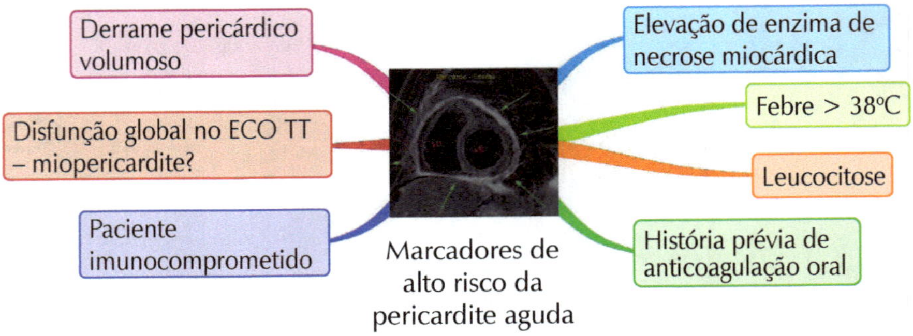

Referências

Santos ECL, Mastrocola F, Figuinha FCR, Lima AGS. Cardiologia: Cardiopapers. 2ª ed. Rio de Janeiro: Atheneu, 2019. 928 p.; 28 cm. ISBN: 978-85-388-1037-7.

Santos ECL, Mastrocola F, Figuinha FCR, Lima AGS. Mapas mentais para a prova de título de especialista em cardiologia. 5ª ed. Rio de Janeiro: Atheneu, 2025. 24 cm. ISBN: 978-65-5586-922-4.

Resposta da Questão 29

- **Alternativa C**

Comentários

A solicitação de testes funcionais não deve ser para todos os pacientes, só para casos selecionados. Cirurgia vascular arterial e considerar em pacientes de risco intermediário e baixa capacidade funcional que serão submetidos a procedimentos de risco intrínseco intermediário a alto.

Qual a recomendação para realização de provas funcionais associadas à imagem, conforme a diretriz de 2024?

Recomendação	Classe de Recomendação	Nível de Evidência
Solicitação de provas funcionais com imagem em pacientes com baixa capacidade funcional, de risco intermediário ou alto, em programação de cirurgia não cardíaca eletiva de risco intermediário ou alto em que a prova funcional poderá potencialmente alterar a conduta	IIa	B
Solicitação de provas funcionais em pacientes com baixa capacidade funcional, assintomáticos, com diagnóstico prévio ou alta probabilidade de doença arterial coronariana	IIb	B
Solicitação de provas funcionais de rotina em pacientes de baixo risco e/ou que serão submetidos a procedimentos de baixo risco intrínseco	III	C

As cirurgias vasculares arteriais suprainguinais são classificadas como alto risco cardiovascular, e não intermediário, devido à alta carga aterosclerótica e maior incidência de complicações isquêmicas no perioperatório.

No caso de avaliação de candidatos ao transplante renal, a diretriz recomenda o uso de um escore específico para estratificação de risco coronariano, levando em consideração idade > 50 anos, diabetes *mellitus* e história de doença cardiovascular. Dependendo do número de critérios preenchidos, os pacientes podem ser classificados como baixo, intermediário ou alto risco, orientando a necessidade de investigações adicionais, como o cateterismo cardíaco.

Para pacientes com fibrilação atrial e alto risco trombótico em uso de anticoagulantes orais diretos (DOACs), a diretriz não recomenda a realização de ponte com heparina, pois a meia-vida dos DOACs é curta, permitindo interrupção e reinício sem necessidade de anticoagulação temporária.

Em cirurgias oftalmológicas, o uso de ácido acetilsalicílico (AAS) para prevenção secundária deve ser mantido no perioperatório, independentemente do tempo decorrido desde um evento coronariano prévio, pois a suspensão do AAS aumenta o risco de eventos trombóticos, e o risco de sangramento nesses procedimentos é baixo.

Referência

Gualandro DM, Fornari LS, Caramelli B, Abizaid A, Gomes BR, Tavares CAM, et al. Diretriz de Avaliação Cardiovascular Perioperatória da Sociedade Brasileira de Cardiologia – 2024. Arq Bras Cardiol. 2024;121(9):e20240590.

Resposta da Questão 30

- **Alternativa C**

Comentários

Síndrome de Eisenmenger: considerada de elevado risco para morte materna, estimado em 50% durante a gravidez e puerpério. A doença vascular arterial restringe a adaptação às variações do débito cardíaco e à queda da resistência vascular periférica durante a gravidez, o parto e o puerpério. Disso decorrem as principais complicações que causam a morte, como IC, crises de hipóxia e arritmias. O risco do puerpério é tão alto quanto o da gestação, devido à hemorragia do pós-parto e ao tromboembolismo inerente a esse período.

As demais não fazem parte da classificação IV da OMS.

Quais são as cardiomiopatias que contraindicam gestações futuras? As que são categorizadas como classe IV da OMS:

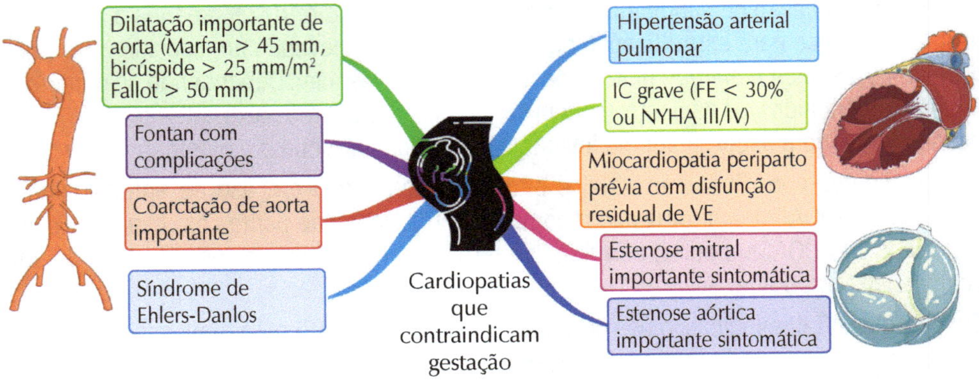

Referência

Avila WS, Alexandre ERG, Castro ML, Lucena AJG, Marques-Santo C, Freire CMV, et al. Posicionamento da Sociedade Brasileira de Cardiologia para Gravidez e Planejamento Familiar na Mulher Portadora de Cardiopatia – 2020. Arq Bras Cardiol. 2020 Arq Bras Cardiol. 2020; 114(5):849-942.

Resposta da Questão 31

Alternativa C

Comentários

O pulso paradoxal pode ocorrer na pericardite constritiva (em aproximadamente um terço dos casos), mas o aumento da espessura ventricular é característico de miocardiopatias restritivas (por exemplo, amiloidose).

O sinal da raiz quadrada (*dip-plateau*) pode ser visto em ambos os casos. A diminuição da velocidade da onda e' septal no Doppler tecidual é típica da miocardiopatia restritiva; na pericardite constritiva, a onda e' geralmente está preservada ou aumentada.

Na pericardite constritiva, há exagerada variação respiratória dos fluxos transmitrais e transtricúspides devido ao fenômeno de interdependência ventricular e ao pericárdio rígido que limita o enchimento ventricular empurrando o septo para a esquerda durante a inspiração, dificultando o enchimento do VE. Essa variação não costuma ser evidente na miocardiopatia restritiva.

A calcificação do pericárdio é típica da pericardite constritiva, mas o aumento significativo do BNP (peptídeo natriurético tipo B) é mais associado à miocardiopatia restritiva. Lembrar que pericardite constritiva é causa de BNP normal ou pouco alterado.

O aumento biatrial é mais comum na miocardiopatia restritiva devido ao aumento das pressões de enchimento. O espessamento pericárdico ocorre na pericardite constritiva.

Na tabela a seguir é apresentada uma breve revisão das principais características que ajudam a distingui-las.

Características	Pericardite constritiva	Cardiomiopatia restritiva
Pulso paradoxal	1/3 dos casos	Ausente
Knock pericárdico	Presente	Ausente
ECG: baixa voltagem	Comum	Raro (exceto amiloidose)
BNP	Pouco aumentado	Aumentado
Desvio do septo	Presente	Ausente
Espessura de parede ventricular	Normal	Aumentada
Velocidade de onda e´	Aumentada	Reduzida
Hipertensão pulmonar	Ausente	Presente
Equalização das pressões de enchimento D-E	Presente	E > D mais que 5 mmHg
Sinal da raiz quadrada	Presente	Variável

Referências

Santos ECL, Mastrocola F, Figuinha FCR, Lima AGS. Cardiologia: Cardiopapers. 2ª ed. Rio de Janeiro: Atheneu, 2019. 928 p.; 28 cm. ISBN: 978-85-388-1037-7.

Santos ECL, Mastrocola F, Figuinha FCR, Lima AGS. Mapas mentais para a prova de título de especialista em cardiologia. 5ª ed. Rio de Janeiro: Atheneu, 2025. 24 cm. ISBN: 978-65-5586-922-4.

Resposta da Questão 32

Alternativa C

Comentários

Em pacientes com lúpus, a doença cardiovascular é uma causa importante de mortalidade. No entanto, o principal mecanismo para infarto do miocárdio nesses pacientes é a aterosclerose acelerada devido à inflamação crônica e fatores de risco tradicionais, não a arterite coronariana.

Aneurismas coronários são vistos na doença de Kawasaki não tratada e não costumam ser encontrados em pacientes com Takayasu (nesse caso, podemos ver lesão do óstio da coronária ocasionado pelo processo inflamatório na aorta)

Atualmente, a principal causa de morte em pacientes com HIV mudou significativamente com o advento da terapia antirretroviral eficaz (TARV). Enquanto no início da epidemia as complicações infecciosas, como infecções oportunistas (por exemplo, pneumonia por *Pneumocystis jirovecii* e tuberculose), eram as principais causas de morte, a situação mudou nas últimas décadas. Com a TARV, muitos pacientes vivem por longos períodos com HIV, mas a causa de morte mais comum agora está relacionada a doenças crônicas não infecciosas, incluindo:

1. Doenças cardiovasculares
   - Doenças cardiovasculares (infarto do miocárdio, acidente vascular cerebral) tornaram-se uma causa importante de morte em pacientes com HIV. Isso se deve, em parte, ao aumento da expectativa de vida desses pacientes, além dos efeitos colaterais de longo prazo da TARV em alguns casos e da própria inflamação crônica associada ao HIV, que acelera o processo de aterosclerose.
   - Estudos indicam que a inflamação crônica e o estado imunológico alterado, mesmo em pacientes com boa supressão viral, contribuem para o aumento do risco cardiovascular.
2. Doenças hepáticas
   - A doença hepática, particularmente relacionada à coinfecção com hepatite B ou hepatite C, é uma causa significativa de mortalidade em pessoas vivendo com HIV. Essas coinfecções são comuns e podem acelerar o desenvolvimento de cirrose, carcinoma hepatocelular e falência hepática.
3. Cânceres não-relacionados à AIDS
   - Pacientes com HIV têm um risco aumentado de cânceres não relacionados à AIDS, como câncer de pulmão, fígado, e anogenitais, em parte devido à inflamação crônica e à imunossupressão prolongada. Embora cânceres relacionados à AIDS, como o sarcoma de Kaposi e o linfoma não-Hodgkin, tenham diminuído com a TARV, os cânceres não relacionados à AIDS se tornaram mais frequentes com o aumento da expectativa de vida desses pacientes.
4. Infecções oportunistas (ainda uma preocupação em alguns casos)
   - Embora a TARV tenha reduzido drasticamente a incidência de infecções oportunistas, elas ainda são uma causa importante de mortalidade em pacientes com diagnóstico tardio ou em pacientes com baixa adesão ao tratamento, especialmente em regiões com recursos limitados. A tuberculose continua a ser uma importante causa de morte por infecção oportunista, principalmente em países com alta prevalência de HIV.

A esclerose sistêmica é uma importante causa de hipertensão arterial pulmonar, do grupo 1. Lembrar que o grupo 2 é a HP secundária a doenças do coração esquerdo (Como valvopatias, ICFEr e ICFEP). Apesar de na ES poder ocorrer acometimento cardíaco com HP secundária, ela não é uma causa frequente de HP do grupo 2.

O hipertireoidismo tem aumento mais pronunciado da pressão de pulso com aumento da PAS.

Referências

Santos ECL, Mastrocola F, Figuinha FCR, Lima AGS. Cardiologia: Cardiopapers. 2ª ed. Rio de Janeiro: Atheneu, 2019. 928 p.; 28 cm. ISBN: 978-85-388-1037-7.

Santos ECL, Mastrocola F, Figuinha FCR, Lima AGS. Mapas mentais para a prova de título de especialista em cardiologia. 5ª ed. Rio de Janeiro: Atheneu, 2025. 24 cm. ISBN: 978-65-5586-922-4.

Resposta da Questão 33

Alternativa B

Comentários

As doenças cardiovasculares apresentam particularidades na mulher, desde o diagnóstico até o manejo clínico. É fundamental reconhecer essas diferenças para uma abordagem adequada.

O teste ergométrico (TE) em mulheres tem maior taxa de falsos positivos para depressão do segmento ST, especialmente em pacientes com baixa probabilidade pré-teste para doença arterial coronariana (DAC). A acurácia do exame é influenciada pelo perfil de risco cardiovascular da paciente.

A doença isquêmica do coração sem lesões coronarianas obstrutivas (INOCA) é mais prevalente no sexo feminino, especialmente entre mulheres de 45 a 65 anos. Embora possa ser subestimada, a INOCA não é uma condição benigna, estando associada a um aumento do risco de eventos cardiovasculares adversos.

A gravidez aumenta o risco de taquicardias supraventriculares, como taquicardia sinusal e taquicardia por reentrada nodal, devido a mudanças hemodinâmicas e hormonais. Assim, arritmias podem ser mais frequentes nesse período.

A estenose mitral reumática continua sendo a principal valvopatia adquirida em mulheres jovens no Brasil, reflexo da alta prevalência de febre reumática no país.

A principal causa de infarto do miocárdio na gestação não é a erosão de placa aterosclerótica ou embolia coronariana, mas sim a dissecção espontânea da artéria coronária (SCAD), responsável por cerca de 43% dos casos nesse contexto.

Referências

Oliveira GMM, Almeida MCC, Rassi DC, Bragança EOV, Moura LZ, Arras M, et al. Posicionamento sobre Doença Isquêmica do Coração – A Mulher no Centro do Cuidado – 2023. Arq Bras Cardiol. 2023;120(7):e20230303.

Avila WS, Alexandre ERG, Castro ML, Lucena AJG, Marques-Santo C, Freire CMV, et. al. Posicionamento da Sociedade Brasileira de Cardiologia para Gravidez e Planejamento Familiar na Mulher Portadora de Cardiopatia – 2020. Arq Bras Cardiol. 2020 Arq Bras Cardiol. 2020; 114(5):849-942.

Resposta da Questão 34

Alternativa E

Comentários

Paciente assintomático com síndrome de Marfan, com IAo moderada e aneurisma de 53 mm na angio TC de aorta. Portanto, há indicação de correção de aneurisma da aorta (≥ 5,0 cm em pacientes com Marfan). Como já apresenta IAo moderada e será submetido à cirurgia cardíaca tem indicação intervir na valva também. O procedimento mais indicado é a colocação de tubo valvado (cirurgia de Bental de Bonno). Existe a possibilidade de manter a valva com a cirurgia de Tirone David (de toda forma é um procedimento que é feito quando os folhetos são normais e acaba mexendo na valva aórtica, sendo fixada no tubo protético). Alternativa E correta, demais incorretas.

Dica: Marfan com aorta ascendente ≥ 5,0 cm está indicada a intervenção.

Indicações de intervenção nos aneurismas de aorta torácica

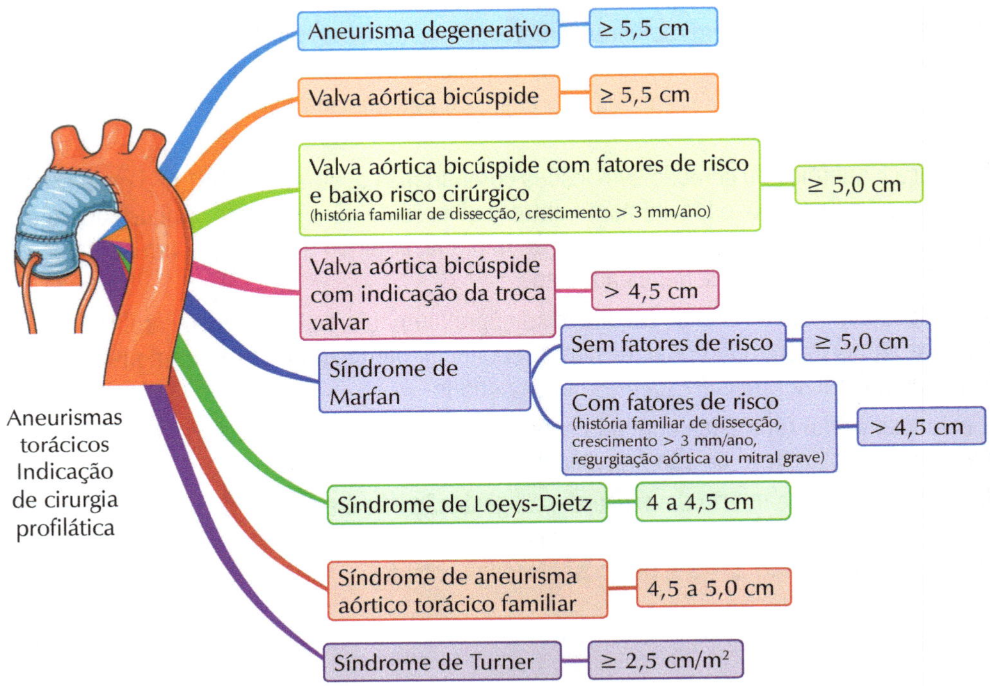

Adaptada de Zipes, Douglas, P. et al. Braunwald Tratado de Doenças Cardiovasculares – 2 Volumes (11ª edição).

Obs.: Não existe referência exata para indicação de cirurgia em pacientes portadores de Ehlers-Danlos Vascular.

Referência

Libby P, Bonow RO, Mann DL, et al., editors. Braunwald's Heart Disease: A Textbook of Cardiovascular Medicine. 12th ed. Philadelphia: Elsevier; 2021.

Resposta da Questão 35

■ **Alternativa C**

Comentários

Paciente de 49 anos com dor torácica de grande intensidade, com angiotomografia mostrando dissecção de aorta acometendo tanto a aorta ascendente como a descendente. Estamos diante de uma dissecção tipo A de Stanford e tipo 1 de DeBakey.

É considerada uma emergência hipertensiva (lesão aguda de órgão alvo). O tratamento consiste no uso do BB intravenoso (primeira medicação), nitroprussiato de sódio para controle pressórico, analgesia com morfina e encaminhar para cirurgia de emergência.

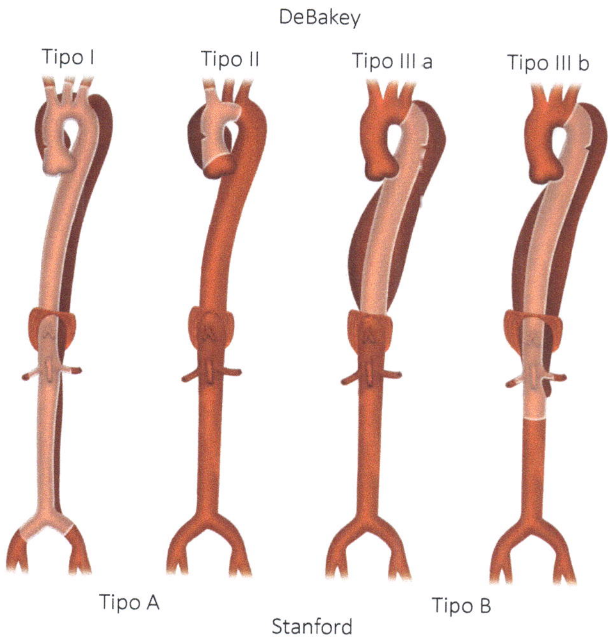

Classificações anatômicas da dissecção aórtica: DeBakey tipo I – a dissecção tem início na aorta ascendente e estende-se por toda a aorta; DeBakey tipo II – a dissecção fica limitada à aorta ascendente; DeBakey tipo III, a origem da dissecção é distal à subclávia esquerda. Esta se subdivide em tipo IIIa, quando se limita à aorta torácica, e tipo IIIb, quando compromete a aorta abdominal.
Importante: Todas as situações que não acometem a aorta ascendente serão classificadas como Stanford tipo B, portanto, dissecção de arco estendendo-se ou não para aorta descendente, será classificada como Stanford tipo B.

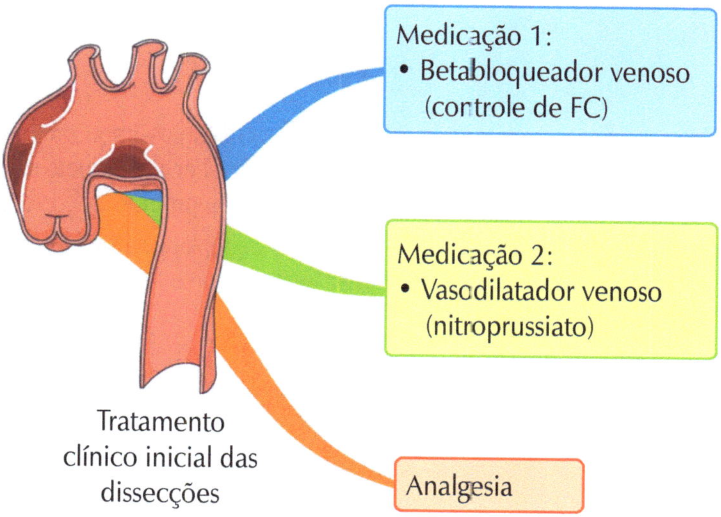

Lembrar que o tratamento para a maioria dos casos de dissecção tipo B é clínico.

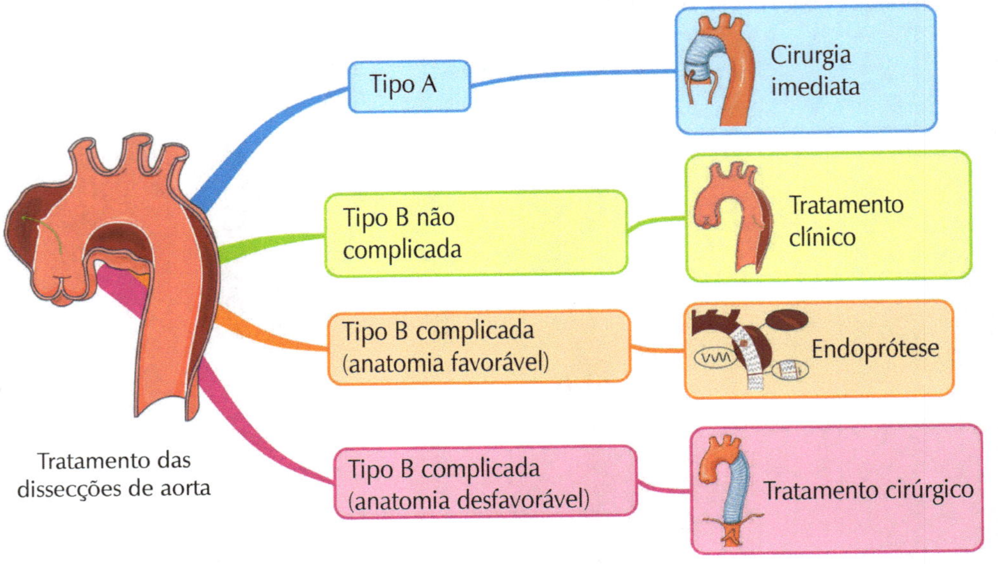

Referências

Santos ECL, Mastrocola F, Figuinha FCR, Lima AGS. Cardiologia: Cardiopapers. 2ª ed. Rio de Janeiro: Atheneu, 2019. 928 p.; 28 cm. ISBN: 978-85-388-1037-7.

Santos ECL, Mastrocola F, Figuinha FCR, Lima AGS. Mapas mentais para a prova de título de especialista em cardiologia. 5ª ed. Rio de Janeiro: Atheneu, 2025. 24 cm. ISBN: 978-65-5586-922-4.

Resposta da Questão 36

Alternativa B

Comentários

Recém-nascido com coarctação crítica com repercussão clínica importante, qual deve ser a primeira conduta? Prostaglandina E1 para manter o canal arterial (ducto arterioso) aberto e dessa forma aumentando o fluxo sistêmico e em seguida programar correção cirúrgica.

Em recém-nascidos com coarctação crítica da aorta, a angioplastia com *stent* geralmente não é recomendada como primeira linha de tratamento. Isso ocorre principalmente por questões técnicas e de desenvolvimento.

Motivos para evitar *stents* em recém-nascidos:

1. Crescimento corporal: recém-nascidos e lactentes ainda estão em rápido crescimento, o que significa que o *stent* implantado pode se tornar insuficiente à medida que o corpo e a aorta crescem. Isso poderia levar à necessidade de múltiplas intervenções cirúrgicas ou endovasculares para ajustes e expansões do *stent*.

2. Riscos de complicações: o uso de *stents* em vasos muito pequenos, como a aorta em recém-nascidos, pode aumentar o risco de complicações graves, incluindo trombose, dissecção da aorta, ou estenose residual, o que dificulta o manejo pós-procedimento.
3. Terapia cirúrgica definitiva: em recém-nascidos, a correção cirúrgica da coarctação da aorta é o tratamento padrão. A cirurgia geralmente envolve a remoção da área coarctada ou a reconstrução da aorta, o que oferece uma solução mais definitiva e eficaz para o problema.

Quais cardiopatias dependem do canal arterial?

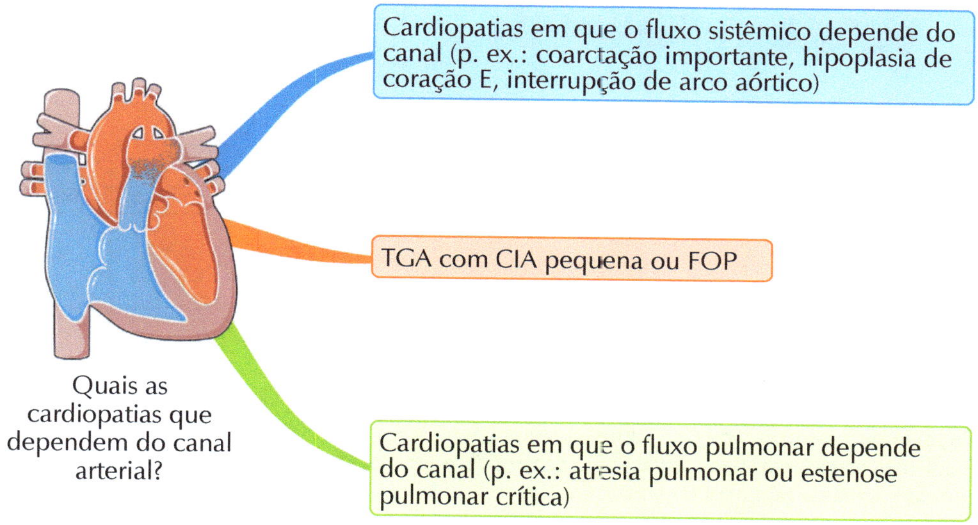

Referências

Santos ECL, Mastrocola F, Figuinha FCR, Lima AGS. Cardiologia: Cardiopapers. 2ª ed. Rio de Janeiro: Atheneu, 2019. 928 p.; 28 cm. ISBN: 978-85-388-1037-7.

Santos ECL, Mastrocola F, Figuinha FCR, Lima AGS. Mapas mentais para a prova de título de especialista em cardiologia. 5ª ed. Rio de Janeiro: Atheneu, 2025. 24 cm. ISBN: 978-65-5586-922-4.

Resposta da Questão 37

Alternativa D

Comentários

Em pacientes com síndrome coronária crônica que implantaram *stents*, o ideal é esperar 6 meses da angioplastia se a cirurgia for eletiva. Entretanto, já existe evidência sobre a segurança em suspender o clopidogrel após 3 meses (entre 3 e 6 meses é considerado 2a e > 6 meses, IA pela diretriz da SBC). Neste caso recomenda-se suspender o clopidogrel 5 dias antes do procedimento.

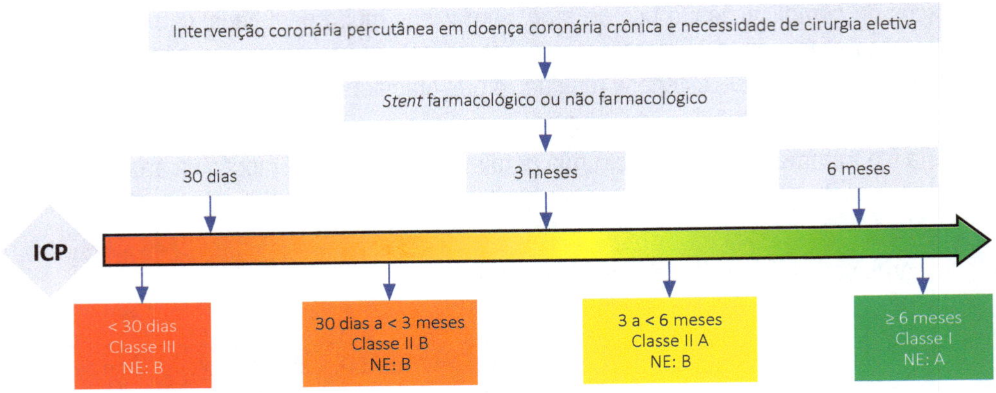

Recomendações para o manejo dos antiagregantes plaquetários no perioperatório		
Sumário de recomendações	**Classe de recomendações**	**Nível de evidência**
Manter o ácido acetilsalicílico na dose de 100 mg ao dia durante todo o perioperatório, exceto para neurocirurgias ou procedimentos de risco hemorrágico proibitivo.	I	A
Suspender clopidogrel e ticagrelor 5 dias antes de cirurgias não cardíacas.	I	B
Suspender prasugrel 7 dias antes de cirurgias não cardíacas.	I	B
Em caso de interrupção de DAPT antes do tempo mínimo ideal, realizar cirurgias não cardíacas em centros com suporte multidisciplinar e retaguarda hemodinâmica.	I	C
Realizar cirurgias de baixo risco de sangramento na vigência de DAPT se o intervalo decorrido desde a angioplastia for menor do que 3 meses.	IIa	C
Utilizar teste de agregabilidade plaquetária para abreviar tempo de suspensão de inibidor de P2Y antes de cirurgias não cardíacas.	IIb	B
Para casos de risco trombótico muito elevado (menos de 1 mês de ICP e interrupção de DAPT, utilizar tirofiban como terapia de ponte.	IIb	B
Realizar terapia de ponte com heparina de baixo peso molecular.	III	B

Referência

Calderaro D, Bichuette LD, Maciel PC, Cardozo FAM, Ribeiro HB, Gualandro DM, et al. Atualização da Diretriz de Avaliação Cardiovascular Perioperatória da Sociedade Brasileira de Cardiologia: Foco em Manejo dos Pacientes com Intervenção Coronária Percutânea – 2022. Arq Bras Cardiol. 2022; 118(2):536-547.

Resposta da Questão 38

- Alternativa E

Comentários

Quadro clínico sugestivo de tuberculose que, provavelmente, é a principal causa de derrame pericárdio importante com sinais de restrição em pacientes jovens no Brasil, especialmente em populações de risco como HIV positivos, privados de liberdade etc.

Quando ADA elevado, especialmente em zonas endêmicas como o Brasil, podemos estabelecer o diagnóstico de pericardite tuberculosa que envolve o tratamento com rifampicina+ isoniazida + pirazinamida + etambutol + o corticoide que reduz evolução para pericardite constritiva. A duração do tratamento com os anti-tuberculostáticos é de no mínimo 6 meses.

A pericardite tuberculosa (PTBC) ocorre em 1%-4% da população com tuberculose (TBC) pulmonar e a TBC é responsável por 7% dos casos de tamponamento. A mortalidade da PTBC não tratada é de aproximadamente 85%. A constrição pericárdica ocorre em 30%-50%. Sua apresentação clínica é variável: pericardite aguda com ou sem derrame; tamponamento cardíaco silencioso; febre persistente; pericardite constritiva aguda, subaguda, efusiva ou crônica; e calcificações pericárdicas. A PTBC é insidiosa no começo, mas pode começar súbita e dramaticamente em 20% a 25% dos casos. O ecocardiograma é o melhor método para a confirmação da presença de derrame pericárdico. Na PTBC, o líquido pericárdico apresenta alta contagem de proteína e a contagem de leucócitos é altamente variável (700 a 54.000/mL). Esses achados não são específicos e somente 40% a 60% dos pacientes submetidos à pericardiocentese tiveram bacilo no exame direto. Também a especificidade do teste tuberculínico é baixa em áreas onde há alta incidência de TBC. O teste tuberculínico realizado na pele pode ser falso negativo em 25% a 33% dos pacientes, e falso positivo em 30% a 40% dos casos em se tratando de pacientes idosos. A cultura do líquido pericárdico tem sensibilidade modesta e especificidade de 100%. A alta atividade da adenosina deaminase (ADA) e a concentração de interferon gama no líquido pericárdico são exames relevantes para o diagnóstico de tuberculose pericárdica, com uma alta sensibilidade e especificidade.

Referências

Santos ECL, Mastrocola F, Figuinha FCR, Lima AGS. Cardiologia: Cardiopapers. 2ª ed. Rio de Janeiro: Atheneu, 2019. 928 p.; 28 cm. ISBN: 978-85-388-1037-7.

Santos ECL, Mastrocola F, Figuinha FCR, Lima AGS. Mapas mentais para a prova de título de especialista em cardiologia. 5ª ed. Rio de Janeiro: Atheneu, 2025. 24 cm. ISBN: 978-65-5586-922-4.

Resposta da Questão 39

Alternativa C

Comentários

A alternativa A está incorreta. Uma metanálise[1] de 20 estudos, com 50.271 pacientes mostrou que, dos 4.801 pacientes que tinham fibrilação atrial, 2.203 (45,9%) deles fechavam diagnóstico de síndrome da apneia obstrutiva do sono.

Não é obrigatório realizar a polissonografia tipo 1 (polissonografia completa em laboratório) para fechar o diagnóstico de apneia obstrutiva do sono (AOS) em todos os casos. Existem diferentes métodos de avaliação do sono que podem ser indicados dependendo do quadro clínico do paciente, e a escolha deve levar em conta a gravidade dos sintomas, a presença de comorbidades e a viabilidade do exame em laboratório.

Tipos de estudo do sono

1. Polissonografia Tipo 1:
   - Exame padrão-ouro para diagnóstico de distúrbios do sono.
   - Realizado em laboratório com monitoramento completo (neurofisiológico, respiratório e cardíaco) e acompanhamento técnico durante a noite.
   - Indicado principalmente quando há suspeita de distúrbios complexos do sono ou quando há necessidade de avaliação de outros parâmetros além da AOS (por exemplo, movimentos periódicos de pernas, epilepsias do sono, suspeita de hipoventilação).
2. Polissonografia Tipo 2:
   - Exame semelhante ao tipo 1, porém realizado em casa, com monitorização quase tão completa quanto a do laboratório, mas sem supervisão técnica.
   - Pode ser uma opção viável em casos de difícil deslocamento.
3. Polissonografia Tipo 3 (monitorização cardiorrespiratória):
   - Exame portátil, realizado em casa, que avalia parâmetros respiratórios (fluxo de ar, esforço respiratório e saturação de oxigênio) e frequência cardíaca, sem incluir monitoramento eletroencefalográfico.
   - Indicado para pacientes com alta probabilidade de AOS moderada a grave e sem outras comorbidades complexas.
4. Polissonografia Tipo 4:
   - Exame ainda mais simplificado, geralmente medindo apenas dois a três canais, como saturação de oxigênio e frequência cardíaca.
   - É menos utilizado para diagnóstico definitivo, mas pode ser empregado para rastreamento.

Recomendações atuais

- Para pacientes com alta probabilidade de AOS moderada a grave, sem outras comorbidades complexas: exames de polissonografia domiciliar (tipo 3 ou tipo 2) podem ser suficientes para fechar o diagnóstico.

- Para pacientes com suspeita de AOS leve ou com sintomas atípicos: polissonografia tipo 1 é recomendada para maior precisão, pois permite identificar outras causas para a sonolência, como distúrbios de fragmentação do sono.
- Casos com múltiplas comorbidades (doenças neuromusculares, insuficiência cardíaca, suspeita de hipoventilação): a polissonografia tipo 1 é mais indicada, pois garante uma avaliação mais ampla.

Em relação aos questionários de triagem, existem vários para avaliar um paciente com suspeita de apneia obstrutiva do sono (AOS). Os mais utilizados são:

Questionário de Berlim

- Objetivo: avaliar o risco de apneia do sono com base em três categorias: ronco, sonolência diurna e presença de comorbidades (hipertensão).
- Classificação: alto risco ou baixo risco. Alto risco se 2 ou 3 categorias com escore positivo (seria considerado positivo se categorias 1 ou 2 com 2 pontos ou mais; ou categoria 3 com resposta SIM para hipertensão ou com IMC maior que 30 kg/m^2).

Questionário de Berlim	
Escolha a resposta correta para cada questão	
Categoria 1	**Categoria 2**
1. Você ronca?	6. Com que frequência você se sente cansado ou fadigado depois de uma noite de sono?
a. Sim	a. Quase todo dia.
b. Não	b. 3-4 vezes por semana
c. Não sei	c. 1-2 vezes por semana
	d. 1-2 vezes por mês
2. Intensidade do ronco:	e. Nunca ou quase nunca
a. Tão alto quanto a respiração	
b. Tão alto quanto falar	7. Você se sente cansado ou fadigado durante o dia?
c. Mais alto que falar	a. Quase todo dia
d. Muito alto, pode ser ouvido nos quartos próximos	b. 3-4 vezes por semana
	c. 1-2 vezes por semana
3. Frequência do ronco:	d. 1-2 vezes por mês
a. Quase todo dia	e. Nunca ou quase nunca
b. 3-4 vezes por semana	
c. 1-2 vezes por semana	8. Você alguma vez dormiu enquanto dirigia?
d. 1-2 vezes por mês	a. Sim
e. Nunca ou quase nunca	b. Não
	c. Não aplicável

Continua...

Continuação...

4. O seu ronco incomoda outras pessoas?	**Categoria 3**
a. Sim	9. Você tem pressão alta?
b. Não	a. Sim
c. Não sei	b. Não
	c. Não sei
5. Com que frequência suas paradas respiratórias são percebidas?	
a. Quase todo dia	IMC:
b. 3-4 vezes por semana	
c. 1-2 vezes por semana	
d. 1-2 vezes por mês	

Epworth Sleepiness Scale (ESS) (escala de sonolência de Epworth)

- Objetivo: avaliar o grau de sonolência diurna.
- Itens: 8 situações cotidianas nas quais o paciente avalia sua propensão a adormecer (como lendo, assistindo TV etc.).
- Classificação: pontuação maior que 10 sugere sonolência diurna excessiva.

Escala de sonolência de Epworth	
Situação	**Chance de cochilar**
1. Sentado e lendo	
2. Assistindo televisão	
3. Sentado, inativo, em lugar público (praça, igreja, sala de espera)	
4. Como passageiro em carro, trem, ônibus, andando 1 hora sem parar	
5. Deitando-se para descansar à tarde quando as estatísticas permitirem	
6. Sentado e conversando com alguém	
7. Sentado calmamente após o almoço sem uso de álcool	
8. Dirigindo carro que está parado por alguns minutos em trânsito intenso	
> 10 pontos – sonolência diurna excessiva	
0 - nenhuma chance de cochilar	
1 - pequena chance de cochilar	
2 - moderada chance de cochilar	
3 - alta chance de cochilar	

Stop-Bang

- Objetivo: identificar pacientes com alto risco de apneia obstrutiva do sono.
- Itens: 8 perguntas simples sobre ronco (S), cansaço (T), observação de pausas respiratórias (O), pressão arterial elevada (P), índice de massa corporal (B), idade (A), circunferência do pescoço (N) e gênero (G).
- Classificação: alto risco se ≥ 3 respostas positivas.

Questionário de Pittsburg para qualidade do sono (PSQI)

- Objetivo: avaliar a qualidade global do sono e identificar distúrbios.
- Itens: 19 questões sobre hábitos e padrão de sono nas últimas quatro semanas.
- Classificação: pontuação global maior que 5 sugere má qualidade do sono.

Esses questionários podem ser aplicados na consulta e são ferramentas valiosas para indicar a necessidade de estudos mais aprofundados, como a polissonografia.

Em relação à presença do ronco, pode haver apneia obstrutiva do sono (AOS) com ronco discreto ou até ausência de ronco. Embora o ronco seja um dos sinais mais comuns e clássicos da AOS, ele não é obrigatório para o diagnóstico.

O ronco pode estar ausente pela localização da obstrução da via aérea, que pode não gerar vibração sonora significativa, pelo padrão respiratório individual, pela posição durante o sono ou pela presença de fatores anatômicos, como hipertrofia de amígdalas, retrognatia, micrognatia ou fraqueza muscular, que não necessariamente provocam vibração sonora intensa.

Referências

Moula AI, Parrini I, Tetta C, Lucà F, Parise G, Rao CM, Mauro E, Parise O, Matteucci F, Gulizia MM, La Meir M, Gelsomino S. Obstructive Sleep Apnea and Atrial Fibrillation. J Clin Med. 2022 Feb 25;11(5):1242. doi: 10.3390/jcm11051242.

Duarte RLM, Togeiro SMGP, Palombini LO, Rizzatti FPG, Fagondes SC, Magalhães-da-Silveira FJ, Cabral MM, Genta PR, Lorenzi-Filho G, Clímaco DCS, Drager LF, Codeço VM, Viegas CAA, Rahabi MF. Consenso em Distúrbios Respiratórios do Sono da Sociedade Brasileira de Pneumologia e Tisiologia. J Bras Pneumol. 2022;48(4):e20220106.

Resposta da Questão 40

Alternativa A

Comentários

O tratamento da apneia obstrutiva do sono (AOS) depende da gravidade (leve, moderada ou grave), da presença de comorbidades e da preferência do paciente.

AOS leve é considerada se tiver um índice apneia-hipopneia (IAH) entre 5,0-14,9 eventos/h. Moderada seria se IAH entre 15,0-29,9 eventos/h, e grave seria IAH ≥ 30,0 eventos/h.

A indicação de tratamento seria para pacientes com um IAH ≥ 15 eventos por hora, ou se ≥ 5/hora com comorbidades, como história de AVC, doença isquêmica do coração, hipertensão arterial sistêmica, insônia, transtorno do humor, cognição alterada ou sonolência diurna excessiva.

As principais opções de tratamento são:

Medidas comportamentais e mudanças de estilo de vida, como perda de peso, evitar consumo de álcool e sedativos, evitar dormir de costas e higiene do sono.

Dispositivos de pressão positiva nas vias aéreas (PAP)

- São indicados como primeira linha em casos moderados e graves, e quando as medidas comportamentais não são suficientes em casos leves.
- Levam a redução da sonolência diurna e melhora da qualidade do sono.

Opções

- CPAP (Continuous Positive Airway Pressure): mantém as vias aéreas abertas com fluxo contínuo de ar pressurizado.
- BiPAP (Bilevel Positive Airway Pressure): oferece pressões diferentes para a inspiração e a expiração, indicado em casos mais graves ou pacientes com dificuldade de adaptação ao CPAP.

Dispositivos intraorais (DIO)

- Descrição: aparelhos semelhantes a moldes dentários que avançam a mandíbula ou reposicionam a língua para manter as vias aéreas abertas.
- Indicação: pacientes com AOS leve a moderada ou que não toleram CPAP.
- Contraindicações: pacientes com problemas dentários significativos ou distúrbios da articulação temporomandibular.

Cirurgia

- Indicação: casos selecionados de AOS, especialmente quando há alterações anatômicas evidentes (como hipertrofia de amígdalas, septo desviado ou retrognatia).
- Opções cirúrgicas:
  - Uvulopalatofaringoplastia (UPFP): remove tecido da úvula e do palato mole para aumentar o espaço das vias aéreas.
  - Cirurgia ortognática: reposicionamento dos maxilares.
  - Adenoamigdalectomia: para casos com hipertrofia de amígdalas e adenoides, especialmente em crianças.
  - Implantes hipoglossos: dispositivo implantado para estimular o nervo hipoglosso e manter a via aérea aberta durante o sono.

Tratamento posicional

- Descrição: uso de dispositivos ou coletes que impedem o paciente de dormir de costas, posicionando-o de lado.
- Indicação: AOS posicional, em que os eventos de apneia ocorrem majoritariamente quando o paciente dorme de costas.

- Tratamento de comorbidades associadas.
- Controle rigoroso de hipertensão arterial, obesidade e diabetes é fundamental para melhorar o prognóstico.

O controle de peso pode ser obtido também com abordagem medicamentosa ou cirúrgica.

Cirurgia bariátrica

- Uma metanálise[3] identificou os efeitos da perda ponderal pós-cirúrgica no IAH. Doze estudos representando 342 pacientes foram identificados. O IMC médio combinado foi reduzido em 17,9 kg/m² de 55,3 kg/m² para 37,7 kg/m². Embora a cirurgia bariátrica tenha reduzido significativamente a IAH, a IAH média após a perda de peso foi consistente com AOS moderadamente grave. Assim, os pacientes submetidos à cirurgia bariátrica precisam de tratamento continuado para AOS residual.
- Em um estudo randomizado[4] de 49 pacientes com AOS grave, a banda gástrica laparoscópica (LGB) foi associada a uma maior redução no IAH em comparação com CPAP (IAH 30 versus 20 eventos por hora em nove meses). No entanto, o IAH foi semelhante em 18 meses (21 eventos por hora) e as melhorias nas pontuações da escala de sonolência de Epworth (ESS) também não foram diferentes. Além disso, a interpretação é limitada, uma vez que muitos pacientes não foram submetidos a LGB, com cruzamentos de LGB para CPAP, subestimando assim a diferença no IAH efetivo entre CPAP e LGB.

Farmacoterapia para perda de peso

- Tirzepatida: dois ensaios randomizados[5] de fase 3, compararam tirzepatida, um polipeptídeo insulinotrópico dependente de glicose (GIP) e peptídeo semelhante ao glucagon-1 (GLP-1) agonista do receptor duplo, com placebo por um ano em 469 pacientes com obesidade e AOS (SURMOUNT-OSA): um estudo em pacientes que não queriam ou não podiam usar a terapia PAP e o outro estudo em pacientes que estavam estáveis em PAP por pelo menos três meses consecutivos. De acordo com a perda de 16 a 17 por cento, a tirzepatida (10 a 15 mg semanalmente) reduziu pela metade o IAH em comparação com o placebo (diminuição de 20 a 24 eventos por hora). Esse benefício foi observado já em 20 semanas. Melhorias significativas na pressão arterial sistólica também foram observadas (-4 a -8 mmHg), particularmente entre os participantes do braço não-CPAP. O comprometimento relacionado ao sono e os distúrbios do sono também melhoraram naqueles que receberam tirzepatida. A tirzepatida foi bem tolerada e a maioria dos efeitos adversos foi gastrointestinal e autolimitada. O impacto em desfechos clinicamente significativos não foi relatado (p. ex.: mortalidade, eventos cardiovasculares). A eficácia a longo prazo e outros ensaios estão em andamento.
- Fentermina/topiramato: um estudo randomizado[6] de 45 pacientes com AOS moderado e obesidade que eram intolerantes à terapia com PAP comparou fentermina/topiramato mais aconselhamento para perda de peso com placebo mais aconselhamento para perda de peso por 28 semanas. Os pacientes que receberam fentermina/topiramato apresentaram maior perda de peso (diferença de -6,5 kg), redução no IAH (-14,9 eventos por hora) e melhora na qualidade do sono (pontuação do Índice de Qualidade do

Sono de Pittsburgh, 13 versus 11 unidades). Os efeitos adversos da fentermina/topiramato foram baixos.

- Liraglutida: no estudo SCALE[7], 359 pacientes com AOS e obesidade moderada ou grave foram aleatoriamente designados para receber liraglutida mais dieta e exercícios ou placebo mais dieta e exercícios por 32 semanas. A liraglutida diminuiu o peso (-4,9 kg, IMC -1,6 kg/m^2) e IAH (-6,1 eventos por hora).

Tratamento de comorbidades associadas

- Controle rigoroso de hipertensão arterial, obesidade e diabetes é fundamental para melhorar o prognóstico.

Abordagem integrada

A escolha do tratamento ideal deve ser personalizada, considerando:

- Preferências do paciente e adesão.
- Presença de doenças associadas, como insuficiência cardíaca, arritmias ou AVC.
- Avaliação por equipe multidisciplinar (otorrinolaringologista, dentista especializado, pneumologista e cardiologista).

O uso do CPAP continua sendo o "padrão ouro" em casos moderados e graves, mas, quando bem indicado, o tratamento com dispositivos intraorais ou cirúrgicos pode ser uma boa alternativa.

Referências

Duarte RLM, Togeiro SMGP, Palombini LO, Rizzatti FPG, Fagondes SC, Magalhães-da-Silveira FJ, Cabral MM, Genta PR, Lorenzi-Filho G, Clímaco DCS, Drager LF, Codeço VM, Viegas CAA, Rahabi MF. Consenso em Distúrbios Respiratórios do Sono da Sociedade Brasileira de Pneumologia e Tisiologia. J Bras Pneumol. 2022;48(4):e20220106.

Malthotra A, Kundel V, Collop N, Finlay G. Obstrutive sleep apnea: overview of management in adult. UpToDate Dec 17, 2024.

Greenburg DL, Lettieri CJ, Eliasson AH. Effects of surgical weight loss on measures of obstructive sleep apnea: a meta-analysis. Am J Med 2009; 122:535.

Bakker JP, Tavakkoli A, Rueschman M, et al. Gastric Banding Surgery versus Continuous Positive Airway Pressure for Obstructive Sleep Apnea: A Randomized Controlled Trial. Am J Respir Crit Care Med 2018; 197:1080.

Malhotra A, Grunstein RR, Fietze I, et al. Tirzepatide for the Treatment of Obstructive Sleep Apnea and Obesity. N Engl J Med 2024; 391:1193.

Winslow DH, Bowden CH, DiDonato KP, McCullough PA. A randomized, double-blind, placebo-controlled study of an oral, extended-release formulation of phentermine/topiramate for the treatment of obstructive sleep apnea in obese adults. Sleep 2012; 35:1529.

Blackman A, Foster GD, Zammit G, et al. Effect of liraglutide 3.0 mg in individuals with obesity and moderate or severe obstructive sleep apnea: the SCALE Sleep Apnea randomized clinical trial. Int J Obes (Lond) 2016; 40:1310.